心理学译丛

Current Psychotherapies, 10e

*Danny Wedding*
*Raymond J. Corsini*

# 当代心理治疗

## （第10版）

丹尼·韦丁　雷蒙德·科尔西尼　主编

伍新春　臧伟伟　付芳　刘畅　等译

中国人民大学出版社
·北京·

# 译者序

## 一

亲爱的读者朋友,您正在捧读的《当代心理治疗》(第10版)是被美国心理咨询与治疗界的专家视为"珍藏品"的经典名作。该书自1973年发行第1版以来,每5年左右修订再版一次,执美国心理咨询与治疗教材之"牛耳"已近半个世纪之久,总发行量已超过100万册,深刻地影响了一代又一代欧美世界的临床心理学、心理咨询与治疗、社会工作等领域的研究者、学习者和从业者。它的不同版本也先后被翻译成10多种语言在全球发行,其国际影响力在同类教材中独领风骚。可以说,本书一直深受全球读者欢迎,其影响力"经久不衰",甚至"声誉日隆"。

因此,我们是将本书作为国际心理咨询与治疗领域的经典教材而引进和推介到国内的。首先需要说明的是,书名虽直译为《当代心理治疗》(*Current Psychotherapies*),但这里的心理治疗可视为心理咨询的同义语。本书不仅向读者系统介绍了当今时代最具影响力的心理咨询与治疗的理论体系,也详细阐述了不同理论体系之下的心理治疗方法和技术,因此将其称为《当代心理咨询与治疗理论体系》或《当代心理咨询的理论与技术》也是合适的。事实上,我国台湾地区就曾以《当代心理治疗的理论与实务》(心理出版社,2000)之名翻译过本书的第5版,并被推荐作为台湾《心理师法》考试的指定教材。

我本人自2000年开始跟随华人世界的人本主义心理治疗大师、香港中文大学林孟平教授系统研习专业的心理咨询与治疗以来,便一直关注本书的内容更迭,系统研读过本书的不同版本,将其作为北京师范大学临床与咨询心理学专业研究生课程"心理咨询理论与技术"的核心参考教材,并曾组织翻译过本书的第7版(虽因各种原因最终未能出版),也曾借鉴本书的基本框架而协助郑日昌和江光荣教授主编过《当代心理咨询与治疗体系》(高等教育出版社,2006)。可以说,本人对于《当代心理治疗》一书一直是"情有独钟"!

## 二

本书之所以能够成为一部经典的心理咨询与治疗教材,本人之所以一直对其"情有独钟",是因为它与时俱进、读者为重,专业权威、精益求精,结构严谨、体系统一,理实融合、重视应用。具体而言,本书具备以下几个鲜明的特点。

**1. 本书遴选的理论流派主题与时俱进,但其取舍以使用本书的师生的意见为重。**

正如其书名所言,本书具有鲜明的"当代"特点,被遴选进入本书的理论流派可谓"与时俱进"。从第 1 版到第 10 版，始终入选的理论流派有精神分析治疗（或称心理动力治疗）、阿德勒心理治疗、当事人中心治疗、理性情绪行为治疗（早期称为理性情绪治疗）、行为治疗等 5 个（本书第 2 ～ 6 章）；在所有 10 个版本中，只在第 5 版曾被剔除、其他版本都入选的理论流派是完形治疗（本书第 9 章）；从第 2 版开始入选（并始终存在）的理论流派是家庭治疗（本书第 11 章）；从第 3 版开始入选的理论流派是存在主义心理治疗（本书第 8 章）；从第 4 版开始入选的理论流派是认知治疗（本书第 7 章）。可以说，这 9 个理论流派构成了当代心理咨询与治疗体系中最稳定的中坚力量。

本书第 8 版新增了冥想治疗（本书第 12 章），第 9 版新增了人际心理治疗（本书第 10 章）和多元文化心理治疗（本书第 15 章），第 10 版又新增了积极心理治疗（本书第 13 章）。这 4 个理论流派可以说反映了当今西方心理咨询与治疗界重视文化影响、强调人际互动、注重积极资源的新趋势，尤其值得我们关注。此外，当今心理咨询与治疗领域另一个重要趋势是流派的对立和冲突逐渐弱化，技术的折中和理论的整合逐渐成为主流。本书对于这一思潮也有充分的反映，只是不同版次中所用术语不同而已。其中，第 1 版和第 2 版称为"折中心理治疗"，第 3 ～ 7 版称为"多模式心理治疗"，第 8 ～ 10 版称为"整合心理治疗"（本书第 14 章），其名称的变化在一定程度上也反映了心理咨询与治疗领域从技术折中、方法兼容到理论整合的探索和演变历程。

当然，为了保证本书的容量适合学生在有限的一学期内（一般为 16 个教学周）进行学习，作为教材性质的著作，其理论流派有增就必然有减，所谓"有舍才有得"。为此，本书从第 5 版开始即删掉了伯恩（E. Berne）的沟通分析，第 6 版开始剔除了格拉瑟（W. Glasser）的现实治疗，第 10 版（即本版）又割舍了荣格（C. G. Jung）的分析心理治疗（其相关内容被适当地融入了精神分析治疗）。此外，曾经在某一两个版次入选、最终被放弃的理论流派还有心理剧、体验性心理治疗（其中的某些内容被合理地融入了当事人中心治疗或冥想治疗）、生物能量分析等。这些理论流派的"进进出出"，在一定程度上反映了某些理论流派已经逐渐退出历史舞台，甚至存在"昙花一现"的现象。

值得指出的是，上述理论流派的取舍，不仅取决于本书主编对理论发展演变的学术判断，更重要的是由使用本教材的师生的意见来决定。在启动每一次新的修订之前，本书主编都会广泛征求使用本书的教师及其学生们的意见，并通过问卷调查的方式询问他们觉得哪些理论流派需保留，哪些理论流派宜弱化，哪些理论流派应增加，并最终与主编的个人判断一起，共同决定理论流派的取舍，以充分反映理论流派的演变，并满足教学的需求。

**2. 本书各章由主编恭请各理论流派的创始人或当代领军人物撰写，并务求言简意赅。**

本书区别于其他同类教材的最大特点就是由各理论流派的创始人或其当今的杰出领军人物来撰写或修订相应章节，而每一章都有严格的篇幅和字数限制，因此其撰写或修订都努力追求精益求精，尽力做到言简意赅。

在主编的魅力感召和真情沟通下，如果某一理论流派的创始人或主要倡导者健在，则恭请其创始人或主要倡导者独立撰写或牵头撰写该章。如由罗杰斯（C. R. Rogers）撰写"当事人中心治疗"，由阿尔伯特·艾利斯（Albert Ellis）撰写"理性情绪行为治疗"，由贝克（A. Beck）撰写"认知治疗"，由格拉瑟（W. Glasser）撰写"现实治疗"，由梅（R. May）和亚隆（I. D. Yalom）撰写"存在主义心理治疗"，由拉扎勒斯（A. A. Lazarus）撰写"多模式心理治疗"，由诺克罗斯（J.

C. Norcross）和博伊特勒（L. E. Beutler）撰写"整合心理治疗"，由塞利格曼（M. Seligman）撰写"积极心理治疗"，等等。

随着时间流逝，在某一理论流派的创始人或主要倡导者年事已高或去世后，则邀请该理论流派的当代杰出代表在原稿基础上进行修订和完善，以反映该理论流派的最新进展。例如，由罗杰斯的弟子和早期同事拉斯金（N. J. Raskin）和威蒂（M. C. Witty）先后接棒罗杰斯对"当事人中心治疗"进行修订或重写，由阿尔伯特·艾利斯的妻子和事业搭档黛比·约菲·艾利斯（Debbie Joffe Ellis）接棒完善"理性情绪行为治疗"，由亚隆心理治疗学院院长、著名存在主义治疗大师乔塞尔森（R. Josselson）协助亚隆修订和更新"存在主义心理治疗"，等等。

如果某一理论流派已经时代久远，则直接邀约该领域当下最权威的专家进行撰写。以第 10 版（即本版）为例，"精神分析治疗"一章由曾任国际关系精神分析与心理治疗协会主席的萨夫兰（J. D. Safran）牵头撰写，"阿德勒心理治疗"一章由当代阿德勒治疗大师马尼亚奇（M. P. Maniacci）等在阿德勒的弟子、阿德勒职业心理学院的创始人莫萨克（H. H. Mosak）早期稿件的基础上进行修改和完善，"完形治疗"一章由完形治疗学院的联合创始人、当代完形治疗的杰出代表约特夫（G. Yontef）和雅各布斯（Lynne Jacobs）共同撰写，"行为治疗"一章由曾任加拿大心理学会主席的行为治疗研究大师安东尼（M. M. Antony）撰写，"家庭治疗"一章则由曾荣获美国家庭治疗学院终身成就奖的赫伯特·戈登伯格（Herbert Goldenberg）和其妻子、著名家庭治疗培训大师艾琳·戈登伯格（Irene Goldenberg）搭档撰写。

本书各章的撰写者都非常权威，因此可以有效保证理论的科学性、完备性和时代感；同时，每章的作者都认为自己的理论体系略胜一筹，这也增加了本书的可读性。此外，主编对于每一章、每一节都有明确的字数要求和篇幅限制，并要求各章作者删繁就简、精益求精。在每一版的修订过程中，主编和各章作者的往返信函或邮件都上千封，许多章节经过四五轮次的修改，因此各章的文字整体而言都比较精练。

**3. 本书构建了心理治疗理论的体系化结构，并要求各章的基本框架完全一致。**

如前所述，虽然本书各章的作者都非常权威，但主编不仅对他们的撰写有严格的篇幅限制，更为重要的是，还要求他们严格按照统一的体例和结构进行撰写。

为了便于对不同心理咨询与治疗体系进行横向比较，本书对于每一种主流的心理咨询与治疗体系，都从理论概要、发展历史、人格理论、心理治疗、应用评价、治疗案例、本章小结、扩展阅读等 8 个方面进行了系统的梳理，从而使得本书具有严密的结构性和明确的系统性。理论概要部分，主要介绍某治疗理论的基本概念及其与其他治疗体系的关系；发展历史部分，主要介绍某治疗理论的历史根源、来龙去脉和目前现状；人格理论部分，重点讨论某治疗理论的人性假设、人格结构与发展、心理障碍的成因等问题；心理治疗部分，详细阐述治疗目标、治疗关系、治疗的基本环节、治疗的主要策略和具体技术等；应用评价部分，主要介绍某治疗理论的适用对象、应用领域、使用规范、循证依据，并考察其对多元文化的适应性；治疗案例部分，通过对经典治疗案例的分析和研读，引导读者加深对治疗理论、治疗过程和治疗方法的理解；扩展阅读部分，则进一步介绍相关的阅读文献和经典案例，便于读者深入学习。

可以说，上述这样的体系建构，使得对每一种理论的阐述和介绍都具有内在的逻辑结构，便于读者对治疗体系形成科学全面的认识。诚如本书主编在前言中所说，"这么做的目的在于，让读者既可以横向比较各个部分（各个流派之间相同主题部分的比较），又能纵向比较各种治疗流派（章与章之间的整体比较）"，从而帮助读者建立当代心理咨询与治疗体系的"图谱"。

**4. 本书高度重视心理治疗理论的应用转化和临床实践，具有很强的实用价值。**

本书作为一本有关心理咨询与治疗理论体系的经典名作，帮助读者全面夯实心理治疗的理论基础，自是其重中之重和核心价值之所在。不过，这并不是一本从概念到概念的理论思辨之作，而是具有强烈的实践和应用导向。

如前所述，本书不仅对于每一种理论的发展演变、人格理论和治疗理论等进行了系统梳理，也对建基于人格与治疗理论的各种治疗技术、治疗策略和治疗方法进行了较为全面而有重点的介绍，对各种治疗理论和技术的基本使用规范、应用领域和适用症状进行了系统回顾。尤其值得指出的是，在心理咨询与治疗逐渐进入医疗保险的今天，循证治疗实践或实证支持治疗已成为制约心理咨询与治疗发展的重要外部因素。为此，本书不仅对于每一种主流理论的研究和临床证据进行了系统分析，也让每一种理论的当今代表人物对于循证治疗实践这一思潮发表自己的看法和评论，有利于协调理论基础和研究证据之间的矛盾。此外，心理咨询与治疗在今天早已不再是欧美白人中产阶层的专属服务，它已经逐渐成为不同民族和种族、不同语言和文化背景、不同收入和社会阶层、不同性别和性取向者的共同需求。因此，本书不仅有专门的章节系统探讨"多元文化心理治疗"和建基于东方文化基础之上的"冥想治疗"（涵盖正念认知治疗等），而且对于每一种主流的治疗理论，都系统分析了其对于多元文化的适用性，凸显了"文化敏感性"治疗的理念。

除了对不同理论的临床研究证据和文化胜任特征进行分析之外，本书的最后一章（第16章）还对心理咨询与治疗如何在与精神医学和社会工作等相关专业的互动中共生、心理咨询与治疗如何回应和适应信息网络与远程咨询的挑战、咨询师或治疗师应如何处理与当事人的多种关系和应对与当事人的文化差异、如何在服务国家司法审判过程中坚守心理咨询与治疗的专业和伦理底线等话题进行了探讨。这些问题也是我国在心理咨询与治疗发展过程中正在面临或即将面临的重要议题，具有很强的现实参考和借鉴意义。

三

在前文的介绍中，我们已经认识了各位殿堂级的章节作者，那么能够让各位大师乐意参与其中并"言听计从"的主编又是何方高人呢？下面我们就来认识一下本书的两位主编。本书第1版和第2版的主编是雷蒙德·科尔西尼（Raymond J. Corsini）一人；从第3版开始，丹尼·韦丁（Danny Wedding）开始协助科尔西尼主编本书，一直到第8版，都是科尔西尼和韦丁联合主编；在科尔西尼2008年去世后，韦丁接过了第一主编的重任，为了表示对科尔西尼过去几十年杰出工作的敬意，科尔西尼仍保留主编之名，只是从此变成了韦丁和科尔西尼联合主编。

雷蒙德·科尔西尼在心理学教科书的众多大师级编著者中，是一位充满传奇色彩的人物。在攻读博士学位期间，他不像绝大部分学生那样在某一名校师从某一位名师，而是在多所名校遍访名师，向多位心理治疗理论的开创者拜师学艺，先后在雪城大学、康奈尔大学、加利福尼亚大学、威斯康星大学、芝加哥大学等多所高校受训，系统接受过阿德勒治疗大师德雷克斯（Rudolf Dreikurs）、心理剧创始人莫雷诺（Jacob Moreno）、理性情绪行为治疗创始人艾利斯（Albert Ellis）、当事人中心治疗创始人罗杰斯（Carl Rogers）、行为主义心理学大师斯金纳（B. F. Skinner）、行为治疗的重要奠基人沃尔普（Joseph Wolpe）和艾森克（Hans J. Eysenck）等的学术和实务训练，41岁时才在芝加哥大学罗杰斯门下获得博士学位。此后，他先后在芝加哥大学、伊利诺伊理工学院、加州大学伯克利分校、夏威夷大学任教，并从事心理咨询与治疗的督导和实践工作。从1966年开始，他花了7年的时间来构思、策划和主编本书的第1版，在此过程中得到了艾利斯、德雷克斯、罗杰斯、莫雷诺等的鼎力支持，他们或贡献思想创意，或提出修改建议。科尔西尼一生出版了60多本书，包括4本心理学百科全书和1本心理学综合词典，编著和主编了包括本书在内的18本有关心理咨询与治疗的著作。

丹尼·韦丁曾师从雷蒙德·科尔西尼，在夏威夷大学和密西西比大学医学中心接受系统的学术训练。他担任密西西比大学所属的密西西比心理健康研究所（MIMH）所长近20年；现任阿兰特国际大学加州职业心理学院负责管理与国际事务的副院长。其间，曾到泰国和韩国任教，也常赴东京、香港和墨西哥城等地负责组织和实施临床与咨询心理学的研究生项目。他在心理学领域论著众多，除本书之外，他还编著或主编有《行为与医学》《神经心理学手册》《脑损伤的筛查》《国际心理学手册》《电影与心理疾病》《电影中的积极心理学》等著作。此外，他还曾担任美国心理学会（APA）PsycCRITIQUES数据库主编12年之久，目前仍兼任美国心理学会临床心理学分会组编的《循证治疗实践进展》书系的高级主编。

可以说，本书的两位主编不仅是重量级的学者、优秀的学术领导者，也是杰出的教材、词典和期刊的编著者，因此才会有众多殿堂级学者的"一呼百应"，并最终促成《当代心理治疗》这一传世名作的畅销。

为了保证《当代心理治疗》这一传世名作的翻译质量，并尽可能优化读者的阅读体验，根据中国读者的阅读习惯，我们在翻译过程中，从形式和内容两个方面进行了适当的调整。就编排体例而言，我们的调整主要体现在三个方面：（1）原书按照字体、字号、加黑加粗、字母的大小写等来标识各章的节和目的做法，就不利于读者的阅读。这样的编排体系，一是不便于区分层次，因此原书中有太多的层次混乱之处（我们在翻译和统校中都一一做了调整）；二是不符合中文的表达习惯，更不利于读者建立框架结构。因此，我们在翻译中将其调整成了中文图书的章节目（大目小目）的层级结构，以体现"读者友好"。（2）与第一点相适应，我们对某些只有目一而没有目二的（英文图书中常有），将目一进行了删除；如有必要，也对语言进行了适当的调整，使其连贯成一体。尤其是第1章和第16章的层次比较混乱和琐碎（各有11个标题），我们根据其内在逻辑关系进行了调整和归并，同时也适当增加了一些说明性文字。（3）某些章节的某些部分的层次太粗，近5页没有次级标题，读者阅读起来比较费劲。我们尽量根据内容的逻辑关系，适当增加了次级标题；个别实在不好把握、难以概括的（如第4章第五节第一目），就保留原样了；而对于层次较多的小目，在段落起始使用了圆括号来标识，一般不再另起行。

就内容方面而言，我们的调整主要有：（1）由于不同理论流派的用语习惯不同，对于助人关系中的求助者，有的理论流派使用patient（病人或患者），有的理论流派使用client（当事人或来访者）；对于助人者，有的理论流派使用therapist（治疗师），有的理论流派使用psychotherapist（心理治疗师），还有的使用counsellor（咨询师）。为了简化术语并便于读者的前后比较，除非有特别的上下文语境要求或处于医疗情境，我们将全书的patient和client都统一处理为当事人，将therapist、psychotherapist和counsellor都统一处理为治疗师。（2）人名和专业术语在每章第一次出现时，大多标注了英文；对于非主流学者和非核心的冷僻概念，担心读者阅读时有困难，第二次甚至第三次出现也有标注英文的情况。（3）人名索引和主题索引，没有单独翻译。这一方面是因为人名索引和主题索引对一般读者实用价值不大；更重要的是，因为每章首次出现的人名多数已经标注英文，如再翻译人名索引，实际上是重复；主题索引与专业术语的重复率很高，而专业术语在每章首次出现时多数已标注英文，因此主题索引同样没有再译。如此，并不影响原书的完整性和读者的阅读体验。

总之，在保持全书框架体系不变、主体内容不变的前提下，根据中国读者的阅读需要和尽量使内容精练实用的原则，我们进行了适当的调整。希望这一调整能得到原编著者和出版者的理解，并令广大读者满意。

# 四

用心翻译和精心打磨这样一本经典的心理咨询与治疗教材，对于长期从事心理咨询与治疗教学和研究工作的我而言，是一个非常令人愉悦的旅程。这不仅是一次难得的与大师和高手直接"对话"的机会，也是一次对自身学术思想进行重新梳理和修正完善的过程。

本书的翻译工作是由我和曾师从于我的年轻博士合作完成的，翻译本书的过程也是我们师生合作进行学术探讨的过程。参与本书初稿翻译和后期加工的译者，除本人之外，还有北京科技大学心理素质教育中心副教授臧伟伟博士、复旦大学社会发展与公共政策学院副教授付芳博士、北京教育学院学前教育学院讲师刘畅博士、湖南师范大学心理学系副教授邹盛奇博士、南京师范大学心理学院讲师田雨馨博士。具体分工如下：目录、前言、第1章、第4章、第6章、第16章，伍新春；第2章、第3章、第12章、第13章，臧伟伟；第5章、第7章、第10章、第11章，刘畅；第8章、第9章、第14章、第15章，付芳。在正式翻译之前，我们四位初译者相互沟通，统一了名词术语和翻译原则；在初译稿完成后，田雨馨博士从读者的角度逐章进行了挑剔性阅读，并提出了建设性的修改和完善意见；最后，邹盛奇博士协助我对全书进行了认真的逐字逐句的审校和修改完善，对体例格式进行了调整和统一，对相关的名词术语进行了进一步的核查和处理，并最终定稿。当然，作为本书的主译和第一责任人，译稿中的任何错误和纰漏都应由我负责。

目前，以心理咨询与治疗为核心的心理健康事业已经得到党和政府的高度重视，普通民众获取高质量心理健康服务的需求也与日俱增。但与此同时，我们民众包括广大儿童青少年的心理健康状态却令人担忧，抑郁症、焦虑症等各种心理障碍的罹患率居高不下，幸福感、快乐感和满足感却"止步不前"。这一现实的矛盾，要求我们必须尽快提高心理咨询与治疗队伍的专业化、科学化和正规化水平，大力加强心理咨询与治疗的学历化、系统化、规范化的人才培养。为此，高质量、高水平、专业化、实用化的教材建设迫在眉睫。我相信本书在一定程度上可以满足这一需求，弥补这一不足。

今天我将这本我们认真翻译而成的最新中译本《当代心理治疗》奉献给您，相信它对于您深入学习和系统掌握心理咨询与治疗的理论与技术，并最终成为一名具有胜任力的心理咨询师或治疗师有所帮助。因此，我非常乐意向您推荐本书，它不仅可以作为心理咨询与治疗、临床与健康心理学、精神医学、社会工作等相关学科的专业教材，也可作为心理咨询与治疗从业者深入学习和专业进修的指南。

最后，需要特别说明的是，在长期从事心理咨询与治疗的研究和教学的过程中，我一直将本书作为重要的教学参考和命题依据。尤其是在与历届选修我开设的"心理咨询理论与技术"的研究生的教学互动过程中，学生们给了我很多的启发，引发了我不少的思考。在此，对于上述合译者的辛勤付出和曾经的学生们的智慧贡献，我由衷地表示感谢！

实事求是地说，虽然在翻译的过程中我们力求精益求精，以求尽可能地贴近作者的原意，并尽可能地符合我国读者的阅读习惯，但由于文化的差异和理解的不同，翻译中仍难免存在某些不足。在本书即将付梓的同时，我们获悉本书英文原版的第 11 版已经上市，不过其章节结构和入选理论流派与第 10 版（即本版）完全一致，其主要作者队伍也没有改变。因此，对于第 10 版，读者们可以放心使用。同时，我们计划跟进翻译本书的第 12 版，因此也特别欢迎广大使用本教材的教师和读者朋友们提出宝贵的批评意见，指出我们的错误和不足，以便我们在后续翻译更新过程中能不断完善，推出精品！

伍新春

北京师范大学心理学部

2021 年 8 月 8 日

# 前　言

　　最新版的《当代心理治疗》，体现了我们一以贯之的风格——正如书名所言，它充分体现了"当代"这一特点，并对心理治疗艺术的全貌悉数进行了回顾。本书首次出版于1973年，至今已发行到第10版（即本版）。在过去的40多年里，超过100万名学生使用本书作为教材，它的不同版本也先后被翻译成10多种语言在全球发行，甚至有评论家将本书称为心理治疗界的"珍藏品"。

　　1976年，雷蒙德·科尔西尼在准备本书第2版的过程中，邀请了当时还是夏威夷大学研究生的我，协助他进行主编工作。在这40多年的时间里，我们一直恭请当下最权威的作者撰写相应的章节，以确保书稿的高品质，从而使得本书在过去的40余年里一直保持热销。现在我也到了科尔西尼当年邀请我协助主编《当代心理治疗》和《心理治疗案例研究》（Case Studies in Psychotherapy）的年龄，而我也非常荣幸地邀请到了另一位非常令人欣赏的同事——芭芭拉·库比克（Barbara Cubic）和我一起合作主编这两本书之后的版本。

　　本书第9版新增了人际心理治疗（第10章）和多元文化心理治疗（第15章）两个章节。第10版又新增了积极心理治疗（第13章）一章，我非常高兴邀请到闻名遐迩的拉希德（Tayyab Rashid）和塞利格曼（Martin Seligman）两位作者撰写该章。同时，第10版还邀请萨夫兰（Jeremy Safran）和克里斯（Alexander Kriss）重新撰写了精神分析治疗（第2章）。此外，阿德勒心理治疗（第3章）和行为治疗（第6章）两章也全部进行了重写。

　　在本版中，我忍痛删除了单独的"分析心理治疗"章节，并将其内容融入"精神分析治疗"一章中。之所以这么做，完全是为了保证本书的篇幅适合学生在有限的一学期（只有16周的教学时间）内进行学习。任何想要在其课堂上拓展荣格的分析心理治疗的教授，都可以很方便地从圣智出版公司的网站上（CengageBrain.com）找到本书第9版中有关分析心理治疗的章节。

　　除上述明显的增减之外，其他所有保留的章节也纳入了相关领域最新的研究成果。每一章不仅介绍了一种特定的心理治疗理论，还检验了支持该理论的循证基础。同时，我还要求每一章的作者分享他们对于循证治疗实践的意义与局限的看法。此外，目前所有的核心章节都强调了多元文化这个非常重要的议题。

　　在之前版本的前言中，科尔西尼介绍了本书的六个特点，这有助于保证本书"好懂"和"管用"。这些核心原则一直指导着本书每次新版本的修订。目前的第10版，当然也不例外。

　　**1. 本书描述了当代心理治疗实践中最为重要的理论体系**。因为心理治疗理论一直都在不断发展和演进，需要大量的研究才能决定哪些内容需要被纳入新的版本而哪些又需要被删减。使用本书的教授们的意见，是我们做出任何改变的决定性因素。

　　**2. 本书恭请了最具胜任力的作者团队**。新近建立的治疗流派，均由其创始人撰写；而久远一些的治疗流派，则邀约该领域最为权威的专家来撰写。

　　**3. 本书是高度有序和结构化的**。每一章的作者均按照规定的大纲撰写，每一部分都限定了长度和结构。这么做的目的在于，让读者既可以横向比较各个部分（各个流派之间相同主题部分的比较），又能纵向比较各种治疗流派（章与章之间的整体比较）。每章的主要部分均包括该流派的理论概要、发展历史、对作为治疗基础的人格理论的探讨、对如何在具体实践中使用该治疗理论的详尽讨论，以及该治疗理论在不同情境中的应用。此外，每一种治疗理论都附有一个案例，以说明与这一治疗理论相关的技术和方法。对具体案例更感兴趣的同学，可以阅读本书的姊妹篇《心理治疗案例研究》。想要更深刻地理解心理治疗的同学，如果同时阅读《当代心理治疗》和《心理治疗案例研究》，将会获益匪浅。

4. **本书的编写是一丝不苟的。**每一个部分都经过检查，以保证它的内容是恰当而清晰的。从本书过往的定稿历程来看，仅有一章的手稿是一次性通过的；许多章节都被退回给最初的作者进行修改，一般的修改次数均不少于四次。

5. **每个章节都尽可能地简洁明了，同时又完整地包含了该治疗体系的全部内容。**我们不断收到反馈，建议本书的章节应该清晰、简明、直接。我们非常认真地考虑了这些意见，在新版本的修订过程中，我们对每一个句子都进行了仔细的打磨，以确保所表达的信息不会冗余。

6. **新版的专业术语表得到了更新和扩展。**学生们开始新章节的阅读时，有一个办法就是去读相关部分的专业术语表，由此形成一个概念基础，这有助于对各种心理治疗体系的理解。因为没有现成的术语能够准确描述某种心理状态，人格理论家们常常会创造一些新的术语，这些术语虽然有助于澄清他们的思想，但也确实使理解他们的理论变得困难。因此，认真学习专业术语表，往往能够让读者获益良多。

虽然作为一位阿德勒心理治疗大师，科尔西尼已于 2008 年 11 月 8 日去世，但作为我最爱戴的老师和最珍视的朋友，科尔西尼将一直活在我的心中。我会一直感激并珍惜与他的友谊、他对我职业生涯的支持，以及这些年和他共事时从他身上所学习到的一切！

丹尼·韦丁

于旧金山

dwedding@alliant.edu

# C O N T E N T S 目录

## 第 ❸ 章　阿德勒心理治疗 /51

迈克尔·马尼亚奇（Michael P. Maniacci）

劳丽·萨基特-马尼亚奇（Laurie Sackett-Maniacci）

哈洛德·莫萨克（Harold H. Mosak）

## 第 ❹ 章　当事人中心治疗 /91

纳撒尼尔·拉斯金（Nathaniel J. Raskin）

卡尔·罗杰斯（Carl R. Rogers）

玛乔丽·威蒂（Marjorie C. Witty）

## 第 ❺ 章　理性情绪行为治疗 /145

阿尔伯特·艾利斯（Albert Ellis）

黛比·约菲·艾利斯（Debbie Joffe Ellis）

## 第 6 章　行为治疗 /185

马丁·安东尼（Martin M. Antony）

## 第 7 章　认知治疗 /219

阿伦·贝克（Aaron T. Beck）

玛乔丽·韦斯哈尔（Marjorie E. Weishaar）

# 第 ❽ 章　存在主义心理治疗 /253

欧文·亚隆（Irvin D. Yalom）

朱瑟琳·乔塞尔森（Ruthellen Josselson）

# 第 ❾ 章　完形治疗 /285

加里·约特夫（Gary Yontef）

琳内·雅各布斯（Lynne Jacobs）

## 第 ⑩ 章　人际心理治疗 /323

海伦·韦尔代利（Helen Verdeli）
默娜·韦斯曼（Myrna M. Weissman）

## 第 ⑪ 章　家庭治疗 /357

艾琳·戈登伯格（Irene Goldenberg）
赫伯特·戈登伯格（Herbert Goldenberg）
埃丽卡·戈登伯格·佩拉文（Erica Goldenberg Pelavin）

## 第 ⑫ 章　冥想治疗 /393

罗杰·沃尔什（Roger Walsh）

## 第 ⑮ 章　心理治疗的多元文化理论 /513

莉莲·科马斯－迪亚兹（Lillian Comas-Díaz）

## 第 ⑯ 章　当代心理治疗中的挑战与争议 /545

肯尼思·波普（Kenneth S. Pope）

丹尼·韦丁（Danny Wedding）

# 第1章

# 21世纪心理治疗导论

弗兰克·杜蒙（Frank Dumont）[*]

透过他人的世界，我们可以看到自己的内心。

——拉尔夫·瓦尔多·爱默生（1850）

心理治疗的目的是引起行为的持久改变，这似乎可以在神经水平上通过改变基因表达得以实现。

——埃里克·坎德尔（1996）

---

[*]　弗兰克·杜蒙，教育博士，麦吉尔大学荣休教授。退休之前是该校咨询心理学博士项目负责人，并担任所在院系的主任。他发表过大量有关心理治疗过程的研究论文，曾与本书主编之一科尔西尼合作出版《心理学辞典》（*The Dictionary of Psychology*），他最近出版的著作是《人格心理学史》（*A History of Personality Psychology*）。

本书将纵览众多有效的心理治疗体系。这些治疗体系，每一个都展现出了一种特别的人性观和一套独特的治疗程序。这套治疗程序可用于评估情绪困扰及其伴随的行为和认知问题，而正是这些问题驱使人们寻求帮助。当我们回顾本书 10 个版本的演变过程以及作为每种治疗模式根基的人格理论的发展时，就可以明显地发现，这些治疗模式的半衰期正在日益缩短。整个心理治疗领域正经历着戏剧性的变化，有些流派比其他流派的发展更迅速，有些流派甚至已经消失了［如沟通分析（Transactional Analysis）］，而一些新的整合的流派正在不断地迅速涌现。尽管这些新体系深深地植根于历史基础，但它们确实正以全新（虽不陌生）的方式冲击着 20 世纪六七十年代的心理治疗师们。

许多当代的心理治疗体系都萌生于 20 世纪早期，但在过去的一个世纪里它们都经历了日新月异的变化，同时还在不断衍生出林林总总的独立的流派，以促进心理健康。这些早期的心理治疗体系，在本书的前几章会进行阐述。当然，推动心理治疗发展的人格心理学、发展心理学、人际关系科学和神经科学领域的最新进展，也会在本书中呈现。另外，这些治疗体系的结构和临床效果正在不断提升，其跨学科特点也日渐鲜明。我还必须指出，正是在这样的背景下，修订后的"精神分析治疗"（心理动力治疗）这一章就不仅包含了弗洛伊德与荣格的理论框架，也介绍了克莱因和其他**分析性**关系治疗丰富的理论系统。此外，在作为导论性质的本章中，我也会提及第 10 版中的其他调整和修改。

为了理解心理治疗行业的前进方向，我们需要知晓心理治疗思想发源于西方。同时，我们也需要了解，伴随着行为和认知的科学与文化视角的整合及全球化，心理治疗领域正发生着重大的转变。接下来我们就对这一议题进行简要探讨。

# 第一节　心理治疗的思想发轫

## 一、心理治疗的历史根基

从有记载的历史以来，人类就一直在寻找各种方法来治疗折磨着他们的心理疾病。其中有一些治疗方法显然是不科学的，尽管这些治疗方法并不总是无效的，例如萨满教社会中典礼性的疗愈仪式。基督教出现之前，在古希腊的庙宇以及东地中海区域的静修中心，人们运用宗教哲学性的演讲、冥想和简单的休息来缓解药物无法治愈的心理疾病。这一精神生理治疗的世俗化潮流，希波克拉底也曾探讨过。出乎意料的是，它们后来被证明具有一定的科学性。

希腊的医生通过实证调查发现，人类的大脑不仅容纳了知识和学问，还是抑郁、谵妄和疯狂的来源。正如希波克拉底所说："人们应该知道，快乐、高兴、大笑、运动，以及悲痛、哀伤、失望、悲叹等反应正是来源于人的大脑……同样，人类会变得疯狂、神志不清，或者惊恐和害怕，都是因为大脑这个器官……当精神出现问题的时候，我们所经受的一切痛苦都来源于大脑。"（公元前 5 世纪，引自 Stanley Finger, 2001, p. 13）事实上，当时流行的观点认为，疾病是神性被剥夺所致，因此需要通过祈祷和寻求神灵的帮助才能治愈。希波克拉底不仅反对这一观点，还坚持认为他的学生应该宣扬疾病来源于自然。希波克拉底的思想着实影响深远，一直持续到他著名的信徒盖伦的时

代，即 6 世纪晚期。不过，尽管如此，作为一门现代意义上的科学，心理治疗直到 18 世纪才逐渐
萌芽。

■　二、无意识与心理治疗

### （一）一个原始的概念

读者们将会发现在本书的一些章节，**无意识**（unconscious）的概念扮演着重要的角色。尽管数
千年前无意识的概念就被犹太人所检验和争论过，但是它作为心理治疗中的一个关键概念，直到
19 世纪才在西方世界中出现。大家公认的对无意识的**科学**研究，始于著名学者莱布尼茨（Gottfried
Wilhelm Leibniz，1646—1716）。莱布尼茨在研究阈下知觉在日常生活中的作用时，偶然创造了
"动力"（dynamic）这一术语来描述无意识状态中的心理驱力。后来，他的无意识研究由赫尔巴特
（Johann Friedrich Herbart，1776—1841）所继承。赫尔巴特试图对动力过程进行数学化，以描述记
忆通道的动态过程以及从意识到无意识的连续谱。赫尔巴特认为，不同的想法之间达成默契和融洽
就能通达到意识层面，而自相矛盾的想法会被驱逐和压抑。联想能够帮助我们把相关联的想法上升
到意识中，或者将它们推到无意识里。可以说，莱布尼茨和赫尔巴特是 17—18 世纪的科学家中对
于理解无意识做出巨大贡献的典范（Whyte，1960）。

### （二）麦斯麦和叔本华

19 世纪早期，最具影响力和创造力的思想家是麦斯麦（Franz Anton Mesmer，1734—1815）和
叔本华（Arthur Schopenhauer，1788—1860）。我们可以从很多精神病学的文献中瞥见其思想的影
子，这些影响最终演变为皮埃尔·让内、弗洛伊德、阿德勒和荣格等学者成熟的理论体系。诺贝尔
奖获得者托马斯·曼曾指出，当自己在阅读弗洛伊德的著作时，会产生一种奇怪的感觉，就好像自
己正在阅读的是翻译成现代语言的叔本华的作品（Ellenberger，1970，p. 209）。我们也可以从许多
其他理论创建者的论著中发现类似的陈述。

麦斯麦及其门徒被认为是催眠治疗的先驱，他们强力地推翻了启蒙运动之前统治欧洲的驱魔传
统（Leahey，2000，pp. 216-218）。在麦斯麦的体系中有许多古怪的、未经证实的假设，但无法否
认的是人们也一直遵循他所倡导的原则，即治疗师和患者之间融洽的关系是十分重要的。他还强调
无意识在塑造行为过程中的影响。此外，他明确提出了治疗师人格特质的作用、疾病的自发缓解、
催眠式梦游症、无意识状态下记忆的选择性和推论性、治疗过程中患者自信心的重要性以及许多其
他当代心理治疗体系中普遍认可的要素。

## 第二节　心理治疗的先驱智者

在 19 世纪，涌现出了三股不同的潮流来探讨人类心灵是如何运转的这一核心议题。这些潮流
分别由以下三类人所主导：（1）实验室取向的实证研究者；（2）自然哲学家；（3）临床医学研究

者。事实上，目前多数的心理治疗流派是从这三种研究取向中分化出来的。

## 一、自然科学的实证研究者

19世纪的一些伟大的科学家，如费希纳（Gustav T. Fechner，1801—1887）和赫尔姆霍茨（Herman von Helmholtz，1821—1894）在认知科学领域进行了基础性的研究。费希纳的工作与赫尔巴特的研究既有区别又有交叉。费希纳的研究始于探讨清醒状态与睡眠状态特别是与做梦状态的区别。毫无疑问，无意识存在于人们的内心世界，即使是未接受过良好教育的农场工人，也明白这一点。只要是曾努力并成功地回想起某一知识的人都会知道，他回忆起的这些知识在平时并不是那么容易获取的，而这些知识必然存储于某一个地方。19世纪50年代末，费希纳试图运用心理物理学实验，测量某一观念从无意识状态通达完全意识状态所需要的心理量的强度（这在今天被称为**工作记忆**）以及由此产生的知觉的广度。事实上，费希纳的研究在整个欧洲引起了巨大反响。读者可能会在不知不觉中发现，不仅可以从弗洛伊德（弗洛伊德引用了费希纳的许多研究）的作品及本书的众多章节中看到其研究的身影，而且在诸多现代心理治疗理论家和实践者的著作中也能窥见其思想。其中，完形学派和埃里克森学派的治疗师是这一思想的典型代表。

1861年，另一位实验科学家赫尔姆霍茨发现了"无意识推理"的现象，他认为这种现象"像一种瞬间的、无意识的重建，其对象正是我们过去所学到的对客观世界的认知"（Ellenberger，1970，p. 313）。这一点在当下十分畅销且具有影响的一本书——卡尼曼的《快与慢》（Daniel Kahneman，2011）中也有所体现。葛利辛格（Wilhelm Griesinger）与穆勒（Joannes von Müller）等实验主义者和脑科学家主导了19世纪维也纳、柏林、海德堡、图宾根、莱比锡等其他德语世界的研究，对后续心理动力学研究者的工作产生了举足轻重的影响。

这些实验室取向的科学家的思想及其所用的方法传遍了整个欧洲大陆，在很大程度上构成了众所周知的**机体论**（organicist）的传统思想。例如，弗洛伊德的几位老师，包括布吕克（Ernst Brücke，1819—1892）、梅内特（Theodor Meynert，1833—1892）在内都是机体论者。虽然机体论者在整个19世纪都在狂热地寻求治疗精神障碍的方法，但在世纪之交，克雷佩林（Emil Kraepelin）最终承认：在过去的50年中，研究者的辛勤付出并未对治疗精神障碍的医学发展做出太多的贡献（Shorter，1997，pp. 103, 328）。于是，克雷佩林的工作转移到了对疾病的分类诊断与精确描述、对疾病进程的系统阐述、为疾病的治疗效果确立基准等方向上。这些工作奠定了当代《精神障碍诊断与统计手册》（*Diagnostic and Statistical Manual of Mental Disorders*，DSM）的基本范式。可以说，克雷佩林的观点为那些倾向于认为"心病还须心药医"的人提供了支持。从此之后，整个19世纪后半叶，对于所有摆弄实验工具的方法论者和经验主义的梦想家而言，他们的研究成果都变得暗淡失色，心灵哲学取向的（psycho-philosophical）临床医生的影响力则日益壮大。

## 二、心灵哲学家

对于将在本书中阐述的心理治疗体系的发展，自然哲学家比实验室取向的科学家有着更为深远的影响。从历史根源来看，这些哲学家的思想都植根于席勒与歌德学派。他们在哲学上充满浪漫主义色彩，牢牢地扎根于自然、美好、家园、情感、精神生活，当然也包括心灵中最高深莫测的部分——无意识。叔本华、卡鲁斯与哈特曼是这一群体的典型代表。

叔本华在 1819 年出版了《作为意志和表象的世界》一书，这本西方世界的经典著作一度十分流行，它为心理学研究产生新的概念奠定了基础。这本书尤其启发了那些受 19 世纪**自然哲学**（Philosophy of Nature）学派影响的心理学家。这些心理学家支持通过非生物的方法治疗当时流行的心理疾病，这些疾病即使在如今看来依然属于 DSM 系统中的核心疾病类型。众所周知，叔本华的著作大部分在探讨人类的性欲和无意识世界。他的主要论点是：人类知道一些我们以为自己不知道的事情，而人类的许多行为是由一些盲目的和非理性的力量所驱使的。他关于人类行为和精神活动的非理性主义和泛性论观点，带有决定论和悲观主义的色彩（参见 Ellenberger，1970，pp. 208-210）。叔本华的思想影响了后来许多思想家，尤其是尼采和弗洛伊德的心理观。

卡鲁斯（Carl Gustav Carus，1789—1869），作为现代叔本华，目前已经鲜有人知。然而，在心理治疗的书籍中提到他是无可非议的，因为早期成熟的无意识概念就起源于他（参见 Ellenberger，1970，pp. 202-210）。卡鲁斯推测无意识存在不同的水平，人们的互动同时发生在无意识以及意识的不同层面。在治疗师与患者的临床互动中，双方的意识不仅在向自己的无意识传递信息，同时也在向对方的意识传递信息，而且更深刻的是，双方的无意识也在向意识传递信息，同时也在向对方的无意识传递信息。这两个层面的沟通同时发生，并且体现在前语言、非言语、身体、情感模式的方方面面，参与沟通的双方都难以完全觉察到。因此，治疗师和患者**双方**有意或无意地卷入了移情和反移情的活动中（参见 Dumont & Fitzpatrick，2001），许多非线性的信息有系统地同时向各个方向传递。卡鲁斯告诉我们，当治疗师与患者第一次见面打招呼的时候，治疗师的移情就已经在无意识层面发生了。私密的谈话空间和紧密的联结，会无意识地激起深刻的情感共鸣，临床治疗中的治疗关系就是如此。

叔本华和卡鲁斯的思想为哈特曼（Eduard von Hartmann）以及尼采关于人类缄默认知（tacit cognition）的有影响力的著作奠定了认识论基础，他们相信人们的缄默认知会驱动其日常的非理性行为。尼采断言：那些我们有意识思考的内容"或多或少是对那些不可确知却能感受到的无意识的一种不切实际的注释"（引自 Ellenberger，1970，p. 273）。他还提出了许多其他概念，如自我欺骗、升华、压抑、良心、"神经症性"内疚；在他看来，人类的自我欺骗要比对他人的欺骗更多。作为一名卓越的愤世嫉俗者，尼采将所有的抱怨看作谴责，而将所有对自身行为中的错误与性格中的瑕疵的接受看作逃避更为严重的人格问题的雕虫小技。简而言之，尼采揭露了许多人们用于建立人格面具和自我图式的防御机制。他通过非系统的格言方式，对 20 世纪的人格学说和心理治疗理论产生了深远的影响。

## 三、临床医学研究者

在 19 世纪临床心理学刚刚兴起的时候，许多天赋异禀的临床医生从其临床实践中获得了突破和创新，这些突破和创新推动了人格理论和心理治疗的发展。这些临床医生有一些是谦逊的实践者，如著名的催眠治疗师李厄保（Ambroise Liébault）；另外一些是著名的学者，如贝内迪克特（Moritz Benedikt，1835—1920），他在犯罪学、精神病学以及神经科学领域所做的工作赢得了沙可（Jean-Martin Charcot）的高度赞誉。贝内迪克特发展了一种能有效探寻临床**致病奥秘**（pathogenic secrets）的有效方法，这种临床实践后来成为荣格分析心理治疗的重要组成成分。除此之外，弗卢努瓦（Théodore Flournoy）、布洛伊尔（Josef Breuer）、福勒尔（Auguste Forel）、布洛伊勒（Eugen Bleuler）、杜波依斯（Paul Dubois，本书主编之一科尔西尼十分欣赏他）、弗洛伊德、让内、迈耶（Adolf Meyer）、荣格和阿德勒等，都对心理治疗科学的发展做出了杰出贡献。客观地讲，虽然许多研究成果的有效性一直被质疑，但其产生的影响却旷日持久，尤其是他们的研究成果和理论体系的庞大衍生物，在现代心理治疗以及其他心理学领域至今仍然存在。

尽管心理治疗一直在不断发展和演变，但是临床医生往往会沿用他们在研究生专业课程中学到的策略、技术和指导原则，即使这些内容可能已经是明日黄花了。在个人临床实践的压力下，临床工作者可能感到难以发展出新的治疗程序，运用新的指导原则。但持续不断的专业实践和勤奋认真的文献阅读，极有可能帮到他们。在专业领域不断演化发展的过程中，故步自封并不是专业培训希望看到的结果。借用运动心理学中的一句格言：熟能生久，但未必生巧。事实上，修补那些过时的和有缺陷的技术，并不是临床实践的必需品。

为此，本书的第2章到第15章将展现一些领先于临床医生的认知，并经过科学检验的心理治疗理论和实践方法。这些主流的心理治疗方法，都或多或少地源于前述的西方传统及历史积淀。不过，第12章介绍的冥想治疗却主要源于古代远东和中东地区的传统，虽然其中的某些思想也可能来源于近东地区及古希腊。

# 第三节　心理治疗发展的影响因素

## 一、生物科学对心理治疗的影响

当患者[①]学习到一个新的观念，无论它正确与否，抑或有所偏颇，也无论是从临床治疗中还是从日常生活中所学，总是会伴随着大脑的改变（例见 LeDoux，2002）。每个人与周围环境的互动，都会引起个体内部的变化，特别是神经功能的变化。一旦某些技能和观念被学会并长期储存在大脑中，那么就很难（虽然不是完全不可能）再被遗忘掉，这说明教育带来了长久的影响。当一个人学习到解谜的方法或某种程序性技能，例如打开保险柜或骑自行车，那么他就很难再遗忘。当然，神经系统的衰退和损伤会让记忆消退，这种消退甚至可能发生在正常的年龄阶段，尤其是在受到毁灭性的卒中、疾病或重大事故的影响后。在绝大多数情况下，治疗师的任务就是帮助患者更新那些受到新的动机图式影响的备选记忆和"未来记忆"（future memories）。

---

①　在本章中，我使用**患者**（patient）一词代表那些**遭受痛苦**和寻求心理治疗的人。Patient 是一个拉丁语的派生词，原指忍受令人痛苦的情境。在本书的第 8 版中，科尔西尼注意到了患者和**当事人**（client）两个词的学科特异性，他认为前一个词更适用于医疗环境，但是在他个人的临床实践中，他使用的是后一个词。

在格劳（Klaus Grawe）的重要著作《神经心理治疗：神经科学对于有效心理治疗的启示》中，他指出："心理治疗的目的是引起行为的持久改变，这似乎可以在神经水平上通过改变基因表达得以实现。"（Grawe，2007，p. 3；引自 Kandel，1996，p. 711）患者埋藏于深层神经元中的功能不良的记忆，会刺激他反刍那些糟糕的过去，这不利于消除患者痛苦的记忆，不会改变患者储存这些糟糕记忆的倾向，也不会传授患者适应性的行为模式。有效的心理治疗要教给患者一些方法，以避免功能不良的反刍、有害的行为模式以及适应不良的习惯等，同时也要帮助患者发展社交、人际、自我管理的技能，从而提高患者及与患者密切相关的人员的心理健康水平。神经科学已经证明，在学习过程中出现的神经元重塑能够使个体的行为、情感和心理状态发生适应性的改变，而这正是心理治疗的核心目标（例见 Dumont，2009，2010a，2010b）。

人类有机体特别是中枢神经系统的可塑性，为我们提供了修复和提高心理健康的可能性。神经-情绪系统的可塑性很大程度上是通过**表观遗传改变**获得的。外部事件（以及"内部环境"）能够通过蛋白质合成来激活或关闭基因的表达，这一切都发生在细胞核的基因组中。患者生活中出现的、哪怕是十分微小的新异刺激，也能够对他们自我觉察和自我体验的方式产生巨大影响。我们现在知道，有效能的治疗师和他们的患者能够通过神经回路的改变、具有安慰剂效应的谈话以及让患者处于温暖的社会场景以刺激潜在基因的表达等方式，来达到治疗效果的最优化（例见 Güntürkün，2006；LeDoux，2002，pp. 260-300）。这种心理治疗的神经病学视角，允许我们对认知和情感因素在患者生活中的功能进行全新的探索，而这些认知和情感因素也是心理治疗起效的核心。

文化，特别是直接的家庭文化通常扮演着基因塑造的角色。正如梅洛-庞蒂所言：文化沉淀在我们的身体里，遍及我们整个中枢神经系统（Bourgeois，2003，p. 370）。至于表观遗传的效果是变好还是变差，主要取决于文化的包容性与丰富性，以及个体对于文化的可通达性。简而言之，正是在复杂的生物与文化的交互作用过程中，机体和环境共同建构了我们在这个世界上的生存方式以及成长的可能性（Baltes，Reuter-Lorenz，& Rösler，2006）。本书对各种治疗程序的解释，就源于这种生物与文化交互作用的思想。

### （一）机体论与动力学：观点的碰撞

读者很快会意识到，在这些主题下似乎存在很大的文化上的冲突。然而，这些冲突既不必要，也毫无益处。最近有一本解释人类亲密关系的书整合了进化论、神经科学与社会文化理论的观点（Gillath，Adams，& Kunkel，2012），这为综合运用不同的理论和方法来探究人类本性树立了榜样。环境决定论和唯机体论、精神药理学和心理动力学、行为遗传论和认知行为论之间持久的紧张气氛，可以通过系统地整合那些在任何时候都起作用的变量而得以缓和。事实上，这样的整合也确实是必要的。因为在对患者的治疗中，如果完全不管环境**或**机体任何一方的变量，那么在本质上就是忽视了完整之人（whole person）的一个重要部分。例如，过去人们在看待情绪问题时，好像生理因素在其中没起作用一样，这就是一个历史性的错误。

这种错误的一个典型例子是忽视患者的用药史。在本书的最后一章，波普和韦丁（Kenneth Pope & Danny Wedding，2012）将讨论忽视对服药患者的监控的重大危害。他们认为：患者需要在服药问题上得到指导，并且他们在两次会谈之间的经历也应该被详细地记录。为了达到那些正在服药的患者的治疗目的，需要预先制定临床目标，并谨慎地评估治疗进展。格劳（Grawe，2007）

曾说：

> 从神经科学的视角而言，精神药物治疗如果不与心理治疗配合出现，那么改变个体经验的治疗目标就难以达成。当然，广泛使用精神药物而忽视患者当下的体验，同样是不负责任的。仅仅使用精神药物治疗，而没有对个体的日常经验进行专业的和充足的建构，也是不合理的（pp. 5-6）。

事实上，后天教养深深地受到先天遗传的影响。正如普罗明（Robert Plomin）与卡斯皮（Avshalom Caspi）所说，基因会驱使我们去寻找那些能够塑造我们的环境（Plomin & Caspi, 1999）。内斯特勒（Nestler, 2011）也提醒我们，由平和与温暖的母亲所养育的雏鼠，比剥夺了这些良好养育环境的雏鼠，对压力有更强的抵抗力。良好的养育使得抑制性的甲基群消失，从而"使得动物变得平静"（p. 82）。他指出，科学家已经证实："贯穿于个体整个发展阶段的环境和不同的经验能够改变我们的基因活性，并最终改变个体的特质。"（p. 83）因此，我们先天基因的表达会随环境的不同而发生改变，可能变得更好或更差。也就是说，基因的化学指标会被我们生活中的主观经验所塑造，能够激活某些特定基因的表达或使之失活。就像俄罗斯套娃一样，遗传标记可能隐藏在个体**感知到**的环境线索里面。治疗师可以在一定程度上引导患者的经历，因而需要对患者生命中的后天教养和先天遗传所起的作用承担一定责任。

### （二）进化生物学与行为遗传学

神经科学并不是生物学领域对心理治疗具有唯一启示作用的学科。进化心理学与行为遗传学是非常接近的研究领域，它们会进一步阐释心理治疗师需要理解的人类的许多气质特点。行为遗传学聚焦于人类的染色体以及支配染色体转化为个体生命中的生物-心理-社会规律的重要法则，因此它对临床实践者未来发展其心理治疗模式可能会产生重要的影响。另外，人类学家发现进化了的单型基因（monomorphic genes）可以产生至少400种普遍的行为特质，这远远超出我们过去的想象（参见 Brown, 1991）。应该说，这一发现对文化相对主义（cultural relativism）提出了挑战，而文化相对主义是目前各种治疗体系合理性的基础。

平克（Steven Pinker, 2002）进一步证明了所有人类个体都共享一种人类本性这一原则。如果能排除随意的基因突变，那么所有临床工作者对待患者的标准立场应是：治疗师所面对的患者是与他们自己具有相同的遗传模板的有机体。当然，在保持对这些人类规律的认知之外，临床工作者仍需去揭示那些受到患者的生活事件所影响的特质。在这一整体观的背景下，治疗师能使患者了解其自身的力量，处理患者所展现出来的功能失调，并监控那些有助于修复其心理问题的情境变量和事件。这些环境因素及其对思想、言语和行为的影响，在本书第六章"行为治疗"和第七章"认知治疗"中将有所介绍。虽然行为治疗和认知治疗都具有自身的鲜明特点，值得各自拥有一章进行阐述，但它们在评估和治疗程序的某些方面仍有重叠。

最后，发展速度惊人的分子遗传分析、认知神经心理学和社会认知神经科学等相关领域，将不可避免地渗透到我们助人技术的整合模型中。目前许多心理治疗理论相互影响，并正逐渐趋向融合。可以说，不同治疗理论的发展都依赖于各种人类科学，而这些科学的发展又会进一步**促进**它们之间的深度融合。

## 二、文化因素与心理治疗

本书第 9 版专门增设了一章来探讨多元文化心理治疗这一当下的取向。不言而喻，这一变化反映了文化因素在心理治疗中的重要性。当然，也需要承认，我们所生活的地球的人口统计特点正在发生变化。不同大陆板块之间的漂移造成的人类大迁徙，使得人们之间的联结日益加强。同时，人类在商业贸易、暴力冲突、科学研究、外交斡旋、高等教育及专业咨询的过程中，也正逐渐形成紧密的沟通网络。尽管存在主义心理治疗（第 8 章）以及当下非常流行的冥想治疗（第 12 章）已经考虑了民族文化因素在不同种族人群心理治疗中的运用，但本书的第 15 章仍会专门探讨心理治疗的这一取向。

### （一）多元文化心理治疗

多元文化心理治疗的复杂性，远远超过治疗双方都来自同一文化背景的心理治疗。如果患者与治疗师成长于不同的文化背景，而"权威"的一方来自非主流的少数族群，或者相反，来自主流的大众文化，那么**问题就会接踵而来**。在婚姻咨询中，如果夫妻双方来自不同种族或具有不同的文化背景，那么咨询的困难也会成倍增加。此时，双方的交互系统会变得更加复杂，治疗师或咨询师会在**不知不觉**中认同夫妻中的一方，而不认同与自己文化不同的另一方。患者和治疗师之间的性别匹配的各种排列，也会从另一个层面增加系统交互的复杂性。当然，简单地承认差异还是不够的。治疗师难以完全意识到因很小的原因而造成的患者远离或靠近自己所坐位置之间的差异有多大，原因很简单：他们难以意识到影响自己对患者那些条件化的社会敏感信息反应的动力有多么复杂。许多治疗师对心理状态的操作超出了意识层面，因为他们的认知和情感结构在不可见的、无意识层面的底端相互交缠着。

说广东话的广东人为香港人提供咨询服务，与西班牙裔的治疗师在圣迭戈为其他西班牙裔提供咨询服务面临的挑战是不一样的。在同一社会环境中，哲学观和社会经济地位的差异塑造了其所属成员的特点，并决定了那些非本土心理治疗方法对其的适用性。但是，在同种的高加索白人内部，美国人遭遇的一系列问题与欧洲人是类似的。工作压力、财务问题、身体疾病、个人历史、家庭动力、基因与环境共同决定的人格变量，甚至天气、季节等，都会影响治疗师和患者之间所发生的事情。

### （二）语言与隐喻

语言、行为风格、地方或民族的诗歌、神话和隐喻都是塑造我们心理结构的工具（例见 Lakoff & Johnson，1980）。流行的隐喻会渗透到人们思想的各个方面，它们最终会塑造出一个民族的文化和集体"人格"。那些不熟悉患者这部分文化的治疗师，难以通过患者内心蜿蜒曲折的小路，到达他们祖先和自创神灵（有些善良，有些邪恶）的居所。

所有的治疗师都能说出一些因不理解患者所使用的隐喻、粗心地把一些问题合并、拒绝别人的好意或对患者所处文化中的某种禁忌不够敏感而出现错误的咨询故事。让人痛苦的是，这些先前的患者或朋友已经离开，且从此不会再回来，这种感受真是一言难尽。正因如此，人们经常提到心理治疗需要本土化。对中国来说，并不能一味地盲从欧美的心理治疗理论，一些人会鼓励中国的治疗师发展出反映**他们**本土哲学、价值观、社会目标和宗教观念的心理治疗理论和技术。例如，杨国枢（Yang，1997，1999）就指出，中国的治疗师比其他国家的治疗师，能够更轻松地处理以中国的乡村、家庭和个人生活为特点的悖论和两难问题。同样，霍什曼德（Hoshmand，2005，p. 3）曾经断言："本土文化提供了一种本民族的方法去了解本民族看重的东西是什么，与民族精神相一致的内容有哪些，以及解决人们心理问题的可靠方法是什么。"这一观点得到了马尔塞拉和山田的支持（Marsella & Yamada，2000）。类似地，克罗斯和马库斯也指出："要想获得对人性和人格真正的普遍理解……需要那些**源于**亚洲、拉丁美洲、非洲和其他非西方社会的本土化的行为理论的发展。"（Cross & Markus，1999，p. 381）

即使在相同的社会中，文化上的代际差异也是非常明显和重要的，其影响甚至并不亚于民族间的差异。这种文化差异明显体现在对待单身与单亲家庭、婚前性行为、结婚与离婚、家庭结构、宗教行为与观念、性取向、穿着的保守与暴露、使用软性毒品以及各种不同生活方式的态度上。这些问题对心理健康服务所造成的复杂挑战，将在本书第15章进行详细讨论。

# 第四节　心理治疗的艺术性与科学性

## 一、心理治疗：艺术还是科学？

美国心理学会（American Psychological Association，APA）临床心理学分会（第12分会）在1995年建立了心理治疗提升与推广特别小组（Task Force on Promotion and Dissemination of Psychological Procedures），旨在应对循证治疗（empirically based treatments，EBTs）这一思潮的挑战。目前，已有大量的研究者前赴后继地证明这些拥有大量追随者和拥护者的心理治疗方法的有效性。在本书之前的多个版本中，一些作者也曾对这些重要问题进行过辩论。经过这些辩论，心理治疗的边界逐渐得以明晰。虽然心理健康服务的从业者目前已经普遍接受了这些认识，但这些问题至今仍然威胁着临床工作的可信度。

治疗师与患者会谈的时间频率通常情况下是50分钟/周，但在这周其余的时间里，患者往往暴露于许多咨询室之外的偶发事件中，这会打乱原定的治疗计划并破坏坚定的治疗决心。许多这样的偶发事件难以预测，也不受治疗师的控制。米尔（Paul Meehl，1978，p. 812）将这些偶发事件称为**依赖于情境的随机事件**（context dependent stochastologicals）。这些事件对个体来说是一系列交织缠绕的内部和外部变量，可能包括工作的压力、财务的担忧、麻烦的孩子、愤怒的配偶、难缠的同事、糟糕的天气、致命的疾病、需要争辩的保险索赔、大量被遗忘的个人历史和过往的失败经历等。在这些变量的组合上，每一个患者都是独特的，从而使情况变得纷繁复杂，因而患者经常被许多不同的心理疾病所折磨，而这些心理疾病中又有很多是互相交叉的。这种共病的现象使得心理障碍的诊断编码变得异常复杂，也使得患者确认治疗是否有效的目标变得难以实现（Beutler & Baker，1998）。对于许多实践者和旁观者来说，对心理治疗结果的科学预测就像对股票市场波动的预测一样鼓舞人心，因为到目前为止仍不明确影响准确预测的普适性变量究竟有哪些。

### （一）自发和直觉："额外投入"

本书的读者可能将会面对很多具有严重困扰的患者，每个患者都会表现出不同的焦虑水平、应对技能和情绪稳定性，也对心理治疗这项昂贵的服务到底由什么构成以及如何发挥作用缺乏清楚的认识。早在临床实习生进入这个领域之前，他们就面临诸多存在性选择，例如他们必须在基于操作手册的"工匠"、手艺型的治疗师和复杂的人文主义的变异型的治疗师这一连续体中做出选择。亚隆（Yalom，1980）曾经在他的书上介绍过他参加的一位亚美尼亚厨师的烹饪团体课程。在厨师说话和演示的时候，学生们通过观察的方式学习，就像许多因纽特儿童一样。除了烹调的主要原料之外，亚隆观察到，当锅从柜台上被推进炉子后，各种各样的香料味飘出来了，一会儿是这种一会儿是那种。"我突然就相信了，"他写道，"是那些悄悄投入的调料，使得这一切变得不一样了。"（p. 3）他将烹饪的这个过程和心理治疗相联系，认为治疗师常常没有察觉到正是他们在治疗计划之外投入的一些东西使得一切发生了改变。

我在这里纳入这个观点，对以往版本中科尔西尼所写的内容进行了一点演绎。事实上，亚隆所撰写的关于"额外投入"的回忆录，并非一种传统的心理治疗，而是一种虽非正式但带有治疗性质的"额外投入"。这说明即使是在非治疗的情境中，言语的干预也能改变一个人的生活——在这个例子里，是使生活变得更好。这件逸事对我们日常的社会生活也具有很大启示。

### （二）心理治疗的一个特殊案例：科尔西尼的"额外投入"

大约 50 年前，当我作为一个心理学家在纽约州的奥本监狱工作时，我参与了一个我认为是当时我所做过的最成功、最漂亮的心理治疗。有一天，一个犯人预约了一次咨询而来到我的办公室。他 30 岁出头，是一位相当有魅力的男士。我指了指椅子让他坐下，然后一边等待一边试图找出他想从咨询中获得什么。此次谈话大概是这样的（P= 犯人，C= 科尔西尼）：

> P：我星期二将假释出狱。
>
> C：嗯？
>
> P：我想在出狱之前感谢你为我所做的一切。
>
> C：感谢我什么？
>
> P：两年前我从你办公室离开时，我感觉我的状态非常好，我回到监狱的院子里，一切看起来都不一样了，甚至空气的味道都变化了。我不再和一群小偷混在一起，我加入了另一个群体——约翰斯广场［square Johns；监狱里的行话，指非犯罪的群体］。我从轻松的厨房工作换成了五金商店工作，这样我能学到一些有关贸易的知识。我开始去监狱的中学学习，现在我有了高中文凭。我上了一些相关的课程，我星期二出狱时就会有一份工作。尽管多年以前我已经放弃了我的宗教信仰，但我现在回到了教堂。我开始给家里写信，他们也开始来监狱里看我，并且他们会在祈祷时记得我。现在我有了希望，我知道了我是谁，我该做什么。我相信我以后的人生会成功，我计划去上大学，你让我获得了自由。我过去认为臭虫医生［bug doctors，监狱里对心理治疗师和精神科医生的俚语称呼］是给鸟类治病的，但现在我知道不是的。感谢你改变了我的生命！

我惊奇地听着这个故事，因为在我所有的印象中我并没有和他说过话。我看着他的文件夹，唯一的标记是大约两年前我给他做过一次智商测试。"你确定那是我吗？"我最终问道，"我不是精神科医生，我不记得我曾经和你说过话。你谈到的这种性格和行为的变化发生很久了，我确定我没有为此做任何事情。"

"就是你，没错。"他非常确定地回复我，"我绝不会忘记你曾经对我说过的话，那改变了我的整个人生。"

"我说了什么？"我问道。

"你说我的智商高。"他回应道。

仅仅简单的一句话，我（无意间）改变了这个人的一生。

让我们来尝试理解这件事情。如果你足够聪明，能理解为什么这个人因为听到了"你的智商高"（You had a high IQ）这五个字就发生了如此巨大的改变，那么我推测你有能力成为一名优秀的治疗师。

我问他为什么一句关于他智商的话能够产生如此深远的影响，才知道那是他第一次听到这样的五个字。他过去总认为自己是"愚蠢"和"疯狂"的人，这些由他的家人、老师、朋友所做出的评价，就像标签一样已经贴在他身上很多年了。在学校里，他总是得很低的学分，这让他确信自己是心智不全的；他的朋友总是不认可他的思维方式，并且叫他疯子。他如此地确信他既是傻子（低智商）也是疯子（疯狂的）。但是，当我对他说"你的智商高"时，他突然有了一种"啊哈"的体验，这种体验解释了这一切。突然间，他明白了为什么自己比任何朋友都能更好地解答字谜，为什么他阅读长篇小说而不是连环画，为什么他更喜欢玩国际象棋而不是跳棋，为什么他喜欢交响乐和爵士乐。他突然强烈地意识到，通过我的那五个字，他发现他很正常并且聪明，根本不是疯狂而愚蠢的。他经历了一种通常需要数月才能实现的情绪疏泄。难怪他会说两年前当他从我的办公室离开时，他感觉异常良好。

他认为我那五个字完全改变了他的自我概念——从而改变了他对待自己和他人的感受和行为。

简言之，我以一种完全无知的和非正式的方式完成了一次心理治疗。尽管我们之间没有约定，没有理论指导，我也没有改变他的意图，仅仅是那五个字的评价就产生了明显的效果。这就是心理治疗。

## ■ 二、心理治疗科学化的尝试

### （一）心理治疗的手册化

自发的、计划外的"额外投入"很难作为**科学**的心理治疗的基础。以这样的方式进行心理治疗，更像是一种手艺或像它的顶峰——艺术，如亚隆和乔塞尔森（Ruthellen Josselson）所做的一样。即使不断地说明治疗师能通过一系列手册化的干预手段来提高患者的心理健康、达到治疗目标，仍无法解释干预是**如何**达成效果的。为此，在过去10多年中，围绕改变的心理机制进行了大量的探讨。不过，尽管心理过程研究（不同于结果研究）的宏大项目（例见 Norcross & Goldfried，2005）正在如火如荼地进行，但是心理改变的原因及其本质仍然没能被完全解释。客观地说，在有成熟的神经生物学方法能够帮助我们描述有机体和它所处环境的交互作用之前，这样的解释都只会停留在表面。当然，有机体与环境的交互作用也有助于将心理治疗整合进医疗初级保健行业之中，并使其成为其中地位平等的一员。不过，仅仅寻求手册化心理治疗的治疗师不太会面对这些挑战，因为手册化的心理治疗在整个治疗阶段都有一套连续的、有系统规则的步骤指导（一个有说服力的模型，请参见 Prochaska，Norcross，& DiClemente，1995）。

手册化的心理治疗在临床实践中有很多优势。与戏剧舞台或建筑物的架构类似，工程化的心理治疗具有重要的教学意义。手册化的心理治疗讲究在方法上从已知到未知和未曾尝试的推进、一步一步阶梯式呈现的样式、清晰而明确的治疗目标层级以及对个体、社会和制度层面的资源的调动等，这在心理治疗过程中是非常有用的，也常常是必要的。这种用于指导患者的治疗步骤，是经得起各方检验的。本书对第 2 ~ 15 章的内容都进行了结构化，那些勤奋的学生可以利用呈现的内容对各种治疗方法进行相应的手册化。

### （二）心理治疗科学化的障碍

当考察用于某一患者身上的心理治疗方法的有效性时，必须考虑许多对结果有影响的情境、躯体和心理因素，这就会削弱对心理治疗过程的考虑。此外，马奥尼（Michael Mahoney，1991）在引用了大量的实证研究结果后写道："治疗师的**人格**所产生的影响至少比他的理论取向和所使用的特定治疗技术的影响大 8 倍。"（p. 346）诺克罗斯和博伊特勒（Norcross & Beutler，2008）更是认为，有"上万种治疗师、患者、治疗方法、环境变量的组合序列"对治疗决策的改善产生影响（p. 491）。他们注意到了博伊特勒与其同事早期有关分析抑郁症患者治疗效果影响因素的研究，他们将"上万种"因素缩减到一个可操控的数量范围内，并确信在分析过程中所丢失的特异性不会影响他们所发现的一般性方法的使用。这与奥尔波特和奥德伯特（Allport & Odbert，1936）以及后来的人格特质学派的心理学家所做的工作是类似的，这些心理学家运用卡特尔（Raymond B. Cattell）发展出来的因素分析技术，将 18 000 种人格描述缩减成几种核心的人格特质因素。

当我们想到 DSM 和 ICD（*International Classification of Diseases*，《国际疾病分类》）中上百种心理障碍的分类时，我们感受到双肩上沉甸甸的压力。心理障碍的多样性要求我们一方面努力寻求能对每种类别进行特异性治疗的方法，另一方面也必须考虑米尔所提到的无数的随机事件对治疗的影响。但是，认为每种治疗方法只能针对某一特定心理障碍的观点，与认为某一种治疗方法能治疗 DSM 界定的所有心理障碍的观点一样令人难以接受。然而，患者日常生活背景的复杂性和不断变化就像我们头顶的一股旋风一样将我们推回到"亚隆的厨房"，同时将我们从所受训的舒服的"概念盒子"中拉出来。

### （三）希望的来源

对于实用主义的物种如智人（*Homo sapiens*）来说，探究**什么**（what）在心理治疗中起作用比探究**为什么**（why）它会起作用更为重要，这在应用和实践的学科中尤其如此。然而，就像光学物理中的波和粒子理论一样，心理治疗的艺术性和科学性并不是完全不相容的。两种说法可能都有一定道理，在每一次临床治疗中，艺术性和科学性都会存在。就像未曾预料到的物质受到光照一样，有一定能力的临床工作者会根据直觉的灵感和创造性想象来决定下一步该做什么。

一些治疗方法如行为治疗和认知治疗，会比另一些治疗方法如存在主义心理治疗，更具有手册化的特点。但我们并不能仅仅因为这一点就认为前者比后者更好。与此同时，手册化的心理治疗在治疗心理障碍时不应该像照着菜谱做菜一样，仅仅是简单的模仿。各种变量和随机事件总会突然出现在患者的生活中，这就使得治疗师原本计划的最优治疗方案经常需要调整甚至让步。治疗过程中的个人判断和创造力是十分重要的。如果从治疗的开始到结束阶段都完全按照手册计划执行，不仅会消耗治疗师的时间和效能感，也会耗尽患者的情绪和经济资源。患者和人本主义取向的治疗师所渴望的诗性、灵性、自发性、格调、自由意志，甚至是人类自我发现和成长的神秘感和传奇性，在循证和手册化的治疗方法中也应占有一席之地。变得更好和**感觉**更好之间，应该是没有矛盾的。事实上，像奶油面糊中的黄油一样，情感和理智在任何地方都是形影不离的。

# 第五节　心理治疗的行业发展与从业者

## 一、心理治疗的产业化

尽管牧师的咨询和基于宗教信仰而进行的治疗，不仅在北美而且在全球范围内得到了广泛的应用，但是科学的心理治疗方法也正在不断地规范化。随着心理治疗得到保健领域的承认，越来越多的拥护者（包括患者和提供心理健康服务的专业人员）要求保险公司为心理障碍所造成的花销进行承保。健康管理机构数量的增长在一定程度上是一个商业问题，仅仅关注有效心理治疗技能发展的学生对其很少有兴趣，而实际情况是临床和咨询心理学家、社会工作者、精神科护士、心理教育工作者、学校心理学家、精神科医生、运动心理学家、职业治疗师们都越来越多地与医疗管理人员进行团队协作（关于整合保健的更多内容，请参见 Cummings & Cummings，2013）。整合保健团队的主要优势是弥补团队成员在各自专业知识上的不足。然而，即使那些选择独立工作的人也需要融入当地的专业工作网络中，以保证他们有足够的能力去运行一个花费不菲的机构。无论你喜欢与否，心理治疗师正被快速地纳入制度性要求的网络中，这不仅有利于保证公众的安全，也有助于保证治疗师自己的生计。

保健专业的产业化已经成为"发展和运用循证的临床实践指导原则的关键"（Hayes，1998，p. 27）。读者可能会因为这种制度上所具有的现实性而有些畏缩，但他们也被强烈地建议要在学习和训练过程中形成个人治疗、专业和商业的模式。因为只有这样，才能既满足准入机构、发证团体、保险公司和医疗组织的要求，也能促进个人实践能力的成长和偿还能力的提高。

## 二、谁能做心理治疗？

**心理治疗**是一个非常宽泛的术语，它包含大量以提高患者心理健康为目的的临床治疗程序。专业心理治疗的实践并不是某一个职业的"专属品"。无论是临床心理学家、精神科医生、咨询心理学家、社会工作者、精神科护士、学校心理学家，还是职业治疗师，只要经过了充分的教育和培训，并获得了职业认证，就可以进行心理治疗。但是，**不论从事心理健康专业工作的人员接受过怎**

样的培训，为了公众的利益，治疗师都必须证明在治疗某个**特定**患者时，他所具备的能力是符合当前大部分心理健康服务机构和他所工作的领域普遍接受的标准的。每一位心理治疗师都必须遵守的原则底线是：他们绝不能在超出自身能力的范围以外进行工作。无论是诊断和评估工具的实施和解释，还是治疗程序的使用，如果他们未受过充分的训练，都不能轻易实践。

从 21 世纪初期开始，积极心理学正逐渐成为心理学领域的一股流行趋势。积极心理学重视关注心理的积极面，这一趋势在北美的发展尤其受到了塞利格曼（Martin Seligman）和契克森米哈赖（Mihaly Csikszentmihalyi）的工作的影响。目前这一流行趋势正不可避免地影响着一系列心理治疗体系的实践工作。不过，这一趋势所强调的并不是什么新鲜的东西，在此之前早就有一批先行者，整个积极心理学取向都是建立在坚实的历史基础之上的。阿德勒曾是一位积极心理学家，他不仅在其人格理论中提出了熠熠生辉的自我实现（self-actualization）的观点，并且认为自我实现是个体最重要甚至是唯一的内驱力。马斯洛也曾是一位积极心理学家，他的影响深远的著作《存在心理学探索》（Maslow，1962；另见 Maslow，1954），在过去的 20 世纪里一直是那些迷失在精神疾病模式里的人的指路明灯（参见 Dumont，2010b）。另一些有影响力的治疗师也可归入这一行列之中，如卡尔·罗杰斯和米尔顿·艾瑞克森（Milton H. Erickson）。他们坚信，人们具有追求个人幸福和创造性地解决自身问题的潜力，治疗师需要做的就是关注每个人身上都具备的这种潜力。正因为在心理健康专业中积极性的重要性越来越得到认可，本书将新增第 13 章"积极心理治疗"。该章的作者之一拉希德（Tayyab Rashid）也曾分析过积极治疗的其他内容，如电影和其他艺术媒介对促进这一取向的作用。

## 第六节  治疗师与诊断编码和治疗效果

科尔西尼坚持认为，治疗师应选择适合自己人格特点的治疗流派去学习和发展其专长。他曾总结道：

> 我相信，如果一个人准备进入心理咨询与治疗领域，那么最好的理论和方法必然是他自己。运用一种不适合自己人格特点的方法，要么难以成功，要么会感到很难受。真正成功的治疗师所采用或发展的理论和方法一定是与自身人格特点相符的。……在阅读这些理论时，读者不仅需要判断哪种心理治疗流派看起来更合理，而且更需要去尝试寻找一种切合自己生命哲学观的流派。也就是说，你需要去寻找一种心理治疗流派，不仅它的理论基础最为扎实有效，而且它的操作方法也最能吸引你去运用。（Corsini，2008，p.13）

事实上，以上陈述中的"扎实有效"涉及三个关键问题，那就是治疗效能感（treatment efficacy）、治疗师的天性（therapist aptitudes）以及诊断与诊断编码（diagnosis and diagnostic coding）。

首先，关于治疗效能感。有一些心理障碍，不论治疗师有怎样的人格特点，似乎更适宜用某种特定的心理治疗方法。就像是某种特定的癌症，它最适合使用某种特定的方法来治疗，而与某一肿瘤专家自己更喜欢哪一种治疗方法无关。如果仅仅因为某种心理治疗方法在其特征上更符合自己的人格特点，而不管它对特定疾病治疗的有效性，就固执地采用这种方法，这种行为是不值得提倡的。一些学者认为，治疗师的人格可以有力地提高其效能感，而治疗师内在的治疗效能感本身的作用通常会超过治疗师与治疗方法的适配性。与之相反的是，这个领域的另一些著名研究者确信：那些对所有治疗师来说共有的因素，包括咨询师的人格，才是治疗产生效果的关键所在，而治疗师所使用的特定治疗体系所带来的效果则微乎其微。

其次，关于治疗师的天性。一些研究（例如 Kraus，Castonguay，Boswell，Nordberg，& Hayes，2011）发现，有些治疗师在治疗某一类心理障碍时比其他人更为成功，而在治疗其他的心理障碍时却可能不比别人优秀。一般情况下，在面对患者特定的功能不良的表现时，我们不能确定这是治疗师安抚或不安抚的结果，还是治疗师对不得不面对的患者消极移情的结果，抑或是治疗师使用了自己擅长却不适合这个特定疾病的治疗模式所造成的。至今这些过程性的问题仍然有待解决，学习本书的同学或受训者仍有机会选择自己最能胜任并具有最少矛盾问题的领域进行深入学习或工作。

一系列人格因素（和随机因素）会促使学生在众多心理治疗流派中做出选择，以获得他们希望获得的专业知识。另外，学生还需要明确自己希望将自己的职业生涯投注于哪些心理障碍的治疗中去。期望在所有心理障碍的治疗工作中都获得同样的成功几乎是不可能的。治疗师需要评估自己在面对某个功能严重受损或特殊的患者时自身的不适水平，因为这会牵涉到将自身消极的阈下和意识层面的移情转至某种特定功能受损的未来患者（如恋童癖和施虐狂）身上的可能性。基于此，每一位受训者都必须明白自己的人格和能力所限，接纳自己只能治疗一部分心理障碍的事实。虽然本书全面呈现了 21 世纪学生可能乐意学习的最受尊重且经过检验的心理治疗体系以及它们适用于治疗的心理障碍类型，然而本书所呈现的心理治疗体系必须被个人化，并与患者的心理需求相协调，因为每个患者所呈现的都是复杂而独特的问题。

最后，关于诊断与诊断编码。如果选择最有效的治疗方法来治疗患者的特定障碍是必要的，那么很明显我们就需要对特定障碍进行准确的诊断。这就需要治疗师学习障碍诊断技能并掌握各种已有的评估工具，以匹配不同的治疗程序和患者的问题类型。当然，没有人想去治疗一个根本不存在的问题，但对诊断数据的错误解释和推论很有可能带来这一风险。除了患者表现出来的问题外，这种情况极有可能"创造出"新的其他问题。这种实践的必然结果是学生们需要足够熟练地运用最新的 DSM 系统。同时，还有许多人可能很快要转变到 ICD 系统（ICD-10-CM）。从 2014 年 10 月 1 日开始，美国心理治疗从业者都必须以它为标准。当前，认真学习 ICD 系统是一件十分迫切的事情，因为保险的理赔将要求疾病诊断必须符合 ICD 的编码系统。

最后，科尔西尼（Corsini，2008，p. 13）补充道：

> 本书的一个价值在于读完并合上它之后，能够更好地理解自我。阅读这本关于心理治疗体系的书或许对读者而言就是一种心理治疗。如果你先纵向地、一章一章地仔细阅读，然后再横向地、一节一节地对照阅读，那么相信本书在给你带来自我成长的同时，也会让你对当代心理治疗体系有更好的理解。

那么，就让我们以这条来自伟大的治疗师和杰出学者 ① 的建议作为本章的结束吧！

---

① 科尔西尼于 2008 年 11 月 8 日在檀香山去世，享年 94 岁。他是一位充满创意、待人真诚、敢于挑战、善于激励的专业同僚。我们这些过去曾有幸与其长期共事的人，都对他充满感激。

# ▼ 参考文献

Allport, G. W., & Odbert, H. S. (1936). Trait-names: A psycho-lexical study. *Psychological Monographs, 47,* (1, whole no. 211).

Baltes, P. B., Reuter-Lorenz, P. A., & Rösler, F. (2006). Prologue: Biocultural co-constructivism as a theoretical metascript. In P. B. Baltes, P. A. Reuter-Lorenz, & F. Rösler (Eds.), *Lifespan development and the brain: The perspective of biocultural co-constructivism* (pp. 3–39). Cambridge, UK: Cambridge University Press.

Beutler, L. E., & Baker, M. (1998). The movement toward empirical validation: At what level should we analyze, and who are the consumers? In K. S. Dobson & K. D. Craig (Eds.), *Empirically supported therapies: Best practice in professional psychology* (pp. 43–65). Thousand Oaks, CA: Sage.

Bourgeois, P. (2003). Maurice Merleau-Ponty: Philosophy as phenomenology. In A.-T. Tymieniecka (Ed.), *Phenomenology world wide: Foundations–dynamics–life engagements* (pp. 343–383). Dordrecht, Netherlands: Kluwer Academic.

Brown, D. E. (1991). *Human universals.* New York: McGraw-Hill.

Corsini, R. J. (2008). Introduction. In R. J. Corsini & D. Wedding (Eds.), *Current psychotherapies* (8th ed., pp. 1–14). Belmont, CA: Thomson/Brooks/Cole.

Cross, S. E., & Markus, H. R. (1999). The cultural constitution of personality. In L. A. Pervin & O. P. John (Eds.), *Handbook of personality* (pp. 378–396). New York: Guilford.

Cummings, N. A. & Cummings, J. L. (2013). *Refocused psychotherapy as the first line intervention in behavioral health.* New York: Routledge.

Dumont, F. (2009). Rehearsal, confession, and confabulation: Psychotherapy and the synaptic self. *Journal of Contemporary Psychotherapy, 39*(1), 33–40.

Dumont, F. (2010a). *A history of personality psychology: Theory, science, and research from Hellenism to the twenty-first century.* Cambridge, UK: Cambridge University Press.

Dumont, F. (2010b). From illness to wellness models of human nature. In F. Dumont, *A history of personality psychology: Theory, science, and research from Hellenism to the twenty-first century* (pp. 35–74). Cambridge, UK: Cambridge University Press.

Dumont, F., & Fitzpatrick, M. (2001). The real relationship: Schemas, stereotypes, and personal history. *Psychotherapy: Theory, Practice, Research, and Training, 38,* 12–20.

Ellenberger, H. F. (1970). *The discovery of the unconscious: The history and evolution of dynamic psychiatry.* New York: Basic Books.

Finger, S. (2001). *Origins of neuroscience: A history of explorations into brain function.* Oxford, UK: Oxford University Press.

Gillath, O., Adams, G., & Kunkel, A. (2012). *Relationship science: Integrating evolutionary, neuroscience, and sociocultural approaches.* Washington, DC: American Psychological Association.

Grawe, K. (2007). *Neuropsychotherapy: How the neurosciences inform effective psychotherapy.* Mahwah, NJ: Erlbaum.

Güntürkün, O. (2006). Letters on nature and nurture. In P. B. Baltes, P. A. Reuter-Lorenz, & F. Rösler (Eds.), *Lifespan development and the brain: The perspective of biocultural co-constructivism* (pp. 379–397). Cambridge, UK: Cambridge University Press.

Hayes, S. C. (1998). Scientific practice guidelines in a political, economic, and professional context. In K. S. Dobson & K. D. Craig (Eds.), *Empirically supported therapies: Best practice in professional psychology* (pp. 26–42). Thousand Oaks, CA: Sage.

Hoshmand, L. T. (2005). Thinking through culture. In L. T. Hoshmand (Ed.), *Culture, psychotherapy, and counseling: Critical and integrative perspectives* (pp. 1–24). Thousand Oaks, CA: Sage.

Kahneman, D. (2011). *Thinking, fast and slow.* New York: Doubleday

Kraus, D. R., Castonguay, L. G., Boswell, J. F., Nordberg, S. S., & Hayes, J. A. (2011). Therapist effectiveness: Implications for accountability and patient care. *Psychotherapy Research, 21,* 267–276.

Lakoff, G., & Johnson, M. (1980). *Metaphors we live by.* Chicago: University of Chicago Press.

Leahey, T. H. (2000). *A history of psychology: Main currents in psychological thought* (5th ed.). Upper Saddle River, NJ: Prentice Hall.

LeDoux, J. (2002). *Synaptic self: How our brains become who we are.* New York: Viking/Penguin.

Mahoney, M. (1991). *Human change processes: The scientific foundations of psychotherapy.* New York: Basic Books.

Marsella, A. J., & Yamada, A. M. (2000). Culture and mental health: An introduction and overview of foundations, concepts, and issues. In I. Cuellar & F. A. Paniagua (Eds.), *Handbook of multicultural mental health: Assessment and treatment of culturally diverse populations* (pp. 3–24). New York: Academic Press.

Maslow, A. H. 1954. *Motivation and personality.* New York: Harper.

Maslow, A. H. 1962. *Toward a psychology of being.* Princeton, NJ: Van Nostrand.

Meehl, P. (1978). Theoretical risks and tabular asterisks: Sir Karl, Sir Ronald, and the slow progress of soft psychology. *Journal of Consulting and Clinical Psychology, 46,* 806–834.

Nestler, E. J. (2011). Hidden switches in the mind. *Scientific American, 304*(6), 77–83.

Norcross, J. C., & Beutler, L. E. (2008). Integrative psychotherapies. In R. J. Corsini & D. Wedding, *Current psychotherapies* (pp. 481–511). Belmont, CA: Thomson/Brooks Cole.

Norcross, J. C., & Goldfried, M. R. (Eds.) (2005). *Handbook of psychotherapy integration* (2nd ed.). New York: Oxford University Press.

Pinker, S. (2002). *The blank slate: The modern denial of human nature.* New York: Viking.

Plomin, R., & Caspi, A. (1999). Behavioral genetics and personality. In L. A. Pervin and O. P. John (Eds.), *Handbook of personality: Theory and research* (2nd ed., pp. 251–276). New York: Guilford Press.

Pope, K. S., & Wedding, D. (2012). Contemporary challenges and controversies. In R. J. Corsini & D. Wedding (Eds.), *Current psychotherapies* (9th ed., pp. 568–603). Belmont, CA: Brooks/Cole, Cengage Learning.

Prochaska, J. O., Norcross, J. C., & DiClemente, C. C. (1995). Stages of change: Prescriptive guidelines. In G. P. Koocher, J. C. Norcross, & S. S. Hill (Eds.), *Psychologists' desk reference* (pp. 226–231). New York: Oxford University Press.

Schopenhauer, A. (1819/1969). *The world as will and representation* (Trans. E. F. J. Payne). Toronto: General Publishing.

Shorter, E. (1997). *A history of psychiatry: From the era of the asylum to the age of Prozac*. New York: Wiley.

Task Force on Promotion and Dissemination of Psychological Procedures. (1995). Training in and dissemination of empirically validated psychological treatments. *Clinical Psychologist, 48*, 3–23.

Whyte, L. L. (1960). *The unconscious before Freud*. New York: Basic Books.

Yalom, I. D. (1980). *Existential psychotherapy*. New York: Basic Books.

Yang, K. S. (1997). Indigenizing Westernized Chinese psychology. In M. H. Bond (Ed.), *Working at the interface of cultures: Eighteen lies in social science* (pp. 62–76). New York: Routledge.

Yang, K. S. (1999). Towards an indigenous Chinese psychology: A selective review of methodological, theoretical, and empirical accomplishments. *Chinese Journal of Psychology, 41*(2), 181–211.

# 第2章

# 精神分析治疗

杰里米·萨夫兰（Jeremy D. Safran）[*]

亚历山大·克里斯（Alexander Kriss）[**]

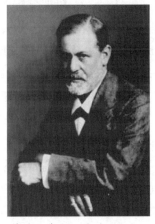 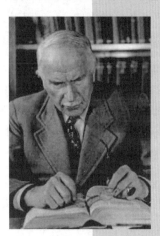

西格蒙德·弗洛伊德（1856—1939）　　卡尔·荣格（1875—1960）

　　[*] 杰里米·萨夫兰，哲学博士，社会研究新学院心理学教授，纽约大学心理治疗与精神分析博士后项目临床教授。曾任国际关系精神分析与心理治疗协会（International Association for Relational Psychoanalysis and Psychotherapy）主席。他出版过大量著作，其中包括《精神分析与精神分析治疗》（*Psychoanalysis and Psychoanalytic Therapies*）。

　　[**] 亚历山大·克里斯，文学硕士，临床心理学博士候选人，作家。他目前正在纽约市的社会研究新学院受训，并曾担任《新学院心理学通报》（*The New School Psychology Bulletin*）主编。他撰写的剧本曾在纽约和伦敦上演，也曾为亚马逊网站写过电子书。

# 第一节　理论概要

精神分析是一种非常独特的心理治疗形式，同时也是一种有关心理机能、人类发展和心理病理状态的模型。精神分析之父是西格蒙德·弗洛伊德（Sigmund Freud，1856—1939）。弗洛伊德原是维也纳的一位神经病学家，后因创建精神分析学派而举世闻名。然而，精神分析并不等同于弗洛伊德的理论，它也不是某个单一的人格或治疗理论，而是一个多世纪以来由众多不同国家的理论家和实践者所耕耘的各种理论和治疗模式的总称。弗洛伊德毕其一生逐步开创了精神分析理论的主体部分，它的发展则是弗洛伊德与众多同道长期讨论和合作的结果，这些同道包括斯特克尔（Wilhelm Stekel）、阿德勒（Alfred Adler）、亚伯拉罕（Karl Abraham）、兰克（Otto Rank）、法登（Paul Federn）、费伦齐（Sandor Ferenczi）、荣格（Carl Jung）、布洛伊勒（Eugene Bleuler）、艾廷根（Max Eitingon）、萨克斯（Hans Sacks）以及琼斯（Ernest Jones）。精神分析理论的进一步完善以及各种精神分析治疗流派的出现，则得益于一些核心理论家的创造性工作，如安娜·弗洛伊德（Anna Freud）、克莱因（Melanie Klein）、费尔贝恩（Ronald Fairbairn）、温尼科特（Donald Winnicott）、哈特曼（Heinz Hartmann）、科胡特（Heinz Kohut）、比昂（Wilfred Bion）、布伦纳（Charles Brenner）、拉康（Jacques Lacan）、沙利文（Harry Stack Sullivan）和米切尔（Stephen Mitchell）等。尽管不同的治疗流派之间有许多重要的相似之处，但同时也存在很重要的差别。虽然难以统一所有的精神分析理论，但是我们仍然可以用一般化的术语来描述不同理论视角所共有的几个基本原则，这些原则包括：（1）假设所有人在某种程度上都会受意识之外的欲望、幻想或缄默知识（统称为**无意识动机**）所驱动；（2）致力于促进无意识动机的意识化，从而拓展选择的空间；（3）着重探索人类回避痛苦或威胁感的方式，探索人类幻想及思考的方式；（4）假设人类对改变的认识具有矛盾性，并强调对这种矛盾性进行探索的重要性；（5）强调通过治疗关系来探索当事人自我欺骗的心理过程和行为（同时包括意识和无意识层面）；（6）强调把治疗关系作为改变的重要媒介；（7）帮助当事人理解他们自身建构过去和现在经验的方式，并强调这一方式在固化其自我欺骗模式上所起的作用。

本章的目的是将精神分析理论作为一种构建人类行为和指导心理治疗的框架介绍给大家。我们试图强调的并不仅仅是上述受到普遍支持的概念，还有自从精神分析理论提出以来不同分支流派之间以及同一分支流派内部一直存在的具有争议的、独特的视角以及不断发展的辩证逻辑。

## 一、基本概念

### （一）无意识

弗洛伊德最重要的一个见解是认为"我们并不是自己房子的主人"。他这样说的意思是，仅仅理性地去理解行为的动机因素常常被证明是不充分的。弗洛伊德认为，**无意识**（unconscious）具有心理功能，它能把冲动和欲望以及特定的记忆从意识中分离出来。当人们觉得相关的情感太危险或是冲突和欲望被个体解读为不被所处的文化所接受时，无意识就会开始工作。

很多现代的精神分析学家已不再像弗洛伊德那样定义无意识。一些学者（像弗洛伊德那样）仍然认为存在一种假定的心理结构（如**自我**），以阻止更加原始的、更加本能的心灵内容（如**本我**）进入意识中。然而，其他学者却认为推测这些假定的心理结构（如自我和本我）的性质是存在问题的。例如布伦纳（Brenner，2002）认为，简单地把所有经验或行为理解为潜在的欲望和对相应结果的恐惧之间的一种特定形式的妥协是更为实用的；其他理论家则认为，把无意识理解为因注意和叙事建构的失败而造成的经验分离是有益的（例如 Bromberg，1998，2006；Davies，1996，1998；Mitchell，1993；Pizer，1998；Stern，1997，2010）。尽管无意识这个概念存在理论争议，但是仍然有一些共通的线索贯穿着这些不同的理论视角：（1）我们的经验和行为受到意识之外的心理过程的影响；（2）为了逃避心理上的痛苦，这些无意识过程才被排除在意识之外。

### （二）幻想

精神分析理论认为，**幻想**（fantasy）在人类的心理功能以及人类与外部经验联结的方式，尤其是与他人的人际关系中扮演着重要的角色。根据意识觉知的不同程度，幻想的程度也在发生变化，可以从白日梦和游走在意识边缘的稍纵即逝的幻想到触发心理防御机制的深层无意识幻想。弗洛伊德的早期思想认为，这些幻想和性、攻击的本能欲望有关，具有满足假想欲望的功能。渐渐地，弗洛伊德和其他分析家以更精细的视角来理解幻想的本质，认为幻想具有很多心理功能，包括调节自尊、获得安全感、调节情感以及处理创伤等。幻想被视为行为的动力，并且塑造了我们的经验，也在很大程度上控制着意识焦点之外的内容。因此，探索并解释当事人的幻想是精神分析治疗过程的重要组成部分。

### （三）原发过程与继发过程

**原发过程**（primary process）是心理功能不成熟的或原始的形式，它始于出生，并在之后的一生中以无意识的形式运转。在原发过程中，过去、现在和将来是没有区别的。不同的情绪和体验聚集成一个影像或符号，情绪的表达是隐喻式的，并与不同个体的身份认同交织在一起。婴儿就是按照这样的模式生存的，这也是婴儿正常发展的一部分。原发过程的运转可以通过分析个体不同发展阶段的梦和幻想加以了解，而在遭遇急性严重精神障碍痛苦的个体身上，原发过程的运转更具有一致性。

相应地，**继发过程**（secondary process）是和意识联系在一起的心理功能，它是逻辑性的、连续的和有序的，是理性思维和反思性思维的基础。

### （四）防御

**防御**（defense）是一种内部心理过程，它通过把思维、欲望、情绪以及幻想排除到意识之外的方式来回避情绪上的痛苦。在自我心理学（ego psychology）的全盛期，心理学家就尝试系统地把人类所使用的各种防御机制进行概念化并加以分类（例如 Freud，1937），例如**理智化**（intellectualization，个体在谈论具有威胁性的事件时把与事件相关的情绪排除在外）、**投射**（projection，个体将自己正在体验的有威胁的情绪或动机看作是他人的）以及**反向形成**（reaction formation，个体否认自己的危险感并表示其感受到的是相反的感觉）。

在克莱因的理论中，有一种叫作**分裂**（splitting）的防御机制尤为重要。当个体努力将他人知觉为好的，并避免负性情绪对这一知觉过程的影响时，个体会将对他人的表征分裂成两种截然不同的表象。克莱因（Klein，1975）认为婴儿普遍使用这种防御机制，以确保他们和母亲在一起时可以获得安全感。婴儿在这个时候形成的对母亲的表征，并不是一个同时蕴含满意和不满意两方面品质的复杂表征，而是两个独立的表征——一个是各方面都好的母亲，另一个是各方面都差的母亲。在克莱因看来，婴儿整合好妈妈和坏妈妈的能力是个体发展的结果，这需要个体能够忍受对母亲产生的矛盾情感。

相比健康的个体而言，有严重心理困扰的当事人并没有在成年期获得这种整合的能力，因而更有可能使用分裂作为防御机制。和其他防御机制相比，分裂对个体的日常功能有更严重的影响，因为经常使用这种防御机制的个体会感受到自己对他人情绪的知觉是急剧变化的。这些急剧的变化使得当事人难以与他人（包括治疗师）保持稳定的关系，当事人经常认为他人是邪恶的、故意捣乱的和完全不值得信任的。

## （五）移情

尽管**移情**（transference）的内涵界定和强调程度在精神分析的发展过程中有所不同，但是它作为一个基础概念，在弗洛伊德革命性的思想中确实扮演着重要的角色。弗洛伊德首先观察到，他的当事人用童年期看待他人以及与重要他人（尤其是他们的父母）相处的方式来看待当下的他与他人相处的现象并不少见。由此，他推测当事人把过去的模板"转移"到了当下的情境。例如，有一个专横父亲的当事人也会把治疗师看作是专横的，父亲或母亲过度脆弱需要保护的当事人，很可能会用她和父母相处的方式来对待她的治疗师。

最初，弗洛伊德认为移情对治疗是一种阻碍（Freud，1912）。他把移情看作一种防止回忆起创伤体验的方式，并且认为当事人宁可在治疗情境中表演早前的各种关系，也不愿回忆起这些关系。然而，随着时间的推移，弗洛伊德开始认为移情是治疗过程中不可缺少的一部分（例见 Freud，1917）。从某种意义上来说，当事人在分析式的关系中重演过去，这就给了治疗师一个帮助当事人以直接的、带有情绪的方式了解他过去的关系如何影响其当下体验的机会。

## （六）一人心理学与二人心理学

一些精神分析分支流派的重要发展是从**一人心理学**（one-person psychology）向**二人心理学**（two-person psychology）的转变。很多精神分析学家不再认同弗洛伊德将治疗师看作是客观的、中立的观察者，是当事人表达移情的白板的观点，转而认为治疗师和当事人是心理治疗的共同参与者，他们一起投入意识和无意识层面互相影响的连续过程中。这种概念性的转变对我们将要讨论的很多其他概念（如阻抗、移情、反移情）以及精神分析技术的演变有重要的启示，因为这暗含着如果治疗师自己没有觉察到其自身在与当事人互动过程中的贡献，也就很难对当事人有非常到位的理解。尽管治疗师的终极目标之一仍然是理解并帮助当事人，但是如果在治疗师身上缺乏持续的自我探索过程，这个目标也是难以实现的。这对那些有障碍或严重困扰的当事人而言尤其如此，这些当事人倾向于唤起他人的复杂情感和反应，而治疗师并不总能意识到他自己的这些反应。同样，在具有较少困扰的当事人身上，治疗师对自己在治疗关系中的作用的探索过程，也会让治疗师对当事人的心理功能和关系模式的细微特征有更多的洞悉。

　　将焦点从一人心理学转移到二人心理学，有益于前面所提到的一些基本概念的重新建构。例如，二人心理学强调治疗师在当事人出现阻抗的过程中经常扮演着重要的角色。因此，在现代精神分析治疗中，修通当事人的阻抗常常需要探索治疗师在这一过程中所产生的影响（Benjamin，1990；Safran & Muran，2000）。

## 二、与其他治疗体系的关系

　　精神分析是第一个现代西方心理治疗体系，很多其他心理治疗流派或者深受其影响，或者某种程度上是在对它的回应中发展起来的。认知治疗的两位奠基人贝克（Aaron Beck）和艾利斯（Albert Ellis）最初受训的就是精神分析，我们可以在很多认知行为的理念中窥见精神分析的影子。认知治疗早期所强调的理念（例如不聚焦于过去，不强调治疗关系）可以理解为是抛弃精神分析取向中被认为有问题的内容的一种尝试，但是也有一些认知治疗师后来又重新引入了这些概念。

　　将精神分析与心理治疗的其他流派进行比较的困难之一在于，精神分析不仅仅是一种心理治疗形式，它还是一种世界观。正因为如此，它也对西方文化的发展产生了深刻的影响。尽管弗洛伊德最初创立精神分析的初衷是治疗其他医生束手无策的心理症状，但他本人和后继的精神分析学者的远大抱负和不断努力，最终使得精神分析超越了心理治疗领域，又扩展到了社会理论和文化批判中。

　　客观地说，精神分析的鼎盛时期已经过去，其衰落的原因有很多。其中一个因素是精神病学的生物学倾向越来越明显，另一个因素是认知行为流派的崛起以及人们对循证治疗方法的重视。还有一个让精神分析越来越衰落的原因是，公众对精神分析治疗传统中的傲慢态度、思想僵化和高人一等的优越感的负面反应。精神分析学家自己也因对证据确凿的批评以及对实证研究的不接纳而感到羞愧。其中的许多问题是历史、文化和社会政策等多方面的原因造成的，这些原因不断影响着精神分析的发展，但这些因素并不是精神分析理论本身所内在固有的。例如在北美，在很长的时间里，精神分析都是精神病学的附属专业，主导了整个精神卫生系统。精神科医生在完成集中的、正规的精神分析训练后，就会被认为是这一领域的精英。精神分析变成了能够赚钱的、博取声望的、倾向保守的代名词，它所吸引的学员也常常希望自己成为受人尊敬的精神分析治疗师中的一员，而不会对其进行挑战。

　　精神分析的这一发展态势在很多方面是颇具讽刺意味的。欧洲早期的精神分析学家热衷于成为自由和进步的知识分子。弗洛伊德及其最亲近的同事都有犹太血统，非常熟悉社会压制和被边缘化的感觉。很多这些早期的分析学家都是积极的社会活动家，致力于政治批判和社会公正，他们把自己看作社会变革的推动者，把精神分析看作对传统社会和政治形态的挑战（Danto，2005；Jacoby，1983；Safran，2012）。

　　在过去 20 多年里，由于精神分析传统的内部变革和修正，它的问题已经在逐步减少——改革在某种程度上是精神分析领袖人物更新换代的结果。很多当代领袖式的精神分析理论家都出生于20 世纪 60 年代反越南战争时期，早期出现的反主流文化思想就是以反对社会传统形态为特点的（Safran，2012）。不幸的是，心理健康领域和普通大众并没有意识到主流精神分析的这些变化，反而赞同传统的对精神分析理论、实践和治疗态度的具有讽刺意味的理解，而这些特征实际上是当代精神分析已不再具有的。另外，对早期传统精神分析带有偏见甚至某种程度上歪曲的理解，也削弱了其他心理健康领域的同行对这种变革的觉察。

目前精神分析被边缘化的局面不仅仅是因为正当的批判，还有不健康的现代文化偏见的影响，在美国尤其如此。这些偏见包括对速度优先、实用主义、技术至上的强调，以及对不确定性的零容忍（Cushman，1995；Hoffman，2009；Safran，2012）。虽然美国在政治上似乎越来越愤世嫉俗，但是从传统上看，美国文化是乐观的。尽管这种乐观有其自身的价值，但是这种天真无邪的乐观，也有可能低估人类本性的复杂以及变革过程的艰辛。美国文化的传统是倾向于粉饰生活中较为悲惨的一面，秉持"只要我们更加努力就会更加幸福"的信念，更加偏爱"快速修复心理"。越来越多的人开始服用抗抑郁药物，反映的也是同样的心理。而生活于精神分析的起源地欧洲大陆上的人们，则历经了几个世纪的贫穷，受尽贵族的压迫，遭遇持续不断的宗教冲突和迫害，一代又一代人饱受战争之苦，而第二次世界大战在规模和悲惨程度上更是史无前例。

因为这些文化差异，美国的精神分析学家比欧洲的同行们更乐观。不过，仍旧保留了很多传统的精神分析价值观，例如敬畏人类复杂性，认识到心满意足或"好的生活"不一定等同于二维视角的"幸福"，并且赞同改变并不常常是简单或者快速的。带着更开阔的视野理解现代精神分析的内容，更深入地鉴别精神分析理论和实践中有价值的部分，能让我们更透彻地理解如何更好地助人，同时也有助于纠正我们的一些文化偏见（Safran，2012）。

# 第二节　发展历史

## 一、先驱

弗洛伊德的精神分析理论和实践的发展，受到了19世纪末20世纪初欧洲主流文化、思潮和科学范式的影响。同时，弗洛伊德持续不断地与众多良师、同道、对手的思想发生碰撞、批判、同化和转化，也推动着它不断前进。

弗洛伊德早期思想的形成得益于其在法国神经病学以及精神病学领域的学习经历，这段经历促使他去探索意识分裂过程在心理病理学中所扮演的角色。提到这里，就不得不提他与法国著名的神经病学家沙可（Jean-Martin Charcot）一起工作的经历。沙可因把催眠应用于癔症的治疗而享誉世界。**癔症**（hysterics）发作的当事人会表现出很多严重的躯体问题，例如四肢瘫痪、双目失明以及抽搐等，但是这些躯体问题却没有器质性病变的基础。目前，这种特殊的症状表现以及相关的诊断已经很少见了。沙可的理论认为，癔症是由器官衰竭引起的一种意识层面的分裂；催眠可以同时诱导和增强癔症，并最终产生疗效。

1886年，弗洛伊德开始和一位年长的同事布洛伊尔（Josef Breuer）合作。作为一名具有丰富实践经验的医生，布洛伊尔和各种类型的躯体问题打交道，其中也包括没有明显器质性问题的疾病，他也因此在这个领域占有一席之地，并赢得了很高的声望。他曾向弗洛伊德讲述了他治疗一位女性癔症患者的经历：布洛伊尔采用一种包含多种治疗方法的、富有创新性的技术对她进行了治疗，并根据她的反馈对这些方法进行了调整。布洛伊尔并没有只采用当时普遍认可的躯体治疗方法进行治疗，而是假设患者的症状含有心理学意义。治疗期间，布洛伊尔常常发现，当让这个年轻的女患者自由地谈论她的痛苦和创伤经历、重新找回相关的痛苦记忆时，她的症状就减轻了。这个年轻的女患者在布洛伊尔和弗洛伊德联合出版的案例报告中被化名为安娜 O（Anna O.），而报告中把布洛伊尔所采用的这个方法称为"谈心疗法"。

受到沙可思想的影响，弗洛伊德和布洛伊尔开始坚信癔症是情绪压抑的结果，这些情绪在受到创伤时被隔离了，最终以躯体症状的形式表达出来。弗洛伊德认为催眠可以帮助当事人唤醒创伤记忆、体验相关情感，并最终达到治愈的目的。和沙可不同的是，弗洛伊德认为问题的起源不是器官的衰竭，而完全是心理因素。1895 年，布洛伊尔和弗洛伊德合作出版了《癔症研究》（Breuer & Freud，1995）一书，书中不仅叙述了大量癔症案例的治疗过程，也勾勒了有关癔症发作的心理根源的理论雏形（Makari，2008）。

## 二、发展

弗洛伊德最早触及精神分析是运用催眠帮助当事人唤醒消失的记忆和相关的情感，但他逐渐发现这些技术并不可靠。尽管有一些当事人很适合运用催眠治疗，但是也有很多当事人并不那么容易受到它的影响。于是，弗洛伊德不再对当事人进行催眠治疗，而是鼓励他们"不加删减地表达任何浮现于脑海中的念头"。这就是精神分析原则中**自由联想**（free association）的起源，这种技术鼓励当事人搁置他们的自我批判功能，自由地表达出处于意识边缘的想法、意象、联想和情绪等（Makari，2008）。

另外一个将精神分析理论与催眠、受暗示性区别开来的因素是精神分析治疗目标这一概念的提出。弗洛伊德费尽心血想要把精神分析打造成具有严密逻辑的科学，因此他非常注重把精神分析和当时科学社团以及民众公认的庸医的治疗方法相区别。精神分析的另一个越来越有意义的重要目标是对真理的追求。催眠通过给予建议来帮助人们，与之相反，精神分析则致力于帮助人们变得更有怀疑精神，并让他们面对自身不适的真相（Safran，2012）。精神分析由此被看作是反教条灌输的，避免被社会和文化洗脑（Reiff，1966）。

### （一）从诱惑理论到驱力理论

弗洛伊德早期认为，性的创伤是一切心理问题的根源。这一观点也被称为**诱惑理论**（seduction theory）。弗洛伊德思想演变中另外一个重要的阶段就是，从诱惑理论转变到强调幻想和本能驱力在心理问题形成中的重要作用。随着时间的变迁，弗洛伊德在他的理论中放弃了所有当事人都曾在童年期被性虐待的观点，而把注意焦点转移到性本能在心理发展过程中的作用。他建立了相应的理论，指出基本的性感觉甚至在婴儿期就出现了，并且认为这些与性感觉相关的愿望和幻想由于让个体感受到了威胁，而被排除在意识之外。弗洛伊德推测，那些被唤醒的性创伤记忆都是幻想重构的结果，而不是真正的性创伤。尽管他从来都没有否认过真实的性虐待和创伤的影响，但他实际上并不是特别看重这些体验，他也不再把它们视作所有神经症性问题中普遍存在的核心要素。弗洛伊德开始放弃原先那种简单的、机械的线性模型，转而认为记忆是具有建构性的。同时，弗洛伊德对无意识幻想的越来越多的强调，也唤起了人们对个体精神生活复杂性的关注，让我们意识到个体的精神生活对于日常观察者而言并不是那么显而易见的。弗洛伊德还继续沿着当事人的联想这一主线进行挖掘，并最终形成了相应的假设，这些假设针对的都是个体在儿童期被掩盖和伪装了的幻想和欲望。

20世纪早期，弗洛伊德就已经坚信，所有的思想和行为都受到一种心理能量的影响，而这种心理能量以某种复杂的方式与性联系在一起。在当时一系列科学领域（例如神经病学、生物学、进化论、心理物理学）发展的基础上，弗洛伊德构建了一个动机模型。该模型认为，心理能量［他称之为力比多（libido）］可以被内在和外在的刺激所激活，反过来又会导致机体产生紧张感或"不适"感，这一观点与20世纪早期的神经病学的观点相一致。弗洛伊德的理论认为，将心理能量保持在恒定不变的水平具有生理的必然性。因此，心理能量一旦被激活就需要被释放，以此来恢复平衡，并使机体体验到快感。这种心理能量的释放可以通过多种途径来实现，如情感的表达、性冲动的满足或者是重新体验一遍与紧张释放相关联的经历。例如在婴儿的养育过程中，婴儿嘴巴周围的性冲动被口腔的刺激激活，并通过吮吸母亲的乳房得到满足。由于母亲的乳房与之前体验到的紧张释放建立了关联，母亲的乳房成了婴儿投注心理能量的客体。这种促使个体不断重复体验紧张感降低的心理生理推力被称为**享乐原则**（pleasure principle），而这一综合的动机模型则被称为**驱力理论**（drive theory）。

弗洛伊德的理论认为，心理发展的过程与个体从婴儿期到青春期的性发展的生物过程是密切相关的。弗洛伊德对性本能的强调是其整个理论大厦的奠基石，因此这一理论也被称为**性心理理论**（psychosexual theory）。而从性心理理论创立那天起，对于它的争议就没有停止过。对于性心理理论为什么会成为弗洛伊德思想的核心有很多推测，似乎有很多因素在其中发挥作用。其中一个因素可能是弗洛伊德时代盛行清教徒式生活方式的维多利亚文化，加重了性冲突在他早期治疗的很多癔症患者身上的作用。此外，弗洛伊德本人在接受精神病学的学术训练时，精神病学界对人类性的研究兴趣正与日俱增，而弗洛伊德深受这一思潮的影响。还有一个可能的原因是，弗洛伊德的愿望就是把精神分析建构在生物学和达尔文理论的基础之上。弗洛伊德推断，由于性与物种的繁殖和生存有关，性很有可能在人类心理活动中扮演着特别突出的角色。然而，有一点我们需要特别注意，尽管弗洛伊德的驱力理论在过去被主流的精神分析团体所广泛接纳，但是现代精神分析则倾向于用一个与当代情绪理论研究和情感神经科学相一致的动机理论来取代它。

### （二）荣格、布洛伊勒与苏黎世精神分析协会

第一批精神分析师大多数是维也纳的医生，他们每周三晚上到弗洛伊德的住处和他一起讨论精神分析的理念，并探索这一理念和临床实践的关系。尤其是弗洛伊德在1900年出版《梦的解析》后，精神分析逐渐吸引了更多专业读者的关注。其中对精神分析未来的发展特别重要的一位人物就是布洛伊勒（Eugene Bleuler），他对弗洛伊德所做的工作兴趣渐浓。布洛伊勒是瑞士著名的精神病学家，也是苏黎世享有盛名的伯格霍兹利精神病诊所（Burgholzli Psychiatric Clinic）的所长。他饶有兴致地借用实验心理学的方法来研究精神病人的思维过程。1900年，他雇用了一名叫卡尔·荣格（Carl Jung）的年轻医学毕业生，并帮助他在诊所里进行研究。在布洛伊勒的鼓励下，荣格开始运用一系列词汇联想测验来研究不同组别的精神病人对情绪性词语反应的潜在影响因素。布洛伊勒和荣格运用弗洛伊德有关无意识过程本质的理论来解释他们的研究结果。荣格认为，对情绪性词语的延时反应证明了无意识的功能，他称其为**情结**（complexes）。也就是说，情结从情感上控制了那

些因为具有威胁性而被压抑的思想。荣格针对这个主题所发表的论文受到了主流精神病学团体的广泛认可，他也因此崭露头角。

于是，布洛伊勒和荣格开始联系弗洛伊德，并把这种联系与他们自己的工作放在同等重要的位置，还会询问弗洛伊德一些有关临床的建议。同时，伯格霍兹利诊所的很多精神病学家开始尝试使用弗洛伊德著作里所描述的治疗方法。伯格霍兹利诊所的医生对弗洛伊德工作的兴趣，大大促进了弗洛伊德思想在医学团体中的传播。与弗洛伊德及其他的维也纳同事最初供职于私人诊所而没有重要的机构归属不同，荣格、布洛伊勒以及伯格霍兹利诊所的其他同事都在精神病学教学和研究的前沿机构工作，来自欧洲各个地方的精神病学家来到这里学习最新的精神病治疗方法是司空见惯的。通过这种方式，一大批世界各地的医生以及精神病学家熟悉了弗洛伊德的工作，他们中的很多人最终成为精神分析圈子的著名成员，并为精神分析理论和实践的发展做出了突出贡献。

1907 年，荣格到维也纳以私人名义和弗洛伊德进行了会面。这次会面之后，荣格与弗洛伊德之间的联盟以及精神分析运动的传播都得到了极大的增强，弗洛伊德也把荣格及其他在伯格霍兹利诊所的同事视作精神分析未来发展不可或缺的人才。后来，和荣格以及布洛伊勒一起共事的精神病学家创立了苏黎世精神分析协会（Zurich Psychoanalytic Society），荣格也于 1908 年组织了第一届世界精神分析大会。弗洛伊德希望比自己小 20 岁的荣格能够成为领导精神分析运动的继承人，在很长一段时间里，大家都认为荣格会实现这一期望。但实际上，从一开始，弗洛伊德和荣格两人之间就存在理论上和私人关系上的矛盾。随着时间的推移，两人间的矛盾不断激化，最终导致了合作的结束。从理论上来说，荣格坚信弗洛伊德把性作为最重要的驱力的原则是错误的。他同时也认为，弗洛伊德对无意识的看法在本质上是片面的，没有认识到无意识过程更加具有创造性和成长性的一面。总之，荣格认为弗洛伊德并没有认识到人类心理的灵性和超个人层面的重要性。

从个人层面来说，弗洛伊德和荣格都是非常有抱负的人，他们都强烈地希望其独一无二的观点能够不断繁荣并发扬光大，以建构他们各自的王国。弗洛伊德把荣格看作非常出色的继任者，可以帮助他加深并巩固源于他本人的精神分析观点。尽管荣格深深地感激弗洛伊德，并从其指导和帮助中受益良多，但是他自己独立的需要以及创造的愿望，最终使得他不可能生活在弗洛伊德的阴影里。1912 年，荣格和弗洛伊德之间的矛盾变得不可调和，他们之间的关系也因互相折磨并给彼此带来极大的情绪痛苦而结束。荣格后来继续发展了自己独一无二的、具有广泛影响的心理治疗流派，被称为**分析心理学**（analytical psychology）或者**荣格心理学**（Jungian psychology）。

### （三）结构理论和自我心理学的发展

1923 年，弗洛伊德出版了《自我与本我》（Freud，1923）一书，随后以此为基础提出了著名的**结构理论**（structural theory）。在这本书中，他区分了三种不同的心理结构——本我（id）、自我（ego）和超我（superego），并描述了它们如何互动以协调享乐原则和现实需要之间的关系。**本我**是出生时就表现出来的、以本能为基础的心理层面。**自我**是逐渐从本我中分离出来的，主要体现的是对现实的关注。尽管本我要求直接的性满足，但是自我会评估个人的本能欲望满足和环境之间的适切性，它促使个体延迟满足本能的需要，或者找到其他社会所接受的缓解本能需要的替代方式。

**超我**是由于社会价值和规范的内化而出现的心理结构。尽管超我的某些方面是能够被意识到的，但也有些方面无法被意识到。自我的一个重要功能就是调节本我和超我之间的关系。因各种因素的影响，超我常常变得过度冷酷和苛刻，这可能会导致出现带有自我毁灭性的内疚感，并排斥个体本能的需要和欲望。传统精神分析的目标之一就是帮助个体意识到超我过于严苛的特性，从而减少他们的自我惩罚。

### （四）英国客体关系理论的发展

第二个来源于弗洛伊德成熟思想的主要精神分析传统，被称为**客体关系理论**（object relations theory），这一理论尤其关注我们与重要他人关系的内在表征方式。客体关系理论首先是在英国发展起来的，起源于梅兰妮·克莱因（Melanie Klein）和受其影响的学者所做的工作。克莱因最早是儿童分析的实践者，也是游戏治疗技术的创始者，她对早期母婴关系尤其感兴趣。她创立了一系列理论，为理解心理成熟的过程即个体与重要他人关系内部表征的发展过程奠定了基础。20世纪40年代到50年代，一些具有显著革新精神的精神分析理论和技术的发展都受到了克莱因（例见Klein，1975）及其后继者工作的影响，他们对于那些执拗的、阻抗治疗的个案尤其感兴趣。

同一时期，精神分析理论的另一个流派也正逐渐形成，这些学者深受弗洛伊德和克莱因学说的影响，但是又不想归属于两种理论中的任何一种。这些分析师，被称为**英国独立主义者**（British Independents）或**中间学派**（Middle Group），包含的理论家有费尔贝恩（Ronald Fairbairn，1952，1994）、巴林特（Michael Balint，1968）、温尼科特（Donald Winnicott，1956，1958，1960）和鲍尔比（John Bowlby，1969，1973，1980）。他们的主要特点是特别看重自发性、创造性、治疗师的灵活性，以及给当事人提供支持性和养育性环境的价值。克莱因学派以及中间学派的精华，都被吸收到了美国精神分析的现代发展之中。尤其是温尼科特，他已经成为很多现代北美精神分析师的精神导师，他的思想强调创造性、自发性和自主性。鲍尔比的工作，则为依恋理论和研究提供了无限想象的空间。

## 三、现状

### （一）北美精神分析的多元主义

不同于英国精神分析在形式上由三个不同的传统（弗洛伊德学说、克莱因学说以及独立学派或中间学派）组成，美国却只认可自我心理学这一精神分析传统。自我心理学紧紧围绕弗洛伊德的结构理论，由安娜·弗洛伊德（Anna Freud，弗洛伊德的女儿）、英国的同道和美国的精神分析师加以完善和发展。这些美国的精神分析师既包括移民到美国的，如哈特曼（Heinz Hartmann）、克里斯（Ernst Kris）、洛文斯坦（Rudolph Loewenstein）、雅各布森（Edith Jacobson）、埃里克森（Erik Erickson），也包括后来在美国本土出生的，如布伦纳（Charles Brenner）和阿洛（Jacob Arlow）。

早期美国的自我心理学倾向于正统化，有时甚至会被归到**经典精神分析**（classical psychoanalysis）的范畴。经典精神分析的特征是坚守特定的核心理论假设和特定的技术原理。其中，核心的理论假设包括坚守弗洛伊德关于动机的驱力理论及其心理发展的性心理模型。跟随弗洛伊德的步伐，经典精神分析认为移情是当事人无意识动力的投射，坚信治疗师应该通过对自身进行个体分析，掌控好自己的无意识冲突，从而发挥当事人投射移情的白板功能。在经典精神分析看来，改变的核心机制可以概括为对自身无意识冲突的领悟过程。

经典精神分析所强调的重要技术原则（来源于弗洛伊德在 1911—1915 年发表的六篇论文），是指治疗师应该尽量保持匿名（为了实现白板的功能，尽量不污染当事人的移情）、努力保持中立（避免给当事人直接的建议或者让治疗师自己的偏见影响当事人），并避免满足当事人直接的愿望（例如，要求获得治疗师生活相关的个人信息，要求直接的指导或建议，要求积极的干预或帮助解决问题），因为这些愿望被视为无意识冲突和幻想的结果，需要被探索和理解，而不是直接解决。

但是，随着时间的演变，不仅美国自我心理学的实践者对英国的客体关系理论非常陌生，理论家们也越来越偏离主流的自我心理学，开始变得边缘化，有些人则开始尝试创建自己的理论流派。其中一个标新立异的著名人物是沙利文（Harry Stack Sullivan, 1953），他是一个喜欢打破传统、出生于美国的精神病学家。沙利文虽然从没有接受过正式的精神分析训练，但创立了自己的精神分析取向的精神病学理论。他的这一理论受到了源自美国社会学以及实用主义哲学流派的场理论的影响。不同于自我心理学家，沙利文认为人们相互联结的需要是最基本的动力，因而他的理论剥夺了性驱力所具有的特权。他同时也坚信，脱离与他人联结的关系背景是无法理解个体的。在心理治疗的情境下，他认为所有治疗关系中所发生的事情都需要从当事人和治疗师两个角度加以理解，而不是完全来自当事人或者移情。和汤普森（Clara Thompson）以及弗洛姆（Erich Fromm）一起，沙利文开创了**人际精神分析**（interpersonal psychoanalysis）这一分支。

北美精神分析多元化运动中的另一位重要人物是科胡特（Heinz Kohut, 1984）。科胡特是一位欧洲籍的移民，多年来都作为主流的自我心理学家而广受尊重。随着他的思考以及临床工作的不断深入，他对自恋的治疗越来越感兴趣，由此使得他的理论框架也与主流的精神分析观点渐行渐远。科胡特尤其感兴趣的是，个体如何发展出自体紧密结合的感觉、内在活力的体验和自尊的能力。他越来越强调治疗师共情立场（empathic stance）的作用，认为治疗师共情的立场本身就是改变的机制，当治疗师在共情时因无法避免的疏忽造成关系的裂痕时，共情的立场就成为修复治疗关系的核心要素。

就这样，随着**关系精神分析**（relational psychoanalysis）的逐步发展，主导 20 世纪五六十年代美国精神分析领域的统一的精神分析理论最终走向分崩离析。尤其是格林伯格和米切尔出版的《精神分析中的客体关系》（Greenberg & Mitchell, 1983）使这种已经发生的变化得以具体呈现，并促进了新范式的产生。这本书奠定了美国人际关系精神分析在主流精神分析传统中的合法地位，达成了沙利文试图想在理论上实现的以及其他更加"合法的"主流精神分析师想要达成的愿望。这本书也介绍了英国客体关系理论家（如克莱因、费尔贝恩以及温尼科特）具有深远影响的工作，而他们的工作原本对于美国的自我心理学家而言是非常陌生的。

随后，米切尔（Stephen Mitchell, 1988, 1997）出版了几本影响广泛的著作，阐述了精神分析中正在兴起的关系范式的很多重要原则。在接下来的 20 多年，众多具有创造性的精神分析理论家涌现出来，共同领导了关系流派的进一步形成。这些理论家有阿伦（Lewis Aron）、布罗姆伯格（Philip Bromberg）、根特（Emmanuel Ghent）、哈里斯（Adrienne Harris）、本杰明（Jessica Benjamin）、迪门（Muriel Dimen）、霍夫曼（Irwin Hoffman）、阿尔特曼（Neil Altman）、戴维斯（Jody Davies）以及斯特恩（Donnel Stern）。

早期关系取向的思想是通过批判经典精神分析理论中被视为有问题的部分而得以推动的。各式各样关系取向的批判，已通过不同精神分析理论家得以清晰表达，而这些理论家在之前都是被经典精神分析边缘化的（例如荣格、费伦齐、兰克、克莱因、费尔贝恩、温尼科特、沙利文、弗洛姆以及科胡特）。但是，关系式批判以及不同理论观点和技术方法得以系统清晰呈现，却是与时代特点密切相关的。当时的文化氛围已悄然改变，从而为精神分析领域氛围的改变提供了肥沃的土壤。

相关文化氛围的改变，包括 20 世纪 60 年代人本主义和存在主义对精神分析的冲击、认知行为治疗传统的出现、精神分析在精神病学内部的逐渐边缘化、女性主义以及后现代思想的出现等。关系理论家（relational theorist）反对弗洛伊德关于动机的驱力理论，而强调人类联结作为本能需要的重要性。他们认为，让治疗师作为投射移情的白板是不可能的，因为他所做的任何事情都揭示了他作为主体的某些方面。他们还进一步认为，治疗师和当事人的关系是相互影响的，治疗师不可能完全置身于自然涌现出来的关系现场之外，从而客观地观察当事人。关系思维强调治疗师也会不可避免地犯错误，并且坚持认为无论治疗师对自己进行了多么完美的分析，他对自身而言永远不可能是完全透明的。他们认为，治疗关系内部以及治疗关系本身就是推进改变进程的关键要素，并强调治疗师和当事人之间真诚相待的重要性。

那么，美国精神分析目前的状况如何呢？美国自我心理学所主导的范式已经给不断出现的各种理论传统让路，甚至现代自我心理学已经开始融入所谓的现代冲突理论（modern conflict theory）之中。冲突理论强调人类体验的中心性以及无意识欲望与相应防御机制之间持续不断的冲突，而不再强调有关人类心理结构、心理和生理的关系以及人类动机本质的更加抽象化和推测性的观点。冲突理论尤其强调实用的技术和实践原则，鼓励开创有关人类心灵的具有统摄性的理论模型，而不是没有野心的理论建构尝试。尽管认为关系学派已成为美国精神分析的主流范式有点言过其实，但毋庸置疑的是，它已经深深地影响了主流思想。

### （二）欧洲和拉丁美洲的克莱因学派与拉康学派

在美国之外的其他地方，另外两股发展思潮风头正劲，对美国精神分析的影响也与日俱增。第一个发展倾向可以被命名为克莱因学派以及由很多有创新精神的分析师所组成的后克莱因学派，其中著名的代表是比昂（Wilfred Bion）。比昂是一位英国的精神分析师，曾经跟克莱因一起学习过。比昂的**抱持**（containment）概念在现代分析思想中尤其流行，稍后我们将对其进行描述。

最后一个主要的精神分析传统，是统称为拉康学派（Lacanian tradition）的拉康理论以及后拉康理论。法国精神分析家拉康（Jacques Lacan，1988a，1988b）对美国的自我心理学（ego psychology）传统进行了严厉的批判，他认为自我心理学墨守成规、随波逐流，而且背叛了弗洛伊德最基本的和富有洞见的对无意识过程的强调。与美国自我心理学家强调自我的适应性相反，拉康认为自我是个体关于"我"（I）的感觉，它实际上是一种错觉。在拉康看来，我们的自我认同或"属于我"（I-ness）的感觉是带有他人愿望的对自我的错误辨识。与温尼科特等理论家不同，拉康不认为有一个**真正的自体**（true self）等待被发现。相反，空虚或拉康所指的**缺乏**（lack）是异化了的自体的基本感觉。这种缺乏的原因部分来自这样的事实——我们的经验不可能不通过语言媒介进行交流，而正是语言的限制造成了这种经验的歪曲。

可以说，拉康取向的精神分析与美国的自体心理学（self psychology）和关系精神分析一样，打破了传统精神分析在拉丁美洲建立的霸主地位。同样，拉康学派也开始以他们自己的方式影响着美国精神分析的临床实践。

# 第三节　人格理论

虽然精神分析没有一个专门的人格理论，但精神分析不同流派的思想提供了一个万花筒式的镜头，我们可以通过它去审视人类的经验和发展。由于篇幅有限，我们无法一一全面展现精神分析视角下有关人格发展的观点，在这里只能简要地介绍几种最具影响力的精神分析人格理论。

## 一、冲突理论

从弗洛伊德及其同事开始，**心灵内部的冲突**（intrapsychic conflict）就被认为在个体特定人格的发展中扮演着核心的角色。在冲突理论看来，不同的人格或个性类型都可以被看作特定的潜在核心欲望与应对这些欲望时所特有的防御类型之间的妥协。例如，强迫症个体往往会存在顺从和反抗之间的冲突，理智化是应对具有威胁的潜在情感的主要防御机制，语言和细节常被用来掩饰潜在的情感。具有癔症人格的个体，获得亲密感的愿望被肤浅的、富有戏剧性的情绪和诱惑所抵制。具有恐惧症人格的个体倾向于将心灵内部的冲突转移到外部环境中去，常将潜在的围绕性感觉的冲突以焦虑的形式表现在公共环境中，常见的防御机制有移置（displacement）、投射（projection）以及行为回避（behavioral avoidance），不被接受的愤怒情感被转换成了惊恐体验。具有自恋型人格的个体则通过表面夸张的情绪和自我夸大的行为，来防御潜在的归属欲望和被抛弃的恐惧感。

## 二、客体关系理论

人格的客体关系理论认为，正是内在表征影响着人们如何看待他人、如何选择特定类型的个体来建立关系，并不断地塑造和长久地维持这一关系，而这一切都源于他们的自我知觉和行动（Meissner，1981；Schafer，1968）。这里的所谓内在表征，也被称为**内在客体**（internal objects）或**内在客体关系**（internal object relations）。这一基本的理论视角非常广泛地影响了众多的人格和发展理论。客观地说，很多关于内在客体或内在客体关系的著作在临床上非常有价值，但在理论上却有些模棱两可。不同的理论家对客体关系是什么以及客体关系如何通过**内化**（internalization）过程而得以建立等问题，有着不同的见解。

### （一）鲍尔比

近些年，鲍尔比（John Bowlby，1969，1973，1980）的客体关系模型，也就是著名的**依恋理论**（attachment theory）引发了大家越来越浓厚的兴趣。在鲍尔比看来，人类有一种亲近主要养育者的似本能需要，并将主要养育者称为**依恋对象**（attachment figures），将这一基于本能需要的动机系统称为**依恋系统**（attachment system）。鲍尔比认为，依恋系统具有适应功能，它提高了婴儿获得照料和保护的可能性，而这些对婴儿的生存是非常重要的。为了保持和依恋对象的亲近，婴儿逐渐获得了其与依恋对象互动情况的表征，用以预测哪些行为能够增强这种亲近关系，而哪些行为则会威胁其依恋关系。鲍尔比把这种表征称为**内部工作模型**（internal working models）。当婴儿学习到某种特定的方式会损害他和依恋对象的关系时，他就会产生与这些方式相联系的分离体验和情绪，如攻击、愤怒和敏感。

依恋理论和母婴发展研究（Bowlby，1973，1980；Main，1991；Stern，1985）与客体关系理论对内化概念的理解的主要差异在于，依恋理论和发展研究倾向于认为内部工作模型的基础是个体在婴儿期形成的与重要他人实际互动的表征；相反，**客体关系理论**假设内部模型是这些真实的体验、无意识的欲望和幻想以及其他缺乏现实基础的内部心理过程相结合的结果。不同的客体关系理论，例如克莱因和费尔贝恩的理论，就强调不同类型的无意识幻想的作用。

## （二）克莱因

克莱因（Klein，1975）的理论认为，人类生而就有爱和攻击的激情，而这些激情又与涉及人际关系的无意识幻想和意象息息相关。这些无意识幻想在真正和他人相遇之前就已存在，并为知觉他人提供支撑。在克莱因的思想里，本能的攻击性扮演了尤其重要的角色。她认为婴儿把自己的攻击性体验为无法忍受的，因此他们需要幻想这些攻击性来源于他人（在克莱因的著作里，主要指母亲）而不是他们自己。克莱因用**投射性认同**（projective identification）这个术语来描述起源于内在的情感被体验为来自他人的这一内在心理过程。这种被克莱因称为**内在客体**（internal objects）的攻击性、迫害他人的无意识幻想，通过投射性认同而成为婴儿心理世界的一部分，并会歪曲婴儿对重要他人的知觉，从而认为他人是危险的和具有迫害性的。

为了保有他人可能是好的和无害的知觉，婴儿会无意识地把有关他人的意象或内在客体分裂为好的和坏的两个方面。由此，这些好的方面才不会沾染坏的方面，从而继续保持下去。经过一段时间，随着儿童认知和情绪的逐渐成熟以及与真实的重要他人持续不断的互动，他才能把好的和坏的方面整合为一个整体，而重新认识到攻击性是来源于自我的。

客观地说，克莱因的思想虽然具有丰富的临床基础，但是缺乏系统的一致性，也难以从概念上把握。她的很多著作都显示，她试图把临床经验中所积累的灵感用文字表达出来，但是这些经验要确切地阐述清楚并非易事。读懂克莱因确实非常困难，人们在阅读时常常会伴随着困惑和迷惘，但时不时又能感受到她在尝试阐述人类经验和临床工作时的全新认识和深入见解。

## （三）费尔贝恩

和克莱因相反，费尔贝恩的思想则更具系统性。不过，他的著作也是很深奥和自成体系的，难以彻底理解。费尔贝恩（Fairbairn，1952，1994）认为，当个体因为养育者不可获得、令人沮丧或遭受创伤而从外在的现实退缩时，个体会创造一种内在的现实作为替代，内在客体也就形成了。这种想象的关系就成为个体自我体验的重要载体，因为无论是在想象里还是在现实世界里，个体都是在与他人的关系中体验自我的。而问题在于这种控制他人的防御机制是根据想象的关系形成的，而不是真实的关系，所以只能说是部分成功的。之所以会这样，是因为重要他人被剥夺或遭受创伤的部分为无意识幻想或内在客体提供了原始材料，这些材料就不可避免地成为之后所发展的内在结构或者持久心理组织的一部分。

在某些重要的方面，内在客体关系的概念和鲍尔比所提出的内部工作模型具有相同的功能。这一点也不令人吃惊，因为鲍尔比深受克莱因的影响，他本人也是一名客体关系理论家。一方面，内在客体关系和内部工作模型的概念，都为理解我们与他人关系的内在表征如何塑造我们现在的人际关系提供了一个思考的视角。另一方面，客体关系的某些意蕴和应用与依恋理论也非常相似，例如，两者都认为我们倾向于分离那些可能会威胁到我们和主要养育者关系的体验。不过，并不是所有客体关系的启示都能从依恋理论中简单地导出。

克莱因拥有一种独一无二的能力，能触及心理生活中那些难以言说的困扰，对于一些更为严重的困扰尤其如此。她对人类具有对自我和他人的破坏性的深刻见解是非常精彩的。她的思想也为很多临床工作奠定了基础，从而使得治疗师能够帮助那些看起来不可能治愈的当事人。费尔贝恩的思想，则为治疗沉迷于自我毁灭式浪漫关系的当事人提供了非凡的临床指导。例如，根据费尔贝恩的观点，作为成年人，我们会寻找一个人，例如浪漫的伴侣，而这个人在某些方面会和我们的父母相似，以表达我们对内在客体的忠诚。费尔贝恩认为，我们也可能把自己的内在客体投射到他人身上，从而提高我们以可预见的方式看待他们（例如，怀有敌意的和虐待的）和以可预见的方式对投射内容进行反应（例如，对感知到的虐待和辱骂怀有敌意）的可能性。当然，我们也会以我们父母可能采取的方式对他人进行回应，因为在某种程度上，这种方式对我们而言是最舒服的和最自然的。在费尔贝恩看来，在某种程度上，人们之所以沉迷于这种病态的联结模式，是因为这是他们唯一所知晓的联结方式。由于虐待的关系成为爱的模板，放弃这种联结的方式，就意味着放弃了所有与他人联结的希望。

## 三、发展抑制模型

发展抑制模型（developmental arrest models）的典型代表是温尼科特的发展理论和科胡特的**自体心理学**（self psychology）。该模型认为，心理问题的出现源于照料者未能提供一个"足够好的"或理想的养育环境。因为养育环境上的失败，正常的发展过程被抑制。在温尼科特（Winnicott，1956，1958，1960）看来，婴儿一开始处于主观全能感（subjective omnipotence）的状态，相信事情会按照他的愿望发生，因为母亲会满足他所有的需要。渐渐地、不可避免地，母亲会在很多方面无法完全满足婴儿，于是婴儿只能开始放弃他的全能感，而体验到他的幻想和现实之间的分离。如果母亲对孩子太过忽视，或附着太多自己的需要在孩子身上，那么婴儿就可能变得对他人的需要过度适应，并发展出**假我**（false self）。假我的出现，一方面能让婴儿保持与他人的联结，同时也能保护自己；但另一方面，这样的安排也是要付出代价的。根据他人的需要和愿望来定义自身，婴儿在成长中就会感受到与自己的疏离，从而在主观体验上导致缺乏内在的真实感。

与之相反，如果婴儿全能感的受挫是以充分的、逐渐的方式进行的，那么婴儿就能接受他人的限制而不受到创伤。这一被称为**理想幻灭**（optimal disillusionment）的过程，在心理治疗中也是重要的作用机制。

科胡特（Kohut，1984）的理论则认为，为了形成自体（self）感觉的一致性，发展中的孩子需要养育者对其需要提供充分的反映或协调。他同时也认为，协调或者共情的失败是不可避免的。修复父母共情的失败经历，对于形成自体的一致感也是非常关键的。总之，温尼科特和科胡特的理论都认为，当事人在治疗中的改变需要以他与治疗师建立一种全新的关系为前提，以便修复其在自然发展过程中被抑制的部分。

# 第四节　心理治疗

## 一、心理治疗理论

### （一）何谓精神分析治疗？

就传统而言，**精神分析**（psychoanalysis）与**精神分析治疗**（psychoanalytic therapy）或**心理动力治疗**（psychodynamic therapy）之间有明确的区分。**精神分析**这一术语特指包含有特定特征和要素的治疗形式，**精神分析治疗**或**心理动力治疗**这一术语则用来指建立在精神分析理论基础上的治疗形式，它并不一定包含某些精神分析的特定特征。多年来，对于哪些是精神分析最典型特征的问题，一直争议不断。

相对于精神分析治疗（或称为分析式心理治疗），经典的精神分析普遍是长程的（例如四年或更长）、密集的（例如一周四次或更多）、开放式结束的（没有固定的结束时间或治疗次数）。除此之外，在经典的精神分析中，治疗师也有一些特定的立场：（1）强调帮助当事人意识到他们的无意识动机；（2）避免给当事人建议或过度的指导；（3）努力避免透露治疗师个人的信念或价值观而影响当事人；（4）在治疗过程中通过减少有关治疗师的个人生活、情感和行为的信息来保持某种程度的匿名性；（5）努力保持中立和客观观察者的姿态，而不是完全卷入治疗过程中；（6）座位的安排是当事人躺在躺椅上，治疗师笔直地坐在躺椅后面当事人看不到的地方。

不过，当代的很多精神分析学家都不再坚守这些刻板的特质。精神分析和分析式心理治疗之间的区别更多的是学科政治、专业精英主义上的差异，而不是理论上可证明的标准上的差异。但与此同时，若就此认为所有与传统精神分析相关的特征都是毫无价值的，也是不可取的。例如，尽管有些当事人能从短程治疗中获益，但也有很多人需要更长的治疗。长程精神分析心理治疗实践的倾向确实真切地反映了我们文化中对个人主义价值观的过度强调，而贬低了传统文化中更突出的相互依赖的特点。相似的争论还包括一周一次还是一周多次对治疗更有效，以及是否使用躺椅等。目前，精神分析学家越来越倾向于在理论和实践上形成一种多元的视角——对真理的阐述，没有哪一个理论是独一无二的，没有所谓唯一"正确的"精神分析治疗。

### （二）治疗联盟

**治疗联盟**（therapeutic alliance）的概念最初来自早期的精神分析理论（Sterba，1934；Zetzel，1956）。尽管弗洛伊德并没有明确地使用这一术语，但是他确实强调了和当事人建立良好合作关系的重要性。格林森（Greenson，1965，1971）对于联盟的提法在北美尤其具有影响力。格林森认为，把治疗关系中移情的部分（这部分是被扭曲的）和联盟进行区分是很重要的，联盟是建立在当事人对治疗师理性的、未歪曲的知觉，以及真诚联结、信任和尊重的基础上的。格林森强调治疗关系中的关怀和人性在提高精神分析治疗效果中具有非常重要的作用。

博尔丁（Bordin，1979）的联盟概念深受格林森思想的影响，在当今的心理治疗研究者中具有特别的影响力。在博尔丁看来，联盟的力量取决于当事人和治疗师在多大程度上保持治疗任务和目标的一致性，以及当事人和治疗师之间关系联结的质量。治疗的任务包括一些当事人必须参与的，并可从中获益的具体活动（可以是公开的或隐蔽的），如对梦和移情的探索。治疗的目标是指治疗所指向的一般性目标，如症状的减轻和人格的改变。联盟中的联结因素则指当事人对治疗师的信任程度，以及当事人感知到的被治疗师所理解的程度。联盟中的联结、任务和目标这三个成分常常是互相影响的。

### （三）移情

和精神分析的很多概念一样，**移情**（transference）这个术语最初是由弗洛伊德在 1905 年提出来的。移情是指当事人根据自己与重要养育者以及在其发展过程中扮演重要角色的其他重要他人相处的经历来看待治疗师的倾向。因此，个体早期经历中建立的模板或图式会影响其当下对他人的知觉。尽管对于所有的新关系而言，这种倾向都是真实存在的，但是治疗师倾向于传递一种特定的期望，即治疗师是一个帮助者的角色。因此，当事人在与治疗师面对面时，更可能是一个依赖者的角色，并且相较其他随机挑选的人而言，治疗师有更大的可能来代替甚至超过父母或权威人物的功能。

因此，在某种程度上，治疗关系为当事人提供了一个把过往和父母或其他重要他人相处的记忆（这部分内容常常是无意识的）带到现实生活中的良机。这也就给治疗师提供了一个帮助当事人深入理解他们过去和重要他人的经历如何导致了未解决的冲突，进而对当下的人际关系产生影响的机会。因为移情使得当事人在当下重新体验到了早期关系，治疗师的观察和反馈能帮助他们反思、理解并领会他们自身对当下情境的影响，由此引发的深入理解带有情感体验的性质，因而会带来改变，它不像单纯的认知上的理解，对当事人可能并没有实质性的影响。

### （四）反移情

治疗师的**反移情**（countertransference）是相对于当事人的移情而言的。弗洛伊德把反移情界定为治疗师对当事人移情的感受和反应，而这种感受和反应是治疗师自身未解决的冲突造成的。在弗洛伊德看来，这些反应是有效治疗的障碍，治疗师的任务就是在个体督导、治疗和自我分析中分析或修通反移情。

现在，**反移情**的概念倾向于扩展到治疗师对当事人的所有反应（包括情绪、联想、幻想以及稍纵即逝的意象）。从 20 世纪 50 年代开始，世界各地的分析师开始把反移情看作对治疗师具有潜在价值的信息来源（例见 Bollas，1987；Heimann，1950，1960；Jacobs，1991；Ogden，1994；Racker，1953，1957）。尽管这种观点在治疗的情境下是非常有用的，但也并不是没有任何潜在的风险。有一些精神分析的著作倾向于假设反移情体验所提供的有关当事人无意识经验的信息是绝对可靠的，而另一些著作则不太重视治疗师反移情作用的独特价值。

在确认反移情的临床价值时，一定要考虑正反两面。我们用一个戏剧性的例子做个说明。想象这样一个情境，治疗师刚发现他的一个孩子患上了某种慢性病。这个状况很有可能对他看到的所有当事人的经历产生重要影响，而体验的特定形式和消极程度也受到他所面对的当事人的影响。对于其中一个当事人，治疗师可能更多意识到自己的无助感和悲伤情绪；对于另一个当事人，他可能更多表现出对自己冥冥之中遭遇的不公感到愤怒。对于每一对治疗关系而言，治疗师和当事人两个主观视角的互动形成了一个独特的**移情－反移情矩阵**。

### （五）阻抗

**阻抗**（resistance）是指个体抗拒改变或表现出的破坏治疗过程的行为。这个概念经常会与之前提到的**防御**一起被提及，因为阻抗就是防御过程在治疗中的一种体现，它会妨碍治疗师的目标或计划的达成。例如，当事人在治疗中什么也记不起来，可以被理解为一种阻抗。治疗中常常迟到或者忘记治疗时间，也可被理解为一种阻抗。在这两个例子中，主要的动机因素可能是逃避痛苦情绪（例如，与探索威胁性的情感相联系的痛苦或者对改变的恐惧）的无意识愿望。这种逃避痛苦或者恐惧的倾向干扰了治疗师的安排，并会妨碍治疗的进程。

阻抗的概念，尽管在临床上和理论上都具有价值，但也有可能带来问题。临床实践者会通过使用这一概念，以一种贬损或责备的方式暗示当事人正在治疗过程中做一些不配合治疗师的错误行为。不过，随着时间的推移，阻抗概念在精神分析理论和技术中发生了重要的改变。目前阻抗并不仅仅被看作是治疗进程的障碍，而很可能是当事人固有的心理功能模型的体现，是需要被阐述和理解而不是被忽视的个性特征。不仅如此，当代精神分析还开始强调阻抗的自我保护作用。由此，阻抗的概念内涵发生了重要的变化，成为一个更富情感和更积极的概念（Safran & Muran, 2000）。

### （六）主体间性

随着二人心理学的影响逐渐扩大，一些分析师发现，仅仅根据当事人的视角（包括移情式的扭曲）和治疗师的视角（包括反移情的反应）来界定心理治疗情境是不完整的。相反，两个心灵的相遇会产生一个新的、意外的成果——分析性二联体（analytic dyad）。因此，应从治疗师和当事人之间建构意义的对话过程来理解心理治疗。这个视角是对经典精神分析的彻底颠覆，治疗师已不再是权威的，而是帮助揭示当事人现实世界的"真相"。

米切尔（Stephen Mitchell, 1993）指出，主体间的协商过程实际上是治疗过程的核心，因为它允许当事人逐渐学习到人类关系是灵活的，认识到他人视角的潜在价值，而不会感觉到自己被驳倒或无价值。皮泽（Stuart Pizer, 1998）则把治疗过程描述为对于事实的意义和本质的持续协商。皮泽认为，传统意义上所界定的移情可以被理解为当事人对于事实的首次出价。例如，把治疗师视作批判者、拒绝者的当事人，实际上是在以一种可能的方式来定义现实。治疗师可以接受这个批评，承认自己是这样的；当然，他也可以进行反驳，把这些解释为当事人的移情（例如，"你觉得我是冰冷的、压抑的，是因为我让你想起了你的父亲"）。当事人反过来会接受治疗师重新定义现实的要价或者进行还价（例如，"也许我是因为我的过去而倾向于把他人看作是冰冷的、压抑的；尽管这样，我仍然坚信你的表现是冰冷的、压抑的，或许你就是有这样的人格特质"）。然后，治疗师可以拒绝当事人的这种讨价还价或者开始转换他的视角（例如，"也许你是对的，我以前没有意识到；我实际做的有可能比我意识到的更加冷酷无情"）。

在这种情况下，传统意义上的移情－反移情可以被理解为正在发生的关于治疗关系是什么、谁对谁做了什么、当事人和治疗师正在经历什么等一系列问题的外显或内隐的协商过程。本杰明（Jessica Benjamin，1990）认为，这个过程在帮助当事人发展**主体间性**（intersubjectivity）的能力中扮演重要角色。这里的所谓主体间性，就是在保有个人体验的同时，把他人当作一个独立的主体进行体验的能力。

### （七）活现

目前**活现**（enactment）已经成为现代精神分析思维中的一个核心概念，再次反映出精神分析朝向二人心理学发展的全面转变（Chused，1991，2003；Jacobs，1991；Sandler，1978）。因为当事人和治疗师总是在意识层面和无意识层面互相影响，他们不可避免地在没有完全意识到的情况下，在关系情境中扮演着替代的角色。当事人和治疗师的工作模式或关系图式都会不可避免地影响这些情境。当事人和治疗师一起合作探讨各自如何影响这些情境的过程，能给当事人提供一个了解他们的人际图式如何影响行动的机会，同时也能帮助当事人在他们的日常生活中形成与其他重要他人互动的新情境，从而有助于调整他们目前的关系图式。

传统精神分析的观点认为，治疗师应避免参与到这些活现的过程中去，应当努力保持中立。这样，治疗师就可以解释当事人对治疗师的移情现象，从而帮助当事人看到他个人的无意识假设、投射及先前成长经验等适应不良的方式是如何影响他的当前状态的。现代精神分析的观点则普遍认为，无论治疗师的心理有多么健康或多么成熟，他都会不可避免地卷入这些行动中去，因为我们都不可避免地受到他人难以解码的复杂的非语言沟通系统的影响；同时，治疗师和他人一样，对自己也不可能是完全透明的（Chused，2003）。

此外，即使治疗师有可能避免卷入当事人活现的过程中去，这种避免卷入的能力也会使我们丧失进入当事人关系世界的机会，同时也会失去真实地感受当事人的世界可能是什么样的机会。因此，用布罗姆伯格（Philip Bromberg，1998）的话来说，参与活现的过程可以让我们"由外而内"地了解我们的当事人。当事人不能通过语言和我们交流的内容，会通过非言语的行为和行动来表达。我们知晓当事人分离的重要内在体验的唯一方法，就是在他的关系情境中扮演一个替代的角色，并体验所扮演角色的感受。

## 二、心理治疗过程

### （一）共情

从现代精神分析的视角来看，最基本的心理干预就是共情（Kohut，1984；McWilliams，2004；Safran，2012）。现代精神分析认为，认同我们的当事人并把我们自己沉浸在当事人的体验中的能力，在建立治疗联盟的过程中是非常关键的。而在与当事人互动的过程中认识自己并把我们的共情体验传达给当事人的能力，则是改变机制的核心。经典精神分析的著作常常忽视共情的话题，而是非常强调"精准"解释的重要性。但是，随着科胡特及其自体心理学的发展，共情的主题被凸显了出来。科胡特认为，只有"精准"解释是不够的，还需要当事人对这个解释有共情的体验。

精神分析取向的治疗师也会通过共情的假设来帮助当事人了解其经验的意义。例如，"按照你的描述，如果我和你处在同样的情境，我可能会感觉被看低了"或者"我觉得我可能会对你姐姐的好运感到由衷的高兴，同时也可能会有一点儿嫉妒"。在这一过程中，适时的提问可起到澄清的作用。例如："你是否对你发现的麻烦处境有什么感觉？""你能把你的体验用语言表达出来吗？"

## （二）解释

历史上，精神分析治疗师最重要的干预方式就是**解释**（interpretation）。传统意义上的解释是指治疗师尽力帮助当事人意识到他们无意识中的内在体验和关系模式。如果说共情的反应方式是治疗师试图解释当事人话语背后隐含的意义，那么解释则是治疗师尝试揭示当事人意识之外的信息。

在精神分析治疗中，我们经常需要区分解释的**精确性**（accuracy）和解释的**质量**（quality）或**有用性**（usefulness）。所谓解释的精确性，指治疗师的解释在多大程度上和当事人的无意识功能的"真实"一面保持一致；解释的质量或有用性，则指当事人在多大程度上可以使用解释作为改变过程的一部分。从理论上来讲，解释应该是精确的，但不一定是有用的。解释的质量维度可以从**时机**、**深度**、**共情**的质量等方面进行说明。解释的时机一般包含情境是否合适、当事人是否准备充分等；解释的深度指解释聚焦于深度无意识材料和更接近意识水平材料之间的哪个位置；共情的质量则指解释对当事人自尊影响的敏感程度，以及解释如何影响当事人对其经验的深入和真诚理解等。

根据治疗联盟的稳固程度，有潜在危害的解释也可能被体验为一种有益的方式，因为这是当事人信任的人（治疗师）所传递的信息。重要的是要铭记，当下的关系情境会歪曲治疗师说的任何话的意义（Mitchell，1993）。即使是采用完全相同的词语进行解释，也会让人产生不同的体验。至于具体的感受是被批判的还是被关爱的，则取决于当事人是否觉得自己被治疗师所尊重和关心。

## （三）澄清、支持和建议

尽管传统精神分析强调治疗师要节制，避免给予过多的安慰或建议，但很多现代精神分析治疗师却发现，支持、安慰和建议在改变过程中具有重要作用。尽管我们内心深处希望提升当事人对自己能力的信任，但同时我们也认识到，在很多情境下，治疗师真诚安慰的话语对于在困境中挣扎和感到焦虑的人来说是弥足珍贵的。同样，治疗师适时的建议对濒临崩溃的、困惑的或者处于危机中的当事人而言，也是一种有意义的干预手段。传统的精神分析担心治疗师给当事人建议或者分享他们的观点，会对当事人造成不利的影响，并损害当事人的自主性。这一观点的批评者雷尼克（Owen Renik，2006）认为，治疗师克制自己观点的做法是不真诚的。因为我们的信念会无形中影响我们传递给当事人的信息，如果治疗师不表达自己真实的想法，那么当事人就丧失了充分反思治疗师的立场或者表达不同意见的机会。作为一位治疗师，乐意给当事人意见，特别是在当事人要求给予意见时给予意见，是与要求降低治疗师和当事人之间权力不平衡现象的诉求一致的，因为我们是在和当事人"直接打牌"，而不是在做什么神秘的游戏。

## （四）结束

结束（termination）被认为是精神分析治疗中最重要的阶段之一。一个处理妥当的结束，对帮助当事人巩固治疗效果具有重要的作用。相反，处理不好的结束则对治疗进程具有负面的影响。在没有时间限制的治疗中，结束的话题可以由当事人或治疗师中的任何一方提出。通常，如果是当事人在考虑是否结束治疗，他一般难以直接提出来，因此很重要的是，治疗师要注意到当事人可能在考虑结束治疗时的某些提示性线索。

　　理想情况下，结束治疗的决定是在一个有效果的、令人满意的治疗基础上，当事人和治疗师共同商定的。现实生活中，开放式治疗的结束常常是比较复杂的，并经常受到外在因素（如当事人搬到了另外一个城市，治疗师搬到了另外一个城市，实习治疗师更换了校外实习工作）的影响。在另一些情况下，结束治疗可能是因为当事人觉得治疗没有进展而感到沮丧，从而想要休息一下或另外再找一位治疗师。

　　公众对精神分析治疗师有一种刻板印象，就是认为精神分析师往往难以接受当事人仅仅因为表面上看起来无效就想结束治疗，也难以接受当治疗师正在努力地探索当事人当下没有表现出来或难以直接表露的负面情绪时结束治疗。从某种角度来讲，这一点并不让人吃惊，因为分析工作很重要的线索就是透过表面，向深度去挖掘意义或无意识动机。如果治疗师能以一种敏感的或尊重的方式去探索当事人想要结束治疗的原因，这有时候可能会引发当事人对愤恨、不信任或失望感受的探索，从而有可能加强治疗关系，并让当事人重新回到治疗过程之中。当然，有时当事人想要结束治疗也可能是因为他感觉和治疗师太过亲密、太容易受治疗师的影响或太依赖治疗师了。

　　然而，如果治疗师不能接受当事人所说的想要结束治疗的表面原因，并不断尝试让当事人承认他所没有体验到的或者还没有意识到的感受，当事人就会感觉到自己被动摇、被强迫，甚至会认为这是一种病态。因此，治疗师需要在极力挽留想要结束治疗的当事人和不能充分地探索当事人想要结束治疗的潜在动机之间保持平衡。

　　如果探索当事人希望结束治疗的过程最终导致了当事人做出结束治疗的决定，那么在最后阶段进行一定次数的会谈是很有用的，这有可能会让治疗以一种建设性的方式结束。当然，结束也涉及许多不同的准则，比如回顾治疗中所发生的变化、对引起改变发生的因素达成共识、帮助当事人认识到自己在改变过程中的作用，以及建立一个允许当事人表达对结束活动和整个治疗过程的积极和消极感受的空间（Safran，2012）。

## 三、心理治疗机制

### （一）使无意识意识化

　　精神分析理论提出了很多改变的机制，同时随着精神分析理论本身的不断发展和拓展，又涌现出了大量关于改变进程的新论述。而这些理论最基本的观点都认为，改变涉及无意识的意识化。用弗洛伊德经常提到的格言来说，就是"本我在的地方就有自我"（Freud，1932）。弗洛伊德成熟的核心思想认为，改变涉及本能冲动及相关无意识欲望的意识化，然后再学习以理性或深思熟虑的方式来处理它们。在弗洛伊德看来，我们通常通过欺骗自己来获得做某些事情的理由，而这种自我欺骗又限制了我们的选择。通过将无意识欲望和自我防御机制意识化，我们扩大了可选项的范围，从而降低了被无意识驱使的程度，从而变得更有主动性。

## （二）情感领悟

精神分析所谈的改变有一种特别强调概念性理解的倾向。如前所述，精神分析的工作就是将无意识意识化。而要做到这一点，最主要的方式就是通过言语的解释让当事人对塑造他的经验和行为的无意识因素有所**领悟**。精神分析的解释和领悟过程经常被批评为是纯理性的和超然的，这些批评者一般会强调**情感领悟**（emotional insight）的重要性。情感领悟是将领悟的概念和情感相结合，从而使得当事人的新的理解具备当下的情绪特点，而不仅仅是对他的日常功能缺乏影响的理性领悟。长期以来，精神分析师认为，将领悟变为情感领悟的关键方法是**移情式解释**（transference interpretations），也就是引导当事人表达他对于治疗关系的直接体验，而不是凭空构造一种抽象的表达（Strachey，1934）。换句话说，通过直接观察当事人当下解释事件和行为表达的方式，能够让当事人以行为主体的身份，在建构和创造自身经验的过程中形成对于自身的体验。

## （三）建构意义和重构历史

前来寻求心理治疗的人，常常在生活意义的建构方面具有不同程度的困难。当事人意义建构的失败包括两方面的内容：一方面是他们缺乏对其经历以及生活重要部分的意义建构，另一方面是对其生活经历存在适应不良的意义建构。

正如社会学家赖夫（Philip Reiff，1966）所言，在近代文化中，传统的治疗方法（例如萨满仪式、宗教信念）往往通过使用符合文化规范的术语（如神灵附体）赋予个体所遭受的痛苦以意义和让被疏离的个体重新回到社会等方式来处理个体的心理痛苦。当代精神分析的实践也采取了类似的方法，即采用符合文化规范的术语对当事人的症状和情绪痛苦进行心理上的或精神分析上的解释。因为美国人生活在个体主义文化中，美国的精神分析实践在意义建构方面增加了一个额外的方法，即治疗师和当事人通过一起谈论当事人独特的个人历史和心理状态的方式来共同建构意义。

对造成当事人心理问题的童年经历进行有力的解释，也能减少当事人的自责，而这种自责通常会使情绪问题更加复杂和恶化。让当事人理解造成其情绪问题的心理应对策略在功能失调的童年时期是适应性的和有意义的，而在当下环境中却是适应不良的，能让当事人变得更能容忍和接纳自己，同时开始发展在当下环境中适应良好的应对策略。

通常，当事人带到治疗中的问题往往超越了具体症状本身，从而具有更加普遍的无意义感和存在性绝望。如果是这种情形的话，和治疗师进行一场有意义的对话，探索并澄清当事人自身的价值，可以帮助当事人对自身进行重新定位，同时更清晰地知晓对他们来说有意义的东西是什么。意义建构的过程，常常会使当事人更能意识到并清晰地表达他们在治疗情境中的细微的情绪体验，从而能使当事人产生一种更加真实鲜活的感觉，并产生一种触碰到内心深处的感受。

## （四）增强个人力量并坦然接纳个人局限

当事人开始治疗时常常伴随着个人力量感的削弱。他们觉得自己完全被症状所支配，或者认为自己是灾难、他人不良意图或他人疏忽的受害者。他们常常难以发现他们的症状和他们的内在冲突以及人际冲突之间的关系。他们通常也不承认他们自身在不断重复的冲突模式中所扮演的角色和所起到的作用。随着当事人更能正确地评估他们的症状和他们自身对冲突关系的责任之间的联系，他们就会发现生活的选择空间变大了，他们是自己行为的主体，而不是牺牲品。这种对个人作为主体的力量知觉和理解必须是基于亲身体验，而非纯粹概念上的理解。但是，开始体验到主体感只是成功了一半，另一半则来源于坦然接纳作为主体的个人力量的局限性。美国的文化夸大了这样的神话——只要你喝对了酒或开对了车，你就会"无所不能"。这种片面强调主体性的认知很容易让人迷失，甚至在某种程度上会导致我们退步。尽管美国的精神分析学家比欧洲的更有幽默感，但我们仍然需要认识到我们所能体验到的自由，确确实实是受我们的个人特质、现实环境及许多我们无法控制的意外所限制的（Safran，1993，1999，2012）。

### （五）抱持

治疗师需要提高的重要技能之一不是技术本身，而是与治疗师个人或治疗师内在相关的内容。这一技能包含在和当事人工作时留意自己的情绪，并培养自己在没有自我防御的情况下忍受和处理令人痛苦或困扰的情绪的能力。当我们也感觉毫无希望时，我们怎么能帮助当事人坚信事情是有出路的？当我们开始感受到我们当事人所体验到的绝望感时，我们怎么能处理好我们自身的情绪呢？

英国精神分析师比昂（Wilfred Bion）把这一过程称作**抱持**（containment）。比昂（例如 Bion，1970）指出，作为正常发展过程的一部分，儿童会防御那些对他们而言非常有威胁的或有害的情绪，并把它们投射到父母身上。比昂认为，儿童或当事人不仅想象这些不可接受的情绪是养育者或治疗师的，他们还会施加微妙的压力来引发他人的一种被分离的感受。例如，当当事人体验到一种难以形容的恐惧感时，这种恐惧感会让当事人分离这些情绪，并以一种微妙的方式引发治疗师的相关情绪。体验到难以忍受的愤怒的当事人，会分离这些情绪并唤起治疗师的相同情绪。比昂的理论也认为，儿童需要他们的父母帮助他们处理那些原始的情绪体验，学会容忍、象征化和意义化这些体验。

儿童或当事人是怎样在父母或治疗师身上引发这些有力量的有时甚至是分裂的感受的呢？尽管比昂没有详细地叙述这种精密的机制，但当代情绪理论和实证研究确实发现：在缺乏意识觉察的情况下，人们也能体验到情绪的非言语部分的现象并不少见；在没有意识觉察的情况下，人们对他人所流露情绪的读取和反应能力是非常惊人的（例如 Ekman & Davidson，1994；Greenberg & Safran，1987；Safran & Muran，2000）。抱持的过程本质上是概念性和情感性兼具的。帮助儿童或当事人把他们的情感用语言表达出来当然是抱持的一部分，而更具有挑战性的内容是父母或治疗师需要加工并设法应对那些被唤起的有力量的情绪。只有这样，才能保证我们自身的情感反应被用来帮助他人调节情绪，而不会使他们偏离得更远（Safran，2012）。

### （六）破裂和修复

特罗尼克（Tronick，2007）及其同事已经证明，在正常的母婴面对面的互动中，两者之间情感一致的时间少于互动时间的 30%，每 3 ～ 5 秒就会发生一次从情感一致到情感不一致再到情感一致的转换。特罗尼克及其同事假设，这种破裂和修复的循环往复过程在婴儿正常的发展过程中扮演着重要的角色，能帮助婴儿形成一种内隐的关系认知，用以表征自我和他人都有能力修复破裂的亲密关系。这一范式提供了一个非常有价值的可用来理解重要的非言语机制的模型，通过这一机制来处理治疗师和当事人关系中不可避免的误解和关系破裂，能帮助当事人改变内隐的关系认知。

关系的**破裂**（rupture）和**修复**（repair）在许多精神分析理论的核心思想中，已然是改变过程的一个重要组成成分（例如 Kohut，1984；Safran，Crocker，McMain，& Murray，1990；Safran & Muran，1996，2000，2006）。这一点在精神分析的思想中由来已久，一直可以追溯到费伦齐

（Ferenczi，1931）。费伦齐认为，治疗师最终会不可避免地因为没有满足当事人的需要而令当事人失望；如果发生了这种情况，当事人会有再次遭受创伤的体验。用建设性的方式修复这些创伤的过程，可以帮助当事人开始把自我中分裂的部分带到治疗关系中。从这个视角来看，随着治疗师开始帮助当事人将他自身带入治疗关系之中，治疗师不可避免的失败提供了一个以真实体验的方式获得**修通**（working through）的机会。

# 第五节　应用评价

## 一、适用人群

没有哪一种治疗方法适合所有的个体，精神分析取向的治疗也不例外。对于某些特定的精神分析干预手段而言，可能尤其如此。例如，由于智力、心理或情绪等因素的影响，一些当事人自我反思的能力非常有限；对于这些当事人而言，诸如解释等提升当事人自我反思能力的干预手段可能就毫无用处。一些当事人会觉得尝试探索移情的行为或者探索治疗关系太危险了。心理混乱或者遭受严重困扰的当事人，会觉得任何探索防御或无意识欲望的尝试都等同于威胁。处于危机中的当事人则会发现，任何领悟导向的治疗都是无意义的，因为他们当下需要的是指导、建构和支持。治疗师对于反移情的自我表露，可能会被一些当事人知觉为威胁或侵犯。精神分析强调潜在的心理动力问题以及人格改变，而不是症状的立即消除，那么它对于那些当下有强烈情绪痛苦、对潜在问题没有兴趣的当事人，也是没有什么作用的。

同样，当进一步考虑到治疗长度、频率这些指标时，很多当事人可能对长程心理治疗没有兴趣，或者没有充足的时间和经济来源投入长程心理治疗中。很多当事人对一周多次甚至是一周一次的治疗都没有兴趣、时间和心理资源。因为以上这些原因，经典的精神分析可能更适合那些神经症水平的（而不是边缘性的或者精神病性的）、自我力量和自我整合水平相对较高的、有自我反思能力的当事人。

但是，如果精神分析以更灵活的方式和更广泛的理论框架来构建，它就会适用于更多的当事人（Safran，2012）。这就需要治疗师理解治疗过程中改变机制的多样性，并开放地使用不同的治疗干预手段（如共情、解释、指导、给予建议、协作问题解决）。尽管总有一些理论纯粹主义者固守精神分析更为严格的界定，但是多元和灵活视角的精神分析取向在北美以及世界其他很多地方越来越成为主流。相应地，越来越多的当事人，不管他们问题的严重程度如何，都能从精神分析取向的治疗中获益，而不用再被北美精神分析曾经非常明显的教条思想所束缚。

## 二、治疗情境

因为精神分析并不是一种特定的治疗模式，而是一种哲学框架，它的理论和技术可以应用在很多的情境中，也可以和其他取向的理论和技术相整合。尽管精神分析在精神保健领域已不如以前那么显赫，但事实上，我们需要认识到，我们许多共有的文化假设都受到精神分析传统的影响（例如无意识的作用、人们会使用防御方式、人们的精神病性症状可以从心理角度解读等）。因此，我们有一种生活在精神分析文化中的感觉。原本是精神分析治疗中固有的很多概念，目前也经常被医院、诊所以及私人机构的治疗师应用于个体、团体以及家庭等各种形式的治疗活动中。

## 三、支持证据

尽管人们对精神分析存在普遍的误解，认为很少或者根本没有实证研究支持精神分析治疗的有效性，但实际上有大量的研究证明了精神分析取向的价值。最严密的证据来自**随机临床试验**（randomized clinical trials，RCTs）的结果，这些试验把其他各种类型的治疗方法作为控制组，并通过实验组和控制组之间的比较，证明了**短程动力心理治疗**（short-term dynamic psychotherapy，STDP）的有效性。近期的元分析结果甚至发现，短程动力心理治疗的效应量等于或大于短程认知治疗（有关综述，请参见 Shedler，2010）。

例如，阿巴斯及其同事对包含 1 431 个当事人的 23 项随机临床试验进行了元分析（Abbass，Hancock，Henderson，& Kisely，2006）。研究中所包含的所有实验组至少持续进行了 40 次会谈，然后把接受不同类型的 STDP 治疗的当事人与控制组（等待组、支持治疗组、"平常治疗"组）进行对比。结果发现，一般症状改善的总效应量是 0.97。尤其令人吃惊的是，这个效应量在长期的追踪中是不断增长的，当事人在结束治疗 9 个月或间隔更长时间之后，其效应量增长到了 1.51。

莱希森瑞和拉邦（Leichsenring & Rabung，2008）对随机对照试验所做的元分析，则提供了一个更令人激动的证据。他们的元分析发现，长程精神分析治疗对诸如人格障碍、慢性精神障碍（至少持续一年）、多重精神障碍或复杂抑郁、焦虑障碍等复杂的精神障碍尤其有效。他们回顾了 1960 年至 2008 年期间发表的包含 1 053 个当事人的 23 项研究，比较了长程精神分析取向的治疗方法和诸如认知行为治疗、辩证行为治疗、家庭治疗以及 STDP 治疗等各种类型的短程治疗方法的疗效。结果显示，长程精神分析治疗在总体结果、目标达成、人格功能调整等方面，都比那些短程治疗更加有效；长程精神分析治疗的效应量更大而且更稳定，这些效应量在治疗结束以及追踪中都有显著的增长。

当然，由于现实和保障方面的困难，长程精神分析治疗的随机对照试验往往很难像在真实世界中的临床实践那样广泛地开展。因为这些局限，很多研究倾向于用更自然的方式来评估长程精神分析的有效性。例如，莱希森瑞及其同事（Leichsenring，Biskup，Kreisch，& Staats，2005）报告了一个自然研究的结果，这个研究包括 36 名来寻求治疗的有慢性精神病性问题（例如抑郁、焦虑、强迫以及非器质性的性功能失调）的当事人，其中大多数具有共病诊断结果。虽然这一研究没有控制组，但是他们采用了另外一项研究的效应量作为参考点。治疗的平均时长为 37.4 个月，平均会谈次数是 253 次。总体而言，在症状的改变、关系问题处理、生活质量提升、心理健康水平以及当事人开始治疗时所提出的目标问题的解决方面，精神分析治疗的效应量都是很大的。这些改变在一年之后的追踪研究中也是稳定的，在某些方面当事人确实有了明显的改变。

　　桑德尔（Sandell）及其同事（2000，2001，2002）在瑞典进行了一项更引人注目的自然研究，他们评估了超过400名接受经典精神分析或分析式心理治疗的当事人的治疗结果。其中，经典精神分析的平均时长是51个月，平均频率是每周3.5次。分析式心理治疗的平均时长是40个月，平均频率是一周1.4次。总体而言，两种治疗都是有效的，并得到了以下三个结论：（1）在结束治疗三年后的随访中发现，接受经典精神分析的当事人在很多方面的结果都要优于分析式心理治疗；（2）更有经验的精神分析师的治疗效果优于正在受训的和经验较少的精神分析师；（3）频率和时长两个变量对于结果有正向的交互作用。

　　总之，越来越多的实证证据支持了精神分析治疗对于一系列精神障碍的有效性。同时，现在的研究也显示，精神分析治疗的影响可以在治疗结束后持续增长，而在认知行为治疗对同等程度的当事人进行治疗的案例中并未发现这一现象。当然，我们也注意到密集式长程精神分析的有效性的证据更多来自自然研究，而不是随机对照试验。由于现实操作的原因，不久的将来也不太可能出现大量的随机对照试验来证明密集式长程精神分析的有效性。但是，没有找到证据并不等于证据不存在。

　　另外，很多支持长程精神分析有效性的自然研究结果，也不应该被置之不理。就像学习心理学的学生在研究方法导论课堂上学到的那样，实证研究不可避免地以牺牲外部效度（真实生活情境中的适用性）为代价来追求内部效度（推断因果并排除其他假设的能力）。想要心理治疗的结果具有现实价值，我们在研究中就必须采用多元的视角，考虑到任何一种研究方法都有其优缺点，进而审慎地评估不同的研究方法所搜集的证据（Seligman，1995）。

## 四、多元文化的适用性

　　精神分析最先是由受过良好教育、遭受过"神经症性"问题的西欧中产阶层提出并发展的，主要目的也是为这类人群提供服务。随着精神分析逐渐成为影响公共精神保健系统的主导理论，它也面临着两难的处境。一方面，受精神分析思想影响的治疗师被安排去治疗不同文化和社会阶层的各种类型的当事人；另一方面，精神分析师所接受的理论前提和治疗干预训练又往往难以满足各种类型当事人的治疗需要。

　　在社会层面，我们致力于建立一个能够容忍多样性的社会，而精神分析理论家和研究者也重视对种族和文化差异的学习与了解，并强调采取具有文化适应性的治疗方法。精神分析视角在心理治疗领域的独特贡献在于，它强调了我们对于种族、文化以及阶层的无意识偏见和歧视在影响我们日常互动中所起的重要作用。我们会不可避免地内化社会歧视，这些无意识的内化态度会影响我们和他人以及自身的互动方式。如果我们在治疗中遇到来自不同文化背景、不同种族的当事人，内在的文化态度就会在当事人和治疗师的移情-反移情过程中不自觉地发挥作用。

　　临床心理专业的学生在其受训过程中，如果偏好使用自我反思式、领悟导向的治疗，那么他们在公共部门工作时会经常感到挫败，因为那里的很多当事人并不是来自偏好自我反思的文化，他们维持正常的日常生存已经疲惫不堪（例如贫穷、社会动荡、身体疾病、无法掌控他们的生活环境），以至于他们认为这种方法和他们完全是不相干的。从治疗师的立场来看，这可能会被理解为当事人的一种防御，从而导致治疗师贬低当事人。虽然治疗师很可能倾向于否认自身的一些体验和品质，如攻击性、性欲、犯罪性或剥削性，但在面对工薪阶层的当事人时，对他们的这些品质却会非常挑剔。当然，治疗师也可能会低估阶层和社会环境对一个人生活的影响，从而对来自动荡不安和经济落后地区的当事人非常苛刻，因为治疗师认为这些当事人不能"把他们自己从束缚中解救出来"，为他们自己选择一种更好的生活（Altman，1995；Gutwill & Hollander，2006）。治疗师的这种态度实际上也反映了一种更具普遍性的社会态度，即把贫穷等同于道德堕落，并因此可能纵容社会系统给予富裕者和中产阶层的特权。

就像本章自始至终所探讨的，现代精神分析的视角并不会特别地把领悟看作唯一或首要的改变机制，而是突出了一系列不同的改变机制的作用，包括共情、新的关系体验和抱持。从这一视角来看，干预方法中的关系意义是很重要的。因此，学习精神分析治疗的学生必须要谨记，心理治疗包括一系列干预方法，如探索当事人的内在体验、提供指导或建议、和当事人一起讨论并形成共同的目标或任务，或者仅仅简单地让自己努力地以一种让当事人信任的方式存在。同时，治疗师也必须能够准确地反映出当事人任何特定的人际互动内部可能具有的关系意义，能够觉察和调整他们自身的情感体验，并不断学习和了解无意识偏见是如何影响自己的工作的。

# 第六节　治疗案例

对于现代短程精神分析取向的治疗，萨夫兰（Safran，2002）曾经描述过的露丝个案是一个很好的示例。作为一个持续的短期精神分析项目，露丝和我（杰里米·萨夫兰）签约了 30 次的治疗会谈。她是一个有魅力的、看起来比较年轻的 52 岁的女性，并已在 16 年前离婚。离婚后，她和很多男人有过短期交往，但基本都因她对伴侣的不满而告终。随着年龄逐渐增大，她越来越担心自己的余生会在孤单中度过。她希望心理治疗能够帮助她理解那些最终导致她感觉不满和没有结果的关系模式。

尽管我一开始对露丝很同情，但很快我就觉得和她保持情感投入很困难，并发现我自己也是在拖延时间直到会谈结束。我意识到露丝倾向于长篇大论地讲故事，强迫式地描述细节，而且她在讲的时候没有感情，像蜜蜂一样一直在嗡嗡嗡，感觉疏远而冷淡。为了努力地理解我们之间到底发生了什么，我尝试以一种巧妙的方式来表达我对她的情感疏离的感受，希望澄清我的体验和露丝所表现出的个性特点之间的潜在关系，以及基于此的内部心理过程。露丝似乎对我的反馈有回应，我们就此也展开了对话。慢慢地，我们之间互动的特点越来越清晰了。露丝能够描述她对于被抛弃的潜在恐惧，这种恐惧使得她经常通过控制自己表现的方式来防御这种脆弱的感觉。她也能够描述对于我的疏离的半意识知觉，而这进一步强化了她以一种无声的独白的方式来处理这种知觉所引发的情感的倾向。

通过这些探索，露丝第一次直接地抱怨说，她感觉到在治疗中并未从我这里获得什么。然而，她在治疗第一阶段的情绪波动并不大，在第 20 次会谈时，露丝更加清晰地感觉到挫败、愤怒和失望。她在会谈一开始就说，她注意到治疗已经过半了，她要求我评估目前的治疗进展以及下一步治疗的计划。在我的鼓励下，露丝最后告诉我，她需要我对她有更多的情感投入，她也不想为了让我对她保持兴趣而试图成为一个更有趣的人。她表达这些需要的能力，促使我能更充分地强调她不被接纳和认可的体验。在这次以及接下来的会谈中，露丝能够在悲伤和痛苦情绪与因没有被我接纳和赞美而受到的伤害之间建立联系。

直接挑战我，并看到我们的关系还能存续的体验，让露丝把绝望感、脆弱性以及依赖性等潜在的情感都带到了治疗中。她在第21次会谈中开始说，尽管她已经甩开了之前会谈中"满腔怒火"的感觉，准备改变自己的生活，但是她觉得自己又沉陷于冷漠的惯性中。然后她给了一个一闪而过的暗示，让我感觉她需要有人帮她摆脱这个惯性。当我问她是否需要我马上帮助她时，露丝开始轻声地哭泣，并说出了她对生活的失望感和挫败感。她向下一瞥的眼光尤其让我印象深刻，我向露丝提到了这一点并问她是否也注意到了。露丝承认她能觉察到自己在看别的地方，她觉得她是想把自己的情绪压抑住，因为她感觉自己正在被同情。在接下来更深入的探索中，她又描述了她对"哭诉和甚至不能够说"的恐惧，以及对未来尴尬的预感和渴望独自待着的愿望。这时，我向她说明了我自己"被排除在外"时的感受以及在她悲伤和痛苦时将我排除在外的方式。这帮助露丝清晰地意识到她害怕被我抛弃的情绪，以及与这种害怕情绪相伴随的、由内心深处而来的啜泣。接下来，露丝含着眼泪探索了她因难以接受自己需要被涵养和关注，而使得自己生命中的那么多时光都是和真实联结相剥离的，也没有从他人处获得支持。然后，她表达了因能和我分享她的痛苦感受和需要而轻松了很多，也表达了这么多年因没有得到她需要的联结和支持而悲伤和失落。

在随后的会谈中，我们探索了露丝对即将到来的因被我"抛弃"而产生的恐惧、悲伤以及由此产生的愤怒情绪。她在第23次会谈时开始谈论她对被抛弃的恐惧。

> 露丝：我有一种被抛弃的恐惧感和失落感，所以我想我要马上停止，将他人都排除在我的生活之外。
>
> 杰里米：在我的心里，我还以为我们只进行了六七次会谈，所以我想在这个时候谈被抛弃这件事。
>
> 露丝：当我开始考虑结束治疗时，这真的让我感到某种恐惧。所以我想这才是真正的我。我想我是真的不愿意自己深深地卷入一段关系中去……但是想要有一段稳定关系的愿望又还在那里。
>
> 杰里米：嗯……我能感受到你内心深处的渴望。［当事人开始哭泣，然后自己停止了。］发生了什么？
>
> 露丝：哦，我觉得很受伤害，然后我理智地想，"在治疗结束时我这么沮丧，太不合适了"。
>
> 杰里米：我并没有觉得不合适。我们已经一起工作了一段时间，已经开始形成一段关系，我的感觉是你已经开始打开自己并信任别人。我们马上要结束了，这真的令人很痛苦。
>
> 露丝：哦，我觉得有限可能就是生活的一部分吧。我离开时你不会管我带着什么情绪，对你而言，就好像"好吧，这真是一个难搞的家伙，就这样吧"，然后你就继续做其他事了。

我们开始讨论处境的不公平性以及露丝对我的愤怒。她不由自主地认为个体在关系中的投入都是不对称的，并且倾向于认为男人不能回报她同样深度的情感。在接下来的会谈中，不公平的主题再次出现。露丝再次忧虑，我会在治疗结束后感到高兴，因为（她坚信）我发现她是令人挫败的和难以一起工作的人。尽管我确实感觉到挫败、无聊并试图远离露丝，尤其是在治疗的初期，但我后来觉得我们的会谈是真实鲜活并且全身心投入的，我越来越能共情到她的两难处境，也越来越能真正地关心她。我挣扎于是否要把我对她的这种情绪的变化告诉她。我暂且什么也没说，相信露丝能够在情感层面体验到我的这种改变，我担心语言的安慰只会让体验变得空洞。

更深入的探索帮助露丝确认了她的担心，这种担心是与我对她的感受有关的，也清晰地表达了她希望我真的关心她的愿望。把这种渴望用语言表达出来不仅没有增强她悲伤的情绪，反而让她对自己冒险表达愿望的能力感到满意。在会谈结束时，因为我不能超过之前约定好的会谈次数而没有主动表达要再见她，这让她再次感到受伤和愤怒。我共情了露丝的情绪并告诉她，我相信她对我感到痛心和愤怒是合理的。

在第 28 次会谈时，露丝谈到她难以相信男人的关心，除非他们极其热情地追求她。具有讽刺意味的是，她也提到有男人会全身心地追求她，最终却无一例外地变成了一个不值得信任的"表演者"（用她自己的话说）。因为考虑到了这种长期存在的模式，所以当露丝开始对我们的关系感觉还不错时，尽管我没有再积极地安慰她，她还是会说"这感觉太好了"。换句话说，露丝感觉好是因为她开始相信她对我俩关系的直觉，而不是因为我说了什么。

最后两次会谈是总结和巩固。露丝感觉有一个关系的新种子开始在心里生根发芽。她能够接受因和我的分离而产生的悲伤情绪以及她对未来的焦虑情绪。除此之外，她也变得越来越乐观，相信她的生活将会有所不同。当然，治疗工作中的各种线索不可能完全融合在一起，有一些主题触碰到了但是并没有深入探索。尽管这在某种程度上是短程治疗的特点，但我的经验是"任何治疗都不可能完全结束"。然而，在有限治疗背景下的结束更凸显了这样一个过程，即我们治疗师会不可避免地体验到我们的雄心壮志（这在经验不丰富的治疗师中很普遍）、生命本身的模棱两可，以及我们理解和控制能力的局限所最终导致的挫败感。

# 第七节　本章小结

精神分析起源于 100 多年前，并且经历了翻天覆地的变化。它变得更加灵活，更不注重权威性，更具实践性，更能满足来自不用种族、文化和社会阶层的当事人的需要。目前也出现了很多尽责而严谨的精神分析研究者，越来越多的证据支持精神分析治疗的有效性。

在相当长的时间里，精神分析在我们的精神保健系统中具有主导地位。但是，从 20 世纪中期到 60 年代末，精神分析开始受到围攻：一边是行为主义治疗流派，一边是"第三势力"人本主义治疗流派。行为主义批评精神分析缺乏科学的合理性，人本主义则挑剔精神分析的机械化、还原主义倾向，认为它缺乏对人性更高尚的部分和人类最基本的尊严的关注。

对于行为主义所批判的缺乏严格的科学证明这一点，精神分析学家当下再次燃起的对于实证研究的兴趣足以说明一切。无论怎样，忽视或低估精神分析超越自然科学之外的层面都是错误的，因为精神分析的这些方面可以被更精确地描述为一门解释性学科、一种生活的哲学、一种批判的理论，甚至是一种艺术。

人本主义批判精神分析缺乏对人性的高尚部分和尊严的关注和肯定，也是很有价值的。很多接受完精神分析治疗的当事人都会有创伤的体验，特别是在全盛期的教条式自我心理学时期，当事人在离开治疗时感觉被撕裂、被客观化、被病态化，而不是作为一个整体被欣赏、被理解。现代精神分析在很多方面都吸收了 20 世纪 60 年代人本主义心理学的更积极、更具创造性以及肯定性的特点。这大大促进了精神分析的发展，并使当事人、治疗师和受训学生都从中获益。

但是，对于精神分析的未来而言，很重要的一点是，不要丢弃弗洛伊德的悲剧式情感——他关于本能和文化之间具有根深蒂固的冲突的信念；他所强调的是承认并接纳生命的艰难、残酷和无礼，而不是依靠虚幻的信念获得安慰。弗洛伊德认为精神分析的目标是"把神经症性的痛苦转换为一般性的人类痛苦"。尽管这样的观点违背了美国人追求乐观、机遇和幸福的理念，但它引导人们注意到我们的文化价值观可能会导致残酷的压迫，如使得那些遭受痛苦的人被边缘化并变得沉默，把他们评判为失败者或者道德低下的人。

最后，我们谈论一件众所周知的趣闻。1909年，弗洛伊德和荣格以及费伦齐横跨大西洋，在克拉克大学完成了一系列演讲（这个事件成为北美接受精神分析的转折点），当荣格兴奋而热情地讲述到美国人对精神分析不断增长的兴趣时，弗洛伊德对他的反应进行了审慎的评估并回应道："他们完全不知道我们带来了一场瘟疫。"（Fairfield, Layton, & Stack, 2002, p. 1）展望未来，很重要的一点是，我们不要抛弃精神分析那些不是很容易被吸收到美国主流价值观里的东西。尽管美国精神分析的影响力曾经如日中天，但这样的成功也付出了代价——它变成了精英的、封闭的以及文化保守的力量。精神分析在现代被边缘化为我们提供了一个机会，促使我们恢复并重建精神分析最初所具有的革命性和文化进步的特点。

## ▼ 推荐阅读书目

Mitchell, S. A., & Black, M. J. (1995). *Freud and beyond: A history of modern psychoanalytic thought.* New York: Basic Books.

McWilliams, N. (2004). *Psychoanalytic psychotherapy:*

*A practitioner's guide.* New York: Guilford Press.

Safran, J. D. (2012). *Psychoanalysis and psychoanalytic therapies.* Washington, DC: American Psychological Association.

## ▼ 推荐阅读案例

The case of "Sophie." In S. A. Mitchell (1993), *Hope and dread in psychoanalysis.* New York: Basic Books.

The case of "Alec." In P. M. Bromberg (2000). Potholes on the royal road: Or is it an abyss. *Contemporary Psychoanalysis, 36,* 5–28.

The case of "Simone." In J. D. Safran (2012). *Psychoanalysis and psychoanalytic therapies.* Washington, DC: American Psychological Association. [Reprinted in D. Wedding & R. J. Corsini (2013), *Case studies in psychotherapy* (7th ed.). Belmont, CA: Brooks/Cole.]

## ▼ 参考文献

Abbass, A. A., Hancock, J. T., Henderson, J., & Kisely, S. (2006). Short-term psychodynamic psychotherapies for common mental disorders. *The Cochrane Database of Systematic Reviews, 4,* CD004687.

Altman, N. (1995). *The analyst in the inner city: Race, class, and culture through a psychoanalytic lens.* Hillsdale, NJ: The Analytic Press.

Balint, M. (1968). *Basic fault: Therapeutic aspects of regression.* Evanston, IL: Northwestern University Press.

Benjamin, J. (1990). An outline of intersubjectivity: The development of recognition. *Psychoanalytic Psychology, 7,* 33–46.

Bion, W. R. (1970). *Attention and interpretation.* London: Routledge.

Bollas, C. (1987). *The shadow of the object: Psychoanalysis of the unthought known.* New York: Columbia University Press.

Bordin, E. (1979). The generalizability of the psychoanalytic concept of the working alliance. *Psychotherapy: Theory, Research and Practice, 16*, 252–260.

Bowlby, J. (1969). *Attachment and loss: Vol. 1. Attachment.* New York: Basic Books.

Bowlby, J. (1973). *Attachment and loss: Vol. 2. Separation, anxiety, and anger.* New York: Basic Books.

Bowlby, J. (1980). *Attachment and loss: Vol. 3. Sadness and depression.* New York: Basic Books.

Brenner, C. (2002). Conflict, compromise formation, and structural theory. *The Psychoanalytic Quarterly, 71*, 397–414.

Breuer, J., & Freud, S. (1893–1895/1995). *The standard edition of the complete psychological works of Sigmund Freud.* (Vol. 2). London: Hogarth Press.

Bromberg, P. M. (1998). *Standing in the spaces: Essays on clinical process, trauma, and dissociation.* Hillsdale, NJ: Analytic Press.

Bromberg, P. M. (2000). Potholes on the royal road: Or is it an abyss. *Contemporary Psychoanalysis, 36*, 5–28.

Bromberg, P. M. (2006). *Awakening the dreamer: Clinical journeys.* Mahwah, NJ: Analytic Press.

Chused, J. F. (1991) The evocative power of enactments. *Journal of the American Psychoanalytic Association, 39*, 615–639.

Chused, J. F. (2003). The role of enactment. *Psychoanalytic Dialogues, 13*, 677–687.

Cushman, P. (1995). *Constructing the self, constructing America.* Reading, MA: Addison-Wesley.

Danto, E. (2005). *Freud's free clinics.* New York. Columbia University Press.

Davies, J. M. (1996). Linking the "pre-analytic" with the post-classical: Integration, dissociation, and the multiplicity of unconscious process. *Contemporary Psychoanalysis, 32*, 553–576.

Davies, J. M. (1998). Multiple Perspectives on Multiplicity. *Psychoanalytic Dialogues, 8*, 195–206.

Ekman, P., & Davidson, R. J. E. (Eds.). (1994). *The nature of emotions: Fundamental questions.* New York: Oxford University Press.

Fairbairn, W. R. D. (1952). *Psychoanalytic studies of the personality.* London: Tavistock/Routledge & Kegan Paul.

Fairbairn, W. R. D. (1994). *Psychoanalytic studies of the personality.* New York: Routledge/Taylor & Francis.

Fairfield, S., Layton, L., & Stack, C. (Eds.). (2002). *Bringing the plague: Toward a postmodern psychoanalysis.* New York: Other Press.

Ferenczi, S. (1931/1980). Child analysis in the analysis of adults. (E. Mosbacher, Trans.). In M. Balint (Ed.), *Final Contributions to the problems and methods of psychoanalysis.* (pp. 126–142). London: Karnac Books.

Freud, A. (1937). *The ego and the mechanisms of defense.* Honolulu: Hogarth Press.

Freud, S. (1912/1958). *The dynamics of transference.* (Standard Edition ed. Vol. 12). London: Hogarth Press.

Freud, S. (1917/1963). *Mourning and melancholia.* (Standard Edition ed. Vol. 14). London: Hogarth Press.

Freud, S. (1923/1961). *The ego and the id.* (Standard Edition ed. Vol. 19). London: Hogarth Press.

Freud, S. (1932). *Introductory lectures on psychoanalysis.* (Standard Edition ed. Vols. 15–16). London: Hogarth Press.

Greenberg, J., & Mitchell, S. A. (1983). *Object relations in psychoanalytic theory.* Cambridge, MA: Harvard University Press.

Greenberg, L.S., & Safran, J.D. (1987). *Emotions in psychotherapy: Affect, cognition, and process of change.* New York: Guilford Press.

Greenson, R. (1965). The working alliance and the transference neurosis. *Psychoanalysis Quarterly, 343*, 155–181.

Greenson, R. (1971). The real relationship between patient and the psychoanalyst. In M. Kanzer (Ed.), *The unconscious today* (pp. 213–232). New York: International Universities Press.

Gutwill, S., & Hollander, N. C. (2006). Class and splitting in the clinical setting: The ideological dance in the transference and countertransference. In L. Layton, N. C. Hollander, & S. Gutwill (Eds.), *Psychoanalysis, class, and politics: Encounters in the clinical setting.* New York: Routledge, Taylor & Francis Group.

Heimann, P. (1950). On countertransference. *International Journal of Psychoanalysis, 31*, 81–84.

Heimann, P. (1960). On counter-transference. *British Journal of Medical Psychology, 33*, 9–15.

Hoffman, I. (2009). Doublethinking our way to "scientific" legitimacy: The desiccation of human experience. *Journal of the American Psychoanalytic Association, 57(5)*, 1043–1070.

Jacobs, T. (1991). *The use of the self: Countertransference and communication in the analytic setting.* Madison, CT: International Universities Press.

Jacoby, R. (1983). *The repression of psychoanalysis: Otto Fenichel and the political Freudians.* Hillsdale, NJ: The Analytic Press.

Klein, M. (1975). *"Envy and gratitude" and other works, 1946–1973.* New York: Delacorte.

Kohut, H. (1984). *How does analysis cure?* Chicago: University of Chicago Press.

Lacan, J. (1988a). *The seminar of Jacques Lacan: Book 1. Freud's papers on technique, 1953–1954* (J. Miller, Ed., & J. Forrester, Trans.). New York: Norton. (Original work published 1975)

Lacan, J. (1988b). *The seminar of Jacques Lacan: Book 2. The ego in Freud's theory and in the technique of psychoanalysis, 1953–1954* (J. Miller, Ed., & S. Tomaselli, Trans.). New York: Norton. (Original work published 1978)

Leichsenring, F., Biskup, J., Kreisch, R., & Staats, H. (2005). The Göttingen study of psychoanalytic therapy: First results. *The International Journal of Psychoanalysis, 86*, 433–455.

Leichsenring, F., & Rabung, S. (2008). Effectiveness of long-term psychodynamic psychotherapy: A meta-analysis. *Journal of the American Medical Association, 300*, 1551–1565.

Main, M. (1991). Metacognitive knowledge, metacognitive monitoring, and singular (coherent) vs. multiple (incoherent) model of attachment: Findings and directions for future research. In C. M. Parkes, J. Stevenson-Hinde, & P. Marris (Eds.), *Attachment across the life cycle* (pp. 127–159). New York: Tavistock/Routledge.

Makari, G. (2008). *Revolution in mind: The creation of psychoanalysis.* New York: Harper Collins.

McWilliams, N. (2004). *Psychoanalytic psychotherapy: A practitioner's guide.* New York: Guilford Press.

Meissner, W. W. (1981). *Internalization in psychoanalysis.* New York: International Universities Press.

Mitchell, S. A. (1988). *Relational concepts in psychoanalysis.* Cambridge, MA: Harvard University Press.

Mitchell, S. A. (1993). *Hope and dread in psychoanalysis.* New York: Basic Books.

Mitchell, S. A. (1997). *Influence and autonomy in psychoanalysis.* Hillsdale, NJ: Analytic Press.

Mitchell, S. A., & Black, M. J. (1995). *Freud and beyond: A history of modern psychoanalytic thought.* New York: Basic Books.

Ogden, T. (1994). *Subjects of analysis.* Northvale, NJ: Aronson.

Pizer, S. A. (1998). *Building bridges: The negotiation paradox in psychoanalysis.* Hillsdale, NJ: Analytic Press.

Racker, H. (1953). A contribution to the problem of counter-transference. *International Journal of psychoanalysis, 34,* 313–324.

Racker, H. (1957). The meanings and uses of countertransference. *Psychoanalytic Quarterly, 26,* 303–357.

Reiff, P. (1966). *The triumph of the therapeutic: Uses of faith after Freud.* Chicago: University of Chicago Press.

Renik, O. (2006). *Practical psychoanalysis for therapists and patients.* New York: Other Press.

Safran, J. D. (1993). The therapeutic alliance rupture as a transtheoretical phenomenon: Definitional and conceptual issues. *Journal of Psychotherapy Integration, 3,* 33–49.

Safran, J. D. (1999). Faith, despair, will, and the paradox of acceptance. *Contemporary Psychoanalysis, 35,* 5–24.

Safran, J. D. (2002). Brief relational psychoanalytic treatment. *Psychoanalytic Dialogues, 12,* 171–195.

Safran, J. D. (2012). *Psychoanalysis and psychoanalytic therapies.* Washington, DC: American Psychological Association.

Safran, J. D., Crocker, P., McMain, S., & Murray, P. (1990). Therapeutic alliance rupture as a therapy event for empirical investigation. *Psychotherapy: Theory, Research, Practice, Training, 27,* 154–165.

Safran, J. D., & Muran, J. C. (1996). The resolution of ruptures in the therapeutic alliance. *Journal of Consulting and Clinical Psychology, 64,* 447–458.

Safran, J. D., & Muran, J. C. (2000). *Negotiating the therapeutic alliance: A relational treatment guide.* New York: Guilford Press.

Safran, J. D., & Muran, J. C. (2006). Has the concept of the alliance outlived its usefulness. *Psychotherapy, 43,* 286–291.

Sandell, R. (2001). Can psychoanalysis become empirically supported? *International Forum of Psychoanalysis, 10,* 184–190.

Sandell, R., Blomberg, J., & Lazar, A. (2002). Time matters: On temporal interactions in long-term follow-up of long-term psychotherapies. *Psychotherapy Research, 12,* 39–58.

Sandell, R., Blomberg, J., Lazar, A., Carlsson, J., Broberg, J., & Schubert, J. (2000). Varieties of long-term outcome among patients in psychoanalysis and long-term psychotherapy: A review of findings in the Stockholm Outcome of Psychoanalysis and Psychotherapy Project (STOPP). *The International Journal of Psychoanalysis, 81,* 921–942.

Sandler, J. (1978). Counter-transference and role-responsiveness. *The International Review of Psychoanalysis, 3,* 43–47. Reprinted in J. Sandler (1998), *Internal objects revisited* (pp. 47–56). London: Karnac.

Schafer, R. (1968). *Aspects of internalization.* Madison, CT: International Universities Press.

Seligman, M. (1995). The effectiveness of psychotherapy. *American Psychologist, 50,* 965–974.

Shedler, J. (2010). The efficacy of psychodynamic psychotherapy. *American Psychologist, 65,* 98–109.

Sterba, R. (1934). The fate of the ego in analytic therapy. *International Journal of Psycho-Analysis, 15,* 117–126.

Stern, D. B. (1997). *Unformulated experience.* Hillsdale, NJ: Analytic Press.

Stern, D. B. (2010). *Partners in thought: Working with unformulated experience, dissociation, and enactment.* New York: Routledge/Taylor & Francis Group.

Stern, D. N. (1985). *The interpersonal world of the infant: A view from psychoanalysis and developmental psychology.* New York: Basic Books.

Strachey, J. (1934). The nature of the therapeutic action of psychoanalysis. *International Journal of Psycho-Analysis, 15,* 127–159.

Sullivan, H. S. (1953). *The interpersonal theory of psychiatry.* New York: Norton.

Tronick, E. (2007). *The neurobehavioral and social-emotional development of infants and children.* New York: W.W. Norton.

Winnicott, D. W. (1956). Primary maternal preoccupation. *Through paediatrics to psychoanalysis.* (pp. 300–305). New York: Basic Books.

Winnicott, D. W. (1958). The capacity to be alone. *The maturational process and the facilitating environment.* (pp. 29–36). New York: International Universities Press.

Winnicott, D. W. (1960). Ego distortion in terms of true and false self. *The maturational process and the facilitating environment.* (pp. 140–152). New York: International Universities Press.

Zetzel, E. (1956). Current concepts of transference. *International Journal of Psychoanalysis. 37,* 369–375.

# 第3章

# 阿德勒心理治疗

迈克尔·马尼亚奇（Michael P. Maniacci）*
劳丽·萨基特–马尼亚奇（Laurie Sackett-Maniacci）**
哈洛德·莫萨克（Harold H. Mosak）***

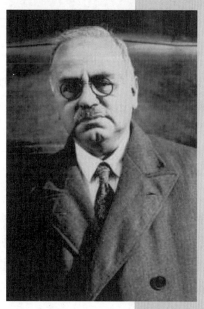

阿尔弗雷德·阿德勒（1870—1937）

———————————
　* 　迈克尔·马尼亚奇，心理学博士，美国伊利诺伊州芝加哥市和内珀维尔市（Naperville）私人机构执业临床心理学家。他还在许多机构从事教学工作，并为多家企业提供顾问服务。曾发表40多篇论文和专著章节，独著、合著和主编5本教材。

　** 　劳丽·萨基特–马尼亚奇，心理学博士，执业临床心理学家，阿德勒职业心理学校（Adler School of Professional Psychology，位于芝加哥）兼职教师和临床督导。在该学校，她主要教授阿德勒治疗理论和阿德勒治疗方法。此外，她还是伊利诺伊州内珀维尔市的私人执业心理治疗师和拉什·科普利心脏研究所康复中心（Rush Copley Heart Institute Rehabilitation Center）的专家顾问。

　*** 　哈洛德·莫萨克，哲学博士，1950年从芝加哥大学获得临床心理学博士学位。1952年和舒尔曼（Bernard H. Shulman）、德雷克斯（Rudolf Dreikurs）共同创立了阿德勒职业心理学校，现任该校杰出服务教授。

# 第一节　理论概要

　　阿德勒心理治疗由阿尔弗雷德·阿德勒（Alfred Adler）开创，他最初将这一治疗体系命名为个体心理学（Individual Psychology）。阿德勒从整体论、目的论、现象学、社会和建构的视角来审视人类的本性。他把人类看作他们所处世界的主动的共同创造者，同时他相信亲社会适应是健康生活的必需品。自卑感、自我中心、恶性竞争与对抗、某些生理易感素质和挫折等，都属于心理病理学关注的内容。心理治疗师需要灵活地、积极地与当事人通力合作，帮助当事人增强自尊，让他们能够以更加平等的观点看待他人，并对生活和他人形成一种更积极、更具建设性的看法。

## 一、基本概念

　　阿德勒最初提出阿德勒心理治疗时，正与西格蒙德·弗洛伊德共事（Hoffman，1994）。虽然如阿德勒自己（Adler，1931/1964b）所言，弗洛伊德对他的影响很大，但他自己很快便提出了与弗洛伊德观点极不相同的概念和假设。阿德勒心理学的基本假设可以归纳为以下 12 个关键原则（Mosak & Maniacci，1999）。

### （一）整体论

　　阿德勒认为，人不应该被分成各种元素。感性与理性、意识与无意识、个体与团体等的划分都是人为的两极化。阿德勒学派的心理学家喜欢先从整体上观察人，而不是把他们分成各种元素（例如，"我的愤怒淹没了我！"）。正因为阿德勒学派从整体上看待个体，所以他们关注人际互动，认为在考察人时需要考虑其所处的社会背景。脱离整体来探讨个体的情绪就如同脱离个体所处的社会背景来评判个体一样，都是毫无意义的。研究应该关注的是社会网络中的整体之人（whole person）。

### （二）目的论

　　阿德勒心理学关注目的。正如亚里士多德（Aristotle，1941）在公元前 350 年首次提出的，人们必须根据下述四个层面来理解一个物体。（1）质料因：它是由什么制成的？（2）动力因：它是怎么形成的？（3）形式因：它的形状是怎样的？（4）目的因：它的目的是什么？

　　虽然许多心理治疗体系注重前三个层面（阿德勒学派也认同这三个层面的重要性），但阿德勒学派特别强调第四个层面。例如，焦虑可从以下几个方面来审视。（1）质料因：心跳加快、手心出汗、呼吸急促、身体出汗。（2）动力因：暴露于可怕的童年创伤情境，易受神经递质 GABA（γ-氨基丁酸）的干扰。（3）形式因：诊断为焦虑症，如惊恐障碍或广泛性焦虑症。（4）目的因：一种对自己和他人释放的承担责任和保持控制的信号。

　　对于焦虑的解释，虽然许多心理治疗体系均认同前三个层面，并有过广泛的论述，但相对而言，阿德勒学派则增加了第四个层面，即保持控制，因此显得与众不同。焦虑的目的在于承担责任以及保持对某事或某人（包括自己）的控制。阿德勒认为，各种情绪都能以近乎相同的方式去审视。例如，爱的终极动因是接近某些事物，冷漠的终极动因是获取权力（如果某个人对任何事情都不在意，那么便很难控制他），憎恨的终极动因是远离某些事物。

### （三）创造力

人们通常被视为行动者，而不仅仅是反应者。就如此前提到的，人类是世界的共同创造者。父母会影响孩子，这一点很好理解，但人们却经常忽视孩子也会影响父母。新生婴儿和家庭动力（family dynamics）彼此互相影响。人们都很清楚其他人是如何影响自己的，但很少有人能够意识到自己是如何影响他人的，其实所有的关系都是双向的（参见前面提到的整体论）。遗传和环境对个体的发展至关重要，同样，儿童对他所处的内部和外部世界的知觉对于其发展而言也是非常重要的。阿德勒学派常常在其著作中提到，没有两个孩子会在一模一样的家庭中成长。因为每个孩子出生后，家庭动力便会彻底改变。后出生的孩子永远也不会知道当老大的感觉；同样，先出生的孩子也不会知道当老小的感觉。

### （四）现象学

虽然理解孩子出生的质料因和动力因很重要，但是知道孩子如何看待自己的诞生同样很重要（通常更加重要）。在了解了孩子对自身处境的认识后，人们会对孩子的世界有深刻的洞悉。许多有天赋的孩子（以外界的标准看来）却认为自己的这种能力是一种诅咒。本章的作者之一迈克尔·马尼亚奇曾接待过一个年轻的当事人。这位当事人称，对具有天赋的运动员来说，体魄强健并非幸事，因为在运动或体育活动中绝不可能毫不费力地取得进步。为了能够有更好的表现并领先他人，他经常感到压力很大。因为他只有拿第一或最优，才不会让别人失望。阿德勒学派确实也认可客观状况，但他们认为主观状况通常更有意义。

### （五）软决定论

阿德勒学派主张软决定论（soft determinism）。硬决定论（hard determinism）明确指出 A 导致 B。非决定论（nondeterminism）则认为事情的发生没有任何外在原因，任何事情都是自由意志的结果。阿德勒学派则倾向于折中的看法：如果某人认同"A 导致 B"的说法，而且"A 导致 B"对他有利，那么 A 通常情况下都会导致 B。软决定论强调影响，而非原因；它讲可能性，而非必然性。换言之，选择并非一定意味着想要（例见 Mosak & Maniacci，1999），因为人们可能会选择一个不一定非常想要拥有的替代品。举例而言，假如房屋发生火灾，我可能会选择跳窗逃生，但这并不意味着我想跳窗。另外，有选择的自由并不总是意味着自由选择。一方面，人的生命有限，因此我们无法从无限的可能中自由选择。但另一方面，虽然生活中有很多限制，但我们依然可以做某种选择（即使它不是最好的选择）。最后，选择、责任和责备需要有所区分。人们需要对他们说过的话、做过的事情负责，尽管有时并不会因为他们没做而受到谴责。人们可能没有意识到自己的选择，但这并不意味着他们没有做出选择。结合之前所详述的假设，人们很容易理解为什么某些人会做出某一选择。在心理治疗过程中，阿德勒学派的治疗师并不会责备当事人，而是指出他们的选择（让他们明白自己做了怎样的选择），然后再给他们指出新的可选项，教给他们可用来执行新选择的新技能，并在治疗中和治疗外给他们提供学习和使用新技能的机会。

## （六）社会场论

和前面提到的整体论假设一样，阿德勒学派倾向于密切关注行为发生的社会场。例如，知道一个人正在哭还远远不够。这个人在哪里哭？和谁在一起？谁是第一个知道他哭的？谁是最后一个？谁不知道他哭了？他的哭对谁的影响最大？这类问题阐明了哭泣发生的场的情况。这个人之所以哭，一方面可能只是因为悲伤难过（动力因），但也可能是因为他能利用哭泣对其他人产生影响（目的因）。哭泣可能会带来什么影响呢？

阿德勒（Adler，1956）曾经提出生活有三个主要的任务，其他阿德勒学派的学者详尽地阐释了他最初的这一构想（例如 Manaster & Corsini，1982；Mosak & Maniacci，1999）。对阿德勒学派而言，生活的三个主要任务是工作、社交和爱，所有的心理病理表现都是个体回避或躲避这些生活任务所致。通过审视当事人承担自己生活任务的状况，心理治疗师就能够更好地理解当事人。

## （七）奋斗动机

在阿德勒心理学中，所谓奋斗动机（motivation as striving）是指人们倾向于由不良情境发展至较优情境。对于不同的人而言，在不同的境况下，不良情境和较优情境的具体所指各异。某个人的不良情境可能是虚弱，较优情境可能是强壮；而另一个人的不良情境可能是胖，较优情境可能是瘦；或者不良情境可能是穷，较优情境可能是富；或者不良情境可能是被别人恨，较优情境可能是被别人爱。

在阿德勒的整个职业生涯中，他经常用不同的词语来描述某一情境（Adler，1956；Ansbacher，1964，1978）。常用来指代"不良情境"的有：自卑、虚弱、被记恨、被忽视、无法胜任工作；较优情境的指代有：优秀、真男人、权力、安全感、自尊、完美、克服、实现。

在阿德勒的早期著作中，他认为人们最先体会到的是不良情境。也就是说，儿童先会感到自卑，然后再努力超越自卑（Adler，1912/2002；Ansbacher，1964）。但随着他的不断思考和经验积累，后来他调换了两者的顺序。在阿德勒的晚年，他认为所有儿童首先都会努力去实现某个目标，只有在受挫后，他们才会感到自卑或者力不从心（Adler，1935/2012b）。应该说，这是一次重大的转变，其意义远远超过了术语本身。阿德勒最初的观点被认为是弗洛伊德紧张降低模型（tension reduction model）的变体——人们能感觉到有一种紧张感必须被释放，但难以意识到这种因力比多被阻断而产生的情绪是什么，阿德勒认为这种能察觉到的紧张情绪源于自卑感。与之相反，阿德勒后来提出的是一个人类天性的发展模型（growth model of human nature）——缓解紧张情绪并不是主要的目的，努力奋斗才是目的；当目标无法实现的时候，人们才会产生紧张情绪（Ansbacher，1964，1977，1978）。

## （八）独特性

阿德勒学派强调人类本性的**独特性**（idiographic）而非**普遍性**（nomothetic），认为个体的特殊性比普遍性更重要。人们患有抑郁症的说法，描述的是人性中的普遍性。但他们如何阐释自己独特的抑郁症状？向谁倾诉？何时何地？他们是容易悲伤还是更易发怒？失落的时候，他们感到寂寞、孤独吗？考虑到现象学、创造力、整体论、社会场论、奋斗动机等诸多假设，人们需要更多具体数据才能有效描述个案。例如，玛丽的抑郁症似乎只在她独自一人或者孩子秋天返校时才会"发作"；简的抑郁症似乎只是当丈夫在场并试图控制她时才会复发。虽然玛丽和简的情况都符合抑郁症的诊断标准，但她们个人独特的属性才是治疗的关键。

## （九）运用

这个概念是上述概念的产物。尽管了解一个人拥有什么很重要，但了解他用所拥有的资源创造出来的东西的"运用"情况，则更加重要。具有**运用**（use）心理的人与具有**占有**（possession）心理的人相比，他们的语言更为积极、复杂，更具指示性。"比尔有一个坏脾气！"反映了占有心理，因为他有一个坏脾气。阿德勒学派倾向于用其他说法来表达这一意思，并予以概念化（McKay & Dinkmeyer，1994；Rasmussen，2010），如"比尔通过发脾气来控制别人"或"比尔通过发脾气来摆脱他不喜欢的事物"等。因此，一些特定的心理过程，如情绪、记忆和认知等，在阿德勒的理论中以一种非常有趣的方式进行了重构。阿德勒学派对一个人有什么样的情绪不感兴趣，他们更感兴趣的是他如何运用这种情绪。同样，虽然一个人记得什么很重要，但阿德勒取向的心理学家却对他为什么记住这段经历更感兴趣（请参考本章后面的"心理治疗过程"部分，了解阿德勒学派如何评估人格）。一些人可能聪明过人，但他们是如何运用自己的聪明才智的，目的是什么，这些才是重点！

## （十）似真行动

人们会构建自己生活的"地图"，然后"像真的一样"（as if，似真）把这些"地图"当作现实的精确表征。阿德勒学派感兴趣的是，人们在多大程度上坚守这些"地图"。事实上，没有什么地图能够比地形本身更重要。同样，当生存面临挑战的时候，地图也就没那么重要了。例如，杰克相信人们总是可靠的、值得信赖的，在大多数情况下这一看法可能非常管用。但有时，他的这种假设也可能会令自己面临受伤的威胁。不过，如果他非常严格地坚守自己的信仰，总是像真的一样进行反应，那么他就是在逃避现实。生活不会向杰克的地图屈服，杰克必须学会让步，或者正视自己过度泛化（overgeneralization）所带来的各种后果。

阿德勒学派倾向于根据人们生活的具体情况去分析他们的地图所带来的实际效果。阿德勒所谓的"生活方式"（style of life），也就是当代阿德勒学派所说的"生活风格"（lifestyle），为研究个体行动的地图提供了线索。生活风格可概括总结为四个主要的组成部分（Mosak & Maniacci，1999；Shulman & Mosak，1988）：（1）自我概念（self-concept）——关于我是谁或不是谁的认知；（2）自我理想（self-ideal）——关于我应该是谁或不应该是谁的认知；（3）世界观——与人、生活以及整个世界相关的看法；（4）伦理观念——与对或错、好或坏相关的观念。

在阿德勒学派看来，个体的各种心理病理现象在一定程度上可被概念化为地形和地图间拟合优度（goodness of fit）的问题。个体的地形和地图间的拟合程度越好，出现功能失调行为的可能性就越低。

## （十一）自证预言

当人们相信自己的地图是"真实的""正确的"或"恰当的"，并据此去行动时，他们会积极地塑造自己收到的反馈。他们收到的反馈在一定程度上只是自己之前发出的前馈机制的副产品。例如，如果他们表现得好像人们都充满敌意，那么他们通常也将得到极不友好的对待，而这似乎又印证了他们的看法。正如阿德勒学派所言，"所信即所见"（Mosak & Maniacci，1998，p. 4）。

## （十二）乐观主义

阿德勒（Adler，1956）明确表示人性是中性的，这与人们通常的说法并不相同。他不相信人的本性是善的，也不像弗洛伊德一样相信人性是恶的。人既有可能是善的，也有可能是恶的，这取决于许多因素（如那些上面已经提及的因素）。正是人性的中性特点，促成了乐观主义的心理治疗观。每个人都可以比过去任何一个时间点上的自己优秀，不论他曾经看似多么沮丧或多么不正常。教育、鼓励、教授新选择、共情、理解、为克服身体自卑而提供有效帮助、领悟力、新技能的习得等，都能使人感觉更好并做得更好。不过，鉴于阿德勒心理学的个体取向，更好的意思是因人而异、因地而异的。希望、信仰和同情对乐观至关重要。如果治疗师不运用它们或不向当事人做介绍，那么当事人常常无法自己发现。

## ■ 二、与其他治疗体系的关系

阿德勒理论为理解人性提供了一个综合的框架，也为推崇阿德勒学派的临床医生所治疗的当事人指明了方向。阿德勒理论和其他理论之间有很多共通性。首先，很多理论的基础和阿德勒学派的假设是相同的；其次，其他理论所运用的许多治疗方法与阿德勒学派所运用的治疗方法具有一致性，不论这些方法是否源自相似的假设。这种共性的解释，令阿德勒理论与其他理论之间有了很多相似之处。这一方面表明，在帮助当事人的过程中，治疗师可以充分吸收基于不同理论取向所发展出来的各种治疗方法；另一方面也说明，阿德勒心理学提供了一种真正整合的综合性理论。下面我们就从多个角度来比较阿德勒理论和其他治疗取向的异同。

如前所述，阿德勒心理学是一个与现象学、整体论、目的论、乐观主义、社会嵌入密切相关的理论，它以一系列的基本假设为基础。这些假设可以被看作阿德勒理论和其他理论共通的丝线，为它和其他理论提供了一个很好的比较基础，这些理论包括认知行为理论、新认知行为理论、焦点解决理论、积极心理学和依恋理论等。

### （一）认知行为治疗与阿德勒治疗

阿德勒是首个现象学取向的认知治疗师（Mosak & Maniacci，1999）。认知行为理论和阿德勒理论一样，都强调人的信念系统与其情绪和行为之间的关系（Watts，2003）。阿德勒学派试图理解当事人的生活信念，这和认知行为理论的目标相一致。认知学派治疗师试图辨别当事人思维中的歪曲内容，例如当事人说应该如何之类的话（这类话语反映了当事人不切实际的期待）。这些应该如何之类的话和阿德勒学派试图辨别的不切实际的自我完美主义信念类似。认知理论不仅重视一个人想什么，也关注他的思维方式。例如，**极化思维**（dichotomous thinking）是认知疗法中很关键的一个概念，指一种将事物分成两种相互排斥类型的倾向。它和阿德勒的**统觉对立模式**（antithetical modes of apperception）的概念很相似，指当事人在上或下、男性化或女性化、全有或全无等方面做出错误的两极化评估和划分（Adler，1912/2002）。

这两种理论在治疗方法上也有很多共同点。认知行为理论和阿德勒理论都注重治疗关系。阿德勒理论与传统精神分析主要的差异之一就在于，他强调在治疗中需要建立稳固的治疗关系，并特别强调治疗关系中的协作、平等和尊重。认知学派治疗师也十分重视稳固治疗关系的搭建。这两种理论都将治疗视为一个教育过程（Watts，2003）。

## （二）新认知行为取向：正念和接纳承诺治疗与阿德勒治疗

正念（mindfulness）与接纳承诺治疗（acceptance and commitment therapy）是新认知取向的理论，在最近的十来年逐渐被人们运用（Hayes，Follette，& Linehan，2004）。这两种理论有相似的基础，也与阿德勒理论存在共性，能够在阿德勒理论框架内运用。由于正念和接纳承诺治疗在本质上都强调认知，它们和阿德勒式思维具有很多共同点，比如认为人们的思维内容和思维方式都会影响他们的行为和心理健康。正念与接纳取向旨在令当事人意识到内外部的刺激因素，并坦然接纳而不是妄加评论。阿德勒学派的治疗师通常致力于发现当事人的负面想法和消极思维模式，并帮助当事人调节这种状态；但正念与接纳治疗却帮助当事人接纳自己目前的思维模式，因为它们只是一些想法而已，不需要做什么调整。这两种取向在这一点上可能会有些许分歧，但两者都致力于帮助当事人增加幸福感、学会做自己最亲密的朋友、从容面对焦虑和自卑感。

接纳承诺治疗的承诺部分（Hayes，Follette，& Linehan，2004）和阿德勒治疗也有共通之处。承诺治疗旨在帮助当事人说出自己想要的生活是一种怎样的状态。经由此举，治疗师可以帮助当事人制订生活规划，进而促使当事人朝着既定目标努力。这种前瞻性的、以目标为导向的方法与阿德勒治疗完全一致。具体而言，阿德勒学派特别重视治疗师与当事人的通力合作，以帮助当事人确定他们想要改变的生命任务（如工作、爱情、社交、精神、个人任务）是什么。

## （三）焦点解决治疗与阿德勒治疗

出于各种原因，当前的心理治疗正逐渐转变为短程治疗（brief therapy）模式。焦点解决治疗（solution-focused therapy）和阿德勒治疗都能很好地与短程心理治疗这一趋势相契合（de Shazer，1988）。它们都以目标为导向，旨在通过一种合作的关系来发现当事人的目标，它们的重点都在于帮助当事人向前发展。阿德勒理论本来就强调目的论，因而注重探究现象和行为的目的。阿德勒学派有时会使用"问句"的方式以发现症状的潜在目的（Mosak & Maniacci，1998），而焦点解决治疗师会经常运用"奇迹问句"（Miracle Question；de Shazer，1988，p. 5）。可以说，虽然德·沙泽尔（Steve de Shazer）并没有引用阿德勒的理论，但他实际上运用了和阿德勒一样的策略。

阿德勒治疗和焦点解决治疗除了都关注当事人的意图外，还有很多其他的相似点。两种治疗理论都对人持有乐观的态度，其关注点都在于发现、强化当事人的长处，也都认为建立一个稳固的治疗联盟具有重要意义。最后，焦点解决治疗还关注未来，阿德勒治疗同样也关注未来；不过，阿德勒学派治疗师还关心现在和过去的情况。他们偶尔也会看一下当事人的过去，为的是弄清楚当事人是如何变成现在这样的，以及过去的经历是如何影响他们现在的动机和目标的。

## （四）依恋理论与阿德勒治疗

阿德勒理论考虑到了依恋在个体发展中的作用，而依恋理论（attachment theory；Wallin，2007）则对它进行了具体的探讨。在儿童早期，个体主要通过与养育者之间的互动，发展有关自我和他人的内部工作模型。依恋理论辨析了具有普遍意义的依恋风格，每种依恋风格都有不同的特点和期望，而这些特点和期望都是在特定情境中总结出来的。尽管依恋理论有时可能带有些许决定论色彩，同时缺乏对个体创新能力的认可，但它却有助于治疗师对当事人生活风格的了解。依恋理论和阿德勒理论都强调社会场的重要性。佩鲁索等在他们的研究中发现，依恋风格和生活风格具有相似的结构（Peluso，Peluso，Buckner，Kern，& Curlette，2009）。

### （五）积极心理学与阿德勒治疗

在过去的十多年时间里，积极心理学（positive psychology）作为一种新兴的、乐观主义的、聚焦优势的心理学出现后，与早期许多信奉医学模型的心理学体系形成了鲜明对比（Carlson，Watts，& Maniacci，2006；Seligman，2011）。积极心理学关注那些与人们生活幸福相关的因素，而不是那些令人们"生病"的因素。积极的情绪、投入的生活、拥有目标感、良好的人际关系等，都是能够增加人们幸福感的重要因素（Seligman，2011）。积极心理学关注个人优势以及那些与生活幸福相关的因素，这一点和阿德勒心理学有很多交叉之处。不过非常奇怪的是，尽管两者之间有相似之处，但积极心理学方面的著作却几乎从未提及阿德勒的观点。阿德勒关注个人的优越之处，他强调对个体的激励和对个体社会兴趣（如归属感以及与他人的合作）的拓展，这些理念均与积极心理学中所重视的因素不谋而合。

# 第二节　发展历史

## 一、先驱

人们通常将阿德勒描述成一个引领时代的人（例如 Ellenberger，1970），他的假设通常超前于他那个时代的流行医学和科学常规（Maniacci，2012）。许多学者已经详细阐述过阿德勒作为先行者的原因（Carlson & Maniacci，2012），我们在这里做一个简要的概括。

阿德勒是一名科学家。他拥有医学学位，也是一名执业医生。最初，他是从一种唯物论、相对强硬的决定论角度来解释个案的。这一视角在他的家乡——维也纳赢得了一些人的认可和关注，其中最著名的是西格蒙德·弗洛伊德。他的这种强决定论，在他 1907 年出版的与器官自卑感相关的第一本重要著作中体现得最为明显（Adler，1907/1917），那时他还是弗洛伊德及其同道核心圈的活跃成员。然而，不久之后他就放弃了这一视角。

阿德勒的阅读非常广泛，而不仅仅局限于医学和精神病学的杂志和出版物。在有关器官自卑感的第一本著作出版之后不久，阿德勒便开始大量阅读和参考人文学科的作品。唯物论视角的逻辑和假设在当时非常盛行，他对此深感不满。实际上，阿德勒在一本著作中曾写道，对他的心理学体系影响最大的是"《圣经》、莎士比亚和歌德"（Adler，1956，p. 329）。在他 1912 年出版的首部心理学教材（Adler，1912/2002；Maniacci，2012）中，他最常引用的两位作者是哲学家尼采和费英格（Hans Vaihinger）。阿德勒致力于寻求一种全新的方法来描述个性和心理学，但与他同时代的主要科学家都无法为他的这种思想提供概念基础，所以他转而寻求其他解决方式。

阿德勒借用了亚里士多德的许多概念，例如人是社会性的动物。他也从亚里士多德那里借用了常识（common sense）、实践智慧（practical wisdom）和终极原因（final cause）等概念。阿德勒从康德及其门徒费英格（Vaihinger，1911/1965）那里，为常识的概念和认知地图理念找到了更多论据。在尼采（Nietzsche，1901/1967）那里，阿德勒借用了权力意志、"病症"（illness）或"疾病"

（sickness）的概念，认为这是人们获得权力和影响他人的潜在方式，同时也借用了记忆的创造性使用这一概念来解释个体行为的目的和理由。

阿德勒也从莎士比亚身上学到许多（Maniacci，2012）。他在很多地方提到了莎士比亚笔下的人物，称赞莎士比亚对人性的敏锐洞察。在提及器官自卑补偿和过度补偿的概念时，阿德勒将莎士比亚的作品作为主要的引证资料之一（参见他对理查三世这一角色的参考，见 Adler，1956，p. 168）。他还从莎士比亚那里学到了人的性格和情境需求之间的不匹配会使人陷入困境的理念。莎士比亚塑造的人物通常都具有极高的道德修养和聪明才智，但他们的缺陷却往往多于优势。例如，奥赛罗是一个忠诚、守信、诚实的人，但他要么过于轻信别人，要么又不够相信别人，从而使他陷入毁灭性的悲剧之中。当他陷入一个自己毫无准备的情境（如遇到一个有意欺骗他的朋友）时，他无法有效应对，这最终导致他垮台。莎士比亚认为，正是人物的性格和具体的情境两者共同作用使其陷入困境，而非只有其中的一种因素在起作用。

最后，阿德勒（Adler，1931/1964b）也借用了弗洛伊德的许多概念。甚至在其生命的最后几年的作品中，阿德勒明确提到他的下述概念或看法得益于弗洛伊德：无意识过程、释梦、猜想、儿童期在人格形成中的关键作用、发展谈心疗法（而在此之前，治疗精神障碍的主要方法仍是躯体治疗）的重要性。

## ■ 二、发展

阿德勒 1870 年 2 月 7 日出生于维也纳，1937 年 5 月 27 日在苏格兰的阿伯丁演讲时逝世。1895 年他获得维也纳大学眼科学博士学位。在医疗实践中，他深刻地意识到人们以失调的方式看待世界将会影响到他们的健康。很快他就转到全科医学，随后是神经病学。一战期间他曾担任奥地利军队的医生，参军前他在政治上非常激进。他参加妇女解放的游行运动，写了与社会医学、劳工健康状况相关的一些文章，为残疾人和穷人发声，并在奥地利全境为穷苦大众建立诊所。他为监狱、医院和疗养院中的人提供咨询。他发表公开演讲，深入学校培训辅导咨询师（guidance counselor）和公立学校的教师对学生进行干预，还开设婚姻咨询诊所。

1902 年的一天，阿德勒接到书面邀请去与西格蒙德·弗洛伊德在某个周三晚上会面，共同探讨与心理学和医学实践相关的一些问题（Hoffman，1994；Orgler，1939/1963）。弗洛伊德是如何知道阿德勒的，至今仍不完全清楚。尽管某些证据表明弗洛伊德曾经将一些患者送至阿德勒那里做评估，阿德勒甚至可能治疗过弗洛伊德的一个亲戚，不过最初的治疗是医学治疗还是精神治疗尚不清楚（如果这些事情确实发生过）。无论怎样，他们见面了，弗洛伊德对阿德勒的印象还很深刻。没过多久，阿德勒就被选为星期三心理学会（Wednesday Psychological Society）的主席［该学会后来改名为维也纳精神分析协会（Vienna Psychoanalytic Society）］，并和弗洛伊德共同主编该学会的期刊。

他们共事了九年，看似友好，但算不上是朋友。阿德勒是早期协会中唯一未被弗洛伊德进行过精神分析的成员。阿德勒从未解释过自己为什么不接受"训练式分析"（training analysis），但这可能是导致他们最终分道扬镳的关键因素。阿德勒在风格和性情上都不同于比他年长的同事弗洛伊德，他的精神分析方式也与弗洛伊德迥异。他邀请患者坐起来，并自由地谈论他们在现实生活中所面临的挑战，而不是让患者斜倚在沙发上自由联想、分析师坐在沙发后面做笔记。他主张提问题，对会谈进行主动建构，并认为在治疗早期尤应如此。但弗洛伊德却认为这种尝试很冒险，因为如果分析师太过直接，潜在的数据污染就可能会发生。阿德勒访谈过夫妻、儿童以及其他家庭成员，他为诊所、监狱和学校里的残疾人提供诊疗服务，并向其他专家讲解他的诊疗方法。即便是受到别人的盛情邀请，弗洛伊德也从未向任何人展示过他的工作，只是在私下里对某些特定人群开展个体治疗。而阿德勒的情况恰好相反，因为阿德勒愿意为任何人提供诊疗服务，包括神经过敏患者、精神病患者以及罪犯等。如果患者没有达到弗洛伊德的诊治标准，他便不会诊治这些患者；而阿德勒却会调整自己的诊疗方法，以便使之适用于某个特殊的个体（Maniacci，1999）。

1911 年，阿德勒和弗洛伊德的诸多差异开始浮出水面（Adler，1956；Ansbacher，1978）。阿德勒的论文、演讲内容与弗洛伊德的工作有了越来越多的分歧，为此还准备召开一场会议。争论的焦点有好几个关键问题，但其中的两个问题变得无法调和。首先，弗洛伊德表达了他的观点，大约一星期后阿德勒也发表了他的看法。弗洛伊德认为女性在生理上劣于男性，她们没有阴茎，这决定了她们不能像男人一样经历恋母阶段。因此，女性的余生在心理上都注定要逊色于男性，人们也不应当信任那些居于领导和权威位置的女性（例如 Freud 1933/1965，p. 119）。阿德勒的妻子是一位受过良好教育、在政治上非常活跃的女性，在她的支持下，她前两个女儿都取得了博士学位（分别是哲学和医学博士）。这使得阿德勒并不认同弗洛伊德的观点（Hoffman，1994）。他认为女性之所以需要更多的精神医疗服务，是因为她们的社会劣势而不是体质劣势，是因为她们无法获得平等的权利和尊重，是因为她们社会地位低下。为了重新平衡她们在社会生活中的权利，女性才发展出一些精神病性症状。她们只有通过这些症状，才能体验到某种权利和控制感。弗洛伊德不能接受阿德勒的这种看法。

其次，弗洛伊德认为压抑是人性不可缺少的机能，只有经过压抑，人们才有希望一起活下去。人在本质上是动物，没有了压抑，人们将自相残杀。阿德勒并不赞同这一点。他认为人们只有在拒绝接受社会生活的逻辑，并无法使用自己的驱力与他人合作时，才会需要用到压抑。如果人们赋予生活以正确的意义、接受教育，学会恰当地调节自己、学会合作、富有同情心，那么人们就不一定要与自己或他人发生冲突。冲突的发生并非因为人是动物，而是因为他们的受教育程度低，没有充分理解事物。如果他们受到了热情、尊重和公平的对待，那么他们就会变得成熟，并最终成为有益于社会的积极分子，社会也将从中受益。

最终，星期三心理学会的成员举行了投票，阿德勒败给了弗洛伊德。学会宣布，阿德勒的观点与弗洛伊德的观点无法共存，于是阿德勒辞去了学会主席和共同主编的职务。经过一番激烈的争论，阿德勒的追随者们被告知，因为他们将选票投给了阿德勒，他们也不再受欢迎。同时，阿德勒全新小组的成员（那时正在形成之中）也不可以再加入弗洛伊德的小组。这样，两派间的裂痕正式明朗化。

于是，阿德勒及其追随者组建了自己的团队，并考虑要给它起个名字。他们一开始选择了个性心理学（Personality Psychology），但很快就放弃了，因为其他的人早就已经用了这个名称。他们也尝试过整体心理学（Holistic Psychology），但另一个新团队也已经用了**整体**这个词（这个团队出现在德国，团队成员是著名的完形心理学家）。最终，他们将团队命名为自由精神分析研究会（Society for Free Psychoanalytic Research），尽管没有人非常清楚自由在这里的真正意义（当时的人们指出，自由可能暗指脱离弗洛伊德）。当弗洛伊德得知这一消息后，他表达了强烈的反对，因为他想让**精神分析**（psychoanalysis）一词专属于他的团体。阿德勒最终做出了妥协（可能是最后一次妥协），将团队命名为个体心理学（Individual Psychology），其灵感来自拉丁词语 *individuum*，意思是不可分割的，是整体论（holism）的近义词。但不幸的是，这种叫法经常被人误解为是个人的（individual），而这正与阿德勒最初的想法相悖。不过，这一叫法后来也就延续了下来（Maniacci，2012）。

阿德勒继续着他已经开始的领先于弗洛伊德的工作。阿德勒有社会宣传意识，积极主动，他广泛发表演讲，也经常出版著作，并在世界各地开设培训中心。阿德勒和他的追随者们还设立了诊所，广泛开展团体治疗、儿童指导、家庭治疗、夫妻治疗，并为公众撰写自助书籍，从而使心理学的知识得以持久应用，并尽可能早地传播给尽可能多的人。

## 三、现状

从当前形势看来，阿德勒心理学呈现出了有活力、创新和前瞻的特点，这在当今许多阿德勒学派心理学家的工作中都有所体现。这些工作包括提供培训和继续教育的机会，也包括将阿德勒理论融入咨询、治疗以及其他诸如全面健康之类的领域中。

目前，芝加哥、明尼苏达、华盛顿和旧金山都有阿德勒学院，它们都提供有关阿德勒理论的硕博士学位和博士后训练。北美阿德勒心理学会（North American Society of Adlerian Psychology, NASAP）是一个通过会议和简报提供持续的培训机会、促进临床合作以及培养同道情谊的组织。它也出版阿德勒季刊——《个体心理学杂志》（*Journal of Individual Psychology*），这本同行评议期刊涵盖临床工作和教育领域所用到的与阿德勒原则、技术相关的研究报告和论文。各种其他的阿德勒培训材料也大量存在，如亨利·斯坦（Henry Stein）所编的《阿尔弗雷德·阿德勒临床作品汇编》（*Collected Clinical Works of Alfred Adler*），乔·卡尔森（Jon Carlson）制作、美国心理学会发行的系列培训视频（视频的完整列表参见 Carlson, Watts, & Maniacci, 2006, p. 280）。莫兹齐兹、佩鲁索和里斯基（Mozdzierz, Peluso, & Lisiecki, 2009），以及拉斯姆森（Rasmussen, 2010）最近分别出版了著作，将阿德勒的理论和治疗与该领域目前的研究进行了连接。强烈推荐读者阅读这两本书。

全面健康（wellness）是阿德勒学派的心理学家不断著书论述，并持续关注的另一个相关领域。对全面健康——个体的躯体、心理以及社会健康的浓厚兴趣一直都是阿德勒心理学家帮助他人的驱动力。如阿德勒学派心理学家托马斯·斯威尼已经开发出了 WEL 和 5F-Wel 评估工具来衡量一个人的全面健康程度（Thomas Sweeney, 2009, pp. 36-43）。这些评估工具的开发基础是阿德勒心理学和关于健康、生活质量以及长寿的跨学科研究。本章作者之一劳丽·萨基特－马尼亚奇一直在为来自芝加哥附近的拉什·科普利心脏研究所（Rush Copley Heart Institute）的心血管病人举办半结构化的小组活动。该小组专注于健康、疾病调适、改变不良的行为以及提高压力管理技巧等。这是她在芝加哥戴尔蒙头痛诊所（Diamond Headache Clinic）对其首个内科病人所开展的研究工作的延续（Sackett-Maniacci, 1999）。这项研究考察了慢性偏头痛患者的生活风格，为该领域的治疗提供了参考。

# 第三节　人格理论

## 一、理论概述

阿德勒心理学是从生活方式或目前更普遍的称谓**生活风格**（Ansbacher, 1977）的角度来描述人格的。首先，让我们来明确几个相关的概念。

**气质**（temperament）是指孩子与生俱来的特性，这主要与遗传有关。专家们曾经争论过到底有多少种气质，但现在能确定的是人类生来就具有某些禀赋。这些气质可以通过学习和社会化过程而迅速发生调整与改变。

**人格**（personality）可以定义为儿童在社会化过程中所形成的一系列特质和特点。人格是在个体的气质倾向和童年早期经历的基础上形成的。

**生活风格**（lifestyle），按照阿德勒学派心理学家给它的界定，指的是为了在生活的社会环境中找到一席之地，而对人格、特质、气质以及心理和生理过程的**运用**。

正如前面提到的那样，某个人可能**具有**（have）一种害羞的气质，但阿德勒学派的心理学家最感兴趣的是这个人如何**察觉**（perceive）到这点以及如何以一种对社会有用或无用的方式来**运用**（use）自己的这种气质。如前所述，生活风格和依恋理论之间的具有很重要的关联（Peluso et al., 2009）。个体可能认为只有做一些有助于找到自己位置的特定事情，才能找到归属感。如果他们逐渐相信了这种说法，就会像真的一样采取行动（Dreikurs & Soltz，1964）。例如，卡尔可能会觉得为了找到自己的位置，他必须成为老板。他用自己魁梧的身材、气势雄浑的声音和积极进取的天性，坐上了管理者的位置。如果受到鼓舞，那么他可能会成为领导；如果受到阻挠，那么他可能就会变成恶棍。恶棍和领导两者可能具有相似的生物学倾向、人格特质和个性特征，只是一方以有益于社会的建设性的方式运用这些特性，而另一方相反而已。

影响生活风格发展的因素有很多（Mosak & Maniacci，1993，1999；Powers & Griffith，1987；Shulman & Mosak，1988），下面简要概述其中的一些影响因素。

### （一）活跃度

在影响生活风格的诸多因素中，阿德勒（Adler，1927/1957，1956）常提到**活跃度**（degree of activity），并指出活跃度一部分是学习的结果，一部分是气质的产物（可能是内分泌功能，这大概是他1927年时提出的观点）。有些孩子就是比其他孩子要活泼。孩子与其照看者在活跃度上的匹配情况至关重要，匹配不好就会出现问题。如果活跃度低的父亲或母亲搭配了一个非常活跃的孩子，这种搭配可能就不是最好的选择。孩子在童年时期所展示出来的活跃度，通常能表明他们成年之后有多少精力去解决日后所遇到的问题。

### （二）器官自卑

有些孩子天生存在使其自卑的器官系统。此时，补偿法则将从以下三个方面展开（Dreikurs，1967；Maniacci，1996b）：

（1）躯体补偿：一个器官系统将取代另一个。例如，一个肾变得非常活跃，以弥补较弱的那一个。

（2）交感补偿：身体可能会改变它移动、就座、躺卧的方式，从而不自觉地保护较弱的身体部位。跛行就是这样的一个例子，为的是适应较弱的腿。

（3）精神补偿：大脑或心灵可能会形成某种信念体系，即过分强调或不那么强调某些身体功能。一个视力不好的人可能会变得非常专注于视觉刺激，并成为一名画家。一个有内翻足的人可能会变成世界级的运动员，例如英国贵族诗人拜伦就是如此。

器官自卑会影响生活风格的发展。它可以通过补偿法则（Adler，1956）直接塑造生活风格，也可以通过父母、兄弟姐妹、养育者以及其他人的认知和态度产生间接影响。有些人可能会给孩子某些特殊待遇，这样的做法会影响孩子生活风格的形成和发展。

### （三）出生顺序和同胞关系

阿德勒（Adler，1920/2012a）讨论过孩子的出生顺序问题。他区分了五种位置，即独生子女、老大、老二、年龄居中的孩子、老小，并介绍了每个位置的特征属性。例如，独生子女往往是完美主义者，老大是领导者，老二是反叛者，中间的孩子是取悦者，老小是寻求关注者。许多学者（包括一些阿德勒学派的心理学家）已经在他们出版的畅销书中描述过出生顺序的作用（Forer & Still，1976；Leman，1985）。对于阿德勒心理学中出生顺序概念的功用问题，人们一直争论不休，甚至许多阿德勒学派的心理学家之间也存在分歧（Shulman & Mosak，1977）。但同胞关系还是至关重要的，即便他们并没有完全遵循传统出生次序所界定的角色。父母对生活风格的发展至关重要，兄弟姐妹的作用也同样重要，有时甚至更加重要。那么究竟为什么呢？这并不神秘。因为孩子往往会花更多的时间与兄弟姐妹在一起，这将影响他们做出的许多选择。兄弟姐妹关系以及孩子童年时期的角色，通常也能反映出他们日后成年时在许多不同的情境和角色中的状态。

### （四）家庭价值观念

家庭成员的价值观念会影响生活风格（Powers & Griffith，1987；Shulman & Mosak，1988）。一般而言，价值观念主要有三种：母亲观念、父亲观念和家庭观念。当然，可能也还存在其他类型。

母亲观念的持有者是母亲或承担母亲角色的人，父亲观念的持有者是父亲或承担父亲角色的人。两种价值观念都很重要，但两者并不一定有交集。这是什么意思呢？如果母亲看重教育而父亲不看重，那么对于是否接受母亲的价值观念，孩子通常有某种自由感。如果他们接受母亲的观念，那么他们能够顺应母亲的想法；如果他们不接受母亲的观点，那么他们仍然有父亲可以依靠。家庭观念是父母双方都接受的观念，这种观念具有强制性。接受家庭观念意味着孩子能够与家庭中关键的权威人物和谐相处；而如果孩子不接受家庭观念，那么他在家庭中将会孤立无援，也将无法依附于家庭中的任何一个关键人物，这就等同于孩子根本无法与家人和谐共处。孩子在儿童期接受或拒绝的家庭价值观念，通常在其成年期会变成我们现在所称的**心理社会应激因子**（psychosocial stressors）。

### （五）家庭氛围

每个家庭都有一种情感基调（Dewey，1971）。那些在情感方面更加敏感、明智的家庭，与那些在情感方面更加冷酷、疏远或敌对的家庭相比，两者可能拥有完全不同的家庭氛围。儿童对家庭氛围的反应，通常会影响其成年时心境的形成（Powers & Griffith，1987）。虽然成人的心境可能会是气质、遗传、整体健康和营养的产物，但它通常也是对其儿童期所感知到的家庭氛围的一种反应。例如，儿童感知到一种敌对的、不可预测的家庭氛围，可能会促使其成年后养成一种焦虑的、自我抑制的心态，当然前提是他们认为这种状态是应对未来的最佳方式。

### （六）父母教养方式

阿德勒学派的心理学家早就写过有关父母教养动力方面的文章。几十年来，专制、民主和溺爱的教养方式对孩子的生活风格可能带来的影响已被证实。在一般情况下，阿德勒学派的心理学家主张以一种民主的方式养育子女，因为他们认为这种方式会促使孩子形成有归属感、易于合作的特性，也有助于形成有益的亲密关系，而这些特性和关系在阿德勒学派心理学家看来对社会都是至关重要的（Dreikurs，1971；Dreikurs & Soltz，1964）。

当然，除了家庭因素，学校、宗教、经济、同伴以及文化等其他因素对生活风格的形成也很重要。当阿德勒学派的心理学家评估生活风格时，也就是进行众所周知的**生活风格面谈**（lifestyle interview）时，这些因素以及其他可能的因素都会被询问到。评估完这些因素后，治疗师在当事人的配合下就能建构起当事人生活风格的核心结构。当事人表达出的自我概念、自我理想、世界观和伦理信念，有时可以用简短的方式概括如下："我又矮又弱"（自我概念）；"我应当变得高大强壮"（自我理想）；"这个世界如此艰难，只有真正的男人才能生存下去"（世界观）；"做最优秀的人比被别人打败强"（伦理信念）。在阿德勒学派的著作中，这种生活风格被描述为优势寻求者的生活风格（Mosak & Maniacci，1999）。

当自我概念达不到自我理想的标准时，自卑感就会产生；当自我概念达不到世界观的标准时，自责感通常会接踵而至；当自我概念达不到伦理信念的标准时，内疚感就会迸发而出。过去人们的这些反应被描述为情感，但实际上，它们仅仅是现实有悖于信念的结果。各个信念之间缺乏一致，会令人感到痛苦，这是一种主观上的痛苦感或某种形式上的不适。个人如何弥补或无视这些不一致，对生活风格的形成非常关键（Mosak & Maniacci，1999）。

一个人被鼓励得越多，他以有益于社会的方式处理不适的概率也将越大。一个人被贬损得越多，他出现心理疾病的可能性就会越大。不过，即使是阿德勒学派的内部，也经常误解这一关键点。每个人在生活信念上都有某些不一致的地方，这很正常，没有人能永远符合他自己的期望。当有不足时，他是如何应对的，这才是问题的关键所在。

人们期望有所归属，期望与他人建立某种亲密的关系。因为我们是社会性动物，所以依恋就等同于生存。孩子们可能察觉到也可能察觉不到他们应该如何建立依恋或者归属关系，但只要他们受到鼓励，不管有没有自卑感，他们都会找到自己的位置，而且通常会以一种健康、富有成效的方式去应对生活的各项挑战。

## 二、主要概念

阿德勒学派的心理学家喜欢使用简单的语言和概念。阿德勒心理学不是"深度"心理学，而是希望像"呼吸"一样自然（Powers & Griffith，1987，p. 5）。它没有深入挖掘任何一种观点或发展阶段，而是选择纵观各类情况和进程，以找出生活的模式和主题。生活风格为人们生活中不断重复经历的模式提供了蓝本，这一点在阿德勒心理学所探讨的概念中有所体现。

### （一）常识与私人逻辑

阿德勒认为，思维可分为两个类别。**常识**（common sense）反映了社会共有的思维，也反映了他人也认同的思维，它是通过互动和交流习得的。人的**私人逻辑**（private logic）能使其拥有与众不同的思维。这种思维是无法共享的，最多在小团体内部，通常最常见的小团体是（但并不总是）以家庭为单位的。常识几乎总是以文字和语言为基础的，私人逻辑可以以语言为基础，但最常见的还是态度上的、个人的或感觉上的。在阿德勒（Adler，1956）宣称人们知道的东西比他们所认为的要多时，他具体指的就是私人逻辑。人们知道自己是凡人，不好的事情可能而且也确实发生在自己身上，这仅凭常识就可以做出判定。而对许多人来说，在他们的私人逻辑里，他们认为自己是与众不同的、可以免遭厄运的，因此他们更愿意冒险。在阿德勒（Adler，1912/2002）的最初构想中，他强调一个人所具备的常识水平是其整体心理健康程度的反映。一个人所具备的常识越多，其整体适应就越好，认知地图与地形就越匹配。然而，当阿德勒理论逐渐成熟之后，他发现仅仅如此是不够的。

### （二）社群感

**社群感**（community feeling）是一个很重要的概念（Ansbacher，1992b）。社群感有时指**社会兴趣**（social interest），此处指的是以一种合作、平等的方式归属于社会、团体的感觉（Mosak & Maniacci，1999）。拥有社群感的人身处社会时会觉得如同在家一样，就好像他们属于那里似的。他们尊敬别人，待人公正。他们意识到自己归属的方式不应该妨碍他人找到自己的位置，他们会找到一种共存的方式。据阿德勒观察，常识可能会是不道德的。某个社会群体看似正常的事情，可能在整体上是不恰当的（他在评论德国备战第二次世界大战时讲到）。社群感和社会兴趣使他的理论成为检验常识是否具备潜在危险的方法。尽管常识促进了对此时此地的适应，但社群感能让所有人在任何时刻都拥有更好的感觉。这个概念也表明，不能由任何特定的文化或时代来界定什么是好的，我们必须将人类作为一个整体来看待。

### （三）理性

**理性**（reason）是阿德勒心理学中的一个有趣的概念。阿德勒认为智力是解决问题的能力，但只有包含人性成分、对他人及其幸福的关心在内的智力才是理性（Adler，1928/1964a）。有些人很聪明，但缺乏理性，因为他们的智力并没有用来为更大的利益服务，他们缺少社群感。

### （四）生命任务

**生命任务**（life tasks）是人们开展活动的主要舞台（Adler，1956）。个体为了找到自己的位置，必须工作、融入社会、恋爱。通常情况下，在西方文化中，工作是人们所面临的最简单的原始生命任务，它所需要的社群感最少。而社会化或者社会任务，却需要个体具备更多的社群感。爱和亲密的行为对社群感的要求最高。那些陷入心理困境的人，通常会首先在与爱相关的任务中表现出种种困难。

### （五）保护性操作

**保护性操作**（safeguarding operations）是人们用来逃避生命任务的机制（Adler，1956；Mosak & Maniacci，1999）。由于对生命、自我以及它们之间相互作用的错误认知，人们可能会表现得那些生命任务似乎只能以一种特定的方式才能得以满足。格里可能会认为只有自己是对的，自己才会有归属感，并功能良好。只要人们说她是对的，那么她就感觉一切都很好。当人们否定她时，问题就可能会浮现出来。她可能会找借口、生病、逃避、感到害怕，于是她必须重新安排生活，使之达到她的要求。精神分析学家一般会将这种保护性操作定义为**防御机制**（defense mechanisms）。

### （六）压力

**压力**（stress）可以定义为一个人对自己在世界中的位置的怀疑（Mosak & Maniacci，1999）。一方面，人们仅仅因为生理原因就可能疲惫不堪；而另一方面，当人们的生活风格看似与地形不匹配的时候，人们也会有压力。此时，他们的认知地图不足以涵盖整个地形。

### （七）无意识

**无意识**（unconscious）在阿德勒心理学中更多被当作动词而非名词使用。考虑到整体假说，阿德勒学派并不看重意识和无意识过程之间的差异，而是认为虽然人们可能会没有意识到自己在做什么，但带有想法或冲动的"无意识之地"并不存在。通常情况下，他们意识不到自己在做什么，是因为他们从来没有反思过自己的行为。眼睛能看到一切，却看不到它本身。俗话说，人们大多是通过非言语的方式习得自己的生活信念的。某种生活风格很少是从一次创伤经验中形成的，在大多数情况下，它是在比较长的时间内经过不计其数的影响、经历和互动而习得的。通常人们记得的某件小事可能并不具备太大的意义，但生活中人们所遇到的所有事件及其之间的不断互动，却会构建起人们的生活模式和认知地图。

### （八）运转

**运转**（movement）是阿德勒学派的心理学家经常使用的词语。它指的是人的行为，但又远不止这些。判断一个人意图的最好方式就是看他的行为举止，但运转也有意向的含义。阿德勒学派的心理学家注重思维、情感和行为，但阿德勒心理治疗首先感兴趣的是动机的调整，而不是简单的行为矫正或感受和情绪上的变化（Manaster & Corsini，1982）。

# 第四节　心理治疗

## ■　一、心理治疗理论

阿德勒理论具有一致性和统一性。在该理论持续发展期间，它的基本假设鲜有变化。虽然从基本假设导出的假定可能会改变，但这也很常见。例如，与社会场论有关的基本假设并没有改变，而且已经得到不同学科的大力支持。但是，社会场概念的**意义**已经发生了变化。在阿德勒所处的时代，同性恋被人们认为是一种精神疾病（Adler，1978；Ansbacher，1978）。如今，阿德勒学派的心理学家意识到这种观点是错误的（Chandler，1995）。即便阿德勒学派的心理学家对同性恋的看法已经改变，但人们需要理解社会场，并以一种鼓励的、平等的方式将人们的行为放在社会场中考虑的基本假设并未改变。了解人们是如何对待彼此的，教他们以合作的、公平的、富有同情心的、鼓励的方式对待他人，而不管他是不是同性恋，这在当代以及阿德勒所处的时代都是非常重要的。

虽然基本假设没有改变，其描述也具有一致性和明确性，但治疗的过程却在不断演变（Carlson，Watts，& Maniacci，2006；Kopp，1995；Mozdzierz，Peluso，& Lisiecki，2009；Oberst & Stewart，2003；Sperry，1989，1995；Sweeney，2009）。某种特定文化中的人和情境随着时间在不断变化，阿德勒学派心理学家的行为以及行为方式也在不断调整和变化。这是 1911 年弗洛伊德和阿德勒争论的焦点之一。因为弗洛伊德将自己的理论与当时的科技联系在一起（即蒸汽机和牛顿物理学）。当科技发生改变时，精神分析理论也随之发生改变，但他的分析技术却没有变化。经典精神分析还是保持原样。如果患者不适合这种系统，那么他们就不能接受经典精神分析的治疗。阿德勒的理论并没有与当时的科技相联系，所以他的治疗体系并非一定要改变其隐喻或概念（Kopp，1995；Maniacci，2012）。他会改变自己的理论以适应患者的需求，如今的阿德勒学派基本上也是如此。尝试概述阿德勒心理治疗是比较困难的，因为它与个案的联系非常紧密（这是该理论的特性）。尽管如此，下述六个常见因素可概括为阿德勒心理治疗的目标（Mosak & Maniacci，2011）：（1）培养社群感；（2）减少自卑感，进而减少精神症状；（3）调整生活风格，使之更具适应性、灵活性和亲社会性；（4）改变错误的动机和具有破坏性的价值观念；（5）鼓励平等，接纳自己和他人；（6）帮助个体成为能为社会做贡献的人。

在医学模型中，诊断通常与治疗本身并不相关。但阿德勒学派的心理学家并不反对使用《精神障碍诊断与统计手册》（DSM-Ⅳ；American Psychiatric Association，2000）中的多轴系统，他们甚至撰写了大量的论著来论述如何实现传统精神病学的个案概念化和阿德勒式的个案架构化之间统一的问题（Maniacci，1999，2002；Maniacci & Sackett-Maniacci，2002；Sperry，2002）。

DSM-Ⅳ五轴的定义分别为：轴Ⅰ——临床症状和疾病；轴Ⅱ——人格障碍；轴Ⅲ——身体状况；轴Ⅳ——心理社会应激因子；轴Ⅴ——社会功能总体评估。

在轴Ⅰ上，典型的诊断可能是情绪障碍，这是一种慢性的、轻度到中度的抑郁症。轴Ⅱ上可能会是依赖型人格障碍。在轴Ⅲ上，个体可能有一条腿骨折了，限制了其运动。轴Ⅳ上可能会出现心理社会应激因子，如新近离婚事件加速了情绪障碍的发生。轴Ⅴ采用总体功能评定（GAF）量表，量化个体在工作和社会领域的总体功能，得分在 1（非常低）至 100（非常高）之间。典型的诊断记录可能是这样的：轴Ⅰ——情绪障碍；轴Ⅱ——依赖型人格障碍；轴Ⅲ——左胫骨骨折，糖尿病（不同医生的诊断）；轴Ⅳ——刚刚离婚；轴Ⅴ——当前 GAF 得分 45（严重损害）。

与此相对，阿德勒式的个案架构会以下述方式展示：轴Ⅰ——安排方式；轴Ⅱ——生活风格；轴Ⅲ——器官自卑；轴Ⅳ——心理冲击；轴Ⅴ——生命任务的反映。

具体案例可能如下所述：一个名叫希拉里的人觉得自己为了拥有归属感，她需要他人（轴Ⅱ）。这种观点是从她的原生家庭中学到的，也源于她在儿童期就患上了糖尿病。没有别人的帮助和支持，她的需求无法得到满足，并可能会死去（轴Ⅲ）。她还碰到了一个自己毫无准备的情形，即阿德勒（Adler，1956）提到的心理冲击，她的丈夫因为另一个女人而将她抛弃（轴Ⅳ）。没有了丈夫的帮助，她试图修理家中的物品，但却摔断了腿（轴Ⅲ）。这件事强化了她为了生存下去而对他人的需要感（轴Ⅱ）。不知不觉中，她很愤怒，也在生闷气（轴Ⅰ）。堂而皇之地发脾气可能会让她的前夫甚至是自己的父亲对她更加敬而远之，所以她必须闭上嘴巴，自己生闷气。这样做是有目的的——她的情绪障碍"安排"她的成年子女靠近她，也使她的前夫难堪。结果，她获得了她所需要的支持，也让前夫很难堪。她希望如果前夫感觉坏透了，就可能会回来找她。她在生命任务中的机能已经显著下降（轴V）——她无法工作；她不再参加应酬，除非有人来拜访她；而且，她对男人也已不抱什么希望了。

这样的个案架构化，允许阿德勒学派的心理学家与不同学科、不同理论的专业人士交流。虽然 DSM 的语言和多轴系统并不完美，但它们可以促进更多的沟通以及团队合作，也有助于治疗计划的形成。阿德勒学派的心理学家会综合他们的理论和 DSM 的诊断系统以筹划接下来的安排。一个全面的治疗计划会是这样的（Carlson，Watts，& Maniacci，2006；Maniacci，1999）：（1）危机平复；（2）医疗和躯体干预；（3）短期目标；（4）长期目标；（5）辅助服务（ancillary services）。

一级的干预措施旨在处理最重要的危机——例如，杀人或自杀的意念。这些一级干预措施通常旨在解决轴I上存在的重要问题。二级干预措施针对的是轴I和轴III。任何潜在的医疗或躯体干预可能必须由医生或其他医疗保健提供者完成。三级干预通常是短期性的，旨在提供紧急救援，缓解当事人的疼痛和不适。实现该目标最有效的方法是释放轴IV的动力。如果当事人学会更高效地应对自己的应激因子（冲击），其依靠轴I的安排方式以应对应激因子的需求就会弱化。四级干预措施指的是长期目标，通常旨在调整轴II上发现的关键的生活风格问题。这可能需要一段时间，但如果医生没有努力采取某种缓解症状的措施就试图解决这些问题（通过采取一些针对轴IV的干预措施），那么当事人中断治疗和出现沮丧情绪的可能性会增大。此处通常会用到更传统的干预方法，如分析、领悟以及解释。五级干预称为**辅助服务**，因为这些服务包含传统意义上的心理治疗之外的一些额外服务，如学业问题辅导、向神职人员咨询精神问题、为物质滥用问题提供 12 个阶段的支持小组服务，以及心理、职业或神经心理测试。所有这些都旨在进一步增强轴V的作用，改善生命任务的状况，从而使当事人能够更好地为未来的各种挑战做好准备。

## 二、心理治疗过程

阿德勒心理治疗一般分为四个阶段（Dreikurs，1967）。在实际使用中，这四个阶段并不存在明确的先后顺序，而是大致按照下列顺序进行，每一阶段的任务随时都有可能出现。这四个阶段分别是：（1）建立**关系**（relationship）；（2）**调查**（investigating）和揭示当事人的动态，通常的做法是收集当事人的生活风格信息；（3）**解释**（interpretation）当事人的生活风格，从而获得洞察并教育当事人，以促进其对生活、自己以及他人的理解；（4）**重新定向**（reorientation），即传授新技能、新态度，以促进当事人的社群感和社会兴趣。

### （一）建立关系

阿德勒学派的心理学家认为，**关系**包含治疗师和当事人双方之间的互相尊重。心理治疗师可能是心理方面的专家，但当事人是他自己的专家。为达到预期目标，两者需要通力合作。治疗目标是双方在可能的时刻共同决定的。如果治疗目标是当事人或治疗师单方面强加的，治疗很可能会失败。阻抗（resistance）是治疗师和当事人之间目标的错位。

心理治疗可以被理解为是两个不同世界的会面（Mahoney，1980）。在理想情况下，心理治疗师代表常识和社群感。当事人代表对这些事情持有误解的一方，私人逻辑支配了他的思维。因此，当事人与治疗师在某些关键问题上可能会存在不一致。曾经有一段时间，当事人的世界也是照常运转的，例如生活于原生家庭之时，但是现在却不起作用了。因此，当事人很痛苦，他想执着地按照他原有的方式生活，却行不通了。治疗师首先必须进入当事人的世界中去，以当事人的角度审视他的生活。当当事人认为治疗师能理解自己并给予了热情的接纳时，治疗师会逐渐开始转移视角，鼓励当事人以另一种更符合常识的方式来审视生活。如果两者间的关系是牢固的，当事人将遵循治疗师的指引，以全新的视角看待事物。此时，改变的过程也就开始了。

### （二）调查生活风格

调查通常需要进行生活风格评估，但这在最初的面谈中就已经开始了。在最初的一次或两次面谈后，当事人会觉得自己被理解，并能看到治疗进程的效用。通常情况下，治疗师会利用这一两次面谈来收集当事人的相关历史信息，以形成对其生活风格的理解。运用 DSM 系统进行的阿德勒式的个案架构化，被阿德勒学派称为**常规诊断**（general diagnosis）（Adler，1956；Carlson，Watts & Maniacci，2006；Powers & Griffith，1987）。初始面谈通常会首先采用比较常规的术语向当事人说明情况，然后即可直入主题。治疗师主要关注以下五个关键领域的内容（Maniacci，1999）：（1）确认信息；（2）呈现问题；（3）近期的相关情况；（4）当前机能；（5）治疗期望。

这五个关键领域（通常）回答下述问题：

（1）**确认信息**：你是谁？你在哪里生活和工作？你的受教育程度怎样？你正在恋爱或婚姻关系中吗？你是否生病并正在服药或接受其他的治疗？

（2）**呈现问题**：是什么问题促使你来到这里？为什么是现在？它是什么时候开始的？当它开始的时候，你的生活中还发生了其他哪些事情？当它发生的时候，是谁先注意到的？你的这个问题给谁带来的影响最大？

（3）**近期的相关情况**：你的这个问题最早发生在什么时候？当你还是孩子的时候，你与同龄小朋友相处得怎么样？哪些因素会促使你和某个人成为朋友？你会和老师做朋友吗？你从怎样的老师身上收获最大？又从怎样的老师身上收获最小？之前你有因这个问题接受过治疗吗？谁帮你做的治疗？在该治疗中，哪些措施有效？哪些措施无效？哪些措施对你有帮助？哪些没有帮助？

（4）**当前机能**：你在哪里工作？不工作的时候，你如何打发时间？你喜欢哪类工作？你的社会生活是怎样的？你的朋友是谁？为什么选择他们做朋友？你的感情生活是怎样的？你满意吗？为什么满意或者不满意？哪些特质会令某个人对你有吸引力或者没有吸引力？

（5）**治疗期待**：如果你没有这个问题，你的生活将会有怎样的不同？你认为这个问题发生的原因是什么？你期望我们对此做些什么？它将花费多长时间？我们如何知道治疗完成了？其他人应该参与进来吗？你认为谁是有史以来最著名的人？为什么？

类似的问题还有很多，但是目前初始访谈问卷已经出版，更具体的描述在阿德勒学派的著作中更是随处可见（Adler，1956；Carlson，Watts，& Maniacci，2006；Dreikurs，1967；Maniacci，1999；Powers & Griffith，1987）。这些问题有助于治疗师对当事人状况有大概的了解，也有助于形成常规诊断。

接下来的部分是生活风格评估，阿德勒称之为**专门诊断**（special diagnosis）（Adler，1956；Carlson，Watts，& Maniacci，2006；Maniacci，1999；Powers & Griffith，1987）。治疗师在此时会考虑个案的特殊性以及治疗过程的独特性。当事人会接受半结构化的访谈，在访谈中当事人会被问到早期的童年经历。他们被询问到的问题通常会涉及下述重要方面（Dreikurs，1967；Shulman & Mosak，1988）：（1）兄弟姐妹关系和出生顺序；（2）兄弟姐妹在一系列特质上的得分；（3）生理发展；（4）学校经历；（5）性发展；（6）社会性发展；（7）宗教或精神发展，包括赋予生命的意义；（8）对父母亲或照看者的描述；（9）对父母婚姻或父母关系的描述；（10）社群的文化和经济动态；（11）童年生活中的其他角色榜样及成人。

评估完这些领域后，当事人最早的记忆会被激活。**早期记忆**指的是那些可视化并可清晰阐释出来的 10 岁前的记忆（Shulman & Mosak，1988）。这些记忆具有"某一时刻这件事情发生了"这样的特质，而不是诸如"我们以前总是去海边"这样一般性的描述。收集到详细的信息后，治疗师会要求当事人提供最为生动的记忆，并描述与记忆相关的情绪情感。通常情况下，治疗师只会记录 7 ～ 10 段当事人的记忆，因为少数即可能代表所有，足以满足多种情境的需要。早期记忆被当作一种投射，人们能够透过早期记忆发现反映当事人生活风格的各种模式（Clark，2002；Mosak & DiPietro，2006）。一个有关早期记忆的例子如下："我那时 6 岁。当我走在外面时，我在大街上发现了 20 美元。我当时想，太棒了！记得最清晰的部分是发现钞票，情绪是开心。"

这种记忆可能表明某个活跃度不高的人喜欢毫不费力地获得某些好东西。如果这样的主题贯穿于他其他的回忆中，那么治疗师就会找到一个中心主题（Mosak，1977），它可以揭示此人生活风格的核心要素。

### （三）解释生活风格

在对当事人形成常规诊断结果，并讨论与总结完当事人的生活风格后，治疗师就可以开始对当事人的生活风格进行**解释**。经典的生活风格总结由四部分组成（Shulman & Mosak，1988）：（1）"家星座"（family costellation）总结。（2）早期记忆总结。（3）当事人错误假设清单。这些错误假设是其私人逻辑的基础。不过，不同学者的称谓不同。错误假设也常被称为"错误""基本错误""干扰性态度、信念和行为""干扰性想法"或"阻碍发展的信念"等（参见 Adler，1956；Dreikurs，1967；Powers & Griffith，1987；Shulman & Mosak，1988）。（4）当事人的有利条件和优势清单。

再参照一下之前提及的希拉里案例，她的生活风格评估可能反映了下述信息：

（1）"家庭星座"总结。希拉里是四个孩子中年龄最小的，也是由她的哥哥姐姐和母亲共同照顾的唯一孩子。她的糖尿病吓坏了所有人，而且他们对她的过度保护达到了令人窒息的地步。希拉里顺从了他们的安排，甚至利用他们对自己的体贴谋取关注和照顾；但这对她的父亲不起作用，甚至使得父亲对她更加严厉和苛刻。希拉里从来就不知道该如何掌控她的父亲，但她知道该如何掌控自己的兄弟姐妹以及学校里的老师，这些都进一步证明生病或变得脆弱能给她带来多种好处。

（2）早期记忆总结。"我有点迷茫，我需要别人保护我免受危险的侵扰。当人们关心我时，他们对我来说是一种帮助；但当他们批评我时，就不是了。当我独处的时候，生活不知道会变成什么样子；但当别人照顾我的时候，我感觉很安全。"

（3）干扰的态度、信念和行为。希拉里认为生活是危险的，她假定自己必须有他人的陪伴才能拥有安全的生活。靠她自己的话，她办不到。她想要的是帮助，而非令她反感的批评。

（4）有利条件和优势。她会接受别人的帮助。她小心谨慎，也是一个真正善良的人。她喜欢分享和给予。

治疗师将生活风格评估呈现给当事人，并收集她的反馈。如果她有任何疑问或异议，治疗师都会认真对待并和她进行讨论；如果需要的话，治疗师会调整总结内容，直到她感觉舒适为止。

### （四）重新定向

一旦当事人接受生活风格的总结，他就开始**重新定向**。此时，治疗师一般会调整当事人的基本谬误并激发其优势。阿德勒学派的心理治疗师会使用多种策略，以帮助当事人调整令他倍感困扰的生活信念（K. A. Adler，1967；Carlson & Slavik，1997；McKay & Dinkmeyer，1994；Mosak & Maniacci，1993，1998；Nikelly，1971；Rasmussen，2010；Sherman & Fredman，1986；Sperry，1989，1995；Starr，1977；Watts & Carlson，1999）。

## 三、心理治疗机制

### （一）示范

阿德勒（Adler，1956）认为，对许多人来说，他们生命中第一次良好的人际关系出现于心理治疗过程中。因此，治疗师示范（modeling）正确的行为很重要。在理想情况下，心理治疗关系应当是平等的，双方为共同的任务努力。通过共情、目标一致、相互发现和鼓励，当事人会开始以不同的视角审视事物。心理治疗师的下一个目标是，将正确的行为模式传播给那些没有接受过治疗的人。

### （二）猜想

一些事情是显而易见的，另一些事情则是难以捉摸的。对此，阿德勒学派鼓励进行猜想（guessing）。他们会给当事人设定一些假设，可能以下述形式进行："它可能会是……吗？""你这样做可能是因为……"阿德勒学派认为，猜想有多种作用。首先，它可以加快治疗的进程。所有的治疗师都会对当事人形成假设，但鲜有人会和当事人分享这些假设。阿德勒学派的治疗师则通过与当事人分享这些猜想，从而从当事人身上获得有益的反馈。其次，猜想也显示治疗师**有敢于接受自己不完美的勇气**。阿德勒学派的治疗师真心想从当事人那里获得反馈，如果事实证明治疗师的猜想不正确，治疗师便会说："我错了，让我们再试一次。"几乎很少有当事人会因治疗师的这种立场而心存不悦。通常当事人会参与到讨论中去，并为治疗师的工作提供帮助。再次，猜想能促进双方的关系。当事人通常会感到被理解，也很感激治疗师乐于与其分享自己的猜想。当事人经常说，他们的这种做法比其他治疗师只是静静地坐在那里更好。最后，猜想有助于问题的解决和深度挖掘。只有每个人都认同正在发生的事情，治疗才能够进一步推进。

### （三）模式识别

一旦当事人觉得自己被接纳了，他便需要识别自己的模式，并审视自己的选择和目标之间是否具有一致性。通过审视所有生命任务之间的关联性，经由生活风格评估理解自己童年到成年的一致性，并意识到自己是怎样实践具体生活风格的，当事人便可以有效地掌控自己的生活。当当事人甚至都没有意识到自己做出了怎样的初始选择时，他们很难接受自己的选择，也更不可能做出新的选择。

## （四）任务设定

在具体的治疗过程中，治疗师会要求当事人做一些事情。例如，鼓励他们练习社交技巧、写信、角色扮演、画画，或者只是换种不同的思考方式。当他们在治疗过程中感觉舒适自然时，治疗师会将这些任务布置为他们的家庭作业，目的是促使他们把在治疗过程中掌握的技能运用到其日常生活中去。

## （五）鼓励

**鼓励**（encouragement）是阿德勒心理学中的一个专有名词。勇气被定义为愿意去冒险，即便结果具有不确定性（Mosak，1995），**鼓励**（to encourage）意味着为当事人灌输勇气。阿德勒学派的治疗师认为，造成精神疾病的一个关键因素是沮丧——对他们自己、对他人缺乏信心。他们认为，反映当事人的感受、温和地提示当事人再试一次、对当事人的能力表示信任、接纳当事人的缺点并尊重他们、表现出对当事人的关心和兴趣，都可以起到鼓励当事人的作用。

## （六）早期记忆

早期记忆常用来帮助当事人找到自己的模式和看清自己的目标（Mosak，1977；Mosak & DiPietro，2006），它也可以用于鼓励当事人做出改变。其中一个做法是，指出当事人目前正在做的事情与其早期回忆之间的相似性。当他们意识到自己生活中的"再现节奏"（Dreikurs，1933/1950，p. 44）时，这种再现是很令人吃惊的。早期记忆的另一个用法是请当事人从儿童期选取一段痛苦记忆并复述出来，然后请当事人进行思维发散，将这段经历改造成自己期待的结局。治疗师会告诉当事人，事情完全由当事人控制，此刻当事人可以重新来过。这个过程通常会将他们推理能力的局限性明确地显示出来，即使是最聪明的当事人也都惊讶于事情的难度，因为是要求他们以对社会有益的方式将记忆重构（Maniacci，1996a）。一名成年男性当事人的下述记忆就是一个例子：

> 7岁的时候，我正在骑自行车，但我离拐角处太近了，所以我摔了下来，摔坏了胳膊。胳膊非常疼，但我不好意思回家，不好意思让父母看到我受伤的胳膊，所以我试图在草地上擦拭它，并等着看它是否会停止出血。但血并没有止住，伤口反而看起来更脏了。记得最清晰的部分：在草地里擦胳膊上的血。感受：又疼又羞愧。

治疗师最初的解释是：骑车时他距离物体太近。他冒险将自己受伤的事实掩盖起来，生怕自己看起来很狼狈。他掩盖后反而比掩盖前更糟糕。他不相信人们会帮助他。当治疗师试图让他重新构建这段记忆时，他这样说：

> 7岁的时候，我正在骑自行车，但我离拐角处太近了，我从车子上摔下来，划伤了胳膊，但不是很严重。我可以在公园的喷泉上洗一洗伤口，然后包起来，这样人们就看不见

我受伤了。

很明显，他的私人逻辑存在种种局限。他确实调整了记忆的某些方面，但没有改变最关键的部分。他仍然是一个冒险者，因为他骑车时离物体太近。他仍旧试图掩盖自己的错误。后来，他又额外做了**四次**记忆构建，才意识到自己需要更加小心谨慎，骑车时不要再冒险。但即便如此，他仍然十分犹豫要不要信任他人。

### （七）释梦

阿德勒学派的心理学家会运用释梦（dream interpretation）的方法。即使在阿德勒的生命末期，距离他与弗洛伊德的初次会面已经过了 30 多年，他（Adler，1931/1964b）仍然称赞弗洛伊德，对弗洛伊德试图理解梦境的做法评价很高。虽然他不赞同弗洛伊德有关梦的观点，但他却尊重弗洛伊德的努力。阿德勒学派倾向于将梦看作为未来生活做准备（Adler，1956；Gold，1981；Shulman，1973）以及对未来行动的排练。梦的主要功能之一是充当情绪工厂，梦所制造出来的某种感觉或情绪可以延续至人清醒的时候，因而能促使人朝某个方向行动。早期记忆与长期存在的、基于生活风格的问题相关，而梦与早期记忆不同，它反映的是当事人近期关注的问题。反复出现的梦很可能代表了更加长久的动力。但总体而言，梦试图解决的是当前的问题。下面是一名成年女性当事人的梦境：

> 我醒了，独自待在床上。我觉得在我的嘴里有些东西很有趣，当我检查时，我发现自己没有牙齿。我记得最清晰的部分：我没有牙齿。感受：有点开心。

不像早期记忆，梦境中的关键意象需要进行相关联想和界定才能明白当事人的所指。她的关键联想如下：床 = 一个放松的地方，做真实的自己；单独 = 自由；牙 = 权力；无牙 = 我老了。她的这个梦一开始有点令人困惑，直到某种联系建立了起来——原来她的丈夫就是在床上去世的。当治疗师问到这点时，她大笑道：“哈！我比那个死老头子活得长！”不用说，治疗师会建议她进行夫妻咨询，而她拒绝了。

### （八）提问

阿德勒学派的治疗师非常善于提问（questioning），并引导当事人自己找到答案。前文已经罗列了初始面谈中会被问到的一些问题，现在我们来详细地探讨这些问题的价值。

“如果你没有这个问题，你的生活将会有怎样的不同？”这就是所谓的“这个问题”（The Question），阿德勒运用“这个问题”已达数十年之久（Mosak & Maniacci，1998）。它有两个主要目的。首先，它的答案往往揭示了当事人在回避什么。例如，一位当事人有惊恐的症状。当被问到“这个问题”时，她回答道，如果她没有感到惊恐，那么她将能够更加努力地工作，也会花更多时间陪伴她的孩子。从阿德勒心理治疗的角度来看，这意味着她正在用她的惊恐做借口来逃避工作和情感任务。其次，“这个问题”可以被用到鉴别诊断中。如果当事人说，“我能顺畅地呼吸，并没有觉得自己的心脏快要爆炸了”，我们则可以推断出一个完全不同的含义，因为她的回答并没有表现出明显的社会目的，她的“惊恐”很有可能不是焦虑，而是表明出现了一些身体疾病。另一个反应可能是：“我能顺畅地呼吸，并没有觉得自己的心脏快要爆炸了。我会更加努力地工作，花更多的时间陪伴孩子。"这显然是两种答案的融合，意味着心理和躯体都出现了问题。她可能会使用真正的身体疾病达到某种社会目的，两个问题都需要解决。

"你的这个问题给谁带来的影响最大？"问这个问题通常能够找出这些症状所针对的对象（Dreikurs，1967）。许多当事人（最初）会说他们自己受这些症状的影响最大。此时，治疗师会支持、共情当事人，然后再进一步询问："我知道这很难，但除了你之外，谁受到的影响最大？"通常当事人随后会承认："哦，我的妻子。"这表明这些症状被当事人用来改变或重新平衡他与妻子之间的互动，这就需要进一步探讨了。

"你的这个问题最早发生在什么时候？那个时候你的生活中还发生了什么事情？"这是在考察轴Ⅳ上的心理社会应激因子，或者是阿德勒学派所称的**冲击**或**外源性因素**。这往往说明发生了当事人意料之外的事情（Dreikurs，1967；Maniacci，2002）。

"你认为谁是有史以来最著名的人？为什么？"这个问题代表性地反映了当事人的价值取向（Lombardi，1973）。对"为什么"的反应和问题本身一样重要，甚至更加重要。通常的回答可能是"耶稣"。而至于原因的答案可以非常多样化，"因为他为我们的罪死了"与"因为他的名字无处不在"两者相去甚远。在第一种说法中，帮助和牺牲可能是主要的价值观念；在第二种说法中，关注和承认可能是重要的因素。

### （九）家庭雕塑

家庭雕塑（family sculpting）是一项以行动为导向的技术，旨在揭示家庭动力和期望（Sherman & Fredman，1986）。它最容易在家庭或团体辅导中完成，但它也可以在个体治疗中进行。当事人会被要求站起来，请其他人帮忙或者自己扮演各个角色，然后构建每名家庭成员的位置（他们目前的家庭或者结婚前的家庭均可）。他们可以将家庭成员以任何一种姿势安置在房间中的任何位置，这将象征着他们如何看待自己的家人。之后，让他们重新构建家庭成员的布局，从而让家庭成员都以理想的姿态呈现出来，也就是使家庭成员都以当事人偏好的方式呈现出来。然后，对比前后两种布局。

谁先被构建出来是最引人注意的。大多数时候，当事人最关注的是家庭中的主要成员。接下来，治疗师会告诉当事人，他们的诸多症状通常是在他们将家庭成员从初始雕塑转变为理想雕塑时产生的。可能他们自己并没有意识到这一点，但事实通常就是如此。

### （十）对质

阿德勒学派并不羞于谈及对质（confrontation）（Mosak & Maniacci，1998；Shulman，1973）。然而，尽管当事人经常遇到对质的情况，但这基本不会以一种充满敌意或贬低的方式发生。对质与解释不同。解释不需要回应，它是治疗师的一种陈述。对质旨在挑起某种反应，从而增加不适。"所以，你打算什么时候告诉她？"是一种对质，"你不敢告诉她"是一种解释，两者对比鲜明。"什么时候？"或者"如果你一直这样做，两小时后你会有什么感觉？"之类的问题，会让当事人接受在选择后所需要担负的责任，并使治疗师投入有意义的对话中。

### （十一）故意捣乱

阿德勒（Adler，1956）从狄更斯的《雾都孤儿》中借用了这个令人不快却非常有用的意象。

在孤儿院，孩子们忍饥挨饿。通常情况下，他们的主食是很稀的汤。喝这些汤不足以吃饱，所以孩子们会跑到餐厅的各个角落里，在那些马虎的孩子的碗里吐唾沫。那些孩子会非常反感并会放弃那碗汤，因此那个朝碗里吐唾沫的孩子将会有两碗汤喝。而如果那个马虎的孩子选择继续喝汤的话，他会感觉非常难喝。阿德勒会以这样的方式重新构建和阐释当事人的症状，以使得他们放弃这种症状——如果他们仍然利用这种症状的话，它将会"被破坏掉"。例如，一个以自己经常洗手为傲 的当事人就会被告知，他的症状实际上是对别人的一种蔑视。"清洁和神圣紧紧相依，你必须要像神一样克制自己的欲望，在空闲时不要去触碰，并将之视若常态。"类似的说法，会让个体觉得洗手像是故意捣乱，因此能大幅降低洗手的频率。

# 第五节　应用评价

## 一、适用人群

阿德勒以及阿德勒学派的治疗师通常会为各种各样的当事人提供治疗服务。如前所述，阿德勒医治过多种背景的各类当事人。因为阿德勒的心理治疗与当事人的具体情况联系紧密（与其他以理论为基础的流派截然相反），只要没有违背阿德勒心理学的基本假设，调整治疗策略是一件很容易的事情。

非阿德勒学派的治疗师经常会问："有不能用阿德勒疗法治疗的当事人吗？"对于阿德勒学派的治疗师而言，答案自然是"没有"。阿德勒学派的治疗师在治疗风格上不仅灵活，而且也讲究折中的原则。事实上，很难找到一种没有实际效果的策略或方法。但如果当事人不合作、对心理治疗持有排斥态度的话，那就没有什么方法能够对他们起效。

阿德勒学派的治疗师曾帮助过，也将持续帮助具有下列症状或问题的当事人：神经症、精神病性症状、人格障碍、身心疾病、适应性障碍、人际关系困扰、职业问题、生涯咨询议题、商业顾问以及学校问题等。阿德勒学派的心理学家与企业、学校、诊所、医院、监狱、教堂和寺庙等机构广泛地开展合作或为它们提供咨询服务。

长期以来，阿德勒学派的心理学家也一直投身于父母教育和夫妻教育项目。阿德勒（Adler，1927/1957）、德雷克斯和索尔茨（Dreikurs & Soltz，1964）、丁克迈尔和麦凯（Dinkmeyer，McKay，& Dinkmeyer，1997）、波普金（Popkin，1987）、内尔森（Nelsen，1996）、韦斯特（West，1986）、梅因（Main，1986）、莱曼（Leman，1995）都写过与父母和夫妻教育项目相关的畅销著作，这些著作至今仍在发行。

此外，许多学者也为普通大众写过一些非常畅销的自助书籍，这些学者包括比彻夫妇（Beecher & Beecher，1966/1986），德雷克斯（Dreikurs，1946），纽曼、伯科威茨和欧文（Newman，Berkowitz，& Owen，1971），福勒（Forer & Still，1976），莱曼（Leman，1985），麦凯和丁克迈尔（McKay & Dinkmeyer，1994），丁克迈尔和卡尔森（Dinkmeyer & Carlson，1984，1989）。这一服务普通大众的传统，一直可以追溯到阿德勒 1927 年写的畅销书《理解人性》（Adler，1927/1957）。

## ■ 二、治疗情境

阿德勒学派的治疗师几乎遍及各种治疗情境。作为开创心理治疗行业的奠基流派之一，在相当长一段时间内，个体心理学的一对一治疗几乎是心理治疗的黄金标准。此后，阿德勒本人以及阿德勒学派的其他治疗师也一直在拓展其实践的范围（Ansbacher，1992a）。

阿德勒治疗应用于夫妻和婚姻情境的书籍一直在持续增长（Carlson & Sperry，1998，1999；Dinkmeyer & Carlson，1984，1989；Evans & Dinkmeyer，1993；Huber & Baruth，1981；Kern，Hawes，& Christensen，1989；Sperry & Carlson，1991）。考虑到阿德勒心理学的社会场论假设，这种增长是非常自然和必然的。从阿德勒学派的视角探讨夫妻咨询的做法别具一格。通常用于个体的生活风格评估也适用于夫妻。人们将这种策略命名为**生活风格匹配**（lifestyle matching）。夫妻双方各自做完生活风格的评估后，拿着评估结果聚在一起。通常情况下，这两份评估结果会从下述几个层面进行匹配：（1）心理优势点；（2）性别期望；（3）家庭氛围；（4）家庭价值观念；（5）当前的生活状况。

**心理优势点**（psychological vantage）是指双方如何看待他们的兄弟姐妹关系。双方都是居于领导或主管位置的年龄最大的孩子吗？或者，一个是年龄最小的孩子，而另一个是年龄处在中间的孩子？这些角色都有哪些意义？他们是如何学会理解他人的？期待别人怎么回应自己？

**性别期望**（gender expectations）是指双方如何看待男性化和女性化的问题。在他们各自的家庭中，有传统的角色分工吗？谁做了什么事情？怎么做的？他们对性别有哪些独特的、可能不符合对方期望的看法？

**家庭氛围**（family atmosphere）是随后要考虑的因素。双方成长的家庭氛围相似吗？如果不相似，各自是什么样的？如前所述，受个体早期家庭氛围影响的心境是成年人身上最主要的情绪类型。心境和情感基调之间是否存在不匹配？

紧接着讨论和比较**家庭价值观念**（family values）。正如之前所讨论的，占主导地位的家庭价值观念可能是成年个体的应激源。"这类事情对我来说很重要。""对于这类事情，我很关心，也会逐步改进。"夫妻双方的价值观念一致吗？他们讨论和协商价值观念的问题吗？还是将它们"扫到地毯下"隐藏起来？

**当前的生活状况**（current approaches to life）是通过审视每个人早期记忆中的中心主题来加以分析的。存在重合吗？他们有明显的不同吗？一个人大体上是冒险家，而另一个人是家庭至上者，有这种情况吗？他们都具有竞争精神，或他们都是热爱和平的人吗？

阿德勒学派的治疗师一般特别热衷于家庭治疗实践（Bitter & Main，2011；Carlson，Sperry，& Lewis，1997，2005；Christensen & Schramski，1983；Dagley，2000；Grunwald & McAbee，1999；Kottman，1995；Maniacci & Carlson，1991；Mosak & Maniacci，1993；Sherman，1999；Sherman & Dinkmeyer，1987；Sherman & Fredman，1986）。阿德勒心理学通常将家庭情境下的治疗划分为两个层面：家庭咨询和家庭治疗。

**家庭咨询**（family counseling）一般可以在公共场合做（尽管它也在私下里进行），通常这也是阿德勒学派在社区建立的家庭教育中心的基石。这一传统可以追溯到阿德勒和德雷克斯，并一直持续到今天。筛选和邀请家庭参与的方式有两种：邀请他们在台上作示范家庭，或作为听众在台下观看。那些坐在台下的观众，在未来也可以被邀请到台上去。咨询师会向这些家庭询问一些典型的家庭问题，涉及就寝时间、家务活、家庭中的小争吵、兄弟姐妹之间的竞争以及缺乏合作等。咨询师的建议不仅直接，而且鼓舞人心，之后他们一般会按照流行的阿德勒取向的父母自助手册上的原则进行工作（Nelsen，1996）。

**家庭治疗**（family therapy）则在非公共场合进行。家庭治疗中的问题可能会与家庭咨询中所涉及的问题非常相似，但它们也可以是完全不同的。通常在家庭治疗中，还会解决一些更加私人、更为复杂的问题，例如青少年犯罪、物质滥用、被忽视的议题、冲突激烈的争斗，以及极端的无礼和蔑视行为等。尽管许多典型的阿德勒式教养建议仍然适用，但各个成员的核心生活风格特征往往会成为关注的焦点。

阿德勒学派的治疗师也特别热衷于团体治疗（例如 Corsini，1971；Shulman，1973）。与家庭咨询和家庭治疗之间的区别相类似，团体情境下的治疗也可以沿着这个谱系进行探索。

**团体咨询**（Group counseling）在本质上几乎是属于心理教育的范畴。许多时候，团体在所指上可以非常具体，如夫妻团体、亲职团体或心脏病幸存者团体。在团体中，人们可以读书并互相讨论，也可以举办小型讲座（例如 Dinkmeyer，McKay，& Dinkmeyer，1997）。

**团体治疗**（Group therapy）和家庭治疗有许多相同的特征。通常情况下，它会解决更复杂的、涉及面更广的问题，而且它说教的成分较少，有更多的探究和互动。

**多元心理治疗**（multiple psychotherapy）已被阿德勒学派治疗师运用很长时间了（Dreikurs，Shulman，& Mosak，1984）。许多阿德勒学派的治疗师在咨询实践中喜欢合作共事。一名治疗师进行咨询，另一名治疗师偶尔旁听会谈并提供反馈的做法很常见。这种做法的优点是：有利于治疗师培训；有助于应对具有挑战性的当事人、家庭和团体；可防止个案因治疗师的盲点而"脱离正轨"。此时，治疗师们可以在保持相互尊重的前提下，一个扮演"好警察"，另一个扮演"坏警察"，并模拟合作和分歧的过程。阿德勒取向的多元心理治疗的独特之处在于，有两名治疗师共同评估当事人的生活风格。经典的做法是：一名治疗师用两三次会谈收集数据，另一名治疗师进行解释、撰写总结报告，并列出基本的错误和优势。

阿德勒学派的治疗方法通常也会被运用于艺术治疗（art therapy；Dreikurs，1986）、运动治疗（movement therapy）、心理剧（psychodrama；Starr，1977）以及角色扮演（role playing；Corsini，1966）。近期，有一些治疗师也正尝试将阿德勒治疗拓展到正念、冥想（meditation）、生物反馈（biofeedback）、神经反馈（neurofeedback）和放松训练（relaxation training）中去。

## （一）治疗场所

虽然阿德勒学派的心理学家可以在很多不同的场所进行诊疗，但私人机构、医院、诊所、学校、监狱、企业和家庭教育中心是其最常见的场所。阿德勒学派的心理学家在设计办公室时会考虑到个人的喜好和品位，这是其明显的标志，共同的特征很可能是营造一种温暖、平等、舒适的感觉。

## （二）测量评估

由于阿德勒心理治疗主要是一种心理教育的治疗模式，治疗师通常会建议当事人进行体检，以排除明确的器质性病变，并评估是否需要进行躯体治疗。是否需要体检取决于许多因素，包括对"这个问题"的反应。治疗师在进一步进行心理治疗前，可以要求当事人进行相应的体检。

阿德勒学派的治疗师通常会使用心理测验，有些学者也已经在其著作中提到这一点（例如

Carlson，Watts，& Maniacci，2006；Sperry，1995）。他们最常用的心理测验有智力测验、投射测验（最常见的是罗夏墨迹测验和主题统觉测验）、画图测试（如画人测验、房－树－人测验）和客观的人格问卷（如明尼苏达多相人格测验）。

目前，已经出版了两个标准化的测验。在过去的很多年里，阿德勒人际成功基本量表（Basic Adlerian Scales for Interpersonal Success，BASIS-A）已被广泛应用于研究和实践，这是一份基于阿德勒理论编制的包含 65 个项目的测验。它从五个维度对个体进行评估，包括归属－社会兴趣、合作精神、掌控欲望、认可需求和小心谨慎。此外，还有五个有助于完成个体的人格画像的支持性指标，分别是冷酷无情、应得权益、众人喜欢、追求完美、柔软和顺。实践中常用的另一个测验是儿童统觉故事测验（Children's Apperceptive Storytelling Test，CAST），它类似于主题统觉测验，因为它有一套标准的系列卡片，展示了各种各样的社会情景。治疗师鼓励当事人讲故事，同时需要依据阿德勒原则编排和评判这些故事。

## （三）治疗师

阿德勒学派的治疗师一般不像那些匿名的治疗师一样展开治疗，他们也很少退至一旁观察当事人。他们会互动、挑战、提问和讨论，但始终会以一种尊重、平等的方式进行。他们当然也会犯错误——所有人都会犯错——但他们将这些错误看作一个契机，可以锤炼接受不完美的勇气，因为阿德勒学派的治疗师经常会去揣摩猜想，他们"使自己置身其中"。所有的治疗师都会运用猜想的方法，这可以加快治疗的进度。同时，阿德勒学派的治疗师会和当事人分享他们的这些猜想，并且最终都会从当事人那里获得反馈。

## （四）当事人

阿德勒学派的治疗师会刻意避免那些最棘手的情况。他们最常面对的三类问题是：令人讨厌的当事人、治疗师与当事人之间的性冲动、自杀的念头。当然，其实所有的治疗师基本上都会面对这三类问题。

前两类问题并非阿德勒学派的治疗师所特有，他们对此类问题的处理方式也和其他取向的治疗师大体相同。与治疗师不喜欢的当事人协同工作是很困难的。诊疗能顺利完成吗？有可能。在这种情况下，治疗师应进行治疗吗？这个问题更加复杂，也没有明确的答案。如果遇到这种情况，强烈建议治疗师接受督导并进行会商。当然，多元心理治疗也可能会有帮助。对于这种情况，转介给另一名治疗师通常也是比较恰当的做法。治疗师不能与当事人发生性关系，也不能有任何其他形式的双重关系。不过，也有比较特别的情形，因为阿德勒学派的治疗师会频繁地在不同的治疗模式间切换。例如，从家庭治疗切换至个体治疗，然后再进行家庭治疗。只要治疗师清楚地讲明保密的限制，让当事人了解交流的方式、界限和预期，那么治疗师和当事人之间的沟通就会非常自然顺畅。

自杀是另一类问题，治疗师始终会认真对待当事人的自杀倾向。阿德勒学派的治疗师应对当事人自杀倾向的做法与其他学派基本一样——签订合约、给相关照护者打电话；如果需要的话，也会要求当事人住院治疗。阿德勒学派独有的观点在于之前提到的"故意捣乱"策略。周遭的情境一旦变得令人倍感从容和安全，那么当事人就能直面他们的自杀念头、计划和行为所代表的真正目的。对于自杀风险背后逃避、复仇、报复以及绝望这些常见的目的，应当进行相应的处理和探讨（K. A. Adler，1961，1967）。

## ■ 三、支持证据

为了给当事人提供最好的治疗，心理治疗已经逐渐演变为一种循证的治疗方法。阿德勒学派的治疗师在这一过程中确实遇到了诸多挑战。为了应对这一挑战，他们进行了大量的研究，并已证明该学派许多构想和技术的有效性。阿德勒学派的治疗师所面临的挑战主要来自两个方面：（1）阿德勒学派主要关注的是个体特殊层面的理解和治疗；（2）当事人所表达的复杂问题和各种担忧，通常不适合阿德勒学派的偏于简单的研究范式，而这种简单的研究范式，有时又是循证心理治疗所强调的。

阿德勒学派的心理学家一直强调他们所服务的当事人的独特性。他们乐于了解当事人的目标、信念系统以及当事人各项症状的实际作用。他们以这种方式"治人"，而不是"治疗症状"。心理学家对各个当事人的经历、目标、信念系统以及症状的实际作用进行评估后，能够获得一幅幅独特的个人画卷。因此，这一治疗过程导致其本身就是一种个案研究，而不是随机对照试验。此外，因为阿德勒学派的心理学家会依据当事人的具体情况使用各种不同的治疗方法，所以使用手册化心理治疗（如认知行为治疗）方法来治疗症状变得相对困难。最后，质性研究和量化研究的本质区别能阐释为什么阿德勒心理治疗难以完全转向循证治疗。虽然阿德勒学派的心理学家进行了定量研究，但阿德勒心理学较好地将自身与质性研究和个案研究结合在一起，这一点将在后面有所介绍。

循证治疗模式遇到的第二项挑战涉及当事人（即使不是进行心理治疗和咨询的所有当事人）所呈现出来的复杂症状。当然，这也是其他心理治疗体系所面临的挑战。通常当事人是带着一系列的症状而不"只是"抑郁或"只是"焦虑来接受治疗的，并且这些症状往往交织缠绕在一起，因而难以只针对一组症状开展治疗。此外，当事人并不是生活在真空中，他们的生活不仅是复杂的，而且是多变的，这也使各种症状以及治疗所关注的领域交叉重叠。阿德勒学派虽然强调要理解每个人的生活风格，强调其与当前挑战的独特关系，但并没有提供一种能够治疗所有当事人各项症状的"药方"。因此，研究阿德勒心理治疗可能比较困难。不过，这方面的研究也有很多。

尽管存在这些挑战，人们依然对阿德勒理论进行了大量的研究。例如，许多研究已经探讨了阿德勒理论的一些常见概念，比如出生顺序的研究（Eckstein et al.，2010）。许多研究也已确认了一些治疗技术的有效性和可靠性，如早期记忆（Mosak & Di Pietro，2006）以及"这个问题"的运用（Sackett-Maniacci，1999）。此外还有许多量化的支持证据，它们对生活风格进行了测量，这从BASIS-A 在研究中的使用就可以看出来（Kern，Gormley，& Curlette，2008）。

出生顺序已被广泛研究，并已被证明是人格发展的有效构成因素。埃克斯坦及其同事（Eckstein et al.，2010）做了一项有关出生顺序的元分析研究，他们发现，一些生活风格（人格）因素与出生顺序有关。例如，第一个出生的孩子具有追求成功和成就的倾向，中间的孩子展现出较活跃的社交性，独生子女也有很强的成就动机。虽然人们对于出生顺序以及它与人格的关系方面还存在一些争议，但有关研究已经证实与生理出生顺序相关的特点和与心理出生顺序相关的特点之间存在差异。

生活风格是阿德勒理论的标志性概念。生活风格测量的目标是收集当事人的主观体验，从而对当事人形成一种综合的理解。正因为这是一个主观的工具，这使得治疗师据此做出客观评估极具挑战性。然而，人们已经尝试在一种更客观的框架下测评生活风格，以提升测量生活风格主题的能力。BASIS-A 的设计正是基于这一目的。迄今为止，该量表已被广泛应用于许多研究。在这些研究中，科恩、戈姆利和科尔莱特（Kern，Gormley，& Curlette，2008）证明了该量表的有效性及其适用人群的广泛性，这些人群包括物质滥用者、服刑期的性犯罪者、慢性偏头痛患者、饮食失调者等。此外，它也被用来探讨生活风格和依恋理论中的依恋风格的相似性（Peluso et al., 2009）。

莫兹齐兹、佩鲁索和里斯基（Mozdzierz, Peluso, & Lisiecki, 2009）的研究发现，有效的治疗似乎包含四个关键的要素：温暖、共情、接纳以及鼓励冒险。阿德勒学派的心理学家致力于在相互尊重的基础上建立起一种温暖、协作的关系，并且很多人也都已经写过与沟通技巧相关的著作，治疗师可以运用这些技巧鼓励、激励当事人，并表达出对当事人的关心（Mosak & Maniacci, 1998）。治疗师也会运用早期记忆的方法，其目的不仅仅是理解和共情当事人，也是基于当事人寻求帮助的想法确定如何与当事人开展工作（Kern, Stoltz, Gottlieb-Low, & Frost, 2009）。早期记忆也强化了治疗联盟，因为治疗师可以根据当事人的首选求助方法来调整自己的治疗风格和干预措施。

另外，某些不在阿德勒理论指导下进行的研究也证实了许多阿德勒概念的有效性。鲍迈斯特（Roy Baumeister）和布朗（Brene Brown）所做的工作是两个特别好的例子。鲍迈斯特和利里（Baumeister & Leary, 1995）证实了归属需求概念的有效性。归属需求是阿德勒的社会兴趣概念的重要组成部分。在对耻辱和应变能力所做的质性研究中，布朗（Brown, 2007）为阿德勒的下述观点找到了相关论据：人们会努力从**不足感**（即自卑、不够）转变为**超越感**（即完美、优势）。同样，杰弗里·宾德（Jeffery Binder, 2004）和约翰·戈特曼（John Gottman, 1999）的工作也为阿德勒的许多概念提供了实证支持。

## 四、多元文化的适用性

心理治疗是一种人际交往的过程。特别是阿德勒学派的心理学家会将它视为两个世界的会谈：当事人的世界和治疗师的世界。两者的交互，既需要机智也需要尊重。

在多元文化环境中，心理治疗可以被视为是一种侵入。特别是当治疗师不能意识到当事人的世界观时，"侵入式"的心理治疗就会出现。不过，阿德勒运用生活风格评估在很大程度上解决了这个问题。阿德勒学派的心理学家会询问当事人儿童期的环境、教养方式和价值观念、经济和宗教文化议题、教育和社会状况等。在这一过程中，治疗师能够迅速了解多种文化和种族的动态特征。治疗过程中的猜想以及当事人提供的反馈也有所帮助，这样当事人就可以纠正和修改治疗师所有的先入之见。多年来，我们对众多当事人进行了详细的生活风格评估，这些当事人来自中国、加纳、以色列、爱尔兰、伊拉克、伊朗、南非、伯利兹、泰国、越南、韩国、日本、法国、英国、加拿大、意大利、哥伦比亚、土耳其和德国等国家。我们也曾对印第安人做过生活风格评估。生活风格评估帮助当事人向我们传达他对世界、对他们自己的看法。他们从来都不会觉得这些评估具有"侵入性"或者有问题，而且我们也会从他们所讲的故事中受益。实际上，治疗师每会见一名新的来自不同文化的当事人，就像接受了一次多元文化的私人辅导。

# 第六节　治疗案例

凯特不愿意接受心理治疗，她是由两个朋友送过来的，两人此前曾见过本章的一位作者（迈克尔·马尼亚奇）所进行的短程心理治疗。她感觉不舒服，但愿意试一下——只试"一两次"。在一段令人尴尬的沉默过后，她开始讲自己的故事。

## 一、确认信息

凯特现年 48 岁，目前她的第二次婚姻已经持续了 16 年，她之前的一次婚姻持续了 13 年。她有一个继子（现任丈夫上一段婚姻的），还有她为前夫生的三个孩子，这三个孩子均已成年（一个女孩，两个男孩）。她拥有硕士学位，是一名小学图书管理员。她不信教，她父母的婚姻是"混合式的"——父亲是波兰裔，信奉天主教；母亲是印第安人（彻罗基族）。她没有服用任何药物，但称自己长期焦虑不安，并伴有社交退缩的症状。

## 二、呈现问题

"我一直在想关于死亡的问题，"她面不改色地说道，"但我从来都没有真正实施过，只是 16 岁时服用了过量的药物。"那时，她把朋友叫过来，然后就昏倒了，最后医护人员也来了。她坚决地说："我不能忍受我的母亲、孩子们用感情要挟我。"她说自己"一生"都在焦虑中，没有不焦虑的时刻。如果她将自己的自杀想法付诸实践的话，她的孩子和母亲会最受伤，但她"尚未"制订任何具体的计划。她最疼爱的老小要在几个星期内结婚，但老小迫于父亲以及其他两个孩子的压力，已经告诉凯特他不会邀请她参加婚礼。

## 三、近期的相关情况

凯特是兄弟姐妹五个孩子中最小的，有一个大她 12 岁的姐姐，其余的三个哥哥分别比她大 11岁、10 岁和 5 岁。她"从来都是错的，总是做错事"，"别人总是最后才想到我"。她总是怀疑姐姐才是她真正的母亲，但当凯特再三询问此事时，没有人会谈论此事或予以否认。她离开第一任丈夫是因为他对她实施家庭暴力，并在三个不同的场合中威胁她，称如果她不离开，他就会用枪杀掉她和孩子们。她非常"痛苦"，最后离开了他，并将孩子留给了前夫。孩子们永远不会原谅她，她也无法原谅自己。她曾经就自己的离婚做过几次咨询，但没什么效果。

## 四、当前功能

她热爱自己的事业，喜欢自己帮助过的那些孩子。她承认自己在工作中"非常封闭、注重隐私"，但深受学生的尊敬和喜爱。"我只是不和任何人分享任何事情而已。"她称，自己和每个人都有"绝佳的开始"，但他们最终都会令她失望。

她经常去拜访她的朋友，但与他们保持一定的距离，以使自己保持"真实的自我"。为了娱乐，他们骑摩托车。她最好的朋友盖尔和她有"相似的背景"，也不让人接近自己。"我们的心在彼此的沉默中靠得很近。"盖尔也曾是本章其中一位作者（迈克尔·马尼亚奇）的当事人，盖尔告诉她说："你可以信任他，他与众不同。"这样的友谊对凯特来说已经足够。她的友谊总是在初始阶段很稳固，但当她"厌倦了他们，他们最终变得令人失望并伤害了她"时，这段友谊随即告终。

她的婚姻"美满幸福"。"我终于当了一个被宠坏的小女人！"她的丈夫给她做饭，为她的车加满油，并深深地爱着她。她补充道："我在等他不再对我好的那一天。""他对我所有的好何以为继？""他早晚会离开我。"她用无理取闹的方式偷偷地试探他，看他是否会留下来。他总会留下来，这令她倍感吃惊。

## 五、治疗期待

当被问及如果她没有长期受自杀念头的困扰，那么她的生活将会有哪些不同时，她回答说："我无法想象，因为我一直受这种念头的困扰。"她停顿了一下后，补充道："我会放轻松，让生活顺其自然，我的生活可能不必如此艰难。"她不知道自己为什么会有这些自杀的念头。她想通过治疗获知自己总会有自杀念头的原因，因为她不再信任自己了。她不希望其他人陪自己接受治疗，因为她的丈夫"不会理解"、她的孩子"不会关心"。当被问及她认为谁是有史以来最著名的人物时，她有两种反应。她的第一个回答是"没有人"，几分钟后她又补充说"耶稣"，因为"如果你想死，就去找一个理由吧"。

## 六、常规诊断

凯特是一名幸存者，她走在人生的路途中，坚信自己最好孑然一身。她可以照顾别人，但她不期待别人照顾自己。她对丈夫的照顾感到既开心又悲观，她认为丈夫的这种做法不会持续太久。有人向她解释，她看起来并非想要自杀，而似乎是在考验自己，看看自己真正有多么强大。鉴于她在丈夫的呵护下"倍感舒适"，她需要经常性地通过**不自杀**的方式证明自己很强大（独自一人）！每次她没有自杀，她就会觉得是一种成功、一种胜利，会很有成就感。**她足够强大，即使没有了丈夫或者任何其他人的帮助，也能够靠自己生存下去！**

轴Ⅰ：焦虑障碍，未有特殊说明。
轴Ⅱ：逃避型人格障碍（附带边缘性）。
轴Ⅲ：无报告。
轴Ⅳ：与她的孩子存在冲突；丈夫对她非常呵护。
轴Ⅴ：GAF得分当前为65。65也是多年以来的最高值（长期中度受损）。

治疗师将诊断总结报告（以口头的形式）告知凯特，她感到很吃惊。她之前从未觉得情况是这样的。她的眼泪夺眶而出，并补充道："我需要思考一下。"在走之前，她定了下次会谈的时间。治疗师建议她签订一个为期10次的短程治疗合同。她觉得10次"有点多"，但还是同意了。之后，她匆匆离开了。

**第 2 次会谈。**她的儿子马上要举办婚礼了，因此她想用一次会谈的时间专门谈谈如何应对此事。她的儿子给她打了电话，邀请她参加婚礼，这比之前不想邀请她还糟糕。因为当没有被邀请参加婚礼时，她至少还可以不必紧张。那现在怎么办呢？治疗师教了她一些深呼吸和放松的技巧，并这样告诉她："在婚礼上，与其行为低调，等别人来接近自己，倒不如负起责任来，表现得更自信，并热情地跟别人打招呼。"她的活跃度越高，就越会觉得轻松自如，并因此不再焦虑。她喜欢这种建议，但不知道自己是否能够"将它做好"。当这次会谈结束时，她开心地补充道，自己已经整整一个星期都没有过自杀的念头了，这是她记忆中的第一次。她不知道为什么会如此，但觉得这可能"与跟最后证明自己如何强大相关的评语有某种关系"。

## 七、特殊诊断

**第 3 ～ 5 次会谈。**治疗师在前两次会谈中收集了她的生活风格信息，并在第 3 次会谈时反馈给她。她有一个嗜酒、有暴力倾向的父亲，他经常打她的母亲和孩子。这些孩子后来离开父母，各自成家。她的母亲是彻罗基族人，嫁给了一个"白人"，而又被"白人世界"排斥，因而被他们小镇上的同族人所耻笑。凯特认为学校不欢迎她，除了一个同龄人之外所有的同龄人都孤立她，父母于是将她送至私立的"印第安"学校，她封闭自己，在书中寻求安慰。凯特最早的记忆如下：

（1）6 岁的时候，比尔、詹姆斯和我正在后院里和里奇玩耍。里奇说我们去车库吧，接下来我记得车库被烧毁了。记得最清晰的部分：大火。感受：好玩，之后觉得害怕。

（2）6 岁的时候，我坐在沙箱里，每个人都开始喊我的名字，希望我会跑掉。妈妈最好的朋友（女性）抓住了我，并把我带回了家。爸爸对我大吼大叫，非常生气。记得最清晰的部分：笑声。我不明白为什么人们会这样大惊小怪。感受：有趣。

（3）8 岁的时候，我的狗（公狗）死了。我放学回家，母亲说："你的狗死了。"记得最清晰的部分：很难过，并试图躲到一旁，因为如果我在她面前哭的话，我就是自找麻烦。感受：难过。

（4）9 岁的时候，校长（男性）和某个女士走到我们班中，让我去趟办公室。我问他们发生了什么事情，他们说："你是印第安人。"记得最清晰的部分：母亲也在办公室里，她正在哭。感受：悲伤。仅仅因为我是印第安人，我就被学校开除了。

（5）7 岁的时候，我从后门出去，但当我回去的时候门锁上了。我去了一名女性朋友的家，但她的母亲说我不能进去，因为里面正在举办一个派对。我去了另外一家，但没有人。于是我坐着哭了。记得最清晰的部分：寻找可以去的地方，但意识到自己无处可去。感受：悲伤，有种迷失感。

（6）7 岁的时候，我正和祖父坐在门廊上。外面有暴风雨，母亲急切地让我们赶紧到地下室去。祖父说："如果上帝要带你走，不论去哪，他都能找到你。"人们都很可笑，他们像小女孩一样尖叫、在大街上狂奔。一阵龙卷风从我们面前经过。记得最清晰的部分：那种情况下的兴奋状态以及看到的龙卷风。感受：兴奋。

（7）6 岁的时候，我在门廊里骑自行车。我哥哥戴夫帮我握住车座，但他松开的时候并没有告诉我。我不知道该如何刹车，如何仔细查看车把手，最后我撞到了另外一个哥哥的大腿上。记得最清晰的部分：戴夫教我骑自行车。感受：我觉得应该是开心吧——和我哥哥戴夫相关的任何事情都会使我开心，即使是我受伤了。

（8）5岁的时候，我去错了校车车站。我大哥是一名交通协管员，他不在那个车站上，我走得太远了。我哭了，一个开着一辆白色货车的人把我送回了家。当我到家时，母亲对他大喊大叫。记得最清晰的部分：母亲因为他将我送回家而对他大喊大叫。感受：回到家很开心，但很困惑——为什么母亲这么生他的气呢？

## ■ 八、"家庭星座"总结

凯特是五个孩子中最小的那个，也是唯一一个与姐姐、三个哥哥一同长大的孩子，她的三个哥哥基本不互相来往，这就构成了一个2-1-1-1的"家庭星座"。这个家庭里充斥着父亲的暴力行为。父亲忍不住要彰显自己的优势，这通常也意味着彰显了其他人的自卑。当母亲和父亲在一起时，母亲是父亲的手下败将，但当父亲不在时（他曾经总是好几天都不在），母亲就会非常活跃。在父亲不在的时候，家里的氛围也随之改变，母亲允许孩子们与众不同。凯特重视这些时刻，甚至将它们视若珍宝。她想变得和善、努力、乐于分享——像父亲不在时母亲的状态——但这种时光不会持续太久。父亲的愚昧和小镇的偏执，都令凯特感觉自己不被接受，也有一种羞辱感。她决定不要像自己的母亲那样，而要积极进取，不能让那些混蛋免受惩罚。她的愿望只实现了一小部分，她朋友的父亲、她的母亲（有时）以及她所崇拜的哥哥（当他在身边的时候）都会使她免受绝望之苦。在印第安学校中，尽管她表面坚强，但她决定要保持内心的柔软。她在那里也收获了一些积极的经验，当无法反抗的时候，她就会借助图书和阅读退缩到幻想的世界里。她通常会对自己发誓：再也不要依赖任何人，同时自己在被打倒前要坚持战斗。但她心里仍然希望有一个特别的地方，她也希望那个特别的人会帮她找到希望和爱——并最终接纳她。

## ■ 九、早期记忆总结

好的事情都不会持久，我最好做最坏的准备，不要变得心烦意乱，也不要像一个"小女孩"一样尖叫。我不想惊慌失措，即使在我心烦意乱的时候。我有时不明白事情是如何变得那么糟糕的，但它们的确如此。我希望能够依靠一个男人的支持和帮助而有所成就，但如果我这样做了，而他不再给予支持和帮助，我便会受到伤害，因为他让我摔了个大跟头。

干扰性的态度、信念和行为：（1）凯特忙于为最坏的情况做准备，以致错过了那些最好的情形。（2）她混淆了感情用事与柔弱无力。（3）她希望得到支持，当得不到时，她会感觉很受伤，但她并没有将自己的愿望或恐惧告诉他人。（4）她无意识地把自己架在火上烧，但她自己却不知道。她过于关注负面的事情，这甚至可能加快了她所担心之事的发生。（5）她对自己的力量和所战胜的各种困难都没有给予足够的认可。

有利条件和优势：（1）她在乎一些事情；（2）她是勇敢的；（3）她会接受别人的帮助；（4）她知道如何娱乐、如何过得愉快；（5）她是一名出色的学生；（6）一旦她对某个人付出了真心，她便会极其忠诚（她甚至可能会更相信别人而不是自己）。

凯特目瞪口呆，她说："哇，你说对了，我就是这样的。我真的感觉你好像是和我一起长大的。"她拿起之前为她准备的生活风格评估复印件，打算回家思考、反思。

## 十、后续会谈与随访

**第 6 次会谈。**凯特向治疗师汇报了自己的改变。她去参加了儿子的婚礼，热情地与每个人打招呼，她甚至没有将别人投来的某些"厌恶的目光"放在心上。她有了截然不同的感觉，好像自己突然就"没那么孤单了"。她不知道为什么会有这种感觉，她觉得自己获得了别人的理解，也意识到自己不再是一个小女孩了。

**第 7～10 次会谈。**接下来的四次会谈进行得非常顺利。她针对自己的评估问了很多问题。这些会谈集中探讨了她对自己生活角色的错误理解。她以为自己必须要证明自己的价值，但很难做到，因为她不得不以匿名的方式去做。如果她太过引人注目，她可能会被孤立，就如同她那段学校的回忆一样，引人注目的结果（即使是伟大的）可能会是被拒绝。她正在"努力一次只抓两只兔子"。如果她过于出色，那么别人就会关注她，这会带来麻烦。于是，她保持安静，但后来她觉得自己没有挣钱糊口的话，人们便不会觉得她有价值，因而会将她抛弃，这令她进退两难。在会谈中，如果她说出了自己的想法，她会试着反驳自己负面的想法，并期待治疗师的否定性观点。在第 10 次会谈的时候，她热情地询问自己是否能够"再稍微待一小会儿"。于是，她和治疗师商定再进行六次会谈。

**第 11～16 次会谈。**凯特希望检查一下干扰性态度的第四条——她可能会在不知不觉中令自己身处困境。她想学习如何对生活抱有更多的期望、如何接受生活的美好。治疗师指出，她也习惯性地像母亲一样认为，当父亲出差离开小镇时她才会拥有真正美好的时光，而且她也许会觉得只有自己独处的时候才能真正地放松、过得愉快——这点可能会对她的婚姻产生影响。她含泪承认，自己内心确实渴望独处，尽管她非常爱自己的丈夫；但如果她享受丈夫在家的时光的话，她就会无缘无故地觉得自己做得不对。她努力改变这点。会谈结束的时候，她没有了自杀的念头，不再焦虑，也有了更高的自我接受度。根据后续的电话随访（会谈后三个月、六个月各进行了一次），这种效果一直持续了下去。

**第 17～18 次会谈。**七个月后（即第二次电话随访过后的一个月），凯特打来电话，要求再进行两次会谈。因为发生了一件"真的令人感到害怕却大开眼界"的事情，不过她不想在电话里谈论此事。凯特、她的丈夫和一些朋友进行了一次越野摩托车骑行。她在西北方向的山的一侧徘徊，打算拍张照片。尽管丈夫和朋友都提醒她注意安全，但她还是到了悬崖边上。悬崖边上的地面无法支撑她的重量，她掉下了悬崖。她扔下相机，抓起一根藤蔓，并为了"宝贵的生命"而坚持着。她疯狂地设法向上爬，丈夫和朋友们扑到地上用身体连成绳状，把她拉了上来。她哭了近一个小时。当她抓住树藤开始向上攀爬的那一刻，她说有两件事情从她脑中闪现。第一，她清晰地回想起了初始会谈时的"猜想"——她真的不想死。第二，她发现自己符合干扰性态度的第四条——她是一个会不知不觉地令自己身处困境的人，她绝不会再这样做了。

凯特现在很好，在其后一年、两年、三年（用电话）做的随访中，她没有任何特殊的症状。最近她写来一封信，并随信附寄了一张支票，用以支付她最后一次会谈的费用。信的内容如下：

迈克尔博士：

好吧，到现在为止，我猜你会以为我忘记付款了。但实际上我并未忘记，只是很难去解释。实际上，现在你可以拿出支票，并扔掉这封信，或者读一读我的荒唐想法！

我几乎每天都想给你写这封信，并寄出这张支票，但每次当我准备写的时候，都感觉是在和一个朋友道别，永不相见。因此，我就有了一种奇怪的想法：如果我不付款给你，那么我将永远和你有一种联系，彼此间的关系便不会结束。读到这，你会说我可以给你打电话，对吧？但对我来说，忘掉你如何帮助我改变自己是一件非常令人难过的事情。当生活中的某些事突然袭来，我仿佛听到了你的谆谆告诫。当我努力想去掌控我无法控制的事情时，我仿佛听到了你的叹息，看到了你动脑筋的样子。我甚至仿佛看到了你轻敲着自己的膝盖告诉我，我很好，其余的任何事情都是其次。既然如此，我怎能匆匆地给这段关系画上句号？我为什么想要这样做呢？因为有你帮我梳理生活中的大小事情，我已经改变了许多。我现在只能说没有及时地寄支票给你，是因为现在的我很好，让我们拭目以待。☺

祝愿你有一个快乐的圣诞和美好的新年！

再次致谢！

凯特

# 第七节　本章小结

阿德勒学派的理论既生动又可行。它的整体论、目的论、现象学、注重人际、重视激励以及认知方面的观点，都是现在主流的观点。许多其他心理学体系也一直都在探索阿德勒学派的基本宗旨和原则。埃伦伯格（Ellenberger，1970，p. 645）曾评论道："除了阿德勒之外，很难再找出另外一名这样的学者——其他人从各个角度大量引用该学者的理论，并且不用致谢。"阿德勒自己也在1933年写道：

个体心理学在本质上是一个孩子，它将对思想、诗歌和人类的梦想产生持久的影响。它将会拥有很多开明的追随者，更多不知道个体心理学先驱者姓名的人也将会被它所吸引。一些人将会理解它，但也将会有更多的人误解它。它会有很多拥护者，也会有更多的反对者。因为它简易的特性，很多人会认为它太过简单；然而，那些理解它精髓的人会明白其中的深意。（Adler，1933/1950，p. vii）

治疗师在理解了阿德勒的心理治疗后会发现，整合其他学派的不同治疗体系和研究成果并不困难。该理论与当事人的沟通顺畅，它是连接治疗计划、个案概念化、整合现代诊断语言三者间的桥梁。

## ▼ 推荐阅读书目

Adler, A. (1956). *The Individual Psychology of Alfred Adler: A systematic presentation in selections from his writings* (H. L. Ansbacher & R. R. Ansbacher, Eds.). New York: Basic Books.

Adler, A. (2002–2006). *The collected clinical works of Alfred Adler*: Volumes 1–12 (H. Stein, Ed.). San Francisco: Classical Adlerian Translation Project. (Original works published 1898–1937)

Carlson, J., & Maniacci, M. P. (Eds.). (2012). *Alfred Adler revisited*. New York: Routledge.

Carlson, J., Watts, R. E., & Maniacci, M. P. (2006). *Adlerian therapy: Theory and practice*. Washington, DC: American Psychiatric Association.

Hoffman, E. (1994). *The drive for self: Alfred Adler and the founding of Individual Psychology*. New York: Addison-Wesley.

Manaster, G. J., & Corsini, R. J. (1982). *Individual Psychology: Theory and practice*. Itasca, IL: F. E. Peacock.

Mosak, H. H., & Maniacci, M. P. (1998). *Tactics in counseling and psychotherapy*. Itasca, IL: F. E. Peacock.

Mosak, H. H., & Maniacci, M. P. (1999). *A primer of Adlerian psychology: The analytic- cognitive-behavioral psychology of Alfred Adler*. Philadelphia: Brunner/Mazel.

Mozdzierz, G. J., Peluso, P. R., & Lisiecki, J. (2009). *Principles of counseling and psychotherapy: Learning the essential domains and nonlinear thinking of master practitioners*. New York: Routledge.

Rasmussen, P. R. (2010). *The quest to feel good*. New York: Routledge.

## ▼ 推荐阅读案例

Adler, A. (1929). *The case of Miss R. : The interpretation of a life story* (E. Jenson & F. Jenson, Trans.). New York: Greenberg.

Adler, A. (1964). The case of Mrs. A. In A. Adler, *Superiority and social interest: A collection of later writings* (H. L. Ansbacher & R. R. Ansbacher, Eds.) (pp. 159– 190). Evanston, IL: Northwestern University Press. (Original work published 1931)

Dreikurs, R. (1997). Family counseling: A demonstration. In J. Carlson & S. Slavik (Eds.), *Techniques in Adlerian psychology* (pp. 466–484). Washington, DC: Accelerated Development. (Original work published 1972)

Manaster, G. J., & Corsini, R. J. (1982). *Individual Psychology: Theory and practice*. Itasca, IL: F. E. Peacock.

Maniacci, M. P. (1998). The psychotic couple. In J. Carlson & L. Sperry (Eds.), *The disordered couple* (pp. 57–81). Bristol, PA: Brunner/Mazel.

Maniacci, M. P. (1999). Clinical therapy. In R. E. Watts & J. Carlson (Eds.), *Interventions and strategies in counseling and psychotherapy* (pp. 59–85). Philadelphia: Accelerated Development.

Maniacci, M. P., & Sackett-Maniacci, L. (2002). The use of the DSM-IV in treatment planning: An Adlerian view. *Journal of Individual Psychology, 58*, 388–397.

Mosak, H. H. (1997). Life style assessment: A demonstration focused on family constellation. In J. Carlson & S. Slavik (Eds.), *Techniques in Adlerian psychology* (pp. 39–55). Washington, DC: Accelerated Development.

Mosak. H. H., & Maniacci, M. P. (2013). The case of Roger. In D. Wedding & R. J. Corsini (Eds.), *Case studies in psychotherapy* (7th ed.). Belmont, CA: Brooks/Cole.

## ▼ 参考文献

Adler, A. (1917). *Study of organ inferiority and its psychical compensation: A contribution to clinical medicine* (S. E. Jelliffe, Trans.). New York: Nervous and Mental Diseases Company. (Original work published 1907)

Adler, A. (1950). Forward. In R. Dreikurs, *Fundamentals of Adlerian psychology* (p. vii). New York: Greenberg. (Original work published 1933)

Adler, A. (1956). *The Individual Psychology of Alfred Adler: A systematic presentation in selections from his writings* (H. L. Ansbacher & R. R. Ansbacher, Eds.). New York: Basic Books.

Adler, A. (1957). *Understanding human nature* (W. B. Wolfe, Trans.). Greenwich, CT: Premier Books. (Original work published 1927)

Adler, A. (1964a). Brief comments upon reason, intelligence and feeble-mindedness. In A. Adler, *Superiority and social interest: A collection of later writings* (H. L. Ansbacher & R. R. Ansbacher, Eds.) (pp. 41–49). Evanston, IL: Northwestern University Press. (Original work published 1928)

Adler, A. (1964b). The differences between Individual Psychology and psychoanalysis. In A. Adler, *Superiority and social interest: A collection of later writings* (H. L. Ansbacher & R. R. Ansbacher, Eds.) (pp. 205–218). Evanston, IL: Northwestern University Press. (Original work published 1931)

Adler, A. (1978). *Cooperation between the sexes: Writings on women, love and marriage, sexuality and its disorders* (H. L. Ansbacher & R. R. Ansbacher, Eds.). New York: Jason Aronson.

Adler, A. (2002). *The neurotic character: Fundamentals of Individual Psychology and psychotherapy* (C. Koen, Trans., & H. Stein, Ed.). San Francisco: Classical Adlerian Translation Project. (Original work published 1912)

Adler, A. (2012a). Individual psychological education. In J. Carlson & M. P. Maniacci (Eds.), *Alfred Adler revisited* (pp. 129–137). New York: Routledge. (Original work published 1920)

Adler, A. (2012b). The fundamental views of Individual Psychology. In J. Carlson & M. P. Maniacci (Eds.), *Alfred*

*Adler revisited* (pp. 11–18). New York: Routledge. (Original work published 1935)

Adler, K. A. (1961). Depression in the light of Individual Psychology. *Journal of Individual Psychology, 17,* 56–67.

Adler, K. A. (1967). Adler's Individual Psychology. In B. B. Wolman (Ed.), *Psychoanalytic techniques: A handbook for the practicing psychoanalyst* (pp. 299–337). New York: Basic Books.

American Psychiatric Association. (2000). *Diagnostic and statistical manual of mental disorders* (4th ed., text rev.). Washington, DC: Author.

Ansbacher, H. L. (1964). An introduction to the Torchbook edition. In A. Adler, *Problems of neurosis: A book of case histories* (H. L. Ansbacher, Ed.). New York: Harper & Row.

Ansbacher, H. L. (1977). Individual Psychology. In R. J. Corsini (Ed.), *Current personality theories* (pp. 45–82). Itasca, IL: F. E. Peacock.

Ansbacher, H. L. (1978). Essay: Adler's sex theories. In A. Adler, *Cooperation between the sexes: Writings on women, love and marriage, sexuality and its disorders* (H. L. Ansbacher & R. R. Ansbacher, Eds.) (pp. 248–412). New York: Jason Aronson.

Ansbacher, H. L. (1992a). Alfred Adler, pioneer in prevention of mental disorders. *Individual Psychology: The Journal of Adlerian Theory, Research & Practice, 48,* 3–34.

Ansbacher, H. L. (1992b). Alfred Adler's concepts of community feeling and of social interest and the relevance of community feeling for old age. *Individual Psychology: The Journal of Adlerian Theory, Research & Practice, 48,* 402–412.

Aristotle. (1941). *Metaphysica [The Metaphysics]* (W. D. Ross, Trans.). In R. McKeon (Ed.), *The basic works of Aristotle* (pp. 689–926). New York: Random House. (Original work published circa 350 B. C. E.)

Baumeister, R. F., & Leary, M. R. (1995). The need to belong: Desire for interpersonal attachments as fundamental human motivation. *Psychological Bulletin, 117,* 497–529.

Beecher, W., & Beecher, M. (1986). *Beyond success and failure: Ways to self-reliance and maturity* (rev. ed.). Dallas: Beecher Foundation. (Original work published 1966)

Binder, J. L. (2004). *Key competencies in brief dynamic psychotherapy: Clinical practice beyond the manual.* New York: Guilford.

Bitter, J. R., & Main, F. O. (Eds.). (2011). Adlerian family therapy [Special issue]. *Journal of Individual Psychology, 67.*

Brown, B. (2007). *I thought it was just me (but it isn't): Telling the truth about perfectionism, inadequacy, power.* New York: Gotham Books.

Carlson, J., & Maniacci, M. P. (Eds.). (2012). *Alfred Adler revisited.* New York: Routledge.

Carlson, J., & Slavik, S. (Eds.). (1997). *Techniques in Adlerian psychology.* Washington, DC: Accelerated Development.

Carlson, J., & Sperry, L. (Eds.). (1998). *The disordered couple.* Bristol, PA: Brunner/Mazel.

Carlson, J., & Sperry, L. (Eds.). (1999). *The intimate couple.* Philadelphia: Brunner/Mazel.

Carlson, J., Sperry, L., & Lewis, J. (1997). *Family therapy: Ensuring treatment efficacy.* Pacific Grove, CA: Brooks/Cole.

Carlson, J., Sperry, L., & Lewis, J. (2005). *Family therapy techniques: Integration and tailoring.* New York: Brunner/Routledge.

Carlson, J. Watts, R. E., & Maniacci, M. (2006). *Adlerian therapy: Theory and practice.* Washington, DC: American Psychological Association.

Chandler, C. K. (Ed.). (1995). Counseling homosexuals and bisexuals [Special issue]. *Individual Psychology: The Journal of Adlerian Theory, Research & Practice, 51.*

Christensen, O. C., & Schramski, T. G. (Eds.). (1983). *Adlerian family counseling: A manual for counselor, educator, and psychotherapist.* Minneapolis: Educational Media Corporation.

Clark, A. J. (2002). *Early recollections: Theory and practice in counseling and psychotherapy.* New York: Brunner/Routledge.

Corsini, R. J. (1966). *Role playing in psychotherapy: A manual.* Chicago: Aldine.

Corsini, R. J. (1971). Group psychotherapy. In A. G. Nikelly (Ed.), *Techniques for behavior change: Applications of Adlerian theory* (pp. 111–115). Springfield, IL: Charles C. Thomas.

Dagley, J. C. (2000). Adlerian family therapy. In A. M. Horne (Ed.), *Family counseling and therapy* (3rd ed., pp. 366–419). Itasca, IL: F. E. Peacock.

de Shazer, S. (1988). *Clues: Investigating solutions in brief therapy.* New York: Norton.

Dewey, E. A. (1971). Family atmosphere. In A. G. Nikelly (Ed.), *Techniques for behavior change: Applications of Adlerian theory* (pp. 41–47). Springfield, IL: Charles C. Thomas.

Dinkmeyer, D., & Carlson, J. (1984). *Time for a better marriage.* Circle Pines, MN: American Guidance Service.

Dinkmeyer, D., & Carlson, J. (1989). *Taking time for love: How to stay happily married.* New York: Prentice Hall.

Dinkmeyer, D., Sr., McKay, G. D., & Dinkmeyer, D., Jr. (1997). *The parent's handbook: Systematic training for effective parenting (STEP).* Circle Pines, MN: American Guidance Service.

Dreikurs, R. (1946). *The challenge of marriage.* New York: Dell, Sloan, and Pearce.

Dreikurs, R. (1950). *Fundamentals of Adlerian psychology.* New York: Greenberg. (Original work published 1933)

Dreikurs, R. (1967). *Psychodynamics, psychotherapy, and counseling.* Chicago: Alfred Adler Institute.

Dreikurs, R. (1971). *Social equality: The challenge of today.* Chicago: Adler School of Professional Psychology.

Dreikurs, R. (1997). Family counseling: A demonstration. In J. Carlson & S. Slavik (Eds.), *Techniques in Adlerian psychology* (pp. 466–484). Washington, DC: Accelerated Development. (Original work published 1972)

Dreikurs, R., Shulman, B. H., & Mosak, H. H. (1984). *Multiple psychotherapy: The use of two therapists with one client.* Chicago: Alfred Adler Institute.

Dreikurs, R., & Soltz, V. (1964). *Children: The challenge.* New York: Dell, Sloan, and Pearce.

Dreikurs, S. E. (1986). *Cows can be purple: My life and art therapy* (N. Catlin & J. W. Croake, Eds.). Chicago: Alfred Adler Institute.

Eckstein, D., Aycock, K. J., Sperber, M. A., McDonald, J., Van Wiesner III, V., Watts, R. E., & Ginsburg, P. (2010). A review of 200 birth-order studies: Lifestyle characteristics. *Journal of Individual Psychology, 66*, 408–434.

Ellenberger, H. F. (1970). *The discovery of the unconscious: The history and evolution of dynamic psychiatry.* New York: Basic Books.

Evans, T. D., & Dinkmeyer, D., Jr. (Eds.). (1993). Marriage and couples counseling [Special issue]. *Individual Psychology: The Journal of Adlerian Theory, Research, & Practice, 3 & 4.*

Forer, L., & Still, H. (1976). *The birth order factor: How your personality is influenced by your place in the family.* New York: Pocket Books.

Freud, S. (1965). *New introductory lectures on Psychoanalysis* (J. Strachey, Ed. & Trans.). New York: Norton. (Original work published 1933)

Gold, L. (1981). Life style and dreams. In L. Baruth & D. Eckstein (Eds.), *Life style: Theory, practice and research* (2nd ed., pp. 24–30). Dubuque, IA: Kendall/Hunt.

Gottman, J. M. (1999). *The marriage clinic: A scientifically based marital therapy.* New York: Norton.

Grunwald, B. B., & McAbee, H. V. (1999). *Guiding the family: Practical counseling techniques* (2nd ed.). Philadelphia: Accelerated Development.

Hayes, S. C., & Follette, V. M., & Linehan, M. M. (Eds.). (2004). *Mindfulness and acceptance: Expanding the cognitive-behavioral tradition.* New York: Guilford.

Hoffman, E. (1994). *The drive for self: Alfred Adler and the founding of Individual Psychology.* Reading, MA: Addison-Wesley.

Huber, C. H., & Baruth, L. G. (1981). *Coping with marital conflict: An Adlerian approach to succeeding in marriage.* Champaign, IL: Stipes.

Kern, R. M., Gormley, L., & Curlette, W. L. (2008). BASIS-A inventory empirical studies: Research findings from 2000 to 2006. *Journal of Individual Psychology, 64*, 280–309.

Kern, R. M., Hawes, E. C., & Christensen, O. C. (Eds.). (1989). *Couples therapy: An Adlerian perspective.* Minneapolis: Educational Media Corporation.

Kern, R., Stoltz, K., Gottlieb-Low, H., & Frost, L. (2009). The therapeutic alliance and early recollections. *Journal of Individual Psychology, 65*, 110–122.

Kopp, R. R. (1995). *Metaphor therapy: Using client-generated metaphors in psychotherapy.* New York: Brunner/Mazel.

Kottman, T. (1995). *Partners in play: An Adlerian approach to play therapy.* Alexandria, VA: American Counseling Association.

Leman, K. (1985). *The birth order book: Why you are the way you are.* New York: Dell.

Leman, K. (1995). *Bringing up kids without tearing them down.* Nashville: Nelson.

Lombardi, D. L. (1973). Eight avenues of life style consistency. *Individual Psychologist, 10*, 5–9.

Mahoney, M. J. (1980). Psychotherapy and the structure of personal revolutions. In M. J. Mahoney (Ed.), *Psychotherapy process: Current issues and future directions* (pp. 157–180). New York: Plenum.

Manaster, G. J., & Corsini, R. J. (1982). *Individual Psychology: Theory and practice.* Itasca, IL: F. E. Peacock.

Main, F. (1986). *Perfect parenting and other myths.* Minneapolis: CompCare.

Maniacci, M. P. (1996a). An introduction to brief therapy of the personality disorders. *Individual Psychology: The Journal of Adlerian Theory, Research & Practice, 52*, 158–168.

Maniacci, M. P. (1996b). Mental disorders due to a general medical condition and other cognitive disorders. In L. Sperry & J. Carlson (Eds.), *Psychopathology and psychotherapy: From DSM-IV diagnosis to treatment* (2nd ed., pp. 51–75). Muncie, IN: Accelerated Development.

Maniacci, M. P. (1998). The psychotic couple. In J. Carlson & L. Sperry (Eds.), *The disordered couple* (pp. 57–81). Bristol, PA: Brunner/Mazel.

Maniacci, M. P. (1999). Clinical therapy. In R. E. Watts & J. Carlson (Eds.), *Interventions and strategies in counseling and psychotherapy* (pp. 59–85). Philadelphia: Accelerated Development.

Maniacci, M. P. (2002). The DSM and Individual Psychology: A general comparison. *Journal of Individual Psychology, 58*, 356–362.

Maniacci, M. P. (2012). An introduction to Alfred Adler. In J. Carlson & M. P. Maniacci (Eds.), *Alfred Adler revisited* (pp. 1–10). New York: Routledge.

Maniacci, M. P., & Carlson, J. (1991). A model for Adlerian family interventions with the chronically mentally ill. *American Journal of Family Therapy, 19*, 237–249.

Maniacci, M. P., & Sackett-Maniacci, L. (2002). The use of the *DSM-IV* in treatment planning: An Adlerian view. *Journal of Individual Psychology, 58*, 388–397.

McKay, G. D., & Dinkmeyer, D. (1994). *How you feel is up to you: The power of emotional choice.* San Luis Obispo, CA: Impact.

Mosak, H. H. (1977). *On purpose.* Chicago: Alfred Adler Institute.

Mosak, H. H. (1995). Adlerian psychotherapy. In R. J. Corsini & D. Wedding (Eds.), *Current psychotherapies* (5th ed., pp. 51–94). Itasca, IL: F. E. Peacock.

Mosak, H. H. (1997). Life style assessment: A demonstration focused on family constellation. In J. Carlson & S. Slavik (Eds.), *Techniques in Adlerian psychology* (pp. 39–55). Washington, DC: Accelerated Development.

Mosak, H. H., & DiPietro, R. (2006). *Early recollections: Interpretative methods and applications.* New York: Routledge.

Mosak, H. H., & Maniacci, M. P. (1993). Adlerian child psychotherapy. In T. R. Kratochwill & R. J. Morris (Eds.), *Handbook of psychotherapy with children and adolescents* (pp. 162–184). Boston: Allyn & Bacon.

Mosak, H. H., & Maniacci, M. P. (1998). *Tactics in counseling and psychotherapy.* Itasca, IL: F. E. Peacock.

Mosak, H. H., & Maniacci, M. P. (1999). *A primer of Adlerian psychology: The analytic- behavioral-cognitive psychology of Alfred Adler.* Philadelphia: Accelerated Development.

Mosak. H. H., & Maniacci, M. P. (2010). The case of Roger. In D. Wedding & R. J. Corsini (Eds.), *Case studies in psychotherapy* (7th ed., pp. 12–31). Belmont, CA: Brooks/Cole.

Mosak, H. H., & Maniacci, M. P. (2011). Adlerian psychotherapy. R. J. Corsini & D. Wedding (Eds.), *Current psychotherapies* (9th ed., 67–112). Belmont, CA: Brooks/Cole.

Mozdzierz, G. J., Peluso, P. R., & Lisiecki, J. (2009). *Principles of counseling and psychotherapy: Learning the essential domains and nonlinear thinking of master practitioners.* New York: Routledge.

Nelsen, J. (1996). *Positive discipline* (rev. ed.). New York: Ballantine.

Newman, M., & Berkowitz, B., with Owen, J. (1971). *How to be your own best friend.* New York: Ballantine.

Nietzsche, F. (1967). *The will to power* (W. Kaufman & R. J. Hollingdale, Trans. ; W. Kaufman, Ed.). New York: Vintage. (Original work published 1901)

Nikelly, A. G. (Ed.). (1971). *Techniques for behavior change: Applications of Adlerian theory.* Springfield, IL: Charles C. Thomas.

Oberst, U. E., & Stewart, A. E. (2003). *Adlerian psychotherapy: An advanced approach to Individual Psychology.* New York: Brunner/Routledge.

Orgler, H. (1963). *Alfred Adler: The man and his works: Triumph over the inferiority complex.* New York: Mentor Books. (Original work published 1939)

Peluso, P. R., Peluso, J. P., Buckner, J. P., Kern, R. M., & Curlette, W. (2009). Measuring lifestyle and attachment: An empirical investigation linking Individual Psychology and attachment theory. *Journal of Counseling and Development, 87,* 394–403.

Popkin, M. (1987). *Active parenting: Teaching cooperation, courage, and responsibility.* New York: Harper & Row.

Powers, R. L., & Griffith, J. (1987). *Understanding life-style: The psycho-clarity process.* Chicago: Americas Institute of Adlerian Studies.

Rasmussen, P. R. (2010). *The quest to feel good.* New York: Routledge.

Sackett-Maniacci, L. A. (1999). *Lifestyle factors of chronic migraine headache sufferers.* Unpublished doctoral dissertation, Adler School of Professional Psychology, Chicago.

Seligman, M. E. P. (2011). *Flourish: A visionary new understanding of happiness and well-being.* New York: Free Press.

Sherman, R. (1999). Family therapy: The art of integration. In R. Watts & J. Carlson (Eds.), *Interventions and strategies in counseling and psychotherapy* (pp. 101– 134). Philadelphia: Accelerated Development.

Sherman, R., & Dinkmeyer, D. (1987). *Systems of family therapy: An Adlerian integration.* New York: Brunner/Mazel.

Sherman, R., & Fredman, N. (1986). *Handbook of structured techniques in marriage and family therapy.* New York: Brunner/Mazel.

Shulman, B. H. (1973). *Contributions to Individual Psychology.* Chicago: Alfred Adler Institute.

Shulman, B. H., & Mosak, H. H. (1977). Birth order and ordinal position: Two Adlerian views. *Journal of Individual Psychology, 33,* 114–121.

Shulman, B. H., & Mosak, H. H. (1988). *Manual for life style assessment.* Muncie, IN: Accelerated Development.

Sperry, L. (Ed.). (1989). Varieties of brief therapy [Special issue]. *Individual Psychology: The Journal of Adlerian Theory, Research & Practice, 1 & 2.*

Sperry, L. (1995). *Handbook of diagnosis and treatment of DSM-IV personality disorders.* New York: Brunner/Mazel.

Sperry, L. (Ed.). (2002). *DSM-IV* in clinical practice [Special issue]. *Journal of Individual Psychology, 58.*

Sperry, L., & Carlson, J. (1991). *Marital therapy: Integrating theory and technique.* Denver: Love Publishing.

Starr, A. (1977). *Rehearsal for living: Psychodrama: Illustrated therapeutic techniques.* Chicago: Nelson-Hall.

Sweeney, T. J. (2009). *Adlerian counseling and psychotherapy: A practitioner's approach* (5th ed.). New York: Routledge.

Vaihinger, H. (1965). *The philosophy of "as if."* (C. K. Ogden, Trans.). London: Routledge, Kegan, Paul. (Original work published 1911)

Wallin, D. J. (2007). *Attachment in psychotherapy.* New York: Guilford.

Watts, R. E. (Ed.). (2003). *Adlerian, cognitive, and constructivist therapies: An integrative dialogue.* New York: Springer.

Watts, R. E., & Carlson, J. (Eds.). (1999). *Interventions and strategies in counseling and psychotherapy.* Philadelphia: Accelerated Development.

West, G. K. (1986). *Parenting without guilt: The predictable and situational misbehaviors of childhood.* Springfield, IL: Charles C. Thomas.

# 第4章

# 当事人中心治疗

纳撒尼尔·拉斯金（Nathaniel J. Raskin）[*]
卡尔·罗杰斯（Carl R. Rogers）[**]
玛乔丽·威蒂（Marjorie C. Witty）[***]

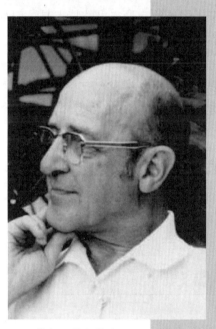

卡尔·罗杰斯（1902—1987）

[*]　纳撒尼尔·拉斯金（1921—2010），哲学博士，被誉为当事人中心治疗中"安静的巨人"。他原来是罗杰斯的学生，后来成为罗杰斯的同事和亲密战友，曾任美国西北大学医学院临床心理学教授。每一个与他接触过的人，无论是在小组中、在课堂上，还是作为他的当事人，都对他的彬彬有礼、宽宏大量和他身上所散发出来的无条件积极关注、共情理解和真诚一致印象深刻。

[**]　卡尔·罗杰斯，哲学博士，当事人中心和以人为中心取向的开创者，被誉为20世纪最有影响力和创新性的心理学家之一。作为心理治疗大师，他富有革命性的理论和实践深刻地影响了心理治疗领域和人际关系领域，并得到了广泛的研究。他晚年的工作主要涉及大型团体会心，特别关注不同党派纷争的化解和北爱尔兰、中美洲等地区国际冲突的解决。

[***]　玛乔丽·威蒂，哲学博士，阿尔格西大学芝加哥分校伊利诺伊职业心理学院教授。从1974年开始，她就一直从事当事人中心治疗的教学和实践工作。她发表了大量有关当事人中心治疗的社会影响以及非指导性方面的论文，是《以人为中心杂志》（*Person-centered Journal*）和《以人为中心和体验性心理治疗》（*Person-Centered and Experiential Psychotherapies*）的编委。

# 第一节　理论概要

　　1940 年 12 月 11 日，在明尼苏达大学举办的 Psi Chi[①] 会议上，卡尔·罗杰斯（Carl R. Rogers）发表了他对于心理治疗的一些观点。演讲结束后，大家围绕他的演讲展开了热烈的讨论，罗杰斯对此颇感意外，但他同时也意识到他的这些观点可能相当新颖。自此，当事人中心治疗正式诞生了。

　　20 世纪 50 年代，罗杰斯及其他人本主义心理学家共同发展了这些观点，并对具有广泛影响的精神分析和行为主义范式提出了挑战。以此为标志，心理学领域的**第三势力**正式崛起。现如今，半个世纪过去了，罗杰斯不仅被誉为 20 世纪最伟大的心理学家之一，更被大家公认为深刻影响了当今心理治疗实践的第一人。

　　但具有讽刺意味的是，在临床心理学领域，当事人中心治疗在许多博士培养方案中却很少见。简单地说，当事人中心治疗最突出的特点是，引导我们将人类视为一个个既非神也非物的人（person），将人视为一个能够自我决定并自我实现的独立主体。虽历经时间的洗礼，但这一观点从不曾改变。

　　不过，部分悲观主义者担心当事人中心治疗会逐渐淹没在各类心理治疗手册及循证心理治疗中。对此，著名的澳大利亚当事人中心治疗师和研究者彼得·施密德（Peter Schimd）回应道：

　　　　我完全不认同该观点。……相反，我甚至认为当事人中心治疗的本质到目前为止都还未被探索出来，更不用说其具体实践应用、激进主义观点、深刻的人文精神、关键的潜能以及潜能的解放等。卡尔·罗杰斯的见解和观点丝毫没有过时，相反是我们没有追上他的步伐。（Schmid，2000，p. 12）

## ■ 一、基本概念

### （一）人

　　当事人中心治疗最具生命力的观点是将抽象的人（human being）看作一个个具体的人（person）。尽管这似乎显而易见，但实际上在很多情境下，我们的社会角色、性别、种族、民族、社会等级或能力都可能会磨灭我们的个性。这一观点将当事人中心治疗与基于医学模型的治疗方法区别开来，医学模型是将人简化为某种诊断类型，如"酗酒者""精神分裂症患者""边缘性障碍者"等（Schmid，2003，p. 108）。个体化观点则认为，人类不应该被拿来当作达到他人目的的工具，任何人类个体都是自身不可再分的整体，天生值得被别人尊重。

　　亚瑟·博哈特（Arthur Bohart）指出，几乎所有的治疗理论关注的焦点都是治疗师，可以说是"以治疗师为中心"。他引用了一则非洲谚语来阐释这种不平衡关系："在狮子有了自己的历史学家之前，所有关于狩猎的传说都将赞美猎人。"博哈特认为，当事人在治疗中会积极地使用或"操

---

[①]　心理学的荣誉协会，成立于 1929 年，旨在鼓励和促进心理学的学术发展。——译者注

控"治疗环境以及治疗过程中对自己有帮助的内容。当事人并不是被动地接受治疗师的态度，而是作为当下情境中的一个独立个体，在治疗中朝着对自身最有利的方向与治疗师相互影响、共同创造（Bohart，2008；Bohart & Tallman，1999）。

### （二）动机

罗杰斯的动机理论中的核心概念——实现倾向（actualizing tendency），最初是由库尔特·戈德斯坦（Kurt Goldstein）提出的。戈德斯坦是德国的一位神经病学家，主要研究大脑受损的士兵。他提出的人格整体论，强调个体应该被当作努力追求自我实现的整体来理解（Goldstein，1934/1959）。

罗杰斯以戈德斯坦的理论为基础，结合自身对当事人的观察，假设所有的生命有机体都处于动态的变化过程中，这一过程是由维持和增强自身的内在倾向激发的。作为当事人中心治疗理论的核心，实现倾向以其运转的连续性、指向性及整体性贯穿于有机体的所有子系统中（Bohart，2007；Bozarth & Brodley，1991；Brodley，1999c/2011；Rogers，1951，p. 487；Rogers，1963）。

罗杰斯（Rogers，1980）推断，实现倾向是更为普遍的形成倾向（formative tendency）的一部分。我们可以观察到宇宙的日益复杂性、有序性和关联性，这些在星辰、晶体、微生物以及人类身上同样可以观察到。因此，人与所有生命有机体都被认为朝着更复杂的方向进化，并以此释放出那些可以维持和提高自身的各种潜力。

值得注意的是，罗杰斯理论中的实现倾向本质上是一个生物取向而非精神取向的概念。即使在人们做出自我毁灭性的选择时，实现倾向也是以连续且直接的方式发挥作用的，只不过是环境因素可能扭曲了该过程（Merry，2004，pp. 23-24）。从理论上讲，如果人与环境之间达到了一种完美的匹配状态，那么按照罗杰斯的机能充分发挥作用的人的观点（Rogers，1961，pp. 183-187），人就会朝着全面实现自身功能的方向发展，在当下生活情境中不断增加新经验、获得新能力，并以自身经历作为未来个人生活的指引。

### （三）人类本性

克莱德·克拉克洪（Clyde Kluckhohn）曾说过："每个人在某些方面都与他人相似，但同时在某些方面又不同于任何人。"这句名言有利于帮助我们理解罗杰斯的人类本性（human nature）这一概念。乍看起来，罗杰斯的人性观具有普适性：所有婴幼儿都需要被积极对待（每个人都和其他人一样），但在治疗关系中，每个人又是唯一且独立的个体（每一个人又与其他人不同）。

因此，罗杰斯既可以被看作一名科学家，也可以被看作一位现象学家，这取决于他是致力于组织分析研究数据、探索一般性的结论，还是作为一个治疗师与独一无二的当事人一起工作，在这种情况下基本上不会出现一般性的结论（Van Belle，1980）。

当然，罗杰斯的人格理论也是基于一般性的构念。例如："随着个体自我意识的出现，一种被他人积极对待的需要就会产生。这种需要在人类身上具有普遍性，在个体身上则同时具有普遍性和稳定性。"（Rogers，1995b，p. 223）

罗杰斯认为，每一个有机体都有一个内部的**机体评价过程**（organismic valuing process），同时只有个体的自我意识达到一定程度时，有机体才能够同化其自身的生存经历，才能够获得一致性与完整性。在罗杰斯看来，**一致性**（congruence）是个人经历的完整与统一，是心理适应的标志，是防御与刻板的对立面。

尽管罗杰斯相信每个人都有独立性与唯一性，但他的理论框架是采取一般性的语言进行描述的，即"所有的个体与他人皆相同"。他的这些观点来源于客观主义和现实主义的假设。尽管每个当事人在每次会谈中的叙述都是独特的，而且当事人自身也是一个随着时间变化而不断变化的连续体，但罗杰斯声称如果提供合适的治疗条件，当事人中心治疗的过程将趋于一致，这是一个可以预测的结果，并且在所有的治疗关系中都可以直接观察到。

芭芭拉·赫尔德（Barbara Held）是一名哲学家与执业心理师，她比较了作为当事人中心治疗基础的现实主义假设与统领叙事治疗等后现代主义取向的反现实主义假设的差异：

> 尽管罗杰斯发起的人本主义治疗运动强调的是每一个当事人的独特性和主观性，但是他也完美地提出了有关问题引发和问题解决的一般规律，并认为这些一般规律可被进一步付诸实践。例如，人本主义治疗运动曾提出这样一个实际问题：个体如果在意识层面无法符号化和整合自身经验，这将会破坏个体的自我概念，从而导致一系列问题（Rogers，1961）。……事实上，这一有关问题的一般规律的解释方法在所有的心理治疗理论中都很相似。也可以说，这一治疗理论提出的有关心理病理状态的解释机制其实适用于对所有问题的真实的或一般性的解释。（Held，1995，p. 21）

罗杰斯对于人类本性的看法具有乐观性和朴素性的特点，为此批判者常常将他的实现倾向理论与性善论相混淆。然而，罗杰斯并不认为人类（或者任何生命有机体）天生就是善的或恶的。同时，他也没有简单地看待人类的破坏能力（Schmid，2013，pp. 42-43）。在工作中陪伴遭受众多困扰的当事人时，他强调的是，如果给当事人提供一种尊重、无条件积极关注以及共情性理解的氛围，他就会欣喜地发现当事人已经朝着积极的、亲社会的方向发展了。他讲道：

> 简而言之，有机体总是在寻找、总是在启动、总是在"提升某些东西"。人类有机体中存在着一个核心的能量源。这个能量源是整个系统的功能而不只是某种成分的作用。更简单地说，这一能量源就是一种自我实现和自我完成的倾向，它致力于维护和提升有机体的功能。（Rogers，1980，p. 123）

## （四）治疗师

当事人中心治疗师坚信，尽管存在生理、心理和环境条件的限制及损害，个体仍然具有成长和自我实现的内在资源。治疗师在治疗实践中所表达的对当事人内在成长倾向以及自我决定权利的信任，就是治疗师的一种"非指导性态度"（nondirective attitude）（Brodley，1997/2011；Raskin，1947/2005，1948）。

当事人中心治疗重视为当事人提供各种条件，以鼓励他们追求自己的目的和目标。在这一"解放"的过程中，治疗师绝不能在不给当事人反驳机会的情况下采取任何手段来剥夺当事人的权利（O'Hara，2006，p. 121）。

这种非指导性态度的关键作用是明确表达了治疗师的意图。这种基本的态度并非被动或者缺少责任心，也并未限制当事人中心治疗师的自由。它展现的是我们对治疗中"人人平等"这一本质伦理的遵从，也并非如一些作者所说的是正统的表现（参见 Cain，2010，p. 45），而是一个**道德的指南针**（moral compass），它引导我们的治疗过程而不是规定我们的路线。它是非独裁的，它会协调自身以保护当事人的主动权。罗杰斯在 1951 年面对与现在相同的挑战时说道：

> 在这里，最重要的一点是治疗师对待个体价值和意义的态度。我们如何看待他人？我们是不是把每一个人都看作是有价值的、他①的权利是值得尊重的？如果我们在言语层面上持这种观点，那么在行为层面上，我们会执行到哪种程度？我们是倾向于将个体看作是有价值的，还是通过我们的态度和行为巧妙地贬低他们？我们是否将尊重个体奉为至高无上的哲学理念？我们是尊重当事人自我指导的能力和权利，还是相信他们的生活只有在我们的指导下才能过得更好？我们控制他人的需求和欲望有多大？我们是愿意让当事人自己选择他们的价值观，还是愿意在当事人感觉最快乐的信仰系统（通常不会言明）的指导下帮助当事人选择他们的价值观、行为标准和目标？（Rogers，1951，p. 20）

要成为一名当事人中心治疗师，就必须乐意遵循一个准则，那就是学习如何在治疗关系中成为一个开放、真诚并能共情的人。罗杰斯将这种共情状态称为**存在之道**（way of being；Rogers，1980）。

在当事人中心治疗中，真诚一致、无条件积极关注和共情理解，既不是一种技术，也不是专业角色的某个方面，而是治疗师发展的方向。这些态度首先必须与治疗师自身的价值观与信念相一致。不过，罗杰斯并不是一定要训练当事人中心取向的治疗师，而是希望他们能够找到符合他们的价值观和个性特点的工作方式。罗杰斯讲道：

> ……没有哪个学生能够或者应该被训练成为一名当事人中心治疗师。如果他发现他自身的内在态度和经验假设在对人的工作中是有效的，而这恰好与当事人中心取向的重要治疗方式相吻合，那么这是这些经验具有普适性的一个有趣的巧合，仅此而已。更重要的是，他应该忠于自身的经验，而不是与任何已知的治疗取向保持一致。最基本的信赖在于，我们相信作为学生的咨询师有能力使自己发展成为一名合格的治疗师。（Rogers，1951，p. 433）

## （五）治疗关系

罗杰斯（Rogers，1957）认为，治疗关系可以在很大程度上解释积极治疗结果的主要变异。研究发现，不管各种治疗体系在理论取向上有何差异，心理治疗结果研究都支持了罗杰斯的这一假设（Asay & Lambert，1999，p. 31；Elliott，Bohart，Watson，& Greenberg，2011；Patterson，1984）。

在当事人中心治疗的具体情境下，治疗师抱持的治疗态度可以创造一种自由与安全的氛围。在这种氛围下，当事人可以用自己所喜欢的任何方式自由地参与到治疗过程中。当事人无论主动陈述了什么，都能被治疗师接纳；即使是沉默不语，也可以被接受。由当事人来推进整个治疗过程。博哈特（Bohart，2004，p. 108）认为，当事人的主动和自我治疗活动，如果与治疗所提供的条件相呼应，就能促进积极的改变。在这一互动模式中，**当事人主动地与治疗师共同构建整个治疗过程**。

因为治疗师与当事人都是独特的个体，所以两者之间发展的关系不可能被提前预知或预测。治疗关系是治疗师在对寻求帮助的个体进行回应的情况下所形成的一次特别的邂逅。当事人中心治疗

---

① 罗杰斯在 20 世纪四五十年代对男性代词的依赖，是心理学中男性文化代表的典型。我们完整地保留了他对这些男性代词的使用，虽然在 20 世纪 60 年代，他的这种种族与性别的意识受到他的女儿娜塔莉·罗杰斯（Natalie Rogers）以及其他女性主义者、人的研究中心（Center for the Study of the Person）的反种族主义活动家的挑战，这些人包括奥哈拉（Maureen O'Hara）、巴菲尔德（Gay Leah Swenson Barfield）、鲍恩（Maria Villas Bowen）、斯佩克托（Suzanne Spector）等。

师倾向于自发地进行反应，尽可能地使自己适应当事人的要求。治疗师这种适应当事人要求（如基于当事人的需求回答问题、改变时间、拨打电话等）的意愿，源于他对当事人这个人以及他的目的和目标的基本信任与尊重（Brodley，2011a；Moon & Rice，in press）。

在实践层面上，当事人中心治疗师完全相信个体和团体能够表达与追求他们自己的目标。这对于儿童、学生与蓝领工人来说有着特殊的意义，因为他们经常被看作需要引导与监护的人群。当事人中心治疗支持和认可当事人的各项选择和决定，包括选择或拒绝治疗的权利、选择他认为可能对自己有帮助的治疗师（包括治疗师的年龄、种族、性别或性取向）、选择咨询的频率以及治疗关系的持续时间、选择需要探索的内容以及自己成为治疗过程的"建筑师"。

同样，当事人中心治疗师相信，如果团体中出现了合适的治疗条件，并相信团体自己可以找到处理问题的方式，团体成员就能够使治疗过程朝着对自己有利的方向发展，并解决当下时间限制所带来的冲突（Rogers，1970）。

## （六）核心条件

在当事人中心治疗中，真诚一致、无条件积极关注以及对当事人内在参考框架的共情理解，是治疗师所提供的三个条件（Rogers，1959b）。自从罗杰斯提出这三个条件后，大量的文献探讨了这些被称为"核心条件"（core conditions）的功效（Cooper，Watson，& Hölldampf，2011；Elliott，2001；Elliott & Freire，2010；Patterson，1984）。虽然这三种态度在理论上可以进行区分，但在治疗实践过程中，它们往往是作为一种完形而整体地发挥作用（Rogers，1957）。那些认为"无条件积极关注不可能做到"的观点，并没有意识到罗杰斯的治疗态度是一个动态的连续体，存在于每一位治疗师与当事人之间。作为学习者我们要认识到的一点是，我们需要检查并反思阻碍我们践行这些态度的障碍。

### 1. 真诚一致

这是指治疗师在意识中持续不断地同化、整合和符号化经验流的过程。罗杰斯解释道："对我而言，保持真诚一致（congruence）意味着我意识到并乐意呈现此刻内心的感受。此时此刻，我是真实存在的。"（罗杰斯引自Baldwin，1987，p.51）

一位心理治疗师如能意识到内部"流动"的经验，并能接受这些内在的体验，那么这位治疗师就可以被看作是整合的和完整的。因此，即使在治疗师的体验中缺乏共情理解或无条件积极关注，但如果这些经验可以充分地进入意识层面，没有被否定或歪曲，那么这个治疗师也处于真诚一致的状态（Brodley，2001/2011b，p.57）。然而，这些核心条件的不足也暗示着治疗环境效能的削弱。

治疗师真诚一致的状态，通常表明治疗师的内心处于一种可感知的透明状态或真实状态，行为上则是一种放松的开放状态。随着治疗师对真诚一致态度的持续坚持，当事人就会了解到治疗师外显的开放性是真诚的，而没有隐蔽地做任何事情，例如暗暗地做出诊断决策或做一些当事人不知情的事（Brodley，2011b；Moon，2005）。

### 2. 无条件积极关注

在治疗关系中，治疗师希望当事人能够体验到被无条件积极关注（unconditional positive regard），这一概念指的是被其他人温暖地欣赏或不带任何评价地赞赏。也就是说，治疗师接纳当事人的想法、感受、愿望、意图、理论以及对当下经验的归因。理想情况下，治疗师对当事人的关注不会受到特定选择、观点或行为的影响，即使这些行为对治疗师来说是不道德的或矛盾的。虽然完全的、坚定不移的无条件积极关注可能只是一种理想状态，但治疗师们发现在他们努力探求并试图理解这种理想态度的过程中，随着理解的深入，他们对当事人的接纳、尊重和欣赏能力也在不断加深，所谓"理解一切就能宽恕一切"。

治疗师无条件积极关注某个特殊当事人的能力是稳定可靠的。当然，这需要经历一个发展的过程，包括努力去觉察并探索各种评判式反应、学习克制日常生活情境中经常会出现的批判式回应。新手治疗师需要努力提升自己的接受能力、挑战自己的自动化判断和偏见，将每一个当事人看作一个独特的个体，**并相信这些个体在他们能知觉到的或虽没知觉到但对他们有影响的环境中已经尽了最大的努力**（Bozarth & Brodley，1986）。

### 3. 共情理解

当事人中心治疗中的共情理解（empathic understanding）是一个复杂的过程，它是一种希望抓住当事人的表情、意义和故事的态度。这表明不仅要对当事人所传达的信息（包括当事人的任何消极的或批判性的反应）保持开放的心态，同时也要搁置个人的观点、偏见以及理论（包括罗杰斯的理论）。在践行共情理解的理念时，治疗师要将当事人的表情和意义放在整个过程的中心位置。当事人是他们自己生活的"作者"，是治疗的"建造师"。

在罗杰斯的治疗理论中，共情理解并没有指定某一种特定的反应方式。这也是罗杰斯理论被广泛误解的一点。罗杰斯并不提倡重复当事人所讲的话，这种浅显的、字面上的以及简单的鹦鹉学舌的方式，并不是当事人中心治疗所推崇的。有时，当一个当事人的陈述很晦涩时，治疗师可以从字面上重复他的内容，但是大部分时间，治疗师是试图抓住当事人想要陈述的"要点"，以捕捉当事人的动机意图、行为意向和情感联系等作为共情理解的回应。对于新手治疗师而言，简单地抓取当事人的"要点"，并发自内心地用自己的话将其表达出来是有益的；而仅仅将关注点放在情绪词汇上，几乎不会产生恰当的共情反应。

## （七）当事人

在治疗过程中，当事人方面的基本概念包括自我概念、评价点以及体验。如果当事人中心治疗师全神贯注于哪些内容对于寻求帮助的人是重要的，他们就能很快发现，当事人对自我的感知和体验是其中最核心的部分（Raimy，1948；Rogers，1951，1959b）。个体自我概念的一个主要成分是自我肯定，而那些寻求治疗帮助的当事人往往缺乏这一点。一些早期的心理治疗研究表明，如果当事人的治疗非常成功，他们对待自我的态度就会变得非常积极（Sheerer，1949）。近来更多的研究强调了积极治疗结果中的这一重要方面。

罗杰斯的团队还发现，当事人会在一个被称为评价点的维度上取得进步。在当事人获得自尊时，他们试图将行为标准和价值观的基础从他人转向自身。通常，人们开始接受治疗是因为太过于看重别人对自己的看法，即他们的评价点是外在的。在治疗成功后，他们对待自己的态度与对待他人的态度一样，变得更加积极，更少依赖他人的价值观和标准（Raskin，1952）。我们可以说这些当事人的评价点从外部转向了内部，从而更能够真正地自我决定。近来，赖安和德西（Ryan & Deci，2000）发展了一个自我决定的理论，并积累了大量的论据：

那些动机是真实的（不夸张的、自我认可的）人与那些行为仅仅受到外部控制的人相比，表现出更多的兴趣、兴奋和信心，从而有更优秀的表现、更强的毅力和创造力……更多的活力……更高的自尊……和更强的一般幸福感。……即使是在人们对于某个活动有同样的胜任感或自我效能感时，结果仍是如此。

第三个核心概念是体验。在体验这个维度上，很多当事人但不是所有的当事人会得以提升（Rogers, Gendlin, Kiesler, & Truax, 1967），当事人对自我和世界的体验模式会从僵硬转换为更加开放和灵活。

前文所描述的治疗态度以及这三个与当事人相关的概念，在许多关于心理治疗结果的研究项目中都得到了细致严格的界定和测量。诸多实证研究表明，如果当事人在和治疗师的关系中感知到了无条件积极关注、共情理解和真诚一致，他们的自我概念会变得更加积极和现实，会更多地自我表现和自我指导，在体验中会更开放和自由，行为方式会更成熟，对压力的应对也会更有效（Rogers, 1986a）。

## 二、与其他治疗体系的关系

在罗杰斯当事人中心治疗体系不断发展和成熟的过程中，其理论和研究同时也促进了他的学生和同事们的治疗理论与实践的发展，例如布罗德利（Barbara Temaner Brodley）、简德林（Eugene Gendlin）、齐姆林（Fred Zimring）、拉斯金（Nathaniel Raskin）、西曼（Julius Seeman）和奥哈拉（Maureen O'Hara）。

声称和罗杰斯的理论直接相关，并已被充分系统化的自成一体的理论，包括普劳蒂（Prouty, 1994）的**前治疗**、简德林（Gendlin, 1996）的**体验性治疗**或**聚焦取向治疗**、格林伯格（Greenberg, 2002）的**情绪聚焦治疗**（也称过程–体验性治疗）、博哈特（Bohart, 2005）和沃斯利（Worsley, 2004）所主张的**整合模型**等。

虽然当事人中心治疗的理论和实践的发展涉及的议题非常庞杂，以至于难以在本书中进行完整的回顾，但它的重大发展是在最近25年才大量涌现出来的。批判理论的兴起、女性主义者的评论和社会建构主义的出现，激励了当代当事人中心理论家深入探索伦理政策分析和罗杰斯理论的价值之间的联系。当前所确立的基本观点是：在对人的诊断分类中，主要运用当事人中心治疗的方法，而倾向于拒绝完全的医学模型（Proctor, Cooper, Sanders, & Malcolm, 2006）。虽然有一些当事人中心取向的执业者在使用该方法时接受"疾病"这一概念，但桑德斯（Peter Sanders）认为，正是将当事人的悲痛和苦恼解释为"疾病"导致了个体内部的病理状态，并使得他被疾病标签化、被社会边缘化，从而无法感知和处理问题背后的社会根基（Sanders, 2007; Van Blarikom, 2006, 2007）。

不过，伯斯托（Burstow, 1987）认为当事人中心治疗的平等化特征是有待商榷的，这在普罗克托（Gillian Proctor, 2002）的权力分析中也有所体现。纳蒂耶洛（Peggy Natiello, 1994）将她的当事人中心工作根植于女性主义原则之上，并将治疗关系视为治疗师和当事人之间的协作。在与葡萄牙教育家弗雷尔（Paolo Freire）、沃尔特-古斯塔夫森（Carol Wolter-Gustafson, 1999, 2004）和普罗克托（2002）的工作进行比较的基础上，奥哈拉（O'Hara, 2006）的著作论证了当事人中心治疗所具有的解放人的天性的潜能。上述学者也都对心理治疗实践和当事人中心取向中的权力和关联性进行过批判性分析。

其他的理论发展还有很多。例如，布罗德利对非指导性态度的复兴和阐释对罗杰斯的理论和实践产生了巨大影响，并被罗杰斯吸收和整合进自己的体系中。博扎思（Jerold Bozarth）对于"必要和充分"条件的再概念化，格兰特（Barry Grant）对当事人中心治疗"伦理至上"的倡导，桑德斯对治疗方法的政治化阐述，默恩斯（Dave Mearns）对关系深度的研究，库珀（Mick Cooper）的存在主义方法，施密德（Peter Schmid）以列维纳斯（Emanual Levinas）的哲学为基础发展出来的基于伦理的对话会心等，都是当事人中心治疗的新发展。对于当事人中心治疗缺乏实证支持的批评，埃利奥特和弗雷尔（Elliott & Freire，2010）进行了有力的辩驳，他们系统回顾了当事人中心治疗和过程–体验导向治疗的效能和有效性。

## （一）聚焦取向治疗与当事人中心治疗

简德林的体验哲学指引了其**体验性治疗**（experiential therapy）的发展，后改称为**聚焦取向治疗**（focusing-oriented therapy，FOT），它特别关注身体的体验过程。简德林认为，身体感觉是深刻而错综复杂的体验的来源。只有某些"正确的"词语才能够捕捉到这些复杂体验的边缘，当个体说出这个"正确的"词语时，身体会有一种释放的感觉，好像在说："正是这样的！"

简德林发展了一系列步骤来帮助人们学习如何聚焦于身体。通过对身体感觉的接纳性倾听，特定的意象和词语就会在头脑中冒出，并进而转向体验过程。简德林称之为**感觉转换**（felt-shift）。感觉转换在美国和国际上都得到了广泛的认可，并被发现可应用于各种各样的治疗情境，而不只是一对一的个体治疗。

有趣的是，罗杰斯对于躯体内部感觉和心流（visceral flow）的关注早于简德林的聚焦理论。艾克米（Ikemi，2005）发现，罗杰斯早在他和简德林认识之前的 1951 年就赋予了身体体验的中心地位。罗杰斯曾说："一个人内部探索的经历所表现出的态度和**情绪已经被内脏和躯体都体验过了**，但是这些态度和情绪却从未在意识中出现过，这构成了心理治疗中一种最深刻和最重要的现象。"（Rogers，1951，p. 76）

简德林在有关体验和人格改变本质的理论中，将罗杰斯理论中的治疗师治疗态度的践行过程转换为当事人的体验过程。如果将当事人的体验水平看作一个重要的治疗变量，那么试图深度挖掘当事人的体验就是一个合乎逻辑的治疗过程。这使得治疗师试图努力地去探索当事人的躯体体验，并使其达到一定的体验水平。尽管体验和聚焦取向的治疗师相信体验水平和治疗结果之间的相关是毋庸置疑的，但也有一些当事人中心治疗师表示，即便是在那些没有表现出自我反思意识或聚焦体验的当事人身上，也发现了成功的治疗结果（Brodley，1988，1990）。

当事人中心治疗师认为，虽然在他们的治疗中也能观察到聚焦的方法，但并不倡导进行更深入的聚焦体验，因为聚焦治疗包含了更多的指导性，也违背了将人看作一个整体的原则，从而使得聚焦取向治疗与当事人中心治疗分道扬镳。不过，聚焦取向治疗仍认同治疗关系的重要性，因为它能创造一个安全的环境，使得当事人能够和他们体验身体感觉的过程产生联结。同时，他们也并不倡导在治疗关系中教授聚焦的方法（参见 Brodley，1990；Gendlin，1990）。

## （二）情绪聚焦治疗与当事人中心治疗

情绪聚焦治疗（emotion-focused therapy，EFT）的产生，起源于赖斯（Laura North Rice）的工

作。赖斯曾经在芝加哥大学向罗杰斯的同事学习，此时罗杰斯刚刚离开芝加哥大学前往威斯康星大学就职。赖斯的新理念"治疗师的唤醒功能"旨在提升当事人在情绪体验上的生动程度，从而唤起更直接的情绪体验（Greenberg，Rice，& Elliott，1993）。作为赖斯在约克大学的合作者，格林伯格（Leslie Greenberg）和埃利奥特（Robert Elliott）创立了情绪聚焦治疗，这是一种过程–体验式的治疗取向。治疗的焦点不是当事人的问题，而是深层的、强烈的情感。

根据凯恩（Cain，2010）的观点，EFT 混合了当事人中心治疗、简德林的体验聚焦治疗、存在主义治疗和完形治疗。EFT 被认为是一种"有实证支持的人本主义治疗"，它假定当事人遭遇的困扰来源于情绪功能不良和对情绪的回避两个方面。由于无法联结和加工情绪，EFT 治疗师会通过帮助当事人识别情绪的触发器、双椅技术（借鉴自完形治疗）以及治疗师的指导，使得堵塞的情绪体验得以疏通。格林伯格强调"当事人以及治疗关系的质量总是占据着治疗任务、方法和目标的优先位置"（Cain，2010，p. 53），使得这一方法始终维持着与当事人中心治疗的深层联结。

### （三）普劳蒂的前治疗与当事人中心治疗

普劳蒂（Garry Prouty）向简德林学习过，并深受简德林的体验理论的影响。普劳蒂针对发展性障碍个体和精神障碍或精神分裂症患者的创造性工作，促使其构建了前治疗（pre-therapy）的原则和实践方法。普劳蒂认为，标准的治疗回应方式不足以治疗在交往和沟通上存在严重困难的个体。在罗杰斯提出的心理治疗的充要条件中，第一条就是两个人需要有心理上的接触。与此一致，普劳蒂的方法也致力于促进和修复严重退缩和沟通困难人群的心理接触。

研究发现，那些在治疗中难以自我表露的个体可能会对普劳蒂的反应模式做出回应。这些创新的反应模式包括接触反馈，即治疗师完全真实地反映当事人的态度、姿势或面部表情，例如："你正站在窗户旁边，用手遮住自己的双眼。"这种简单的、字面意思上的回应，可能会帮助当事人进入与治疗师的互动中去，从而建立一定程度的信任感，同时也会促进当事人更多的自我表露。其他当事人中心治疗的理论家，包括美国的沃纳（Margaret Warner）和丹麦的索莫贝克（Lisbeth Sommerbeck），都有和入院治疗的精神障碍个体一起工作的经历（Sommerbeck，2003；Warner，2002）。

回顾完在当事人中心框架的范围内涌现出来的新的发展潮流之后，我们将简要评论在某些重要方面和当事人中心治疗有所交叉重叠的两种取向，它们是 1999 年开始出现的积极心理学运动和 20 世纪 70 年代随着女性解放运动而产生的女性主义治疗运动。

### （四）积极心理学与当事人中心治疗

首届积极心理学峰会于 1999 年举办，随后在 2002 年举办了国际积极心理学峰会。积极心理学运动最先由塞利格曼（Martin Seligman）开创（Seligman & Csikszentmihalyi，2000），在更广泛的意义上说，他实际上是重述了当事人中心理论和人本主义心理学的一些核心原则。塞利格曼和契克森米哈赖（Mihaly Csikszentmihalyi）都认为，长期以来临床心理学一直强调疾病、病理状态和"治疗"，也就是医学模型。他们认为，出现这种现象在很大程度上是因为战后的经济发展刺激了美国国立精神卫生研究所（National Institute of Mental Health）对于战争所导致的损伤和心理病理状态的研究和治疗。他们认为，现在正是美国心理学家关注心理积极面的恰当时机。"心流"体验、快乐、主观幸福感、乐观、内在动机和自我决定等主题，正吸引着许多著名研究者和心理学家的注意。

积极心理学的主旨是希望将当事人的个人力量化作改变的动力。当有意识地关注当事人的个人力量时，它可以被看作积极情绪状态的催化剂。这些积极情绪功能不仅仅是一种结果，也是改变的动因（Fitzpatrick & Stalikas，2008）。积极心理学关注人的力量、潜能和复原力，这与当事人中心治疗理论中的观点——人类机体具有先天的**实现倾向**不谋而合。博哈特和塔尔曼在《当事人如何使治疗起作用》一书中，将当事人视为改变的积极推动者，认为他们具有自我复原（使个体保持健康和平衡）的潜能（Bohart & Tallman，1999）。积极心理学运动是在 1999 年正式宣告诞生的，因此可以说，博哈特和塔尔曼的观点与积极心理学运动是互相融合的，甚至可以说是他们的观念预见了积极心理学运动的发展。

两种理论重叠的第二点在于，罗杰斯致力于运用科学的方法探究他在心理治疗过程中观察到的现象。塞利格曼和契克森米哈赖也强调"硬"科学方法在积极心理学研究中的中心位置，他们说道："毫不客气地说，我们首先是科学家，我们支持和鼓励的工作必须是可复制的、可累积的和客观的。"（Seligman & Csikszentmihalyi，2001，pp. 89-90）为了使他们发起的运动处于合乎"科学"标准的位置，塞利格曼和契克森米哈赖甚至曾宣称："人本主义心理学缺乏大量深入的、可累积的实证研究基础。……它强调自我、鼓励自我中心。"（Seligman & Csikszentmihalyi，2000，p. 7）但是，他们对 20 世纪 60 年代的人本主义心理治疗运动缺乏研究基础、鼓励自恋，仅仅是一种不科学的自助的控诉激怒了许多人本主义心理学家。博哈特和格林宁回应道：

> 我们希望塞利格曼和契克森米哈赖（2000）他们自己能对人本主义心理学做更多的学术调查工作。人本主义心理学的理论和实践都不是狭隘地聚焦于自恋的自我或个人的自我实现。（Bohart & Greening，2001，p. 81）

尽管基于优势的视角，再次强调人具有自我定向、追求幸福并拥有内在自我决定能力是值得称赞的，但是兰伯特和伊莱克森也抱怨，积极心理学家们似乎没有意识到当事人中心治疗的历史研究基础，包括那些支持这种治疗取向有效性的强有力的证据。

> 在这样的环境中，值得注意的一点是，已有大量和持续的实证研究证明当事人中心治疗在减少当事人的病理症状和提升幸福感方面是具有效力的。当事人中心治疗对于当事人的明确效果，在于它过去 50 多年有关治疗结果和治疗过程的研究，其中大量的研究也测量了积极情绪状态的变化。（Lambert & Erekson，2008，p. 224）

兰伯特和伊莱克森回应了理当引导当事人远离负面情绪这一理念，他们继续批评道：

> 从传统的当事人中心治疗的视角来看，与当前强调的积极情绪相左的观点是：应该在心理治疗中增加或凸显一些东西，以提高当事人出现积极情绪的可能性。在这种情境下，当事人中心治疗师难以想象转移当事人的注意力、使其不再关注自身感受能带来什么好处，他们相信这些感受能帮助当事人体验到一系列的积极情绪。（Lambert & Erekson，2008，p. 223）

尽管我们承认积极心理学研究的增长令人印象深刻，但是约瑟夫和林利（Joseph & Linley，2006）对此仍然持谨慎态度。他们认为，如果积极心理学运动继续将自己深根厚植于具有积极干预的医学模型，例如"治疗抑郁的幸福感练习"，那它试图超越"疾病"的治疗模式是难以成功的。相比于"运用适当的方法来治疗心理障碍"的医学模型，积极心理学的干预方式可能仅仅是吸收了更多的"工具"到"工具包"而已。在这里，我们鼓励读者去检验那些积极心理学研究者所言的支持性证据，也可以去阅读相关的批判性论文（Held，2002，2005；Joseph & Linley，2006；Kristjánsson，2010；Lambert & Erekson，2008；Sugarman，2007；Yen，2010）。

## （五）女性主义心理治疗与当事人中心治疗

20世纪60年代后期，第二次女性主义运动兴起。一些觉醒团体在没有任何外力帮助的情况下自由地召集了许多女性，这些团体对其成员产生了巨大的启蒙作用（Brown，1994）。由于女性社会活动家在人权上的不断努力以及在其他方面取得的进步，女性群体发现她们的观点、目标和眼界都受制于男性领导者，普遍都有不被重视、不平等和被歧视的体验，这导致了一些激进运动的出现。有一些问题甚至过去从来没有在公共场所公开讨论过，比如强迫贫穷的女性绝育、强奸、平民暴力、经济歧视、儿童性虐待、对女性的异化形象以及被排除在体育运动之外等。所有这些，激起了更多的平权运动。从激进主义到改良主义，女性主义成为一种多元化的、多面向的社会现象。

在那个年代，女性在学术界遭受了严厉的批评和公然的歧视，这更进一步揭露了男性主导的性别歧视观念。在哈佛大学受训的实验心理学家韦斯坦（Naomi Weisstein，1970）在《作为科学事实的子女、厨房和教堂：心理学中的女性构念》一文中，对临床心理学领域的女性歧视现象进行了富有影响力的评论。在这个经典但仍然适时的批评中，韦斯坦揭露了心理学作为实践堡垒而直接或间接地在女性身上施加的社会控制。

由于女性主义运动对社会角色期望、经济从属地位、政治权利剥夺、暴力对待女性等社会控制和威胁策略的挑战与重构，女性已不只是要求表达她们认可的特殊的个人问题，而是要求尊重她们的经验，并且是在政治上彻头彻尾地尊重她们的个人经验。

随着女性主义运动的开展，女性治疗师将她们批评的重点转向了主流的治疗范式和理论学派，这是对男性创立者权威的挑战。女性主义治疗师站在心理治疗领域的前沿，揭露了精神障碍诊断标准对于女性的压制、心理治疗实践再次加深了男性的权威、不存在女性生物本质形成的实证基础等问题。弗洛伊德的主张——"解剖结构是先天注定的"成为批判的靶子。一场真正的改革正在拉开序幕。

然而，主流的心理学理论仍然在个体心灵中寻找女性的问题。从自恋创伤、焦虑型依恋、功能不良的认知图式到罗杰斯的"价值条件"所导致的"冲突"，传统的理论家坚信心理问题能追溯到内心深处的根源。

经济对专业人员和学术发展的推动是显而易见的。在这种因果模型中，女性**需要**很多个人的、漫长的和昂贵的代价来处理她们"复杂的"和缺乏"适应性"的女性角色以及性冷淡等诸如此类的问题。心理治疗执业者在所谓"痛苦的行业"中运用他们的特殊技能，以回应女性遭受的心理问题。

女性主义批评家认为，心理学的架构掩盖了一个事实——一个人感知到的体验是社会建构的。对此，基青格和珀金斯提出：

> 体验总是通过一定的理论框架（直接或间接的）被感知，并在这个理论框架下获得体验的意义。情绪和情感不仅仅是直觉性的、未社会化的、自我证实的反应，也是社会建构的，代表着特定的社会规范。体验绝非"毫无经验"，而是牢牢植根于一个解释和重新解释的社会网络中。为了鼓励和保持一种纯粹的理念，使毫无污染的、未被社会化的"体验"从内心深处涌现出来，治疗师掩饰或掩盖了我们"内在自我"的社会根基。（Kitzinger & Perkins，1993，pp. 191-192）

大部分心理学家代表着男性权威的堡垒，他们拥护内部病原说，以还原论的方法分析"女性需要什么"以及她们**应该**需要什么样的治疗方法（参见 Gergen & Kaye，1992，p. 169）。作为回应，女性主义治疗强调伦理并倡导超越一对一的改变模式。许多女性的问题并非根植于内心深处，而是社会结构压制的结果。对此，罗迪斯和斯奇霍恩解释道：

> 女性主义明确而坚定地认为，心理治疗关系和治疗过程必须以公正的对话为中心，这些对话包括社会和人际互动两个方面。女性主义宣称，正因为大多数当事人的问题是不公正对待造成的，所以重申公正的道德理想、建立更公平的社会作为一种功能良好的现实条件，将给当事人带来积极改变。（Lerman & Porter，1990；Prilleltensky & Walsh-Bowers，1993；Rodis & Strehorn，1997）

女性主义理论家一直面对的一个问题是，如何从被动的回应和评判过渡到与其他女性一起发展创新的工作方式。这个运动取得了很大的进步，使得很多"支持性"和养育性的传统模型，转变为强调女性反抗的模型。现如今，女性主义治疗师整合并采用了精神分析、人际关系、人本主义、系统思维和局部取向（例如作为女性治疗实践的创伤治疗）的各种治疗方法。

为了避免、克服和反驳一些主流心理治疗模型在治疗背景中没有明确批评和反思的权利议题，女性主义治疗师需要跨越式地建立一个全新的模型，但是她们在这一过程中遇到了困难。正如格根所指出的：

> 绝大多数心理治疗学派发展与实践的最终目的是一统江湖、独霸天下，似乎其他有不同目标的学派及与之相关的内容都应该消亡。精神分析师希望彻底消灭行为矫正，认知行为治疗师认为系统治疗会使人误入歧途，如此等等。然而，最直接和可能的伤害却保留在当事人身上。最终，治疗过程给当事人提供的可能只是一堂让其深陷自卑的课程。（Gergen & Kaye，1992，p. 171）

当事人中心取向的女性主义治疗师反对格根的观点。我们认为，当事人中心治疗以一种接纳的中立立场认可当事人所感知到的现实世界，而不是用一种支配的、霸权的理论上的编排来替代当事人自身存在于这个世界的样子。我们避免安慰和对质我们的当事人，以保证他们不是处于"被教育"的位置。从某种意义上说，我们认为当事人中心治疗的实践和女性主义治疗的目标是一致的，即为所有当事人赋权。同时，我们认为，虽然治疗能够在很多方面帮助当事人，但是它不能替代社会变革的整体运动。心理治疗的规则巩固了一种根深蒂固的观点，即心理问题通常是以表面的症状展现个体本质上的深层"障碍"。

# 第二节　发展历史

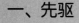 一、先驱

对卡尔·罗杰斯影响最大的事件之一，是他在传统的儿童辅导方面所受的训练，虽然其效果并

不理想。在哥伦比亚大学师范学院学习期间，罗杰斯学习了心理测量、测验编制、诊断会谈和解释性治疗。随后他到一个精神分析取向的儿童辅导机构实习，在那里，他学习了如何获取个案的完整历史，并对他们做投射性的人格测验。需要指出的是，罗杰斯最初去位于罗切斯特的这个儿童辅导机构时，是完全相信这种诊断性的、规范的、专业却缺乏人情味的治疗方法的，但是在切实地体验过之后，他得出了这种方法无效的结论。作为一个替代的方案，他试图倾听和跟随当事人的引领，而不是扮演专家的角色。他发现这种方法的效果更好，而且他从宾夕法尼亚大学社会工作学院和费城儿童辅导诊所（Philadelphia Child Guidance Clinic）的奥托·兰克（Otto Rank）及其同事的工作中，发现了支持这种替代性方法的理论和实践证据。

一个特别重要的事件是在罗切斯特期间，罗杰斯和兰克进行了三天的研讨（Rogers & Haigh，1983）。另一个重要事件是，他与同在兰克那里受训的社工伊丽莎白·戴维斯（Elizabeth Davis）保持着联系。罗杰斯坦言，从戴维斯那里"我第一次获得这样的概念——对于表达出来的感受做出几乎全身心的反应。后来这一概念被称为情感反映，这是我在和她的接触中获得的灵感"（Rogers & Haigh，1983，p. 7）。

当然，罗杰斯的治疗实践及其后来的理论都是从他自己的经验中总结出来的。不过，在罗杰斯的早期工作中，很多与兰克的关联之处也显而易见。兰克理论的很多内容与非指导性治疗原则有相当紧密的联系。兰克明确地、富有表现力地并不断地反对技术和解释导向的治疗方法：

> 每个单独的个案，同一个个案的每一个小时，都是不同的，因为这源于特定情境下即刻的力量，并且这种力量也会被即刻运用。我的技术本质上就是没有技术，但会尽可能多地利用经验和理解，这种经验和理解不断地转变为技巧，但永远不会凝结为在意识上可应用的技术原则。在意识层面的治疗中只有一种技术，那就是技术和理论是完全相同的，分析师的主要任务是解释（意识上的），而不是让当事人经历并认可他们的经验。（Rank，1945，p. 105）

兰克对于他的心理治疗实践语焉不详，特别是他在治疗时间内到底做了什么以及做了多少，人们知之甚少。不过，从《意志治疗以及真相与现实》一书不成系统的资料中仍能看到，他对教育性和解释性技术提出了批评，认为患者成为自己的治疗师是很有价值的，并将其置于治疗关系中无可争辩的地位（Rank，1945）。

## 二、发展

卡尔·罗杰斯于1902年1月8日出生于伊利诺伊州的奥克帕克。他的父母是信奉勤奋工作、认真负责和信仰至上的基要主义者，而对饮酒、跳舞和玩牌等活动深恶痛绝。其家庭中充满了亲密情感和奉献精神，但很少公开表露。高中的时候，罗杰斯在家庭农场里工作，他对实验和农业科学很感兴趣。后来，他进入了威斯康星大学，跟随他的父亲和兄长的脚步，选择了农学专业。在大学期间，罗杰斯也一直践行着原生家庭的宗教传统，活跃于校园的基督教青年会，并于1922年被选举为10个美国青年代表之一到中国北京参加了世界学生基督教联合大会。也是在那时，他的主修专业从农学转到历史学，他认为这有助于他成为一名传教士。

1924 年，他从威斯康星大学毕业后，与青梅竹马的海伦·埃利奥特（Helen Elliott）结婚，随后进入纽约神学院。两年之后，受所修心理学课程的影响，罗杰斯"跨过百老汇大街"，转至哥伦比亚大学师范学院。在这里，他接触到了后来他所称的"弗洛伊德式的、科学主义的和进步的教育思维的矛盾混合体"（Rogers & Sanford，1985，p. 1374）。

从哥伦比亚大学师范学院毕业后，罗杰斯在纽约州罗切斯特市的一个儿童辅导机构工作了 12 年。在那里，他很快成为行政主管和执业心理学家，他开始写文章并活跃于全美。他的第一本专著《问题儿童的临床治疗》（*The Clinical Treatment of the Problem Child*）于 1939 年出版，并因此得到了俄亥俄州立大学提供的心理学教授职位。到了俄亥俄州立大学之后，罗杰斯开始教授能够帮助问题儿童及其父母的新方法。

1940 年，罗杰斯开始教授《问题儿童的临床治疗》一书中所描述的具有启发性的儿童辅导方法。在他看来，这些方法代表了这个领域正在发生的变动、演化而非革命性的转折。临床过程通常以评估开始，包括测试儿童和访谈父母，评估结果为治疗计划提供基础。在治疗过程中，需要始终遵循非指导性的原则。

后来，罗杰斯的观点变得越来越激进。他于 1940 年 12 月 11 日在明尼苏达大学所做的演讲——《心理治疗中的一些新概念》（Some Newer Concepts in Psychotherapy），被认为是当事人中心治疗诞生的标志。罗杰斯决定扩展他的这次演讲内容，并于 1942 年写成了《心理咨询与治疗》（*Counseling and Psychotherapy*）一书。这本书包含了电子录音的八个会谈个案，描述了当事人改变的普遍过程：开始时是一种冲突情境和负面态度占主导的状态，随后逐渐转变为顿悟、独立和积极态度占主导的状态。罗杰斯假设治疗师是通过避免给予建议和解释，以及持续地识别和接纳当事人的情绪来推动这一过程的。随后，验证这一心理咨询与治疗新方法的研究很快就铺展开来。1943 年，罗杰斯指导完成了第一篇博士论文（Porter，1943），后来很快就有一系列研究心理治疗过程和结果的博士论文问世。在很短的时间内，一种全新的心理治疗取向和心理治疗研究领域诞生了。这种治疗方法及其相关研究，最终使人们接受心理治疗是临床心理学家的主要专业功能。

二战期间，罗杰斯是美国劳军联合服务组织（United Service Organizations）的咨询服务主任。之后，他受聘为芝加哥大学的心理学教授，并成为学校心理咨询中心的主任。罗杰斯在芝加哥大学的 12 年，是当事人中心治疗大步向前的 12 年，其理论、哲学、实践、研究、应用和内涵都取得了很大发展。

1957 年，罗杰斯发表了一篇经典的论文——《治疗性人格改变的充要条件》（The Necessary and Sufficient Conditions of Therapeutic Personality Change）。在这篇论文中，罗杰斯明确提出**真诚一致**、**无条件积极关注**和对当事人内在参考框架的**共情理解**，是治疗师促进治疗性人格改变的三个核心条件。这一理论观点后来被应用于所有类型的治疗，而不单单是当事人中心治疗，它对心理治疗领域的贡献如何颂扬都不为过。随后，罗杰斯建立了一个综合而严谨的心理治疗体系，包括心理治疗理论、人格理论和人际关系理论（Rogers，1959b）。

后来，罗杰斯关于人类行为和成长具有"精致理性"本质的哲学观得以被更深入而明确地阐释，并和克尔凯郭尔、马斯洛、罗洛·梅以及马丁·布伯等人的思想联结一体，共同推动了人本主义运动，他们的理论形成了心理学的"第三势力"，挑战了行为主义和精神分析的主导地位。

罗杰斯早在俄亥俄州立大学任教期间，就萌生了这样一种想法，即当事人中心治疗的原则已经超出了心理咨询室的范畴。而罗杰斯到芝加哥大学任教之后，那里的学生和咨询中心的工作人员使得这一现象变得更加鲜明。施利恩（John M. Shlien）提到，在员工会议的第一天，罗杰斯在黑板上列出了他和所有员工的薪资标准，并问大家是否对这些数字有不满意的地方。这在学术等级非常严格的环境中简直是闻所未闻，这体现了罗杰斯典型的"女性主义温婉"的一面。罗杰斯的《当事人中心治疗》（*Client-Centered Therapy*，1951）一书中差不多有一半的内容在介绍当事人中心治疗的应用，其他章节则在介绍游戏治疗、团体治疗、治疗师训练、领导力和管理等相关的内容。

1957 年，罗杰斯接受了威斯康星大学的心理学和精神病学教授职位。罗杰斯与同事及研究生一起，基于医院的精神分裂症治疗应当顺应当事人中心治疗的假设，承接了大量的研究项目（Rogers et al.，1967）。在纷繁复杂的结果中，两个非常清晰的结论显现出来：（1）治疗最成功的当事人是那些体验到最高程度的准确共情的人；（2）是当事人而非治疗师对治疗关系的判断，与治疗的成功或失败有更高的相关。这一发现与近期有关核心条件的研究相一致。博哈特和塔尔曼指出：

> 大量研究表明，当事人对治疗关系或治疗联盟的感知与治疗结果之间的相关要大于治疗师对治疗关系或治疗联盟的感知。……当事人所评价的共情与治疗结果之间的相关也很高，即使是客观观察者也发现了同样的高相关。……当事人所评价的治疗关系的合作性与治疗结果之间的相关也要高于治疗师的评价。（博哈特和塔尔曼引自 Cooper et al.，2010，p. 106）

1964 年，罗杰斯离开威斯康星大学，结束了全职的学术工作，他来到加利福尼亚州的拉荷亚开始了新的生活。他先在西部行为科学研究所（Western Behavioral Sciences Institute）作为常驻研究员待了四年，从 1968 年开始在人的研究中心（Center for Studies of the Person）工作。罗杰斯在加利福尼亚州生活了 20 多年，他在那里写了许多书，有当事人中心思想在教学［《自由学习》（*Freedom to Learn for the 80s*，1983）］和教育管理领域的应用，有关于会心团体的［《卡尔·罗杰斯论会心团体》（*Carl Rogers on Encounter Groups*，1970）］，有关于婚姻和其他伴侣关系的，也有关于"静悄悄的革命"的——他相信在这场革命中会涌现出一种新型的"自我赋权个体"［《论个人的力量》（*On Personal Power*，1977）］。罗杰斯相信这场革命有潜力去改变"心理治疗、婚姻、教育、管理和政治的核心本质"（Rogers，1977）。这些书都是基于罗杰斯对成百上千的个体和团体经验的观察和解释而写成的。

晚年的罗杰斯与他的合作者有一个特别的兴趣，就是将当事人中心治疗的方法应用于国际冲突的解决。他们到南非、东欧和苏联旅行，并与爱尔兰天主教徒和新教徒会面，同时也会见了卷入中美洲冲突的一些国家的代表（Rogers & Ryback，1984）。除了罗杰斯的著作之外，很多有价值的电影和录像带也提供了数据资料，以验证当事人中心治疗的基本假设——体验到了共情、真诚一致和无条件积极关注的个体或团体，将会经历一个结构性的自我指导的改变过程。

## ■ 三、现状

从 1982 年开始，每两年会举办一次国际性的当事人中心治疗研讨会，在墨西哥、奥地利、英国、美国、巴西、荷兰、希腊和南非都举办过。与这个会议交替举办的是当事人中心和体验性心理治疗的国际会议，曾在比利时、苏格兰、奥地利、葡萄牙和美国举办。

1986 年 9 月，在去世前五个月，罗杰斯参加了芝加哥大学国际学院举办的以人为中心取向发展协会（Association for the Development of the Person-Centered Approach，ADPCA）的成立大会。此前，罗杰斯的朋友、当事人中心治疗师凯恩（David Cain）一直建议他允许这样的组织出现，但罗杰斯曾经非常反对建立权力集中式的或官僚式的组织。这个会议，既是罗杰斯参与的最后一次会议，也是 ADPCA 和凯恩担任主编的《以人为中心评论》（Person-Centered Review）杂志的开端。

尽管每年的会议都会有一些质疑和争吵的情况出现，但是这个组织还是保持着稳定的运转。ADPCA 的会议每年都会举办，读者可以从其网站获得在线信息：www.adpca.org。这个协会由各行各业的人组成，包括教育工作者、护士、心理学家、学生、艺术家和商业顾问等，他们都感兴趣于当事人中心取向的潜在能量。

在首届 ADPCA 会议上，与会者们提出了一个新的想法，那就是举办当事人中心治疗的工作坊。这个工作坊由佐治亚大学荣休教授博扎思（Jerold Bozarth）及众多研究生共同组织，在罗杰斯 1987 年 2 月 4 日去世一周后的 2 月 11—15 日在佐治亚州的沃姆斯普林斯的康复研究所（Rehabilitation Institute）举办。富兰克林·罗斯福在患脊髓灰质炎之后，也曾在这里进行治疗。

自 1987 年以来，工作坊每年都会在沃姆斯普林斯举办，这种非促进性和非指导性的氛围一直持续了很多年。这个工作坊是 ADPCA 一系列计划之外的活动，不要求提交论文，也没有工作会议。对于那些对当事人中心治疗感兴趣的人而言，这可能是唯一的一个完全自我指导的团体。

ADPCA 的成员大多数是白人中产阶层，男女几乎各半，还有个别性别认同不确定的人。我们的队伍不断壮大，包括了非裔美国人、拉美裔美国人，还有少部分日裔和华裔代表。年龄跨度从 20 岁出头到 80 多岁。当会议在美国举办时，有很多国际代表参加；同时，许多美国人也会去海外参加相关的研讨会。

1992 年，《以人为中心评论》被《以人为中心杂志》（Person-Centered Journal）所取代，并由博扎思和齐姆林（Fred Zimring）联合主编。该杂志至今仍在出版，主编由每年举办的 ADPCA 会议选举产生。

2000 年，在以人为中心取向国际论坛（International Forum for the Person-Centered Approach）的基础上，以人为中心和体验性心理治疗与咨询世界联合会（World Association for Person-Centered and Experiential Psychotherapy and Counseling，WAPCEPC）在葡萄牙里斯本成立。这个联合会由来自多个国家的心理治疗师、研究者和理论家组成，致力于当事人中心治疗革命性本质特征的薪火相传。联合会的相关活动、会议日程和成员信息能够从网站 www.pce-world.org 上找到。这个组织还发行了同行评审的杂志——《以人为中心和体验性心理治疗》（Person-Centered and Experiential Psychotherapy，PCEP），该杂志主要发表人本主义实践者和研究者普遍感兴趣的实证的、质性的和理论性的文章。2001 年以后的杂志全文，可以从网上获取。对当事人中心治疗现状更完整和细致的信息感兴趣的读者，可以参考基尔申鲍姆和乔丹（Howard Kirschenbaum & April Jourdan，2005）发表的论文《卡尔·罗杰斯与以人为中心取向的现状》。

# 第三节　人格理论

## ■　一、理论概述

罗杰斯一开始对心理学的理论并不感兴趣，但后来却发展出了 19 个关于"治疗、人格和人际关系理论"的基本命题（Rogers，1951）。一方面，这意味着罗杰斯对理论的态度有了改变；另一方面，我们可以用一种逻辑演化的方式来理解这种综合的架构。他相信儿童在意识层面对自我和自我理想的态度具有重要价值，这一点在他早期为儿童开发的人格适应性测验中即占据核心地位（Rogers，1931）。当事人的成长过程就是防御的减少以及带有自我意识的自我指导增加的过程，这一点早在罗杰斯一篇有关心理治疗过程的论文中即有介绍（Rogers，1940）。

后来，罗杰斯将他的观察扩展到了人格和行为理论中，这些理论在他的《当事人中心治疗》（Rogers，1951）一书中有所描述。这一理论基于以下 19 个基本命题：

（1）所有个体都处于一个以他自己为中心的连续变化的经验世界中。

（2）有机体对感知到的"场"做出反应，这个感知到的场即个体的"现实"。

（3）有机体以一个有组织的整体对现象场做出反应。

（4）有机体有一个基本的倾向和趋势——力求实现、维持和增强处于体验之中的有机体。

（5）有机体的行为基本上是目标导向的尝试，以满足自己在现象场中所感知到的需要。

（6）一般而言，情绪伴随着并且能够促进这种目标导向的行为，情绪的特征与行为的探求内容及完成情况有关，情绪的强度与知觉到的行为在维持和增强有机体过程中的重要程度有关。

（7）理解行为最好的方法是从个体自己的内在参考框架入手。

（8）整体知觉场的一部分会逐渐分化，就如自我的分化一样。

（9）与环境的互动，特别是与他人的具有评价性的互动形成了我们的自我结构。这个自我结构是对"主体我"和"客体我"的感知特征、相互关系及其价值体验的一种有组织的、流畅的并且一致的概念化模式。

（10）作为个人经验和自我结构组成部分的价值标准，在一些情况下是有机体直接体验的结果；在另一些情况下，这些价值标准是内化的或是从他人那里获取的，但在这一过程中知觉是扭曲的，仿佛来自他们自己的直接体验一样。

（11）当经验出现在个体的生命中时，它们可能出现三种情况：被符号化、被知觉到，并被整合到自我的关系中；被忽视，因为它们没有和自我结构之间建立联系；否定或扭曲符号化，因为经验与自我结构之间存在不一致。

（12）有机体采取的大多数行为方式是与其自我结构一致的。

（13）在某些情况下，行为可能是有机体未被符号化的经验或需要带来的。这些行为可能会与个体的自我结构存在不一致，但是这些行为却不是个体所"拥有的"。

（14）当有机体拒绝觉察重要的身体感觉和内部经验时，心理问题就会出现，这是因为经验未被符号化或没有被整合到自我结构中。当这种情况存在时，潜在的心理张力就有了基础。

（15）当有机体的所有身体感觉和内部经验在同一符号水平上被内化，并且与自我结构相一致时，心理适应就会出现。

（16）任何与有机体自我结构和组织不一致的经验，都有可能被知觉为威胁。为了维持这一组织，这种知觉到的威胁越多，自我结构就会越僵化。

（17）在某些特定情况下，自我结构完全没有受到威胁，这时与自我结构不一致的经验会被感知和检验，而自我结构也会进行修正，以同化和吸收这些经验。

（18）当个体能够觉察到所有的身体感觉和内部经验，并将其纳入一个一致的、整合的系统时，那么他必然能够更好地理解和接纳他人作为一个独立的个体而存在。

（19）当个体能更多地觉察其有机体经验并将其纳入自我结构中时，他就会发现自己正在以一个持续进行的有机体评估过程来重构现有的价值系统；而这一现有的价值系统在很大程度上是基于扭曲的符号化而内化的内容（Rogers，1951，pp. 481-533）。

罗杰斯评论道：

> 这个理论的基本特点是现象学的，并且主要依靠自我概念进行解释。它描绘了人格发展的端点，是经验的现象场与自我的概念结构之间的统一体——象征着自由从内部的紧张和焦虑以及潜在的紧张中展现出来，代表着以现实为导向的适应的最大化，意味着建立起来的个体化的价值系统认同其他人类种族中的任何适应良好的成员的价值系统。（Rogers，1951，p. 532）

20 世纪 50 年代早期，针对这些命题，芝加哥大学的心理咨询与治疗研究中心进行了一系列设计严谨并控制得当的研究。其中，斯蒂芬森（Stephenson，1953）使用 Q 分类技术，测量了自我概念和自我理想在治疗中、治疗后与未治疗的控制阶段的变化。许多结果证实了罗杰斯的假设。例如，在治疗中，个体的现实我和理想我之间的一致性显著提升，知觉到的自我的改变带来了更好的心理适应（Rogers & Dymond，1954）。

罗杰斯的人格理论经常被描述为是成长导向的（growth-oriented），而不是发展性的（developmental）。虽然这样的描述是恰当的，但是罗杰斯提出的儿童对其被对待态度的敏感性的观点却没有被认可。罗杰斯认为这种敏感性在婴儿期就会出现，他指出：

> 当事人中心治疗在横向传播上进入了我们生活的方方面面，尽管我为此感到惊奇，但是其他人更感兴趣的却是纵向的发展，也就是探讨其对于婴儿照料的深远价值。在整个出生过程中，新生儿作为一个人应被理解，他所传达的信息应被尊重，他应被共情地对待。这是法国产科医生勒博耶（Frederick Leboyer）令人耳目一新并引人深思的贡献……他以一种类似当事人中心的方法，已协助至少一千个婴儿的出生。（Rogers，1977，p. 31）

罗杰斯继续描述了婴儿对光线和声音的极度敏感性、皮肤的娇嫩、头部的脆弱、呼吸的费力等，以及勒博耶教导父母与专业人员如何为婴儿提供一个充满关怀、慈爱与尊重的生命初期体验的特定方法。

这种对儿童的敏感性的进一步描述，是对罗杰斯的上述第 4 个命题的解释：有机体有一个基本的倾向和趋势——力求实现、维持和增强处于体验之中的有机体。

儿童学走路的例子，可以阐明个体自我提升和自我成长的整个过程。第一步总是很吃力，甚至有些痛苦。通常情况下，迈出前几步所获得的直接回报与这一过程中所遭受的失败和颠簸带来的痛苦是不对等的。由于痛苦，儿童可能有一段时间又会恢复到爬行的状态。但是朝着成长方向前进是比保持婴儿状态所带来的满足感更有力量的。尽管这个实现过程充满了艰苦，儿童还是会自我实现，他们将会变得独立、负责任、自我管理并且社会化。即使他们没有这样做，由于各种各样的环境因素，他们依然会呈现出成长和实现趋向。如果让人有机会在前进和退缩行为中做出选择，实现趋向就会发挥作用。（Rogers，1951，pp. 490-491）

罗杰斯关于人格的另外一个假设（命题8）认为，正在发展的婴儿的主观世界的一部分会被知觉为"客体我""主体我"或"我自己"。罗杰斯认为，婴儿在与环境互动的过程中会建立关于自我、环境以及自我与环境的关系的概念。

罗杰斯接下来的命题对他的理论至关重要，即发展既会朝着健全的方向，也会朝着非适应性的方向。他假定年龄很小的婴儿会进行"直接的机体评价"，这种评价很少有甚至是完全没有不确定性。他们的体验（如"我冷，我不喜欢这样"或"我喜欢被抱着"）甚至在他们无法用语言或符号去描述时就已经存在。这个自然过程的原则是，婴儿积极地重视那些被认为是自我增强的经历，而对那些威胁或者不能维持或增强自我的经历则给予消极的评价。

一旦婴儿开始被他人评价，这种情况就会发生变化（Holdstock & Rogers，1983）。他们获得的爱以及对自我的表征（如可爱的），依赖于他们的行为。一个儿童打或讨厌另一个儿童，会被成年人告知他是坏的或不可爱的。这个儿童为了保持积极的自我概念，可能就会歪曲自己的体验。

> 以这样的方式……父母的态度不仅会被内化，而且会以歪曲的方式被体验，就好像是基于我自己的身体感觉和内在体验一样。因此，即使是准确的表征也可能会将表达愤怒体验为令人满意的或自我促进的，但在歪曲性表征的作用下，表达愤怒就会被体验为是"坏的"。……建立在歪曲的身体感觉和内在体验基础上的"自我"，会去适应个体努力获得的有组织的和整合的自我结构。（Rogers，1951，pp. 500-501）

这种相互作用会为自我概念的混乱、自我怀疑、自我否定和依赖于他人的自我评价播下种子。罗杰斯认为，如果父母接纳儿童的消极体验，并且将儿童看作一个整体，同时拒绝使用一些特定的行为（如打孩子），那么这些结果就可以被避免。

## 二、主要概念

在罗杰斯的人格和行为理论中，有许多各种各样的术语和概念，它们往往具有独特的、与众不同的含义。

### （一）体验

在罗杰斯的理论中，**体验**（experience）指的是个体的内心世界。在任何时候，有些体验是意识层面的，例如，当我们打字的时候，我们能够感知到手指敲打键盘的压力；而有些体验可能很难到达意识层面，例如，"我是一个富有攻击性的人"这样一个想法。虽然人们对自己整体现象场的实际感知可能是有限的，但是只有个体自身才能完整领略它。

## （二）现实

从心理的角度而言，**现实**（reality）基本上是个体感知到的内心世界；而从社会的角度而言，现实由诸多不同个体之间高度一致的知觉组成。两个人对现实可能会有一致的看法，特别是其中一人还是政客时。某个人将一名女政客看作一个好女人，因为她想要帮助别人，基于这样的现实，他投票给了她。而其他人的现实则可能是这名女政客用钱赢得支持，所以这些人投票给了她的竞争对手。在心理治疗中，感受和知觉上的改变将导致知觉到的现实的改变。当事人越来越能够接纳"自我就是此刻的我"是治疗的基础。

## （三）有机体是以有组织的整体来反应的

一个人可能会饿，但为了完成一个报告，可能会跳过午餐。在心理治疗过程中，当事人常常更真切地了解什么对他们而言是重要的，这就使行为改变直接朝向清晰的目标。一个政治家可能选择不去竞选，因为他觉得自己的家庭生活对他来说更重要。一位有残疾的当事人对于他的疾病所带来的生活环境的改变持更开放的态度，那么他就能更好地休息和照顾自己。

## （四）有机体的实现倾向

有机体的实现倾向（actualizing tendency）是戈德斯坦（Kurt Goldstein）、莫瓦尔（Hobart Mowrer）、沙利文（Harry Stack Sullivan）、霍尼（Karen Horney）和安格亚尔（Andras Angyal）等人著作中的核心原则之一，儿童痛苦地学习行走就是一个例子。罗杰斯和大多数其他人格理论家都秉持这样一个信念，即如果没有外部力量的阻碍，个体会更偏好健康而不是生病，更自由地做出选择而不是被决定，通常情况下，这会使整个有机体得到更充分的发展。德西和赖安（Deci & Ryan，1985，1991）的自我决定理论推动了许多最新的实证研究，用以探讨支持或限制内部动机发展的因素，而内部动机是人类生活的本质特点。赖安和德西这样描述人类的这种能力：

> 可能没有一个单独的现象像内部动机一样，能够如此全面地反映人类本性中的积极潜能，这种动机就是寻求新颖和挑战、扩展和练习个体能力、探索、学习的固有倾向。……这些因素在今天已经是被实证研究证明能够维持和提高个体内在倾向的支持性条件。但是，这种内在倾向也可能轻易地被各种非支持性的条件所扰乱。……探索内部动机的支持性条件和非支持性条件，是理解疏离和自由（人类本性的积极方面）来源的非常重要的第一步。（Ryan & Deci，2000，p. 70）

在罗杰斯的理论中，实现倾向是作为一个公理存在的，是无法被证伪的。在治疗情境中，治疗师将当事人看作努力实现自我和有机体功能的人。这是一个具有功能性的理念，特别是在当事人的行为和思维方式表现出自我毁灭或非理性的特点时，它的功能性就愈发明显。在这种情况下，当事人中心治疗师是否能相信当事人的"自我复原"能力和自我调节能力是十分重要的考验。但是，持有实现倾向假设的治疗师能努力地理解当事人，并对他始终保持无条件积极关注。

## （五）内在参考框架

内在参考框架（internal frame of reference）即个体内在的知觉场，它强调从我们独特的视角出发去看待世界呈现在我们面前的样子，是在整个学习和体验的过程中经验和感觉所具有的全部意义。当事人中心治疗认为，对内在参考框架的理解，为我们提供了全面领会人们行为原因的视角，从而与行为、态度和人格的外部判断相区别。

### （六）自我、自我概念和自我结构

这些概念指的是

有组织的、一致的、概念化的完形，由"主体我"或"客体我"的知觉特点以及"主体我"或"客体我"与他人以及生活的各个方面的关系所组成，这些感知都伴随着价值判断。这是一个在意识层面可以感知到的完形，尽管它并不总是处于意识层面。虽然它是一个流动和变化的过程，但是在任一给定的瞬间，它……至少部分是可以用操作性术语来进行界定的。（Meador ＆ Rogers，1984，p. 158）

### （七）符号化

这是个体对某一经验产生觉察和意识的过程。当个体的经验与自我概念不一致时，个体有否定经验符号化（symbolization）的倾向。例如，认为自己是诚实的人，倾向于拒绝对撒谎行为进行符号化。一些模糊的体验会倾向于以与自我概念一致的方式进行符号化。一名缺乏自信的演讲者可能将沉默的听众表征为没有被自己的演讲所打动，而一个自信的演讲者会将此表征为听众正在饶有兴致地专心听讲。

### （八）心理适应或适应不良

这两个概念指的是个体的身体感觉和内部体验与其自我概念一致或不一致的情况。以缺点和不完美为特征的自我概念，会促进对失败体验的表征。在这种情况下，需要否认这种失败体验的存在，从而促进心理适应。如果某个人总把自己看作是诚实的，却对自己的女儿撒了一个善意的谎言，她可能会感觉到不舒服。这时，她的自我概念和行为之间就出现了不一致。对不一致行为的整合（"我想我偶尔说一个谎，是摆脱困境最简单的方法"）可能可以修复个体的一致性，并且能够让人自由地选择是改变行为还是改变自我概念。心理适应的状态意味着有机体对于其机体经验保持开放，并将这些经验知觉为是可靠的和可接受的。

### （九）有机体的评价过程

有机体评价是一个持续的过程。在这个过程中，个体依赖于自己的感觉线索做出价值判断。这与以"必须""应该"以及什么是对的或错的为特点的固化的价值系统是完全不同的。有机体的评价过程（organismic valuing process）与当事人中心治疗对人的信任的假设是一致的。这种评价过程虽然是由每个个体完成的，但构成了一个高度负责的社会化的价值与行为系统。责任衍生于人们对情境做出的直接的、有组织的评价，而不是基于对别人会怎么看我的担心或别人灌输给我的思考或行为方式。

### （十）全然发挥功能的人

罗杰斯将那些能够同化自己的机体经验和能够将自己意识中的当下经验进行符号化的人，界定为"全然发挥功能的人"（fully functioning person）。他们能够体验到自己所有的感觉，不害怕其中的任何一部分，允许意识在他们的体验中自由流动。西曼（Seeman，1984）曾做过一个追踪研究项目，以厘清和描述这些全然发挥功能的人所具有的品质。这些实证研究强调了积极的自我概念、较强的生理反应性和对环境的有效利用等因素的价值。

# 第四节　心理治疗

## ■　一、心理治疗理论

罗杰斯关于人格改变的治疗理论假定，如果一位真诚一致的治疗师能对当事人的内在参考框架无条件地积极关注和共情理解，并且当事人也**感知**到了治疗师的这种态度，那么当事人的人格结构将会发生建设性的改变（Rogers，1957，1959b）。**真诚一致**是另外两个治疗条件的基础。对此，沃森指出：

> 如果当事人感觉到治疗师是不真诚的，那么当事人就不会感知到治疗师所表达的其他两个条件。这遵循了这样一个假设，即当事人感知到治疗师的一致性是有效心理治疗的充要条件之一。（Watson，1984，p. 19）

研究表明，当任何理论取向的治疗师在一定程度上实现了这些核心条件时，当事人在最初几次咨询中就会感知到。自我接纳、体验当下、坦率的关系、评价控制点向内流动等，在短期密集的工作坊甚至是一次咨询会谈中都有可能发生。

### （一）对当事人内在参考框架的共情理解

共情理解在当事人中心治疗中是一个主动、即时并持续的过程，它涉及治疗师的认知过程、情感反应和行为表达。为了纠正对当事人中心的普遍误解，罗杰斯指出共情指的是一种态度，而不是一种行为。当事人中心治疗理论没有指定任何特定的对当事人进行回应和与当事人相处的方式。拉斯金在一篇发表于1947年并经常被引用的文章中写道：

> 在这个层面，治疗师的参与是一个主动体验当事人所表达的情绪的过程。治疗师尽最大的努力进入正在表达的这个人的内心，努力地**卷入其中**，生动地体验当事人所表达的态度而不是观察他，并尽力去捕捉他正在变化的品质的每一点细微差别。简而言之，就是让自己完全地吸收别人的态度。为了努力做到这一点，治疗师其他任何的行为和态度都不能存在。如果治疗师试图保有其他的态度，他就难以辨别它们，也难以加快进程。因为他是另一个人，而不是当事人本人，所以共情理解不是自动发生的，而只能是后天习得的，这就需要对他人的感受进行热情

的、持续的和主动的关注，并排除与任何其他事物有关的杂念。（Raskin，1947/2005，pp. 6-7）

治疗师准确的共情理解的外在反应（overt response）固然很有价值，但更重要的是，治疗师需要共情地接纳当事人世界深处的内在体验（inner experience）。如果此刻治疗师涌现出来的对当事人的共情理解不完全到位，治疗师乐意被当事人指出并进行纠正。由此就创造了一个治疗师越来越接近当事人的感受和意义的过程，进而发展出基于对当事人的尊重和理解的深层关系。布罗德利（Brodley，1994/2011）曾统计，在罗杰斯的治疗脚本中，"共情理解的反应"出现的比例非常高（常常达到80%～90%）。布罗德利的研究表明，罗杰斯的治疗在他的整个职业生涯中都保持高度一致，他始终信任当事人，始终践行着他的非指导性原则，从来没有动摇过。但是，罗杰斯并没有要求其他治疗师去模仿他的反应模式。他曾说，他的反应方式仅仅是他发现的能够起作用的方式中的一种，其他人也可能在与当事人的相处中发现独特的个人化的反应方式。

## （二）无条件积极关注

与这个概念相关的其他术语有**温暖的接纳**（warm acceptance）、**非占有的关怀**（non-possessive caring）以及**非评判的开放**（non-judgmental openness），指的都是将当事人当作一个整体的人来接纳，包括他的行为、信念和价值观。治疗师很有可能会带着偏见和成见走进咨询室，但是在那段治疗关系中，我们要努力地意识到自己的评估性和评判性的反应，并把这种反应抛到一边。如果这种反应对于无条件积极关注造成了威胁，那么负责任的治疗师会接受这样一个基本判断——去找一位值得信任的督导师进行请教并接受督导。

如果治疗师对当事人当下的一切都保持着积极的、非评判性的、接纳的态度，治疗的进展或改变就更有可能发生。这需要治疗师愿意去接纳当事人当下正在体验的任何情绪，包括困惑、怨恨、害怕、愤怒、爱慕或骄傲。……当治疗师完全地而不是有条件地珍视当事人时，治疗就有可能向前推进。（Rogers，1986a，p. 198）

## （三）真诚一致

罗杰斯认为真诚一致是

最基本的态度条件，它能促进治疗性成长。真诚一致并不意味着治疗师肩负着当事人所有的问题或感受，也不意味着治疗师不加思索地脱口而出内心的想法。它是指治疗师不否认他自己在这段治疗关系中所体验到的感受，对自己的经验保持开放，并乐意表达萦绕于心的任何念头。它意味着治疗师要避免躲在专家和专业面具之后的诱惑。（Rogers & Sanford，1985，p. 1379）

## （四）其他治疗条件

在六个治疗的充要条件中，除了"治疗师所提供的"共情理解、真诚一致和无条件积极关注之外，还有另外三个条件。对于任何流派的心理治疗师而言，理解罗杰斯所说的"如果－那么"（if-then）陈述都是非常重要的。当然，对于当事人中心治疗师而言更是如此。相较于罗杰斯1959年对于当事人中心治疗理论的长篇大论的陈述，博扎思更认同罗杰斯1957年提出的"整合性"陈述

（Bozarth，1996）。

（1）两个人必须有心理上的接触。

（2）第一个人，我们称之为**当事人**，他正处于不一致的状态，比较脆弱或焦虑（另见 Ehrbar，2004，p. 158）。

（3）第二个人，我们称之为**治疗师**，在治疗关系中是一致的和整合的。

（4）治疗师体验到对当事人的无条件积极关注。

（5）治疗师体验到对当事人内在参考框架的共情理解，并努力将这种体验传递给当事人。

（6）治疗师传递给当事人的共情理解和无条件积极关注，至少在一定程度上能被当事人感知到（Rogers，1957，p. 96）。

罗杰斯认为，前两个是心理治疗的先决条件；第六个条件，即当事人知觉到治疗师所提供的条件有时候是被忽视的，但十分重要。基于这些变量的外部指标开展的研究表明，治疗结果与共情理解、真诚一致和无条件积极关注密切关联，支持了当事人中心治疗的假设。欧林斯基和霍华德（Orlinsky & Howard，1978）综述了 15 篇关于当事人感知到的共情与治疗结果之间关系的论文，发现其中 12 篇支持当事人感知到的共情具有关键的作用。

后来，欧林斯基等（Orlinsky, Grawe, & Parks，1994）在欧林斯基和霍华德（Orlinsky & Howard，1986）最初研究的基础上，总结了 76 篇研究无条件积极关注与治疗结果关系的论文。在这些论文包含的 156 个发现中，56% 的结果表明，两者之间有正向的预测关系；如果只考虑当事人的评价结果，其比例达到了 65%。正如沃森所指出的那样，这个理论强调当事人需感知到治疗师的态度，所以在所有的研究结果中，当事人是治疗师态度的最终判断者（Watson，1984，p. 21）。

在最新的元分析研究中，埃利奥特等发现，"当事人感知到的共情理解对治疗结果的预测作用，要比治疗师和观察者评价的共情理解的预测力更强"（Elliott et al.，2011，p. 44）。当然，这些研究只是冰山一角，自从罗杰斯在 1957 年发表他的奠基性的论文之后，已经有数不胜数的研究紧随其后。

## 二、心理治疗过程

当事人中心治疗是一种独特的治疗方法，它完全尊重当事人，将当事人看作治疗的建筑师（Raskin，1947/2005；Rogers，1951；Witty，2004）。这种非指导性的治疗态度，把当事人中心治疗与其他所有为当事人事前制定目标的治疗方法区别开来。这种基本态度，也把这一方法与其他以人为中心、过程导向的治疗方法，如人本主义框架下的情绪聚焦、聚焦取向、存在主义和体验取向的治疗方法区别开来。

从当事人中心治疗开始的那一刻，治疗师就努力地去理解当事人的世界，无论以哪种方式都可以，只要当事人乐意分享。第一次会谈并不用于探索当事人的历史、进行诊断，也无须确定当事人是否可治疗或决定治疗的时长。

治疗师尊重当事人，允许当事人以任何他们感觉舒服的方式推动治疗，不带任何偏见和个人目的地倾听当事人。治疗师对当事人保持开放，无论是积极的还是消极的感受，无论他们是说话还是保持沉默，治疗师都予以接纳。第一个小时可能是几百个小时中的第一个，也可能是唯一的一个小时，这都由当事人来决定。如果当事人有疑问，治疗师要努力识别这个问题中所隐含的所有情绪，并对它们做出反应。"我该如何走出这个困境？"可能表达了这样的感受："我的处境好像是无望的。"治疗师要将自己对这个感受的认知和接纳传递给当事人。如果这个问题是对一个实际问题寻求建议，那么治疗师首先要阐明这个问题。如果治疗师有答案，那么就回答。通常，我们可能确实没有答案。在这样的情况下，治疗师要解释为什么——要么简单地说不知道，要么说自己没有充分理解，还没有形成答案。

治疗师愿意在此刻与当事人及其困扰和绝望相处。不断地保证和给予建议通常是没有帮助的，甚至还可能隐含地表达了治疗师不相信当事人能运用自己的方法处理生活中的困难。布罗德利（Brodley，1999a/2011）和其他当事人中心治疗师一致认为，让治疗师给当事人提供保证和支持的态度反映了治疗师自己的焦虑。但是，在有些情况下，也不要被条条框框所束缚，自发的保证也可能会出现，这取决于治疗关系以及治疗师的自由和自信。

在实践中，非指导性原则要求治疗师以尊重的态度回应当事人的直接发问。在本章后面的案例中，有一个治疗师直接回应当事人问题的例子。以一种与非指导性原则相一致的方式回答当事人的问题，是当事人中心治疗很重要内容之一，因为在日常生活中，我们通常特别想坚持自己的参考框架，并随时准备打断别人。对此，布罗德利（Brodley，1999a/2011）解释道：

> 在当事人中心治疗的工作中，非指导性的原则意味着当事人的问题和要求，应该被当作其权利的一部分而被尊重。这些权利包括当事人对于治疗过程和治疗内容自我决定的权利，以及当事人决定治疗师在其哲学观、伦理观和能力范围内参与的方式。如果治疗师尊重当事人的这些权利，那么一种协作的治疗关系就会产生。（参见 Natiello，1994）

在当事人中心治疗中，当事人在治疗关系中的权利这一概念和其他临床治疗方法是截然不同的。在其他治疗方法中，治疗师或多或少地基于理论，以家长式的方式来决定是否回答当事人的问题或是选择忽视当事人的要求，因为他们认为这样对当事人可能是最好的。当事人中心治疗师会避免为当事人做决定（Brodley，1997/2011，p. 24）。

当事人中心治疗中的尊重和关注，也体现在给予当事人更多的选择上，例如是选择团体治疗还是家庭治疗。与其他取向的治疗方法不同，当事人中心治疗不是简单地将当事人"放置"在小组中，或者有条件地将治疗置于整个家庭中。在当事人中心治疗中，当事人和治疗师一起决定治疗的性质、治疗的频率和他们想要投入治疗中的时间长度。在所有有关当事人的问题上，当事人自身被视为最好的专家。

在1956年美国心理治疗师学会（American Academy of Psychotherapists）的第一届大会上，罗杰斯提出，"心理治疗的实质"就是"以当事人为中心"。他将人格改变概念化为"分子"，并假设"治疗是由一系列分子组成，有时候它们串在一起，有时候相隔较远，而通常情况下是处于二者之间"（Rogers，1959a，p. 52）。罗杰斯将"推动治疗前进的时刻"归于四点：（1）它通常发生于存在的当下时刻，它不是关于某一事情的思考，而是在这段关系中的某一刹那对某一事情的体验；（2）它是一种没有障碍、抑制和阻碍的当下体验；（3）过去的"经验"还从来没有被透彻地体验过；（4）这种经验具有被接纳和整合到自我概念中去的特性。

## 三、心理治疗机制

总体而言，有两种理论视角试图解释最终促使治疗发挥功效的自我概念的改变。在传统范式中，大多数心理治疗，包括当事人中心治疗，坚持认为这样的改变是因为"发掘"到了那些被隐藏或否认的导致自我概念扭曲的情绪或经验，而正是自我概念的扭曲才导致脆弱和焦虑症状的出现。

随着个体的发展，大部分孩子知道他们的价值是有条件的。他们的价值似乎取决于他们良好的行为、道德或宗教标准、学业和运动表现以及其他自己也难以辨认、只能猜测的因素。在很多严重的案例中，孩子的主观世界极力否认自己对于他人的重要性，并由此导致他们怀疑自己的知觉和经验的有效性。罗杰斯将这个过程描述为"获得条件性价值感"，而条件性价值感的获得会导致自我的"不一致"。勇敢地表达偏好、说出真实的情绪、亮出自己的观点，是建立良好的自我概念、获得个人认同感的第一步。但对于那些试图自己进行自我界定和自我调节的个体来说，他们面对的却是非常残酷的价值条件。从传统理论的视角来看，在很长的一段时间里，他们的情绪和行为都是被压抑的，他们也已经习惯了这种压抑。这种普遍的现象就像是"浑浊沼泽"中未被勘探的"遗忘"体验。

然而，在这里提出来的到目前为止都还是"隐藏的"或"未被意识"到的"情绪"，是如何以"实体"的形式存在的？传统模型自相矛盾地认为，这些有问题的情绪既存在（来自过去），也不存在（在没有被意识符号化之前）。因此，我们需要解决这一悖论，一方面是逻辑的要求，另一方面是这些问题会影响我们对当事人陈述内容的共情理解。

罗杰斯的同事齐姆林对这一问题进行了阐述，他说："如果治疗师不在当事人的意识范围内、不在当事人的内在参考框架内处理这些材料，那么他就不可能提供治疗所'必需'的条件。"（Zimring，1995，p. 36）另外，在当事人没有告诉我们之前，我们如何知道不在当事人意识中的内容是什么？齐姆林提供了一种新的范式，它避免使用问题被压抑了或者有未知的情绪这样的说法，这种范式与罗杰斯所提的治疗的充要条件——共情理解是一致的。接下来，我们就对齐姆林所做的工作进行简要的介绍。

齐姆林认为，人之所以成为人，仅仅是因为我们有与其他人的互动，并且这种互动过程发生在特定的文化中。如果你出生在西方文化，那么"隐藏冲突"的观念就是你文化基因的一部分。在这里，有一部分"内部"的病理实体需要被带到意识的光亮处。无论它是受伤的"内在小孩""被压抑的记忆"，还是一个人的"抛弃问题"，基本的假设都认为：如果当事人不能够使这些无意识的内容意识化，那么心理失调就将一直存在。

齐姆林指出，实际上我们每个人都生活在现象学的环境中，类似于罗杰斯的内在参考框架，但这种环境一直都"在建造中"。从这个意义上来讲，在每一新环境的每一时刻，自我都在不断地"结晶"，又在不断地"溶解"。这是一个因个体与环境互动而出现的动态过程，而不是一个静止不变的内在的实体。齐姆林解释道：

> 传统的范式认为，我们的经验是由内心的意图和反应所决定的。因此，如果我们感到糟糕，那是因为我们没有意识到某些会影响我们经验的内部意图。在新的范式中，我们认为，经验有一个不同的源头：经验来自我们当时所处的环境。在不同的环境中，我们会有不一样的感觉。（Zimring，1995，p. 41）

齐姆林继续解释道，在西方语境中，我们倾向于用"内"和"外"等术语来思考。实际上，我们建构的既有主观的、反映式的内部世界，也有客观的、日常的世界。换句话说，我们和我们对这两种环境的内部心理表征相互影响。每个人对内在主观语境的认识和获取方式都是不同的。如果我们考虑到罗杰斯所阐释的"吸收"了严苛的价值条件的个体会倾向于贬低或抹去主观经验的重要性，这种情况就是可以理解的。齐姆林举了一个几乎不能接近主观世界的当事人的例子：

> 大多数时间里，这些人会把自己当作客观世界的一部分。当强迫他们描述一些包含主观成分的事件时，他们会强调所描述事件的客观成分。一个男人描述了他是如何在他女儿去世周年的纪念日上号啕大哭的。当被问到他在哭泣时有怎样的感受时，他回答道："我希望我能停止哭泣。"在当事人中心治疗的情境中，这个当事人可能会被当作"困难"的当事人。但实际上，这种困难不在于当事人本身，而是治疗师不切实际的期待，他希望当事人"应该"说一说他主观世界中的内容。在其他的治疗情境中，这个当事人会被看作是自我防御的，因为当前的分析引发了一种不同的表述。在我这里，我会认为这个当事人没有发展出一个反映性的、主观的世界。（Zimring，1995，p. 42）

因为在主观世界中，"个体对出席去世周年纪念日活动以及对该活动的鲜活意象、个人关联、活力状态等的反应质量"（Zimring，1995，p. 41），在那一刻是独立于受逻辑、因果、成败支配的客观世界所定义的标准的。主观世界中的体验能让我们触及评价的内部控制点，也能让我们脱离说教性或病态的判断标准（齐姆林以特定的方式对其进行了明确界定）。我们也可以通过自己的内部表征进入客观世界，比如通过当事人所描述的因错过最后一次罚球而被指责失去一场胜利的事件，我们大概能够知道怎样解决这样一次丢脸的失败。但是这些方法只有在我自愿去感受我的失落感时才有用；如果我是被要求进入自己的主观世界并改变这种感受的，那么这些方法就不会起作用。

因此，齐姆林描述了两种不同类型的内部环境：（1）有重要价值和意义的受文化影响的客观环境（objective context）；（2）不带有现实价值的主观环境（subjective context）。如果把自己当作一个客体，那就处于客观的相互影响的环境；如果把自己想象成一个主体，就处于主观的相互影响的环境。当事人中心治疗师通过关注和细致地理解当事人的叙述内容（可能只是一个在篮球比赛中发生在"我"身上的故事），就能心领神会地验证并最终强化当事人的主观环境，也能让自己触及当事人的主观环境。

> 这一理论假设：当我们叙述自己对现象学的社会环境的反应时，自我就存在于其中。当然，自我也存在于我们的观点和行动中，但它不是以一种决定我们行为的实体的形式存在的。这种对自我的看法，暗含了一种对自我改变过程的新观点。这个观点说明，自我的改变是观点和叙述内容的改变，而不是因为发现了被隐藏的、真正的自我。……当我们开发一个新的环境时，自我就会改变，情绪也一样。（Zimring，1995，p. 47）

对于一些当事人而言，即使在当事人中心治疗的促进性人际环境内，要建立与当事人自身主观的内部环境之间的联系也是非常困难的，需要很多时间去探索。但最终，他们还是能触及这种内部环境，他们对这种内部环境的表达能力也能得以提升。这样，当治疗开始转向其他的情境时，个体的自我（主体我）就可以派上用场了。本章第三作者的一位亚裔美国籍的女当事人最近说道："我确实是勇敢地面对了我父亲的愤怒。他对我吼叫，说我'不友好'，他的意思就是我没有按照他的要求去做。我简直不认识这样的我！"

现在已经很清楚，为什么当事人感知到的治疗师所提供的条件对于治疗的进展是如此重要了。对当事人内在参考框架（齐姆林称之为**主观环境**）的确认，是正在表达的当事人与治疗师共情反应的互动过程的偶然和难得的副产品。如果当事人知觉到自己是被当作一个独立的和特殊的个体予以接纳，而不是被整合成"某一事物的例子、某一社会类别的成员、某一心理学理论解释的对象、某一道德准则的化身"（Kitwood，1990，p. 6），那么个体成为自我的体验就能被增强和改变。齐姆林解释道，共情理解可以让当事人"从客体我（Me）的状态变为主体我（I）的状态，也能增强主体我（I）的状态"：

> 我们是对个体的独特部分做出反应，正是因为有这些部分我们才是独特的。对这些独特部分进行反应，确保当事人看到了我们的反应，检验当事人的这些独特部分就是他的重要的、真实的特征，我们就能激活当事人的意图和内部世界。一旦出现了这种情况，当事人就会信任他们被激活的意图、内部世界或内在参考框架，并根据内在参考框架而不是外在参考框架进行反应。当我们将自己看成是主体（I）而不是客体（Me）时，我们的经验就会随之发生改变。（Zimring，2000，p. 112）

当事人中心治疗与其他治疗方法一样，目的都是改善当事人的生活功能和自我体验。与其他治疗方法不同的是，当事人中心治疗不使用特定技术、治疗计划或目标设置来达成这些目标。对此，布罗德利说道：

> 这看起来可能有点奇怪，当事人中心治疗所获得的治疗效果在一定程度上是一个偶然事件，它并不是治疗师向当事人表达的或与当事人沟通后确定的具体治疗意图的结果。在我看来，没有为当事人制定意向明确的目标，对于这一取向的某些治疗效果尤为重要。治疗师在表达过程中的非指导性的态度，维护了当事人的自主性和自我决定，它能像一个治疗"建筑师"一样促进当事人的体验。……当事人的中心性、非指导性、可表达性——绝对的非诊断性，并不是作为达到某一具体目的的手段——能为当事人提供意想不到的帮助，而不会带来丝毫伤害。（Brodley，2000/2011，pp. 137-138）

# 第五节　应用评价

## 一、适用人群

当事人中心治疗不是一种以问题为中心而是以人为中心的治疗方法，因此当事人不会被视为某一诊断类别的现实案例，也不是带着"现成的问题"（Mearns，2003）来进行治疗的。当治疗师像对待一个值得尊重的人一样尊重当事人时，治疗师和当事人之间就会是一种合作的治疗关系，而这种治疗关系能治愈当事人的"障碍"，而不仅仅是矫正和干预这些"障碍"（Natiello，2001）。当然，当事人来接受治疗总有原因，而通常的原因总是会涉及某个"问题"。而关键的一点在于，这些问题并不是我们假定的，也不会被视为某种分类诊断的具体案例。默恩斯清楚地阐释了这一立场：

> 每个人都有其独特的"问题"，而每个人也应被独特地对待。如何界定问题是当事人的事，在治疗师温和的助长下，当事人会对问题的不同层面逐渐符号化；当事人"定义何谓问题"的工作就是治疗。上述说法，与罗杰斯所言的治疗就是诊断可谓异曲同工。"从一种更有意义和更准确的视角来看，治疗就是诊断。这种诊断是在当事人的体验中持续进行的，而不是在治疗师的聪明才智下进行的。"（Mearns，2003，p. 90；Rogers，1951，p. 223）

这种以人为中心的哲学思想让我们欣赏每一个人，把人看作一个动态的整体。人类生活是朝着一个更复杂、更不同和更有效的自我创造的世界演化的。相反，医学模型将人分成各种"部分"，如有问题的"冲突"、"自我伤害"的行为或"非理性的认知"。当事人中心取向的支持者将问题、障碍和诊断看作由精神治疗领域、医药行业、保险公司共同施加社会和政治影响而产生的概念，而不是真正的科学概念。

另一个对当事人中心治疗的普遍误解是关于其适用性。人本主义治疗之外的批评者认为，这种方法：（1）偏向于白人、西方世界、中产阶层和能够进行口头表达的当事人，而对社会阶层较低、有色人种或生活在集体主义文化下的当事人没有效果或不起作用；（2）肤浅、有限并无效，尤其对于一些"严重的障碍"，例如轴Ⅱ的人格障碍；（3）仅仅使用"反映"技术，因此无法给当事人提供已被证明为有效的"治疗"。如果你希望更多地了解其他学派的学者对它的评论意见以及本取向学者的反驳意见，我们推荐你阅读近期出版的以下著作：博扎思（Jerold Bozarth，1998）的《以人为中心治疗：一场范式的革命》；莱维特（Brian Levitt，2005）的《拥抱非指导性》；穆德利、拉戈和塔拉希特（Moodley，Lago，& Talahite，2004）的《卡尔·罗杰斯的黑人当事人》。在麦尔和威蒂对罗杰斯与黑人当事人工作的分析中，他们为理论的充分性进行辩护，发现诸如体验、当事人的内在参考框架等概念是普遍适用的。跨文化治疗中的张力或限制，其实源于治疗师的个人限制和偏见（Mier & Witty，2004，p. 104）。

在治疗中，一些当事人可能会根据他们的群体认同来定义他们的自我，例如家庭或亲属关系、宗教或部落传统。很多人在他们生活中的某些时刻，可能会以其他附属团体来定义自己（如"我是一个变性者""我是一位创伤幸存者""我是一位全职妈妈"）。这些自我定义会在治疗关系中自然出现，并会作为当事人自我认同的中心而被接纳和理解。如果认为当事人中心治疗的目的就是提高当事人的自主性、独立性和其他诸如个体主义的西方社会价值观或自我依赖的话，那你就弄错了。对当事人的尊重和欣赏，避免了让治疗师来制定目标，治疗目标主要是由当事人来决定的。督导为治疗师提供了一个检验自己各种各样偏见的机会，并能促进治疗师更加开放，对当事人的文化、宗教价值观和传统更加接纳。

女性主义治疗取向的学者，不论是来自人本主义传统还是来自心理动力学传统，都批评当事人中心治疗只聚焦于个人，而没有教育当事人在将自己的问题置于一定的政治背景下。尽管当事人中心治疗师确实不会为当事人制定心理教育的目标，但是这些批评者没有意识到社会和政治的视角也会很自然地出现在当事人中心的治疗关系中。沃尔特－古斯塔夫森（Wolter-Gustafson，2004）、普罗克托和纳皮尔（Proctor & Napier，2004）近期的工作就表明，当事人中心治疗与更具"关系"倾向和女性主义的方法逐渐融合。

1987 年，在鲍德温对罗杰斯生前所做的一段简短访谈中，罗杰斯阐释了他所倡导的非指导性态度："目标必须在我们自己的心中。……只有当治疗的目标由治疗的过程而不是由治疗的结果所决定时，这样的治疗才是有效的。"（Baldwin，1987，p. 47）

有时候，当事人可能是心理健康系统的老客户，他们可能会把临床诊断纳入自我概念中，因而会用那些诊断术语来代指自己。例如："我想我得了抑郁症，我的精神科医生说我就像是架只有一个引擎的飞机。"即便是这样，当事人中心治疗师也不会从诊断的视角来看待当事人。不过，这种自我描述是可以被理解和接纳的，就像当事人其他方面的自我定义一样。需要注意的是，这种自我分类可能是外部评价点的例子，就像一个天真和无批判性的当事人将一个陈旧的标签贴在自己身上一样；当然，这也可能是一个人对自己的经历和历史所进行的长期而深思熟虑的评估，因此它更接近真实而独立的自我评估。如果当事人将自己描述为"疯狂的"或"精神质的"，当事人中心治疗师不会说："噢，别对自己这么苛刻，你并不疯狂。"在治疗过程中，我们要有信心，相信随着时间的推移，我们的治疗能让当事人产生更多的自我接纳和更恰当的自我评价，而无须我们告诉当事人应当如何思考，更无须说明他的这种想法明显是错误的。

尽管当事人中心治疗是非诊断性的，但是当事人中心治疗可以治疗那些具有诊断结果的当事人，例如精神病性障碍、发展性失能、惊恐障碍、贪食症和其他类似的病症，就如同帮助那些仅仅是寻求个人成长体验的当事人一样。这一假定表明，当事人中心治疗可以应用于任何人，而不论他有怎样的诊断标签。这一假定依赖于这样的信念：人所表达的总是关于自我、关于自我与疾病、关于自我与环境的关系，这些都是我们希望去理解的。罗杰斯清楚地表明，诊断过程并不是必需的，并且"对于大多数人而言都是巨大的时间浪费"（Kirschenbaum & Henderson，1989，pp. 231-232）。罗杰斯对此有详细的阐释：

> 在如今的临床工作中，可能没有一个观点是如此流行——一个人用一种方式和神经症患者工作，而用另一种方式和精神障碍患者工作。某种特定的治疗条件必须给予强迫症，而另一种治疗条件是给予同性恋的，如此等等。……我认为心理治疗的重要条件存在于一个单一的结构中，即使治疗师或当事人用截然不同的方式运用它……并且对于心理治疗来说，治疗师对当事人有一个准确的心理诊断并不是必要的。……我观察的治疗师越多……我就越确信这样的结论——诊断学的知识对于心理治疗来说并不是必要的。（Kirschenbaum & Henderson，1989，pp. 230-232）

如果治疗师接纳当事人直接寻求建议的需要，而不是死板地认为他们应该自己努力找到答案，当事人似乎也不会常常而只是偶尔请求治疗师给予直接的帮助。尽管这与当事人中心治疗关于如何回答问题的方式并不一致，但是许多当事人中心治疗师认为，应当直接回应当事人符合逻辑的自我指导性的提问。基于问题，这些治疗师可以将自己的思考告诉当事人，包括一些诊断性的观察；为了当事人的利益，可以为他提供一些选择，包括药物治疗、行为干预以及类似的其他选择。但至关重要的是，这一切都必须是当事人自主选择的，治疗师不能要求当事人"服从"他们提供的选择。

当事人中心治疗已经成功地治愈了很多在生活中有问题的当事人，这些生活问题既可以是精神性的、生物性的，也可以是社会性的。通常的切入点是：需要理解当事人的关系对问题、疾病和自我毁灭行为的影响；利用当事人的自我治愈和自我成长；相信当事人有足够的资源去应对他所面临的挑战。没有哪一个心理治疗流派敢于声称其可以治愈精神分裂症、酗酒或能够从虐待关系中凝练出什么。但在尊重和接纳的关系中，当事人与一些行为或消极体验的内在关系会发生改变，当事人会朝着自我接纳和自我理解的方向发展，从而产生更具自我保护性的行为。

很多人对当事人中心治疗有一种刻板印象，认为它只适用于"不是特别严重的"当事人，但是许多当事人中心治疗取向的学者和实践者报告了很多使用该方法成功治疗严重"心理疾病"的案例。例如普劳蒂（Garry Prouty, 1994）在他的《以人为中心/体验性治疗的理论革命》一书中报告了一个运用该方法治疗"精神疾病"患者的案例。丹麦临床治疗师索莫贝克（Lisbeth Sommerbeck, 2003）在她的《精神病理学情境下的当事人中心治疗师：精神问题及其障碍的治疗指南》一书中呈现了她作为当事人中心治疗师在精神病学情境下和当事人一起工作的事例，在同样的情境下她的同事运用的都是传统的药物治疗。

对于被诊断为精神分裂症的当事人而言，当前的趋势并不是长程心理治疗，而是聚焦于社交技能训练、职业治疗和药物治疗。不能"遵从"医嘱、没有表现出"合适的"行为和社交技能、不能接受专家根据自己的个人兴趣进行指导的当事人，很少有去体验当事人中心治疗的勇气。在当事人中心治疗的关系中，当事人可以表达出他对于药物无效性的感知，而不会被立马回应："但是你知道，如果你停止药物治疗，你将再次回到医院。"这种对当事人内在体验的尊重和觉察，能够使当事人对其自我及体验产生完全的信任感。当然，这并不是否认技能训练、精神药物和精神科治疗的积极价值。如果药物和相关治疗确实能起作用，那么当事人当然可以选择并信任它们。而如果他们被家人、治疗师和州立机构强迫进行精神药物治疗，被迫接受家长权威式的治疗，那么他们很难有足够的能力对自己的生命做出决定。

在罗杰斯的记忆里，有一个让他头疼的当事人叫吉姆·布朗（Jim Brown），也可称作"维克先生"（Mr. Vac），他是罗杰斯在威斯康星大学期间的长程心理疾病患者研究中的一员（Bozarth, 1996; Rogers et al., 1967）。在对这名当事人的两次会谈情况的详尽描述中，罗杰斯形容了一个"改变时刻"。在这个过程中，当事人坚硬的外壳被治疗师的温暖和关心所打破。然后他的伤痛和悲伤开始涌出并痛苦地抽泣。在罗杰斯的努力下，治疗取得了突破，这样每周两次的会谈进行了一年，直到这位28岁的男子在咨询过程中保持着长时间的沉默，甚至每次达到20分钟时，罗杰斯说："我们是作为两个……真实的人产生联结。在真实相遇的时刻，教育年限的差异、社会阶层的不同、心理健康水平上的差异都变得不重要，我们是两个产生联结的人。"（Rogers et al., 1967, p. 411）八年之后，这位当事人给罗杰斯打电话说，他在工作中获得了持续的成功，并且他的生活状态保持平稳安定，他还表达了对于和罗杰斯之间治疗关系的感激（Meador & Rogers, 1984）。

这个案例强调当事人中心是以人为中心而不是以问题为中心。罗杰斯经常陈述他的这一信念，即越是个人的、特殊的，就越是普遍的、一般的。当事人中心治疗的方法尊重人们处理各种问题的不同方式，这些问题可以是不讨人喜欢的恐惧、对承担风险的害怕、对改变和失去的担忧以及生活中其他各种各样的问题。罗杰斯一方面高度理解并认同人与人之间巨大的差异，另一方面又深深地认识到：我们在希望被尊重和关爱、希望被接纳和理解，寻求生命的一致、价值和意义上又是如此相似。

当事人中心治疗师对所有能帮助当事人的各种资源都保持开放的态度。如果当事人询问这些资源的相关信息，治疗师会很乐意提供。这些资源可能包括自助小组、其他类型的治疗、训练项目、医疗等，只要是治疗师对其有所了解并相信它是有效和符合伦理的。当然，对于这些心理教育类的项目和治疗，治疗师并不会"说服"当事人去寻求任何一种资源的帮助，而是本着"你可以尝试一下，看你是怎么想的"的精神让他们自己选择。当事人是决定哪些是有帮助的、哪些是没有帮助的最终主宰者，专业人士和专业机构仅仅是生活的促进力量，他们并没有那么大的影响力。

因为治疗师对当事人的自主性保持开放态度，所以当事人有时可能希望把一位正与他产生冲突的伙伴、配偶、孩子或其他人带到治疗中来。当事人中心治疗师是灵活的，对与当事人协同工作的方式是开放的。但是对于当事人的伦理承诺，也适用于其他治疗，比如当事人中心框架下的夫妻或家庭治疗。一些作者［包括拉斯金（Nathaniel Raskin）、范·德·维恩（Ferdinand van der Veen）、穆恩（Kathryn Moon）和帕尔德斯（Susan Pildes）、麦克费林（John McPherrin）、盖林（Ned Gaylin）和莫托马萨（Noriko Motomasa）］曾介绍过当事人中心治疗的方法在夫妻或家庭治疗中的应用。

当事人中心治疗在跨文化应用和国际冲突的解决中，同样不再关注一个人的"种类"。共情会以同样的方式提供给北爱尔兰的天主教徒和新教徒（Rogers & Ryback，1984）以及南非的黑人与白人（Rogers，1986b）。在冲突解决中，当一方欣赏另一方的态度和感受时，一方对另一方的刻板印象就能被这种共情所打破，冲突就能得以解决。罗杰斯在威斯康星大学的学生罗森伯格（Marshall Rosenberg）后来发展出一种解决冲突的重要方法，并称为"非暴力沟通"（Rosenberg，2003）。这一沟通方法运用了当事人中心治疗的核心条件，可以减少其他人或组织的非人性化。

## ■ 二、治疗情境

首先，当事人中心治疗师回避使用**处置**（treatment）这个术语，因为这个词暗指治疗就是医疗处置。心理治疗即对话（Szasz，1978/1988）！这种说法是对当事人中心治疗的典型描述，尤其是在其主导领域即对成人进行的个体治疗中尤其如此。后来，随着当事人中心的原则被应用于其他更广泛的情境，**当事人中心**（client-centered）取向也被更名为**以人为中心**（person-centered）取向。不过，把促进个人福祉和心理成长视为中心目标的宗旨从未改变。每个人都可以学习（通常通过尝试－错误过程）并实施由非指导性原则所指导的核心条件。

例如，最近一名临床心理学研究生在心理治疗实习课程上，被要求进入犯人的房间对其进行治疗。他称这个男性犯人为"先生"，并邀请他进行一小时的会谈。如果这位先生不想或者没有能力表达，他也有拒绝说话的权利。这种尊重的治疗方式和被狱警对待的方式截然不同。在治疗结束后，他给学生写了一封长信以表达他对这位学生将他当作一个人一样来对待的感激。因此，即使当事人是非自愿来接受"治疗"的，他也可以从遵从核心条件的治疗中获益。

### （一）游戏治疗

罗杰斯非常推崇塔夫特（Jessie Taft）在费城儿童指导诊所与儿童一起做的游戏，他尤其欣赏她能接纳儿童用语言或行为表现出来的消极情感，而这种接纳促进了儿童的积极参与。后来，罗杰斯的研究生阿克斯莱（Virginia Axline）将游戏治疗整合到儿童治疗的综合系统之中。阿克斯莱深受罗杰斯自我指导和自我实现思想的影响，并且她也充满激情地帮助那些恐惧的、受压制的或受虐待的儿童增强勇气，以表达他们长期被压抑的情感，体验他们做自己的快乐。当儿童无法仅仅使用语言去克服自我实现的阻碍时，她会借助游戏。

阿克斯莱在游戏治疗、儿童团体治疗、学校应用以及父母－老师和老师－管理者的关系等方面的研究做出了巨大贡献。她还证明了游戏治疗对于阅读障碍、精神发育迟滞和年幼儿童种族冲突处理的价值（Axline，1947；Rogers，1951）。

埃林伍德和拉斯金（Ellinwood & Raskin，1993）发表了一篇关于当事人中心游戏治疗的综述，在这篇文章中，他们先介绍了阿克斯莱提出的游戏治疗原则，然后介绍了如何将这些原则转化为与父母和儿童一起工作的实践活动。文章还强调并说明了对儿童和成人的共情、尊重当事人自我改变的能力、治疗师的真诚一致等。最近，穆恩（Kathryn Moon，2002）清楚阐述了当事人中心取向的儿童治疗中的非指导性态度。

## （二）当事人中心的团体过程

当事人中心取向的一对一的咨询方式开始于 20 世纪 40 年代，在不到 10 年的时间里，当事人中心治疗的原则就被广泛应用于团体治疗、学校教育、工作坊、组织发展和领导力的领域中。教育教学、密集团体、和平与冲突的解决，都是这一起源于心理咨询与治疗的原则广泛传播的例证。

## （三）课堂教学

在俄亥俄州立大学期间，当罗杰斯开始传播非指导性原则时，他也接受邀请以专家身份进入课堂指导学生学习。在芝加哥大学期间，他开始践行一种新的教育哲学，后来他称之为**自由学习**（freedom to learn）。

> 我不再作为一个老师，这并不容易。它不是逐渐发生的，而是当我开始信任学生，当我发现在与他们的互动沟通中、在课程内容的学习中、在茁壮成长为一个成熟的人的过程中，他们做到了一些令人难以置信的事情时瞬间转变的。最重要的是，他们给予我勇气去更自由地做自己，这将引发更加深刻的互动。他们告诉我他们的感受，他们提出一些我从来没有考虑过的问题。我开始在脑海中闪现一些新的让我激动的观点，但我也发现，这些也同样发生在他们身上。当我能以下面这样的方式开启一门课程时，我相信我已经跨越了某些重要的分水岭。这门课的开头可能是这样的："这门课的题目是'人格理论'（或随便其他什么题目），但是我们在这堂课中去学习什么取决于大家。我们的目标可以由我们自己来决定，我们能够以我们期待的方式去实施目标，我们也能够共同决定我们如何处理考试和学分。我有一些资源可以帮助大家找到其他内容，我相信我自己是这些资源之一。我可以以你们想要的方式与你们相处。但是这是我们的课堂，所以我们想要它成为什么样子？"这些言论其实是在说："我们可以自由地学习我们想学的内容，只要我们想去学。"这让整个教学环境完全改变了，尽管我从未想过以这种方式去描述它，但在那时我从一个教师和评价者变成了学习的促进者——这是一个非常不同的职业。（Rogers，1983，p. 26）

这一改变对于罗杰斯来说并非易事，对于那些习惯于被教导的学生更是难上加难，他们甚至认为这种自我评估方法是非常奇怪和不受欢迎的。

### （四）密集团体

当事人中心治疗在 20 世纪 60 年代初期见证了另一个重要的发展——密集团体（intensive group）。罗杰斯在 1964 年去往加利福尼亚州，这激发了他对于密集团体的兴趣。1970 年他提出了**基础会心**（basic encounter）团体发展的 15 个步骤。罗杰斯直观地呈现了这一过程——基础会心的核心：当团体中的一位成员对另一位毫无保留地进行分享的成员进行全心全意的共情时，这种基础会心就发生了。罗杰斯认为，团体中的领导者或促进者应具有个体治疗师那样的品质。此外，他认为接纳和尊重整个团体以及每一位个体都是很重要的。基础会心团体的典型例子就是电影《自我探索的旅程》（*Journey into Self*），这部电影清晰地展示了共同促进者罗杰斯和法森（Richard Farson）的真诚、自发、关怀和共情行为（McGaw，Farson，& Rogers，1968）。

### （五）和平与冲突的解决

用和平的方式解决大型团体之间的冲突，是以人为中心运动在 20 世纪 80 年代的重心。此时，以人为中心运动的兴趣范围从人际冲突的舞台扩展到了国家间的冲突。在一些案例中，相互之间对立的团体在以人为中心的领导下非常密集地会面。一个在奥地利举行的会议"中美洲挑战"（Central American Challenge）有许多重要的外交官和其他政府官员参加（Rogers，1986c）。这次会议的主要目的是为外交领域提供一个以人为中心的体验模式，希望参与者能够通过增强共情能力，在未来增加国与国之间的磋商。罗杰斯和他的合作者在东欧和苏联也举办了类似的以人为中心取向的工作坊（Rogers，1987）。

对于《戴维营协议》和一份避免核灾难的倡议书，罗杰斯也进行了以人为中心的解释（Rogers & Ryback，1984）。在所有用和平方式解决冲突的尝试中，存在一个核心观点：当冲突中的一个团体能够在共情、真诚和关怀的条件下被接纳，进而开始运作，那么消极的对立模式就会被削弱，并最终被人类相互联结的感受所取代（Raskin & Zucconi，1984）。

## ■ 三、支持证据

尽管当事人绝大多数时候不会要求我们提供当事人中心治疗能够成功帮助他们的证据，但是要求提供支持证据是完全合理的，我们确实也需要有所回应。作为一名治疗师，便意味着他是一个能够成功地帮助当事人的专业人士。如果没能提供相应的帮助，那么对于这个失败，我们是有伦理责任给予一个合理的解释的（Brodley，2011c）。

虽然当事人中心治疗与基于医学模型的治疗在哲学观上正好相反，认为实践的、客观的、实证的研究是不存在的，但人本主义学者也认为，治疗的理论模型、研究方法和实践应用三者之间的关系是复杂多样的，也不是一成不变的，因为它们是科学技术哲学和认识论分离必然会遇到的问题。这就提出了这样一个基本的问题：科学研究的结果和实践之间的关系是什么？它们之间应该是怎样的关系？

### （一）支持当事人中心治疗取向的证据

罗杰斯是心理治疗过程研究的倡导者和拥护者，并于 1957 年获得了美国心理学会颁发的杰出科学贡献奖，他自己认为这是他获得过的最高荣誉。

当事人中心取向的研究者一直对寻找当事人中心治疗效果的证据感兴趣，然而近十年以来，虽然在《以人为中心评论》《以人为中心杂志》《以人为中心和体验性心理治疗》《人本主义心理学杂志》以及其他刊物上有关其理论、哲学、伦理和自然主义的定性研究蓬勃发展，但几乎没有出现过大规模的引人注目的定量研究。过程－体验性治疗的研究是一个例外，因为这是在德国进行的研究（Eckert, Hoger, & Schwab, 2003）。不过，从"共同因素"（common-factors）的研究成果中，当事人中心治疗也获得了强有力的支持，虽然这些支持是间接的（Wampold, 2007）。

### （二）共同因素研究提供的间接证据

罗森茨魏希（Saul Rosenzweig, 1936）最先假定心理治疗的结果可能是所有疗法共有的因素（例如治疗师的个人特质、当事人的资源、治疗关系的力量）造成的，而不是每一理论取向的特殊技术造成的。这一假设被称作**渡渡鸟猜想**（Dodo Bird conjecture）。

渡渡鸟这一角色出现于《爱丽丝梦游仙境》一书中。动物们在被爱丽丝的眼泪湿透以后，决定进行一场谁先把自己弄干的比赛。因为它们各自有各自的方法，所以比赛不得不暂停。动物们去找渡渡鸟寻求一个终极结果。最终，渡渡鸟裁决："每个人都赢了，都应该获得奖励！"事实上，当主流心理治疗方法的结论不具有可比较的效应量时，经常会提到**渡渡鸟效应**。

数十年的元分析结果强有力地支持了渡渡鸟效应，驳倒了特定的治疗流派和专业技巧比共同因素更重要的看法（Elliott, 1996, 2002; Lambert, 2004; Luborsky, Singer, & Luborsky, 1975; Smith & Glass, 1977; Wampold, 2006）。有趣的是，虽然不同治疗流派是基于完全不同的哲学观和价值观，但使用一系列不同的测量结果进行比较之后却发现，不同治疗方法成功治疗的效应量都非常接近。

构成治疗结果的要素可以分为**治疗性的**（therapeutic）和**治疗之外的**（extra-therapeutic）两大类。在第一个类别中，我们发现，治疗效果来自治疗师、治疗中的关系和特定治疗取向的特定技术。就当事人中心治疗而言，不仅是治疗师体验到的和传递的态度，而且当事人对这些态度的感知都被认为是出现积极治疗结果的充要条件。

当事人中心治疗师（如果当事人建议治疗师使用或者治疗师有能力使用）所使用的特定技术也能带来治疗效果。阿萨伊和兰伯特（Asay & Lambert, 1999）进行的有关治疗结果影响因素的研究发现，治疗性的因素大概占30%，其中技术大概占15%，安慰剂或期望效应大概也占15%，而当事人解释了其余40%的变异。这些结果表明，仅仅通过认可治疗过程的价值（带有一定程度的承诺），当事人就有理由期望治疗会给他们的生活带来积极的改变。

治疗之外的因素包括当事人所处的环境和各种易感因素、当事人正面临的问题和所获社会支持的多少，以及其他任何会影响治疗的特殊事件（例如丧失或其他生活变故）。这一类别也包括博哈特所描述的当事人因素，例如个人的创造性资源和自我决定的能力、复原力或坚毅性、在生活中解决问题的生命经验以及当事人对治疗经验的主动运用（Bohart, 2006, pp. 223-234）。这些因素解释了所有变异的40%。显然，当事人及组成当事人内部和外部情境的很多因素都对治疗的结果具有重要影响（Bohart, 2004）。

如果当事人并非自愿参与治疗，对治疗过程和治疗师是敌对的，并且对会谈也没有明确的承诺，那么治疗产生积极效果的可能性就会降低。相反，一进入治疗关系就有获得帮助的强烈需求的当事人，对治疗保持开放态度并愿意尝试治疗的当事人，持续参与每次治疗过程并能和治疗师产生联结的当事人，更有可能从治疗经历中获益。这种被称为**共同因素研究**（common factors research）的传统产生了高度一致的结果：支持性的治疗关系是治疗性改变的首要来源。这类研究也发现，尽管治疗技术不可忽略，但是它对实际的治疗结果产生的影响并不大。然而，很多的临床治疗师反对共同因素的地位，坚持认为技术是产生改变的关键。

除了诸多支持情境性或共同因素地位的研究者，博扎思（Bozarth，2002）也反对特定的治疗技术（最常见的是认知行为技术和其他行为技术）是治疗成功的关键的观点。此外，他还认为**特异性迷思**（specificity myth）——特定的心理障碍需要特定的"治疗技术"的信念——纯属虚构。万波尔德（Bruce Wampold，2001）在其《心理治疗的大论战》一书中也总结和分析道，许多元分析研究支持了博扎思的观点。万波尔德的结论指出：著名的渡渡鸟裁决已被明确地再三确认。同时，万波尔德在他最近的评论中也反复提到了这一结论（Wampold，2006）。

尽管有万波尔德和其他人的工作，但是抵制渡渡鸟裁决的运动也在持续进行。新的思想流派和相应的技术在心理治疗领域能够赢得收入和地位，这使得"心理障碍"不断增加，为了治疗障碍的"治疗方法"也不断增加，形形色色的从业者也宣称他们是某种方法的专家。但是，在心理治疗结果的大环境下，研究证据支持了治疗的情境模型即共同因素假说。正如万波尔德所指出的那样，特定的因素之所以重要，仅仅是因为它们是整个治疗环境的一部分（Wampold，2001，p. 217）。

### （三）有关治疗核心条件的证据

当我们把当事人对治疗核心条件的感知作为结果来测量时，当事人中心治疗能够自信地宣称，它的治疗核心条件及其对治疗结果的影响是具有实证支持的。事实上，这也是罗杰斯最初假设的一部分，即为了有所成效，当事人必须感知到治疗师所提供的治疗条件。

特鲁瓦克斯和米切尔（Truax & Mitchell，1971）分析了 14 篇探讨治疗的核心条件与治疗结果之间关系的研究，这些研究中共有 992 名参与者。结果发现，在符合核心条件的治疗中，有 66 名参与者的治疗结果出现了积极变化，只有 1 人的治疗结果是消极的（Kirschenbaum & Jourdan，2005，p. 41）。

帕特森（Patterson，1984）在《共情、温暖和真诚：对一些综述的综述》一文中，评论了许多 20 世纪七八十年代进行的有关治疗核心条件的研究。帕特森总结道：在许多研究中（当事人中心治疗组可能是实验组也可能是控制组），治疗师并不是有经验的当事人中心治疗师。研究有意无意地将当事人中心治疗等同于积极倾听或简单地重述当事人所说的话，结果使得治疗没有满足理论要求的心理治疗改变的必要条件。尽管如此，许多研究的结果仍然正向支持了当事人中心治疗取向。帕特森推测，如果治疗师是在罗杰斯提出的前提下进行工作，并且发展了实现态度性条件的能力，那么治疗结果很有可能是更显著的。尽管很多综述都给出了支持当事人中心治疗的积极证据，但还是有很多研究对当事人中心治疗存在偏见，帕特森的综述也对这些偏见进行了评论。

欧林斯基和霍华德（Orlinsky & Howard，1986）回顾了许多聚焦于关系变量和当事人感知到的关系的研究。他们发现，在这个领域的大量研究中，50%～80% 有显著的积极结论，这意味着这些维度和当事人的治疗结果存在一致性关系。当测量过程是基于当事人对治疗关系的感知时，这一点尤为正确（Orlinsky & Howard，1986，p. 365）。

欧林斯基、格劳和帕克斯（Orlinsky，Grawe，& Parks，1994）后来更新了欧林斯基和霍华德最初的研究，这次他们总结了 76 篇 154 项有关治疗师的积极关注和肯定与治疗结果之间的关系的研究，结果发现，其中 56% 的研究表明两者之间存在可预测的正向关系，并且如果以当事人来评价时，其比例达到 65%。

博哈特、埃利奥特、格林伯格和沃森（Bohart，Elliott，Greenberg，& Watson，2002）收集了 1961 年到 2000 年的研究，进行了一项关于共情与治疗结果的大型元分析。这项元分析涉及 3 026 名当事人，产生了 190 个共情与治疗结果的关系，相关效应量为 0.32，这意味着二者的相关是有意义的。不过，这些研究仅仅探讨了一个核心治疗条件，并没有检验罗杰斯当事人中心治疗的模型。实际上，在研究设计中所有六个治疗的充要条件都必须考虑进去（Watson，1984）。即便如此，治疗结果和共情之间的正向关系以及治疗结果和积极关注之间的正向关系，也部分支持了这一模型。

过程 - 体验性治疗研究者近期所做的一项研究，阐明了评定当事人中心治疗时会遇到的困难。格林伯格和沃森（Greenberg & Watson，1998）在对抑郁症的体验性治疗研究中，比较了过程 - 体验性干预（在治疗的核心条件背景下）与当事人中心治疗的关系条件之间的差异（Greenbery & Watson，1998）。结果表明，二者有同等的作用。尽管在长期预后中发现，过程 - 体验性治疗似乎获得了更积极一点的结果，但是在治疗结束时及结束后六个月，两种治疗的效果并没有什么差异。然而，因为"当事人中心"的体验性条件在这项研究中是以手册化的方式进行操作的，所以对照条件并不能真正代表当事人中心治疗。对于这项研究，博哈特评论道：

> 在某种意义上，当事人中心治疗确实已经进行了手册化（Greenbery & Watson，1998），我个人也已经看到了这些手册。它们确实非常好，但是所创建的仍只是当事人中心治疗映射到不同知识世界的优秀的模拟而已，并没有完全地呈现我所理解的当事人中心治疗。再者，遵循手册实施治疗的特定概念，是违背当事人中心治疗的基本性质的。使一种治疗方法手册化，例如当事人中心治疗，让我想起了灰姑娘的姐姐为了穿上水晶鞋而切掉一部分脚的故事。一个人能够做到，而一个人能够让它适合，但如果找到一个科学的"水晶鞋"，可以完全适合被研究的现象，而不是损坏它让它去适应这种现象，这样不是更好吗？（Bohart，2002，p. 266）

在指出当事人中心治疗不是一个"治疗处方"而是一种独特的关系的同时，我们也不否认找到合适的方式去研究当事人中心治疗的重要性（参见 Mearns & McLeod，1984）。人本主义研究团队中出现了一些新的模式，以期更充分地研究这一治疗方法，例如埃利奥特的单一个案解释学设计（single-case hermeneutic design）、博哈特的裁定模型（adjudicational model）、伦尼（David L. Rennie）的治疗时间中的当事人体验研究以及过去 20 年多来涌现出来的许多质性研究。

最近，埃利奥特和弗雷尔（Elliott & Freire，2008，2010；Elliott，2002）进行了一项更大范围的人本主义治疗的元分析（包括当事人中心治疗、过程 - 体验性治疗、聚焦取向治疗、情绪聚焦治疗）。他们评估了近 180 篇有关治疗结果的研究，分析了 191 项研究中所检验的 203 个当事人样本，总样本涉及 14 000 人。他们的研究发现如下：

（1）当事人中心治疗和体验性治疗分别与治疗前后的结果改变呈正相关，平均效应量是 1.01 个标准差（是一个很大的效应）。

（2）当事人中心治疗在治疗后的获益是稳定的，可以从早期（少于 12 个月）维持到后期（12 个月以后）。

（3）在随机临床试验中，将未接受治疗的当事人作为控制组，发现参与当事人中心治疗和体验性治疗的当事人，一般比未接受治疗的当事人有更显著的改变（控制组的效应量为 0.78 个标准差）。

（4）在随机临床试验中，参与人本主义治疗的当事人一般表现出与非人本主义治疗几乎相当的改变，包括与认知行为治疗的比较也是如此（Elliott，2002，pp. 71-72；Elliott & Freire，2008）。

埃利奥特和弗雷尔总结认为，他们的元分析有力支持了当事人中心治疗和体验性治疗的效果，甚至与认知行为治疗进行比较时也是如此。在一些研究中，认知行为治疗似乎表现得比当事人中心治疗更有优势，但是在控制了研究者的个人喜好（实验者偏差）之后，这种优势就消失不见了。

### （四）有关当事人自我决定的证据

赖安、德西及其同事的工作支持了人具有内在地追求自主、胜任和关系的特点，这也就是博哈特和塔尔曼（Bohart & Tallman，1999）所描述的主动的当事人。聚焦于主观幸福感、坚韧性或复原力、自我决定和心理幸福感的文献，均支持了人是主动的、趋于成长的以及寻求意义的这一观点。罗杰斯在他的治疗中也观察到了人的这些特点，这使他更加坚信实现趋向是人类生命唯一的动机。

### （五）实证支持的治疗

1995 年，美国心理学会临床心理学分会（第 12 分会）成立心理治疗提升与推广特别小组（现已演变成美国心理学会第 12 分会的科学与实践委员会），专门负责确认哪些"治疗方法"是经过"实证检验的"。该小组最初的工作与医学所做的证实"最佳实践方案"类似。它的动机就是想努力确认最佳的实践方法，以治疗诸如贪食症、强迫症、抑郁症、广泛性焦虑障碍等特定的心理障碍。但是，在帮助这些遭受痛苦的人时，某种治疗方法真的优于另外的方法吗？当这个问题及其含义被深度探讨时，就会出现一些困难，而找出这些困难才能使科学研究的认识论假设被阐释得更清楚。

**实证支持的治疗**（empirically supported treatment，EST）运动迫使"黄金准则"研究设计得以运用，这个准则是在测试新型药物的有效性时由医药公司所设计的。这一设计要求随机选择样本，然后将样本随机分配到实验组和控制组，并运用双盲控制程序，临床治疗师和当事人均不了解哪组使用了有效的药物。但是，心理治疗师不可能不知道自己使用的是哪一种治疗方法，也就是存在研究者"效忠"的混淆作用。除非决心从事某一方法的治疗师和以同样的决心从事另一方法的治疗师进行比较，否则，双盲控制程序不可能用来检验心理治疗的效果。

另外，在心理治疗中决定控制什么以及如何控制上也困难重重。万波尔德（Wampold，2001）认为，任何控制组都必须是真实的心理治疗组，不能仅仅是一个什么都不做的等待组或团体形式的个案管理组。在随机对照试验中，随机损耗是一个普遍问题。另外，埃利奥特（Elliott，1998）还提出了研究动力不足的问题，即在研究中很多参与者不遵从实验条件，还有很多其他影响研究效度的负面因素。

但是，正如万波尔德（2006）告诫大家的那样，一种"治疗"没有满足 EST 的标准，并不意味着这一治疗方法的效果就差于那些满足强制标准的治疗方法。万波尔德（2001，pp. 215-216）指出：

> 简单而言，EST 运动的概念基础蕴含于心理治疗的医学模型中，因此 EST 更接近医学模型的治疗方法，例如行为治疗和认知治疗。……作为这种医学模型偏见的结果，人本主义和动力取向治疗显然处于劣势，不论它们有何疗效。……在大环境下……将 EST 放在首位忽视了

这样一个科学发现，即只要治疗方法被确认为是治疗，所有治疗方法在实证研究中就都有一致的疗效。……尽管没有明显的害处，但是EST运动对心理治疗科学和实践却有极大的不利影响，因为当各种治疗方法是同样有效时，这一运动会使得心理治疗的医学模型变得更合法化。

以当事人中心治疗研究的观点来看，仅仅聚焦于某一个核心治疗条件的研究无法检验罗杰斯提出的当事人中心的治疗模型。罗杰斯认为，治疗师提供的治疗条件和态度是作为一个整体，并随着当事人感知到的治疗条件的程度而发挥功能的。我们相信，许多研究所探讨的共情，尤其是其他治疗取向的研究所探讨的共情，是与当事人中心的共情不太一样的治疗条件。真诚的、非指导性的当事人中心治疗师不会为当事人设定目标，他们会持续地体验一定程度的积极关注，并且会共情理解当事人的内在参考框架。他们与那些有意地建立"治疗联盟"以达成联结、任务和目标的治疗师完全不同。的确，罗杰斯的治疗完全不同于某些研究中的现象，比如在有些研究中，治疗师进行共情反应，而"非指导性治疗"将其当作控制条件。对于真正的当事人中心治疗而言，这些研究（或支持或反对）没有任何的效度。尽管有研究方法和定义偏差上的小缺陷，心理动力学取向的研究还是支持了积极关注与治疗结果之间的关系（Farber & Lane，2002，p. 191）。

共情理解和积极关注有很强的研究证据的支持，而有关真诚一致的研究结论却不是那么明确。部分原因是真诚一致的定义比较模糊。许多研究者，包括当事人中心治疗取向的研究者，似乎将真诚一致定义为通过自我表露达到透明。事实上，尽管罗杰斯倡导当事人中心治疗师有在关系中做真实的自己的自由，但是他并不提倡说出任何闪现在脑海中的话。只有当治疗师有"持续的感受"时，他才应该考虑对当事人提出这个议题。保持其他治疗核心条件的必要性，也影响了治疗师如何以及何时将自己的内在参考框架带到咨询中去。

在研究中，真诚一致可以被定义为一种整合的内在状态，它在治疗过程中自然地波动，并与体验到的无条件积极关注和共情态度相呼应。随着治疗师参与到当事人的叙述中去，这种治疗态度会整合为一个完形（gestalt）。治疗师的真诚一致主要由治疗师来评估，当事人也可以评价他是否感觉治疗师是真诚、真实和透明的，但当事人的这些评价是基于治疗师的言语和非言语行为推论的，而不是基于真诚一致本身。沃森（Waston，1984）甚至认为，罗杰斯1957年提出的假设（他倾向于应用到所有治疗中）没有被充分地验证，至少可获得的数据无法检验当事人中心治疗。从沃森做出这一评论的1984年至今已过去30多年了，目前情况依然如此，鲜有例外。

将人视为研究对象和行为的最终储存库，而不依赖于其他变量，是人本主义的研究范式之一。在这种范式中，当事人是治疗过程的共同研究者。关于这些研究方法的指导意见，可以在美国心理学会人本主义心理学分会（American Psychological Association's Division of Humanistic Psychology，2005）人本主义社会心理服务条款下的实践推荐发展特别小组（Task Force for the Development of Practice Recommendations）所编纂的文件中找到。

如果想从更全面的视角（从人本主义的视角）理解EST中的争议问题，可参看Bohart，2002；Elliott，Greenberg，& Lietaer，2004；Kirschenbaum & Jourdan，2005；Norcross，Beutler，& Levant Eds.，2006；Wampold，2001，2006；Westen，Novotny，& Thompson-Brenner，2004。其中，诺克罗斯、博伊特勒和利万特（Norcross，Beutler，& Levant Eds.，2006）主编的《心理健康的循证实践：基本问题的争论和对话》一书，广泛收集了有关EST运动的争论性文章和随机对照试验研究模型所面临的挑战，并对其未来价值和意义进行了评论。

## 四、多元文化的适用性

如果大家还记得罗杰斯反对"特异性假设"时所进行的评论，就会毫无意外地发现，当事人中心治疗师会质疑对于每个种族、每个文化或民族群体、不同性别认同或性取向、不同社会阶层进行文化特异性治疗的必要性。那些促使研习心理治疗的学生对于文化差异变得敏感的尝试，通常会导致他们对于不同群体形成过分简化的刻板印象。我们认为，群体内差异可能会比群体间的差异更大，并且群体的自我定义也总是处于"正在建设中"的状态；同样，某一群体的成员通常也是其他群体的成员，这就会导致人们的认同在不断转换（Patterson，1996）。

当事人中心治疗并不假设"差异性"，除非当事人声称他有不同的自我体验。同时，当事人中心取向的治疗师认为，每一个人都是完全独特的个体，他们的经历、民族、宗教背景以及种族认同都存在差异。一如既往地，治疗师的任务就是共情理解当事人表达的自我以及他所感知和建构的世界。

这是否意味着当事人中心治疗就是"一刀切"的方法呢？答案是复杂的。如果基于人是在普遍基础之上的独特存在这一层面，我们回答"是"；如果基于流行的色盲式的断言"我们都是人类"这一层面，我们回答"否"。不过，这种温和的主张似乎掩盖了一些隐藏的偏见，即在治疗师进行治疗时，他的专家地位是毋庸置疑的。多元文化的治疗运动挑战了当下的这种思维和实践。当事人中心治疗师和其他理论取向的治疗师一样易于产生偏见。我们认为在共情理解过程中，挑战自己的偏见和否认自己有偏见的治疗师有本质差异。关于这一争论还有待继续研究，但基本可以确定的是，共情的质量和深度受到治疗师的自我成长及其对自己在社会阶层中所处位置的理解的影响。

不论我们的当事人是谁，我们基本的实践原则都是不变的。我们也坚信，形成最初治疗关系的能力取决于我们自身对于各种差异的开放、欣赏和尊重。

# 第六节　治疗案例

当事人中心治疗的特色是用逐字稿来说明它的原则。这么做的优点在于能更准确地描述治疗师与当事人之间的互动，同时给予读者以机会赞同或反对治疗师对资料所做的解释。以下对话发生在 1986 年 7 月匈牙利塞格德的一个跨文化工作坊中。罗杰斯以前的学生和同事约翰·施利恩（John Shlien）招募了一个来学习罗杰斯当事人中心治疗的团体。那时，布罗德利（Barbara Temaner Brodley）教授从事当事人中心治疗已经超过 30 年，她自愿担任此次会谈的示范治疗师（therapist，以下简称 T）；一个最近获得了美国硕士学位的年轻欧洲女士自愿作为当事人（client，以下简称 C）。在观察小组中，有一些参与者说英语，同时也有 8 ～ 10 个匈牙利人。匈牙利参与者为了不打扰会谈，聚集在一个角落，但是他们能接收到同声翻译。这个会谈最初的设计是 20 分钟，时间延长或减少取决于当事人。

## 一、会谈示范

布罗德利：我们开始之前，我想要放松一些，你觉得这样好吗？［对当事人说］我想要告诉小组，我打算尝试对我的当事人进行共情理解，做纯粹的共情跟随。当我觉得需要时，我会对她所说的内容、她向我表达的担忧和她所表现出来的她自己，表达出共情理解。［转向当事人］我想让你知道如果你有问题，我很乐意回答。（C：好的）

C1：你是我的第一位女性治疗师。你知道这一点吗？

T1：我不知道。

C2：这对我来说很重要，因为……呃……这和我接下来要说的有一些关系。自从我决定在欧洲度过这个夏天，这个想法就出现在我的脑海里了。（T：嗯）呃……过去两年我都在美国学习，［停顿］当1984年我离开××时，我并不是现在的样子。

T2：在你身上发生了一些事情。

C3：在我身上发生了很多事情！［笑］这个夏天我再次回到欧洲，又见到我的父母。两年之前当我离开××时，我处于一种恐慌的状态。充满希望的前程再也回不来了，再也见不到光明了。呃……

T3：你在逃离并且去到某个地方。

C4：对对对！从××逃离，我从来没有想过我能做到这一点，没有想过我会回来探望他们。

T4：呃，那时你非常确信。

C5：我很生气。（T：嗯）我非常生气。在我回到××之前，我的一切都很好。我是指现在这个工作坊，随后我计划去旅行。然后，我会在八月的某一天去××。（T：嗯）但有时，我只是……我被现实困住了。噢，天哪！我又要再次见到他们，那会是怎么样呢？那将会是怎么样啊？

T5：你正在慢慢地做到，而且很确定的一点是你会回到那儿。（C：呃）那会是什么感觉？（T：呃）是？……你有，呃，一种……期待或恐惧（C：对）还是（C：对）什么其他类似的感觉。

C6：是的，我想……前些天我一直在想我的母亲……我意识到，在美国时，她和我的关系充满竞争。……这很有趣，但是三天之前在布达佩斯，我在街上看到一名女士，她让我想起我的母亲。但是——不是她现在的年龄——是我母亲20年之后的样子。我不知道为什么。我就被这种感觉震撼到了，因为我看到我母亲变老、变衰弱。所以，她不再那么有力量，不再是过去那个我害怕的喜欢支配和控制别人的人。

T6：呃……但是衰老、衰弱、衰退……

C7：衰退。就是这个词。（T：嗯）就是这个词。［开始哭泣］

T7：这让你想起了……想起了她会（C：对）如此衰弱、衰退。

C8：我想那个女士的眼里有一些东西让我想起我在××时没有意识到的我母亲的一些东西［声音哽咽，哭泣］，那是一种恐惧。（T：嗯）我看到那个女士眼里的恐惧。（T：恐惧）是的，我之前没有意识到。

T8：你是说，当你看到那位像你母亲的女士时，你想到了 20 年之后的母亲，你从她的眼里看到了一些你当时没有意识到的东西，事实上那是你母亲眼里的。（C：是的）那实际上是恐惧，这对你产生了巨大的影响。

C9：对。因为我感觉到那位女士需要我。［哭泣］［停顿］现在哭出来我感觉好些了。（T：嗯）哭让我感觉非常好……（T：嗯）

T9：［停顿］那是你母亲将来的感觉，你母亲将会需要你。

C10：你说对了！这是将来的事情，这不是现在的事情。［停顿］在这里感觉得到。［将手放在自己的腹部］

T10：你母亲将会有的感觉是恐惧，她以后会非常需要你。

C11：是的。［停顿］当我回到××时，我不知道我是否准备好了，我是否准备好照顾她。我不知道我是否准备好看到她表现出对我的需要。［继续哭泣］

T11：嗯，嗯，嗯。［停顿］你害怕当你到了那儿，她会有更多的其他表现。或者你会比以前看到更多，就如你在这位女士身上看到的。并且那会是对你的一种要求，你害怕你没有准备好去面对它。

C12：对，就是这样。这对我影响非常大，或是说在此刻的匈牙利，我感觉到这对我影响很大。［继续哭泣］

T12：嗯，至少，你说你不确定将来你在那里会有怎样的感觉，但是现在感觉到了就好像它将要到来一样。如果你去感受它，你……你……不能……（C：承受）回应——不能承受。

C13：是的，是的。这很有趣。我总是在看着她，就像我一直在盯着她，她也一直在盯着我。她是匈牙利人。她不知道为什么我一直看着她，我也不知道为什么我一直看着她。但是这就好像……好像我想把她的全部都装进我的身体里，让她成为我的一部分，使我自己有所准备。然后，我突然意识到我所有的愤怒都消失了。什么都没有留下，全都没有了。［哭泣］

T13：嗯，你是说，当你和这个年长的女士互相看着彼此时，你有一种感觉，这对你来说是关于你母亲的，你想要——在那个时候——你想要把她装到你身体里，想要把自己奉献给她。想要以某种方式让她感觉到你在接纳她。

C14：是的。［表现出有所保留的语气］

T14：重要的是……不仅仅是你意识到你不再害怕你母亲，你不再害怕她的控制……

C15：是的，是的。

T15：而且那有点令人难以置信——（C：发现）——发现了令人难以置信的现象，那种恐惧（C：是的）和压抑可以突然间消散。

C16：而且我猜想，我曾经有过另一种感觉，我感到对不起她。

T16：你的母亲。

C17：是的。［停顿］但是我讨厌感觉对不起她，［哭泣］我经常这样。很长一段时间里，当我爱上某个人时，我会同时感到对不起她。我无法分离这两件事。［停顿］我不知道我现在到底在试图说什么……我不知道我是否想要说我感觉我曾经一直那么爱她，或者我曾经感到对不起她，或者二者都有。

T17：这是一种怜悯……或者说对不起她的感受很强烈，但是你却不喜欢这种感受。然后，你不知道是否爱也成为怜悯的一部分。

C18：是的。

T18：所以，两种感觉混合在一起，混淆不清。（C：是的）然后是反应——有怜悯的反应，然后是（C：呃）从这个感觉中（C：呃）拉回来。

C19：同时，我不知道那位女士是真的像我母亲，还是我想要让她像我的母亲。可能我准备……准备好了回到那里。我准备去见我的母亲，就像见一个普通人一样。并且不——我不能说一个字，因为到目前为止我还不知道我的生活是怎样的。但是，我从未像感觉一个街上的女士一样去感知她，仅仅是一位女士，一位在街上遇到的女士，[声音在颤抖]她容易感受到伤害、焦虑、贫穷、恐惧[轻声地说]。

T19：你不知道你是否改变了，所以你看到——从改变中感受到那位女士——你母亲身上的这些东西。（C：对）或者，你不知道她是不是真的——当你看着她时——看起来非常像你的母亲，以及你的母亲会是怎样的模样。是这样吗？（C：是的）你不知道是哪一种感觉。

C20：是的。

T20：那么我猜，真正重要的事是你看到了她，你的母亲，通过这位女士，你在你的心中以一种全新的方式来看待你的母亲，将她看成一个普通人，一位易受伤害的、恐惧的、需要你的人。

C21：呃……嗯。并且这让我感觉更富有人性……

T21：让你更加有人性。（C：呃）看到她也更加有人性，（C：是的）而这又让你自己也更加有人性。

C22：是的。

T22：嗯。因为她对待你的方式——专制或者怎样……

C23：她有许多品质，其中一些我一点都不记得了。

T23：但是呈现在你面前的她不是整个人，不仅仅是一个易受伤害的人。

C24：呃……我在开始时说你是我的第一位女性治疗师。（T：嗯）我尽量回避女性治疗师。（T：嗯）至今，我曾经见过的所有治疗师都是男性，我也不知道为什么。我无法用语言来说为什么，但是我知道为什么。

T24：你对于她的一些感觉让你回避女性治疗师，而选择男性治疗师？

C25：是的。[停顿]还有许多其他的原因。但是现在，呃……我……我感觉每个人都是另一个体，这也让我更加感到自己有人性。

T25：嗯。你在感受每个人（C：每个人），更加丰富地感受……呃……（C：是的）包括治疗师。

C26：治疗师非常重要——很长一段时间对我来说是非常重要的。像是非常重要的权威人物或事物一样。（T：嗯）所以我猜想，我曾经害怕女性治疗师——女性治疗师对我来说非常具有威胁性。（T：嗯）四年前，三年前。但是现在，我觉得每个人都是人。

T26：每个人都是人。所以自从你离开家到美国，在你身上发生了许多变化。（C：是的）这是很重要的。（C：那是……）他人对于你来说是普通人，而不是人物或其他事物。

C27：真是这样。我是说这完全正确。这发生在我离开××之后。

T27：嗯。

C28：并且我感觉……[看着小组]

T28：并且你感觉这种变化是关于时间的。

C29：［点头］谢谢你。

T29：不客气。谢谢你。［当事人起身面向治疗师，他们充满感情、带着微笑地拥抱。］

C30：非常感谢。［他们继续拥抱着。］

关于这次会谈，布罗德利自己是这样评论的：

> 当我评价当事人中心治疗的会谈时，我会做一个基本的区分——区别错误的理解和错误的态度。当治疗师的意图偏离了保持真诚一致、无条件积极关注、共情理解以及其他非指导性态度时，这就是错误的态度。例如，当治疗师跑神，共情理解当事人遭遇失败时；当治疗师自己受情绪困扰而没有得到解决时；当治疗师没有无条件接纳并把这种态度体现在他的语气和传递的内容中时。而错误的理解发生在治疗师尝试接纳和共情理解当事人，但是误解或错过了当事人试图表达的重要内容时。在这次简短的会谈中，自愿参与的当事人是 20 多岁，而我处于快 60 岁的年龄。因为我的年龄和当事人母亲的年龄很接近，我们不可能确切了解我的年纪对我们的会谈内容有多大的影响，但是我知道，我们有一个很好的化学反应，我们互相吸引。在这次会谈的前后，当事人和我都有简短的会面，她告诉我她对我的回应有很好的体验；（当我朝向她时）并且她之所以愿意自愿作为当事人，是因为我注定会是她的治疗师。在这一段的治疗中，我在情绪上对她保持开放，并且当她展开她的叙述时，我有强烈的情绪感受。我们的一位匈牙利观察者在会谈后告诉我"现在我理解当事人中心治疗了"，因为他看到了我和当事人工作时我眼中的泪水。（Brodley，1999b；引自 Fairhurst，1999，pp. 85-92）

## 二、评价

这次会谈以具体的方式说明了许多当事人中心治疗的原则。当事人说的第一句话"你是我的第一位女性治疗师"，先于她的问题"你知道这一点吗？"。布罗德利立即做出了回应："我不知道。"显然，这位当事人在暗示第一次和女性治疗师互动对于她来说很重要。然而，一些治疗师可能会立刻用另一个提问来回应这个问题，例如："为什么这很重要呢？"当事人中心治疗师坚持非指导性原则，并不提示或指导当事人。当事人在这里可以自由地探索这件事为什么重要，甚至可以不去探索。她确实说了布罗德利是女性治疗师这件事很重要，"因为……这和我接下来要说的有一些关系"，但是没有更多地去解释，直到会谈后才解释完整。即使这样，她仍然有一种感觉，她无法真正地诉诸语言。在C24，她说道："我在开始时说你是我的第一位女性治疗师，我尽量回避女性治疗师。至今，我曾经见过的所有治疗师都是男性，我也不知道为什么。我无法用语言来说为什么，但是我知道为什么。"

当然，也不能将非指导性原则理解为一种紧张的状态，并有意识地抑制想要对当事人说的话。当治疗师在方法上成熟时，非指导性的态度通常是一种放松的状态。最初认为自己要对治疗互动负有责任的治疗师会更相信当事人的决定，包括表露的程度和表露的时机。在这次会谈中，当事人明显地将对话引向了她的一个担忧——大约在数周内她将要去看望她的父母，而她曾经发誓再也不见她的父母。她解释之前她在美国待了两年，学习并获得硕士学位，而且没有回到祖国和家乡。她解释说她带着对父母强烈的愤怒离开了家——在这种更多是自愿背井离乡而不是平静地离开家乡的情况下，她不知道该如何回去见他们。

在会谈过程中，治疗师对当事人的反应做了一些共情性的评论，以核实当事人对叙述内容的理解及其当下的意义，一直到治疗师试探性地捕捉到当事人叙述的重点时，共情理解的体验才变得有可能。在 T5，治疗师说："你正在慢慢地做到［回家］，而且很确定的一点是你会回到那儿。那会是什么感觉？"这个回应是被接纳的，而且当事人继续推进了她的叙述，谈到三天之前的一次偶遇，她的注意力被布达佩斯街上的一位女士所吸引。尽管当事人不太清楚为何她把这位年长的女士和她母亲联系在一起，但是她说她被那种她母亲将来也会如此年迈和虚弱的感觉强烈震惊了："所以，她不再那么有力量，不再是过去那个我害怕的喜欢支配和控制别人的人。"治疗师的回应是"衰老、衰弱、衰退"，这是一个准确共情的例子，精确地捕捉到了当事人当下的体验。重述一种情绪（当事人回顾她有多么愤怒地离开家乡和父母时，她所拥有的感受）和引发该情绪之间有重要的差别。在治疗师回应之后，她回答："衰退，就是这个词，就是这个词。"这一刻，她具有了深层次的感觉，即使是未识别的情绪。

当事人中心治疗以这种方式自然地促进当事人内在体验的展开。在体验性治疗的术语中，"体验感觉到的感受"（felt sense）已经被符号化并发扬光大，它可以引发新的整体体验（Gendlin，1961）。但是不同于过程指导和情绪聚焦治疗师的目标，当事人中心治疗师不是为了诱发情绪，也不是试图"深度挖掘感受"或做任何试图理解当事人传递的信息之外的事情。以这种方式，频繁出现在当事人中心治疗中的强烈效果是偶然和无意间发生的。非指导性原则的立场是表达性的，而不是工具性的（Brodley，2000/2011）。布罗德利运用的"衰退"这个词捕捉到了当事人对她母亲未来的感觉，所以当事人开始流泪。

当当事人开始深刻地进入对那位年长女士的感知体验时，当事人告诉治疗师，她看到那位女士眼中的恐惧——她现在意识到那是过去呈现在她母亲眼中的恐惧。尽管过去她看到过那双眼睛，但是她没有意识到那种感觉。这正是罗杰斯**阈下知觉**（subception）这个术语的一个例子。布罗德利核实了当事人对这个事件的理解，这发生在几天前，出现了一个陌生人，但是这个陌生人对当事人来说呈现出的是当事人母亲未来的样子，当事人从那位女士的眼里感觉到了恐惧，"这对你产生了巨大的影响"。当事人立刻有一个感受深刻的回应："是的，因为我感觉到那位女士需要我。"然后她继续哭泣。带着她当下可以获得的开放体验，她指出："现在哭出来我感觉好些了。哭让我感觉非常好……"片刻之后，她将手放在腹部，说："在这里感觉得到。"让治疗师知道，她有一个方向，是她身体的感觉体验，并且对她来说允许自己哭泣的感觉很好。

我们可以推断，治疗师提供的这些治疗条件促进了当事人对这些体验的深刻表达。我们还可以推测，尽管我们不确定，事实上当事人已经看过一些男性治疗师，这意味着罗杰斯的第二个治疗条件（这个人比较敏感和焦虑）可以应用到这位当事人身上，因为她已经开始冒着风险和第一位女性治疗师工作了。即使这仅仅是一次治疗性会谈，即使她可能对于类似的经验比较敏感，但这次是她主动要在这种公开的工作坊中寻求个人成长。

另外，我们需要看到这次体验的复杂性。当事人感觉并表达了对她母亲的未来的悲伤和遗憾，同时，在表达这种痛苦时感受到了幸福和满足。当事人会表达什么对他们来说是有意义的，治疗师可以信任他们的这种表达，然后在当事人愿意具体表达这种意义时，将治疗的焦点转移到这一点上。当他们说出"内容"的同时，他们也正在体验他们表达的意义，并且在交流中可能会有自我反思的内容，这表达的是深层的隐秘的信息。在这个例子中，当事人将她的内在体验和外部表达联系了起来。共情理解的目的与其说是捕捉潜在的内部感受，不如说是尽可能完全地捕捉当事人的叙述表达和内在感受之间的关系。个人内部的动机和意图需要与外显的内容一起被理解（Brodley，2000/2011；Zimring，2000）。

在会谈的后面部分，当事人表达了当她站在那里看着那位匈牙利女士时，就好像她在感受那位女士正在感受的感觉，并让自己做好准备。她意识到她对父母的愤怒全部消失了。她说："我突然意识到我所有的愤怒都消失了。什么都没有留下，全都没有了。"在这个例子中，当事人正在详细讲述一个会谈前几天产生的强烈体验。片刻之后，她讲述了对母亲感觉到的遗憾——这种感觉一直处于意识的中心，这是一种过去她不喜欢的感觉，她不能把它从爱的感觉中区分出来。在 C19 中，有一个被罗杰斯称为**改变的瞬间**（moment of movement）的时刻出现，当事人说："同时，我不知道那位女士是真的像我母亲，还是我想要让她像我的母亲。可能我准备……准备好了回到那里。我准备去见我的母亲，就像见一个普通人一样。……但是，我从未像感觉一个街上的女士一样去感知她，仅仅是一位女士，一位在街上遇到的女士，她容易感受到伤害、焦虑、贫穷、恐惧。"

与匈牙利女士的偶遇刺激了当事人认知的改变，她对母亲的认知从一个她抵触、害怕、看起来像是权威人士的人转变为一个普通人，她"仅仅是一位女士，一位在街上遇到的女士"。这种改变提升了她自己作为一个人的感觉。在 C25 中，她说："我感觉每个人都是另一个体，这也让我更加感到自己有人性。"另一种看待这次会谈的方式是，当事人从不太确定是否准备好去看她的母亲转变为"可能我准备……准备好了回到那里。"可能当她和治疗师互动时，在接纳和共情理解的环境下，她开始更多感受到自己的力量和应对能力。

这一情境的另一面是当事人对女性治疗师的害怕，这明显与她害怕母亲和对母亲的愤怒有关。在她与女性治疗师的当下互动中，她在女性治疗师身上投射了过去的消极情感，而现在她却感受到了完全不一样的情绪和反应：温暖、接纳和一位真实的女性治疗师的存在。这使得当事人的真诚一致得以回归，我们推测她在这次会谈中的回应是没有焦虑和恐惧的。这种整合性的体验与她对母亲认知的重组（从过去自己害怕的母亲转变为敏感脆弱、未来需要自己的母亲）互相影响。因此，她可能感觉到了非常强烈的自主感，她不再处于愤怒中，她现在已经准备好或差不多准备好再次和敏感脆弱的母亲相遇了。如德西和赖安所指出的，自主性一方面是意志力，一方面是独立性（Ryan & Deci，2000，p. 74）。当事人自己的自由选择和她对回去的准备，让她感受到了更多的自我力量和自我权威，并越来越多地感觉到自己的人性，不再将他人知觉为是一个重要的"人物"，而是知觉为一个普通人。当事人似乎能够更多地接近自己内在的主观感受，并且在当事人中心治疗核心条件的促进性心理环境下，变成一个真实的、更能自我主导的人。

如果当事人中心治疗以这种方式持续进行一段时间，当事人则更有可能体验到自我决定和个人力量的更深层感受。他们会变得更有能力去拒绝外部权威（尤其是在不公平的情况下），更有能力和他人产生深刻的联结。而自我概念上的这些改变会促成更有效的学习和问题解决，并提高对生命的开放性。

# 第七节  本章小结

当事人中心治疗的核心假设是，个体内部拥有广阔的资源去理解自我，去改变自我概念、自我行为和对他人的态度。这些资源在一种可界定的促进性心理环境下会被调动和释放出来。例如，在由共情、关怀、真诚的心理治疗师创造出的环境中。

共情，在当事人中心治疗的实践中，由治疗师对当事人体验的一致和持续的欣赏所组成。它是一个持续检验的过程，以查看对当事人的理解是否完整和准确。它以一种个人的、自然的、自由流动的方式进行。它不是一种机械化的反映和映射。关怀的特征是尊重当事人的个性，是非占有式的、温暖的、接纳的关怀和无条件的积极关注。真诚是治疗师的感受和表达之间的一致，是治疗师愿意和当事人进行人与人之间的联系，而不是冷漠的专业角色与病人之间的联系。

由当事人中心治疗推动的心理治疗研究产生的大量证据表明，如果给当事人提供一种主动的、可生成的氛围，人格和行为的改变就会发生。成功的当事人中心治疗的两个常见结果是自尊的提高和体验开放性的增强。当事人对知觉内容和自我主导能力的信任，扩展了当事人中心治疗的应用范围，如以人为中心的教育、团体过程、组织发展和冲突解决等。

当卡尔·罗杰斯在1940年开始他的治疗旅程时，整个心理治疗领域完全由那些提倡以治疗师为专家的方式进行治疗的人所统治。罗杰斯创造了一种全新的助人方法，治疗师是这个过程的促进者，而当事人是主导者。半个多世纪之后，当事人中心治疗在毫无保留地信任当事人和坚定不移地信任人类的自主性上，仍然有其独特而强大的影响。

## ▼ 推荐阅读书目

Barrett-Lennard, G. T. (1998). *Carl Rogers's helping system: Journey and substance.* London: Sage Publications.

Bozarth, J. (1998). *Person-centered therapy: A revolutionary paradigm.* Ross-on-Wye, UK: PCCS Books.

Raskin, N. J. (2004). *Contributions to client-centered therapy and the person-centered approach.* Ross-on-Wye, UK: PCCS Books.

Rogers, C. R. (1951). *Client-centered therapy.* Boston: Houghton Mifflin.

Rogers, C. R. (1961). *On becoming a person.* Boston: Houghton Mifflin.

Rogers, C. R. (1980). *A way of being.* Boston: Houghton Mifflin.

## ▼ 推荐阅读案例

Ellis, J., & Zimring, F. (1994). Two therapists and a client. *Person-Centered Journal, 1*(2), 77–92.

Knight, T. A. (2007). Showing clients the doors: Active problem-solving in person-centered psychotherapy. *Journal of Psychotherapy Integration, 17*(1), 111–124. [Reprinted in D. Wedding & R. J. Corsini (Eds.) (2011). *Case studies in psychotherapy* (6th ed.). Belmont, CA: Cengage.]

Raskin, N. J. (1996). The case of Loretta: A psychiatric inpatient. In B. A. Farber, D. C. Brink, & P. M. Raskin, *The psychotherapy of Carl Rogers: Cases and commentary* (pp. 33–56). New York: Guilford.

Rogers, C. R. (1942). The case of Herbert Bryan. In C. R. Rogers, *Counseling and psychotherapy* (pp. 261–437). Boston: Houghton Mifflin.

Rogers, C. R. (1961). The case of Mrs. Oak. In C. Rogers, *On becoming a person.* Boston: Houghton Mifflin.

Rogers, C. R. (1967). A silent young man. In C. R. Rogers, G. T. Gendlin, D. V. Kiesler, & C. Truax (Eds.), *The therapeutic relationship and its impact: A study of psychotherapy with schizophrenics* (pp. 401–406). Madison: University of Wisconsin Press.

Witty, M. C. (2013). Client-centered therapy with David: A sojourn in loneliness. In D. Wedding & R. J. Corsini (Eds.), *Case studies in psychotherapy* (7th ed.). Belmont, CA: Cengage.

# ▼ 参考文献

American Psychological Association Division of Humanistic Psychology. (2005). *Recommended principles and practices for the provision of humanistic psychosocial services: Alternative to mandated practice and treatment guidelines.* Retrieved from www.apa.org/divisions/div32/draft.html.

Asay, T. P., & Lambert, M. J. (1999). The empirical case for the common factors in therapy: Quantitative findings. In M. A. Hubble, B. L. Duncan, & S. D. Miller (Eds.), *The heart and soul of change: What works in therapy* (pp. 23–55). Washington, DC: American Psychological Association.

Axline, V. M. (1947). *Play therapy.* Boston: Houghton Mifflin.

Baldwin, M. (1987). Interview with Carl Rogers on the use of the self in therapy. In M. Baldwin & V. Satir (Eds.), *The use of self* (pp. 45–52). New York: The Haworth Press.

Bohart, A. C. (2002). A passionate critique of empirically supported treatments and the provision of an alternative paradigm. In J. C. Watson, R. N. Goldman, & M. S. Warner (Eds.), *Client-centered and experiential psychotherapy in the 21st century: Advances in theory, research, and practice* (pp. 258–277). Ross-on-Wye, UK: PCCS Books.

Bohart, A. C. (2004). How do clients make empathy work? *Person-Centered and Experiential Psychotherapies, 3*(2), 102–116.

Bohart, A. C. (2005). Can you be integrative and a person-centered therapist at the same time? *Person-Centered and Experiential Psychotherapies, 11*(1), 1–13.

Bohart, A. C. (2006). The active client. In J. C. Norcross, L. E. Beutler, & R. F. Levant (Eds.). *Evidence-based practices in mental health: Debate and dialogue on the fundamental questions* (pp. 218–226). Washington, DC: American Psychological Association.

Bohart, A. C. (2007). The actualizing person. In M. Cooper, M. O'Hara, P. F. Schmid & G. Wyatt (Eds.), *The handbook of person-centered psychotherapy and counselling* (pp. 47–63). Houndmills, UK: Palgrave Macmillan.

Bohart, A. C. (2008). How clients self-heal in psychotherapy. In B. E. Levitt (Ed.), *Reflections on human potential: Bridging the person-centered approach and positive psychology* (pp. 175–186). Ross-on-Wye, Wales: PCCS Books.

Bohart, A. C. & Greening, T. (2001). Humanistic psychology and positive psychology. *American Psychologist, 56*(1), p. 81.

Bohart, A. C., & Tallman, K. (1999). *How clients make therapy work: The process of active self-healing.* Washington, DC: American Psychological Association.

Bohart, A. C., Elliott, R., Greenberg, L. S., & Watson, J. C. (2002). Empathy. In J. C. Norcross (Ed.), *Psychotherapy relationships that work: Therapist contributions and responsiveness to patients* (pp. 89–108). New York: Oxford University Press.

Bozarth, J. D. (1996). The integrative statement of Carl Rogers. In R. Hutterer, G. Pawlowsky, P. F. Schmid, & R. Stipsits (Eds.), *Client-centered and experiential psychotherapy: A paradigm in motion* (pp. 25–34). Berlin: Peter Lang.

Bozarth, J. D. (1998). *Client-centered therapy: A revolutionary paradigm.* Ross-on-Wye, UK: PCCS Books.

Bozarth, J. D. (2002). Empirically supported treatment: Epitome of the "specificity myth." In J. C. Watson, R. N. Goldman, & M. S. Warner (Eds.), *Client-centered and experiential psychotherapy in the 21st century: Advances in theory, research, and practice* (pp. 168–181). Ross-on-Wye, UK: PCCS Books.

Bozarth, J. D. & Brodley, B. T. (1986/1993). The core values and theory of the person-centered approach. Paper presented at first annual meeting of the Association for the Person-Centered Approach, Chicago, September 3–7. Published (1993) as Les valeurs essentieles de l'approche centrée sur la personne. The core values of the person-centered approach (in French and English) in *Le Journal du PCAII* (pp. 1–25). (Person-centered Approach Institute International—France.)

Bozarth, J. D. & Brodley, B. T. (1991). Actualization: A functional concept in client-centered therapy. In A. Jones & R. Crandall (Eds.), *Handbook of Self-Actualization.* [Special Issue]. *Journal of Social Behavior and Personality, 6*(5), 45–59.

Brodley, B. T. (1988). Does early-in-therapy experiencing level predict outcome? A review of research. Unpublished manuscript. Revision of a discussion paper prepared for presentation at second annual meeting of the Association for the Development of the Person-Centered Approach, May 26–30.

Brodley, B. T. (1990). Client-centered and experiential: Two different therapies. In G. Lietaer, J. Rombauts, & R. Van Balen (Eds.), *Client-centered and experiential psychotherapy in the nineties* (pp. 87–107). Leuven, Belgium: Leuven University Press. Also published in K. A. Moon, M. C. Witty, B. Grant, & B. Rice (Eds.). (2011). *Practicing client-centered therapy: Selected writings of Barbara Temaner Brodley* (pp. 289–308). Ross-on-Wye, UK: PCCS Books.

Brodley, B. T. (1994). Some observations of Carl Rogers's behavior in therapy interviews. *Person-Centered Journal, 1*(2), 37–47. Also published in K. A. Moon, M. C. Witty, B. Grant, & B. Rice (Eds.). (2011). *Practicing client-centered therapy: Selected writings of Barbara Temaner Brodley* (pp. 313–327). Ross-on-Wye, UK: PCCS Books.

Brodley, B. T. (1997). The nondirective attitude in client-centered therapy. *Person-Centered Journal, 4*(1), 18–30. Also published in K. A. Moon, M. C. Witty, B. Grant, & B. Rice (Eds.). (2011). *Practicing client-centered therapy: Selected writings of Barbara Temaner Brodley* (pp. 47–62). Ross-on-Wye, UK: PCCS Books.

Brodley, B. T. (1999a). Reasons for responses expressing the therapist's frame of reference in client-centered therapy. *Person-Centered Journal, 6*(1), 4–27. Also published in K. A. Moon, M. C. Witty, B. Grant, & B. Rice (Eds.). (2011). *Practicing client-centered therapy: Selected writings of Barbara Temaner Brodley* (pp. 207–238). Ross-on-Wye, UK: PCCS Books.

Brodley, B. T. (1999b). A client-centered demonstration in Hungary. In I. Fairhurst (Ed.), *Women writing in the person-centered approach* (pp. 85–92). Ross-on-Wye, UK: PCCS Books.

Brodley, B. T. (1999c). The actualizing concept in client-centered theory. *Person-Centered Journal, 6,* 108–120. Also published in K. A. Moon, M. C. Witty, B. Grant,

& B. Rice (Eds.). (2011). *Practicing client-centered therapy: Selected writings of Barbara Temaner Brodley* (pp. 153–170). Ross-on-Wye, UK: PCCS Books.

Brodley, B. T. (2000). Client-centered: An expressive therapy. In J. Marques-Teixeira & S.Antunes (Eds.), *Client centered and experiential psychotherapy* (pp. 133–147). Linda a Velha, Portugal: Vale & Vale. Also published in K. A. Moon, M. C. Witty, B. Grant, & B. Rice (Eds.). (2011). *Practicing client-centered therapy: Selected writings of Barbara Temaner Brodley* (pp. 180–193). Ross-on-Wye, UK: PCCS Books.

Brodley, B. T. (2011a). Considerations when responding to questions and requests in client-centered therapy. In K.A. Moon, M.C. Witty, B. Grant, & B. Rice (Eds.), *Practicing client-centered therapy: Selected writings of Barbara Temaner Brodley* (pp. 239–240). Ross-on-Wye, UK: PCCS Books.

Brodley, B. T. (20011b). Congruence and its relation to communication in client-centered therapy. In K. A. Moon, M. C. Witty, B. Grant, & B. Rice (Eds.). (2011). *Practicing client-centered therapy: Selected writings of Barbara Temaner Brodley* (pp. 73–102). Ross-on-Wye, UK: PCCS Books.

Brodley, B. T. (2011c). *Ethics in psychotherapy.* In K. A. Moon, M. C. Witty, B. Grant, & B. Rice (Eds.), *Practicing client-centered therapy: Selected writings of Barbara Temaner Brodley* (pp. 33–46). Ross-on- Wye, UK: PCCS Books.

Brodley, B. T. (2011d). The nondirective attitude in client-centered therapy. In K. Moon, M.C. Witty, B. Grant, & B. Rice (Eds.). (2011). Practicing client-centered therapy: Selected writings of Barbara Temaner Brodley (pp. 47–70). Ross-on-Wye, UK: PCCS Books.

Brown, L. S. (1994). *Subversive dialogues: Theory in feminist therapy.* New York: Basic Books.

Burstow, B. (1987). Humanistic psychotherapy and the issue of equality. *Journal of Humanistic Psychology, 27*(1), 9–25.

Cain, D. J. (2010). *Person-centered psychotherapies.* Washington, DC: American Psychological Association.

Cooper, M., Watson, J. C., & Hölldampf, D. (Eds.). (2010). *Person-centered and experiential therapies work: A review of the research on counseling, psychotherapy, and related practices.* Ross-on-Wye, UK: PCCS Books.

Deci, E. L., & Ryan, R. M. (1985). *Intrinsic motivation and self-determination in human behavior.* New York: Plenum.

Deci, E. L., & Ryan, R. M. (1991). A motivational approach to self: Integration in personality. In R. Dienstbier (Ed.), *Nebraska Symposium on Motivation: Perspectives on motivation, 38,* 237–288. Lincoln: University of Nebraska Press.

Eckert, J., Hoger, D., & Schwab, R. (2003). Development and current state of the research on client-centered therapy in the German-language region. *Person-Centered and Experiential Psychotherapies, 2*(2), 3–18.

Ellinwood, C. G., & Raskin, N. J. (1993). Client centered/humanistic psychotherapy. In T. R. Kratochwill & R. J. Morris (Eds.), *Handbook of psychotherapy with children and adolescents* (pp. 258–287). Boston: Allyn & Bacon.

Elliott, R. (1996). Are client-centered/experiential therapies effective? A meta-analysis of outcome research. In U. Esser, H. Pabst, & G. W. Speierer (Eds.), *The power of the person-centered approach* (pp. 125–138). Koln, Germany: GwG Verlag.

Elliott, R. (1998). Editor's introduction: A guide to the empirically supported treatments controversy. *Psychotherapy Research, 8*(2), 115–125.

Elliott, R. (2001). Research on the effectiveness of humanistic therapies: A meta-analysis. In D. J. Cain & J. Seeman (Eds.), *Humanistic psychotherapies: Handbook of research and practice* (pp. 57–81). Washington, DC: American Psychological Association.

Elliott, R. (2002). The effectiveness of humanistic therapies: A meta-analysis. In D. J. Cain & J. Seeman (Eds.), *Humanistic psychotherapies: Handbook of research and practice* (pp. 57–81). Washington, DC: American Psychological Association.

Elliott, R., Bohart, A. C., Watson, J. C., & Greenberg, L. S. (2011). Empathy. *Psychotherapy, 48*(1) 43–49.

Elliott, R. & Freire, E. (2008, November). Person-centered and experiential therapies are highly effective: Summary of the 2008 meta-analysis. *Person-Centered Quarterly,* 1–3.

Elliott, R. & Freire, E. (2010). The effectiveness of person-centered and experiential therapies: A review of the meta-analyses. In M. Cooper, J. C. Watson, & D. Hölldampf (Eds.), *Person-centered and experiential therapies work: A review of the research on counseling, psychotherapy, and related practices* (pp. 1–15). Ross-on-Wye, UK: PCCS Books.

Elliot, R., Greenberg, L. S., & Lietaer, G. (2004). Research on experiential psychotherapies. In M. J. Lambert (Ed.), *Bergin and Garfield's handbook of psychotherapy and behavior change* (5th ed., pp. 493–539). New York: Wiley.

Ehrbar, R. D. (2004). Taking context and culture into account in the core conditions: A feminist person-centered approach. In G. Proctor & M. B. Napier (Eds.), *Encountering Feminism* (pp. 154–165). Ross-on-Wye, UK: PCCS Books.

Fairhurst, I. (Ed.). (1999). *Women writing in the person-centered approach.* Ross-on-Wye, UK: PCCS Books.

Farber, B. A., Brink, D. C., & Raskin, P. M. (1996). *The psychotherapy of Carl Rogers: Cases and commentary* (pp. 33–56). New York: Guilford.

Farber, B. A., & Lane, J. S. (2002). Positive regard. In J. C. Norcross (Ed.), *Psychotherapy relationships that work: Therapist contributions and responsiveness to patients* (pp. 175–194). New York: Oxford University Press.

Fitzpatrick, M. R., & Stalikas, A. (2008). Positive emotions as generators of therapeutic change. *Journal of Psychotherapy Integration, 18*(2), 137-154.

Gendlin, E. T. (1990). The small steps of the therapy process: How they come and how to help them come. In G. Lietaer, J. Rombauts & R. Van Balen (Eds.), *Client-centered and experiential psychotherapy in the nineties* (pp. 205–224). Leuven, Belgium: Leuven University Press.

Gendlin, E. T. (1961). Experiencing: A variable in the process of therapeutic change. *American Journal of Psychotherapy 15,* 233–245.

Gendlin, E. T. (1996). *Focusing-oriented psychotherapy.* New York: Guilford Press.

Gergen, K. J., & Kaye, J. (1992). Beyond narrative in the negotiation of therapeutic meaning. In S. McNamee & K. J. Gergen (Eds.), *Therapy as social construction* (pp. 166–185). Thousand Oaks, CA: Sage Publications.

Goldstein, K. (1959). *The organism: A holistic approach to biology derived from psychological data in man.* New York: American Book. (Original work published 1934)

Grant, B. (1990). Principled and instrumental non-directiveness in person-centered and client-centered therapy. *Person-Centered Review, 5:* 77–88. Reprinted in D. J. Cain (Ed) (2002). *Classics in the person-centered approach* (pp. 371–377). Ross-on-Wye, UK: PCCS Books.

Greenberg, L. S. (2002). *Emotion-focused therapy: Coaching clients to work through their feelings.* Washington, DC: American Psychological Association.

Greenberg, L. S., Rice, L. N., & Elliott, R. (1993). *Facilitating emotional change.* New York: Guilford.

Greenberg, L. S., & Watson, J. (1998). Experiential therapy of depression: Differential effects of client-centered relationship conditions and process experiential interventions. *Psychotherapy Research, 8*(2), 210–224.

Held, B. S. (1995). *Back to reality: A critique of postmodern theory in psychotherapy.* New York: W.W. Norton.

Held, B. S. (2002). The tyranny of the positive attitude in America: Observation and speculation. *Journal of Clinical Psychology, 58*(9), 965–992.

Held, B. S. (2005). The "virtues of positive psychology." *Journal of Theoretical and Philosophical Psychology, 25*(1), 1–34.

Ikemi, A. (2005). Carl Rogers and Eugene Gendlin on the bodily felt sense: What they share and where they differ. *Person-Centered and Experiential Psychotherapies, 4*(1), 31–32.

Holdstock, T. L., & Rogers, C. R. (1983). Person-centered theory. In R. J. Corsini & A. J. Marsella (Eds.), *Personality theories, research, and assessment.* Itasca, IL: F.E. Peacock.

Joseph, S., & Linley, P.A. (2006). Positive psychology versus the medical model?: Comment. *American Psychologist, 61*(4), 332–333. doi: 10.1037/0003-066x.60.4.332

Kirschenbaum, H., & Henderson, V. L. (Eds.). (1989). *The Carl Rogers reader.* Boston: Houghton Mifflin.

Kirschenbaum, H., & Jourdan, A. (2005). The current status of Carl Rogers and the person-centered approach. *Psychotherapy: Theory, Research, Practice, Training, 42*(1), 37–51.

Kristjánsson, K. (2010). Positive psychology, happiness, and virtue: The troublesome conceptual issues. *Review of General Psychology, 14*(4), 296–310.

Kitwood, T. (1990). Psychotherapy, postmodernism, and morality. *Journal of Moral Education, 19*(1), 3–13.

Kitzinger, C., & Perkins, R. (1993). *Changing our minds: Lesbian feminism and psychology.* New York: New York University Press.

Lambert, M. J. (Ed.). (2004). *Bergin and Garfield's handbook of psychotherapy and behavior change* (5th ed.). New York: Wiley.

Lambert, M. J., & Erekson, D. M. (2008). Positive psychology and the humanistic tradition. *Journal of Psychotherapy Integration, 18*(2), 222–232. Doi: 10.1037/1053-0479.18.2.222

Lerman, H., & Porter, N. (Eds.). (1990). Feminist Therapy Institute code of ethics. *Feminist Ethics in Psychotherapy,* 37–40.

Levitt, B. E. (Ed.). (2005). *Embracing non-directivity: Reassessing person-centered theory and practice in the 21st century.* Ross-on-Wye, UK: PCCS Books.

Lietaer, G., Rombauts, J., & Van Balen, R. (1990). *Client-centered and experiential in the nineties.* Leuven, Belgium: Leuven University Press.

Luborsky, L., Singer, B., & Luborsky, L. (1975). Comparative studies of psychotherapies: Is it true that "everyone has won and all must have prizes"? *Archives of General Psychiatry, 32,* 995–1008.

McGaw, W. H., Farson, R. E., & Rogers, C. R. (Producers). (1968). *Journey into self* [Film]. Berkeley: University of California Extension Media Center.

McNamee, S. & Gergen, K. J. (Eds.) (1992). *Therapy as social construction.* Thousand Oaks, CA: Sage Publications.

Meador, B. D., & Rogers, C. R. (1984). Client-centered therapy. In R. J. Corsini (Ed.), *Current psychotherapies* (3rd ed., pp. 142–195). Itasca, IL: F.E. Peacock.

Mearns, D. (2003). Problem-centered is not person-centered. *Person-Centered and Experiential Psychotherapies, 3*(2), 88–101.

Mearns, D., & McLeod, J. (1984). A person-centered approach to research. In R. F. Levant & J. M. Shlien (Eds.), *Client-centered therapy and the person-centered approach: New directions in theory, research, and practice* (pp. 370–389). New York: Praeger.

Merry, T. (2004). Classical client-centered therapy. In P. Sanders (Ed.), *The tribes of the person-centered nation: A introduction to the schools of therapy related to the person-centered approach* (pp. 21–44). Ross-on-Wye, UK: PCCS Books.

Mier, S., & Witty, M. (2004). Considerations of race and culture in the practice of non-directive client-centered therapy. In R. Moodley, C. Lago, & A. Talahite (Eds.), *Carl Rogers counsels a black client* (pp. 85–104). Ross-on-Wye, UK: PCCS Books.

Moodley, R., Lago, C., & Talahite, A. (Eds.) (2004). *Carl Rogers counsels a black client.* Ross-on-Wye, UK: PCCS Books.

Moon, K. (2002). Nondirective client-centered work with children. In J. C. Watson, R. N. Goldman, & M. S. Warner (Eds.), *Client-centered and experiential psychotherapy in the 21st century: Advances in theory, research, and practice* (pp. 485–492), Ross-on-Wye, UK: PCCS Books.

Moon, K. A. (2005). Non-directive therapist congruence in theory and practice. In B. E. Levitt (Ed.), *Embracing non-directivity: Reassessing person-centered theory and practice for the 21st century* (pp. 261–280). Ross-on-Wye, UK: PCCS Books.

Moon, K. A. & Rice, B. (in press). The nondirective attitude in client-centered practice: A few questions. *Person-Centered and Experiential Psychotherapies.*

Moon, K. A., Witty, M. C., Grant, B., & Rice, B. (Eds.) (2011). *Practicing client-centered therapy: Selected writings of Barbara Temaner Brodley.* Ross-on-Wye, UK: PCCS Books.

Natiello, P. (1994). The collaborative relationship in psychotherapy. *The Person-Centered Journal, 1*(2), 11–17.

Natiello, P. (2001). *The person-centered approach: A passionate presence.* Ross-on-Wye, UK: PCCS Books.

Norcross, J. C., Beutler, L. E., & Levant, R. F. (Eds.). (2006). *Evidence-based practices in mental health: Debate and dialogue on the fundamental questions.* Washington, DC: American Psychological Association.

O'Hara, M. (2006). The radical humanism of Carl Rogers and Paulo Freire: Considering the person-centered approach as a form of conscientização. In G. Proctor, M. Cooper, P. Sanders, & B. Malcolm (Eds.), *Politicizing the person-centered approach: An agenda for social change* (pp. 115–126). Ross-on-Wye:UK: PCCS Books Ltd.

Orlinsky, D. E., & Howard, K. L. (1978). The relation of process to outcome in psychotherapy. In S. L. Garfield & A. E. Bergin (Eds.), *Handbook of psychotherapy and behavior change: An empirical analysis* (2nd ed., pp. 283–329). New York: Wiley.

Orlinsky, D. E., & Howard, K. L. (1986). A generic model of psychotherapy. *Journal of Integrative and Eclectic Psychotherapy, 6,* 6–28.

Orlinsky, D. E., Grawe, K., & Parks, B. K. (1994). Process and outcome in psychotherapy: *Noch einmal.* In S. L. Garfield & A. E. Bergin (Eds.), *Handbook of psychotherapy and behavior change* (4th ed., pp. 270–376). New York: Wiley.

Patterson, C. H. (1984). Empathy, warmth, and genuineness in psychotherapy: A review of reviews. *Psychotherapy, 21,* 431–438.

Patterson, C. H. (1996, January–February). Multicultural counseling: From diversity to universality. *Journal of Counseling and Development, 74.*

Porter, E. H., Jr. (1943). The development and evaluation of a measure of counseling interview procedures. *Educational and Psychological Measurement, 3,* 105–126.

Prilleltensky, I., & Walsh-Bowers, R. (1993). Psychology and the moral imperative. *Journal of Theoretical and Philosophical Psychology, 13,* 2, 90–102.

Proctor, G. (2002). *The dynamics of power in counselling and psychotherapy: Ethics, politics, and practice.* Ross-on-Wye, UK: PCCS Books.

Proctor, G., & Napier, M. (2004). *Encountering feminism: Intersections between feminism and the person-centered approach.* Ross-on-Wye, UK: PCCS Books.

Proctor, G., Cooper, M., Sanders, P., & Malcolm, B. (Eds.). (2006). *Politicizing the person-centered approach: An agenda for social change.* Ross-on-Wye, UK: PCCS Books.

Prouty, G. (1994). *Theoretical evolutions in person-centered/experiential therapy: Applications to schizophrenic and retarded psychoses.* Westport, CT: Praeger.

Raimy, V. C. (1948). Self-reference in counseling interviews. *Journal of Consulting Psychology, 12,* 153–163.

Rank, O. (1945). *Will therapy, and truth and reality.* New York: Knopf.

Raskin, N. J. (1948). The development of nondirective therapy. *Journal of Consulting Psychology, 12,* 92–110.

Raskin, N. J. (1952). An objective study of the locus-of-evaluation factor in psychotherapy. In W. Wolff & J. Precker (Eds.), *Personality monographs: Vol. 3. Success in psychotherapy* (pp. viii, 215–238). New York: Grune & Stratton.

Raskin, N. J. (2004). *Contributions to client-centered therapy and the person-centered approach.* Ross-on-Wye, UK: PCCS Books.

Raskin, N. J. (2005). The nondirective attitude. *Person-Centered Journal, 12*(1–2), 5–22. (Original work published 1947)

Raskin, N. J., & Zucconi, A. (1984). *Peace, conflict resolution, and the person-centered approach.* Program presented at annual convention of the American Psychological Association, Toronto.

Rodis, P. T., & Strehorn, K. C. (1997). Ethical issues for psychology in the postmodernist era: Feminist psychology and multicultural therapy (MCT). *Journal of Theoretical and Philosophical Psychology 17*(1), 13–31.

Rogers, C. R. (1931). *Measuring personality adjustment in children nine to thirteen.* New York: Teachers College, Columbia University, Bureau of Publications.

Rogers, C. R. (1939). *The clinical treatment of the problem child.* Boston: Houghton Mifflin.

Rogers, C. R. (1940). The process of therapy. *Journal of Consulting Psychology, 4,* 161–164.

Rogers, C. R. (1942). *Counseling and psychotherapy.* Boston: Houghton Mifflin.

Rogers, C. R. (1951). *Client-centered therapy.* Boston: Houghton Mifflin.

Rogers, C. R. (1957). The necessary and sufficient conditions of therapeutic personality change. *Journal of Consulting Psychology, 21,* 95–103.

Rogers, C. R. (1959a). The essence of psychotherapy: A client-centered view. *Annals of Psychotherapy, 1,* 51–57.

Rogers, C. R. (1959b). A theory of therapy, personality and interpersonal relationships as developed in the client-centered framework. In S. Koch (Ed.), *Psychology: A study of science: Vol. 3. Formulations of the person and the social context* (pp. 184–256). New York: McGraw-Hill.

Rogers, C. R. (1961). *On becoming a person.* Boston: Houghton Mifflin.

Rogers, C. R. (1963). The actualizing tendency in relation to "motive" and to consciousness. In M. Jones (Ed.), *Nebraska Symposium on Motivation* (pp. 1–24). Lincoln, NE: University of Nebraska Press.

Rogers, C. R. (1970). *On encounter groups.* New York: Harper & Row.

Rogers, C. R. (1977). *Carl Rogers on personal power.* New York: Delacorte Press.

Rogers, C. R. (1980). *A way of being.* Boston: Houghton Mifflin.

Rogers, C. R. (1983). *Freedom to learn for the 80s.* Columbus, OH: Charles E. Merrill.

Rogers, C. R. (1986a). Client-centered therapy. In I. L. Kutash & A. Wolf (Eds.), *Psychotherapist's casebook: Therapy and technique in practice* (pp. 197–208). San Francisco: Jossey-Bass.

Rogers, C. R. (1986b). The dilemmas of a South African white. *Person-Centered Review, 1,* 15–35.

Rogers, C. R. (1986c). The Rust workshop: A personal overview. *Journal of Humanistic Psychology, 26,* 23–45.

Rogers, C. R. (1987). Inside the world of the Soviet professional. *Journal of Humanistic Psychology, 27,* 277–304.

Rogers, C. R., & Dymond, R. F. (Eds.). (1954). *Psychotherapy and personality change.* Chicago: University of Chicago Press.

Rogers, C. R., Gendlin, G. T., Kiesler, D. V., & Truax, C. (Eds.). (1967). *The therapeutic relationship and its impact: A study of psychotherapy with schizophrenics.* Madison: University of Wisconsin Press.

Rogers, C. R., & Haigh, G. (1983). I walk softly through life. *Voices: The art and science of psychotherapy, 18,* 6–14.

Rogers, C. R., & Ryback, D. (1984). One alternative to nuclear planetary suicide. In R. F. Levant & J. M. Shlien (Eds.), *Client-centered therapy and the person-centered approach: New directions in theory, research, and practice* (pp. 400–422). New York: Praeger.

Rogers, C. R., & Sanford, R. C. (1985). Client-centered psychotherapy. In H. I. Kaplan, B. J. Sadock, & A. M. Friedman (Eds.), *Comprehensive textbook of psychiatry* (4th ed., pp. 1374–1388). Baltimore: William & Wilkins.

Rosenberg, M. B. (2003). *Nonviolent communication: A language of life.* Encinitas, CA: Puddle Dancer Press.

Rosenzweig, S. (1936). Some implicit common factors in diverse methods of psychotherapy. *American Journal of Orthopsychiatry, 6,* 412–415.

Ryan, R. M., & Deci, E. L. (2000). Self-determination theory and the facilitation of intrinsic motivation, social development, and well-being. *American Psychologist, 55*(1), 68–78.

Sanders, P. (2007). Schizophrenia is not an illness: A response to van Blarikom. *Person-Centered and Experiential Psychotherapies. 6*(2), 112–128.

Schmid, P. F. (2000). Prospects on further developments in the person-centered approach. In J. Marques-Teixeira & S. Antunes (Eds.), *Client-centered and experiential psychotherapy,* (pp. 11–31). Linda a Velha, Portugal: Vale &Vale Editores, LDA.

Schmid, P. F. (2003). The characteristics of a person-centered approach to therapy and counseling: Criteria for identity and coherence. *Person-Centered and Experiential Psychotherapies, 2*(2), 104–120.

Schmid, P. F. (2013). Whence the evil? A personalistic and dialogic perspective. In A. C. Bohart, B. S. Held, E. Mendelowitz, and K. J. Schneider (Eds.), *Humanity's dark side: Evil, destructive experience, and psychotherapy.* (pp. 35–55). Washington, DC: American Psychological Association.

Seeman, J. (1984). The fully functioning person: Theory and research. In R. F. Levant & J. M. Shlien (Eds.), *Client-centered therapy and the person-centered approach: New directions in theory, research, and practice* (pp. 131–152). New York: Praeger.

Seligman, M. E. P. & Csikszentmihalyi, M. (2000, January). Positive psychology: An introduction. *American Psychologist,* 5–14.

Seligman, M. E. P., & Csikzentmihalyi, M. (2001, January). "Positive psychology: An introduction." Reply. *American Psychologist,* 89–90.

Sheerer, E. T. (1949). An analysis of the relationship between acceptance of and respect for others in ten counseling cases. *Journal of Consulting Psychology, 13,* 169–175.

Smith, M. L., & Glass, G. V. (1977). Meta-analysis of psychotherapy outcome studies. *American Psychologist, 32,* 752–760.

Sommerbeck, L. (2003). *The client-centered therapist in psychiatric contexts: A therapist's guide to the psychiatric landscape and its inhabitants.* Ross-on-Wye, UK: PCCS Books.

Stephenson, W. V. (1953). *The study of behavior.* Chicago: University of Chicago Press.

Sugarman, J. (2007). Practical rationality and the questionable promise of positive psychology. *Journal of Humanistic Psychology, 47*(2), 175–197.

Szasz, T. S. (1988). *The myth of psychotherapy: Mental healing as religion, rhetoric, and repression.* Garden City, NY: Anchor Press/Doubleday. (Original work published in 1988 by Syracuse University Press)

Truax, C. B., & Mitchell, K. M. (1971). Research on certain therapist interpersonal skills in relation to process and outcome. In A. E. Bergin & S. L. Garfield (Eds.), *Handbook of psychotherapy and behavior change: An empirical analysis* (pp. 299–344). New York: Wiley.

Van Belle, H. A. (1980). *Basic intent and therapeutic approach of Carl R. Rogers: A study of his view of man in relation to his view of therapy, personality, and interpersonal relations.* Toronto: Wedge Publishing Foundation.

Van Blarikom, J. (2006). A person-centered approach to schizophrenia. *Person-Centered and Experiential Psychotherapies, 5*(3), 155–173.

Van Blarikom, J. (2007). Is there a place for illness in the person-centered approach? A response to Sanders. *Person-Centered and Experiential Psychotherapies, 6*(3), 205–209.

Wampold, B. E. (2001). *The great psychotherapy debate: Models, methods, and findings.* Mahwah, NJ: Lawrence Erlbaum Associates.

Wampold, B. E. (2006). Not a scintilla of evidence to support empirically supported treatments as more effective than other treatments. In J. C. Norcross, L. E. Beutler, & R. F. Levant (Eds.), *Evidence-based practices in mental health: Debate and dialogue on the fundamental questions* (pp. 299–307). Washington, DC: American Psychological Association.

Wampold, B. E. (2007, November). Psychotherapy: The Humanistic (and effective) treatment. *American Psychologist,* 857–873.

Warner, M. S. (2002). Luke's dilemmas: A client-centered/experiential model of processing with a schizophrenic thought disorder. In J. C. Watson, R. N. Goldman, & M. S. Warner (Eds.), *Client-centered and experiential psychotherapy in the 21st century: Advances in theory, research, and practice* (pp. 459–472). Ross-on-Wye, UK: PCCS Books.

Watson, N. (1984). The empirical status of Rogers's hypotheses of the necessary and sufficient conditions for effective psychotherapy. In R. F. Levant & J. M. Shlien (Eds.), *Client-centered therapy and the person-centered approach: New directions in theory, research, and practice* (pp. 17–40). New York: Praeger.

Westen, D., Novotny, C. M., & Thompson-Brenner, H. (2004). The empirical status of empirically supported psychotherapies: Assumptions, findings, and reporting in controlled clinical trials. *Psychological Bulletin, 130*(4), 631–663.

Weisstein, N. (1970). Kinder, küche, und kirche as scientific law: Psychology constructs the female. In R. Morgan (Ed.), *Sisterhood is powerful: An anthology of writings from the women's liberation movement* (pp. 228–245). New York: Random House.

Witty, M. C. (2004). The difference directiveness makes: The ethics and consequences of guidance in psychotherapy. *The Person-Centered Journal, 11,* 22–32.

Witty, M. C. (2013). Client-centered therapy with David: A sojourn in loneliness. In D. Wedding & R. J. Corsini (Eds.), *Case studies in psychotherapy* (7th ed.). Belmont, CA: Cengage.

Wolter-Gustafson, C. (1999). The power of the premise: Reconstructing gender and human development with Rogers' theory. In I. Fairhurst (Ed.), *Women writing in the person-centered approach* (pp. 199–214), Ross-on-Wye, UK: PCCS Books.

Wolter-Gustafson, C. (2004). Towards convergence: Client-centered and feminist assumptions about epistemology and power. In G. Proctor & M. B. Napier (Eds.), *Encountering feminism: Intersections between feminism and the person-centered approach* (pp. 97–115), Ross-on-Wye, UK: PCCS Books.

Worsley, R. (2004). Integrating with integrity. In P. Sanders (Ed.), *The tribes of the person-centered nation* (pp. 125–147). Ross-on-Wye, UK: PCCS Books.

Yen, J. (2010). Authorizing happiness: Rhetorical demarcation of science and society in historical narratives of positive psychology. *Journal of Theoretical and Philosophical Psychology, 30*(2), 67–78.

Zimring, F. M. (1995). A new explanation for the beneficial results of client-centered therapy: The possibility of a new paradigm. *Person-Centered Journal, 2*(2), 36–48.

Zimring, F. M. (2000). Empathic understanding grows the person. *Person-Centered Journal, 7*(2), 101–113.

# 第5章

# 理性情绪行为治疗

阿尔伯特·艾利斯（Albert Ellis）<sup>*</sup>

黛比·约菲·艾利斯（Debbie Joffe Ellis）<sup>**</sup>

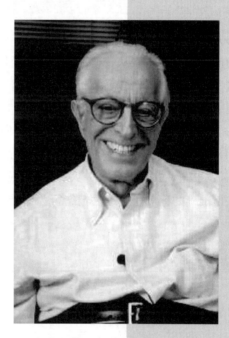

阿尔伯特·艾利斯（1913—2007）

---

\* 阿尔伯特·艾利斯，哲学博士，出版过 80 多本书、发表过 800 多篇论文，以理性情绪行为治疗（REBT）的开创者闻名于世，被誉为 20 世纪最有影响力的心理学家之一。除写作外，他还训练和督导心理治疗师，他在临床实践中曾帮助过数以千计的当事人。在他逝世后的 2013 年，美国心理学会追授他心理学终身杰出贡献奖。

\*\* 黛比·约菲·艾利斯，替代医学博士（MDAM），执业心理学家和心理健康咨询师、写作者和演讲者。在她丈夫阿尔伯特·艾利斯 2007 年去世之前，他们经常共同主持公开、专业的工作坊。她目前仍然在进行临床治疗实践，并在全球开展有关 REBT 的演讲和培训。

# 第一节  理论概要

**理性情绪行为治疗**（rational emotive behavior therapy，REBT），是由临床心理学家阿尔伯特·艾利斯（Albert Ellis）在20世纪50年代创立发展的一种人格理论和心理治疗方法。它认为，当一个高度紧张的情绪结果（C）紧随一个重要的诱发事件（A）发生时，看似是事件A引起了结果C，但事实并非如此，情绪结果其实主要产生于个体的**信念系统**（B，belief system）。当一个令人不快的情绪结果发生时（比如严重的焦虑），通常都会涉及个体的非理性信念，并且当这些信念通过理智和行为的挑战而被有效地阻断时，受干扰的结果就会减轻。从一开始，REBT就将认知和情绪视为一个整体，并与思维、情感、欲望和行动相互作用。因此，它是一种综合性的认知-情绪-行为心理治疗理论和实践（Ellis，1962，1994；Ellis & Harper，1997；Ellis & Ellis，2011）。

早先这一疗法被称为**理性情绪治疗**（rational emotive therapy，RET），后来才更准确地被称为**理性情绪行为治疗**（REBT）。从一开始，REBT就同时重视心理和身体的重要性，即重视思维、情感、欲求（这三者是心理的内容）及行为（即身体的运作）的协调统一。它是一种整体取向的治疗方法。它强调人格在两个方向上的改变：治疗师和当事人交谈，努力改变当事人的心理，从而使他们表现得不一样；或者治疗师帮助当事人改变他们的行为，从而修正他们的思维。正如REBT的早期著作《阿尔伯特·艾利斯读本》（Ellis & Blau，1998）的重印版本和近期的著作《理性情绪行为治疗》（Ellis & Ellis，2011）所言，人类很少能够改变深层的自我挫败信念，除非对其采取行动。因此，该疗法最准确的称谓应是**理性情绪行为治疗**。

## 一、基本概念

REBT的基本主张如下。

### （一）人具有理性潜能与非理性潜能

人们生来就具有自我建设（self-constructive）的理性潜能和自我挫败（self-defeating）的非理性**潜能**。人们有很多倾向，如自我维护、反思自己的想法、富有创造力、成为感官丰富的人、对他人感兴趣、从错误中学习、实现自身生命和成长的潜能。同时，人们也有另一种倾向，即自我毁灭、沉迷于短暂的享乐、怠于思考、拖拖拉拉、重复相同的错误、充满迷信、心胸狭窄、完美主义和好大喜功、逃避自身成长的潜能。

### （二）人的非理性潜能会受到文化和家庭的影响

人们的非理性思维、自我破坏的习惯、愿望式的思维以及偏执狭隘，常常会被他们的文化和家庭所夸大。人们的受暗示性（可条件化）在早年时最强，因为他们彼时高度依赖于自己的家庭和社会，并受到这些因素的强烈影响。

## （三）人的感知、思维、情感与行为同时发生

人是同时进行感知活动、思维加工、情感体验和行为表现的。因此，人同时是认知的、意动的（有目的的）和肌肉运动的主体。人们的行动很少没有经过内隐的思考。人的感觉和行动都在先前的经验、记忆和结论的监视之下。人们很少不加以思考就表达情感，因为他们的情感不仅包含对特定情境及其重要性的评价，通常也是由这种评价诱发的。人们很少不加以感知、思维和情感表达就行动，因为这些过程提供了行动的理由。正因为这个原因，在心理治疗过程中需要经常使用各种各样的感觉认知、情绪唤起和行为再学习的方法（Bernard & Wolfe，1993；Ellis，1962，1994，2001a，2001b，2002，2003a；Ellis & Ellis，2011；Walen，DiGiuseppe，& Dryden，1992）。

## （四）认知指导和行动取向的治疗效果更佳

尽管所有主流心理治疗都采用各种认知、情绪和行为技术，而所有的方法（包括巫医治疗等非科学方法）都有可能帮助那些相信此道的当事人，但这些方法并不具备相同的效果和效率。高度认知、积极指导、布置家庭作业及训练导向的疗法，比如 REBT，会显得更为有效，通常治疗的时间和次数也会更短。

## （五）高度重视无条件接纳自我、他人和生活

REBT 强调无条件接纳的观点。具体来说，它包括无条件接纳自我（USA）、无条件接纳他人（UOA）和无条件接纳生活（ULA）。这些观点已在《自尊的迷思》（Ellis，2005a）一书中解释过。无条件接纳的人本主义原则对人类价值的假设是：我存在，我应该存在；我是一个容易犯错的人，我能够选择无条件地接受自己的缺点和错误；无论我是否有伟大的成就，我都接受自己，仅仅因为我活着，仅仅因为我存在。有条件的自尊是最大的困扰之一，因为它会导致人们在做得好并被别人认可时称赞自己，而在做得不好并被他人否定时谴责自己。评定个体的特质和行为是有益的，因为这能让个体从错误中学习、提高和成长。但是，笼统地将一个人的整体价值与存在评定为"好"或者"坏"是错误的和有害的。个人的整体太过复杂而短暂，以至于难以定义和测量。因此，REBT 提倡的是无条件自我接纳而不是自尊。

无条件接纳他人是指谴责其他人的邪恶思维、情感和行动，但是接受其他人是容易犯错的人，就像接纳自己的不完美一样。无条件接纳生活意味着鼓励人们接受不幸——我们既不能创造也不能改变，例如所爱之人的死亡、身体残疾、飓风和洪水。

REBT 承认生活包含不可避免的痛苦和快乐，接受不能改变的令人不愉快的境遇可以获得情绪稳定、自我实现和极大的满足。

## （六）治疗技术比治疗关系更重要

尽管当事人和治疗师之间的温暖关系是十分可取的，但 REBT 的治疗师并不相信它是有效人格改变的必要和充分条件。REBT 强调治疗师对当事人的无条件接纳，重视治疗师与当事人的紧密合作，但也积极鼓励当事人无条件接纳自己，包括接纳自己会不可避免地犯错误。此外，治疗师可能会使用教诲式讨论、行为矫正、阅读治疗、视听辅助以及行为导向的家庭作业等各种方法来促进治

疗效果。为了避免当事人变得过分依赖，治疗师会经常使用冷静的方法来说服当事人最好采取自我约束和自我引导的行为。

### （七）REBT 的治疗方法多种多样

REBT 使用角色扮演、肯定训练、脱敏、幽默、操作性条件作用、建议、支持和一整套其他"诡计"。正如阿诺德·拉扎勒斯（Arnold Lazarus）在他的"多模式"治疗（Lazarus，1989）中指出的那样，这种广泛的方法在帮助当事人达到深层次认知改变方面十分有效。REBT 很少仅仅指向症状的消除，除非症状消除是唯一可实现的改变。REBT 的目的在于帮助人们检验和改变自身的一些基本价值观，特别是那些使当事人备受困扰的价值观。如果当事人极其害怕在工作中失败，那么 REBT 不仅会帮助当事人放弃这种特殊的症状，还会努力给他们演示减少这种"糟糕化"倾向的方法。

REBT 的目标通常是帮助人们减少出现症状的潜在倾向。REBT 有两种基本形式：常规的REBT，几乎等同于认知行为治疗；优化的 REBT，不仅包括常规的 REBT，而且强调一种深层的哲学转变。常规的 REBT 倾向于教会当事人理性的思考或健康的行为；优化的 REBT 则是通过教会当事人如何驳斥非理性观念和不健康的行为，从而成为更富有创造性、科学性和怀疑精神的思想者。

### （八）非理性信念是个体心理障碍的根源

REBT 认为，大部分的神经官能症问题涉及不切实际的、无逻辑的、自我挫败的思维方式，假如逻辑经验和注重实用的思维方式能够有力地驳斥产生困扰的观念，这些观念就会消减。无论当事人的遗传多么具有破坏性，无论他们经历了怎样的创伤，当事人之所以经常对不幸事件（A）反应过度或反应不足，主要是因为他们**现有的**一些教条的、非理性的、未经检验的信念（B）。由于这些信念是不切实际的，它们经不得起理性的审视。这些信念将自身和他人神圣化或妖魔化，一旦将其付诸实践检验，它们就会倾向于衰退。例如，一位有严重情绪困扰的女性，如果她的爱人拒绝她，她不仅会认为这是令人不快的，而且她还倾向于相信：（1）这是糟糕的；（2）她无法承受；（3）她不应该也不**能**被拒绝；（4）她永远也不会被一个称心如意的伴侣所接受；（5）她是一个没有价值的人，因为爱人拒绝了她；（6）她是没有价值的，所以她应该被拒绝。这些常见的隐性假设是不合逻辑的、不切实际的，并具有破坏性。REBT 治疗师会将这些假设揭露出来并进行驳斥，他们会向当事人展示如何更灵活和更科学地思考。在一定程度上，REBT 治疗师就是揭露和怀疑的科学家。

### （九）驳斥非理性信念是治疗成功的关键

REBT 表明，人们生活中的那些诱发事件或不幸（A）是如何作用的，它们不是直接引发情绪结果（C）；这些结果源于人们对诱发事件和不幸的解读，即源于他们对这些事件不切实际或过分泛化的信念（B）。因此，烦躁焦虑的"真正"原因主要在于人本身，而不是发生在他们身上的事件（即使可怕的经历也明显会对人们的所思所感产生很大影响）。REBT 为当事人提供了许多强有力的领悟。第一种领悟是，一个人的自我挫败行为往往是 A（不幸事件）和 B（有关 A 的信念）的交互作用导致的。因此，心理困扰（C）往往遵循公式：A–B–C。

第二种领悟是让人们了解，虽然他们过去在情绪上备受困扰（或者说是他们自寻烦恼），但他们**现在**心烦意乱是因为他们一再向自己灌输具有相似结构的信念。这些信念持续存在，是因为人们一旦被"条件化"了，就会"自动地"秉持这些信念。此时此地，人们仍然在积极地强化这些信念，他们当下主动的自我宣传和自我建构使得那些信念仍然非常活跃。除非人们能充分承认并承担自己对功能失调信念持续存在的责任，否则他们很难根除这些信念。

第三种领悟是，**只有努力工作和练习**才能纠正非理性信念，并保持它们的正确性。仅仅有第一种领悟和第二种领悟是不够的！承诺不断反驳非理性信念，不断采取行动来消除这些信念，才有可能消除或减少它们。

### （十）个体的认知、情绪和行为是交互影响的

**历史上，心理学被认为是探讨刺激—反应（S-R）的科学。**后来，人们发现相似的刺激在不同人身上会产生不同的反应。这意味着在刺激和反应之间可能存在某些因素，正是这些因素导致个体反应的多样性。

在这里，用类比可能有助于说明问题。假设你从同一个地点以恰好相同的力击打同一个台球，让球经桌边反弹，这颗球总是会回到相同的地点。否则，没有人会打台球。因此，击打台球就是刺激（S），球的运动就是反应（R）。然而，假设在台球的内部有一个小人，他在一定程度上能够控制球被击打之后的方向和速度。于是，球就能够往不同的位置上移动，因为球里的小人可以在一定程度上引导它。

19 世纪晚期，美国心理学家卡特尔（James McKeen Cattell）将一个类似的概念引入心理学界，当时他正在德国莱比锡跟随冯特学习。由此，他开创了一套完全不同的心理学，称为**特殊规律心理学**（idiographic psychology），与之相对应的是冯特和他的学生所从事的心理学，即**一般规律心理学**（nomothetic psychology）。冯特和他的追随者探索的是一般行为或刺激—反应（S-R）行为，他们往往不重视**个体差异**，认为均数可以揭示真理。卡特尔反对这种看法，他开创的是承认个体差异重要性的心理学。结果，S-R 概念转变为 S-O-R 概念。O 代表"有机体"，但它真正的含义是那颗球（或人）拥有自己的思想，不会像一个没有思想的球那样精确地前行，因为 O 具有一定程度的独立性。

REBT 包含完全相同的概念。RE 代表了心理的内容：理性和情绪。REBT 治疗师试图改变人们的思维和感受，我们称之为一个人的**哲学系统**（philosophy），目的是通过对自己和他人的崭新理解（理性）和全新的感受（情绪），让他们能够改变自己的行为。REBT 治疗师通过向当事人展示如何将思维与情感结合起来，从而赋予台球中的那个小人改变方向的能力。当球被再次击打时（面对特定刺激），这个球将不再重蹈覆辙。

在 REBT 中，我们希望通过改变个体的思维和感受赋予他们能量，使他们产生不一样的行为，即符合当事人、治疗师乃至社会所期望的方式。同时，REBT 鼓励人们采取不一样的行动——这就是 B（行为）的产生——因而产生不一样的思维和感受。这种互动是双向的！思维、感受和行为，看似是相互独立的过程，但正如艾利斯 1956 年写的第一篇有关 REBT 的论文（这篇论文在那年芝加哥召开的美国心理学会年会中有报告）所述，它们实际上是作为一个整体在运作，并不可避免地相互影响（Ellis, 1958）。当你思考的时候，你同时在感受和行动；当你感受的时候，你同时在思考和行动；当你行动的时候，你也同时在思考和感受。这正是 REBT 使用这么多的认知、情绪和行为方法来帮助当事人改变他们困扰的原因。

## ■　二、与其他治疗体系的关系

### （一）REBT 与心理动力治疗

REBT 不同于心理治疗中的精神分析学派，它避开了后者自由联想、强制收集当事人的历史资料以及释梦的传统。REBT 并不关心心理困扰所谓的性起源或者俄狄浦斯情结。当移情在治疗中发生时，REBT 治疗师可能会设法攻克它，让当事人明白移情现象往往来自他们的非理性信念，即他们应当被治疗师（或其他人）关爱才对。尽管和经典的弗洛伊德流派相比，REBT 的从业者更接近于现代新精神分析学家，例如霍尼、弗洛姆、沙利文和亚历山大（Franz Alexander），但是他们却从弗洛伊德那里借用了大量的指导技术，如劝说、哲学式分析、布置家庭作业等。就这一点而言，REBT 往往更甚于现代新精神分析学派。

REBT 与阿德勒理论有明显的重叠，但 REBT 背离了阿德勒治疗实践中的观点，即强调早期的童年记忆及社会兴趣是心理治疗有效性的核心。REBT 在揭示、分析、驳斥当事人具体的内化信念方面比阿德勒的个体心理学更详尽，也比个体心理学更接近一般语义学理论和哲学分析。它也比阿德勒治疗更具有行动性。

阿德勒（Adler，1931，1964）主张人们有基本的虚构前提和目标的倾向，他们总是基于这些虚假的假设来采取有逻辑的行动；而 REBT 相信，人们在遭受心理困扰时，很可能会因这些假设而产生非理性的预期和不合逻辑的推论。因此，当一个男人不现实地假定自己**应该**是宇宙之王，但实际上却只有平庸能力的时候，在个体心理学的治疗体系中，他"合乎逻辑地"总结出自己是一个完全低下的人；但在 REBT 的治疗体系中，这个带着同样非理性假设的男人可能被认为，在他"合乎逻辑的"推理之外，他还会产生一些其他"不合逻辑的"结论，例如：（1）他应当成为宇宙之王，因为他曾经是自己家庭的国王；（2）他只有成就卓越才能使父母对他印象深刻，**所以**，他一定要取得卓越成就才行；（3）如果他不能成为宇宙之王，那么他什么都做不成，在生活中会一事无成；（4）如果他无法成为他本该成为的高贵的国王，那么他活该受苦。

REBT 与荣格心理治疗的观点有部分相同，尤其是它对当事人采取整体观，认为治疗的目标不仅是消除令人困扰的症状，还要促进潜能的成长和实现，同时还强调启发个体性。但是，REBT 也有与荣格心理治疗迥异之处，荣格治疗流派沉湎于梦境、幻想、象征符号的产生，以及当事人思维中的神话和原型内容——在 REBT 治疗师看来，大部分的这些内容是在浪费时间。

### （二）REBT 与人本 – 存在主义治疗

REBT 与当事人中心治疗或关系治疗在一些方面也存在一致的观点：都强调罗杰斯（Rogers，1961）提倡的**无条件积极关注**。这在 REBT 中被称为**完全接纳**（full acceptance）、**无条件接纳**（unconditional acceptance）或**容忍**（tolerance）。REBT 治疗师与罗杰斯式的治疗师的不同之处在于，他们积极**传授**下列观点：（1）责备是许多情绪困扰的核心；（2）责备会导致十分糟糕的结果；（3）尽管困难重重，但人们仍有可能学会不对自身做出评价，即使他们不断地对自己的表现进行衡量；（4）通过挑战夸大的（**绝对化**）自我评价假设或者故意冒着失败和被拒绝的危险（通过完成家庭作业），人们能够放弃对自我进行评定。REBT 的从业者比当事人中心从业者更具有积极的指导性及更多的情绪唤起（Ellis，1962，2001a，2001b；Ellis & Ellis，2011；Hauck，1992）。

从某些内容来看，REBT 是一种存在主义的现象学导向的疗法，因为其目标与惯常的存在主义治疗目标有重叠之处——都要帮助当事人去界定他们自身的自由，培养个体性，保持与他人的对话，接纳他们的经验，充分展现于当下时刻，学会接纳生活的限制（Ellis，2001b，2002，2005a，2010）。许多人自称是存在主义治疗师，但他们却是反智主义者，对治疗技术充满偏见，还有令人困惑的非指导性；而 REBT 却擅长使用直接的逻辑分析、明确的技术（包括行为矫正技术）以及治疗师的指导和教学。

### （三）REBT 与认知行为治疗

REBT 与行为矫正有许多共同之处。然而，许多行为治疗师主要关注症状的消除，而忽视条件作用和去条件作用的认知层面。因此，REBT 更接近于认知和多模式治疗师的观点，比如贝克、拉扎勒斯和梅肯鲍姆（Donald Meichenbaum）。积极心理学运动的创始人之一马丁·塞利格曼也曾说艾利斯"是积极心理学的无名英雄"（Bernard，Froh，DiGiuseppe，Joyce，& Dryden，2010）。

REBT 与认知治疗（CT，由贝克创立发展）、认知行为治疗（CBT）有许多共同点。随着时间的推移，认知行为治疗越来越具有折中性和整合性，而认知治疗在过去的二三十年中也发生了改变（Ellis，2003c），这使得认知治疗与 REBT 比之前更为相似。然而，明显的差异仍然存在，REBT 由于其独特性仍位于主流治疗与理论之列。艾利斯不同意理论间的杂交，或将 REBT 混杂到更为一般的认知行为治疗中去（Ellis，2010），这正是一些理论家和实践者近年来（特别是 2007 年他去世之后）所坚持的。

REBT 与认知治疗如今的主要区别是：

（1）REBT 在其理论与实践中坚称，"绝对化"要求是第一位的，并且特别强调"应该"及隐性"必须"的重要性。REBT 从业者假定他们的当事人几乎都有外显或内隐的"必须"信念，从而引发自身的情绪困扰。从业者有时会迅速地在第一次会谈中就找到当事人的核心信念，以便当事人清楚地识别并修正这些信念。

（2）REBT 比认知治疗更强调哲学思维（Ellis，2003c，2005b；Padesky & Beck，2003，2005）。其重点是帮助有心理困扰的当事人产生深远的、能提高生活价值的观念和哲学改变。REBT 有点像佛教，鼓励以有益于健康的方式使用心理，从而促进更大的幸福。REBT 使用具有强烈情绪和行为色彩的认知方法，使用具有强大思维和行为的情绪唤起技术，使用具有强劲思维和情绪的行为方法。它整合了认知、情感和行为的方法，并且大力地使用这些方法。

（3）REBT 强调整合无条件接纳的优势，即无条件接纳自我、无条件接纳他人、无条件接纳生活。REBT 还鼓励采用建构主义的哲学思想、"感觉更好**和**变得更好"的方法、承诺和努力的哲学，强调幽默以及人生的独特意义和目的。

（4）相对于认知治疗师，REBT 从业者倾向于更直接、有力、强烈和快速地使用他们的技术。为了检验强有力的、坚定的和强势的 REBT 是否比非指导性的 REBT 和认知治疗更为有效，有必要通过实验来研究哪种治疗方法对哪种类型的当事人是更为有效的。

# 第二节　发展历史

## ▋ 一、先驱

REBT 的哲学渊源可追溯到亚洲的哲学家孔子、老子和佛陀，尤其是古希腊哲学家，如伊壁鸠鲁，以及古希腊和古罗马斯多葛派哲学家爱比克泰德和马可·奥勒留。尽管大多数早期的斯多葛学派著作已经遗失，但它们的精髓却通过公元 1 世纪的《斯多葛学派指南》（*The Enchiridion*）一书流传下来——"人非因事而受困，而是因他们看待事物的眼光而受困"。

REBT 在现代心理治疗领域的主要先驱是阿德勒。阿德勒（Adler，1964）曾说："我相信，**一个人的行为源于他的思想观念。**"阿德勒还指出：

> 个体……并不像通常假定的那样，以一种预定的方式与外在世界相联系。他总是根据自己对自身和当下问题的解读来建立这种联系。……正是他对生活的态度决定了他与外在世界的关系。（Adler，1964）

阿德勒实际上很早（Adler，1931）就简洁地阐述了有关人类困扰的 A-B-C 理论或 S-O-R（stimulus-organism-response，**刺激—有机体—反应**）理论：成功或失败的原因是没有经验。我们的痛苦并非来自经验的冲击——所谓的创伤——但我们对它们的理解会迎合自身的目的。我们被自己赋予经验的意义所影响，将某种经验作为我们未来生活的基础完全是一个错误。意义不是由情境决定的，但我们赋予情境的意义决定了我们自己。在阿德勒有关个体心理学的第一本书中，他的名言是"一切取决于观念"。

另一位重要的 REBT 先驱是杜布瓦（Paul DuBois），他在心理治疗中最早使用劝说的方法。赫兹伯格（Alexander Herzberg）是家庭作业的创始人之一。伯恩海姆（Hippolyte Bernheim）、索尔特（Andrew Salter）和其他许多治疗师则以主动的具有指导性的方式进行催眠和给予建议。索恩（Frederick Thorne）创立了所谓的**指导性治疗**（directive therapy）。亚历山大、弗兰奇（Thomas French）、多拉德（John Dollard）、米勒（Neal Miller）、斯特克尔（Wilhelm Stekel）和沃尔伯格（Lewis Wolberg）所采取的精神分析治疗形式与弗洛伊德学派的治疗形式相去甚远，更像是主动性-指导性的治疗，这些学者都以不同的方式成为 REBT 的先驱。

此外，在 20 世纪 50 年代，当 REBT 初具雏形时，有相当多的学者独立地提出了一些与艾利斯勾勒的方法（Ellis，1962）有明显重叠的理论和方法。这些理论家包括伯恩（Eirc Berne）、弗兰克（Jerome Frank）、凯利（George Kelly）、洛（Abraham Low）、菲利普斯（E. Lakin Phillips）、罗特（Julian Rotter）和沃尔普（Joseph Wolpe）。

## ■ 二、发展

20 世纪 40 年代晚期到 50 年代早期，艾利斯对精神分析实践几年之后发现，无论当事人获得多少领悟，或他们对自己童年早期的事件理解得多好，他们的症状都很少会彻底消除，而且仍然具有产生新症状的趋势。艾利斯意识到，这不仅是因为他们在年轻的时候被灌输了非理性的、错误的观念，认为自己没有价值，而且他们还在**建构**对自己和他人具有功能失调性的要求，并一直把这些要求**再灌输**给自己（Ellis，1962，2001b，2002，2003a，2004a，2010；D. J. Ellis，2010a）。

艾利斯还发现，当他强迫当事人放弃自己基本的非理性假设时，他们常常会抗拒。这并不像弗洛伊德所假设的那样，是由于当事人憎恨治疗师，或者想要自我毁灭，或者仍然阻抗父母的意象，反而是因为他们**很自然地**或者很正常地倾向于**这么做**。他们坚信：（1）他们**必须**做好，并赢得他人的认可；（2）他人**必须**是体贴的、公正公平的；（3）周围的环境**必须**是令人愉悦和没有挫折的。艾利斯总结道：人们能**自我对话**（self-talking）、**自我评价**（self-evaluating）和**自我解释**（self-construing）。人们会有非常强烈的偏向，比如渴望爱、表扬、成功和愉快，但经常错误地将它们**定义**为需要。从而，他们给自己创造了很多"情绪"困扰。

人们并不仅仅是社会学习的产物。所谓病症，往往是**生物社会化过程**的结果。**因为他们是人**，所以他们倾向于具有强烈的、非理性的、受经验误导的观念。如果他们坚守这些观念不放，他们就会成为我们通常所说的"神经症患者"。这些非理性的观念并不是无限变化或难以发现的。它们都可以被列入少数几个大类型下，一旦了解到这一点，它们很快就可以通过 REBT 的分析而原形毕露。

艾利斯还发现，人们的非理性假设是如此根深蒂固，以至于一般性的方法不太可能动摇它；消极的、非指导性的治疗方法（例如情感反应和自由联想）也很少能改变它们；温暖和支持常常有助于当事人与不切实际的观念"愉快"相处；建议或"积极思维"有时可以让当事人掩饰，并且"成功"地与潜在的消极自我评价和谐相处；情感宣泄有时能帮助当事人暂时性地感觉良好，但这倾向于强化而不是消除他们的要求；经典的脱敏疗法有时会缓解当事人的焦虑和恐惧，但无法消除焦虑唤起和恐惧激发的基本意义和哲学。

艾利斯发现，有效的治疗工作应是主动的、指导性的，从认知、情绪和行为三个层面攻克重大的自我挫败的"必须信念"和命令。根据 REBT 理论，有效心理治疗的核心是完全容忍（即无条件接纳）作为一个**人**的自我和他人，同时要抵制自我挫败的**观念**、**特质**和**行为表现**。

当艾利斯放弃他早先采取的精神分析治疗取向后，他取得了更好的治疗效果（Ellis，1962，2010）。其他开始运用 REBT 的治疗师也发现，当他们的治疗实践转向 REBT 时，他们在几周内所取得的成果，甚至要好于他们使用从前的治疗方法在几个月甚至几年中所取得的成果（Ellis，2002；Lyons & Woods，1991；Walen et al.，1992）。

## ■ 三、现状

美国心理学会临床心理学分会的会员在被问及谁是心理治疗历史中最具影响力的人物的时候，通常是以罗杰斯、艾利斯、弗洛伊德的顺序列出（Corsini，2005）。这个调查表明了艾利斯在同行眼中的地位。在 20 世纪 80 年代，加拿大的一个类似调查甚至评价艾利斯为最具影响力的人物。

在 2013 年夏威夷檀香山召开的美国心理学大会的开幕式上，艾利斯被美国心理学会追授心理学终身杰出贡献奖。这是对艾利斯的礼赞，该荣誉是在纪念艾利斯 100 周年诞辰的时候被授予的。曾经获得该奖项的其他杰出心理学家还包括班杜拉（Albert Bandura）、斯金纳（B. F. Skinner）、克拉克（Kenneth B. Clark）、西蒙（Herbert Simon）和卡尼曼（Daniel Kahneman）等。

阿尔伯特·艾利斯学院（Albert Ellis Institute）由艾利斯于 1959 年创立，这个非营利性的科学和教育组织的目的在于教导健康生活的原则。其总部设在纽约市，它的相关机构遍布美国和其他国家的很多城市。它采取各种途径和方法来传播 REBT，包括：（1）传播理性生活原则的成人教育课程和工作坊；（2）研究生训练项目；（3）适度收费的个体治疗和团体治疗诊所；（4）发行专业书籍、专题论文、REBT 小册子、视听材料以及《理性情绪与认知行为治疗杂志》（*Journal of Rational-Emotive and Cognitive-Behavior Therapy*）。

讽刺的是，从 2004 年开始，艾利斯与艾利斯学院的关系变得紧张。2005 年，艾利斯学院将艾利斯开除出董事会，并解除了他在学院的所有职务。在没有得到艾利斯同意的情况下，学院的宗旨被修改：之前的宗旨是致力于 REBT 的发展及教学，新宗旨致力于促进 REBT 和认知行为治疗的效用。艾利斯反对将 REBT 和认知行为治疗混在一起（Ellis，2010），而且他希望承载他名字的学院致力于传播 REBT，并开展 REBT 的研究。

从那时起直到 2006 年 5 月，艾利斯在学院附近的地方租了一个办公室继续举办工作坊。除了严重的疾病和死亡，没有什么能阻止他工作和帮助其他人。2006 年 1 月，纽约州最高法院在曼哈顿裁定，董事会在艾利斯缺席的会议上驱逐艾利斯是错误的。法官裁定恢复他的董事会职务。法官称学院对艾利斯的态度"没有诚意"，并引用判例法指出："在没有通知和任何对质情况下的解雇，违背了我们民主和法律程序的基本过程，违背了公平竞争和法律精神。"

2006 年 5 月，在一次鼓舞人心的星期五晚间工作坊结束后仅几小时（他已经举办了这一著名的工作坊超过 40 年），艾利斯因吸入性肺炎住院治疗。在接下来的 14 个月里，他以非凡的决心和勇气尽了一切努力以恢复健康。他在医院病床和康复设施上与学生一起带领工作坊，还接受采访（Ramirez，2006），撰写和修订著作，包括更新本章的内容，并帮助其他人。他经常承受巨大的痛苦，并不断遭受新的并发症的折磨。尽管他不可思议地与病魔英勇斗争以延续生命，但 2007 年 7 月 24 日，他在妻子的怀里平静地离开了人世。

REBT 网络（REBT Network）建立于 2006 年。而在此之前的 2002 年，EllisREBT 组织就已成立，用于促进 REBT 及艾利斯的工作。这些组织都与艾利斯学院没有任何关系。2006 年，艾利斯声称艾利斯学院正在走向与 REBT 的理论和实践完全不一致的道路。REBT 网络对接受 REBT 培训的治疗师进行注册。此外，成千上万的其他治疗师都遵循 REBT 的原则，还有更多数量的治疗师在他们的工作中使用 REBT 的原则。几乎所有认知行为治疗师都在使用根源于 REBT 的认知重构技术。REBT 治疗师还使用许多其他情绪和行为方法，如无条件接纳、充满活力地与非理性信念辩论以及提升**挫折忍受度**等。

2004 年，艾利斯和澳大利亚心理学家黛比·约菲（Debbie Joffe）结婚，艾利斯称她为"我一生的挚爱"，而且艾利斯相信她会继续自己的工作。黛比·约菲一直与艾利斯在其工作的所有领域密切合作，直到艾利斯离开人世。艾利斯去世后，黛比·约菲继续写作，并在北美、南美和世界各地举办介绍 REBT 的工作坊。她还在私人诊所接收当事人，致力于传播她丈夫的工作。目前她正在完成一篇关于 REBT 和佛教的文章，这在她丈夫去世前两人就在着手写作，主要内容是应用 REBT 帮助人们解决老龄化问题和应对哀伤。

2012 年 4 月，第一家阿尔伯特·艾利斯专业学习中心在南澳大利亚成立（Bruce，2012）。学习中心向学生、父母、教师、医务人员等人教授 REBT 的原理及开展**理性情绪行为教育**（rational emotive behavior education，REBE）。

你如果有兴趣了解更多关于阿尔伯特·艾利斯的生平及 REBT 的历史，可以阅读《理性情绪行为治疗：一种行之有效的治疗方法》（Ellis，2004a）及艾利斯的自传《全力以赴》（Ellis，2010）。

# 第三节　人格理论

## 一、理论概述

### （一）人格的生物层面

REBT 强调人格的生物层面。其他一些治疗体系也间接地采取相同的立场，但它们倾向于这样说："人类在童年早期很容易受到父母的影响，此后在他们的余生中仍然受到类似的影响。只有通过干预，例如数年的心理治疗，他们才能放弃早年的被暗示性，开始独立地思考。"这些心理治疗体系蕴含"环境主义者"的立场，但其实是以生理和遗传为基础，因为只有那些**特殊的先天易感的**人才会这么容易被"环境决定"。

虽然 REBT 强调人天生就是建构主义者，人的成长过程中具有非常可观的资源，他们能够通过许多方式改变自己的社会命运和个人命运，但 REBT 也认为人具有非常强大的非理性思维和自我挫败的内在倾向性（Ellis，1976，2001b，2003a，2004b）。

大部分人性倾向是生来具有的，即倾向于欲望、"需要"，当不能立即满足他们的"需要"时就责难自己、其他人以及周围的世界。因此，他们倾向于"幼稚地"（或"人之常情地"）思考他们的生活。他们只有通过真正的努力，才能达到并维持"成熟的"和现实的行为。这并不是否认马斯洛和罗杰斯所指出的，人类有自我实现的非凡能力。人类确实有这种能力，这也是强大的内在倾向性。但遗憾的是，人类也经常通过他们先天或后天习得的自我破坏的方法来自我挫败。

大量证据表明，人的基本人格或气质会受到生物和环境因素的强大影响。人们在成长过程中，都或多或少地有绝对化要求，因此他们非常难以将要求（demanding）转化为**渴望**（desiring）。如果他们的绝对化要求更多的是后天习得而不是天生的，那么要改变这种引起心理困扰的倾向性就会很难。尽管如此，REBT 还是强调人们能够选择去改变他们功能失调的行为，REBT 也明确地向当事人展示如何改变自身的功能失调行为。REBT 尤其强调灵活的思维和行为，从而帮助当事人消除经常让自己受害的僵化思维。

## （二）人格的社会层面

人类成长于社会群体中，他们生活的大部分时间用来让人记住自己、符合他人的期望，以及做出非凡的表现。表面上看，他们是"自我导向的""寻求认同的"或者"自我中心的"。然而更重要的是，当人们相信其他人接受和赞同自己时，他们才会经常定义他们"自己"为"好的"或者"有价值的"。对人类来说，在人际关系中发现或实现自己，并拥有大量的阿德勒所说的社会兴趣，是现实而合理的。这是因为——正如约翰·邓恩所写的——人不是一座孤岛。健康的个体会发现，爱重要他人或者被重要他人所爱、与所遇的每一个人发生联结，是一件令人欣喜和惬意的事情。事实上，一个人的人际关系越好，他就可能越快乐。

但是，所谓的**情绪困扰**常常与过分关注他人的想法有关。这根源于人们的信念：**只有**当别人认可他们的时候，他们才能接纳自己。当出现困扰时，他们会不断要求来自他人的**更多**认可以及伴随这些认可的实际益处，直至变成对被喜欢的绝对化的迫切**需要**；而在这种对绝对化需要的追逐中，他们变得焦虑并易于抑郁。正如存在主义者所指出的，他人在某种程度上认为我们所具有的价值，对于我们在世间的存在是非常**重要**的。但非常遗憾的是，我们总是倾向于夸大他人接纳的重要性，从而经常导致自我贬低（Ellis，1962，2001a，2002，2005a；Ellis & Harper，1997；Hauck，1992）。

## （三）人格的心理层面

人类的心理障碍具体是如何发生的呢？REBT认为，这源于人们常常不必要地使自己心烦：当个体经历了一件令人不愉快的不幸事件（A）并产生烦恼（C）时，他几乎总是在说服自己相信那些非理性的信念（B），比如："我**无法承受**这些不幸！情况太**糟糕**了！这种事根本**不应该存在**！我真是个**没有用的人**，因为我无法摆脱它！"但其实这一系列信念都是非理性的，因为：

（1）人们**能够**承受令人不愉快的不幸事件，即使人们可能从不喜欢它。

（2）不幸很少会糟糕透顶（awful），因为"糟糕透顶"本质上是一个无法界定的词语，它只有过度强调的意思，而不是经验上的所指。当人们认为一个不幸事件"糟糕透顶"时，对于有心理困扰的个体就意味着它们是极端麻烦的、完全不利的且毫无益处的。但事实上，又有哪些厌恶刺激是极端麻烦、完全不利且毫无益处的？或者真的"糟糕透顶"呢？

（3）他们深信不幸的事件在他们的生活中**绝对不应该**存在。他们真的以为自己有神一般的力量，任何他们不**想**存在的，就**一定**不存在。退一步讲，这个假设是非常可疑的！

（4）宣称自己**没有用**，因为他们不能防止不幸事件的发生。他们坚信自己应该有能力控制宇宙。但他们无法成功地完成那些力所不及的事情，因此自己显然是没有价值的（这简直是胡言乱语！）。

REBT的基本原则是情绪**困扰**不等同于悲痛、悔恨、恼怒和挫败的感受，其主要的根源是非理性信念。这些信念之所以是非理性的，是因为持有这些信念的人固执地坚信宇宙中的某些事情**应该**、**应当**或者**必须**不同于现状。虽然这些非理性信念与现实（不幸A）有表面上的关联，但其实是缺乏经验支持的教条主义的想法。他们通常采取声明的形式："因为我想要某个东西，所以它的存在并不能只是令人满意而已，而是它绝对应该存在，当它不存在时就会糟糕透顶！"很明显，这样的结论不可能被证实。但是，在日常生活中这种结论却被无数人所奉行。难怪大部分的人存在困扰！

一旦人们有了情绪困扰——或者，更确切地说，是他们自寻烦恼！——奇怪的事情就会发生。大多数时候，他们知道自己感到焦虑、抑郁或者烦躁，也知道他们的症状令人很不快，并且（在我们的文化中）是不被社会所认可的。有谁会赞赏或尊重那些极度烦躁的人或"疯子"？于是，他们的这些情绪结果（C）或症状会成为另一个诱发事件或不幸事件（A），并由这个新的 A 产生次级症状（C2）。

所以，如果你起初从某事 A（"我今天的工作做得不好"）和 B（"那岂不是很糟糕？！"）开始，你可能就会形成 C（焦虑感、无价值感和抑郁感）。你现在可能又会从 A2 从头再来（"我感到很焦虑、抑郁、没有价值！"），然后你又前进到 B2（"**那**不是很糟糕吗？！"），并在 C2 结束：更加强烈的焦虑、抑郁和无价值感。换句话说，一旦焦虑，你常常会因为焦虑而焦虑；一旦抑郁，你会因为抑郁而抑郁。也就是说，你为此付出了双倍的代价，你常常会在一个恶性循环中打转：（1）由于自己在某些工作上的糟糕业绩而贬低自己；（2）由于这种自我贬低而感到羞愧和抑郁；（3）因为这种羞愧和抑郁的感受而贬低自己；（4）又因为这种自我贬抑而愈加贬低自己；（5）看到自己的心理困扰仍然无法消除而贬低自己；（6）寻求心理咨询的帮助却不见好转，因而贬低自己；（7）因为比别人遭遇到更多的心理困扰而贬抑自己；（8）最后绝望地发现自己处于困扰之中，没有任何的解决办法。诸如此类，沉浸在永无止境的漩涡里。

无论你最初的自我贬低是如何引起的——它本身为何并不重要，因为你的不幸（A）常常并不那么重要——最终的结果都是一连串的困扰反应，而这些困扰反应与最初的"创伤事件"只是间接关联。这就是为什么心理剧治疗常常会误导——过分强调"创伤事件"本身，而不是**针对**这些事件的自我贬低态度——这也是为什么这些治疗师无法帮助当事人解决次级困扰，例如因焦虑而产生的焦虑。大部分主流心理治疗关注的也是 A（不幸）或 C（情绪结果），很少会考虑 B（信念系统），而实际上 B 才是导致自我困扰的关键因素。

此外，即使假定不幸和情绪结果是十分重要的，如创伤后应激障碍（posttraumatic stress disorder，PTSD），但如果我们将治疗的重点放在这两者上，治疗仍然不会有太大作为（Ellis & Ellis，2011）。不幸属于过去，任何人都不能做什么来**改变**过去。

至于当事人现在的感受，我们越关注当事人，他们就越容易产生糟糕的感受。如果我们不断谈论他们的焦虑，使当事人再次体验到这种感受，他们会变得更加焦虑。阻断困扰过程的最佳切入点，通常是帮助他们聚焦于导致焦虑的信念系统 B——因为这才是心理困扰产生的主要原因（尽管不是唯一原因）。

例如，如果一位男性当事人在一次治疗会谈中感到很焦虑，而治疗师不断宽慰他说没有什么事情是值得他焦虑的。这时，他可能会误以为找到了"解决方法"，认为："我担心自己此刻的行为会十分愚蠢。但不会那么糟糕的！没错，确实没有那么糟糕，因为治疗师无论如何都能接纳我。"由此他可能会暂时地减轻自己的焦虑。

或者治疗师可以关注当事人生命中可能造成他焦虑的不幸事件——比如治疗师可以让当事人知道，他母亲过去曾经不断地指责他的缺点，他总是很害怕与可能不认同自己的权威人物交谈。**所以**，由于他在先前和现在的各种情境（A1，A2，A3，A4...）中形成的恐惧，他**此刻**便对治疗师感到焦虑。于是当事人可能会说服自己："啊！现在我明白了，原来当我面对权威的时候，我通常会变得焦虑。难怪即使和治疗师在一起，我也会感到焦虑。"在这个例子中，他会感觉好一些，也可能暂时不会焦虑了。

然而，对于治疗师来说，最好能够让当事人明白：他的焦虑是小孩子的行为；他一直对权威人物充满焦虑，是因为他总是相信，而且现在仍然相信他**必须**被认可；如果权威不认可他，这将是非常**糟糕的**。由此，焦虑的当事人会倾向于将关注点从 A（来自权威的批评）或 C（焦虑感受）转移到对 B（他的非理性信念系统）的思考。这种转移会很快地帮他变得不再焦虑，因为当他关注的是"我刚才对自己说了什么（B）**令自己**变得如此焦虑？"这个问题时，他便无法注意到那些自我挫败的、无效的想法——"如果我对治疗师说了愚蠢的话，甚至他不认同我，这将是多么可怕的一件事啊！"相反，他将会开始积极地辩驳（dispute，简称 D）自己的非理性信念，他不仅能够暂时地改变它们（通过让自己相信："如果我对治疗师说的话很愚蠢而且他不认同我，这可能确实令人**遗憾**，不过这也算不上多么**糟糕**或悲惨！"），而且下一次，他会开始不再墨守这些自我挫败的信念。因此，治疗师帮助他关注 B 而不是 A 和 C，能够治好他的焦虑症状，并且具有预防作用，而不仅仅是缓解症状。

这就是 REBT 的基本人格理论——在很大程度上，人们创造了自己的情绪结果。人生来似乎就有这样做的独特倾向，并通过社会性条件作用夸大（而不是减少）这一倾向。不过，他们完全有能力理解，正是他们愚蠢的信念导致了他们的不幸（因为人类有一种独特的才能，可以思考他们的思考），他们也完全有能力教会自己改变自我破坏的信念（因为他们同样具有独特的自我约束或自我修复能力）。如果他们**思考**并**尽力**理解和反驳他们的**绝对化**信念系统，他们就能够做出惊人的治疗性和预防性改变。而且，如果他们能遇到一位具有高度主动性-指导性和布置家庭作业的治疗师来帮助他们辩驳歪曲的思维及不健康的情绪和行为的话，那么，与那些采用动力学取向、当事人中心取向、传统存在主义取向的治疗师或与强调行为矫正的经典治疗师一起工作相比，当事人更有可能改变他们的信念。

虽然 REBT 主要是一种人格改变的理论，但它本身也是一种人格理论（Ellis，1994，2001b，2002）。

## 二、主要概念

### （一）REBT 与其他人格理论的相似之处

REBT 与许多著名的人格理论在某些方面存在重叠，艾利斯非常赞同以下观点：

（1）弗洛伊德认为快乐原则（或短期享乐主义）占据大多数人的人生。

（2）霍尼和弗洛姆认为文化和早期家庭在增强个体非理性信念的过程中扮演重要角色。

（3）阿德勒认为虚构的目标往往会主宰和贯穿人们的生活。

（4）奥尔波特认为当个体以某种方式开始思考和行动时，他们的思考和行动方式将很难发生变化，即使他们有强烈的改变意愿。

（5）巴甫洛夫认为人类的大脑皮层为人类提供了第二信号系统，通过这个信号系统，人类在认知上就能被条件化。

（6）弗兰克认为人们特别容易受他人建议的影响。

（7）皮亚杰认为主动学习比被动学习更加有效。

（8）安娜·弗洛伊德认为人们常常拒绝承认自己的错误，采取防御和合理化来掩盖内心的羞耻感和自我贬低。

（9）马斯洛和罗杰斯认为无论人类的心理困扰多么严重，他们都有大量尚未开发的成长力量。

## （二）REBT 与其他人格理论的不同之处

REBT 与许多著名的人格理论在某些方面也存在重大分歧。

（1）它反对弗洛伊德相信人有明确的力比多本能，本能受挫会导致情绪困扰的观点。它也反对格拉瑟（William Glaser）和其他许多心理治疗师的观点，格拉瑟等认为所有人都有被认可和获得成功的**需要**——如果这些需要受阻，他们便不可能接受自己，也不可能感到快乐。与此不同，REBT 假定人类强烈的欲望之所以会变成需要或必需品，只是因为人类愚蠢地这样去定义它们。

（2）REBT 将俄狄浦斯情结视为一个次级的信念系统，隶属于主要的非理性信念，即他们必须获得父母（及其他人）的认可，他们**绝不能**失败（在做任何事情时），当他们没有被认可或者失败的时候，他们就是没有价值的。许多所谓的性问题，包括性机能不全、严重压抑以及强迫性行为，都部分地源于人们的非理性信念，即认为他们**需要**被认可、获得成功和即时的满足。

（3）REBT 认为，人们的环境尤其是他们童年的养育环境在重复地起作用，但并不能说它总在**影响着**强大的非理性思考倾向和情绪困扰。父母和文化教会了儿童行为标准和价值观念，但并没有不断地教育儿童这些价值观必须一成不变。人们会自然而然地把严苛的命令添加到社会固有的标准中。

（4）从严格意义上来讲，REBT 对任何神秘的、虔诚的、超个人的或者有魔力的事物保持怀疑。REBT 相信，理性本身是有限的、无神论的和绝对的（Ellis，1962，1994）；在某些方面，人可能会超越自己，或者体验到意识的不同层面，例如催眠——这会增加他们了解自己、世界以及解决问题的能力（D. J. Ellis，2010a）。然而，REBT 并不认为人可以超越人性，变成超人。人们可能变得越来越娴熟，越来越有胜任力，但他们仍然是会犯错的，也绝不会是神或圣。REBT 坚信，当人们放弃所有自命不凡的信念，即使不喜欢也能接受自己和世界的局限性时，他们的困扰就会最小化。

（5）尽管 REBT 相信人类有很多没有意识到的思想、感受和行为，但 REBT 仍然坚信，人类没有哪一部分可以被具体化为一种叫作"无意识"的实体。这些"无意识"或者沉默的观念和感受，大多恰好就在意识水平以下，也很少被深深地压抑，而是能够通过简短直接的探索被带入意识层面。所以，假设妻子对丈夫的愤怒程度比她所能意识到的更加强烈，而她的愤怒被无意识的夸大的想法所激发。"毕竟我为他做了一切，他**绝对应该**更频繁地与我做爱！"如果 REBT 治疗师猜测到这位妻子这些无意识的感受和想法，他通常就会引导她：假设她对她丈夫很生气，然后寻找证据来检验这个假设；当她感到愤怒的时候，检查自己夸大了的思维。在大多数情况下，REBT 从业者能够很快地揭露出当事人无意识的想法和感受（有时是几分钟内的事），不需要求助于自由联想、释梦、移情关系解析、催眠或其他深度探索的技术。他们将当事人无意识的态度、信念和价值观展示出来，并教会当事人如何将自己自我挫败的、隐藏的观念带入意识中，并积极地驳斥它们。

人们经常会看到 REBT 与心理动力学、人本主义、完形治疗和传统行为治疗之间的不同，但很难发现 REBT 同那些更密切相关的流派如阿德勒的个体心理学之间的差异。REBT 几乎认同所有的阿德勒理论，但 REBT 的治疗实践更加冷静、更具有行为导向性（Ellis，1994；Ellis & Dryden，1997；Ellis & MacLaren，1998），同时也忽略阿德勒强调的童年早期记忆和出生次序的重要性。不过，REBT 的非理性信念与阿德勒所强调的基本错误是十分相似的。

### （三）REBT 与认知治疗人格理论的不同之处

REBT 在一些方面与贝克的认知治疗（CT）有所重叠，但同时有几点明显的不同：

（1）REBT 通常比 CT 更加主动、直接、快速而有力地驳斥当事人的非理性信念。

（2）REBT 比 CT 更加强调**绝对化信念**，并认为大部分非理性信念隐秘地根源于教条式的"应该"和"必须"信念。

（3）REBT 将心理教育的工具或方法，例如书籍、小册子、视听教材、谈话和工作坊，作为基本的要素，并且比 CT 更强调其使用。

（4）REBT 对健康的负性情感（例如悲伤和挫败感）与不健康的负性情感（抑郁和敌意）做了明确的区分。

（5）REBT 强调许多诱发情绪的方法，例如羞愧攻击练习、理性情绪想象、**猛烈的**自我陈述与自我对话，这些都是 CT 忽视的。

（6）REBT 比 CT 更倾向于真实的脱敏，更喜欢具有冲击性的治疗方法。

（7）REBT 既使用强化也使用惩罚来帮助当事人完成他们的家庭作业（Ellis，2001b，2002，2003a）。

（8）REBT 比 CT 更加强调对自我、他人和世界的深刻的哲学层面的认识和**无条件**接纳（Ellis，2005a）。

### （四）REBT 与人本 – 存在主义人格理论的相似之处

REBT 是人本主义的，在某种程度上也是存在主义的。它首先努力地帮助人们减少他们的情绪和行为困扰，但它也鼓励人们让自己比平常更快乐，并努力获得更多的自我实现和人性成长（Ellis，1994）。在某些方面，它比其他疗法更加接近于罗杰斯（Rogers，1961）的以人为中心取向，因为它特别强调人们无论表现得多好或多差，都要无条件地接纳自我和无条件地接纳他人（Ellis，2001a，2002，2003a，2005a；Ellis & Blau，1998；Ellis & Ellis，2011；Ellis & Harper，1997；Hauck，1992）。

# 第四节　心理治疗

## 一、心理治疗理论

根据 REBT 的理论，当个体要求他们的愿望被满足、获得成功和得到认可、他人公平地对待自己、世界更舒适时，神经症就会出现。当人们的绝对化要求（而不是愿望）使他们陷入情绪困扰时，他们倾向于以高明或不高明的方式来减轻自己的痛苦。

### （一）分散注意力

就像一粒糖果可以暂时转移一个啜泣的孩子的注意力，过分要求的成人也可以通过分散注意力来暂时转移目标。因此，如果治疗师发现当事人害怕被拒绝（即当事人强烈要求重要他人的接纳），治疗师可以尝试将他的注意力转移到其他活动中，如体育运动、美术创作、政治活动、瑜伽练习、冥想或对童年事件的回忆等。当当事人的注意力被分散时，他就不会再那么要求他人的接纳，也不会使自己焦虑。分散注意力只有缓解作用，在这种情况下，当事人仍然是一位要求者，一旦他们的注意力没有被分散，他们将故态复萌，重新追求他们的破坏性要求。

### （二）满足要求

如果当事人的强求总是被满足，他就会感觉更好（但并不是必要的好转）。为了达到这种"解决"效果，治疗师可以给当事人爱和认可，提供令人愉快的感觉（比如，让当事人参加一个会心团体，在团体中当事人可以被拥抱和按摩），教授满足要求的方法，或者向当事人保证他最终将得到满足。当采取这些方法时，许多当事人会感觉非常好，但他们的要求也可能会被强化而不是被减少。

### （三）魔法与神秘主义

一个男孩的要求可能可以通过魔法而缓和，例如他的父母告诉他一位仙女教母很快会满足他的要求。同样，也可以（通过治疗师或其他人）让那些有要求的青少年和成年人相信，他们的治疗师就是一个魔法师，他仅仅通过倾听他们的困扰就能取走他们的烦恼。这些有魔力的解决办法有时能收获完美的效果，让那些相信它的当事人感觉更好，消除令人困扰的症状，但其效果很难维持较长的时间，而且最后经常会幻灭。

### （四）最小化绝对化要求

针对非理性绝对化要求所导致的问题，最高明的解决办法是帮助个体减少要求。随着儿童的成熟，他们通常不再幼稚，不再那么坚持自己的愿望要立即实现。REBT 鼓励当事人达到绝对化要求最小化和容忍度最大化的目标。

有时，REBT 治疗师会采取暂时"解决"的方法，如分散注意力、满足当事人的"需要"，甚至是（只在极少情况下）使用"魔法"。但他们意识到，这些是低水平的、不高明的、暂时缓解的方法，主要用于拒绝接受更高明和更持久的解决方法的当事人。治疗师更愿意采用高级的解决方法：最小化**绝对化**要求、完美主义倾向、极化思维，以及提升挫折忍受度。

在 REBT 中，治疗师通过使用认知、情绪和行为程序来帮助当事人减少他们绝对化的核心哲学观。

（1）在认知上，REBT 努力让当事人了解，放弃完美主义倾向能帮助他们过上更快乐、焦虑和困扰更少的生活。REBT 教会当事人如何识别自己的"应该""应当""必须"信念；如何从非理性（绝对化）信念中分离出理性（优化的）信念；如何有逻辑地、实际地面对自己的问题；如何接受现实，哪怕现实很残酷。REBT 旨在帮助受到困扰的人们更加有效地进行理性思考，由此使他们自己建构起来的不必要存在（即自寻烦恼）的问题消失。REBT 不仅会采取当事人和治疗师之间一对一的苏格拉底式的对话，也会在团体治疗中鼓励团体成员与具有其他无效思维的当事人进行讨论、解释和推理。REBT 治疗师会教授当事人何为正确的逻辑和语义——一个男人被拒绝并不意味着他总是被拒绝，一个女人的失败并不意味着她不能成功。它帮助当事人不断地询问糟糕的事情是否真的会像他们幻想的那么糟。

（2）在情绪上，REBT 采用各种方法演绎可选项和**绝对化**信念，这样可以让当事人清晰地区分两者的不同。因此，治疗师可能会采用**角色扮演**的方法向当事人展示如何接受不同的观念；使用**幽默**的办法让那些导致困扰的想法变得荒谬；通过**无条件接纳**向当事人证明他们是可接受的，即使他们拥有某些不好的特质；采用**强有力的驳斥**来说服当事人放弃他们的"疯狂思维"，以更加有效的观念取而代之。治疗师也可以在个体咨询或团体咨询中鼓励当事人去冒险（例如，让另外一个团体成员分享自己对他的真实想法），结果会证明这并没有那么危险；鼓励当事人自我表露（例如，分享自己性问题的细节）；鼓励当事人说服自己——即使失败了，其他人也能够接纳他；鼓励当事人触碰自己的"羞耻"感受（例如，敌对），从而使当事人可以精确地知道他们对自己说了什么才会产生这些感受。体验性的练习常用来帮助当事人克服否认自己感受的问题，然后用 REBT 的 ABCD 步骤（D 指驳斥）来改变他们自我挫败的情绪。治疗师还可以采用快乐给予技术（pleasure-giving techniques），这不仅是为了即时满足当事人的不合理要求，而且是为了向他们展示他们有能力做许多快乐的行为，虽然他们曾经错误地认为自己做不到。他们能够寻找快乐本身，即使别人可能不赞成这种做法。

（3）**行为治疗**在 REBT 中也有广泛的应用，这不仅可以帮助当事人习惯于更有效的行为表现方式，也可以帮助他们改变自己的认知。这样，通过做一些冒险的任务，比如向自己喜欢的人发出约会邀请、故意在某些事情上失败（例如，尝试在大庭广众之下讲话时讲得不好）、想象自己处于失败的情境、让自己从事看起来特别危险的不寻常的活动，他们必须表现完美的绝对化要求可能就会被削弱。当事人要求他人公平地对待自己这一绝对化要求可能会被治疗师挑战，治疗师通常的做法是鼓励当事人待在糟糕的环境中，让他们试着接受至少是暂时接受这一环境；鼓励他们承担艰巨的任务，比如考大学；要求他们想象自己处于某种艰难的时刻，但是不能让自己感觉非常糟糕或者想要逃离；要求他们只有在完成某件令人不愉快但又想要完成的事情（比如学习法语或完成老板要求的报告等）之后，才能做一件令人高兴的事情（比如看电影或见朋友）。REBT 经常采用操作性条件作用来强化当事人，以改变不良行为（例如，吸烟或暴饮暴食）或非理性思维（例如，当他们吸烟或暴饮暴食的时候，谴责自己）。

REBT 承认有许多心理治疗方法，并且大多数方法在一定程度上都有作用。艾利斯认为，高明的治疗体系应当省时省力、快速减少症状、对大部分不同类型的当事人有效、深入解决所呈现的问题，并具有持久的疗效。REBT 在哲学上与绝对化思维抗争，并毫不留情地坚持削弱具有破坏性的幼稚的绝对化要求，而这正是神经症的主要成分（Ellis, 1962, 1994, 2002）。REBT 在理论上假设，如果人们能够学会只是强烈地希望实现自己的愿望，而不是极端地坚持必须实现，他们就可以明显地减少困扰和易感性（Ellis, 1999, 2001a, 2001b, 2002）。

## ■ 二、心理治疗过程

REBT 致力于帮助当事人获得一种更现实、更宽容的生活哲学。由于它所采用的一些方法与其他疗法相类似，所以在这里就不再一一详述。下面主要介绍 REBT 中的认知 - 说服方面的（cognitive-persuasive）内容，这也是它最鲜明的特征之一。

REBT 治疗师通常不会花费很多时间聆听当事人的历史、支持长时间的悲情叙述，也不会对当事人的激动进行共情，更不会细心敏锐地反馈他们的感受。他们可能会使用所有这些方法，但通常只是点到为止，因为他们认为大多数长时段的对话是一种放任式的治疗，可能会有助于当事人**感觉好**些，但他们极少会真正变好。即使这些方法产生了效果，通常也是低效的和迂回的（Ellis，2001a）。

同样，REBT 很少使用自由联想、释梦、移情关系解析、以过去的经验解释当事人现在的症状、暴露、分析所谓的俄狄浦斯情结以及其他动力学取向的解释或诠释。这些方法即使被使用，也是用来帮助当事人看到他们的某些基本的非理性观念。

所以，如果一位男性治疗师注意到一位女性当事人反抗他，正如她在童年时反抗父亲一样，那么，治疗师不会将她当下的反抗解读为根源于先前的模式，而是会这样说：

> 看起来你经常憎恨你父亲，因为他总是强迫你遵守一些规则，而这些规则在你看来是很专制的，因为你也不断地让自己相信："我父亲一点都不体谅我，他**本应该**很体谅我才是！我要报复他！"我想你现在对我大概也会说类似的话。但是，你如此生气地反抗你的父亲是没有意义的，因为：（1）他不会因为做了某种混蛋的行为就变成一个**十恶不赦的人**；（2）他没有理由**应该**体贴你，虽然有很多理由可以说明，如果他曾经这样体贴你**会更好**；（3）你对他的愤怒和报复行为，可能并不能让他更体贴，反而会让他更无情。

> 如同大多数孩子一样，你因此而困惑——不满意父亲的行为，对他"理所当然"地愤怒，你也因他对你或真实或想象的不公正对待而不必要地让自己陷于困扰。在我身上，你可能在做同样的事情。你可能会冒险尝试一些我让你做的事，但坚信这些方法太费事（事实上，它们仅仅是费点儿事而已）。在假设我给出了错误的建议之后（这确实有可能），你就开始贬损我所谓的错误行为；而且，你还很有可能认为我是"错误的"和"卑鄙的"，因为我在某些方面很像你那位"错误"而"卑鄙"的父亲。

> 但这又是另一个不合逻辑的结论（我在所有方面都很像他），也是一个非理性的假设（同你的父亲一样，如果我做了一件错事，我就是一个**不好的人**）。所以，你不仅在我和你父亲之间**建立**了一个虚假的联结，而且你现在就跟很多年之前那样，正在更新**要求**——这个世界对你应该是一个舒适的场所，所有的人都**应该**公平地对待你。现在，你怎么来挑战这些非理性的假设和不符合逻辑的推断呢？

REBT 治疗师经常采用一种快速的主动性-指导性-说服性-哲理性（active–directive–persuasive–philosophical）方法来进行治疗。在很多情况下，他们快速地确定当事人的一些基本的功能失调性信念。治疗师挑战当事人努力为这些信念辩护的行为；指出这些信念中包含着一些不符合逻辑且无法被逻辑证实的假设；分析这些观念，并积极地驳斥这些观念；向当事人强有力地证明，为什么这些观念是无效的，为什么它们总是不可避免地导致更大的困扰；有时采取幽默的方式，让这些观念变得很荒谬；解释如何用更加理性的哲学观念来代替这些观念；教授当事人如何科学地思考，从而让当事人可以观察、逻辑地分析，并减少之后导致自我挫败感受和行为的所有非理性观念和不合逻辑的推论。

在处理遭受极度创伤（诸如乱伦、强奸、儿童虐待或其他暴力情境）的特定当事人时，REBT 治疗师会很好地共情，放慢咨询进度，之后再强有力地驳斥当事人对这些创伤事件或生活中其他事件产生的功能失调性信念。

以下是一次会谈的逐字稿（T= 治疗师，C= 当事人），主要是为了展示 REBT 是如何（有时，但并不总是）采取主动性和指导性治疗的。当事人是一位 25 岁的单身女性，名叫萨拉，是一家公司的电脑程序部门的负责人。她虽然没有任何创伤或暴力经历，但非常缺乏安全感并经常自我贬损。

T1：你想先从什么地方谈起？

C1：我不知道，我现在吓坏了！

T2：你吓坏了——因为什么？

C2：因为你！

T3：不，当然不是我——或许是你自己！

C3：[紧张地笑]

T4：因为我将要对你做的事吗？

C4：是的！我想你正在吓唬我。

T5：怎么会？我做了些什么呢？显然，我并不打算找把匕首刺你。那么，我在哪方面吓唬你呢？

C5：我猜想，我可能是害怕发现我自己的一些事情。

T6：既然如此，假设你发现了某些自己令人讨厌的事情——像你的想法很愚蠢或类似这样的情况。那么，它为什么会那么可怕呢？

C6：因为我……我觉得在这个时候，对我而言自己是最重要的。

T7：不，我不认为这是答案。我觉得恰恰相反！对你来说，你自己是最不重要的。如果我现在说你表现得很傻，你就准备把自己从头到尾敲打一遍。如果你不是个自我责备的人，你就不会在意我说的话。这或许对你是重要的——但你会避开纠正它。但是，如果我告诉你有关你的一些非常负面的事，你肯定会无情地敲打自己，是不是？

C7：是的，我通常会这样做。

T8：好。所以或许那才是你真正害怕的事情。你并不害怕我，你害怕的是自我批评。

C8：[叹气]是的。

T9：那么你为什么要批评你自己呢？假设我发现你是我所遇到的最糟糕的人，我们只是假设而已。好，你**为什么**要批评自己？

C9：[停顿]我只能如此。我不知道任何其他的行为方式，我猜想。我老是这样做。我想我就是个废物。

T10：但事实并非如此。如果你不知道如何滑冰或游泳，你可以学。你也能够学会不去贬低自己，无论自己做了什么。

C10：我不知道。

T11：嗯，那么答案是你不知道怎么做。

C11：或许吧。

T12：你给我这样一种印象，你说："如果我做错了什么，我应该指责自己。"这不就是你抑郁的来源吗？

C12：是的，我想是这样。[沉默]

T13：现在，此时此刻**主要**是什么让你贬低自己呢？

C13：现在，我还不能很清楚地厘清这一切。这个表格[我们的诊所会让当事人在会谈前填写信息]给我带来了很大的麻烦。因为我倾向于说**每件事**，我总想改变每件事；我对每件事都感到担忧；等等。

T14：给我举几个例子吧。

C14：我因为什么事情担忧吗？我，啊，不知道生活有什么目标。我不知道我——我自己是谁。我也不知道我前进的方向在哪儿。

T15：哦，但那是——所以你说"我是无知的"。［当事人点头。］嗯，无知有什么好糟糕的？你的无知真是太糟了。如果你不是这样，如果你**有**一个目标，也**知道**自己的目标，情况或许会好一些。但是就让我们来想象最糟糕的情况：在你的余生中，你都没有目标，就像你现在一样。假想一下！现在**你**为什么感到糟透了？

C15：因为每个人都**应该**有一个目标。

T16：你怎么知道是"应该"？

C16：因为我相信是这样。［沉默］

T17：我知道。但再想一下。你显然是一个聪明的姑娘。现在，这个"应该"是从哪里来的？

C17：我……我不知道！我现在还没想清楚。我太紧张了！抱歉！

T18：嗯，但是你**能**想清楚。你现在似乎在说："哦，没希望了！我无法清楚思考。我真是个废物，居然想不清楚！"你看，你因为**这件事**责备自己。

［从 C18 到 T27，当事人由于没有很好地在会谈中回应而对自己感到沮丧，但治疗师告诉她这并不是太严重的事，并让她平静下来。］

C27：我不能想象活着会没有目标，嗯，或者说毫无目标地活下去总要有个理由吧！

T28：是的，但大多数人并没有太多目标。

C28：［生气］好吧，这么说，我就不应该为此而感到难受了。

T29：不，不，不！现在等一下！你刚刚**跳跃了**！［笑］你从一个极端到了另一个极端！你看，你说了一个聪明的句子和一个**愚蠢的**句子。现在，如果我们能让你分辨这两者——你完全能够做到——你就可以解决这个问题。你真正的意思是"如果我有一个目标的话，情况**会变得更好，因为我会更加快乐**"，对吗？

C29：对。

T30：但是，后面你又像变魔术一样跳到了"因此我**应该**！"。现在你能看到"如果我有一个目标，情况**会变得更好**"和"我**应该**、我**必须**、我**不得不**"两者的差异了吗？

C30：是的，我知道。

T31：那么，差异是什么呢？

C31：［笑］我那么说只是为了和你保持一致！

T32：是的！看，这没有任何好处。我们可以永远都采用这种方式进行下去，你与我保持一致，我会说："哦，多么好的一个姑娘！她同意我的观点！"然后，当你从这里走出去的时候，会和从前一样固执！

C32：［笑，这次是带着真诚的赞赏和善意的幽默。］

T33：像我说的那样，你完全有能力去思考——去停止放弃。这是你大多数时间在做的事。这是你遭受困扰的原因。因为你拒绝思考。现在让我们再重温一遍："如果有一个目标的话，如果我并不抑郁……如果我有一个美好的、美妙的、快乐的目标，情况会变得更好……"我们可以解释为什么这样会更好。"为什么会更好是很明显的！"那么现在，为什么是那个有魔力的句子"我**应该**做什么让生活更好？"

C33：你是说，为什么我感觉那样？

T34：不，不。这是一个信念。你有这种感受，那是因为你相信它。

C34：是的。

T35：如果你相信自己是一只袋鼠，你就得到处跳来跳去，你会**感觉**像一只袋鼠。不管你**相信**什么，你都会感受到。感受很大程度上来自你的信念。现在，我暂时忘记你的感受，因为我们并不能真正改变感受，除非改变信念。所以我要告诉你，你有两种信念，或两种感受，如果你想这么称呼它们。一个是"如果我有一个目标的话，情况会变得更好"，你同意吗？[当事人点头。]这完全是合理的。它很真实。我们可以证实它。另一个是"所以我**应该**做那些让情况变得更好的事情"。这是两个不同的陈述。它们看起来好像是一样的，但它们有很大的不同。第一句，正如我说的那样，是理智的。因为我们可以证实它。它与现实相关联。我们能够列出有目标的很多优点——对几乎任何人来说都是这样，不仅仅是你。

C35：[现在变得很平静，并专注地倾听治疗师的解释]嗯。

T36：但第二句"所以我**应该**做那些让情况变得更好的事情"是不理智的。它为什么是不理智的？

C36：我不能接受它是不理智的这种说法。

T37：因为谁说了你**应该**？

C37：我不知道这是从何开始的！有人这样说过。

T38：我知道。但我想说的是，无论是谁说的，它都是扭曲的。

C38：[笑]好吧。

T39：这个世界上怎么可能有"应该"呢？

C39：它确实有。

T40：但它**不存在**！你看，情绪困扰就是这样：相信**应该**、**应当**和**必须**做的事，而不是相信**情况会变得更好**。正是它使人们变得神经质！假如你对自己说"我希望我的口袋里现在有1美元"，但是你只有90美分。你的感觉如何？

C40：不是特别沮丧。

T41：对，你只会有一点失望。有1美元就更好了。但是现在假设你说"我的口袋应该、必须总是有1美元"，而你发现只有90美分。那么，你现在感觉如何？

C41：按照你的推理，我会变得十分沮丧。

T42：但并不是因为你仅仅有90美分。

C42：因为我认为我应该有1美元。

T43：**这就对了**！就是那个"应该"。让我们再进一步。假设你说"我口袋里必须总是有1美元"。然后你发现你有1美元10美分。现在，你感觉如何？

C43：棒极了，我想！

T44：不，是焦虑！

C44：[笑]你是说我会有罪恶感："这些多出的钱，我该怎么办呢？"

T45：不。

C45：对不起，我没跟上你的思路。我……

T46：因为你现在没有动脑筋思考。想一想，为什么？如果你说"我必须有 1 美元，我应该有 1 美元"，你有 1 美元 10 美分，为什么还是会焦虑呢？任何人都有可能。为什么当人们说"我必须有 1 美元"而发现他们有 1 美元 10 美分的时候会变得焦虑呢？

C46：因为这违反了他们的"应该"。这违反了他们认为正确的原则，我想。

T47：嗯，在这里并不是，而是因为他们可能很容易失去 20 美分。

C47：哦！这样。

T48：是的，他们依然会焦虑。你看，因为"必须"意味着"在任何时候我必须……"。

C48：哦，我明白你的意思了！是的。我明白你的意思了。我们很容易失去一些钱，所以会感到不安。

T49：是的，大部分焦虑来自"必须"。

C49：[长时间沉默] 为什么你开始的时候会给人制造如此令人焦虑的情境呢？

T50：我并没有这样。我接触过几百个当事人，你是少数在这个过程中自己激发焦虑的人之一。另一些人只会产生轻微的焦虑，但这件事却让你产生很大的焦虑。这表明，你可能把"必须"带到了所有事中，包括这个情境。大多数人到这里时是很放松的。他们终于开始和那个知道如何帮助他们的人交流。他们很高兴我不再说废话，不再询问他们的童年，不会谈论天气，等等。**我立刻着手处理**让他们困扰的事物。我在 5 分钟内就告诉他们。我只是向你解释大多数情绪困扰的秘密。如果你真能按照我说的去做，并使用它，你就不会再被生活中的事情所困扰了。

C50：嗯。

T51：因为事实上每当你感到困扰的时候，或许是你将"更好"变成了"必须"。所有的神经症都是这样形成的！非常非常简单。现在，为什么我要浪费你的时间，没有解释这些，而是讨论不相关的事情呢？

C51：因为如果我开始没有感到那么受威胁的话，我也许可以更好地理解你的解释。

T52：但是，如果我拍拍你的头又停止，等等，那么，你就会认为你这辈子都必须被拍拍头了！你是一个聪明的姑娘！

C52：好吧。

T53：这是另外一个"应该"。"他应该轻拍我的头，然后慢慢引导——然后，像我这样的笨蛋也能理解！但是如果他进行得很快且让我思考，噢，我的上帝，我将犯错误——这太糟糕了！"这更是废话！你根本不需要相信这些废话！你完全能够按照我说的去做——如果你不再担心"我应该做得完美！"，因为这基本上就是你正在想的事情。那么，为什么你应该做得完美呢？假如我们必须复习 20 次你才能理解？

C53：我不**想**显得那么愚蠢。

T54：不。看，你现在就在对自己说谎！因为你又说了一个很聪明的句子——然后又加了一个愚蠢的句子。聪明的是："我不想显得那么愚蠢，因为表现聪明会**更好**些。"但是然后你马上又跳到愚蠢的句子上："如果我显得愚蠢，那么这就是一件**糟糕的事**……"

C54：[欣赏地笑，几乎是快乐的]

T55："我**应该**表现聪明！"你看到了吗？

C55：[带着信服的表情] 是的。

T56：一样的废话！一直都是一样的废话。现在，如果你正视这些废话，而不是说"哦，我多么愚蠢！他讨厌我！我想我要杀了自己！"，那么你便能立刻好转。

C56：你一直都在听！〔笑〕

T57：听什么？

C57：〔笑〕那些在我头脑里的疯狂句子，像所说的。

T58：没错！因为我知道你必须说那些话——因为我有一个好的**理论**。根据我的理论，人们通常不会变得沮丧，**除非**他对自己说了那些固执的话。

C58：我一点想法都没有，为什么我会那么沮丧……

T59：但你**确实**有一点小想法。我刚才告诉你了。

C59：是的，我知道！

T60：你为什么沮丧？告诉我。

C60：我沮丧是因为我知道，我……当我走进来时，我想象自己所处的角色，还有我……〔笑，几乎是很愉悦〕我能做和应该做的事……

T61：是吗？

C61：因此你强迫我违反它。我不喜欢这样。

T62："我做得不好，**不糟糕**吗？如果我曾经**漂亮地**违反我需要承担的角色，我会**立刻**给他正确的答案，然后他就会微笑着说：'小子，这是多么聪明的一个姑娘啊！'那么一切都没问题了。"

C62：〔幽默地笑〕当然！

T63：撒谎！你会像现在一样困扰！这样一点都帮不了你！事实上，你可能变得更加固执！因为你离开时会保持和你进来时相同的想法："当我做得好，人们轻拍我的头，说'我是好姑娘！'，那么一切都是美好的！"这是顽固的想法！因为即使我疯狂地爱着你，下一个和你说话的人很可能会讨厌你。我喜欢棕色的眼睛，他喜欢蓝色的眼睛或者别的。那时，你就死了！因为你真的认为："我必须**被接受**！我必须做得聪明些！"为什么？

C63：〔带着非常严肃而深思熟虑的表情〕真的是这样。

T64：你明白吗？

C64：是的。

T65：如果你现在吸取了这个教训，那么这次会谈就非常有价值。因为你**不再**让自己沮丧。正如我前面说的，如果我认为你是有史以来最差的，那是我的**看法**。我有权利这样。但这会把你变成讨厌的人吗？

C65：〔反思性沉默〕

T66：**会**吗？

C66：不。

T67：**什么**会让你成为令人讨厌的人？

C67：你自己**认为**是，你就是。

T68：对！你**相信**自己是。这是唯一的罪魁祸首。你根本没必要这样去想。明白吗？你控制着你自己的想法。我也控制着**我的**想法——**我**对你的信念。但是你没有必要受这个影响。你**一直都**控制着自己的想法，而你认为自己没有控制。所以，让我们回到关于抑郁的话题。

正如我前面说的，抑郁根源于自我批评。这是它的来源。现在，你为什么要批评自己呢？

C68：因为我无所适从。在"别人所认识的我"与"我认识的我"之间，存在着基本的冲突。

T69：对。

C69：或许责备他人并不公平，或许是我硬把自己塑造成一个领导者的角色。但是不管怎样，我现在的感觉是，我整个生命都被迫成为我不是的那个样子。我岁数越大，就越难，这个**面具**，这个**外表**，嗯——这个虚饰的外表变得越来越薄，现在我再也装不下去了。

T70：好，但说真的，嗯，我担心你有一点错误。因为说来也奇怪，几乎所有相反的事都发生了。你被迫成为这个样子。没错：某种领导者的角色，是吗？

C70：是的。

T71：**他们**认为你能胜任这个角色。

C71：通常每个人都这样认为。

T72：他们碰巧**对了**。

C72：但是这让我付出得越来越多。

T73：因为你并没有做其他事。你看，你正在满足**别人**对你的期望。很显然，因为他们不会当你是领导者。如果你做得不像个领导者，他们就会认为你一无是处。所以你只是在满足他们的期望。但你并没有满足自己理想中的、与现实不同的对领导者的期望。

C73：[含着眼泪]对，我确实不是个领导者。

T74：你看，这就是问题。所以在他们看来，从你的工作来看，你做得还行。但你并不是天使，也并不**完美**！然而，你**应该**是真的**领导者**。所以，你是个**骗子**！你了解了吗？现在，如果你放弃对自己固执的期望，回到他们的期望中，你就没有任何烦恼了。因为很明显，你所有做的都是他们看来或**他们**期望正确的事。

C74：嗯，我没有。我不得不放弃一个非常成功的局面。还有，嗯，当我离开的时候，他们觉得一切依旧很成功。但是我不可能再继续了……

T75："因为我必须……我必须成为**自己**眼中**真正的**领导者，相当**完美的**领导者。"你看，"如果我满足了这个世界，但我知道我做得不好，至少没有我"应该的"那样好，所以我是个笨蛋！他们还没有认识到我是笨蛋，这让我变成了**双重**笨蛋。因为我装作不是一个笨蛋，但其实我是！"。

C75：[赞同地笑，然后变得严肃]是的。

T76：但这都是你愚蠢的**期望**，而不是**他们的**。而且很奇怪，你——尽管有**抑郁**、自我贬低等问题——依旧做得很出色。想象一下，如果**没有**这些古怪的问题，你会做得怎样！你看，你在满足他们，却花了很多时间和精力来鞭挞自己。想象一下，如果你**不再**贬低自己，你会做什么，你能看到吗？

C76：[在自我责备的道路上停止下来，至少是暂时被说服，意味深长地说]是的。

## 三、心理治疗机制

从前面的部分对话稿中（治疗师与当事人第一次会谈的前 15 分钟的对话），我们可以看到治师试图去做的几件事是：

（1）无论当事人表现出了什么样的**情绪**，治疗师都在努力回到这些情绪背后隐藏的非理性**观念**上——特别是她认为如果别人（包括治疗师）不喜欢她就是**糟糕透顶**的观念。

（2）治疗师毫不犹豫地驳斥当事人，主要从当事人的生活以及自己对人的一般性常识中寻找驳斥证据。

（3）他通常总是**先**她一步告诉她一些事，例如在她自己说出之前，就告诉当事人她是个自我责备者。要知道，在 REBT 理论的基础上，如果她变得焦虑、抑郁和有罪恶感，那么她的思维中就有"应该""应当"和"必须"的信念，治疗师需要帮助她承认这些**信念**，并驳斥它们（T16，T17）。

（4）治疗师使用他所能想到的最强有力的哲学方法。他不断地对她说：假设**最坏**的事情发生了，她确实做得很糟，其他人讨厌她，她会**一直**感觉那么糟吗？（T15）治疗师假设，如果能够让她相信任何行为（无论有多么令人讨厌）都**不能**贬低她，那么就可以帮助她完成**深刻**的态度改变。

（5）他没有忽视她的悲伤（C17），但也没有对她的情绪表示太多的同情，反而试图**用**这些情绪向她证明，现在她依旧相信这些愚蠢的想法，并因此感到沮丧。他没有详述她的"移情"，而是解释这些情感背后的非理性**观念**，向她展示为什么这些观念是自我挫败的，并指出为什么他表示同情的行为可能会强化而不是改变她的要求思维。

（6）他不仅对她很严厉，也显示了充分的接纳，并表达了对她的能力，尤其是改变自我的建设性能力的信心。

（7）他并没有简单地**告诉**她，她的观念是非理性的，而是努力让她自己看到这一点（T36）。他希望她并不只是接受或模仿**他的**理性哲学，而是要把它想通。然而，他确实对相关的心理过程做了解释，例如当事人的感受主要源于她的思维（T35，T68）。

（8）他好几次故意使用强烈的语言（T18，T50）。这么做是为了帮助当事人放松；表示治疗师是一位务实的人；给她情感上的触动或冲击，让他的语言产生更大的效果。注意，在这个例子中，当事人第一次把自己称为"废物"（C9）。

（9）虽然治疗师几乎没有同情她的观念，但他真的很共情。REBT 治疗师通常会去理解当事人隐藏着的未曾表达的观念（她对自己和世界的消极观念），而不是她表面上的感受（她感觉自己做得很糟糕，或者感觉别人在虐待她）。REBT 治疗师既重视当事人的**感受**，也强调这些感受背后隐藏的**信念**。这是很多治疗方法都忽视的双重共情。

（10）治疗师不断地检查当事人是否只是表面上理解了他教的东西（T65，T66，T67）。

（11）在 REBT 的初始会谈中，通常治疗师会承担大部分的谈话与解释工作。他会给当事人充分的机会表达自己，但他会用她的回应作为进一步教导的出发点。治疗师会尽量让每次"讲演"简短有力，紧扣当事人的问题和感受。有时，他也会停下来，让当事人吸收这些观念。

我们可以从 REBT 初始会谈的这部分信息中看出，当事人并没有接收到来自治疗师的爱和温暖。移情和反移情自然发生，但这种移情和反移情很快就会被分析，它们背后的哲学也会被揭露出来，在这一过程中它们就像消失了一样。当事人的一些深层感受（羞愧、自怜、悲哀、愤怒）很明显是存在的，但治疗师没有给当事人太多的机会沉迷或强烈地发泄这些感受。当治疗师指出并抨击这些感受背后潜在的观念时，它们会快速地改变，有时几乎是神奇地转化成其他矛盾的感受（如幽默、快乐和反思性思考）。治疗师的"冷处理"、哲学思维、对鼓励的坚持，能让当事人感受到焦虑和抑郁之外的情绪，帮助当事人将她的破坏性情绪转变成建设性情绪。这也是 REBT 是一种建构主义的而不是纯理性主义的治疗方法的原因（Ellis，1994，1999，2001a，2001b，2002）。

随着会谈的进行，当事人似乎体验到：（1）完全地接纳自己，尽管她的表现不佳；（2）重新恢复自信，相信自己能够做某些事情——比如为自己思考；（3）是完美主义的"应该"信念而不是别人的态度（包括治疗师）让她变得沮丧；（4）在现实中进行检验，开始理解虽然自己表现得无能（与治疗师及与她工作中的某些同事相比），但仍然能够恢复，并再次尝试，或许在未来可能做得更好；（5）减少自己的一些防御，因而她不再为自己的焦虑而责备他人（比如治疗师），并开始承认是自己的所作所为造成了这种焦虑。

当然，在这 15 分钟里，当事人只是隐约**瞥见**了这些建设性的想法和感受。然而，REBT 的目的是让她**持续不断地**领悟，即一种**哲学层面**而不仅仅是**心理动力学**层面的领悟——是她自己制造了困扰症状；她将用这些领悟来改变一些持久的、根深蒂固的对自己、他人和世界的思维方式；由此她最终会在观念、情感和行为上有较少的自我挫败。除非她最终实现了**态度上的转变**（还有症状的减少），否则即使她获得了一定程度的帮助，也会与 REBT 的理想目标——基本而持久的人格改变相距甚远。

# 第五节　应用评价

## 一、适用人群

在 REBT 中，说明哪些问题**不能**被解决比哪些问题能被解决更容易。那些与现实世界相脱离、处于高度躁狂状态、严重自闭或脑损伤、有严重智力缺陷的个体，通常不接受 REBT 治疗师（或大多数其他从业者）的治疗。他们可以接受医学治疗、监护人或机构照顾，或者基于操作性条件作用的行为治疗。

除上述几类人群之外，绝大多数具有其他心理问题的个体，可以采用 REBT 进行治疗，包括：（1）适应不良、中度焦虑或有婚姻问题的个体；（2）性障碍个体；（3）一般的神经官能症患者；（4）性格障碍个体；（5）逃学者、青少年罪犯和成人罪犯；（6）边缘型人格障碍和其他人格障碍患者；（7）明显的精神病患者，包括有妄想与幻觉症状，但在药物帮助下能在某种程度上与现实相接触的患者；（8）有轻度智力缺陷的个体；（9）心身疾病患者。

虽然各种不同的问题都可以通过 REBT 进行治疗，但不能说这种方法对所有的问题都有同样的治疗效果。几乎与所有的心理治疗方法一样，REBT 对具有单一症状（例如性机能不全）的当事人比具有严重障碍的当事人要更加有效（Ellis，2001b，2002）。这与 REBT 理论中的一些假设是一致的：情绪困扰在一定程度上是与生俱来的，而不仅仅是后天获得的；与轻微心理失常个体相比，严重心理失常个体先天就具有产生僵化和歪曲信念的倾向，因此他们不太可能有很大的进步。此外，REBT 致力于改变人们的思维，并强调家庭作业的作用。根据临床观察，许多受严重症状困扰的个体（比如严重的抑郁症患者）与症状轻微的个体相比，倾向于完成更少的家庭作业和出现更多的退缩行为（包括治疗中的退缩）。然而，老练的 REBT 治疗师声称，他们对各种类型当事人的治疗效果都要好于其他心理治疗流派的治疗师（Ellis，1994；Lyons & Woods，1991；McGovern & Silverman，1984；Silverman，McCarthy，& McGovern，1992）。

REBT 也可用于预防心理问题的发生。理性情绪过程常常与教育领域密切相关，在情绪预防方面有很多应用（Ellis，2003b）。许多临床医生向我们展示了他们如何防止正常儿童最终发展为严重心理困扰者的工作。实证研究表明，如果正常小学生在常规的基础学校教育之外，同时接受逐步推进的 REBT 教育，他们就能够学会如何理解自己和他人，并在这个困难的世界中更理性和更愉快地生活（Ellis & Bernard，2006；Ellis & Ellis，2011；Vernon，2001）。

以下针对当事人的问题，再进行一些探讨与说明。

无论当事人呈现的问题是什么，REBT 首先会帮助当事人表达他们的情绪和行为问题，并发现和处理这些反应背后潜在的基本观念或哲学思想。这些在为高管们开办的工作坊中非常明显。在这些工作坊中，高管们不断地提出各种商业、管理、组织、人事等问题。但治疗师会向他们表明，这些现实的问题通常与他们的自我挫败信念系统联系在一起，而**这**才是 REBT 需要帮助他们解决的问题（Ellis，Gordon，Neenan，& Palmer，1998）。

然而，一些个体非常拘谨或者防御，以至于他们不允许自己去体会，因此也无法意识到潜在的情绪问题。因此，一位成功的高管来寻求心理治疗师的帮助，只是因为他的妻子坚持认为他们之间的关系不融洽，而这位高管则认为除了妻子的抱怨外，自己并不存在其他的困扰。对于这位当事人而言，治疗师可能不得不通过直接的对质来揪出他的自满情绪。REBT 的团体治疗尤其有助于这类个体，他最终会表达出潜在的焦虑和怨恨，并开始承认他有情绪问题。

在 REBT 会谈的过程中，极端的情绪化当然难以控制和处理，如哭闹、精神病性行为、自杀和具有杀人意向的暴力表达，但是治疗师会依据他们所假设的关于生命和治疗的理性哲学来处理这些问题。这些理性哲学包括：（1）当事人的爆发会让事件变得困难，但他们不会是**糟糕的、极坏的**和**灾难性的**。（2）每一次爆发都是一些非理性信念作祟的结果。那么，这个信念是什么？它如何能引起当事人的注意？做些什么能够改变它？（3）没有治疗师能一直帮助所有的当事人。如果个别当事人不能得到帮助，不得不转介别处，甚至从治疗中脱落，这虽是令人惋惜的，但这并不意味着就是治疗师的失败。

REBT 治疗师处理严重抑郁的做法通常是尽可能快速、直接而有力地向当事人说明，他们是如何引起或加剧自身抑郁的：（1）因他们所做的或未竟之事而责怪自己；（2）因自身的抑郁和惰性惩罚自己；（3）因环境条件的困难而哀叹自己的命运。他们的自我贬低不仅会被揭露，而且会被坚决地驳斥；同时，治疗师也会给予当事人保障和支持，建议他们服用辅助性药物，与亲戚或朋友交谈以获得他们的帮助，建议当事人暂时停止一些活动。通过立即而直接地驳斥当事人极端的自我贬低和自我怜悯，治疗师往往能在短时期内帮助重度抑郁和有自杀意向的个体。

最困难的当事人通常是那些长期具有回避和退缩倾向，并一直在寻找魔法般解决方法的个体。治疗师会向这些个体说明，没有这样的魔法存在；如果他们不想努力变得更好，他们也有权保持痛苦；他们偷懒并不意味他们就是**糟糕的人**，但他们如果努力地帮助自己，则能够生活得更愉快。为了帮助当事人行动，通常会选择多人参与的治疗形式（例如团体治疗）。REBT（几乎所有其他治疗）对于无反应的当事人的治疗效果相对欠佳，但治疗师的坚持和活力最终通常会克服这种阻抗（Ellis，1994，2002；Ellis & Tafrate，1998）。

## 二、治疗情境

REBT 几乎可以运用于所有的个体和团体心理治疗形式。这部分将介绍几种主要的方法。

### （一）个体治疗

大多数当事人接受的是 REBT 的个体治疗形式，通常每周一次，共进行 5 到 50 次不等的会谈。每次会谈通常以当事人讲述这一周最令他们困扰的情绪（结果 C）为开端。然后，REBT 治疗师会去发现在当事人感觉如此糟糕之前发生了哪些不幸事件（A），并帮助当事人看到自己对这些不幸事件所持的理性信念有哪些、非理性信念（B）有哪些。治疗师教会当事人如何驳斥（D）他们的非理性信念，并布置具体的家庭作业协助这种驳斥。在下一次会谈时，他们会检查作业，有时会通过 REBT 自助报告表来了解当事人在过去的一周是如何努力使用 REBT 方法的。如果当事人致力于采用 REBT，那么他们会习得一种有效的新的哲学思维（E）。然后，通过不断**努力**和**练习**，他们最终可以领悟这种思维方式。

特别的是，REBT 治疗师会尽量向当事人展示：（1）如何通过无条件接纳自己，最大限度地减少焦虑、罪恶感和抑郁；（2）如何通过无条件接纳他人，以减少愤怒、敌意和暴力；（3）如何通过无条件接纳生活（即使生活特别残酷）来减少他们的低挫折容忍性和惰性（Ellis，2001a；Ellis，2005a；Ellis & Blau，1998；Ellis & Ellis，2011；Fuller et al.，2010；McCracken et al.，2008）。

当治疗具有成瘾问题的当事人时，认识到并不是所有的成瘾都是相同的非常重要。许多因素会影响人们的成瘾行为，患有人格障碍的人更易于成瘾，许多这样的当事人可能具有多个成瘾问题，并符合成瘾行为和人格障碍的双重诊断标准（Ellis & Ellis，2011；D. J. Ellis，2010b；Velten & Penn，2010）。

### （二）团体治疗

REBT 尤其适用于团体治疗。因为团体成员之间可以彼此教授如何运用 REBT 的程序，这样他们就能够帮助他人学会这些程序，自己也可以在使用（在团体领导者的直接督导下）过程中练习它们。在团体工作中，通常团体成员会有更多的机会就作业任务达成一致（其中一些作业将在团体中进行）、培养自信、进行角色扮演、与他人互动、进行言语的和非言语的冒险活动、从他人经验中学习、彼此在团体会谈后进行治疗性和社会性互动，并让他们的行为被治疗师和其他组员直接观察到（Ellis，2001b；Ellis & Dryden，1997）。

### （三）马拉松式与密集式 REBT 工作坊

REBT 成功地使用了马拉松式的会心团体，以及大规模的单日密集式的工作坊。二者都包含了许多言语和非言语练习、激烈的冒险过程、唤起性演讲、个人之间的会心、家庭作业以及其他情绪和行为方法。研究表明，马拉松式与密集式工作坊能够带来有益的、即时而持久的效果（Ellis & Dryden，1997；Ellis & Joffe，2002）。

### （四）短程治疗

REBT 本质上是为短程治疗设计的。有严重心理困扰的当事人，最好参加至少 6 个月的个体或团体治疗，或者两种形式都参与。但是，对于准备接受短程治疗的当事人来说，REBT 可以在 1 到 10 次会谈中教会他们理解情绪问题的 A–B–C 方法，追查他们主要的哲学根源，并开始改变导致困扰的基本态度（Ellis，2001b）。

对于有特定问题的当事人（比如对老板有敌意或性机能不全）和那些**部分**受困扰的当事人来说，效果格外显著。这样的当事人能够在 REBT 的帮助下，在几次会谈中达到几乎完全"治愈"的程度。甚至对于有长久障碍的当事人，短程治疗也会有明显的帮助。

有两个特别的技巧经常运用在 REBT 中，它们可以加速治疗的进程。第一个是对会谈过程进行录音。然后当事人在自己的家里、车上或办公室里听这些录音（通常多次），从而使他们能够更加清晰地看到自己的问题，并以理性 – 情绪 – 行为的方法处理它们。许多当事人在面对面的会谈中难以"倾听"会谈内容（因为他们太专注于谈论自己，容易被分散注意力，或者太过焦虑），但他们却能在谈话录音中获得比原始会谈中更多的东西。

第二个是填写 REBT 自助表。这一表格经常被当事人所使用，以教导当事人在治疗之间或治疗结束之后遇到情绪问题时如何运用这一方法。表格的范例如下：

### REBT 自助表

**A（诱发事件或不幸事件）**

- 简要概括引起你困扰的情境（如：摄像机会看到什么？）。
- A 可以是**内部**的或**外部**的，**真实**的或**想象**的。
- A 可以是**过去**、**现在**或**未来**的事件。

**IBs（非理性信念）**　　　　**D（与 IBs 辩论）**

**识别 IBs，寻找：**

- 绝对化的要求

    （必须、绝对、应该）

- 糟糕化

    （糟糕的、可怕的、令人讨厌的）

- 低挫折容忍度

    （我无法承受）

- 自我 / 他人评价

    （我 / 他 / 她）是不好的、没有价值的

**辩论，问你自己：**

- 我是从哪里获得这个信念的？是**有帮助的**还是**自我贬低的**？

- 哪里有证据支持我的非理性信念？**与社会现实一致吗**？

- 我的信念**符合逻辑**吗？符合我的喜好吗？

- 这真的**糟糕**（像它可能的那样坏）吗？

- 我真的不能**承受**它吗？

**C（结果）**

| |
|---|
| 主要的不健康的负面**情绪**：<br><br>主要的自我挫败的**行为**： |

不健康的消极情绪包括：

- 焦虑
- 抑郁
- 愤怒
- 低挫折容忍度
- 羞愧 / 尴尬
- 痛苦
- 嫉妒
- 罪恶感

**E（有效的新哲学）**

| |
|---|
| |

**E（有效的情绪与行为）**

| |
|---|
| 新的健康的**消极情绪**：<br><br>新的建设性的**行为**： |

**更加理性地思考，争取：**

- 非教条的偏好

    （渴望、想要、愿望）

- 评价有害状态

    （这太坏了，太不幸了）

- 高挫折容忍度

    （我不喜欢，但我能承受）

- 非概括地评价自我与他人

    （我和其他人都是容易犯错的人）

**健康的消极情绪包括：**

- 失望
- 顾虑
- 烦恼
- 悲伤
- 后悔
- 受挫

### （五）婚姻与家庭治疗

从一开始，REBT 就已经被广泛地应用于婚姻和家庭咨询（Ellis，1962，2001b；Ellis & Dryden，1997；Ellis & Harper，1997，2003）。通常，夫妻或恋爱中的情侣会一起进行咨询。REBT 治疗师会倾听他们对彼此的抱怨，然后尝试说明，即使抱怨是正当的，但让自己过分沮丧却不是一件合理的事情。REBT 治疗师通过与一方或双方一同工作来减少焦虑、抑郁、罪恶感和（特别是）敌意。当当事人开始学习并运用 REBT 原理的时候，在短短几次会谈后，他们通常会变得不再那么受到困扰，并能够更好地最小化他们之间的不和谐，最大化彼此之间的和谐。

当然，有时他们认为分居或离婚是更好的选择，但通常他们会决定为他们的问题努力，以达到更加幸福的婚姻状态。治疗师通常会教授他们协商、妥协、沟通和其他相关的技巧。治疗师关注的是无论双方是否决定继续在一起，他们都是独立的个体，并且都能在情感上得到帮助。但是，他们越是运用 REBT 帮助自己，他们的关系就会越好（Ellis，2001b；Ellis & Crawford，2000；Ellis & Harper，2003）。本章的两位作者就愉快而成功地在他们的生活和关系中应用了 REBT（Eckstein，2012；Eckstein & Ellis，2011；Ellis，2010）。

在家庭治疗中，REBT 治疗师可能会与所有家庭成员一起会谈，有可能在一次会谈中与孩子见面，而在另一次会谈中与父母见面，也有可能一一会见所有家庭成员。许多联合会谈的目的，通常是观察家庭成员之间的互动。无论联合还是个别，治疗师都会教导父母如何接纳他们的孩子，如何停止责备他们；同样，孩子也会被教导如何接纳他们的父母和兄弟姐妹。REBT 的一般原则——无条件接纳自己和他人，会被治疗师反复进行教授。阅读 REBT 的材料与 REBT 的其他程序一样普遍，它是 REBT 的补充，例如《理性生活指南》（Ellis & Harper，1997）、《理性咨询入门》（Young，1974）、《快乐生活，减少困扰》（Ellis，1999）以及《别跟情绪过不去》（Ellis，2001a）、《自尊的迷思》（Ellis，2005a）、《理性情绪行为治疗》（Ellis & Ellis，2011）等。

REBT 会谈的设置与其他取向的心理治疗很相似。大多数个体会谈在办公室内进行，但治疗师和当事人之间可能没有桌子，REBT 治疗师的衣着随意，并使用通俗的语言。他们比一般的治疗师更倾向于开放、真实和不摆"专业"架势。特殊的设备便是一台录音机。治疗师很可能会鼓励当事人将会谈录音，然后拿回家重新听。

REBT 治疗师十分主动，他们会毫不犹豫地发表自己的观点，通常直接回答有关他们个人生活的问题，在团体治疗中他们是活力四射的和极具指导性的，特别是在会谈初期，他们的发言很多。与此同时，他们无条件地接纳当事人。同时，他们也致力于大量的解释、解读和"教导"，也能很容易地与他们个人并不喜欢的当事人一起工作。因为他们通常对所有的当事人都有超强的容忍性，所以 REBT 治疗师总是会被当事人看作充满温暖和关怀的人。

REBT 治疗师处理阻抗的方法是向当事人说明，他们抗拒变化是因为他们更愿意找到一种有魔力而简单的解决办法，而不愿致力于改变自己。通常阻抗不会被解读为指向治疗师的特殊情感。如果当事人试图引诱治疗师，通常并不会用"反移情"解释，而是解读为：这是当事人对爱的需要的表达，是当事人对能帮助自己的人的正常吸引，是两个有亲密的心理-情绪接触的个体之间自然产生的性需求。如果治疗师受到当事人的吸引，他或她通常会承认这种吸引，但要向当事人解释为什么与当事人发生性或私人关系是违反伦理的（Ellis，2002）。

# ■ 三、支持证据

REBT 已经直接或间接地激起了许多实验者来检验其理论的兴趣，现在已经有数以百计的研究证实了它的主要理论假设。超过 200 个已经发表的疗效研究表明，REBT 在改变具有各种困扰的当事人的思维、情感和行为方面是有效的（DiGiuseppe, Terjesen, Rose, Doyle, & Vadalakis, 1998）。这些研究表明，REBT 的驳斥和其他方法不仅比没有接受心理治疗要好，也比接受其他疗法的心理治疗更加有效（DiGiuseppe, Miller, & Trexler, 1979; Engels, Garnefski, & Diekstra, 1993; Haaga & Davison, 1993; Hajzler & Bernard, 1991; Jorn, 1989; Lyons & Woods, 1991; McGovern & Silverman, 1984; Silverman et al., 1992）。

REBT 对特殊类型的当事人也是有效的，特别是针对愤怒障碍患者（Ellis, 2003a）、有宗教信仰的当事人（Nielsen, Johnson, & Ellis, 2001）以及学生个体（Seligman, Revich, Jaycox, & Gillham, 1995），都取得了非常好的治疗效果。

此外，认知治疗师们尤其是贝克及其同事已经完成的数以百计针对其他心理问题进行的结果研究，也间接支持了 REBT 的临床假设（Alford & Beck, 1997）。最后，超过 1 000 项研究表明，根据艾利斯提出的非理性信念列表而编制的非理性量表与障碍诊断结果之间存在显著相关（Hollon & Beck, 1994; Woods, 1992）。虽然关于 REBT 以及其他认知行为治疗的有效性还有待进一步研究，但迄今为止所发现的研究结果都是令人惊叹的。

下面介绍一些关于 REBT 的具体研究。

许多研究者检验了 REBT 的主要假设，其中大多数研究结果支持了 REBT 的核心论点（Hajzler & Bernard, 1991; Lyons & Woods, 1991; McGovern & Silverman, 1984; Silverman et al., 1992）。这些研究表明：（1）当事人通常从高主动性 – 指导性的治疗方法中获得的疗效要好于更被动的治疗方法；（2）有效的治疗包括活动导向的家庭作业；（3）大部分人选择让自己遭受困扰，但也可以选择放弃这些困扰；（4）帮助当事人修正他们的信念，有助于他们做出重大的行为改变；（5）认知治疗存在许多有效的治疗方法，包括示范、角色扮演、技能培训和问题解决。

在某些情况下，REBT 与药物结合使用比只使用药物更为有效。这已经在诸如抑郁症（Macaskill & Macaskill, 1996）及心境障碍（Wang, Jia, Fang, Zhu & Huang, 1999）的治疗中得到证实。REBT 已被证实是对精神分裂症住院病人有效的一种辅助手段（Shelley, Battaglia, Lucely, Ellis, & Opler, 2001），还被证实在治疗强迫症、社交恐惧症和社交焦虑症中比控制条件的效果更好（Dryden & David, 2008）。

REBT 是第一个认知行为取向的心理治疗方法（CBTs），因此所有包含 REBT 观点的 CBT 研究结果（特别是有关贝克认知治疗的研究结果）都可以用来证明 REBT 在临床应用中的疗效。巴特勒、查普曼、福尔曼和贝克所进行的元分析证明，认知治疗在不同临床样本的应用中具有实证效度（Butler, Chapman, Forman, & Beck, 2005）。

虽然 REBT 是认知行为取向心理治疗的先驱，但 REBT 仍然提供了一种独特的解释情绪困扰的理论视角，这一理论视角与其他认知行为取向的治疗方法并不完全共通。REBT 的独特性在于宣称情绪困扰由人们将"偏好"转变为"要求"的倾向所引发。REBT 所假设的"绝对化要求"先于贝克（Beck, 1976）的"自动化思维"（Ellis & Whiteley, 1979）。

此外，数以百计的临床和研究论文为 REBT 的主要人格理论提供了实证支持。艾利斯和怀特利（Ellis & Whiteley，1979）在综述了众多这方面的研究后发现，它们证实了如下假设：

（1）人类的思维和情绪并不是两个独立或不同的过程，而是具有明显的重叠。

（2）尽管诱发事件或不幸事件（A）明显作用于情绪与行为结果（C），但人们对 A 所持有的信念（B）更重要，直接导致 C。

（3）人们跟自己说的各种事情以及说这些事情的方式会影响他们的情绪和行为，并且经常会困扰他们。

（4）人们不仅会思考并思考他们的想法，还会思考他们对想法的思考。每当他们生活中的不幸事件 A 导致了困扰 C 后，他们倾向于使 C 成为一个新的 A，即感知和思考他们的情绪困扰，从而导致新的困扰。

（5）人们不仅会在字词句层面思考发生了什么事情，还会通过想象、幻想和梦等层面思考所发生的事情。非语言认知会影响他们的情绪和行为，也可以通过它来改变这些行为。

（6）正如认知会影响情绪和行为一样，情绪也会影响认知和行为，行为也会影响情绪和认知。当人们改变这三个表现形式中的任何一个时，另外两个也会倾向于改变（Ellis，1994，1998）。

（7）与认知行为治疗流派不同，REBT 使用哲学的方法，试图促进当事人信念系统和生活哲学的全面改变，特别是在绝对化和不接纳方面（Ellis，2005a；Ellis & Ellis，2011），并改善当事人在心理治疗之外的功能（Ellis，2004a）。此外，研究表明，REBT 在治疗室之外（如公共场合的演示）同样有效，可以使参与的志愿者及听众受益（Ellis & Joffe，2002）。艾利斯和布劳（Ellis & Blau，1998）总结了 REBT 的各种非心理治疗形式的应用。弗罗等（Froh et al.，2007）则证明非理性信念可以预测低水平的生活满意度，但人际关系在两者关系中起部分中介作用。

不幸的是，2007 年艾利斯去世后，已经很少见到实质性的 REBT 研究。一些研究证实了 REBT 的有效性，一些研究描述了 REBT 与 CBT 相结合的疗效，还有一些将其与教练（coaching）技术相结合，科恩（Cohen，2007）还尝试将 REBT 与积极心理学的概念相融合。

一些作者认为进一步的探索和研究是必要的。作为一种理论和实践，推进 REBT 需要新的实证研究关注以下三个方面：（1）REBT 的基本原则，即人们主要是因为绝对化的"应该"与"必须"的思维方式才产生困扰的；（2）REBT 在愤怒、焦虑、抑郁、成瘾及关系问题中的具体应用；（3）REBT 核心过程与普通 CBT 及其他治疗体系的相对有效性。

## ■ 四、多元文化的适用性

对所有的治疗师来说，领会心理治疗的多元文化性是非常重要的，因为这是一个至关重要的问题（Sue & Sue，2003）。REBT 总是采取一种跨文化视角，同时促进灵活性和开放性，从而使应用 REBT 的从业者能够应对来自不同家庭、宗教和文化传统的当事人。这是因为 REBT 的临床实践从不会让当事人驳斥或抛弃自己的文化目标、价值观和理想，而只是让他们放弃极力坚持的**绝对化要求**。

假设有一位当事人居住在一个主要由白人中产阶层新教徒组成的美国城市，而她本人是一个相对贫穷、在巴基斯坦出生的黑皮肤的伊斯兰教信徒。她与邻居、同事之间自然会有一些明显的差别，这让她沮丧。她的 REBT 治疗师会无条件地接纳她，即使治疗师是当事人所处地区主流群体的一员，并认为当事人的一些观点和爱好比较"奇特"。她的文化和宗教价值观由于其合理性和对她有益而得到尊重，即使与她所在社区的价值观存在差异。

治疗师会支持当事人追随自己的目标和意图，前提是她愿意接受因坚持这些目标而可能被当地居民讨厌的后果。通过 REBT，治疗师会教她在受到社区的批评时，如何拒绝贬低自己。只有当她过分僵化地坚持她的"奇特"的文化和宗教方式，从而阻碍了她的基本目标时，这些文化和宗教方式才会受到质疑。

因此，如果她蔑视自己所信仰的宗教和文化中的社会－性别风俗，甚至因为没有完美地遵循它们而断定自己是没有价值的，治疗师则会向她表明，是她僵化地坚持**绝对化要求**导致了自己的无价值感和抑郁。如果她将**绝对化要求**改为**偏好**（如果……就好了），那么她就能够选择遵循或不遵循这些文化规则，并且不会感觉到无价值和抑郁。

REBT 在跨文化心理治疗中有三个主要原则：

（1）当事人能够无条件地接纳自己和其他个体；在面对生活不幸时，能够有高挫折容忍度。

（2）如果治疗师遵循这些规则，鼓励当事人也遵循这些规则并灵活地生活，那么即使有时可能会存在多元文化问题，也能够以最小的文化偏见得以解决。

（3）大多数的多元文化问题涉及偏见和零容忍性，这正是 REBT 需要特别处理的（参见 Ellis，2004b）。

# 第六节 治疗案例

本节相对简短，因为它关注的是一位 25 岁的电脑程序员，而与个案的初始会谈已经在本章第四节中的"心理治疗过程"部分呈现。个案的其他资料如下。

## 一、个案背景

萨拉出身于一个正统的犹太教家庭。她的母亲在萨拉 2 岁时死于分娩，所以萨拉从小就被爱她但严厉且有些冷淡的父亲和一位控制欲很强的祖母抚养。她在学校做得很好，但直到大学都没有什么朋友。虽然她长得相当迷人，但她总是对自己的身体感到羞耻，很少有约会，整日埋头工作。25 岁的时候，她在一家数据处理公司做部门主管。她有强烈的性欲，每周都有几次手淫，但她只与一位男性发生过性关系，而且是在她醉得不省人事的情况下，她都不知道自己在干什么。自从大学以来，她就一直暴饮暴食。她已经接受过三年的经典精神分析治疗。她认为她的分析师是一位"体贴而对她有帮助的男人"，但她并没有从治疗过程中真正受益。这一段治疗经历使她对心理治疗彻底失望，之所以再次接受咨询，完全是因为器重她的老板告诉她，他无法再容忍她不断地酗酒，并坚持要求她来见本章的作者之一阿尔伯特·艾利斯。

## 二、治疗措施

按照本章前面逐字稿的思路，治疗又持续了六次会谈。之后，是 24 周的 REBT 团体辅导和一个周末马拉松式的 REBT 工作坊。

**在认知方面**，当事人被反复告知，她的核心问题是她坚信自己**必须**做得完美，**一定不能**被重要他人严厉批评。治疗师持续向她说明如何克制评价**自我**而去评价**表现**；让她知道即使自己无法克服暴饮暴食、强迫性酗酒和愚蠢的症状，她也不会被看成可怜虫，除非她专断地定义它；让她知道与异性建立亲密关系、在工作中赢得同事和老板的赞许，是可取的但不是"必须"的事；她首先要接纳自己的敌意，然后放弃她对其他人的幼稚**要求**，是这些要求导致了她的敌意。虽然她坚信这样的事实，即她和其他所有的人都**应当**高效，并遵循严格的纪律规则，尽管她一再阻抗治疗师和团体成员对她道德里"应该"的攻击，但她最终仍被引导在词语和内在信念系统中，用"会更好"替代了它们。她要求完全推翻她原始的宗教观念，但她在治疗中被告知，在她过去的个人生活和各种事务中，她只是以过度的要求取代了它，最后她接受引导并放弃了这一想法（Ellis，2003b）。

**在情绪方面**，萨拉得到治疗师的尊重和完全接纳，尽管治疗师强力抨击了她的很多**观念**，而且有时候很幽默地把它们当作废话。她被一些团体成员尖锐地质问，这些团体成员帮助她看到了自己如何责备和贬低他人的愚蠢和退缩行为，她还被鼓励去接纳这些"不好的"成员（以及治疗团体之外的人）。治疗师与其他同组成员以及马拉松式 REBT 工作坊中的成员对她使用猛烈而务实的语言，她一开始并不喜欢，但后来也开始对自己使用这样的语言。当她连续几周酗酒并感到无比抑郁和无助的时候，两名团体成员讲述了自己过去的酒精和毒品成瘾问题，以及他们是如何度过生命里这段艰难时期的。另一个成员通过电话和拜访为萨拉提供了稳定的支持。有时，当她沉默或生气的时候，治疗师和其他成员会催促她开放自己，表达她的真实感受。然后他们"攻破"她的心防，揭露她的愚蠢想法（尤其是如果其他人拒绝她，她就等于受到严重伤害的想法），并分享他们根除这些想法的经验。在马拉松式团体过程中，她生平第一次能够让自己与一位异性在情感上发生真实的接触，在此之前这位男士对她来说是一个完全陌生的人，这表明她能够放下她根深蒂固的障碍而产生亲密感，并允许自己去爱。

**在行为方面**，萨拉要完成家庭作业，包括在公共场所和有魅力的男性交谈，从而克服她对被拒绝的恐惧。她还被教导如何保持长期的正常饮食（她以前从未做过），即只有保持一定小时数的节食时间，才能允许自己获得奖赏（比如听古典音乐）。在与治疗师和其他团体成员的角色扮演中，她也被训练在工作和社会生活中如何肯定其他人而不是表达敌意。

## 三、解决情况

萨拉的进步体现在以下几个方面：（1）她完全停止了饮酒，体重减少了 25 磅[①]，并且她的体重和酗酒倾向有持续改善的可能；（2）她明显减少指责自己和他人，并开始与朋友建立亲密联系；

---

① 1 磅约合 0.45 千克。——译者注

（3）她开始与一名男性稳定交往；（4）她很少让自己内疚或抑郁，接纳自己的失败，并开始注意欣赏自己而不是评价自己。

## ■ 四、随访

萨拉接受了 6 个月 REBT 的个体和团体会谈，并接受了第二年的随访。她在接受治疗一年之后与男朋友结婚，并且在此前的订婚后进行了两次婚前咨询会谈。在治疗结束的两年半后，她和她的丈夫说他们的婚姻、她的工作及社交生活一切顺利。她的丈夫尤其感谢她所使用的 REBT 的原则，他说："她始终努力练习从你和团体那里学到的东西，坦率地说，我认为因为这一治疗，她一直在进步。"她微笑并强烈表示赞同。

# 第七节　本章小结

REBT 是一种旨在改变人格的综合系统，包含了认知、情绪、行为治疗方法。它基于一套清晰的情绪健康和困扰理论，并拥有与这套理论相关联的许多技术。它的主要假设可应用于儿童养育、教育、社会和政治事务，还可以延伸到人类智力和情绪领域，并激发他们独特的成长潜能。REBT 心理学是充满活力的、实证取向的、理性的、非魔幻的。它促进理性、科学和技术的使用。它是人本主义的、存在主义的和享乐主义的。它的目标是减少情绪困扰，促进人们在个体内及个体间的成长和自我实现。

REBT 理论相信，人们在生理和文化上都有选择、创造和享受的倾向，但同时相信人们也有过分尊崇、受他人暗示、仇恨、愚蠢地阻碍自己快乐等强烈倾向。虽然人们拥有非凡的能力去观察、推理、想象以改善自己的体验、超越一些自身的限制，但他们同样有忽视社会现实、滥用推理、创造出绝对的要求来毁灭健康和快乐的强烈倾向。由于拒绝接受社会现实，长期持有"必须"信念、沉湎于对自己和他人的神圣化和妖魔化中，人们产生了情绪困扰。

当有害刺激发生在人们生活中的 A 点（他们的不幸）时，人们通常会客观地观察这些事件；并在 B 点（他们的理性信念）总结出这个事件是不幸的、麻烦的、不利的，他们希望它会改变；然后在 C 点（结果），他们适当地感受到悲伤、遗憾、挫败或者恼怒。这些健康的消极感受通常有助于人们尝试对他们的不幸事件做一些改善或改变。人们与生俱来或后天习得的享乐主义和建构主义，会鼓励人们根据不幸的程度做出理性的思考（"我不喜欢这个，让我们看看能做些什么来改变它"），并产生健康的消极感受（悲伤和烦恼），这让他们能够重整自己的环境并生活得更加快乐。

然而，通常当同样的不幸在人们生活中发生的时候，人们反而以无法容忍而又自我膨胀的方式观察这些事件，并在 iB 点（他们的非理性信念）进行总结，认为这些事件是糟糕的、可怕的和灾难性的，它们**不应该**存在，他们绝对不能忍受。之后，他们就会在 C 点上以一种自我挫败的方式将这一结果体验为无价值、内疚、焦虑、抑郁、愤怒和惰性。这些情绪常常会干扰他们对不幸做一些有建设性的事，他们会因为自己的无建设性而贬低自己，并体验到更多的羞愧、自卑和绝望。他们与生俱来及后天习得的自我批评、反人道主义、神圣化和妖魔化的哲学思维，使得他们对于不幸的诱发事件产生愚蠢的想法（"这多么糟糕，我多么糟糕！我对这件事完全无能为力！"）及功能失调的情绪（仇恨自己、他人和世界），这又进一步促使他们牢骚抱怨、咆哮怒吼，不能愉快地生活。

REBT 是一种集认知－情绪－行为于一体的心理治疗方法。其独特的设计能够让人们观察、理解、坚持不懈地驳斥他们的非理性的、浮夸的、完美主义的"应该""应当"和"必须"以及**灾难化**信念。它运用科学的逻辑－实证方法，鼓励人们放弃魔法、绝对真理和诅咒；承认没有什么事情是神圣的或非常重要的（虽然许多事情格外令人不快和不方便）；逐渐教导他们，练习"想要"（desiring）哲学，而不是绝对化要求，努力地改变他们能够改变的事情，使之愉快地接纳自身、他人和世界所无法改变的事物（Ellis，1994，2002；2005a；Ellis & Blau，1998；Ellis & Ellis，2011）。

总之，REBT 是一种快速而有效地帮助当事人抗拒过分遵从、易受暗示、不能享受生活等倾向的综合方法。它主动且指导性地在情绪和行为上向人们展示如何支持和促进他们人性的一面，同时改变（而不是抑制或压制）另一面，与另一面愉快相处。因此，REBT 是现实的和实用的，同时也是理想的和未来导向的。它帮助个体更充分地实现、体验和享受当下，但也倡导长期的享乐主义，包括规划自己（和他人）的未来。这就是这种疗法的名字的寓意：理性的、情绪的**和**行为的，现实的**和**充满愿景的，实证的**和**人道主义的——因为人就是这么复杂。

## ▼ 推荐阅读书目

Ellis, A. (1962). *Reason and emotion in psychotherapy.* Secaucus, NJ: Citadel.

Ellis, A. (2004a). *Rational emotive behavior therapy—it works for me—it can work for you.* Amherst, NY: Prometheus Books.

Ellis, A. (2004b). *The road to tolerance: The philosophy of rational emotive behavior therapy.* Amherst, NY: Prometheus Books.

Ellis, A. (2005a). *The myth of self-esteem.* New York: Prometheus Books.

Ellis, A. (2010). *All out! An autobiography.* Amherst, NY: Prometheus Books.

Ellis, A., & Dryden, W. (1997). *The practice of rational emotive behavior therapy.* New York: Springer.

Ellis, A., & Ellis, D. J. (2011). *Rational emotive behavior therapy.* Washington, DC: American Psychological Association.

Ellis, A., & Harper, R. A. (1997). *A guide to rational living.* North Hollywood, CA: Wilshire Books.

## ▼ 推荐阅读案例

Ellis, A. (1971). A twenty-three-year-old woman, guilty about not following her parents' rules. In A. Ellis, *Growth through reason: Verbatim cases in rational-emotive therapy* (pp. 223–286). Hollywood: Wilshire Books. [Reprinted in D. Wedding & R. J. Corsini (Eds.). (2013). *Case studies in psychotherapy.* Belmont, CA: Brooks/Cole.]

Ellis, A. (1977). Verbatim psychotherapy session with a procrastinator. In A. Ellis & W. J. Knaus, *Overcoming procrastination* (pp. 152–167). New York: New American Library.

Ellis, A., & Dryden, W. (1996). Transcript of a demonstration session, with comments on the session by Windy Dryden and Albert Ellis. In W. Dryden, *Practical skills in rational emotive behavior therapy* (pp. 91–117). London: Whurr.

Adler, A. (1931). *What life should mean to you.* New York: Blue Ribbon Books.

Adler, A. (1964). *Social interest: A challenge to mankind.* New York: Capricorn.

Alford, B. A., & Beck, A. T. (1997). *The integrative power of cognitive therapy.* New York: Guilford Press.

Beck, A. T. (1976). *Cognitive therapy and the emotional disorders.* New York: International Universities Press.

Bernard, M. E., Froh, J., DiGiuseppe, R., Joyce, M., & Dryden, W. (2010). Albert Ellis: Unsung hero of positive psychology. *Journal of Positive Psychology, 5* (4), 302–310.

Bernard, M. E., & Wolfe, J. W. (Eds.). (1993). *The RET resource book for practitioners.* New York: Institute for Rational-Emotive Therapy.

Bruce, K. (2012, April 17). World first centre to open in Whyalla. *Whyalla News,* . S. A., Australia.

Butler, A. C., Chapman, J. E., Forman, E. M., & Beck, A. T. (2005). The empirical status of cognitive-behavioral therapy: A review of meta-analyses. *Clinical Psychology Review, 26*(1), 17–31.

Cohen, E. (2007). *The new rational therapy: Thinking your way to serenity, success and profound happiness.* Lanham, MD: Rowman & Littlefield.

Corsini, R. J. (2005, January 5). The incredible Albert Ellis. [Review of the book *Rational emotive behavior therapy—It works for me—It can work for you.*] *PsycCRITIQUES: Contemporary Psychology—APA Review of Books, 50,* Article 2. Retrieved September 9, 2006, from the PsycCRITIQUES database.

DiGiuseppe, R. A., Miller, N. K., & Trexler, L. D. (1979). A review of rational-emotive psychotherapy outcome studies. In A. Ellis & J. M. Whiteley (Eds.), *Theoretical and empirical foundations of rational-emotive therapy* (pp. 218–235). Monterey, CA: Brooks/Cole.

DiGiuseppe, R. A., Terjesen, M., Rose, R., Doyle, K., & Vadalakis, N. (1998, August). *Selective abstractions errors in reviewing REBT outcome studies: A review of reviews.* Poster presented at the 106th Annual Convention of the American Psychological Association, San Francisco, CA.

Dryden, W., & David, D. (2008). Rational emotive behavior therapy: Current status. *Journal of Cognitive Psychotherapy: An International Quarterly, 22*(3), 195–209.

Eckstein, D. (2012). *The couple's match book: Techniques for lighting, rekindling, or extinguishing the flame.* Bloomington, IN: Trafford Publishing.

Eckstein, D., & Ellis, D. J. (2011). Up close and personal. *The Family Journal, 19*(4), 407–411.

Ellis, A. (1958). Rational Psychotherapy. *The Journal of General Psychology, 59,* 35–49.

Ellis, A. (1962). *Reason and emotion in psychotherapy.* Secaucus, NJ: Citadel.

Ellis, A. (1971). A twenty-three-year-old woman, guilty about not following her parents' rules. In A. Ellis, *Growth through reason: Verbatim cases in rational-emotive therapy* (pp. 223–286). Hollywood: Wilshire Books.

Ellis, A. (1976). The biological basis of human irrationality. *Journal of Individual Psychology, 32,* 145–168.

Ellis, A. (1977). Verbatim psychotherapy session with a procrastinator. In A. Ellis & W. J. Knaus, *Overcoming procrastination* (pp. 152–167). New York: New American Library.

Ellis, A. (1994). *Reason and emotion in psychotherapy* (rev. ed.). New York: Citadel.

Ellis, A. (1998). *How to control your anxiety before it controls you.* New York: Citadel.

Ellis, A. (1999). *How to make yourself happy and remarkably less disturbable.* San Luis Obispo, CA: Impact Publishers.

Ellis, A. (2001a). *Feeling better, getting better, staying better.* Atascadero, CA: Impact Publishers.

Ellis, A. (2001b). *Overcoming destructive beliefs, feelings, and behaviors.* Amherst, NY: Prometheus Books.

Ellis, A. (2002). *Overcoming resistance: A rational emotive behavior therapy integrative approach.* New York: Springer.

Ellis, A. (2003a). *Anger: How to live with it and without it* (rev. ed.). New York: Citadel Press.

Ellis, A. (2003b). *Sex without guilt in the twenty-first century.* Teaneck, NJ: Battleside Books.

Ellis, A. (2003c). Similarities and differences between rational emotive behavior therapy and cognitive therapy. *Journal of Cognitive Psychotherapy: An International Quarterly, 17* (3), 225–240.

Ellis, A. (2004a). *Rational emotive behavior therapy: It works for me, it can work for you.* Amherst, NY: Prometheus Books.

Ellis, A. (2004b). *The road to tolerance: The philosophy of rational emotive behavior therapy.* Amherst, NY: Prometheus Books.

Ellis, A. (2005a). *The myth of self-esteem.* Amherst, NY: Prometheus Books.

Ellis, A. (2005b). Discussion of Christine A. Padesky and Aaron T. Beck, "Science and philosophy: Comparison of cognitive Therapy and rational emotive behavior therapy." *Journal of Cognitive Psychotherapy: An International Quarterly, 19*(2), 181–189.

Ellis, A. (2010). *All out! An autobiography.* Amherst, NY: Prometheus Books.

Ellis, A., & Bernard, M. E. (Eds.). (2006). *Rational emotive behavioral approaches to childhood disorders: Theory, practice and research.* New York: Springer.

Ellis, A., & Blau, S. (Eds.). (1998). *The Albert Ellis reader.* Secaucus, NJ: Carol Publishing Group.

Ellis, A., & Crawford, T. (2000). *Making intimate connections.* Atascadero, CA: Impact Publishers.

Ellis, A., & Dryden, W. (1996). Transcript of demonstration session. Commentary on Albert Ellis' demonstration session by Windy Dryden and Albert Ellis. In W. Dryden, *Practical skills in rational emotive behavior therapy* (pp. 91–117). London: Whurr.

Ellis, A., & Dryden, W. (1997). *The practice of rational emotive behavior therapy.* New York: Springer.

Ellis, A., & Ellis, D. J. (2011). *Rational emotive behavior therapy.* Washington D.C.: American Psychological Association.

Ellis, A., Gordon, J., Neenan, M., & Palmer, S. (1998). *Stress counseling*. New York: Springer.

Ellis, A., & Harper, R. A. (1997). *A guide to rational living*. North Hollywood, CA: Melvin Powers.

Ellis, A., & Harper, R. A. (2003). *Dating, mating, and relating*. New York: Citadel.

Ellis, A., & Joffe, D. (2002). A study of volunteer clients who experience live sessions of rational emotive behavior therapy in front of a public audience. *Journal of Rational-Emotive and Cognitive-Behavior Therapy, 20*, 151–158.

Ellis, A., & MacLaren, C. (1998). *Rational emotive behavior therapy: A therapist's guide*. Atascadero, CA: Impact Publishers.

Ellis, A., & Tafrate, R. C. (1998). *How to control your anger before it controls you*. Secaucus, NJ: Birch Lane Press.

Ellis, A., & Whiteley, J. (1979). *Theoretical and empirical foundations of rational-emotive therapy*. Pacific Grove, CA: Brooks/Cole.

Ellis, D. J. (2010a). Albert Ellis, PhD: Master therapist, pioneer, humanist. *Psychological Hypnosis: American Psychological Association Bulletin of Division 30 (Society of Psychological Hypnosis), 19*(1), 7–12.

Ellis, D. J. (2010b). Theory, method, practice and Humor: Recipe for effective teaching of REBT as applied to people with co-occurring problems. *[Review of the book: REBT for people with co-occurring problems: Albert Ellis in the wilds of Arizona.]PsycCRITIQUES, 55(32)*.

Engels, G. I., Garnefski, N., & Diekstra, R. F. W. (1993). Efficacy of rational-emotive therapy: A quantitative analysis. *Journal of Consulting & Clinical Psychology, 61*, 1083–1090.

Froh, J. J., Fives, C. K., Fuller, J. R., Jacofsky, M. D., Terjesen, M. D., & Yurkewicz, C. (2007). Interpersonal relationships and irrationality as predictors of life satisfaction. *Journal of Positive Psychology, 2*(1), 29–39.

Fuller, R. J., DiGiuseppe, R., O'Leary, S., Fountain, T., & Lang, C. (2010). An open trial of a comprehensive anger treatment program on an outpatient sample. *Behavioral and Cognitive Psychotherapy, 38*(4), 485–490.

Haaga, D. A. F., & Davison, G. C. (1993). An appraisal of rational-emotive therapy. *Journal of Consulting & Clinical Psychology, 61*, 215–220.

Hajzler, D., & Bernard, M. E. (1991). A review of rational emotive outcome studies. *School Psychology Studies, 6*(1), 27–49.

Hauck, P. A. (1992). *Overcoming the rating game: Beyond self-love—Beyond self-esteem*. Louisville, KY: Westminster/John Knox.

Hollon, S. D., & Beck, A. T. (1994). Cognitive and cognitive-behavioral therapies. In A. E. Bergin & S. L. Garfield (Eds.), *Handbook of psychotherapy and behavior change* (4th ed., pp. 428–466). New York: Wiley.

Jorn, A. F. (1989). Modifiability and neuroticism: A meta-analysis of the literature. *Australian and New Zealand Journal of Psychiatry, 23*, 21–29.

Lazarus, A. A. (1989). *The practice of multimodal therapy*. Baltimore, MD: The John Hopkins University Press.

Lyons, L. C., & Woods, P. J. (1991). The efficacy of rational-emotive therapy: A quantitative review of the outcome research. *Clinical Psychology Review, 11*, 357–369.

Macaskill, N. D., & Macaskill, A. (1996). Rational-emotive therapy plus pharmacotherapy versus pharmacotherapy alone in the treatment of high cognitive dysfunction depression. *Cognitive Therapy and Research, 20*, 575–592.

McCracken, J., Lindner, H., & Schiacchitano, L. (2008). The mediating role of secondary beliefs: Enhancing the understanding of emotional responses and illness perceptions in arthritis. *Journal of Allied Health, 37*(1), 30–37.

McGovern, T. E., & Silverman, M. S. (1984). A review of outcome studies of rational-emotive therapy from 1977 to 1982. *Journal of Rational-Emotive Therapy, 2*(1), 7–18.

Nielsen, S., Johnson, W. B., & Ellis, A. (2001). *Counseling and psychotherapy with religious persons*. Mahwah, NJ: Erlbaum.

Padesky, C. A., & Beck, A. T. (2003). Science and philosophy: Comparison of cognitive therapy and rational emotive behavior therapy. *Journal of Cognitive Psychotherapy: An International Quarterly, 17* (3), 211–224.

Padesky, C. A., & Beck, A. T. (2005). Response to Ellis' discussion of "Science and philosophy: Comparison of cognitive therapy and rational emotive behavior therapy." *Journal of Cognitive Psychotherapy: An International Quarterly, 19*(2), 187–189.

Ramirez, A. (2006. December 10). Despite illness and lawsuits, a famed psychotherapist is temporarily back in session. *The New York Times*, p. 52.

Rogers, C. R. (1961). *On becoming a person*. Boston: Houghton Mifflin.

Seligman, M. E. P., Revich, K., Jaycox, L., & Gillham, J. (1995). *The optimistic child*. Boston: Houghton Mifflin.

Shelley, A. M., Battaglia, J., Lucely, J., Ellis, A., & Opler, A. (2001). Symptom-specific group therapy for inpatients with schizophrenia. *Einstein Quarterly Journal of Biology and Medicine, 18*, 21–28.

Silverman, M. S., McCarthy, M., & McGovern, T. (1992). A review of outcome studies of rational-emotive therapy from 1982–1989. *Journal of Rational-Emotive and Cognitive-Behavior Therapy, 10*(3), 111–186.

Sue, D. W., & Sue, D. (2003). *Counseling with the culturally diverse*. New York: Wiley.

Velten, E., & Penn, P. E. (2010). *REBT for people with co-occurring problems: Albert Ellis in the wilds of Arizona*. Sarasota, FL: Professional Resource Press.

Vernon, A. (2001). *The passport program* (Vols. 1–3). Champaign, IL: Research Press.

Walen, S. R., DiGiuseppe, R., & Dryden, W. (1992). *A practitioner's guide to rational-emotive therapy* (2nd ed.). New York: Oxford.

Wang, C., Jia, F., Fang, R., Zhu, Y., & Huang, Y. (1999). Comparative study of rational-emotive therapy for 95 patients with dysthymic disorder. *Chinese Mental Health Journal, 13*, 172–183.

Woods, P. J. (1992). A study of belief and non-belief items from the Jones Irrational Beliefs Test with implications for the theory of RET. *Journal of Rational-Emotive and Cognitive-Behavior Therapy, 10*, 41–52.

Young, H. S. (1974). *A rational counseling primer*. New York: Albert Ellis Institute.

# 第6章

# 行为治疗

马丁·安东尼（Martin M. Antony）[*]

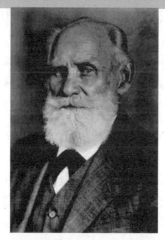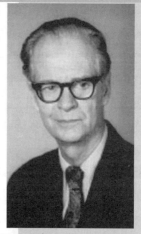

伊万·巴甫洛夫（1849—1936）　　B. F. 斯金纳（1904—1990）

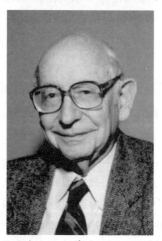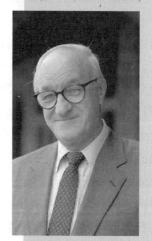

约瑟夫·沃尔普（1915—1997）　　阿尔伯特·班杜拉

---

[*]　马丁·安东尼，哲学博士，瑞尔森大学（位于加拿大多伦多市）心理学教授，主要从事焦虑障碍和完美主义的实质与治疗的研究工作。目前已公开发表 200 多篇学术论文，主编和合著了 28 本书，包括《行为治疗》（*Behavior Therapy*）和《牛津焦虑及其相关障碍手册》（*Oxford Handbook of Anxiety and Related Disorders*）。他因对研究和培训的贡献而获得过许多专业奖励，也曾担任加拿大心理学会主席。

# 第一节　理论概要

## 一、基本概念

自 20 世纪 20 年代中期以来，行为治疗的范围已逐渐演变和扩大。今天，行为治疗包括了许多各种各样的策略，从渐进的肌肉放松训练到暴露疗法，再到正念冥想。行为治疗的目标是，改变环境中影响个体行为的因素以及个体对其所处环境的反应方式。广义上，行为治疗师认为**行为**包括运动行为、心理反应、情绪和认知。事实上，今天大多数行为治疗师将他们的工作称作**认知行为治疗**（cognitive-behavior therapy，CBT）。他们将传统的行为方法与认知方法相结合，这些内容在本书的其他章节有介绍（见第 5 章"理性情绪行为治疗"和第 7 章"认知治疗"）。这一变化不仅使得行为治疗的策略更加多样化，也使得使用该方法的治疗师逐渐多样化。不过，在行为治疗实践者与行为治疗学家之间存在一种争论：行为治疗实践者认为特定策略对特定问题是最有效的，而行为治疗学家往往更偏爱某些策略甚于其他。

虽然行为治疗的方法多样化了，但是所有的行为治疗形式都有几个共同的特征（Antony & Roemer，2011）：

（1）**行为治疗聚焦于行为的改变**。行为治疗的目的是减少适应不良行为的频率及增加适应性或有益行为的频率。最终目的是增强当事人行为的灵活性，以便其在特定情境中拥有更大范围的反应选项。

（2）**行为治疗植根于实证主义**。行为治疗师在他们的工作中采用一套科学的、假设驱动的方法。他们假设一些变量会对某一问题行为有影响，然后通过一系列的行为评估方法检验他们的假设。他们通过治疗收集数据，然后适当地修正他们的假设。他们使用循证方法来评估治疗中使用的干预方法。

（3）**个体的所有行为都具有功能**。在行为治疗中，所有的行为在它们发生的情境中"都是有意义的"。行为在一定程度上是环境的强化与惩罚的结果。例如，一个孩子获得了教养者对其问题行为（如要去学校的时候哭喊）而不是积极行为（如出发去学校没有吵闹）的关注，这可能会增加其问题行为的频率，这些问题行为是他们获得关注的一种手段。最重要的是，行为问题并不被看作是植根于个体，而是植根于环境或个体与环境交互的过程中。因为行为治疗师将问题行为看作特定情境中可以理解的行为，当事人不会因他们的行为或问题而受到责备。

（4）**行为治疗强调问题的维持因素而不是最初的诱发因素**。行为治疗不会帮助当事人识别与理解那些可能已产生负面影响的早期发展性事件。相反，行为治疗关注的是行为当下的决定因素（可能包括环境中的意外事件）以及适应不良的习得行为（如回避恐惧情境、思维偏差、发脾气）。

（5）**行为治疗有研究支持**。行为治疗（包括 CBT）是被广泛研究的心理治疗形式。数以百计的研究支持其对一系列问题治疗的有效性，包括焦虑障碍、抑郁、进食障碍、精神分裂症、成瘾问题、儿童行为障碍以及许多其他问题（Sturmey & Hersen，2012）。

（6）**行为治疗是主动的**。在行为治疗中，治疗师频繁地给予建议和意见。换句话说，行为治疗是一种**指导性**的方法。在治疗过程中，当事人同样主动地参与到治疗中，包括在会谈过程中练习行为策略或者是将其作为家庭作业来完成。例如，当事人在日常生活中进行放松练习以减少广泛性焦虑症状，或者为了克服幽闭恐惧症重复性地进入封闭空间，直到害怕减少为止。

（7）**行为治疗是透明的**。治疗行为的一个目标就是让当事人学习必要的技巧，最终成为他们自己的治疗师。因此，通过理解他们的问题，可以给他们提供一个具体的行为模型，这一模型包括对每种策略的原理的详细阐述，以及行为技术的操作化使用说明。在行为评估过程中搜集的数据是与当事人共享的。当事人在治疗过程中是一个主动的搭档，包括设置治疗目标与设置会谈的日程。

## ■　二、与其他治疗体系的关系

行为治疗与一些其他心理治疗方法关系密切，特别是那些指导性的、短期的方法，例如认知治疗与理性情绪行为治疗。事实上，这三种模式的执业者经常认为他们自己是**认知行为治疗师**（cognitive-behavioral therapist），并运用从其他方法中借用的策略，包括传统的行为策略（如恐惧情境中的暴露）和最初由认知取向治疗师发展出来的技术（检验与改变消极的思维模式）。虽然最早的行为治疗形式对不可观察的反应，如思维与情绪关注较少，但当代的很多行为治疗师相信思维在个体对环境进行反应的过程中起重要作用。与行为治疗相似，认知治疗与理性情绪行为治疗是有时间限制的、指导性的、透明的、循证的和主动的，而且它们致力于改变心理问题的维持因素，而不是理解最初导致问题行为的历史因素。

在另一个极端，行为治疗可能与精神分析（以及其他**心理动力**取向的方法，如分析性心理治疗）差异最大。精神分析假设观察到的行为症状是无意识冲突与动机的表现，而大多数情况下，行为治疗是将行为放在最有价值的位置。当然，这并不是说个体总是能够意识到他们为什么以这样的方式进行反应。大量证据表明，人在意识之外会加工大量信息，而且行为治疗师也认同个体并不总能意识到他们的动机与假设的观点。尽管如此，行为治疗师并不接受精神分析师所持有的无意识的观点，例如性心理冲突、防御机制与移情的作用、梦的象征意义很重要，以及治疗师能对其进行有效的解释等。

与行为治疗相比，精神分析往往是非指导性的、不透明的，少有证据支持的，更多地依赖于治疗师的解读，更多地关注早期发展性因素而非当下维持因素对问题的影响。与行为治疗师不同，精神分析师认为提供良好的精神分析的前提是治疗师也必须亲身体验过精神分析。相反，行为治疗师并不认为自己接受行为治疗是良好的治疗效果所必需的。虽然近些年来短程精神分析取向的心理治疗方法被广泛使用，但与行为治疗相比，传统的精神分析非常昂贵，经常要历经几年的时间（有时一个星期要多次会谈）。

最后，精神分析理论无法解释与精神分析原理相矛盾的行为治疗结果。例如，精神分析理论认为关注症状改变的治疗最终是无效的（例如恐惧症的暴露治疗），因为它针对的仅仅是问题的表面而不是问题的根源。但是，精神分析师所谓的**替代症状**（当表面的症状得到治疗后，潜在的问题通过其他的形式表现出来）这一概念并没有得到证据的支持。如果有的话，那就是行为治疗中某些功能的提高和改善并不是直接的**泛化**（generalization）过程造成的。这在本章的后续内容中会进一步讨论。

　　当事人中心治疗也与行为治疗不同，因为当事人中心治疗是非指导性的，并且在会谈之间不会布置家庭作业。虽然与其他取向的治疗师相比，行为治疗师通常不太重视治疗关系，但当事人中心治疗的一些核心概念（例如，支持、温暖、信赖、真诚一致）在所有的心理治疗中都被认为是十分重要的，当然也包括行为治疗。

　　行为治疗与其他心理治疗具有一些共同特征。像认知行为治疗、阿德勒心理治疗都强调改变个体信念，特别是降低个体自我中心的重要性，同时也会使用一些与行为治疗相一致的行动导向的技术（如任务设置）。阿德勒疗法与行为治疗都认为，对异常行为的最好解读是"生活中的问题"而非病理性证据。从行为的观点来看，异常的或非适应性的行为与正常的或适应性的行为具有相同的发展途径。

　　完形治疗也使用一些行为策略，包括角色扮演以及让当事人体验而不是控制他们的情绪与情感等策略。与行为治疗相同，人际心理治疗是一种短程的心理疗法，是高度结构性的，同时也包括一些行为策略（例如社交技能训练）。家庭治疗也与行为治疗有重叠，事实上，行为治疗可以在家庭情境中使用，通常被称为**行为家庭治疗**（behavioral family therapy）。

# 第二节　发展历史

## 一、先驱

　　行为治疗的使用最早可以追溯到 2 000 年前的古罗马学者老普林尼。据记载，普林尼将一只蜘蛛放在了酒鬼的杯底来治疗酒精依赖，这种策略就是现在所称的**厌恶疗法**（aversion therapy）的雏形（Franks，1963）。另一个关于行为治疗的早期记录涉及被称为阿韦龙（Aveyron）野孩的维克托（Victor）。维克托生活在 18 世纪，直到 12 岁时他才与人接触。维克托接受过伊塔德（Jean-Marc-Gaspard Itard，1962）提供的一系列类似于现在所称的**示范**（modeling）、**塑造**（shaping）、**强化**（reinforcement）等方法的训练。

　　虽然这些早期著作表明行为策略在很久之前就已经被使用了，但并没有证据说明这些记录对 20 世纪 50 年代的行为治疗的发展产生了影响。当然，行为治疗的科学起源可以追溯到 20 世纪初期到中期发生的一系列事件。首先是 20 世纪初俄国生理学家巴甫洛夫开展了**经典条件作用**（classical conditioning）实验，并在此基础上进行了一系列有关潜在学习过程的实验研究（Pavlov，1927）。经典条件作用是对两个刺激进行配对，以保证中性刺激（例如灯光或铃声）是无条件刺激（例如食物或击打）出现的信号。巴甫洛夫首次证实了经典条件作用的存在，他发现通过重复地将刺激与食物配对呈现，狗可以学会对先前中性的刺激——灯光或铃声产生唾液分泌反应（Pavlov，1927）。

　　第二个为行为治疗的发展奠定基础的因素是行为主义在美国的兴起。行为主义源于华生（John B. Watson）的研究，他第一次在人身上研究了经典条件作用过程。1920 年，华生与雷纳做了堪称经典的实验：一位名为阿尔伯特（Albert）的婴儿在白鼠与巨响一起出现之后，习得了对白鼠的恐惧反应（Watson & Rayner，1920）。华生作为**行为主义**的创始人，认为只有可观察到的行为才是心理学应关注的焦点，他拒绝接受不可观察的经验（例如情绪与思维）可以被研究的观点（Watson，1913）。

一些现今使用的行为治疗策略，作为经典条件作用早期研究的直接成果早在 20 世纪 20 年代和 30 年代就已经被提出来了。例如，琼斯（Mary Cover Jones，华生的学生）采用**示范**与**暴露**相结合的方法治疗一个害怕兔子的小男孩（Jones，1924）。具体而言，她让小男孩观察其他孩子与兔子一起玩耍的情景，并鼓励小男孩慢慢地靠近并触摸兔子，直到他不再害怕为止。与此相似，莫瓦尔夫妇（Mowrer & Mowrer，1938）采用经典条件作用的原理来治疗儿童的尿床。他们的治疗是将一个容易湿的垫子放在儿童的床单下，并把垫子与一个铃铛相连。只要儿童有一点尿尿在床上，铃铛就会响。这种疗法被称为警铃－尿垫法（bell and pad），目前仍然是治疗儿童尿床的最有效的方法。

除经典条件作用研究外，另一个对行为治疗的发展具有重要贡献的是桑代克（Edward Thorndike，1911）和斯金纳（B. F. Skinner，1938）所进行的**操作性条件作用**（operant conditioning）或称**工具性条件作用**（instrumental conditioning）研究。操作性条件作用的基本原理是，假设行为最终是被环境中的偶发事件所操控。具体而言，积极的结果（**强化，reinforcement**）会增加某一行为发生的频率，而消极的结果（**惩罚，punishment**）会减少该行为发生的频率。这些原理对于治疗问题行为具有直接影响。通过改变个体所处环境中的强化和惩罚的方式，就能够改变个体的行为。事实上，斯金纳和他的同事最早在一篇未发表的医院报告中使用了**行为治疗**（behavior therapy）这一术语，并用它来指代他们使用操作性条件作用原理来治疗住院精神病患者的尝试（Lindsley，Skinner，& Solomon，1953）。

行为治疗发展的第三个历史因素是 1949 年博尔德临床心理学研究生教育会议（Boulder Conference on Graduate Education in Clinical Psychology）。此次会议后，心理学领域开始信奉一种新的**科学家－实践者**（scientist-practitioner）培养模式，强调受训的心理学家同时成为科学家和实践者的重要性（Benjamin & Baker，2000）。因此，许多心理学家开始放弃精神分析治疗（当时最有影响力的心理治疗方法），转而使用更易受严格的科学研究影响的治疗方法，比如行为治疗。

## ■ 二、发展

行为治疗出现于 20 世纪 50 年代，因为当时南非、英国、美国和加拿大的许多研究小组将学习原理应用于解决行为问题（对早期行为治疗的阐述，请参见 Franks，2001；Lazarus，2001）。在南非和英国，行为治疗的发展主要是受经典条件作用实验研究的影响；而北美行为治疗主要植根于操作性条件作用理论与研究。

南非医生沃尔普（Joseph Wolpe）在心理学家雷纳（Leo Reyna）、泰勒（James Taylor）和阿德尔斯坦（Cynthia Adelstein）的指导下最早作为医学生对经典条件作用和学习理论进行了研究。受到其所在领域工作的启发，沃尔普形成了一种称为**系统脱敏**（systematic desensitization）的治疗方法，这是被正式研究过的暴露疗法（exposure therapy）的最早形式。系统脱敏指在逐步放松身体肌肉的同时，逐渐面对想象中的恐惧情境。沃尔普认为，将放松的感受与想象中的恐惧情境进行匹配，当事人的恐惧就会减少，因为放松与害怕不能同时出现。沃尔普（Wolpe，1958）将治疗中的过程称为**交互抑制**（reciprocal inhibition）。虽然有证据支持系统脱敏疗法，但该方法如今已很少被推荐使用。相反，当下基于暴露的治疗方法是在真实情境中暴露（而不是在想象中暴露），而且在暴露的同时也很少进行放松训练，因为放松似乎并不能增加暴露的有效性（参见 Moscovitch，Antony，& Swinson，2009）。

沃尔普从 20 世纪 40 年代末到 1960 年，工作于南非约翰内斯堡的金山大学。之后，他进入美国弗吉尼亚大学医学院，并于 1965 年来到天普大学。整个 20 世纪 50 年代，沃尔普都在训练他的团队实施他们称为**条件性治疗**（conditioning therapy）的方法。团队成员包括拉扎勒斯（Arnold Lazarus）和拉赫曼（Stanley Rachman），他们都对行为治疗领域做出了重要的贡献（Lazarus，2001）。拉扎勒斯在 1957 年的一次小组会议中，第一次建议将他们的方法从**条件性治疗**更名为**行为治疗**。拉扎勒斯（1958）也是第一个在公开发表的期刊文献中使用**行为治疗**和**行为治疗师**（behavior therapist）术语的学者（他并不知道斯金纳在五年前的一篇未发表的报告中已经使用了该术语）。1970 年，沃尔普与他的导师雷纳在天普大学创办了《行为治疗与实验精神病学杂志》（*Journal of Behavior Therapy and Experimental Psychiatry*）。

与此同时，在英国，德国裔心理学家艾森克（Hans Eysenck）和他的学生一起在位于伦敦的精神病学研究所（莫兹利医院）研究行为疗法。行为治疗是艾森克具有影响力的领域之一，他同时也因为对人格理论的贡献而闻名。艾森克于 1963 年创立了第一个行为治疗期刊《行为研究与治疗》（*Behaviour Research and Therapy*），并通过其 20 世纪 60 年代的著作使行为治疗这一术语得到广泛应用。此后几年，艾森克的学生也对行为治疗做出了重大贡献。例如，拉赫曼（艾森克从南非的沃尔普团队中招募而来）在英国和加拿大的英属哥伦比亚大学，针对广场恐惧症、强迫症等其他焦虑障碍发展出了一套有效的行为疗法。艾森克的另一位学生弗兰克斯（Cyril Franks）于 1957 年迁入美国，并于 1966 年建立了行为治疗促进协会（Association for the Advancement of the Behavioral Therapies，AABT）；弗兰克斯不仅是该协会的首任主席，也是该协会期刊《行为治疗》（*Behavior Therapy*）的第一任主编。1967 年，行为治疗促进协会更名为行为治疗促进会（Association for Advancement of Behavior Therapy），并于 2005 年再次更名为行为与认知治疗协会（Association for Behavioral and Cognitive Therapies，ABCT），反映了行为治疗涵盖认知取向的演变过程。

在北美，行为治疗的渊源与斯金纳的操作性条件作用研究密切相关。斯金纳的学生阿兹林（Nathan Azrin）是最早基于操作性条件作用原理发展治疗方法的学者之一。阿兹林协助建立了**应用行为分析**（applied behavior analysis），发展出了一整套基于强化的物质滥用治疗方案以及改变不良习惯的行为疗法。在与加拿大萨斯喀彻温医院的心理学家艾隆（Teodoro Ayllon）的合作过程中，阿兹林还发展了**一套代币疗法**（token economy）。所谓代币疗法，指行为问题可以通过强化来进行治疗，这种强化是指出现期望的行为能够获得代币，而代币随后可以换取奖励（Ayllon & Azrin，1968）。在精神科住院病人中，特别是在有效的精神药物得到广泛使用之前，代币疗法是一种常用的治疗破坏性行为的方法。

## ■ 三、现状

1955 年，当艾利斯（Albert Ellis）首先使用他的**理性治疗**（1962 年更名为**理性情绪治疗**，1993

年正式定名为**理性情绪行为治疗**；Ellis，2001）进行实践时，行为治疗的边界便随着认知技术的引入而得到扩展。贝克（Aaron Beck，**认知治疗**创始人）与其他人［例如，梅肯鲍姆（Donald Meichenbaum）、戈德弗莱德（Marvin Goldfried）、戴维森（Gerald Davison）、马奥尼（Michael Mahoney）］一起，进一步发展了改变负性思维的有效策略，为新兴的认知方法的普及做出了贡献（Lazarus，2001）。一些行为治疗师（包括拉赫曼和拉扎勒斯）也开始在他们的工作中采用整合的认知策略。不久后，认知行为治疗在世界各地得到广泛应用。根据拉扎勒斯（Lazarus，2001）的观点，认知行为治疗这一术语首先由弗兰克斯在《行为治疗年度评论》（Franks & Wilson，1978）上发表的一篇综述中提出，这篇综述探讨了从行为治疗到认知行为治疗的转变过程。

班杜拉（Albert Bandura）也对行为治疗产生了重要影响。班杜拉指出，除了通过经典与操作性条件作用进行学习之外，人类还会观察学习，而这一过程（通常称之为**社会学习**或**示范**）对符合或不符合社会期待的行为都起作用（Bandura，1969）。现如今，期望行为的示范（例如，通过父母、治疗师或其他人）经常包括在行为疗法中，班杜拉的社会学习理论，现在被称为**社会认知**理论，也整合了认知的影响（Bandura，1986）。

在过去的 10 年中，行为治疗还有更进一步的转变，有时也被称为行为治疗的"第三思潮"（Hayes，Follette，& Linehan，2004）。所谓"第三思潮"，指的是**以接纳为基础的行为治疗**的发展，即强调接纳不想要的想法、情感与情绪，而不是试图控制或直接改变它们。这些治疗方法包括**接纳承诺疗法**（acceptance and commitment therapy，ACT；Hayes，Strosahl，& Wilson，2012）、**正念认知疗法**（mindfulness-based cognitive therapy；Segal，Williams，& Teasdale，2013）、**辩证行为疗法**（dialectical behavior therapy；Linehan，1993）以及其他与此相关的疗法。以接纳为基础的疗法（尤其是 ACT）还包括教授当事人觉察什么是最重要的，并改变他们的行为，使之与他们的价值观相一致。虽然以接纳为基础的疗法得到迅速普及并有实证研究支持，但还不能说它与传统的行为治疗和认知行为治疗一样流行。

如今，行为治疗（包括认知行为治疗）是针对心理与行为问题使用最为广泛的方法。不同专业机构（例如美国精神病学会）出版的治疗指南以及政府资助的独立机构［例如英国国家卫生与医疗质量标准署（National Institute for Health and Clinical Excellence）］，一直将行为治疗列为大多数心理病理问题可选的心理治疗方法。目前已有超过 20 个科学期刊致力于研究行为治疗；同时，很多国家都有自己的专业学会，以更好地实践行为或认知行为治疗。行为治疗体系已经被很好地建立起来了，而且有迹象表明，行为治疗在未来仍会继续成长和发展下去。

# 第三节　人格理论

## ■ 一、理论概述

人格的特质理论假设每一个体都是独特的，在不同的情境中可以观察到一致的行为模式，而这些行为模式能够通过特定的人格特征和**特质**来解读。自从心理学家开始研究人格以来，研究者就对人格特质的实际数量及其相对重要性持有不同观点。例如，最早研究人格特质的心理学家奥尔波特（Gordon Allport）最初在英语词典中确定了 18 000 个与人格特质相关的词（Allport & Odbert，1936），随后奥尔波特将所列的词减少到 4 500 个，之后卡特尔（Raymond Cattell）又进一步减少到 171 个特质（Cattell，1943），并最终形成 16 项人格因素（Cattell，1946，1989）。

　　如今，科斯塔和麦克雷（Costa & McCrae，1992）的人格五因素模型（five-factor model，或称"大五"人格）可能是最具有影响力的人格因素模型，这个模型包括**开放性**（openness，即好奇对谨慎）、**责任性**（conscientiousness，例如有序对粗心或随意）、**外倾性**（extraversion，好交际对独立或保守）、**宜人性**（agreeableness，富有同情心对冷淡或无情）、**神经质**（neuroticism，敏感或焦虑对安全或自信）。每一个因素都是范围相对较小的特质的集合。

　　传统上，行为治疗局限于研究行为（特别是可观察到的行为）及对行为产生影响的环境条件。大多数情况下，行为主义者拒绝传统的人格特质取向，并对其预测行为的能力持怀疑态度。行为主义者认为行为主要是受环境变量（强化、惩罚、经典条件作用等）的影响，个体的行为在不同情境中是存在差异的，不能根据稳定的特征或特质来解释行为。例如，个体可能在一个情境中是开朗的，而在另一个情境中是拘谨的。

　　从行为主义的视角来看，一位老师在课堂上的表现应与他在家中、医院或开车时不同。那么，实证研究告诉我们特质与行为间的关系是什么样的呢？在 1968 年，心理学家米歇尔（Walter Mischel）综述了相关研究，研究结果一致认为行为主要依赖于情境因素，仅有极少数研究支持行为存在跨情境一致性的观点，这挑战了人格特质论的经典理念（Mischel，1968）。

　　然而，严格的行为观点也不完全被研究所支持。强有力的证据支持个体的气质会影响其行为。例如，卡根（Jerome Kagan）与其他研究者已经证明，婴儿期的两种气质（抑制、害羞或胆怯对豪放、友善或开朗）主要受生理因素影响（例如遗传），而且能够预测以后的行为发展，并认为这一过程主要取决于它们如何与环境中的事件互动（Kagan，1997）。

　　现在，大多数行为治疗师承认稳定的气质因素对行为的重要影响，并假定这些关系模式同时受到个体的学习经历和生理构造的影响。同时，行为主义者也认为我们的许多行为随着情境的变化而变化，主要受到当下情境因素的影响。

## 二、主要概念

　　行为治疗无论是在行为发展的过程中还是行为改变的策略中，都强调学习的重要性。这一部分将讨论行为治疗中的各种概念，包括经典条件作用、操作性条件作用、替代学习和规则支配行为。

### （一）经典条件作用

　　**经典条件作用**（也称为**巴甫洛夫条件作用**或**应答性条件作用**）是一种学习形式。**条件刺激**（CS）是次级**刺激**，是**无条件刺激**（US）出现的信号。无条件刺激通常是能够自然引发特定反应的刺激，这个反应被称为**无条件反应**（UR）。例如，电击（US）会导致疼痛（UR），不吃东西（US）会导致饥饿（UR），等等。如果无条件刺激（US）与条件刺激（CS）配对出现，那么每当条件刺激（CS）出现时，个体（或动物）都会期待无条件刺激（US）的出现，并最终在只出现条件刺激

（CS）时形成**条件反应**（CR）。例如，一个在学校长期或严重被欺负（US）的孩子会觉得不幸和痛苦（UR）；即使之后没有再被欺凌，这个孩子仍会在学校（CS）感到恐惧与焦虑（CR）。经典条件作用有时能够解释为什么我们在一些情境中体验到消极情绪（例如恐惧、愤怒），而在另一些情境中体验到积极情绪（例如高兴、喜爱），也有助于解释为什么我们趋近一些情境而回避另一些情境。事实上，经典条件作用理论可被用来解释性唤起模式（例如，某些个体会在无生命物体如鞋子出现时产生性唤起）、特定环境因素引起的饥饿、特定情境引发的对毒品的渴望等其他一系列经验。

**消退**（extinction）指的是条件刺激（CS）的呈现不再伴随无条件刺激（US），最终会导致条件反应（CR）也不再出现。简单地说，在消退的过程中，条件刺激（CS）不再是无条件刺激（US）出现的信号，因此不会继续诱发反应。消退原理可以用来解释暴露疗法减少恐惧的过程。在重复地面对恐惧情境却没有任何负性结果时，个体就会停止对该情境的恐惧反应。然而，在**恢复**（reinstatement，例如无条件刺激与条件刺激随后又配对出现）过程中，恐惧通常会迅速地再次出现。例如一个经历了车祸的人，在克服了驾驶恐惧之后，可能会突然地再次体验到强烈的恐惧情绪，这说明消退并没有消除先前的学习。

### （二）操作性条件作用

操作性条件作用指的是行为的频率、形式、强度受到行为结果影响的一种学习形式。例如，一个孩子由于其高标准和注重细节而受到了表扬和奖励，他就会比那些没有因为这些行为受到奖励的孩子更倾向于完美主义。强化和惩罚是实施操作性条件作用的两个主要方法。

#### 1. 强化

强化（reinforcement）会导致行为频率增多或强度增大。强化有两种：**正强化**（positive reinforcement）和**负强化**（negative reinforcement）。正强化指的是当奖励刺激（例如食物、金钱、注意）出现时会引发个体的行为，负强化指的是当厌恶刺激撤销时会引发个体的行为。例如，个体在惊恐发作时将车停在了高速公路上，那么在离开高速公路后其症状得到缓解，就是对逃避行为的负强化。同样，酒精依赖或其他药物依赖的个体通过喝酒或服用药物来减少戒断症状的不舒服感，也是负强化的例子。

#### 2. 惩罚

惩罚（punishment）会导致行为在频率上减少或强度上减弱。与强化相同，惩罚也有两种形式：**正惩罚**（positive punishment）与**负惩罚**（negative punishment）。正惩罚指的是行为的出现会伴随一个厌恶刺激的给予，如被打、被骂、被解雇等；负惩罚指的是行为的出现会伴随一个期待刺激的撤销，例如在学校表现不好时减少每周的零花钱，或者是在拒绝吃蔬菜后禁止吃甜品。

#### 3. 消退

在操作性条件作用中，消退（extinction）是指由于行为不再伴随积极奖励的出现而导致行为的终止。例如，当儿童发脾气的行为不再得到强化时（发脾气后得不到想要的东西），他们就会停止发脾气。

#### 4. 辨别学习

当个体的反应在某一情境中得到强化或惩罚，但在其他情境中却不会时，这时就会出现辨别学习（discrimination learning）。辨别学习可以解释为什么人们会在不同情境中有不同表现。例如，强迫症患者可能在家中难以克制过度洗手的冲动，但在工作地和学校等公共场所，却能够抵制洗手的冲动。

**5. 泛化**

泛化（generalization）是指习得的行为在行为获得的情境之外的地方出现。例如，个体深夜在公园散步时被抢劫，之后在其他公共场所及其他时间段独处时，可能也会感到害怕。

## （三）替代学习

替代学习（vicarious learning）也称为**观察学习**（observational learning），是指通过观察其他人的行为来学习环境中的意外事件。例如，目睹交通事故就足够引发个体的驾驶恐惧，即使个体并没有亲身经历意外事故。同样，看到其他人使用可卡因后非常享受，也会导致青少年尝试吸食可卡因。

## （四）规则支配行为

个体即使没有亲身经历意外事件，也可以通过他们看到的或听到的信息间接地获得意外事件的信息，这一过程即**规则支配行为**（rule-governed behavior）或称为**指导性学习**（instructional learning）。例如，由于父母向孩子解释在过马路时如果不注意来往的车辆是非常危险的，那么孩子就会习得在过马路前左右张望。同样，由于听到来自其他人的流言蜚语，个体会强烈地讨厌一个从未谋面的人。

# 第四节　心理治疗

## ■ 一、心理治疗理论

行为治疗假设所有的行为都是通过联结、后果、观察或规则（通过交流或语言学习）习得的。治疗目标是通过提供矫正性的学习经验来帮助当事人，从而改变其广义上的行为（包括认知、情绪及心理反应）。

行为治疗中的学习是高度结构化和主动的。当事人在会谈及家庭作业中都要"做"事情，例如完成饮食监控日记、进行恐惧情境暴露和放松练习等。事实上，与其他心理治疗不同，行为治疗中的很多改变被认为是会谈之间的家庭作业的结果。当事人要在现实情境（比如在家里、工作中以及与他人的日常互动中）中应用他们在会谈中学到的知识。

行为治疗师有时会被指责忽视了治疗关系的重要性，在一定程度上这种指责是可以理解的。确实，许多行为治疗师并不强调治疗师与当事人之间的关系，有些人甚至认为治疗关系在行为治疗中根本不重要。例如朗、梅拉米德和哈特（Lang, Melamed, & Hart, 1970）发表了一项关于实施系统脱敏法以减少恐惧的自动化程序的研究。在论文摘要中，作者总结道："在减少恐惧行为方面，自动执行系统脱敏法的仪器与活生生的治疗师都是一样有效的，说明脱敏并不依赖于当时的人际互动。"（p. 220）此外，越来越多的文献支持使用计算机管理的治疗与自助治疗，从而提出了治疗关系是否重要这一问题。

虽然已有的这些研究成果指出治疗关系并不重要，但仍有大量研究清晰地指出：强有力的治疗关系在任何心理治疗形式中都是重要的，当然也包括行为治疗（Norcross，2011）。例如，包括共情、积极回应、真诚一致以及自我表露等在内的治疗师因素，都有助于获得积极的治疗效果。从行为的视角来看，这也并不奇怪。正如安东尼和罗默（Antony & Roemer，2011）的评论所言，这些治疗师因素之所以可能会促进改变，是因为他们对期望的行为和典型的人际技能给予了及时的社会强化，同时促使当事人更加投入治疗、更愿意完成家庭作业、与治疗师为了共同的治疗目标一起合作。

即使是自助治疗，也有证据支持治疗关系的重要性。例如，在探讨针对惊恐发作的 CBT 自助性书籍的有效性研究中，研究者发现虽然自助治疗与治疗师实施治疗具有同样的效果，但只有在当事人偶尔和治疗师会面（检查进展）并遵循治疗师的治疗要求的情况下，自助书籍的作用才会真正出现（Febbraro，Clum，Roodman，& Wright，1999）。

当按规定使用时，行为策略通常是有效的。行为治疗的难题是保持当事人的动机，使其愿意花费时间和精力，并全身心地投入治疗。对于那些对治疗持有矛盾态度的当事人而言，在行为治疗之前采用一些技术，如**动机式访谈**（motivational interviewing），可能会有帮助。所谓动机式访谈，原是当事人中心治疗的方法，可以帮助当事人探索和解决为什么会对治疗持有矛盾的态度。在使用 CBT 来治疗物质滥用、进食障碍、焦虑障碍等一系列问题时，动机式访谈可用来提升治疗效果（Miller & Rollnick，2013）。

## 二、心理治疗过程

### （一）行为治疗的形式与结构

与大多数其他取向的心理治疗相比，行为治疗的形式与结构是多种多样的。通常采取与治疗师个体会谈的形式进行，但也可以采取团体、家庭或夫妻等方式进行。例如，在家庭成员潜移默化地强化当事人非适应性行为的案例中，家庭成员会被邀请参加一次或多次会谈，学习不再继续强化当事人问题行为的策略。行为干预通常由治疗师进行，但也可以由其他人实施（例如父母、老师、专业医务人员、监狱看守等）。治疗策略也可以通过自助书籍、基于网络的治疗项目等其他与治疗师较少接触的途径来学习。

与其他取向的心理治疗相同的是，行为治疗的会谈通常持续 1 小时，但会谈的长度经常是变化的。例如，治疗师辅助的暴露治疗的会谈一般长于 1 小时，团体治疗的会谈通常是 90 分钟到 2 个小时。治疗会谈可以在治疗师的办公室进行，但治疗师也经常在其他环境中约见当事人。例如，学校的行为治疗师可能会到教室进行行为观察与干预。当治疗在公共场所（例如餐馆或购物中心）有恐惧反应的当事人时，治疗师可能会在暴露治疗的会谈中与当事人一起到这些地方去。

行为治疗通常是有时间限制的。虽然在大多数研究中行为治疗通常是在 10 次与 20 次之间，但治疗持续的具体时间也有不少差异。例如，动物恐惧治疗通常在短短一次会谈中就能见效（Hood & Antony，2012）；其他心理问题，例如边缘型人格障碍，治疗则可能会持续一年或者更久（Lynch，

Trost，Salsman，& Linehan，2007）。在研究以外（研究通常会预先设定会谈的次数），常规临床干预的持续时间会更长，这取决于当事人的进展及其支付能力。不管治疗的持续时间有多长，治疗的目的都是让当事人不再需要治疗。在治疗过程中，当事人不仅会学习如何改变问题行为的种种策略，而且要学习在治疗结束后维持其改变。

### （二）伦理问题

对行为治疗的一个普遍的误解是，认为行为治疗是强制性的（如强迫当事人做他们不想做的事）。在临床中，认为行为治疗具有强制性的观点是没有根据的。正如前文所述，行为治疗只有在支持性的治疗关系中实施才有效。行为治疗中许多策略的运用都依赖于当事人自己练习相关技术（通常是日常生活中），除非当事人全身心地投入并对治疗的有效性具有积极的期待，否则治疗是不会产生作用的。以暴露治疗为例，当事人在暴露治疗中会面对恐惧情境，直到他们不再感到害怕。虽然对于因焦虑而产生的问题，暴露在恐惧情境下是一种有效的治疗方法，但疗效依赖于当事人的定期练习。当事人对情境的可控性感知也是非常重要的。换句话说，被迫完成暴露活动或者实施节奏快于自身意愿的当事人，都不会从治疗中获益。

当然，和其他取向的心理治疗（以及其他类型的专业关系）一样，治疗师与当事人的权力存在差异，治疗师影响当事人的方式有可能并不符合当事人的最佳利益。治疗师需要意识到他们对当事人的潜在影响，给予建议时要谨慎，只给予对当事人有益的建议。

行为治疗的另一个伦理问题是谁来决定治疗目标，因为确实会存在当事人与治疗师在最佳治疗目标上意见不一致的情况。例如，失眠症患者的睡眠问题可能是创伤后应激障碍（PTSD）所引发的次级问题，但这些患者可能会拒绝讨论与创伤有关的问题，认为只要解决睡眠问题即可。在这种情况下，治疗师可能会与当事人讨论为什么解决创伤问题对改善失眠是重要的，但最终还是由当事人决定治疗的目标。另外，也可能存在当事人对治疗目标投入较少的情况（例如，具有行为问题的小孩、具有暴力行为的痴呆症患者、法院强制治疗的当事人）。然而，即使是在这些案例中，除非当事人与治疗师具有共同的治疗目标，否则治疗也不可能是有效的。

行为治疗与其他取向治疗的差异在于，会谈不仅仅是在治疗师办公室中的谈话，还可能是各种各样的活动。例如，具有进食障碍的当事人可能会与治疗师一起用餐，害怕乘坐公共汽车的当事人可能会与治疗师一起练习乘车。对于治疗师来说，时刻保持专业界限，让当事人充分理解治疗中的活动目的十分重要。例如，当事人应理解为了克服进食障碍而与治疗师一起用餐，是与以社交为目的的用餐完全不同的。另外，治疗师也要注意保密。例如，如果治疗中需要治疗师与当事人一起在公共场所出现，治疗师或当事人就有可能遇到他们在其他环境中认识的人，治疗师与当事人通常会提前制订计划，以应对这种情况的出现。

## 三、心理治疗机制

传统上，行为治疗依赖于学习原理（例如强化、惩罚、消退）来解释治疗的效果。然而，随着时间的推移，目前信息加工、情绪加工、认知评价等模型也越来越多地被用于进一步解释行为治疗中当事人发生改变的过程。例如，福阿及其同事的情绪加工理论改变了许多行为治疗师理解暴露治疗内部机制的方式（Foa & Kozak，1986；Foa，Huppert，& Cahill，2006）。根据该模型，恐惧的结点以恐惧网络的形式储存在记忆中，而恐惧网络由**刺激**成分（例如狗）、**反应**成分（例如害怕）及**意义**成分（例如我会受到攻击）组成；条件作用经验让这些成分相互联结。因此，体验到其中任何一个成分（例如看见狗）都可能激活其他成分（例如害怕被攻击）。根据该理论，恐惧情境暴露是通过完全激活恐惧网络及合并新的矫正性信息起作用的。

近年来，行为治疗研究开始探索能够预测当事人最佳反应的因素。虽然在跨研究、跨问题、跨干预中所得的结论有所不同，但在许多治疗方法和诊断群体中仍然有一些发现。例如，针对焦虑障碍所采用的认知行为治疗中，一些变量与较差的效果有关，这些变量包括存在人格障碍、严重的抑郁、严重的焦虑、较多的生活压力事件、对过度焦虑症状的觉察不足、低动机、家庭成员之间的消极沟通模式、较差的治疗依从性（例如错过会谈、不完成家庭作业）。研究发现，在其他的治疗情境中，类似的因素也会影响疗效（Antony，Ledley，& Heimberg，2005）。

# 第五节　应用评价

## 一、适用人群

行为治疗与认知行为治疗的效果已被数以百计的研究所证实，这些研究几乎涉及了所有的心理问题，包括焦虑障碍（Antony & Stein，2009）、抑郁症（Cuijpers et al.，2012）、物质滥用（Hallgren，Greenfield，Ladd，Glynn，& McCrady，2012；Vedel & Emmelkamp，2012）、精神分裂症（Jones & Meaden，2012）、进食障碍（Touyz，Polivy，& Hay，2008）、性功能障碍（Wincze & Carey，2001）、睡眠障碍（Smith，et al.，2002）、边缘型人格障碍（Kliem，Kröger，& Kosfelder，2010）、赌博成瘾（Gooding & Terrier，2009）等。行为治疗在成人、儿童及其他各类特定群体中的效果，都得到了有力的证实。

对支持行为治疗疗效的证据进行全面系统的总结超出了本章的范畴。然而，作为例证，本节将对行为治疗在焦虑障碍（重点是惊恐障碍和强迫症）、抑郁、物质滥用与精神分裂症方面的有效性做一个简短的回顾。许多优秀的资源对行为治疗（以及其他循证治疗方法）在各类心理障碍中的有效性进行了详细的综述（例如 Nathan & Gorman，2007；Sturmey & Hersen，2012），大家可以自行阅读和了解。

### （一）焦虑障碍

大量研究支持使用行为治疗来处理所有类型的焦虑障碍（Antony & Stein，2009；Olatunji，Cisler，& Deacon，2010）。例如对于惊恐障碍（包括突发的惊恐发作，担心惊恐发作的后果，回避引发惊恐发作的情境），循证治疗通常包括心理教育、暴露治疗（既暴露于客观的恐惧情境，也暴露于主观的恐惧情绪）和认知重评等三者的结合（有关综述，请参见 Koerner，Vorstenbosch，& Antony，2012）。强迫症是一种与强迫观念（闯入的、不想要的想法、意象和冲动）和强迫行为

（对强迫观念的反应，目的是降低焦虑或防止危害发生）有关的心理问题。在强迫症的治疗中，虽然最近有研究支持认知策略的作用（参见 Williams，Powers，& Foa，2012），但研究最多的行为治疗方法还是暴露治疗（包括现实的和想象的）与反应阻断的结合。

虽然在不同的障碍中，行为策略（例如暴露、认知技术、放松训练、基于正念与基于接纳的策略）的使用存在差异，但这些行为策略对其他不同类型的基于焦虑的障碍（例如广泛性焦虑障碍、创伤后应激障碍、社交焦虑障碍及特定恐惧症等）都是有效的（有关综述，请参见 Antony & Stein，2009）。例如，虽然放松训练作为一种独立的治疗方法对广泛性焦虑障碍是有效的，但在对其他焦虑障碍的治疗中，放松训练很可能与其他行为策略结合使用（或者根本不使用）。对于特定恐惧症来说，首选的循证治疗方法仍是暴露于特定的情境之中，即暴露治疗。

### （二）抑郁症

行为或认知行为取向的方法（例如行为激活、认知重评、问题解决训练、社交技能训练、正念）对治疗单相抑郁及预防未来的抑郁发作都是有效的（例如 Cuijpers，van Straten，Andersson，& van Oppen，2008；Piet & Houggard，2011）。一些非 CBT 的方法也对抑郁症的治疗起作用，包括人际心理治疗、短程心理动力治疗、非指导性的支持性心理治疗以及婚姻治疗（Cuijpers et al.，2012）。CBT 对双相情感障碍（有时也被称为**躁郁症**）中抑郁的疗效较差，此时心理治疗通常是药物治疗的辅助手段，很少单独使用。

### （三）物质滥用

对物质滥用治疗的数十年研究支持了行为治疗方法的效果，这些方法包括相倚管理、社区强化、夫妻与家庭行为治疗、认知行为方法等（Hallgren et al.，2012；Vedel & Emmelkamp，2012）。动机式访谈、当事人中心治疗在解决药物停止使用之后产生的冲突中的作用，也得到了大量证据的支持。虽然有证据支持这些方法的有效性，然而社会（特别是在美国社会）一直依赖于毫无裨益的方法，包括监禁、排斥物质滥用者、提供既无证据支持也不划算的治疗（Miller & Carroll，2006）。

### （四）精神分裂症

最早提出的一些行为治疗方法（比如代币疗法）最先是被用于治疗精神分裂症及其相关问题的。很多行为治疗技术对于改善精神分裂症患者的生活很有帮助，这些技术包括社交技能训练、相倚管理（例如代币疗法）、行为家庭治疗（包括沟通训练、问题解决训练及其他策略）及认知行为治疗（Mueser & Jeste，2008）。然而，与单独依靠行为治疗就能解决的心理问题不同，精神分裂症患者通常还需要服用抗精神病药物。治疗精神分裂症最有效的手段是药物治疗与心理治疗相结合。

## 二、治疗技术

行为治疗包括大量的策略、技术和方法。事实上，在《行为矫正与认知行为治疗百科全书》第一卷《成人临床应用》中，就列出了超过 50 种的主要技术和 62 种补充的次要技术（Hersen & Rosqvist Eds.，2005）。虽然这一部分无法全面总结行为治疗的技术，但我们将对一些常用的技术进行概述，包括行为评估、暴露策略、反应阻断、操作性条件作用策略、放松训练、刺激控制、行为示范、针对抑郁的行为激活、社交技能训练、问题解决训练、基于接纳的行为治疗等。虽然认知策略也得到行为治疗师的普遍使用，但不会在这里进行讨论，因为这部分内容将在本书的其他章节进行深入讨论（见第 5 章和第 7 章）。

## （一）行为评估

在行为治疗中，评估与治疗密切相关。每个当事人在治疗之前都会进行评估，而且在治疗的整个过程中会持续进行评估，甚至在治疗结束之后也会进行评估。行为评估具有几个功能，包括确定**目标行为**（target behaviors，治疗中要改变的行为）、确定最合适的治疗方案、持续评估治疗的作用以及评估治疗的最终效果。由于行为治疗认为当事人的行为在跨情境中存在差异，行为评估通常依赖于**多种方法**（例如，访谈、对当事人行为的直接观察、症状测评的自我报告、心理生理测量）、**多种评价主体**（例如，当事人、家庭成员、老师、朋友）以及引发行为的**多种情境**（例如，家庭、工作场所、学校、治疗师的办公室）。

通常，目标行为是由当事人和治疗师共同确定的。理想的目标行为是那些令人痛苦的、令人受伤的或者是对当事人或其他人有危险的行为。选择目标行为的目的是增强当事人行为的可塑性。目标行为可以是**行为缺陷**（behavioral deficits，例如社交技能差、愤怒控制差）、**行为过激**（behavioral excesses，例如强迫洗手、过度行为监控倾向）以及当事人所处环境中的其他问题（例如限制约会的机会、期待的行为没被强化）。

行为评估的一个关键部分是**功能分析**（functional analysis）。功能分析的目的是确定维持目标行为的变量。理想情况下，功能分析会操纵环境中的变量，并测量其对目标行为的影响。例如，如果我们假设孩子发脾气是通过父母关注来维持的，那么我们可以让父母在一两个星期内对孩子发脾气的行为停止关注，并评估其对儿童的影响，以此来检验假设。在临床实践中，通常难以操纵环境来确认解释行为的因果关系。这时，影响因素是通过各种方法推断出来的，比如访谈法、问卷法及其他方法。在功能分析过程中，评估的因素经常用简写的 "ABC" 来概括：A 指目标行为的**前因变量**（antecedents），B 指目标**行为**（behavior），C 指行为的**结果**（consequences），包括当事人环境中的强化物与惩罚物。在临床实践中，大多数行为治疗师还会关注一些对当事人的行为有影响的内部变量，例如生物因素（如头部受伤、睡眠不足造成的疲劳）乃至人格类型等。

### 1. 行为访谈

行为访谈有助于治疗师理解当事人行为的形式及功能。在访谈过程中，治疗师能够获得对问题的细节描述，包括频率、持续时间及严重程度等信息。治疗师通常还会询问问题行为的发展及变化过程。访谈的另一个重要目的是确立目标行为的前因后果。最后，除了得到重要问题的答案之外，访谈还能够为治疗师提供当事人行为的直接样本（例如，沟通的风格、眼神接触），而这些当事人是不会自我报告的。

### 2. 行为观察

行为观察指通过对当事人的观察，评估其行为及其前因后果。在**自然观察**（naturalistic observation）中，行为评估发生于当事人所处的自然环境（例如，老师会记录儿童在教室里的破坏行为）。在**模拟观察**（analog observation）中，评估发生于模拟情境（例如，当事人在工作面试中进行角色扮演）。行为观察也可以通过其他间接的方法来进行，例如记录（音频或视频）当事人的行为，利用事件计数器来追踪行为发生的频率，或者测量行为的副产品（例如，通过观察当事人胳膊上的割痕来评估自我伤害，采用尿检来评估药物或酒精使用情况）。行为观察的一个挑战（其他形式的评估也会有）是**反应性**（reactivity）的问题。反应性指个体行为受评估过程本身的影响，导致无法提供正常情况下对当事人行为的准确描述。例如，在治疗师的办公室共同接受访谈的夫妻，可能会与他们单独和治疗师在一起沟通时有所不同。类似的情况是，与不要求当事人追踪吸烟的情况相比，要求当事人每次抽烟的时候都在日记的复选框中打钩，有可能让他们抽更少的烟。减少反应性的方法包括：选择隐蔽的观察方法（例如单向玻璃观察）；在评估当事人的行为之前，让当事人习惯或适应评估情境等。

### 3. 监控表格与日记

行为治疗师经常会要求当事人在两次会谈之间完成日记或监控表格，以此来追踪行为的发生。在治疗开始之前可以用日记建立问题行为的基线水平，并持续测量行为的改变。日记也有助于当事人意识到他们不曾注意到的问题行为。通常要求当事人在日记中记录其外显行为（例如，饮酒、回避恐惧情境）以及思维、情绪、躯体感受、遭遇的情境、不必要的冲动以及目标行为的前因后果。

### 4. 自陈量表

自陈量表指评估行为或其他感兴趣的领域（例如焦虑或抑郁的水平）的问卷。通常是通过纸笔或电脑填答的形式完成。与昂贵且耗时的行为观察和访谈不同，自陈量表的实施、计分与解释通常是快速且廉价的。自陈量表一般都已被标准化，其信度与效度也有实证研究支持。与其他方法相比，自陈量表的主要缺点是无法提供当事人的独特信息。不过，自陈量表通常可以提供对当事人的一种整体概述，并提供所测量概念中某些指标的严重程度或强度（例如当事人抑郁的严重程度）。

### 5. 心理生理评估

行为评估有时还包括评估当事人的生理反应。例如，在治疗患有性功能障碍的男性当事人时，可能会采用**阴茎体积描记器**，这个过程是将阴茎置入设备中来测量性唤起时的变化；接受行为治疗的高血压当事人，会接受定期的血压检查来评估治疗的作用；接受睡眠障碍治疗的当事人，会接受睡眠状态下其躯体运动、大脑活动、肌肉活动及眼动的测量评估；焦虑障碍个体则可能会在治疗的过程中接受心跳或皮肤电测量，这些测量能够提供生理层面有关恐惧和焦虑的有用的客观指标。

## （二）治疗计划

在行为治疗开始之前，治疗师与当事人会设定治疗目标。目标既要具体，又要可测量。例如，当事人"不再打孩子"是比"成为一个更好的父母"（既模糊又难以测量）更适当的行为目标。与此相关的是，目标必须扎根于特定的行为或结果。例如，希望在工作中更"成功"的当事人，首先要精确地定义什么是成功（例如，工作更迅速、更少犯错误、获得主管更多的积极反馈、赚更多的钱）。目标还应是现实的，并且是能够实现的。最后，需要设置实现目标的时间表。

行为治疗囊括了各种不同的技术，知道对特定当事人使用哪些技术是一个挑战。选择治疗策略有两种主要方法：一是基于详细的**功能分析**的结果，二是基于对当事人的**诊断描述**。在临床实践中，两种方法在不同程度上都有使用。

采用第一种方法时，治疗策略来自行为评估的结果。例如，如果确定当事人的抑郁是活动量降低造成的，那么治疗就会包括**行为激活策略**（本章稍后讨论），这种策略是鼓励当事人增强他们的活动水平。同样，如果确定当事人的酗酒是由其社会环境的强化（例如，在酒吧工作、与饮酒过量的朋友交往）决定的，那么治疗可能会集中于改变环境中的强化模式（例如，帮助当事人寻找新的工作或者结交新的朋友）。

第二种选择治疗策略的方法是基于对当事人的诊断结果。越来越多的行为治疗师在治疗特定症状或问题的当事人时，依赖于确定的手册化方案。多年来，对特定问题的行为治疗研究促进了手册化治疗的发展，以此来保证研究中治疗实施的一致性。此外，在常规临床实践中使用循证的方案，增加了以原始的、被证实的方式实施治疗的可能性。虽然使用手册化治疗存在优势，但对标准方案的依赖仍然受到批评，这是由于临床实践中的当事人和研究中通过仔细筛选的当事人是不同的。当然，最有用的手册通常不会"照本宣科"式地生搬硬套，而会具有一定灵活性，并能适应不同类型当事人的需要。

当一种强有力的治疗方法被证明可以治疗当事人的特定障碍，而且完成详细的功能评估所付出的时间或费用远不如收益时，基于当事人的诊断结果选择治疗策略（相对于详细的功能评估），对于那些具有类似诊断的当事人特别有用。例如，特定恐惧症患者（如害怕蜘蛛、怕高、怕针）通常对短期暴露治疗的反应良好（Hood & Antony, 2012）。事实上，所有出版的治疗指南一致认为，暴露疗法是特定恐惧症的最佳治疗选择。

### （三）暴露策略

暴露是现有的行为技术中被研究最多，且被一致认为最有效的技术之一。暴露主要用于治疗焦虑障碍，但也可以用于治疗其他情况下的恐惧和焦虑症状（例如，进食障碍患者暴露于"禁食的"食物）。从本质上说，暴露是直接面对恐惧刺激而不是逃避它们。大多数行为治疗师认为，在治疗恐惧与焦虑时，暴露是必不可少的。

最常使用的暴露形式是**现场暴露**（in vivo exposure），指在现实生活中暴露于恐惧情境。例如，鼓励害怕开车的人练习开车，鼓励害怕社交情境的人去面对这些情境（例如公开演讲或会见陌生人）。现场暴露经常是当事人在治疗会谈中与治疗师一起练习，也会在两次会谈之间作为家庭作业来完成。

第二种暴露形式是**想象暴露**（imaginal exposure），指暴露于恐惧的心理意象中。如前所述，想象暴露是沃尔普的系统脱敏法的核心成分。然而，在今天，想象暴露最有可能被推荐给那些试图压抑或害怕自己的想法或心理意象的人，而不太会推荐给那些想减少对外部物体或情境具有恐惧感的个体。例如，创伤后应激障碍个体经常会压抑他们对创伤的记忆（例如对性侵犯的记忆），强迫症患者经常会压抑与强迫观念有关的闯入性思维和意象（例如伤害所爱之人的非理性思维）。试图压抑不想要的想法会带来反作用，可能会提高想法所带来的痛苦或者该想法出现的频率，甚至二者都有。相反，反复地暴露于不想要的、感到害怕的想法中，会降低恐惧，并最终减少闯入性思维出现的频率。

第三种暴露形式称为**内感暴露**（interoceptive exposure），指有目的地体验恐惧的躯体感受，直到不再害怕为止。内感暴露可用于治疗对生理症状的唤醒（例如心跳加快、头昏眼花或呼吸困难）感到焦虑或害怕的个体。内感暴露也可应用于惊恐障碍，即在体验与惊恐发作相关的感觉时会害怕的个体；还可应用于害怕躯体感受的其他问题（例如，害怕头昏眼花和高空的恐惧症，害怕颤抖或人前出汗的社交焦虑症）。研究表明，因呼吸过度（快速呼吸）而引起呼吸困难、心跳加快、麻木或刺痛感，通过狭窄的吸管呼吸引发窒息感，旋转椅子引发眩晕感等情况，都可以通过内感暴露练习来进行治疗（Antony，Ledley，Liss，& Swinson，2006）。

暴露通常是循序渐进的，先从较少的恐惧刺激开始，逐步过渡到更为恐惧的情境。治疗师与当事人一起制定**暴露层级**（exposure hierarchy），即恐惧情境的排序列表，最容易的项目放在列表的下面，最难的情境置于顶部。当事人从练习比较简单的项目（列表下部）开始，当他们的恐惧改善时，就进入更难的情境（列表上部）。暴露练习除了针对恐惧物体、情境、想法、感受外，还可能是照片或视频中的恐惧刺激或是用计算机虚拟现实程序合成的图片。

为确保暴露治疗收到良好的效果，需遵守以下基本原则（有关综述，请参见 Abramowitz，Deacon，& Whiteside，2011；Vorstenbosch，Newman，& Antony，in press）：首先，暴露在可预期（当事人知道将要发生什么）及可控（当事人能控制练习中发生的事情）的情况下最有效。其次，频繁练习的暴露效果更好（例如每天要好于每周）。虽然并不要求当事人的恐惧感在练习结束前完全消失，但长期练习效果要好于短期练习。最后，虽然研究结论尚不完全清晰，但研究表明治疗师的示范（例如演示如何接近害怕的物体或情境）能够产生更好的疗效。

### （四）反应阻断

反应阻断（response prevention）指通过抑制非期待的行为来打破刺激与反应之间的联结。例如，在强迫症治疗中，治疗师会鼓励当事人停止他们的强迫仪式行为（洗手、检查、计数等），通常还会让他们暴露于恐惧物体或恐惧情境中。但是，如果不实施反应阻断的话，单纯的暴露对于强迫症并不会很有效，因为强迫行为（如经常洗手）会破坏暴露（如接触污染品）的效果。目前反应阻断经常用来治疗比较严重的冲动控制问题和某些不想要的习惯（例如咬指甲、抓皮肤），也可用来阻断其他焦虑问题中的安全行为。实施反应阻断治疗时，当事人不能卷入想要改变的行为中，治疗师会鼓励他们忍受这种不适感，直到这种感觉减弱。为了达到这一目的，有时还可能引入一种竞争行为。例如，鼓励那些试图戒烟的当事人嚼口香糖。

### （五）操作性条件作用策略

各种建立在操作性条件作用理论基础之上的策略，都是基于这样的假设：行为之后的期待结果（强化）会增加行为的频率，行为之后非期待的结果（惩罚）会减少行为的频率。因此，操作性条件作用治疗（又称为**应用行为分析**）就是指改变环境中的强化和惩罚模式，包括增加强化物来增加期待行为（例如，将允许晚睡作为孩子完成作业的奖励），撤销强化非期待行为的刺激（例如，孩子发脾气时让步），有时也使用惩罚（例如，对拒绝停止打弟弟妹妹的孩子实施强制暂停）。有关条件作用技术的详细描述，请参见费舍尔等主编的《应用行为分析手册》（Fisher，Piazza，& Roane Eds.，2011）。

#### 1. 强化程序

**差别强化**（differential reinforcement；例如，对不希望出现的行为的消失和希望出现的替代行为的发生予以强化）已经在一系列问题中得到成功应用，包括儿童行为问题、减肥计划、攻击、成瘾等。例如孩子只有在干完家务活之后才能上网，成人只有在反复的药物检测中呈现阴性结果时才能得到住房补贴,都是差别强化的例子。

如前所述,**代币疗法**是另一个根据强化原理形成的操作策略。这一程序经常在医院病房中使用,以帮助管理当事人的破坏行为。接受代币疗法的当事人在做出期待的行为时会获得代币,并能够在之后用代币来兑换强化物(例如,金钱、特权)。

**相倚管理**(contingency management)也是一种基于强化的策略,是指改变当事人所处的环境,从而使当事人的非期待行为不再出现。这种方法经常用于物质滥用的治疗。在这种障碍中,社会环境(例如,同物质滥用的朋友一起,聚在容易获得物质的地方)与个体的"内部环境"(例如,获得兴奋感、使用物质后觉得焦虑降低)都是酒精或其他药物使用的强化环境。在相倚管理中,治疗师会鼓励个体花更多时间与不使用物质的人在一起,远离容易获得物质的地方,并使用更具适应性的方法来处理焦虑。

### 2. 惩罚策略

惩罚是指将个体暴露于不想要的结果中,以达到减少非期待行为的目的。**厌恶条件作用**(aversive conditioning)这一概念常用于描述基于惩罚的治疗过程。使用**戒酒硫**(或**安塔布司**)来治疗酒精依赖,是厌恶条件作用的典型例子。个体如果在饮酒时服用戒酒硫,会体验到各种不适症状,包括恶心、呕吐、头痛、呼吸困难等。在服用戒酒硫后,人们很快就会戒酒。

一般而言,基于惩罚的治疗过程并不是改变行为的长期有效的手段。作为对惩罚的回应,人们通常会表现出短期的行为改变,但当消极结果撤销之后,很容易复发。而且,个体有时会想办法避免所有的消极结果一起出现。此时,基于惩罚策略的治疗方法往往就不再有效。例如,服用戒酒硫的个体,可能只是停止服药而不是戒酒。对于长期的行为改变,基于强化的策略要比惩罚策略更为有效。

### (六)放松训练

放松训练(relaxation training)指采用策略来减少焦虑与压力对身体的影响。方法包括通过缓慢的**腹式呼吸**(也称为**呼吸训练**)来防止过度呼吸,通过**引导性心理意象**来管理压力并减少紧张感,通过**渐进的放松**(progressive relaxation)来减少身体的肌肉紧张感,等等。如果对各种放松技术及其相关证据的回顾感兴趣,可参阅黑兹利特-史蒂文斯的论文(Hazlett-Stevens & Bernstein, 2012)。

渐进的放松是被研究得最多的放松技术,超过 30 个随机控制试验支持了其对广泛性焦虑障碍、偏头痛、高血压等一系列问题的作用(Hazlett-Stevens & Bernstein, 2012)。该疗法最早由雅各布森(Edmund Jacobson, 1938)于 20 世纪初发展起来,并于 20 世纪 70 年代由伯恩斯坦和博尔科维奇(参见 Bernstein, Borkovec, & Hazlett-Stevens, 2000)完善。放松过程开始于 16 组肌肉群的一系列紧张和放松练习,之后是几分钟的集中注意力练习与呼吸练习。在训练过程中,一般会鼓励当事人每天进行练习(约 20 分钟)。在一到两周的练习后,练习从 16 组肌肉群减少到 8 组肌肉群;几周后,再减少到 4 组肌肉群;然后,再省略紧张-放松循环中的紧张部分。在治疗的最后阶段,当事人可通过深呼吸来消除紧张,并达到放松的效果。治疗过程中的目标是,让当事人学会迅速放松且能将放松技术应用于各种情境。这样,在治疗结束之后,当事人就可以在焦虑变得更严重之前应用这些放松技术。

## （七）刺激控制

**刺激控制**（stimulus control）指在特定的线索或刺激得以控制下的行为。在行为治疗的背景下，刺激控制的目标是纠正与刺激控制有关的问题，特别是在不恰当刺激控制下的行为。刺激控制的一个常用治疗领域是失眠。有睡眠问题的人通常不会在床上躺着，他们不睡觉而是做一些其他事情，比如看书、抽烟、看电视、打电话、吃东西等。因此，卧室与睡眠的联结被削弱了，造成当事人更加难以入睡。患有失眠症的人还倾向于在非正常的时间内睡觉（例如，午睡很久、早上晚起），因此晚上的时间不再是睡眠的提示。治疗失眠症的一个重要的部分就是恢复刺激控制，以此形成卧室与睡眠的主要联结，并只在适当的时间内睡觉。治疗师会鼓励患有失眠症的当事人只在睡觉及有性行为时使用卧室，当他们不能入睡时要离开卧室。他们还建议当事人不要午睡，每晚都在同一时间上床，即使他们晚上睡得不好，每天早上也要在同一时间起床。除治疗失眠外，刺激控制还可用来治疗物质依赖（大量的刺激会引发物质使用的冲动）等其他问题（有关综述，请参见 Poling & Gaynor，2009）。

## （八）示范

在某种程度上，我们是通过观察他人的行为来学习自己该如何行动的，这一过程即**示范**（modeling）。例如，我们通过观察他人表现出的恐惧行为，学会害怕某事物；我们还可以通过观察他人毫无恐惧地面对某个情境，从而学会克服恐惧，特别是当我们没有看到任何消极后果时。因此，治疗师示范如何接近恐惧事物，能够促进暴露治疗的效果。示范也有助于教授复杂的生活技能（例如，如何与陌生人交谈，在课堂上如何表现，如何与父母或伴侣有效沟通）或具体的治疗技能（例如，放松、问题解决）。示范很少被单独使用，通常是与暴露策略或技能训练等其他策略一起使用。有关示范疗法的详细描述，可参阅奥尔登的论文（Alden，2005）。

## （九）针对抑郁症的行为激活

**行为激活**（behavioral activation）是基于这样一种观念：抑郁症的维持是由于缺乏反应依赖的正强化，而正强化的缺乏是由不活动和退缩导致的，这种不活动和退缩又会降低个体与潜在强化物接触的可能性，使得行为没有机会得到强化。行为激活可被定义为"为当事人制定的在其日常生活中需要完成的具体活动安排，以此来增加与不同的、稳定的、具有个人意义的正强化物的接触"（Kanter & Puspitasari，2012，p. 217）。正如马特尔等（Martell, Dimidjian, & Herman-Dunn，2010）所言，行为激活是在20世纪90年代由雅各布森（Neil Jacobson）在费尔斯特（Charles Ferster）、卢因森（Peter Lewinsohn）、贝克和雷姆（Lynn Rehm）等前人工作的基础上发展起来的。他们认为，环境中的意外事件具有维持抑郁症状的作用，应将活动计划表加入抑郁症治疗中。

马特尔等（Martell et al.，2010）描述了行为激活的几个核心原则及其基本假设：（1）改变个体感受的关键是改变个体的行为；（2）虽然生活的变化可以导致抑郁，但无益的短期应对策略才会让人深陷其中；（3）对某位特定的当事人而言，要想指出哪种策略对其是有帮助的，关键在于了解其行为前后发生的事件。

活动计划表的使用是行为激活的核心特征。当事人通过变得更具主动性，可以体验到正强化，并重新投入生活。除了增加当事人的活动量之外，行为激活的其他组成内容包括活动与心境监控、目标设定、帮助当事人识别其行为的前因后果（例如功能分析）、关注体验练习（类似于正念训练）、问题解决训练、改变抑郁思维的策略及预防复发的策略（Martell et al.，2010）。

### （十）社交技能训练

在我们所处的关系与社会互动中有效地发挥功能，是确保成功和幸福的关键。在这些方面的功能损伤会导致被他人拒绝，并最终导致各种负面结果，包括无法形成健康的人际关系以及在工作场所、学校等其他领域的功能障碍。

社交技能训练（social-skills training）指通过使用示范、纠正性反馈、行为预演和其他策略，帮助当事人提升有效沟通的能力，使其社交互动的功能良好。例如，希望变得坚定而自信的当事人会学习如何直接表达他们的需求（如拒绝不合理的请求，要求他人改变行为），而不是让他人利用自己。社交技能训练可用于治疗社交焦虑障碍、抑郁症、精神分裂症、婚姻问题、智力障碍、自闭症谱系障碍以及其他与沟通和社交技能障碍有关的问题。社交技能训练的内容包括目光接触、身体语言、演讲质量（例如音量、音调）、倾听技巧、谈话技巧、自我肯定技巧、冲突解决技巧、面试技巧、约会技巧及公众演讲技巧等。根据当事人的功能水平，更多的基础社交技巧（例如，如何在公共汽车上买票，如何在餐馆点餐）也可以是干预的目标。

社交技能训练过程的第一步是以支持性和无偏见的方式确认当事人潜在的社交技能缺失。一旦确定目标行为，第二步就是确认改变目标行为的有效方法。一般的做法是：治疗师首先示范新的行为（例如，改善目光接触，坐直，闲谈），然后给予当事人练习这些策略的机会，既可以在行为角色扮演中也可以在真实的社交互动中进行练习，并在当事人练习之后给予纠正性反馈。通常当事人的表现会被录像，然后当事人会与治疗师一同观看。这样不仅可给当事人一个观察自己行为的机会，还能促进其纠正错误的行为。更多有关社交技能的训练和相关研究的回顾，可参考金纳曼等人的文章（Kinnaman & Bellack，2012；Segrin，2009）。

### （十一）问题解决训练

人们经常想当然地认为他们的能力能够成功地解决问题。而事实上，个体发展有效的问题解决策略有时是需要正式的指导和练习的。对一些人来说，在日常生活的挑战中做决策会让他们不知所措，并会产生无力感；对另一些人来说，在没有考虑可能的结果时，就盲目冲动地解决问题，问题会依然存在。为了帮助人们系统地解决问题，问题解决训练一般包括以下五个核心步骤。

**1. 界定要解决的问题**

这一步要教会个体尽可能具体地描述问题。例如，用"我得开车带孩子去学校，但车启动不了"代替"我度过了一个糟糕的早上"。如果有几个问题同时存在，那么要鼓励个体按重要性进行排序，同时确定哪些是最重要的。

**2. 确定可能的解决方案**

这一步通常称为**头脑风暴**（brainstorming）：鼓励个体不经过筛选，尽可能多地想出各种解决方案。在这一步，当事人不必担心提出的解决方案是好是坏。例如，第一步中的例子可能的解决方案包括"坐出租车或公共汽车送孩子去学校""让孩子待在家里""请朋友或邻居开车带孩子去学校""如果在别人帮助下能够启动汽车，那我晚点儿送孩子去学校"等。

**3. 评估各种解决方案**

这一步是检查第二步中提出的解决方案的成本和收益。

**4. 选择最佳解决方案**

此时，个体基于第三步的分析选出最佳的解决方案，有时可能不止一个选择（例如，坐出租车将年龄最大的孩子送去学校，而让最小的孩子在家待一天）。

**5. 实施最佳解决方案**

这一步指实施选择的解决方案。当然，在实施方案的过程中可能会发现新的问题或挑战，从而使得该方案无法实施。在这种情况下，要鼓励当事人回到解决方案列表中，选择另一个解决方案，或者通过问题解决步骤来解决实施过程中出现的新挑战。

问题解决训练不仅可以提高个体的问题解决能力，也可发展个体其他相关的能力，如挑战负性思维、提高动机水平、设置目标梯级、设立具体目标、有效管理时间、提高组织能力等。目前问题解决训练已被广泛应用于治疗抑郁症、广泛性焦虑障碍、社交焦虑障碍、精神分裂症、婚姻问题以及其他问题（有关综述，请参见 Nezu & Nezu，2012）。

## （十二）基于接纳的行为治疗

爱尔兰作家奥斯卡·王尔德曾说："我不想被我的情绪所主宰，我要使用它、享受它、控制它。"想要控制不想要的情绪、想法和记忆是自然而然的。然而，从长远角度来看，控制导向的行为（如回避、分散注意力、安全行为、拖延、强迫）都没有多大帮助，特别是在使用过度的时候。

如前所述，大多数行为策略的目的是增强当事人行为的可塑性，这一过程就包含接受不想要的想法与情绪，而不是试图控制它们。**正念**（mindfulness）是一种促进接受的策略。最常被引用的定义来自卡巴-金（Jon Kabat-Zinn），他将正念界定为"以特定的方式有目的地、无偏见地专注于当下"（Kabat-Zinn，1994，p. 4）。接受正念训练的个体，会被教导注意他们的体验（如想法、感觉、情绪）而不是分散注意力、有目的地反刍过去的事件或者对未来表示担忧。正念训练还会鼓励当事人以没有好坏的立场来接受自己的想法、情绪和感受（它们也正**是**如此）。正念练习包括冥想、有意识地练习呼吸、有意识地扫描身体、有意识地进食等。不过，正念过程并不是新近出现的。事实上，它可以追溯到 2 500 多年前的佛教仪式。在过去 20 年里，将基于正念的策略整合进行为治疗之中，并在控制良好的研究中系统探索基于正念的治疗方法，进展神速。

目前有许多治疗体系都将正念过程视为其方法的一个组成部分，其中就有**接纳承诺疗法**（ACT）。ACT 是由海耶斯（Stephen Hayes）及其同事发展的心理治疗方法（Hayes et al.，2012）。ACT 包括两个主要部分。第一个部分是促进接受。ACT 鼓励当事人关注、接受，甚至拥抱不想要的想法、感受和其他内心事件，而不是试图控制或回避它们（通常称为**体验回避**）。然后，也会鼓励当事人与自己的想法保持距离，并以观察者的视角来看待自己的问题，它假定并不是每一个想法都是同等重要或有意义的。第二个部分是让当事人对自己的价值观更有觉察，并采取行动，让他们的行为与价值观相符合，为当事人的生命带来更多的活力与意义，并最终增强当事人行为的可塑性。

由心理学家莱恩汉（Marsha Linehan，1993）创立的**辩证行为疗法**（DBT），也大量采用基于接纳的行为治疗方法。辩证行为疗法结合了传统的认知行为技术与基于正念的策略，使当事人接受与容忍心理困扰。它最早被用于治疗边缘型人格障碍，现在已广泛被应用于治疗其他心理问题，包括进食障碍、物质滥用和基于创伤的问题等。

应该说，与其他行为或认知行为取向的方法相比，正念与基于接纳的取向仍是比较新的。目前有越来越多的证据支持这些方法的有效性（参见 Hayes，Villatte，Levin，& Hildebrandt，2011），但其发挥作用的机制以及它与其他认知和行为取向的重叠程度仍然存在争议（例如 Arch & Craske，2008；Hofmann & Asmundson，2008）。

## ■　三、支持证据

近年来，医疗保健管理政策对心理治疗施加的压力越来越大，它们要求有效治疗方法的会谈次数尽可能地少，从而使得心理治疗师不得不更严苛地检验他们的实践活动。在过去几十年里，不仅出现了发展短程治疗的趋势，同时探讨不同心理治疗取向有效性的研究不断增多。2012 年 8 月 9 日，美国心理学会通过了一项有关心理治疗有效性的决议，声称"大多数有根据的和结构化的心理治疗方法的效果大致相当"（American Psychological Association，2012）。但该决议并没有对"有根据"（valid）与"结构化"（structured）这两个术语进行界定。事实上，最有根据的（如实证研究）与最具结构化的心理治疗形式来自行为和认知行为治疗的传统。

### （一）行为治疗作为一种循证的治疗方法

1995 年，美国心理学会临床心理学分会（第 12 分会）发表了第一个试图界定某种特定心理治疗方法对某种特定心理问题是否具有效果的标准（Task Force on Promotion and Dissemination of Psychological Procedures，Division of Clinical Psychology—American Psychological Association，1995）。由于参与者的不断努力，至今该标准的列表已经更新了几次（现在仍可在网站 http: //psychologicaltreatments.org 上查询），并引发了广泛的讨论和激烈的争论。

有实证依据的治疗方法的标准界定了两种水平的实证支持：**强力的**（之前称为"非常确定的"）和**中等的**（之前称为"可能有效的"）。更差一级的实证支持称为**有争议的**（controversial），指的是治疗方法的效果在不同的研究中具有不一致的结论；或者是治疗方法被证明是有效的，但其有效的理由却不一致。为了达到**强力支持**的标准，一种特定的干预方法需要有控制良好的研究证明其效果优于安慰剂和其他治疗方法，或与已被证明具有良好治疗效果的方法等价。研究过程一般需要使用治疗手册，以确保治疗师所采取的治疗是他们想要实施的，同时这些标准还要求对当事人样本有清晰的描述，并且必须至少两个不同的研究团体证明这种方法是有效的。中等支持的标准与之相似，只是没有那么严格。例如，至少有**两个**独立的研究团体证明其有效性的要求，对于中等支持的标准就不是必需的（Chambless et al.，1998；Woody & Sanderson，1998）。

目前，有实证支持的心理治疗方法名单中包含 77 种对某一特定障碍有效的治疗方法，其中有 60 种是行为或认知行为治疗的方法，还有其他几种方法也含有行为的要素（Society of Clinical Psychology，2012）。换句话说，在某种程度上，这个名单是最新的而且准确地反映了实证研究的结果。也就是说，行为和认知行为疗法对特定问题比其他心理治疗方法有更好的效果这一结论，已经得到普遍的认可。

毫无疑问，当事人应该有机会接受有效的治疗方法，但心理治疗师对支持证据应具有的特征仍然存在分歧。一些作者对有实证支持的心理治疗方法名单提出了质疑，而且提出名单所依据的实证研究也是有缺陷的和不完备的。例如，批评者认为，手册化的心理治疗将治疗师变成了技师，他们不再关注人性、损害治疗关系、限制临床创新，鼓励健康管理公司和保险公司过度限制其涵盖的治疗方法。此外，一些批评者指出，研究中参与者的表现不同于那些在社区心理健康诊所接受治疗的当事人的表现，研究中的参与者往往复杂性更低、功能更好。

手册化的、有实证依据的治疗方法的拥护者对这些挑战进行了回应，他们认为这些担忧是对循证治疗及其所依据的实证研究的误解（例如 Addis，2002）。手册化治疗的支持者认为这种治疗可以帮助治疗师突出重点，便于训练和督导治疗师，有助于让临床工作者对他们的工作更负责（Wilson，1998）。支持者还认为，治疗手册比通常假定的更具灵活性；而且大量证据表明，在过去几十年里，基于手册化治疗的研究传统已经促进了许多新的治疗方法的发展。

### （二）在治疗师的办公室收集数据

在美国心理学会临床心理学分会提供的各种实证支持的**心理治疗指南**中，为治疗师提供的一个重要信息就是，对某一特定问题而言，有效的、标准的治疗方法是哪些。然而，虽然使用循证的手册化治疗有很多优势，但这些方法也有其局限性。例如，在一些案例中，许多当事人一开始只对治疗的一部分而不是所有的处理都有反应。治疗手册所依据的大量的随机控制试验只能提供有限的信息，只能告诉我们如何对某一特定当事人使用某种治疗方法；如果当事人无法充分回应标准化治疗，所能提供的信息往往更是有限。

行为治疗在历史上就是一种表意的方法，即对每一当事人的治疗都基于其详细的功能分析结果。一些行为治疗师认为，我们应该问的问题不是某一种方法对某一种特定问题是否有效，而是应如行为心理学家保罗（Gordon Paul，1967）几十年前所言一样去探究在**什么样的环境**中，**哪种**治疗方法由**哪些人**来实施，对某一**特定个体**的某种**特定问题**最有效。

虽然研究者已经努力确定当事人对特定类型治疗方法的可预测的反应方式，但仍然难以通过大范围的研究来充分回答保罗的问题。因此，除了作为研究论文的使用者，治疗师还必须考虑与其特定当事人相关的特定环境。这在当事人的某些问题还没有成型的治疗体系的情况下，尤其重要。不过，强调关注当事人的特殊环境，并不是说不要尊重客观数据和严格控制的实证方法的价值。

为了保证治疗实践尽可能符合实证研究的发现，也为了通过治疗实践进一步检验所选治疗方法的科学性，治疗师自己可以在治疗室内进行以下研究工作：（1）觉察自己对当事人及其问题的偏见（例如，对其他有相同问题的当事人有效的干预方法，我的当事人也必然对其有所回应）；（2）觉察自己对治疗的偏见（例如，承认不是所有的当事人对同样的干预都有回应；承认当事人改变的原因有很多，其中一些可能与治疗师或治疗无关）；（3）在治疗过程中收集数据，以检验假设（维持当事人心理问题的变量是不是这些）；（4）在治疗结束之后收集数据，以评估干预的有效性。

在控制偏见和收集数据的基础上，在某些情况下行为治疗师可使用**单被试实验设计**来评估治疗方法的效果（例如 Barlow，Nock，& Hersen，2008）。在单被试实验设计中，第一步是在对当事人进行干预之前进行评定，以建立目标问题的基线水平。评估会贯穿整个治疗过程，甚至在整个会谈结束之后的很长时间都会进行，以评估治疗的长期效果。最后，操纵或改变干预的不同要素，以评估观察到的改变到底是由干预方法还是其他变量造成的。

单被试实验设计的典型代表是**倒返设计**（reversal design），即从基线阶段开始，然后是干预的引入；经过一段时间后，撤销干预（回到基线）；然后，再次引入，再次撤销。例如，如果治疗师认为减少咖啡因的摄入可能会改善当事人的失眠症状，治疗首先会包括一周的基线数据采集阶段，此时咖啡因的摄入量是没有改变的；之后是一周的治疗阶段，这时咖啡因的使用是减少的。此后的一周回到基线水平，此时正常的咖啡因使用量重新引入；之后再有一周的无咖啡因摄入阶段。如果治疗师和当事人注意到他们期待的咖啡因使用与入睡能力之间的关系，在干预的每个阶段中重复出现，那么他们就可以确信干预方法确实对观察到的改变有作用。可重复性是其中的关键。如果效果只出现一次，就很难知道改变是否可以归因于干预方法。不过，倒返设计也有其局限性，例如它不利于评估疗效在治疗停止后是否仍然存在，也就是难以评估治疗是否具有**延续效应**（carryover effects）。

## 四、多元文化的适用性

行为治疗师认为行为治疗的一些核心原则（如经典条件作用、强化、惩罚）与方法（如暴露疗法）具有普遍性，适用于不同的文化，甚至是不同的物种。事实上，许多我们了解的学习原理来自对非人类的研究，包括沃尔普（最先在狗身上研究学习）和斯金纳（在老鼠和鸽子身上研究学习）在动物身上实施的开创性研究。然而，虽然行为原理可以跨文化使用，但行为治疗并不是明显普遍有效的，即使是在其发展的西方文化中也是如此。行为治疗并不只是让当事人练习行为技术。因为行为治疗发生于治疗关系背景下，文化可以以多种方式影响治疗师与当事人的关系以及当事人对治疗的接受度，最终会影响当事人在行为框架下接受治疗的意愿。

假定有一位强迫症的当事人接受暴露治疗。如果这位当事人接受行为治疗对强迫症有效的观点，而且相信暴露于恐惧刺激与防止强迫行为相结合的方法是有帮助的，那么当事人的依从性以及成功的可能性都会很高。但如果当事人确信强迫症状是由于恶魔附身，而且唯一能控制症状的方法是分散对侵入性思维的关注，并避免接触那些能诱发症状的情境，或者如果当事人认为唯一能接受的解决问题的方法是祈祷，那么情况会怎样呢？对于这些个体而言，跟他们说暴露治疗是"有效的方法"可能并不重要，因为他们可能不愿意去尝试暴露。

当前行为治疗面临的一个挑战是，如何让当事人使用与其文化假设和信念不符的方法，如何调整行为治疗方法使其与当事人的价值观或期待更为一致。行为治疗师也被越来越多地要求在行为治疗和 CBT 中采取更具文化反应性的方法（culturally responsive approach），如意识到自己的偏见、从各种来源（不仅从当事人那里）学习当事人的文化、了解当事人被其文化经验所影响的独特方式（Hays & Iwamasa，2006）。当行为治疗师在考虑环境对当事人的影响时，他们需要将文化影响（包括积极和消极的）纳入其对**环境**的界定中去（Hays，2006）。

文化以多种方式影响当事人的行为及其对治疗的反应。如果当事人所处的文化认为向健康领域的专业人员寻求行为问题的处理建议是有价值的，那么与处于更能接受通过祈祷和向宗教领袖咨询以获得情感治愈的文化中的当事人相比，他们更适合使用行为治疗。文化还会影响当事人对治疗师（如治疗师的性别或着装方式）的反应。治疗师与当事人之间的文化差异可能会产生语言障碍，从而使治疗的实施变得困难，或者可能会影响当事人对治疗师的信任。例如，美国印第安人深深地意识到欧裔美国居民对其虐待的历史，一些美国印第安当事人可能会发现自己很难信任欧洲血统的治疗师（McDonald & Gonzalez，2006）。

　　对大多数心理治疗方法而言，探讨对少数群体适用性的研究相对较少，行为治疗也不例外。然而，一些研究表明，行为治疗和CBT对西方国家的少数群体和非西方国家的个体同样有效。例如，辛顿等（Hinton et al.，2005）的研究表明，CBT可用于治疗柬埔寨难民的创伤后应激障碍和惊恐发作。同样，有研究比较了CBT加抗抑郁药物治疗和单独使用抗抑郁药物治疗这两种方法对巴基斯坦当事人的抑郁和焦虑症状的效果，结果表明，除去药物治疗的效果之外，CBT还有额外的效果（Naeem，Waheed，Gobbi，Ayub，& Kingdon，2011）。有关CBT在跨文化群体中的应用情况，有兴趣的读者，可参阅海斯和岩政所编的书（Hays & Iwamasa Eds.，2006）。

# 第六节　治疗案例

## 一、个案背景

　　西蒙是一位40岁的大学教授，已婚并有两个孩子，分别是5岁和12岁。他住在一个中等规模的大学城中，距离他长大的城市大约两小时车程。西蒙和他的两个哥哥由父母抚养长大，总体上，他描述的童年生活是快乐的。虽然在生人面前有点害羞和焦虑，但孩提时的西蒙有过几个亲密的朋友。高中时，他发现很难交到朋友，大多数时间自己一个人或与家人在一起。他说经常被高中同学取笑。他感觉自己不如学校中那些受欢迎的学生，他觉得那些人比他更有吸引力、更健美。西蒙对他人的焦虑在高中时期明显增加，并一直持续到大学阶段。

　　西蒙遇到他妻子时，他们都已经获得了博士学位，他们在认识一年之后开始约会（在她约他之后）。西蒙描述他与妻子的关系是相互支持与彼此亲密的。他说虽然他的妻子喜欢社交，但她不再和她的朋友约会，因为她知道西蒙更喜欢她花时间和他或者是家庭成员在一起。由于焦虑，西蒙也不愿意与其他夫妇交往。

## 二、问题评估

　　促使西蒙寻求治疗的主要问题是恐高和回避社交情境，包括公开演讲、成为关注的中心、见陌生人、非正式谈话、聚会、参加会议以及打电话。虽然他报告说在家里以及与大学的一些亲密朋友相处时感觉舒适，但他在与陌生人或在工作中与学生、同事交流时会感觉焦虑。在这些情境中，他通常会出汗、手抖、心跳加快，并难以集中注意力。他尽可能地避免办公室聚会，通常独自吃午餐，必要时才会去开会。

　　作为评估的一部分，西蒙完成了很多个自陈式量表。他在社交焦虑量表（SIAS；Mattick &

Clarke，1998）上的得分是 42 分，表明其在社会交往（例如聚会）中存在中等程度的焦虑。他在社交恐惧量表（SPS；Mattick & Clarke，1998）上的得分是 38 分，表明其在需要表现的情境（如公开演讲、成为关注的中心）中存在中等水平的焦虑。西蒙还完成了行为方式测验（BAT），即与陌生人（诊所中的一位陌生治疗师）模拟谈话 10 分钟。在行为方式测验中，西蒙报告的焦虑峰值是 75 分（总分 100 分），此外还报告了一些躯体感受，包括出汗和心跳加快。

虽然西蒙没有回避他的教学责任，但他使用了各种策略或**安全行为**（safety behaviors）来管理他在课堂上的焦虑，包括在灯光暗淡的地方讲课、在课堂中播放录像（代替演讲）、穿 T 恤（减少在课堂上出汗的可能性）、回避与学生的眼神接触（不与学生眼神接触，希望能让学生别提出自己回答不了的问题）。西蒙最大的恐惧是在其他人面前尴尬或羞愧，这样人们会觉得他是一个无聊、不称职或焦虑的人。

据说，权威的教学评价反映西蒙的教学技能是优秀的。此外，他的同事似乎很喜欢与他交往。过去，他们经常邀请西蒙一起共进午餐，但是这些年已经不再有这些邀请了，可能是因为他经常拒绝他们。在社交情境中，西蒙经常回避眼神接触，他很难找到正确的词汇来开始一段谈话。他治疗的目标是在社交情境中感觉更舒适。

西蒙接受了**社交焦虑障碍**的诊断。他具有长期的羞怯与社交焦虑史，在高中时期恶化，这可能是他经常被取笑的结果（即经典条件作用）。在他评估的时候，西蒙的恐惧感之所以能够维持，是因为其回避社交情境及依靠安全行为来管理焦虑。西蒙的这些问题行为都有可能被强化，一方面是他通过回避社交情境来缓解焦虑，另一方面是他的妻子倾向于包容他的社交焦虑及回避她自己的社交生活（即操作性条件作用）。西蒙的恐惧似乎也与他的信念有关，例如，他认为在社会交往中很可能会被他人负面评价，假如有负面评价，自己可能无法应对。最后，西蒙也报告了其缺乏社交技能，特别是不知道怎么与人眼神接触和闲谈。他在这些情境中的困难被他的妻子所证实（他的妻子参加了部分会谈），并且在其评估过程中也被治疗师所觉察。

## 三、治疗措施

西蒙的治疗包括五个主要组成部分：教育、认知策略、暴露、减少安全行为和社交技能训练。最后一次会谈的重点是教西蒙如何维持他的效果，防止复发。

### （一）教育（第 1 次会谈）

第 1 次会谈的重点是教育，即告诉他社交焦虑及其治疗的本质是什么。西蒙弄清了他的想法、感受与行为之间的关系，特别是了解了他的想法与行为是如何长期维持其焦虑症状的。例如，通过学习，他知道虽然回避在短时间内会减少焦虑，但阻碍了让其了解环境是安全的机会，从而使其焦虑水平长期维持。作为家庭作业，西蒙被鼓励阅读《羞涩与社交焦虑工作手册》一书的导言部分（Antony & Swinson，2008）。

### （二）认知策略（第 2 次和第 3 次会谈）

我们的想法有时会提升我们的焦虑水平。治疗师指导西蒙如何记录这种情况出现的次数，在这一过程中也强调了**高估可能性**（即高估糟糕事情发生的可能性，例如，假定其他人会负面评价他）和**灾难化思维**（即高估负性事件的影响或者低估他的应对能力，例如，假定如果他在课堂上的表现不够完美，那将是一个灾难）。同时，治疗师还会教导西蒙怎样检验支持其信念的证据，并教导他换种方式解读情境，这么做的目的是让他对其感到恐惧的情境有更灵活的思考。虽然在第2次和第3次会谈中认知策略是主要的关注点，但在之后的治疗中仍会有一些时间专门留给这些策略。家庭作业包括完成想法记录，进行**行为实验**（例如，有目的地在课堂上犯错误并评估其结果），阅读《羞涩与社交焦虑工作手册》一书中有关认知策略使用的部分（Antony & Swinson，2008）。

### （三）暴露（第4～10次会谈）

在第4次会谈中会详细介绍和说明暴露疗法的特点和实施方法，包括最大化暴露效果的指导（例如，确保暴露是频繁和持久的，保证最高的可预测性和控制感，最少化安全行为的使用频率）。首先，西蒙的暴露练习包括行为角色扮演。例如，在模拟暴露中，治疗师（在会谈中）或者妻子（在家中）扮演西蒙的"同事"与他一起交谈。到第6次会谈，治疗包括现场暴露练习，包括与同事交谈、在课堂上鼓励学生提问、与同事共进午餐、与其他夫妇进行社交等各种形式的恐惧情境。家庭作业包括反复练习暴露于恐惧的社交情境中，继续使用认知策略，并阅读《羞涩与社交焦虑工作手册》一书中有关暴露疗法使用的部分（Antony & Swinson，2008）。

### （四）减少安全行为（第6～10次会谈）

在第6次会谈中，西蒙被鼓励减少使用他依赖的安全行为，并与他正在进行的暴露练习相结合。例如，有目的地穿一件暖和的衬衫到教室，并允许自己在讲课时出汗。在课堂上与学生有目光接触，在讲课时把灯光调亮，减少播放录像的时间。最后，他要求妻子停止容忍他的焦虑行为，反而鼓励妻子与朋友社交，不用考虑西蒙是否愿意参加，也可以邀请西蒙一起社交。家庭作业包括继续练习所学的有效策略。

### （五）社交技能训练（第9次和第10次会谈）

在第9次和第10次会谈中，治疗师教导西蒙练习如何与他人目光接触和闲谈。西蒙之前完成的模拟暴露练习被录制下来，让他有机会观察自己在社交情境中的行为。他和治疗师一起观看录像，并讨论他可以使用的、让其在目光接触和闲谈中感到更舒适的策略。西蒙还在最后一周的治疗中，同时在会谈和家庭作业中将社交技能训练整合到了暴露练习中。

### （六）复发预防（第11次会谈）

在这最后一次会谈中，西蒙和他的治疗师回顾了西蒙的进步，并讨论了可以维持治疗效果的策略，这些策略包括在感到焦虑时继续完成想法记录，偶尔练习暴露于他之前感到恐惧的情境中。最后，治疗师还鼓励西蒙，如果他发现自己的焦虑水平又升高了，可以再联系治疗师。

## 四、解决情况

在治疗结束时，西蒙自我报告的焦虑水平显著下降。他在 SIAS 上的得分从 42 分下降到 19 分，已处于轻度水平。他在 SPS 上的得分从 38 分下降到 22 分，也处于轻度水平。西蒙还再次体验了他在治疗开始时完成的 BAT，在治疗后的 BAT 中，他的心率仅有小幅度的提高，焦虑水平的峰值是 30 分（治疗之前是 75 分）。到治疗结束时，西蒙极少回避社交情境。他和他的妻子每隔几周就会与其他夫妇社交，他现在每周至少有一次和同事共进午餐，而且他在教学中也不再依赖于安全行为。虽然他的回避行为减少了，但在预期社交接触时，他仍会体验到一些焦虑，但他的焦虑水平通常在进入社交情境后会马上降低。

## 五、随访

在治疗结束六周后，对西蒙进行了随访。他在随访中的报告及 SIAS 和 SPS 的得分显示，与他在治疗刚结束时的评估相比，前后基本上没有变化，说明他在治疗过程中的效果得以维持。

# 第七节　本章小结

## 一、行为治疗小结

自 20 世纪 50 年代创立以来，行为治疗一直是一个蓬勃发展的心理治疗取向，是植根于科学方法和实证研究的学习原理。在过去 20 年中，治疗师不仅要对当事人负责，还越来越多地要对保险公司负责，因此提供短程、低耗且有效的治疗成为重要趋势。这种转变导致了行为治疗和认知行为治疗应用的扩展，以此来治疗各种心理问题和某些特定的健康问题。

行为治疗与许多其他的方法不同，它是短程的、循证的、直接的、主动的、合作的，聚焦于问题行为的维持因素，而不是那些最初引发问题的原因。它植根于经典条件作用和操作性条件作用的早期研究，多年来行为治疗的扩展包含了认知因素和近年来出现的正念及基于接纳的疗法。

行为治疗已被证实对众多心理问题都是有效的，包括恐惧症、社交焦虑障碍、惊恐障碍、广泛性焦虑障碍、强迫症、创伤相关障碍、抑郁症、物质滥用、精神分裂症、进食障碍、性功能障碍、儿童期行为障碍、睡眠障碍、边缘型人格障碍、冲动-控制障碍、婚姻问题。同时，行为治疗也可用来改善健康生活方式的行为，例如促进锻炼及遵从药物治疗。

行为治疗涉及许多技术，如行为评估、功能分析、暴露策略、反应阻断、操作性条件作用策略（例如强化、厌恶条件作用）、放松训练、刺激控制、示范、行为激发、社交技能训练、问题解决训练、基于接纳的治疗及认知策略等。与其他多数心理治疗方法相似，行为治疗在跨群体中的有效性仍需更多研究的支持，尽管现有的证据普遍支持行为治疗对不同文化、不同年龄及其他群体中的成员都是有帮助的。

## ■ 二、行为治疗展望

在过去 60 年里，行为治疗研究主要强调的是行为治疗方法的发展和评估。现在，行为治疗的方法已经成熟，研究的重点正在逐步转移。以下主题是特别重要的新兴的研究领域。

### （一）提高治疗效果

虽然绝大多数心理障碍有循证的干预方法，但许多个体的症状只能从这些治疗中获得部分缓解，有些人甚至根本不会获益。因此，研究者正在努力寻找提高现有治疗方法效果的方法，从而让更多的人获益（Antony et al., 2005）。改善现有治疗方法首先需要对影响治疗结果的因素有更好的理解，同时也需要发展有效的测量方法以评估阻碍特定当事人治疗效果的因素。

### （二）理解治疗机制

行为治疗师一直致力于理解各种不同的治疗方法是怎样起作用的，这仍然是现今一个重要的研究领域。随着行为治疗的扩展，治疗方法开始包括正念和基于接纳的策略，研究者一直在探讨这些新方法的作用机制，试图更好地理解这些新方法与传统的行为和认知行为方法在治疗目标、作用机制和治疗手段上存在哪些异同（例如 Arch & Craske, 2008）。

### （三）加强宣传推广

在临床实践中，有效行为治疗方法的可用性与这些治疗方法的实际使用情况之间存在公认的鸿沟。近年来，认知行为治疗的研究者试图跨越这道鸿沟，一些研究试图寻找方法以提高循证治疗方法在非研究情境中的使用；同时，通过从这些方法中获益最多的人来推进这些方法的使用（例如 McHugh & Barlow, 2012）。

### （四）认知增强剂的作用

几年之前，D-环丝氨酸（DCS）为人所熟知，是因为它是治疗肺结核的药物。然而最近，DCS 变得出名是因为它能够增强暴露疗法在一系列焦虑障碍治疗中所获得的消退学习效果（除抗菌作用外，DCS 是大脑参与学习与记忆的 N-甲基-D-天冬氨酸谷氨酸能受体的部分激动剂）。在暴露练习前服用 DCS（与安慰剂相比）能够促进会谈中暴露的疗效，而且会增强会谈之间暴露的效果，这样当事人就可以被更快地治愈（有关其元分析的综述，请参见 Bontempo, Panza, & Bloch, 2012）。虽然现有的证据支持 DCS 能够增强暴露的效果，但仍然存在一些问题，包括：（1）在暴露疗法中，哪些学习过程被 DCS 影响？（2）DCS 能够增强其他行为或 CBT 策略的效果吗？（3）给予 DCS 的最佳方式是什么（剂量、频率、时机）？（4）DCS 能够增强除焦虑障碍之外其他问题的治疗效果吗？

### （五）行为治疗的适用性

行为治疗研究并没有对其在不同人群中的治疗效果给予足够的重视，这些群体可能在文化背景、宗教信仰、身体残疾程度、性取向、受教育水平、社会经济地位、年龄等方面存在差异。虽然这一情况正在发生变化（例如 Hays & Iwamasa，2006；Martell，Safren，& Prince，2004），但为了以最好的方式理解行为治疗在不同人群中的适用情况，更多的工作仍是必需的。

　　总之，行为治疗（与认知行为治疗）是被研究最多并且最受研究支持的心理治疗方法。然而，行为治疗的界限可能会继续扩大和转变，以此来回应新的科学发现和社会压力，但行为治疗会一直存在。

## ▼ 推荐阅读书目

Antony, M. M., & Roemer, L. (2011). *Behavior therapy.* Washington, DC: American Psychological Association.

Haynes, S. N., O'Brien, W. H., & Kaholokula, J. K. (2011). *Behavioral assessment and case formulation.* Hoboken, NJ: John Wiley & Sons.

O'Donohue, W. T., & Fisher, J. E. (2012). *Cognitive behavior therapy: Core principles for practice.* Hoboken, NJ: John

Wiley & Sons.

Roemer, L., & Orsillo, S. M. (2009). *Mindfulness- and acceptance-based behavioral therapies in practice.* New York: Guilford Press.

Spiegler, M. D., & Guevremont, D. C. (2010). *Contemporary behavior therapy* (5th ed.). Belmont, CA: Wadsworth Cengage Learning.

## ▼ 推荐阅读案例

Barlow, D. (1993). Covert sensitization for paraphilia. In J. R. Cautela, A. J. Kearney, L. Ascher, A. Kearney, & M. Kleinman (Eds.), *Covert conditioning casebook* (pp. 188–197). Pacific Grove, CA: Thomson Learning. [Reprinted in D. Wedding & R. J. Corsini (Eds.). (2013). *Case studies in psychotherapy* (7th ed.). Belmont, CA: Brooks/Cole-Cengage Learning.]

Boisseau, C. L., Farchione, T. J., Fairholme, C. P., Ellard, K. K., & Barlow, D. H. (2010). The development of the unified protocol for the trans diagnostic treatment of emotional disorders:

A case study. *Cognitive and Behavioral Practice, 17,* 102–113.

Martin-Pichora, A. L., & Antony, M. M. (2011). Successful treatment of olfactory reference syndrome with cognitive behavioral therapy: A case study. *Cognitive and Behavioral Practice, 18,* 545–554.

Peterson, B. D., Eifert, G. H., Feingold, T., & Davidson, S. (2009). Using acceptance and commitment therapy to treat distressed couples: A case study with 2 couples. *Cognitive and Behavioral Practice, 16,* 430–442.

## ▼ 参考文献

Abramowitz, J. S., Deacon, B. J., & Whiteside, S. P. H. (2011). *Exposure therapy for anxiety: Principles and practice.* New York: Guilford Press.

Addis, M. E. (2002). Methods for disseminating research products and increasing evidence-based practice: Promises, obstacles, and future directions. *Clinical Psychology: Science and Practice, 9,* 367–378.

Alden, L. (2005). Modeling. In M. Hersen & J. Rosqvist (Eds.), *Encyclopedia of behavior modification and cognitive behavior therapy: Vol. 1. Adult clinical applications* (pp. 375–379). Thousand Oaks, CA: Sage.

Allport, G. W., & Odbert, H. S. (1936). Trait names: A psycho-lexical study. *Psychological Monographs, 47,* No. 211.

American Psychological Association (2012, August 9). Resolution on the recognition of psychotherapy effectiveness—Approved August 2012. Retrieved from www.apa. org /news/press/releases/2012/08/resolution-psychotherapy .aspx.

Antony, M. M., Ledley, D. R., & Heimberg, R. G. (Eds.) (2005). *Improving outcomes and preventing relapse in cognitive behavioral therapy.* New York: Guilford Press.

Antony, M. M., Ledley, D. R., Liss, A., & Swinson, R. P. (2006). Responses to symptom induction exercises in panic disorder. *Behaviour Research and Therapy, 44*, 85–98.

Antony, M. M., & Roemer, L. (2011). *Behavior therapy.* Washington, DC: American Psychological Association.

Antony, M. M., & Stein, M. B. (Eds.) (2009). *Oxford handbook of anxiety and related disorders.* New York: Oxford University Press.

Antony, M. M., & Swinson, R. P. (2008). *Shyness and social anxiety workbook: Proven, step-by-step techniques for overcoming your fear* (2nd edition). Oakland, CA: New Harbinger Publications.

Arch, J. J., & Craske, M. G. (2008). Acceptance and commitment therapy and cognitive behavioral therapy for anxiety disorders: Different treatments, similar mechanisms? *Clinical Psychology: Science and Practice, 15*, 263–279.

Ayllon, T., & Azrin, N. H. (1968). *The token economy: A motivational system for therapy and rehabilitation.* New York: Appleton-Century-Crofts.

Bandura, A. (1969). *Principles of behavior modification.* New York: Holt, Rinehart & Winston.

Bandura, A. (1986). *Social foundations of thought and action: A social cognitive theory.* Englewood Cliffs, NJ: W. H. Freeman.

Barlow, D. (1993). Covert sensitization for paraphilia. In J. R. Cautela, A. J. Kearney, L. Ascher, A. Kearney, & M. Kleinman (Eds.), *Covert conditioning casebook* (pp. 188–197). Pacific Grove, CA: Thomson Learning.

Barlow, D. H., Nock, M. K., & Hersen, M. (2008). *Single case experimental designs: Strategies for studying behavior change (3rd ed.).* Boston: Allyn and Bacon.

Benjamin, L. T., & Baker, D. B. (Eds.) (2000). History of psychology: The Boulder conference. *American Psychologist, 55*, 233–254.

Bernstein, D. A., Borkovec, T. D., & Hazlett-Stevens, H. (2000). *New directions in progressive relaxation training: A guidebook for helping professionals.* Westport, CT: Praeger.

Bontempo, A., Panza, K. E., & Bloch, M. H. (2012). D-cycloserine augmentation of behavioral therapy for the treatment of anxiety disorders: A meta-analysis. *Journal of Clinical Psychiatry, 73*, 533–537.

Cattell, H. B. (1989). *The 16PF: Personality in depth.* Champaign, IL: Institute for Personality and Ability Testing.

Cattell, R. B. (1943). The description of personality: Basic traits resolved into clusters. *Journal of Abnormal and Social Psychology, 38*, 476–506.

Cattell, R. B. (1946). *The description and measurement of personality.* New York: Harcourt, Brace, & World.

Chambless, D. L., Baker, M. J., Baucom, D. H., Beutler, L. E., Calhoun, K. S., Crits-Christoph, P., Crits-Christoph, P., Daiuto, A., DeRubeis, R., Detweiler, J., Haaga, D. A. F., Johnson, S. B., McCurry, S., Mueser, K. T., Pope, K. S., Sanderson, W. C., Shoham, V., Stickle, T., Williams, D. A., & Woody, S. R. (1998). Update on empirically validated therapies, II. *The Clinical Psychologist, 51*(1), 3–14.

Costa, P. T., Jr., & McCrae, R. R. (1992). *Revised NEO Personality Inventory (NEO-PI-R) and NEO Five-Factor Inventory (NEO-FFI) manual.* Odessa, FL: Psychological

Cuijpers, P., van Straten, A., Andersson, G., & van Oppen, P. (2008). Psychotherapy for depression in adults: A meta-analysis of comparative outcome studies. *Journal of Consulting and Clinical Psychology, 76*, 909–922.

Cuijpers, P., van Straten, A., E., Driessen, van Oppen, P., Bockting, C., & Andersson, G. (2012). Depression and dysthymic disorder. In P. Sturmey & M. Hersen (Eds.), *Handbook of evidence-based practice in clinical psychology: Vol. II. Adult disorders* (pp. 243–284). Hoboken, NJ: John Wiley & Sons.

Ellis, A. (2001). The rise of cognitive behavior therapy. In W. T. O'Donohue, D. A. Henderson, S. C. Hayes, J. E. Fisher, & L. J. Hayes (Eds.), *A history of the behavioral therapies: Founders' personal histories* (pp. 183–194). Reno, NV: Context Press.

Febbraro, G. A. R., Clum, G. A., Roodman, A. A., & Wright, J. H. (1999). The limits of bibliotherapy: A study of the differential effectiveness of self-administered interventions in individuals with panic attacks. *Behavior Therapy, 30*, 209–222.

Fisher, W. W., Piazza, C. C., & Roane, H. S. (Eds.) (2011). *Handbook of applied behavior analysis.* New York: Guilford Press.

Foa, E. B., Huppert, J. D., & Cahill, S. P. (2006). Emotional processing theory: An update. In B. O. Rothbaum (Ed.), *Pathological anxiety: Emotional processing in etiology and treatment.* (pp. 3–24). New York: Guilford Press.

Foa, E. B., & Kozak, M. J. (1986). Emotional processing of fear: Exposure to corrective information. *Psychological Bulletin, 99*, 20–35.

Franks, C. M. (1963). Behavior therapy, the principles of conditioning, and the treatment of the alcoholic. *Quarterly Journal of Studies on Alcohol. 24*, 511–529.

Franks, C. M. (2001). From psychodynamic to behavior therapy: Paradigm shift and personal perspectives. In W. T. O'Donohue, D. A. Henderson, S. C. Hayes, J. E. Fisher, & L. J. Hayes (Eds.), *A history of the behavioral therapies: Founders' personal histories* (pp. 195–206). Reno, NV: Context Press.

Franks, C. M., & Wilson, G. T. (1978). *Annual review of behavior therapy: Theory and practice (Vol. 5: 1977).* New York: Brunner/Mazel.

Gooding, P., & Tarrier, N. (2009). A systematic review and meta-analysis of cognitive-behavioural interventions to reduce problem gambling: Hedging our bets? *Behaviour Research and Therapy, 47*, 592–607.

Hallgren, K. A., Greenfield, B. L., Ladd, B., Glynn, L. H., & McCrady, B. S. (2012). Alcohol use disorders. In P. Sturmey & M. Hersen (Eds.), *Handbook of evidence-based practice in clinical psychology: Vol. II—Adult disorders* (pp. 133–165). Hoboken, NJ: John Wiley & Sons.

Hayes, S. C., Follette, V. M., & Linehan, M. M. (2004). *Mindfulness and acceptance: Expanding the cognitive-behavioral tradition.* New York: Guilford Press.

Hayes, S. C., Strosahl, K. D., & Wilson, K. G. (2012). *Acceptance and commitment therapy: The process and practice of mindful change* (2nd ed.). New York: Guilford Press.

Hayes, S. C., Villatte, M., Levin, M., & Hildebrandt, M. (2011). Open, aware, and active: Contextual approaches as an emerging trend in the behavioral and cognitive therapies. *Annual Review of Clinical Psychology, 7*,

141–168.

Hays, P. A. (2006). Introduction: Developing culturally responsive cognitive-behavioral therapies. In P. A. Hays & G. Y. Iwamasa (Eds.), *Culturally responsive cognitive-behavioral therapy: Assessment, practice, and supervision* (pp. 3–20). Washington, DC: American Psychological Association.

Hays, P. A., & Iwamasa, G. Y. (Eds.). (2006). *Culturally responsive cognitive-behavioral therapy: Assessment, practice, and supervision.* Washington, DC: American Psychological Association.

Hazlett-Stevens, H., & Bernstein, D. A. (2012). Relaxation. In W. T. O'Donohue & J. E. Fisher (Eds.), *Cognitive behavior therapy: Core principles for practice* (pp. 105–132). Hoboken, NJ: John Wiley & Sons.

Hersen, M., & Rosqvist, J. (Eds.) (2005). *Encyclopedia of behavior modification and cognitive behavior therapy: Vol. 1. Adult clinical applications.* Thousand Oaks, CA: Sage.

Hinton, D. E., Chhean, D., Pich, V., Hofmann, S. G., Pollack, M. H., & Safren, S. A. (2005). A randomized controlled trial of cognitive behavior therapy for Cambodian refugees with treatment resistant PTSD and panic attacks: A cross-over design. *Journal of Traumatic Stress, 18,* 617–629.

Hofmann, S. G., & Asmundson, G. J. (2008). Acceptance and mindfulness-based therapy: New wave or old hat? *Clinical Psychology Review, 28,* 1–16.

Hood, H. K., & Antony, M. M. (2012). Evidence-based assessment and treatment of specific phobias in adults. In T. E. Davis, T. H. Ollendick, & L. -G. Öst (Eds.), *Intensive one-session treatment of specific phobias* (pp. 19–42). New York: Springer.

Itard, J. -M. -G. (1962). *The wild boy of Aveyron.* New York: Meredith Company.

Jacobson, E. (1938). *Progressive relaxation.* Chicago: University of Chicago Press.

Jones, C., & Meaden, A. (2012). Schizophrenia. In P. Sturmey & M. Hersen (Eds.), *Handbook of evidence-based practice in clinical psychology: Vol. II—Adult disorders* (pp. 221–242). Hoboken, NJ: John Wiley & Sons.

Jones, M. C. (1924). A laboratory study of fear: The case of Peter. *Journal of General Psychology, 31,* 308–315.

Kabat-Zinn, J. (1994). *Wherever you go, there you are: Mindfulness meditation in everyday life.* New York: Hyperion.

Kagan, J. (1997). *Galen's prophecy: Temperament in human nature.* Boulder, CO: Westview Press.

Kanter, J. W., & Puspitasari, A. J. (2012). Behavioral activation. In W. T. O'Donohue & J. E. Fisher (Eds.), *Cognitive behavior therapy: Core principles for practice* (pp. 215–250). Hoboken, NJ: John Wiley & Sons.

Kinnaman, J. E. S., & Bellack, A. S. (2012). Social skills. In W. T. O'Donohue & J. E. Fisher (Eds.), *Cognitive behavior therapy: Core principles for practice* (pp. 251–272). Hoboken, NJ: John Wiley & Sons.

Kliem, S., Kröger, C., & Kosfelder, J. (2010). Dialectical behavior therapy for borderline personality disorder: A meta-analysis using mixed-effects modeling. *Journal of Consulting and Clinical Psychology, 78,* 936–951.

Koerner, N., Vorstenbosch, V., & Antony, M. M. (2012). Panic disorder. In P. Sturmey & M. Hersen (Eds.), *Handbook of evidence-based practice in clinical psychology: Vol. II—Adult disorders* (pp. 313–335). Hoboken, NJ: John Wiley & Sons.

Lang, P. J., Melamed, B. G., & Hart, J. (1970). A psychophysiological analysis of fear modification using an automated desensitization procedure. *Journal of Abnormal Psychology, 76,* 220–234.

Lazarus, A. A. (1958). New methods of psychotherapy: A case study. *South African Medical Journal, 33,* 660–664.

Lazarus, A. A. (2001). A brief personal account of CT (conditioning therapy), BT (behavior therapy, and CBT (cognitive-behavior therapy): Spanning three continents. In W. T. O'Donohue, D. A. Henderson, S. C. Hayes, J. E. Fisher, & L. J. Hayes (Eds.), *A history of the behavioral therapies: Founders' personal histories* (pp. 155–162). Reno, NV: Context Press.

Lindsley, O. R., Skinner, B. F., & Solomon, H. C. (1953). *Studies in behavior therapy* (Status report 1). Waltham, MA: Metropolitan State Hospital.

Linehan, M. M. (1993). *Cognitive-behavioral treatment for borderline personality disorder.* New York: Guilford Press.

Lynch, T. R., Trost, W. T., Salsman, N., & Linehan, M. M. (2007). Dialectical behavior therapy for borderline personality disorder. *Annual Review of Clinical Psychology, 3,* 181–205.

Martell, C. R., Dimidjian, S., & Herman-Dunn, R. (2010). *Behavioral activation for depression: A clinician's guide.* New York: Guilford Press.

Martell, C. R., Safren, S. A., & Prince, S. E. (2004). *Cognitive behavioral therapies with lesbian, gay, and bisexual clients.* New York: Guilford Press.

Mattick, R. P., & Clarke, J. C. (1998). Development and validation of measures of social phobia scrutiny fear and social interaction anxiety. *Behaviour Research and Therapy, 36,* 455–470.

McDonald, J. D., & Gonzalez, J. (2006). Cognitive-behavioral therapy with American Indians. In P. A. Hays & G. Y. Iwamasa (Eds.), *Culturally responsive cognitive-behavioral therapy: Assessment, practice, and supervision* (pp. 23–45). Washington, DC: American Psychological Association.

McHugh, R. K., & Barlow, D. H. (2012). *Dissemination and implementation of evidence-based psychological interventions.* New York: Oxford University Press.

Miller, W. R., & Carroll, K. M. (Eds.) (2006). *Rethinking substance abuse: What the science shows, and what we should do about it.* New York: Guilford Press.

Miller, W. R., & Rollnick, S. (2013). *Motivational interviewing: Helping people change* (3rd ed.). New York: Guilford Press.

Mischel, W. (1968). *Personality and assessment.* New York: John Wiley & Sons.

Moscovitch, D. A., Antony, M. M., & Swinson, R. P. (2009). Exposure-based treatments for anxiety disorders: Theory and process. In M. M. Antony & M. B. Stein (Eds.), *Oxford handbook of anxiety and related disorders* (pp. 461–475). New York: Oxford University Press.

Mowrer, O. H., & Mowrer, W. M. (1938). Enuresis: A method for its study and treatment. *American Journal of Orthopsychiatry, 8,* 436–459.

Mueser, K. T., & Jeste, D. V. (2008). *Clinical handbook of schizophrenia*. New York: Guilford Press.

Naeem, F., Waheed, W., Gobbi, M., Ayub, M., & Kingdon, D. (2011). Preliminary evaluation of culturally sensitive CBT for depression in Pakistan: Findings from Developing Culturally Sensitive CBT Project (DCCP). *Behavioural and Cognitive Psychotherapy, 39*, 165–173.

Nathan, P. E., & Gorman, J. M. (Eds.) (2007). *A guide to treatments that work* (3rd ed.). New York: Oxford University Press.

Nezu, A. M., & Nezu, C. M. (2012). Problem solving. In W. T. O'Donohue & J. E. Fisher (Eds.), *Cognitive behavior therapy: Core principles for practice* (pp. 159–182). Hoboken, NJ: John Wiley & Sons.

Norcross, J. C. (Ed.) (2011). *Psychotherapy relationships that work: Evidence-based responsiveness* (2nd ed.). New York: Oxford University Press.

Olatunji, B. O., Cisler, J. M., & Deacon, B. J. (2010). Efficacy of cognitive behavioral therapy for anxiety disorders: a review of meta-analytic findings. *Psychiatric Clinics of North America, 33*, 557–577.

Paul, G. L. (1967). Strategy of outcome research in psychotherapy. *Journal of Consulting Psychology, 31*, 109–118.

Pavlov, I. P. (1927). *Conditioned reflexes: An investigation of the physiological activity of the cerebral cortex.* London: Oxford University Press.

Piet, J., & Hougaard, E. (2011). The effect of mindfulness-based cognitive therapy for prevention of relapse in recurrent major depressive disorder: A systematic review and meta-analysis. *Clinical Psychology Review, 31*, 1032–1040.

Poling, A., & Gaynor, S. T. (2009). Stimulus control. In W. T. O'Donohue & J. E. Fisher (Eds.), *General principles and empirically supported principles of cognitive behavior therapy* (pp. 600–607). Hoboken, NJ: John Wiley & Sons.

Segal, Z. V., Williams, J. M. G., & Teasdale, J. D. (2013). *Mindfulness-based cognitive therapy for depression* (2nd ed.). New York: Guilford Press.

Segrin, C. (2009). Social skills training. In W. T. O'Donohue & J. E. Fisher (Eds.), *General principles and empirically supported principles of cognitive behavior therapy* (pp. 600–607). Hoboken, NJ: John Wiley & Sons.

Skinner, B. F. (1938). *The behavior of organisms*. New York: Appleton-Century.

Smith, M. T., Perlis, M. L., Park, A., Smith, M. S., Pennington, J., Giles, D. E., & Buysse, D. J. (2002). Comparative meta-analysis of pharmacotherapy and behavior therapy for persistent insomnia. *American Journal of Psychiatry,*

*159*, 5–11.

Society of Clinical Psychology. (2012). *Website on research-supported psychological treatments*. Retrieved August 31, 2012, from www.div12. org/PsychologicalTreatments/index. html

Sturmey, P., & Hersen, M. (Eds.) (2012), *Handbook of evidence-based practice in clinical psychology: Volume II – Adult disorders*. Hoboken, NJ: John Wiley & Sons.

Task Force on Promotion and Dissemination of Psychological Procedures [Division of Clinical Psychology—American Psychological Association]. (1995). Training in and dissemination of empirically validated psychological treatments: Report and recommendations. *The Clinical Psychologist, 48*(1), 3–23.

Thorndike, E. L. (1911). *Animal intelligence: Experimental studies*. New York: Macmillan.

Touyz, S. W., Polivy, J., & Hay, P. (2008). *Eating disorders*. Göttingen, Germany: Hogrefe.

Vedel, E., & Emmelkamp, P. M. G. (2012). Illicit substance-related disorders. In P. Sturmey & M. Hersen (Eds.), *Handbook of evidence-based practice in clinical psychology: Vol. II—Adult disorders* (pp. 197–220). Hoboken, NJ: John Wiley & Sons.

Vorstenbosch, V., Newman, L., & Antony, M. M. (in press). Exposure techniques. In S. G. Hofmann (Ed.), *Cognitive behavioral therapy: A complete reference guide: Vol. 1—CBT general strategies*. Hoboken, NJ: Wiley-Blackwell.

Watson, J. B. (1913). Psychology as the behaviorist views it. *Psychological Review, 20*, 158–177.

Watson, J. B., & Rayner, R. (1920). Conditioned emotional reactions. *Journal of Experimental Psychology, 3*, 1–14.

Williams, M., Powers, M. B., & Foa, E. B. (2012). Obsessive–compulsive disorder. In P. Sturmey & M. Hersen (Eds.), *Handbook of evidence-based practice in clinical psychology: Vol. II—Adult disorders* (pp. 285–311). Hoboken, NJ: John Wiley & Sons.

Wilson, G. T. (1998). Manual-based treatment and clinical practice. *Clinical Psychology: Science and Practice, 5*, 363–375.

Wincze, J. P., & Carey, M. P. (2001). *Sexual dysfunction: A guide for assessment and treatment*. New York: Guilford Press.

Wolpe, J. (1958). *Psychotherapy by reciprocal inhibition*. Stanford, CA: Stanford University Press.

Woody, S. R., & Sanderson, W. C. (1998). Manuals for empirically supported treatments: 1998 update. *The Clinical Psychologist, 51*, 17–21.

第 **7** 章

# 认知治疗

阿伦·贝克（Aaron T. Beck）[*]
玛乔丽·韦斯哈尔（Marjorie E. Weishaar）[**]

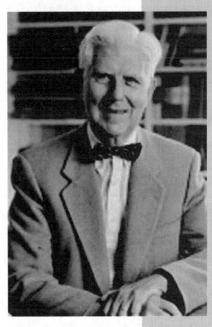

阿伦·贝克

---

[*] 阿伦·贝克，医学博士，认知治疗创始人，宾夕法尼亚大学荣休教授，一直领导该校精神病学系的心理病理学研究小组。在其职业生涯中获奖无数，2006 年，因对认知治疗的杰出贡献获得了阿尔伯特·拉斯克（Albert Lasker）临床医学研究奖。

[**] 玛乔丽·韦斯哈尔，哲学博士，布朗大学医学院精神病学与人类行为领域的临床教授，主要面向心理学和精神病学领域的人士讲授认知治疗。她发表了大量有关认知治疗的论文，并获得过多个教学奖项。

# 第一节　理论概要

认知治疗的基础是其人格理论，该理论认为人们是通过综合运用其认知、情感、动机和行为来对生活事件进行反应的。这些反应建立在人类进化和个体学习历史的基础之上。认知系统处理的是个体知觉事件、解释事件和赋予事件意义的方式。认知系统与情感、动机和生理系统相互作用，对来自物理环境和社会环境的信息进行加工并相应地做出反应。有时由于错误知觉情境、错误解读情境，或功能失调地、乖僻地解读情境，个体会产生非适应性的反应。

认知治疗的目的在于通过对人的认知系统的操作，从而调节信息加工过程，启动所有系统的正向改变。治疗师会和当事人一起协作，考察当事人关于自己、他人和世界的信念。当事人的非适应性结论则被当作有待检验的假设。行为实验（behavioral experiments）和言语程序（verbal procedures）则被用于检验可选择的解读、产生自相矛盾的证据、支持更加适应性的观念，并引导治疗的改变。

## 一、基本概念

认知治疗可以被视为一种理论、一个策略体系和一系列技术。

### （一）理论

认知治疗作为一种理论，其核心观点是：信息加工对于任何有机体的生存都至关重要。如果我们缺乏一种功能性装置来接收和综合环境中的相关信息，并在此基础上形成行动计划，我们就会面临死亡或被消灭。

认知、行为、情感和动机等每一个与生存有关的系统，都由被称为**图式**（schemas）的结构构成。认知图式包括人们对自己和他人及其目标与期待的感知，人们的记忆、幻想以及先前的学习。如果不加以控制，这些都将对信息加工过程产生重大影响。

在各种心理病理状态下，例如焦虑障碍、抑郁障碍、躁狂症、偏执状态、强迫症等，特定的偏差会影响新的信息的合成。因此，抑郁的人具有消极偏差，包括对自己、世界和未来的消极观点；焦虑的个体存在一种系统偏差或**认知转换**（cognitive shift），即选择性地解读危险的主题；在偏执状态下，占主导地位的转变是对虐待或骚扰的随意归因；在躁狂症中，偏差则是转向对个人成就进行夸大其词的解释。

导致这些转变的是特定的态度或核心信念，它们让人们倾向于受特定生活情境的影响，以一种偏差的方式解读他们的经验。这些被称为**认知脆弱性**（cognitive vulnerabilities）。例如，相信一点小小的损失就意味着重大丧失的人，即使是最小的损失也会让他产生灾难性的反应。对突然死亡易感的人，可能会将正常的身体感受过度解读为濒死的信号，从而惊恐发作。

以前的认知理论强调认知图式的激活与其他系统改变之间的线性关系，认为认知（信念和假设）引发情感、动机和行为。现在的认知理论，受益于最近临床、进化和认知心理学的发展，将所有心理系统看作共同活动的模式。**模式**（modes）是认知、情感、动机和行为图式的网络，这些成分共同构成了人格并对各种连续情境进行解读。一些模式，例如焦虑模式，最为基础和**原始**（primal），它们先天存在且与人的生存息息相关。而另一些相对次要的模式，例如交谈或学习，则受意识控制。虽然在进化的观点看来原始模式有其适应性，但当个体因为知觉错误或过度反应而激活该模式时，他们可能发现它们会在日常生活中适应不良。人格障碍甚至也可以被看作先前适应策略的夸大变体，在人格障碍中，原始模式几乎一直在运作。

原始模式是僵化的、绝对的、自动化的、有偏差的。然而，有意识的意图能够凌驾于原始思维之上，使之更灵活。自动化与反射性的反应能够被深度思考、有意识的目标、问题解决和长期计划所取代。在认知治疗中，对模式及其完整系统的透彻理解是个案概念化的一部分。认知治疗是治疗师教授当事人使用有意识控制来再认和推翻非适应性反应的治疗方法。

### （二）策略

认知治疗的整体策略是治疗师和当事人共同协作探究当事人功能失调性的解释，并主要通过逻辑检验和行为实验来修正它们。这种**协同检验**（collaborative empiricism）将当事人看作实践科学家，他们靠解释刺激生活，但同时受阻于自己的信息收集和解读装置（Kelly，1955）。在协同检验中，治疗师通过提问来了解当事人的观点，而不单单是去改变当事人的想法。相对地，当事人扮演着积极的角色，他们描述自己如何从不同的角度看待事物，并一起思考在改变发生的过程中自己能做什么（Padesky，1993）。

第二种策略是**引导性发现**（guided discovery），旨在从当事人现有的错误解读和错误信念中寻找线索，并且将其与过去的相关经验相联结。因此，治疗师和当事人通过协作，共同编织一幅讲述当事人心理障碍发展的故事。引导性发现隐含的主旨是治疗师不为当事人提供答案，而是关心他们从不同渠道收集数据、检验数据时能发现什么，了解当事人新视角产生的原因（Padesky，1993）。

两种策略都是通过**苏格拉底式对话**（Socratic dialogue）实现的。苏格拉底式对话是一种帮助发现当事人的观点，并检验其适应性或非适应性特征的提问风格。其步骤包括：（1）提出信息性问题；（2）倾听；（3）总结；（4）提出综合性或分析性的问题，将发现的信息应用到当事人的最初信念（Padesky，1993）。"新信息是如何与你之前认为自己什么事都做不对的信念相匹配的？"就是一个综合或分析提问的例子。

认知治疗试图通过不断评估个体对人、对事、对物的结论，提高当事人的现实检验能力。近期目标是减少认知歪曲和偏差评价，从而将信息加工过程转变为更加"中立"的状态，这样就可以以更平衡的方式来评估事件。

治疗功能失调模式的方法主要有三种：（1）终止它们；（2）修正它们的内容和结构；（3）建构更具适应性的模式来抵消它们。在治疗中，第一种和第三种方法通常同时完成，因为特定的信念可能是功能失调的，新的信念是更加正确和更具适应性的。功能失调模式的终止可能发生在注意力分散或获得安慰之时，但持续性的改变是不可能的，除非个体的深层核心信念被修正。

### （三）技术

认知治疗采用的技术主要是矫正当事人信息加工过程中产生的错误和偏差，修正那些让他们得出错误结论的核心信念。纯粹的认知技术专注于确定和检验当事人的信念，探究这些信念的来源和基础；当信念不符合经验或逻辑检验，而且不能解决问题时，就修正它们。例如，有些信念与个体的文化背景、性别角色、宗教信仰或社会经济地位有关。在理解这些信念如何影响当事人的同时，治疗可以直接导向问题解决。

治疗师会鼓励当事人以相似的方式去探索其核心信念，并检验其有效性和适应性。如果当事人发现自己的核心信念功能失调，治疗师会鼓励他们尝试一套不同的信念，并去检验新信念是否更准确和更具功能性。

认知治疗还会采用行为的技术，如技能训练（例如放松、自我肯定训练、社交技能训练）、角色扮演、行为预演以及暴露治疗等。

## 二、与其他治疗体系的关系

### （一）认知治疗与精神分析治疗

认知治疗的过程与**精神分析的方法**相似，例如在识别当事人情绪反应、叙事结构和行为意向上有共同的主题。然而，认知治疗的共同线索是可以被有意识解读的意义，而在精神分析中它是无意识的（或被压抑的），必须通过推论得到。

精神分析、心理动力治疗和认知治疗都假设，行为会被没有即刻意识到的信念影响。然而，认知治疗认为让当事人心理困扰的信念并不深藏于人的无意识中，也不认为当事人的自述是为了掩护隐藏的深层次思维。认知治疗注重症状、意识到的思维与当下体验之间的联系。精神分析方法则倾向于压抑的童年记忆和动机构建（例如力比多和婴儿期性欲）。

认知治疗是相当结构化的短程治疗，针对大多数精神疾病的治疗一般持续 12 ～ 16 周，治疗师主动投入与当事人的协作中；精神分析治疗一般是长程的，结构性不那么强，精神分析师大部分时间是被动的。认知治疗师通过逻辑分析和行为实验来检验功能失调的信念和思维，从而转变有偏差的信息加工过程；而精神分析师则依赖自由联想和深度解析的方法来穿透层层裹住的、残留在无意识里的、未解决的童年冲突。

### （二）认知治疗与理性情绪行为治疗

认知治疗和理性情绪行为治疗（REBT）都强调认知在心理失调中的重要作用，都将治疗任务看作是改变非适应性假设；而且治疗师都采取一种积极主动及引导的立场。然而，这两种治疗方法还是存在不同之处。

REBT 理论认为一个当事人之所以痛苦是因为其非理性信念导致了非理性思维，通过直接辩驳修正它们便会消失，心理障碍也就清除了。认知治疗师帮助当事人将解读和信念转变为假设，然后进行实践检验。事实上，认知治疗师教授当事人质疑和检验自己的信念，进而让当事人学习成为自己的治疗师的技能。认知治疗师回避**非理性**（irrational）这个词，而更喜欢用**功能失调**（dysfunctional），因为有问题的信念是非适应性的，而不是非理性的。有问题的信念之所以让人产生心理障碍，是因为它们干扰了正常的认知加工过程，而不是因为它们非理性。

这两种治疗方法最大的不同在于，认知治疗认为每种心理障碍都有其特定的认知内容，具有**认知特异性**（cognitive specificity）。抑郁症、焦虑症和恐惧症的**认知画像**（cognitive profiles）有显著差异，而且需要本质上不同的技术。REBT 则并不主张把这些心理障碍归结为当事人的认知问题，而强调应关注导致认知障碍的那些"必须"（musts）、"应该"（shoulds）及其他强制性假设。

认知治疗模型强调认知缺陷对心理障碍的影响。某些当事人因为认知上的缺陷无法预料到稍后或更远以后的消极后果，从而产生问题。另一些当事人则是无法集中注意力，不能管理思维和记忆。这些问题在严重的焦虑症、抑郁症和惊恐发作中都会出现。认知缺陷会导致对外界的错误知觉和错误解释。更有甚者，不充分的认知加工可能会影响当事人的应对能力和技能；对自杀人群而言，还会影响其人际问题的解决。有关认知治疗与 REBT 的完整比较，请参见帕德斯基和贝克的论文（Padesky & Beck，2003）。

### （三）认知治疗与行为治疗

认知治疗和某些**行为治疗**的形式有许多相似之处，但和其他行为治疗却迥然不同。行为治疗内部有许多方法，它们对认知过程的重视程度存在差异。在行为治疗范畴内，一端是应用行为分析（applied behavioral analysis），这种方法尽量不谈"内部事件"，例如解释和推论等。越是往反方向移动，所使用的方法就越重视认知的中介过程，一直到另一极端，则是各种认知行为方法。在这一点上，纯粹的认知疗法和行为疗法之间的区别已经模糊不清了。

认知治疗和行为治疗的共同特点在于讲求实证性，以当下为中心，以问题为导向，并且都需要明确地识别问题及其发生的情境和产生的结果。相对激进的行为主义把功能分析局限于外显行为，认知治疗将功能分析方法也用于人的内部经验（思维、态度、想象），认为认知如同行为一样也是可以修正的，经由积极主动的合作进行行为实验来增进学习，就可以矫正认知。同样，与在简单条件作用范式基础上建立起来的行为方法不同，认知治疗认为人都是他们所处环境的积极参与者，他们会判断与评估刺激，解读事件和感受，并判断自己的反应。

对于某些行为技术，例如治疗恐惧症的暴露疗法，研究结果表明，认知改变和行为改变几乎可以同时发生。在广场恐惧症的治疗中，随着认知的改善，人的行为也会随之改变（Williams & Rappoport，1983）。简单暴露于恐惧情境，同时描述负性自动化思维，可以改善认知指标（Gournay，1986）。班杜拉（Bandura，1977）曾表明，要想改变一个人的认知，最有效的方法之一就是改变他的行为。在真实生活暴露中，当事人面对的不仅是充满威胁的情境，还有个体对危险的预期和自认将无法适应的无力感。因为经验本身是经由认知处理的，暴露疗法可视为一种认知疗法。

认知治疗认为一个治疗焦虑及其他心理障碍的完整疗法，其目标应该将引发焦虑的思维和想象包括在内。抑郁治疗的结果表明，期待中的认知改变并不一定会紧随着行为改变而发生（Beck，Rush，Shaw & Emery，1979）。因此，了解当事人的期望、解释和对事件的反应是非常重要的。认知的改变必须是被证实的，而不能只是假定其会发生。

# 第二节　发展历史

## 一、先驱

认知治疗的理论基础主要来源于三方面：（1）心理学的现象学取向；（2）结构理论和深度心理

学；（3）认知心理学。现象学取向认为，个体对自我和个人世界的看法是个人行为的中心。这一概念出自古希腊的斯多葛学派哲学，而康德（Immanuel Kant，1798）对意识中主观经验的强调也体现了这一点。在阿德勒（Adler，1936）、亚历山大（Alexander，1950）、霍尼（Horney，1950）和沙利文（Sullivan，1953）的著作中也能看到现象学的影响。

第二个影响主要来自康德的结构主义和弗洛伊德的深度心理学。尤其是弗洛伊德的认知层次结构这一概念，它把人的认知结构分为初级过程和次级过程。

认知心理学的新近发展也对认知治疗造成了一定的冲击。凯利（George Kelly，1955）被推崇为当代第一个采用**个人建构**（personal constructs）的观点来描述认知过程的心理学家，特别强调信念在行为改变中所扮演的角色。阿诺德（Magda Arnold，1960）和拉扎勒斯（Richard Lazarus，1984）等人提出的有关情绪的认知理论，则将认知看作情绪和行为改变的前提，也对认知治疗有所贡献。

## 二、发展

认知治疗兴起于20世纪60年代，源于贝克（Aaron Beck）对抑郁症的研究（Beck，1963，1964，1967）。贝克曾经接受过精神分析的训练，他试图证明弗洛伊德有关抑郁症的理论，即抑郁的本质是"愤怒转向自我的攻击"。为了证实这一构想，贝克对抑郁症患者进行了临床观察，并对他们在接受传统精神分析治疗后的效果进行了考察。但贝克并没有在抑郁症患者的思维和梦中发现转向自我的愤怒，反而在他们的认知加工中观察到一种负向的偏差。通过不断的临床观察和实验检验，贝克最终发展了自己的情绪障碍理论和抑郁的认知模型。

艾利斯（Albert Ellis，1962）的工作对认知治疗的发展起了推波助澜的作用。艾利斯和贝克都认为人可以有意识地运用理智，而治疗师应该从当事人的基本假设入手进行干预。同样，他们都摒弃了早年的精神分析训练，并以主动地、直接地和当事人对话替代了被动地倾听。艾利斯以面质和说服的方式让当事人了解他们所赖以生存的人生观是不切实际的，而贝克则"将当事人当作同事，一起研究可验证的现实"（Wessler，1986，p. 5）。

不少当代行为主义者的工作也影响了认知治疗的发展。班杜拉（Bandura，1977）的强化预期、自我效能、结果效能、人与环境的相互作用、榜样示范、替代学习等一系列概念，都有助于行为治疗向认知领域转变。马奥尼（Mahoney，1974）有关行为的认知控制的早期研究和他之后的理论贡献也影响了认知治疗。另外，梅肯鲍姆（Meichenbaum，1977）的认知行为矫正与认知治疗、理性情绪行为治疗并驾齐驱，被公认为三大自我控制疗法（Mahoney & Arnkoff，1978）。梅肯鲍姆在应对技能范式内，把认知矫正和技能训练相结合，对治疗焦虑、愤怒和压力尤为有效。近年来心理学中的建构主义运动与现代心理治疗的结合，也对当代认知治疗的形成产生了影响。

## 三、现状

### （一）研究：认知模型和结果研究

许多研究检验了认知模式理论的合理性和认知治疗对一系列临床障碍的有效性。按照抑郁的认知模式的观点，在各种形式的抑郁症状中都发现了消极偏差解读，有单极和双极、反应性和内源性等不同形式（Haaga，Dyck，& Ernst，1991）。同时，还在抑郁症状中发现了能被操控的认知三联症、刺激认知加工的负向偏差和可识别的功能失调信念（Hollon，Kendall，& Lumry，1986）。认知治疗对于抑郁症的疗效已被许多研究证实，克拉克等（Clark，Beck，& Alford，1999）对此进行了总结。近期，贝克（Beck，2008）追踪了抑郁的认知模式的演变过程，进一步阐述了抑郁的信息加工基础、早期创伤经历对个体功能失调信念形成的影响以及个体对抑郁诱发因素的敏感性等。他目前感兴趣的问题是遗传、神经化学和认知因素是如何在抑郁症演进过程中相互作用的。

对于焦虑障碍来说，所有焦虑诊断中都证实存在与危险相关的偏差，包括惊恐发作中躯体感觉的危险假设、社交焦虑中歪曲的认知评估、创伤后应激障碍（PTSD）中对自我和社会的消极评价。此外，认知特异性假设认为每一种精神病理障碍都有其特定的认知画像，这也被一系列证据所支持（Beck，2005）。

对照研究表明，认知治疗在治疗惊恐障碍（Beck，Sokol，Clark，Berchick，& Wright，1992；Clark，1996；Clark，Salkovskis，Hackmann，Middleton，& Gelder，1992）、社交恐惧症（Clark，1997；Eng，Roth，& Heimberg，2001）、广泛性焦虑障碍（Butler，Fennell，Robson，& Gelder，1991）、物质滥用（Woody et al.，1983）、进食障碍（Bowers，2001；Fairburn et al.，1991；Garner et al.，1993；Pike，Walsh，Vitousek，Wilson，& Bauer，2003；Vitousek，1996）、婚姻问题（Baucom，Sayers，& Sher，1990）、强迫症（Freeston et al.，1997）、创伤后应激障碍（Ehlers & Clark，2000；Gillespie，Duffy，Hackmann，& Clark，2002；Resick，2001）和精神分裂症（Grant，Huh，Perivoliotis，Stolar，& Beck，2011；Turkington，Dudley，Warman，& Beck，2004；Zimmerman，Favrod，Trieu，& Pomini，2005）中，都有其有效性。

此外，针对焦虑症和抑郁症的治疗，研究发现接受认知治疗的当事人，其复发率比其他治疗方法要低（Clark，1996；Eng et al.，2001；Hollon，DeRubeis，& Evans，1996；Hollon et al.，2005；Hollon，Stewart，& Strunk，2006；Strunk & DeRubeis，2001）。

### （二）自杀研究

贝克针对自杀和自杀预防发展了一套重要的理论概念。他对自杀风险研究的主要贡献是提出了**绝望**（hopelessness）这一概念。对有自杀倾向的门诊患者和住院患者的纵向研究发现，贝克绝望量表（Beck Hopelessness Scale）中得分在 9 分以上的人很有可能自杀（Beck，Brown，Berchick，Stewart，& Steer，1990；Beck，Steer，Kovacs，& Garrison，1985）。后续研究也证实绝望是最终自杀的预测指标之一。

最近的随机对照试验考察了短程认知疗法对于治疗自杀高危人群的效果。这里的自杀高危人群，是指他们都曾有过尝试自杀的行为并伴有较严重的精神疾病和物质滥用问题。结果表明，经过 18 个月的认知治疗后，当事人再次尝试自杀的可能性减少了 50%（Brown et al.，2005）。

### （三）心理治疗整合

认知治疗与其他形式相整合，产生了新的治疗方法。杨（Jeffrey Young）创立的图式治疗（schema therapy；Young，Klosko，& Weishaar，2003），专注于矫正个体非适应性的核心信念。图式治疗认为，这些非适应性的核心信念发展于生命早期，并同人格障碍一样可能导致慢性抑郁和焦虑。基于正念的认知治疗（Segal，Williams，& Teasdale，2002），则使用接纳和冥想策略来促进个体复原，并预防抑郁复发。

## （四）评定量表

贝克编制了许多评定量表，比较著名的包括贝克抑郁量表（Beck Depression Inventory，BDI；Beck，Steer，& Brown，1996；Beck，Ward，Mendelson，Mock，& Erbaugh，1961）、自杀意向量表（Scale for Suicide Ideation，SSI；Beck，Kovacs，& Weissman，1979）、自杀意图量表（Suicide Intent Scale；Beck，Schuyler，& Herman，1974）、贝克绝望量表（Beck，Weissman，Lester，& Trexler，1974）、贝克焦虑量表（Beck & Steer，1990）、贝克自我概念测验（Beck Anxiety Inventory；Beck Self-Concept Test；Beck，Steer，Brown，& Epstein，1990）、功能失调态度量表（Dysfunctional Attitude Scale；Weissman & Beck，1978）、社会依赖性-自主性量表（Sociotropy-Autonomy Scale；Beck，Epstein，& Harrison，1983）、贝克青年问卷（Beck Youth Inventories；Beck & Beck，2002）、克拉克-贝克强迫症状问卷（Clark-Beck Obsessive-Compulsive Inventory；Clark & Beck，2002）等。其中，贝克抑郁量表最为著名。许多有关心理治疗效果的研究都用到了这份问卷，心理学家、医生和社会工作者也常用它来监测当事人的抑郁程度。

## （五）专业训练

隶属于宾夕法尼亚大学医学院的认知治疗中心（Center for Cognitive Therapy），不仅提供门诊服务，同时作为研究机构将临床观察与实证研究的结果加以整合来发展理论。位于宾夕法尼亚巴拉辛魏德（Bala Cynwyd）的贝克学院（Beck Institute）也提供门诊服务和认知治疗的培训。此外，世界范围内的临床心理学实习和博士后项目也提供认知治疗的训练。欧美许多大学和医院也进行认知治疗的研究和培训。《国际认知治疗简讯》（International Cognitive Therapy Newsletter）创刊于1985年，目的在于为世界五大洲的认知治疗师们提供一个交换信息的平台。欧洲行为与认知治疗协会（European Association for Behavioural and Cognitive Therapies）成立于1971年，2013年在摩洛哥马拉喀什举行了第43届年会。2013年，由来自世界各地的七个组织在秘鲁利马举行了世界行为与认知治疗大会（World Congress of Behavioural and Cognitive Therapies）。2014年，国际认知治疗协会（International Association for Cognitive Psychotherapy）在中国香港举办了国际认知治疗大会。

认知治疗学院（Academy of Cognitive Therapy）是一个非营利机构，由认知治疗领域中一批世界顶尖的临床工作者、教育者和研究者于1999年创立。学院主要从事客观评估工作，为从事认知治疗的临床工作者进行技术认证和颁发证书。1999年，医学研究生教育认证委员会（Accreditation Council for Graduate Medical Education）制定了一个精神科住院医生的培训计划，规定精神科住院医生必须接受该计划的培训后才能从事认知治疗。

认知治疗师一般在心理学、精神病学、行为治疗方面的杂志发表文章。与认知治疗相关的杂志主要包括《认知治疗与研究》（Cognitive Therapy and Research）、《国际认知心理治疗杂志》（International Journal of Cognitive Psychotherapy）以及《认知与行为实践》（Cognitive and Behavioral Practice）。

在美国心理学会、美国精神病学会和美国自杀协会等组织的历届年会中，都有认知治疗的代表出席。认知治疗是行为治疗促进会（Association for the Advancement of Behavior Therapy）的中坚力量，该协会在 2005 年更名为行为与认知治疗协会（Association for Behavioral and Cognitive Therapies，ABCT）。诺克罗斯和卡皮亚克（Norcross & Karpiak，2012）最近的研究表明，认知治疗已经超越折中与整合治疗，成为由心理学家推动的最主流的心理治疗方法。

认知治疗疗程短、效果好，对于那些要求咨询费用实惠或咨询时间短的当事人来说非常适合。目前认知治疗在门诊和住院患者中都有广泛的应用。

总之，许多有才华的研究者和有创新能力的治疗师对认知治疗的发展做出了杰出的贡献。认知治疗与其他疗法的治疗效果的对照研究也已经在焦虑症、恐惧症、药物滥用、厌食症和暴食症、老年抑郁症、急性抑郁症和躁狂症患者等多种类型的当事人中间展开。而贝克的学生和同事也在致力于研究抑郁症、焦虑症、孤独症、婚姻冲突、进食障碍、广场恐惧症、疼痛、人格障碍、物质滥用、双相情感障碍和精神分裂症的本质及治疗方法。

# 第三节　人格理论

## ■ 一、理论概述

认知治疗强调信息加工过程在人的反应和适应性中的作用。当个体认为需要对情境做出反应时，他的认知、情绪、动机和行为图式都会被激活。之前认知治疗认为主要是认知决定人的情绪和行为，而现在他们认为个体机能的所有方面作为一个模式在同时发挥作用。

在认知治疗看来，人格是先天遗传和后天环境相互作用的结果（Beck，Freeman，& Davis，2003）。人格特质可看作是人为了应对环境而发展起来的基本图式或人际策略。

认知治疗认为，心理困扰是由一系列因素引起的。虽然人可能由于生物化学倾向容易生病，但他们对特定压力产生反应，还是受后天经验的影响。心理病理现象（但不一定是原因）与正常的情绪反应在一个连续体上，只是它们以夸张而持久的方式显现出来。例如，在抑郁症中，伤心和失去兴趣的感觉是强烈而持久的；在躁狂症中，出现夸张的自我投入和自我膨胀；在焦虑症中，出现极端的脆弱性和危险感。

当个体认为周围的环境对切身利益产生威胁时，他们就会感受到心理困扰。这时，他们对事件的知觉和解读都具有高度选择性、自我中心性与固执性，从而导致正常认知活动的功能损害，停止怪异思维、集中注意力、回忆和推理等能力均开始减退。同时，各种矫正功能——对整体的概念模型进行现实检验和精炼改善——也都减弱了。

### （一）认知脆弱性

每个人都有个体特异的脆弱性和敏感性，使其产生心理困扰。这些脆弱性和人格结构有关。人格由气质和认知图式塑造。认知图式是包含个体的基本信念和假设的结构。认知图式是在生命早期经由个人经验和重要他人的认同而发展起来的。这些概念通过进一步的学习得到强化，进而影响信念、价值观和态度的形成。

认知图式可以是适应性的，也可以是功能失调的。它在本质上可以是一般的，也可以是特定的。一个人甚至可以有相互竞争的认知图式。一般来说，认知图式一般是持久的、潜伏的、稳定的，只有在特定的压力、环境以及刺激的作用下才会被激活。在人格障碍的患者中，认知图式很容易被激活且经常被激活，以至于人们在很大程度上总是以一种刻板的方式产生过度的反应。

### （二）人格的维度

贝克、爱泼斯坦和哈里森（Beck，Epstein，& Harrison，1983）研究了人格特质或认知结构与某些类型的情绪反应的联系。结果表明，有两种主要的人格维度与抑郁有关，也可能与其他心理障碍有关，这两种人格维度是社会依赖性（社交依赖）和自主性。贝克的研究表明，依赖性高的人，当其关系破裂后，就会变得抑郁；自主倾向强的人，如果失败或是没能达到理想的目标，也会变得抑郁。社会依赖性的维度包括亲密、养育和依赖，而自主性的维度包括独立、目标设定、自我决定和自定职责。

研究也证实，尽管"纯粹"的社会依赖和自主确实存在，但是大部分人兼具二者，并视情况表现其一。因此，社会依赖性和自主性是行为的方式，而不是固定的人格结构。这一立场与心理动力学派固定的人格维度的假设大相径庭。

因此，认知治疗认为人格反映人的认知组织和结构，且受到生理和社会因素的影响。在神经解剖和生物化学的限制范围内，个体的学习经验帮助他决定如何发展与反应。

## 二、主要概念

认知治疗谈及心理困扰时，强调个体的学习历史——包括重要生活事件的影响。但是，它并不是一种还原论模式，相反，它认为心理障碍是多种因素相互作用的结果。

认知治疗对个体学习历史的强调支持了社会学习理论和强化的重要性。社会学习理论要求详尽地了解个体的发展历史和个体对事件的特殊意义与解读。认知治疗强调认知的特异性本质，因为对于同一件事情不同的人可能有完全不同的理解。

反映个体的图式及其潜在假设的人格概念模型，也与社会学习理论有关。该理论主张，个体建构经验的方式主要是基于过去行为的结果、来自重要他人的替代学习和个体对未来的预期。

### （一）因果理论

心理困扰是先天因素、生物因素、发展因素和环境因素等相互作用而最终引起的，并不存在单一的精神疾病"原因"。例如，抑郁的诱因包括遗传易感性、造成持续性神经-化学病变的疾病、发展性创伤导致的认知脆弱性、不当的个人经验导致的无法提供适当应对技能、起反作用的认知模式（如不切实际的目标、假设或需要）。生理疾病、急剧的压力和长期的慢性应激，也可能是致病因素。

### （二）认知歪曲

认知歪曲（cognitive distortion）是指推理中的系统错误，在各种心理困扰中往往表现得非常明显（Beck，1967）。主要的认知歪曲形式有：

（1）**独断的推论**（arbitrary inference）：在没有证据支持或甚至面对相反的证据时骤下结论，主观臆断。例如，一位职场妈妈忙碌工作了一天后说："我是一个糟糕的妈妈！"

（2）**选择性概括**（selection abstraction）：只看到事件的某一方面就下结论，忽视其他的信息，断章取义，以偏概全。例如，在嘈杂的聚会上，一位男士看到他女朋友为了听清他人的对话而侧耳倾听时，感到十分嫉妒。

（3）**过度泛化**（overgeneralization）：从一个或少数几个事件中提取一个普遍原则，然后滥用，甚至用于无关的情境中。例如，在一次令人沮丧的约会后，女子总结说："男人都一样，我总是被拒绝。"

（4）**夸大和缩小**（magnification and minimization）：把事件看得比实际情况更重要或更不重要，喜欢夸大其词或避重就轻。例如，一个学生"如临大敌"地想："我在班上哪怕有一点小紧张，都意味着一场大灾难。"再如，一个人认为自己妈妈的"感冒"很快就会好，而不愿意面对妈妈得绝症的事实。

（5）**个人化**（personalization）：总是把外界发生的事件归因到自己身上，尽管没有任何证据支持这种因果联系。例如，在一条人来人往的大街上，一个人和街对面的相识挥手致意，但是没有得到回应，于是他认为："我肯定做了什么冒犯他的事。"

（6）**两极化思维**（dichotomous thinking）：把自己的经验归为两个极端——例如要么非常成功，要么完全失败。例如，一位博士申请人说："除非我写出了他们见过的最好的论文，否则我就是失败的学生。"

### （三）系统偏差

信息加工偏差是大部分心理障碍的一个典型特征（见表 7.1）。这种偏差一般应用于"外在"信息，如沟通或威胁，可能在信息加工的早期阶段就开始运作了。例如，个体的定向图式将情境识别为可能造成危险或损失，进而激活相应的模式来回应。

**表 7.1　　　　　　　　　　　心理障碍认知画像**

| 心理障碍 | 信息加工的系统偏差 |
| --- | --- |
| 抑郁症 | 对自我、经验和未来的消极看法 |
| 轻躁狂 | 对自我和未来过高估计 |
| 焦虑症 | 生理或心理的危险感 |
| 惊恐障碍 | 对身体或心理上体验的灾难化解释 |
| 恐惧症 | 对特定的、可逃避的情境有危险感 |
| 偏执狂 | 将偏差归因于他人 |
| 癔症 | 肌肉运动或感觉异常的观念 |
| 强迫性思维 | 反复预警或怀疑安全性 |
| 强迫性行为 | 用仪式对抗感知到的威胁 |
| 自杀行为 | 绝望和问题解决能力不足 |
| 神经性厌食症 | 害怕变胖 |
| 疑病症 | 归因于严重的疾病 |

### （四）抑郁症

**认知三元组**（cognitive triad）是抑郁的特征（Beck，1967）。抑郁的人用消极的态度看待自我、世界和未来，并且认为自己是无用的、被遗弃的、没有价值的。这种消极的观点在他们的思维中显而易见：觉得庞杂任务加诸己身，而又有巨大的障碍阻挡，使自己无法达成目标。世界缺少欢乐或满足。抑郁的人对未来的看法也是消极的，认为目前的问题不会获得改善。这种绝望感可能导致自杀意向。

在抑郁模式中，人的动机、行为、情绪和抑郁的躯体症状都会被激活。这些症状影响人的信念和假设；反之亦然。例如，意志瘫痪的动机症状与一个人认为自己没有能力去应对或控制事件结果的信念相关，因此他迟迟不愿就一个目标去努力。自杀意向通常反映的是渴望从无法忍受的问题中得到解脱。

从抑郁症患者身上，通常可观察到不断增强的依赖性，这反映了他们认为自己无能、高估日常生活工作的难度和预期失败、渴望强者来接管的心态。优柔寡断同样反映了个人不能做出正确决定的想法。抑郁的躯体症状包括活力不足、疲劳和懒散，这与其消极期待有关。对抑郁症患者的治疗发现，引导他们活动可以减少惰性和疲劳。此外，驳斥消极期望、展现其运动能力也有利于康复。

### （五）焦虑症

焦虑症可以概括为正常生存机制的过度作用或运作不良。因此，焦虑症患者面对威胁时采用的基本应对机制和正常人一样——产生某些生理反应，使身体准备好逃走和防御。个体在面对心理社会威胁与身体威胁时，会产生相同的生理反应。焦虑症患者对危险的知觉往往基于错误的假设或高估危险，而正常人的反应则是基于对威胁和危险程度更为准确的把握。另外，正常人会根据逻辑和证据矫正他们的误判，但焦虑症患者往往很难判别出安全线索和其他能够减少威胁的证据。因此，在焦虑的情况下，认知内容主要围绕着危险主题，个体倾向于夸大受伤害的可能性，并低估自己应对危险的能力。

### （六）躁狂症

躁狂症患者的偏差思维与抑郁症患者正好相反。他们会选择性地注意生活经验中明显有利之处，同时阻断消极经验或是把它们重新解读为积极经验，并对各种事情都抱有不切实际的美好期待。对能力、价值和成就的夸大，使他们飘飘欲仙。这种膨胀性自我评价的持续刺激与过于乐观的期待，为他们提供了无穷的精力来源，驱使着患者为目标持续而固执地活动。

### （七）惊恐障碍

惊恐障碍患者总是将任何难以解释的征兆或感觉都视为大难临头的信号。他们的认知加工系统将注意力集中于躯体或心理经验，并把这些内部信息定性为灾难降临的信号。每位惊恐障碍患者都各自有一套特定的"公式"。例如，有人认为胸部或胃部的不适等于心脏病，有人觉得呼吸急促代表呼吸的终止，还有人觉得轻微的头痛就是即将失去意识的前兆。

一些患者会将突如其来的愤怒，当作自己即将失控并伤害别人的信号。另一些患者会将一时的精神空白、暂时的混淆及轻微的糊涂，视作他们正在逐渐失去心智的预兆。惊恐障碍患者的一大特征是，认定自己的生命系统（心血管、呼吸或中枢神经系统）会崩溃。因为过于恐惧，他们对于内在感觉特别小心谨慎，从而能够发现并放大他人不大会注意到的感觉。

惊恐障碍患者呈现的是一种特殊的认知缺陷，即无法现实地检视自己的症状和对症状的灾难化解读。

### （八）广场恐惧症

患者若在某些情境中有过一次或多次惊恐发作，他们会倾向于回避这些情境。例如，在超市有过惊恐发作的人会避免去超市。他们如果强迫自己去，就会开始对自己的内在感觉越来越警觉，并且预期自己将再次惊恐发作。

预期自己发作会引发一系列的自动化症状，这些症状随后又将被错误地解读为大难临头的征兆（例如，心脏病、失去意识、窒息），这又可能进一步导致全面的惊恐发作。有惊恐障碍的人如果没有得到及时和有效的治疗，通常会发展为广场恐惧症。他们最终可能只能待在家里，或是自己限制自己的活动范围——不能离家太远，冒险去任何地方都需要人陪同。

### （九）恐惧症

恐惧症患者常预期身处特定情境下会遭受躯体或心理损害。只要能避免这些情境，他们就不会感到威胁，而且可能觉得比较舒服。一旦他们进入这些情境，他们便会体验到严重焦虑的典型身心症状。由于这种不愉快的反应，未来他们避免这种情境的倾向性将被强化。

**评价恐惧症**（evaluation phobias）是恐惧症的一种特殊表现。患者害怕在社交情境、考试、公开演讲中遭受轻视或发挥失常，而这种潜在的"危险"（拒绝、低评、失败）所引发的行为和生理反应，可能严重地干扰患者的正常功能，结果往往会导致他们害怕的事情真的发生。

### （十）偏执狂

偏执狂患者的偏差源于将偏见归因于他人。他们固执地认为别人在故意辱骂、干扰和批评他们。相比于抑郁症患者认为自己承受羞辱或拒绝是合理的，偏执狂患者则坚持认为是别人待他们不公。

与抑郁症患者不同的是，偏执狂患者并不会体验到低自尊。他们更关心的是自己假想中被攻击、被阻挠或被干扰的**不公正对待**，反而不太在意实际得失。他们全身戒备，对抗想象中他人的偏见和恶意。

### （十一）强迫性思维与强迫性行为

一般人认为安全的情境，强迫症患者却将不确定性带入对该情境的评估中。这种不确定性通常与某些具有潜在危险的情况相关联，并且通过不断的质疑而显现出来——即使没有任何不安全的迹象。

强迫性思维是指当事人会不断地怀疑自己的行为能否确保安全。例如，他们深更半夜起来关掉煤气灶、锁上门。他们会害怕细菌感染，再多的保证也无法缓解他们的恐惧。强迫性思维的典型特征就是有极强的**责任感**，认为自己必须这样做；如果不这么做的话，自己或别人就会受到伤害。认知治疗认为这种闯入性思维是普遍存在的，引发个体困扰的关键是他赋予闯入性思维的意义；当事人通常认为是因为自己做了不道德的或危险的事，才会出现闯入性思维。

强迫性行为是指当事人通过执行仪式化的操作来减少过度的担心，他们设计这些仪式来中和或降低预期的灾难。例如，强迫洗手是因为当事人深信自己并未去除掉身体上的脏东西或污渍。某些强迫症患者认为泥土是危险的来源，不是让人生病，就是令人不悦，他们被迫去除这些生理或社会危险的来源。

## （十二）自杀行为

自杀个体的认知历程有两个特点：一是他们极度绝望或相信事情不会有所改观；二是认知欠缺——在问题解决方面存在困难。尽管绝望感会增加问题解决的困难，反之亦然，但仅仅是难以应对生活情境中的困难这一点，就可能增加自杀的可能性。这样，个体的思维进一步僵化，自杀便成为有限反应集合中的唯一选择。

## （十三）神经性厌食症

神经性厌食症和暴食症患者代表了一组非适应性信念的结合体，这些信念围绕着一个核心假设："我的体重和体型决定了我的价值和被他人接受的能力。"围绕这个假设的其他信念包括："如果我体重增加了，那么我看起来就很丑。""我生命中唯一能控制的就是自己的体重。""如果我不让自己挨饿，我就会彻底失控变成大胖子。"

厌食症患者在信息加工方面存在典型的扭曲。他们错误地将饭后的腹胀现象解释为变胖的信号，而且他们倾向于将自己在照片上和镜子里的形象看得比实际的要胖很多。

## （十四）精神分裂症

在精神分裂症中，易感的神经生物因素、环境因素、认知因素和行为因素存在一种复杂的相互作用。大脑整合功能的损伤——伴随特定的认知缺陷——会增加对压力性生活事件的易感性，同时导致功能失调的信念（例如"我是低劣的"）和行为（例如社会退缩）。在应付压力和负性思维的过程中，又会产生过度的心理生理反应。皮质激素的释放会激活多巴胺能系统，并促使妄想和幻觉发生。认知混乱是认知神经缺陷所导致的结果，如注意力问题、执行功能和工作记忆受损。这些损伤与对拒绝的高敏感性相互作用，又会导致沟通异常和不适当的闯入性思维。妄想源于认知偏差的交互作用，如外部归因与认知捷径（直接跳至结论）的交互作用。一种扭曲的知觉与消极的自我图式相整合，就会产生幻听，而幻听又进一步被这种"声音"是无法控制的、强大的、绝对正确的以及是外部产生的想法所强化。个体对社会活动、职业活动和娱乐活动的投入，也会受到认知神经损害的影响，并通过个体诸如社会冷漠、对愉悦的低期待、对工作表现的失败主义信念等功能失调的态度而放大。最后，个体对绩效和成功的低期待又进一步加重了个体的负性症状。

# 第四节　心理治疗

## ■　一、心理治疗理论

认知治疗的目标是纠正当事人错误的信息加工，帮助他们修正那些维持非适应性行为和情绪的假设。认知和行为方法都可用来挑战当事人功能失调的信念，并促进更切合实际的适应性思考。认知治疗最初的考虑是缓解当事人的症状，但是它的最终目标还是要去除思维的系统偏差，修正个体的核心信念，以及对未来的困扰进行预处理。

## （一）认知改变

认知治疗协助当事人改变信念是通过将信念当作有待检验的假设，然后在当事人与治疗师双方的同意下进行行为实验，并对这些假设进行检验。认知治疗师不会告诉当事人他们的信念是非理性的或错误的，也不会要求当事人采纳治疗师的信念。相反，治疗师借由询问问题来了解当事人所持信念的意义、功能、作用和结果。当事人最终决定是拒绝、调整抑或是坚持自己的信念。无论如何，在这一过程中，当事人都能更好地觉察自身的情绪和行为结果。

认知治疗并不是用积极信念代替消极信念。它不是基于空想，而是立足现实。同样，认知治疗并不认为人们的问题全是假想的，当事人可能确实存在严重的社交、经济、健康问题和功能缺陷。不过，除了这些真实想法，他们对自己、对情境和自身拥有的资源也往往存在偏差的看法，而这些会限制他们反应的幅度，会阻碍他们的问题解决。

通过允许当事人冒险，认知改变可以促进行为改变。反过来，新行为所带来的新体验，也会验证新观念。通过拓宽当事人视野从而包容对事件的对立解释，可以使情绪得到调节。情绪在认知改变中有重要作用，因为当情绪被激发时，学习效果会增强。因此，正是认知、行为和情绪三者的相互作用才引起治疗性改变。不过，认知治疗更强调认知成分在促进和维持治疗性改变中的核心地位。

认知改变发生在随意思维、持续或自动化思维、潜在假设及核心信念等多个层面。根据认知模式的观点，认知结构是按照层级系统组织起来的，每个层级区别于其他层级的地方在于觉察性与稳定性不同。最容易获得但也是最不稳定的认知，是随意思维（voluntary thoughts）；下一个层级是自动化思维（automatic thoughts），即受环境触发自然而然产生的思维。这种思维往往夹杂在事件或刺激与个体情绪和行为反应之间。

例如，一个社交焦虑症患者参加聚会前的自动化思维可能是"每个人都会看出我的紧张"。自动化思维通常伴随着情绪反应，当当事人经历这些情绪时，它们看似合理、突出，并与个体内在逻辑一致，因此它们不会受到质疑而是被信任。虽然自动化思维比随意思维更稳定且不易通达，但是当事人能被教会如何识别和监控它们。在自动化思维中，认知歪曲非常明显。

**自动化思维**是由潜在假设（underlying assumptions）衍生出来的。例如，"我需要对别人的幸福负责"这个假设，对那些把自己看成别人痛苦根源的个体而言，会衍生出许多负性的自动化思维。假设会将感知塑造成认知，会决定目标，并解读事件和赋予事件意义。假设可能十分稳定，且当事人往往并没有意识到其存在。

**核心信念**（core beliefs）包含在认知图式中。治疗的目标就在于辨别出当事人的核心信念，并减轻它们的影响。如果信念本身可以改变，那么当事人未来面对苦恼时，就不那么脆弱了。在图式治疗中，这些核心信念被称为**早期非适应性图式**（EMSs；Young et al.，2003）。

## （二）治疗关系

在认知治疗中，治疗关系是合作式的。治疗师评估心理困扰和功能失调的原因，并帮助当事人明确目标。对于严重的抑郁症和焦虑症患者，可能最初需要治疗师扮演指导者的角色；而在其他情况下，当事人以主导者的角色来决定治疗目标。作为合作的一部分，当事人提供自己在不同情境下的思维、想象和信念以及伴随认知的情绪和行为。同时，当事人也分担责任，协助设定每次治疗的讨论事宜及完成会谈后的家庭作业。家庭作业有助于加速治疗，并让当事人有机会运用新学的技能和观点。

治疗师的功能如同一位向导，帮助当事人了解信念和态度如何影响情感和行为。治疗师又像是催化剂，催化修正的经验，从而促进认知改变和技能习得。因此，认知治疗采用的是心理治疗的学习模式。治疗师善于检验、修正认知与行为，但绝非意味着他是一位被动的专家或正确思维的裁决者。

认知治疗师积极探求当事人的观点，并运用温暖、准确共情和真诚一致（参见 Rogers，1951）来表达治疗师对当事人个人世界的好奇与尊重。然而，单单拥有这些品质还不足以产生治疗改变，认知治疗师还要帮助当事人确定问题、聚焦于重要部分、教导特定的认知和行为技术。

除了需拥有良好的人际技巧外，认知治疗师也需颇具弹性。他们需对当事人的舒适水平保持敏感，并能谨慎而适度地进行自我表露（self-disclosure）。在认知取向的目标和计划范围内，如果必要，他们也会提供支持性的接触。治疗技术的弹性使用，取决于目标症状。例如，对于抑郁症的惰性症状，行为干预最有效；而对于自杀意向和抑郁悲观情绪，则用认知技术最好。一个优秀的认知治疗师不会机械地、任意地使用技术，而是在具备充足的理由和完备的技术下、在充分理解当事人的个别需求的条件下进行治疗。

为了保持合作关系，治疗师一般在每次治疗结束时会邀请当事人反馈。反馈的重点是当事人发现哪些有用哪些无用，当事人对治疗师是否有顾虑，当事人是否有疑问，等等。治疗师可能对会谈做摘要式的叙述，也可让当事人自己尝试这么做。另一种促进共同合作的方法是，治疗师会为当事人提供使用每个步骤的理由。这样做，可以消除治疗过程的神秘性，增强当事人的参与感，并强化一种学习范式——当事人逐渐为治疗的改变承担更多的责任。

## （三）核心策略

认知治疗的三个基本策略是协同检验（collaborative empiricism）、苏格拉底式对话（Socratic dialogue）和引导性发现（guided discovery）。

### 1. 协同检验

如前所述，在认知治疗中，治疗关系是指治疗师和当事人双方共同合作的关系。在这一过程中，需要双方共同决定治疗目标，引发并给予反馈，并借以揭开治疗改变如何发生的神秘性。可以说，治疗师和当事人是协同研究者，一起检验各种支持或拒绝当事人认知的证据。正如科学研究一样，当事人的解释或假设被视为可以验证的假设。

实证证据可用来确定特定的认知是否能提供任何有用的功能。先前的结论会接受逻辑的分析。当事人意识到对立信息的来源后，偏差思维就曝光了。这一过程是由当事人和治疗师合作完成的，如有需要，任何一方都可以承担更为主动的角色。

### 2. 苏格拉底式对话

在认知治疗中，提问是一种主要的治疗工具，而最常用的是苏格拉底式对话。治疗师会精心设计一系列问题以促进新的学习。治疗师提问的目的在于：（1）澄清或界定问题；（2）协助识别思维、想象和假设；（3）检验事件对于当事人的意义；（4）评估维持非适应性思维和行为的后果。

苏格拉底式对话意味着让当事人根据治疗师的问题得出符合逻辑的结论。问题不是为当事人"设圈套"，或是将他们导向必然的结论或攻击他们，而是让治疗师了解当事人的观点。尤其有技巧地、带有灵敏性地提出这些问题，可以帮助当事人以客观、无防御的态度评判自己的假设。

杨等（Young，Rygh，Weinberger，& Beck，2008，p.274）描述了他们在治疗过程中如何调整所问的问题：

> 在治疗初期，提问是为了全面而详细地了解当事人的特殊困难，用来获取背景信息和诊断数据；评价当事人的压力容忍度、内省能力及应对方式等；获取与当事人有关的外部环境和人际关系的相关信息；和当事人一起澄清模糊不清的病诉，以获得特定的治疗目标。

随着治疗的进行，治疗师通过提问来探究解决当事人问题的方法，帮助衡量可能的治疗方法的利弊，考察维持某种非适应性行为的后果，引出当事人的自动化思维，展示非适应性图式及其结果。简而言之，在大部分的认知治疗技术中，治疗师都会使用提问的技巧。

**3. 引导性发现行为实验**

通过引导性发现，当事人可以修正非适应性信念和假设。治疗师充当向导的角色，通过设计新的经验（**行为实验**）来阐释问题行为和逻辑错误，让当事人获得新的技能和观点。引导性发现并不是治疗师劝诫或哄骗当事人接受一系列新的观念，而是鼓励当事人运用一切信息、事实和可能性去获得切合实际的观点。

## 二、心理治疗过程

### （一）初始会谈

初始会谈的目的是和当事人建立关系、获得基本信息、协助减轻症状。和当事人建立关系可以从询问当事人接受治疗的感觉和思维开始。讨论当事人的期望不仅有助于当事人放松，也可以使治疗师获得当事人对于治疗期待的相关信息，并提供了一个展示认知与情绪关系的机会（Beck，Rush，Shaw，& Emery，1979）。治疗师也可以利用最初的几次会谈使当事人了解认知治疗，建立共同合作的框架，并澄清当事人对治疗的任何误解。治疗师在初始会谈中收集的信息一般包括诊断、既往病史、当前生活状况、心理问题、对于治疗的态度及治疗动机等。

初始会谈的主要目的是问题界定和症状缓解。尽管可能需要几次会谈才能完成问题界定和背景信息收集，不过初始会谈的关键在于关注一个特定的问题，并快速缓解这个症状。这有助于当事人建立对治疗的信心。例如，对于一个想自杀的当事人，要直接干预，在不知不觉中及时地消除其绝望感。当然，症状缓解可能来自多个方面，如特定问题的解决、将模糊或宽泛的病诉澄清为可治疗的目标、更加客观地认识某一疾病（例如，让当事人明白自己的症状代表焦虑，没有什么更糟的问题；难以集中精神是抑郁的症状，而并非脑部疾病的迹象）。

问题界定需要对问题进行功能分析和认知分析。功能分析的目的在于确定问题的元素，如问题的具体表现，问题发生的情境，问题的频率、强度和持续性，问题带来的后果。认知分析的目的在于确定触发个体情绪的思维和想象以及个体控制该想法和想象的程度，了解在困境中个体想象会发生什么事以及该事件实际发生的可能性有多大。

在治疗初期，治疗师比当事人更主动。治疗师收集信息、将当事人的问题概念化、让当事人熟悉认知治疗，并主动干预缓解当事人症状。在第一次会谈后，治疗师就会给当事人布置家庭作业。

治疗初期的家庭作业，通常是引导当事人理解思维、情感和行为之间的联系。例如，会要求有些当事人记录心理困扰产生时的自动化思维。因此，从一开始当事人就训练对自己的思维和行为进行监控。在之后的会谈中，当事人在决定家庭作业方面将扮演越来越主动的角色，作业的重点也将是检验更具体的假设。

最初的会谈后，会生成一个问题清单。问题清单可以包括特定症状与行为或普遍问题。这些问题会按照优先顺序，被指定为干预目标。优先顺序一般基于心理困扰的相对程度、改善的可能性、症状的严重程度及特定主题的普遍性而定。

如果在治疗初期治疗师就帮助当事人成功解决一个问题，这能够激励当事人做出进一步的改变。接下来，当问题出现时，治疗师会使用最适当的认知或行为技术，并告诉当事人使用该技术的理由。在整个治疗过程中，治疗师会引出当事人对各种治疗技术的反应，以此确定所用的方法是否适合当事人，其有效性如何，以及如何把这种技术应用到会谈之外的家庭作业和实际生活中。

## （二）中后期会谈

随着治疗的进行，治疗的重点会从当事人的症状转向当事人的思维模式，并主要通过检验自动化思维来证明思维、情绪和行为之间的相互作用。一旦当事人能够对干扰机能正常运作的想法提出质疑，那么他就会考虑导致这些思维的潜在假设。

在后期会谈中，通常更强调认知技术而不是行为技术的运用，并聚焦于涉及多种功能失调思维的复杂问题。通常这些想法更适合用逻辑分析而不是行为实验来检验。例如，当事人预言"我永远得不到我生命中想要的生活"并不容易被实践检验。但治疗师可以对这一概括化假设的逻辑性提出质疑，并审视将其作为信念的利弊。

一般情况下，当事人无法意识到这类假设都是以自动化思维的形式被发现的。经过一段时间对不同情境下自动化思维的观察，上述假设就会浮出水面或被推断出来。一旦当事人意识到潜在假设及其力量，治疗目标便是通过检视假设的有效性、适应性和实用性，帮助当事人修正它们。

在后期会谈中，当事人将承担更多的责任，由他来确定问题及其解决方案、设计家庭作业等。随着当事人能够越来越好地运用认知技术解决问题，治疗师的角色便更像顾问而不是老师了。当当事人能够自我胜任时，会谈的频率就可以减少。当治疗目标达成，当事人感觉可以独立运用新的技术和观点时，就可宣告治疗结束。

## （三）治疗的结束

治疗的时间长度主要取决于当事人问题的严重性。单相抑郁的治疗长度一般每周一次，共计15～25次（Beck, Rush, Shaw, & Emery, 1979）。中度到重度的抑郁症通常每周需两次治疗，持续4～5周；之后每周一次，持续10～15周。大多数焦虑症的治疗时间与之相仿。

一些当事人发现，放弃旧有的思维方式会引发焦虑，甚至这种焦虑还令人难以忍受。对于这些当事人而言，治疗可能需要持续几个月。还有一些当事人，因为症状很早就得到了缓解，结果就匆匆终止了治疗。对这些个案而言，由于他们的深层结构没有改变，问题很有可能复发。

从一开始，治疗师和当事人就应达成共识：治疗是有时间限制的。因为认知治疗是以当下为中心且有时间限制，与长期治疗相比，当事人在面临治疗结束时往往不会出现什么问题。随着当事人发展出自我信赖，治疗会谈的次数也可随之减少。

事实上，从第一次会谈开始，当治疗师向当事人说明认知治疗的基本原理时，就已经为结束治疗做准备了。治疗师会告知当事人，治疗的目标是让他们学习做自己的治疗师。问题清单上，也会明确列举出治疗要完成什么。行为观察、自我监控、自我报告、量表问卷（如贝克抑郁量表），都可用来测量和评估问题清单上的目标进展情况。当然，当事人的反馈也有助于治疗师设计某些体验，以促进当事人的认知改变。

有些当事人可能会担心疾病复发或结束治疗后，当自己独自面对困境时功能能否正常运作。这些担忧其实含有认知歪曲的成分，如两极化思维（"我不是病了就是彻底痊愈了"）或消极预测（"我会再度抑郁，而且我无法帮助自己"）。这时，治疗师有必要帮助当事人回顾治疗目标，让当事人明白治疗的目的在于使他学会更有效地处理问题，而不是"治愈"或重构其核心人格（Beck，Rush，Shaw，& Emery，1979）。在整个治疗过程中，治疗师应持续提供心理疾病方面的教育，如承认抑郁可能复发，从而让当事人对预后有比较现实的认识。

在通常的治疗过程中，当事人会经历成功与挫折。这些问题实际上为当事人提供了练习新技能的机会。随着治疗的终止，治疗师会提醒当事人遇到挫折是正常的，而且之前已经处理过类似的问题。此时，治疗师会要求当事人描述他如何解决之前在治疗中出现的问题。治疗师还会在治疗结束之前使用认知预演，让当事人想象未来的困难，并描述他将会如何处理。

治疗终止后，通常会伴随一到两次的追加会谈，一般在治疗结束后的一个月和两个月。这样做的目的是巩固疗效，并协助当事人应用新技能。

## 三、心理治疗机制

有效的治疗都有许多共通之处。所有成功的心理治疗都包含三大改变机制：（1）可理解的理论框架；（2）当事人对问题情境的情绪性参与；（3）问题情境下的现实检验。

认知治疗认为，改变功能失调的假设可以引起有效的认知、情绪和行为的改变。当事人的改变是通过意识到自动化思维，对支持这些思维的证据提出质疑，并改变认知而完成的。然后，当事人的行为会与新的、更具适应性的思维方式相一致。

只有当事人感觉到问题情境是一个真实的威胁时，改变才会发生。认知治疗认为，核心信念和情绪紧紧相连；唯有情绪被唤起，这些信念才能被觉察并获得修正。之后，就比较容易将改变的机制聚焦于导致非适应性行为症候产生的认知结构和图式。这种改变机制类似于精神分析中所说的"让无意识意识化"。

不过，仅仅唤起情绪和伴随的认知，并不足以引发持久的改变。人们终其一生都在表达情绪，有时候是爆发性的，然而并无益处。在认知治疗中，治疗师促使当事人同时体验情绪唤起和进行现实检验。对各种心理治疗而言，治疗的重点在于让当事人投入问题情境，并能适应性地做出反应。就认知治疗而言，这意味着在治疗框架下体验认知并检验它们。

<h1 style="text-align:center">第五节 应用评价</h1>

## 一、适用人群

认知治疗是以当下为中心的、结构化的、积极的、认知和问题导向的方法，特别适用于问题可被描述、认知歪曲明显的个案。认知治疗初创时主要用来治疗大部分精神疾病，但如今也被用于治疗人格障碍。认知治疗在各种临床及非临床问题中都具有广泛的应用。虽然最初被用于个体治疗，但现在也被用于夫妻治疗、家庭治疗及团体治疗。在住院病人和门诊病人治疗中，认知治疗既可以单独使用，也可以与药物配合使用。

对于单相抑郁的治疗，认知治疗的效果广为认可。至于是单独使用认知治疗还是与药物配合使用，贝克等（Beck, Rush, Shaw, & Emery, 1979, p. 27）提出了一些标准，并认为以下情况适合单独使用：当事人拒绝服药，更倾向于心理治疗，抗抑郁药具有严重的副作用；身体状态不允许使用抗抑郁药；实验证明抗抑郁药对治疗无效。德鲁比斯等（DeRubeis et al., 2005）最近的研究表明，在中度至重度抑郁症的最初治疗中，认知治疗与药物治疗同样有效。

在治疗双相情感障碍或精神病性抑郁症时，不推荐单一地使用认知治疗。对于其他精神类疾病如精神分裂症等，也不推荐单独使用认知治疗。一些焦虑症患者可从接受药物治疗开始，但认知治疗可以教会他们做到怎样不依赖药物来维持正常机能。

认知治疗对于那些有足够现实检验能力（如没有幻觉或妄想）、良好注意力和记忆功能的当事人最有效。认知治疗理想的治疗对象是：当事人能够关注自己的自动化思维，愿意接受治疗师和当事人的不同角色，愿意忍受由现实检验引发的焦虑，可以持久地改变自己的假设，愿意对自己的问题负责，愿意为了完成治疗而延迟满足。虽然这些理想的个案并不常常遇到，但是通过对治疗结果的预期和治疗结构的灵活性进行调整，治疗依旧可以继续。例如，治疗可能无法永久地改变图式，但可以改善日常生活的功能。

认知治疗对于不同收入水平、不同受教育水平及背景的当事人都是有效的（Persons, Burns, & Perloff, 1988）。只要当事人能够意识到思想、情感和行为之间的关系，并愿意主动承担自己的责任，那么认知治疗就是有益的。

## 二、治疗技术

认知治疗包含了特定的学习经验，用于教导当事人：（1）监控负性自动化思维（认知）；（2）确认认知、情感和行为之间的联结；（3）检验歪曲的自动化思维的各类正反证据；（4）用更现实取向的解释替代上述认知偏差；（5）学会识别与改变那些倾向于歪曲其经验的信念（Beck, Rush, Shaw, & Emery, 1979）。

为了达到上述目标，认知治疗会同时使用认知技术和行为技术。至于在特定时间使用何种具体技术，则取决于当事人的机能水平及其呈现的特定症状与问题。

### （一）认知技术

言语技术用于诱发当事人的自动化思维，并分析这些思维背后的逻辑，识别非适应性假设，检验这些假设的有效性。通过询问当事人在困扰情境中的想法，可以诱发自动化思维。如果当事人回忆存在困难，可以使用想象或角色扮演的方式。发生在真实情境下的自动化思维能被最准确地报告。这种"热"认知最容易通达、富有力量且具惯常性。当事人被要求识别这些想法，并在感到情绪不安时，记录下它们。

认知治疗师不解读当事人的自动化思维，而是探索它们的意义，特别是遇到当事人报告了相当中立的想法，但同时却表现出强烈的情绪时。在这种情况下，治疗师会询问当事人这些思维意味着什么。例如，在初始会谈后，一位焦虑症患者怀着巨大的痛苦给治疗师打电话说，他刚刚读了一篇用药物治疗焦虑的文章。他的自动化思维是"药物治疗对焦虑有效"，他为此赋予的意义是"认知治疗无法帮我，我注定又会失败"。

**自动化思维**（automatic thoughts）可通过直接证据或逻辑分析来检验。证据可以源自过去和现在的境遇，但须秉承科学求真的原则，证据要尽可能接近事实。行为实验（behavioral experiments）也可用于收集数据。例如，如果个体相信自己无法正常与人交流，他可以尝试与三个人闲聊几句。行为实验的实证性质，能让当事人以更加客观的方式思考。

检查当事人的自动化思维本身就可以引发认知改变。质询可以揭露逻辑上的不一致、矛盾及其他思维上的错误。确认认知歪曲本身就是有帮助的，因为当事人有了可纠正的具体错误。

对当事人来说，**非适应性假设**（maladaptive assumptions）通常比自动化思维更难察觉。虽然有些当事人能够清楚地说出他们的假设，但是大多数人觉得很难。潜在假设往往会在自动化思维的主题中浮现出来。治疗师会让当事人就特定的思维抽取出背后的原则。治疗师也可能自己从这些资料中推断出假设，并向当事人求证假设是否正确。如果当事人没办法识别自己的假设，但在看到治疗师归纳出的假设时失声痛哭，这往往说明了假设的确凿性。当然，当事人永远有权利不赞同治疗师的看法，而是自己找出对自身信念更为准确的表述。

假设一旦得到确认，就容易得到修正。这一过程可以通过几种方式发生：询问当事人假设是否合理，让当事人提出理由支持或反对这个假设，提出与假设相矛盾的证据。即使特定的假设在特定的情境中看起来是合理的，但普遍应用时也可能是功能失调的。例如，工作效率很高通常是合理的，但娱乐效率高可能就不合理了。一位医生认为应该在职业生涯中尽可能发挥自己最大的能力，他却没有考虑到提早进入职业倦怠的可能。那些在短期引发他成功的事情，却有可能导致他长远的困难。具体的认知技术包括去灾难化、再归因、再定义和去中心化。

**去灾难化**（decatastrophizing）也称为"如果 – 怎样"技术（what-if technique），可以帮助当事人为所惧怕的结果做准备。这对减少逃避很有帮助——特别是与应对计划相结合使用时更是如此（Beck & Emery，1985）。如果预期的结果很有可能发生，那么这种技术有助于识别出问题解决的策略。去灾难化通常与时间投射（time-projection）技术一起使用，可用来拓宽当事人的信息广度与时间构架。

**再归因**（reattribution）技术通过考虑事件发生的其他原因来检验自动化思维和潜在假设。如果当事人将事件个人化或认为自己是事件的起因，那么这种技术特别有用。事实上，在缺乏证据的情况下，认为个人或单一因素是事件唯一的起因是不合理的。再归因技术就是通过检视情境中的所有影响因素，鼓励当事人进行现实检验和适当分担责任。

**再定义**（redefining）是当当事人相信问题超过了他的掌控，当事人借此推动问题解决的方式。伯恩斯（Burns，1985）建议那些认为"没有人会注意我"的孤单的个体，将问题重新定义为"我需要主动接触他人、关心他人"。再定义问题包括将问题界定得更具体、明确，并用当事人自身的行为来说明。

**去中心化**（decentering）主要用于治疗焦虑症患者，因为他们错误地相信自己是所有人注意的焦点。当事人抱有所有人都盯着他们，并能读懂他们的想法，检视到这种信念背后的逻辑后，可设计行为实验对这些特殊的信念进行检验。例如，一位不愿意在班上发言的学生相信他的同学们一直盯着他，并能注意到他的焦虑。当他开始观察同学而不是专注于自己的不适时，他会发现一些同学在记笔记，一些看着教授，还有一些在做白日梦。最后他就会得出结论：同学们的所思所为各有不同，似乎没人那么关注他。

认知领域包括思维和想象。与思维相比，一些当事人对图画式的意象更易掌握与描述。焦虑症患者更是经常如此。一项研究发现，90%的焦虑症患者在焦虑发作前和焦虑发作时报告了视觉意象（Beck，Laude，& Bohnert，1974）。因此，收集有关想象的信息，也是了解当事人概念系统的一种方式。自发想象可以提供当事人对事件知觉和解读的资料。其他用来矫正歪曲认知的特定想象程序，可参看贝克等的讨论（Beck & Emery，1985；Judith Beck，1995）。

在某些情况下，想象由于自身的益处而能被修正。闯入性想象（intrusive imagery）——如与创伤有关的意象——可以被直接修正从而减少其影响。当事人可以通过对已经发生的事件"重写脚本"而改变想象的方方面面，在想象中让攻击者缩小为毫无力量的人，或增强自己的力量。重构想象的关键并不是否认实际发生的事件，而是减轻想象破坏日常功能的能力。

想象也可用于角色扮演，因为想象能够通达情绪。体验性技术，如健康自我与负性思维之间的对话，可用来调动当事人情感，帮助当事人相信和感觉他们有远离伤害和自我挫败模式的力量。

## （二）行为技术

认知治疗使用行为技术修正自动化思维和假设。它用行为实验来挑战特定的非适应性信念，并促进新的学习。例如在行为实验中，当事人可能会根据自己的自动化思维预测事件结果，做出相关行为，然后根据新经验来评估证据。

行为技术还可以用来扩展当事人的反应集（技能训练），让他们放松（渐进式肌肉放松）或让他们更活跃（活动安排），为回避情境做准备（行为预演）或让他们暴露于恐惧情境中（暴露治疗）。因为行为技术是用于促进认知改变的，所以了解当事人在每次行为实验后的感知、想法和结论至关重要。

**家庭作业**为当事人在两次会谈之间运用认知原理提供了机会。典型的家庭作业注重自我观察、自我监控、有效的时间规划以及设定具体情境的执行程序。自我监控可用于各种不同的情境，以监视当事人的自动化思维和反应。在家庭作业中，也会练习新技能（如挑战自动化思维）。

**假设检验**由认知和行为两部分构成。"假设"形成的过程必须明确而具体。一位住院医生坚持认为"我不是一个好医生"，此时，治疗师要求他列出得到这个结论的种种必要条件。治疗师还会提供一些其他标准，因为住院医生可能忽视一些因素，如与患者的关系融洽情况及在压力下做决定的能力。这位住院医生接下来会监控自己的行为，从同事和上司处寻求反馈来检验他的假设，最终可能得出结论："我是一名**训练有素、有经验的好医生**。"

**暴露治疗**为焦虑症患者提供在思维、想象、生理症状和自我报告中的紧张程度等资料，从而检验特定的思维和想象是否存在歪曲，并教导当事人特定的应对技能。通过直接处理当事人的特异性思维，认知治疗能够关注当事人的特定需求。当事人了解到他们的预测不一定都准确，未来就可以利用已有的资料来挑战焦虑性思维。

通过**行为预演**和**角色扮演**，可以练习用于现实生活的技能和方法。在技能训练中也常采用行为示范。通常角色扮演过程会被录像，这样就可以得到一个客观的信息源来评价表现。

**分离技术**（diversion techniques）可以用来缓解强烈的情绪以及减少负性思维，包括躯体活动、社会接触、工作、游戏和视觉想象。

**活动安排**（activity scheduling）可以提供生活的构架并鼓励活动参与。评定（在 0 到 10 的量表中）每天每个活动的掌控度和愉悦度，可达到几个目的：认为自己抑郁水平保持不变的当事人会看到情绪起伏；相信自己不能完成事情或享受任何事情的当事人会看到相反的证据；相信自己天生就不好动的当事人会发现原来活动需要规划，这本身就是对自己的强化。

**任务层级化**（graded task assignment）要求当事人从一个没有威胁的水平开始一项活动，然后逐渐增加任务难度。例如，社交困难的个体一开始可能只和一个人、一小群熟人互动，或只与人们互动一小段时间。之后逐步地要求当事人增加与其他人互动的时间。

### （三）治疗设置

借助一系列认知技术和行为技术，认知治疗师能在各种不同的环境中工作。当事人的转介来源可以是医生、学校教师以及其他相信认知治疗会对当事人特别有效的治疗师。当然，许多当事人是自行来求助的。认知治疗学院的网站（www.academyofct.org）上有一份经过该机构认证的认知治疗师的国际转介名单。

认知治疗师通常坚持一次会谈的时限为 45 分钟。因为按照认知治疗的结构性，这个时间内可以完成很多工作。在每次会谈开始之前，经常要求当事人填写问卷，如贝克抑郁量表（BDI）。大多数的会谈在治疗师的办公室进行。然而，针对焦虑症患者的现场实况，治疗则需在办公室之外进行。治疗师可能会和广场恐惧症患者一起乘坐公共交通工具，和啮齿类动物恐惧症患者一起去宠物商店，或和害怕飞行的患者同乘飞机。

治疗过程始终坚持保密原则，治疗师录音和录像也需获得当事人同意。这些材料可用于技能训练或作为证据来反驳当事人的假设。例如，如果当事人认为，每当交谈时就会看起来很紧张，则可用谈话时的录像来检验当事人的假设。她在录像中的表现可能会说服她相信自己的假设是错误的，帮助她辨别特定的行为并加以改进。有时，当事人可以把录像带回家，回顾其中的内容。

会谈通常每周一次；对于心理严重失常的当事人，在治疗初期，会谈则更频繁。认知治疗师会把电话号码留给当事人，这样当事人在紧急的情况下可以联系到他们。

无论何时，只要情况允许，在当事人知情同意的前提下，当事人的朋友和家庭成员等重要他人，也可以参与治疗会谈。这样，一方面可进一步回顾治疗目标，更重要的是可以探索重要他人可能发挥作用的方式。在以下情形中，邀请重要他人参与显得尤其重要，例如当家庭成员误解疾病的性质、过于关心或有适得其反的行为时；当重要他人在治疗中有很大帮助时，如鼓励当事人做家庭作业，协助当事人完成现实检验，有助于维持当事人行为的进步。

认知治疗在实施时可能会出现问题。例如，当事人可能会误解治疗师所说的话，甚至因此产生愤怒、不满或绝望。当治疗师发现这种反应时，他应该设法引出当事人的思维，就像引出其他自动化思维一样。然后，治疗师与当事人一起寻找与其对立的解释。当然，如果治疗师确实犯错了，他自然应该承担责任并改正错误。

有时候问题来自对行为快速改变的不现实的期待、技能使用错误或缺乏弹性以及缺乏对核心问题的关注。在治疗中发生问题时，治疗师首先需注意到自己的自动化思维，并寻找造成自己出现强烈情绪反应或阻碍问题充分解决的逻辑歪曲。

对于较为棘手的当事人和有过治疗失败史的当事人，贝克等（Beck, Rush, Shaw, & Emery, 1979）提供了如下建议：（1）避免刻板印象，认为当事人**是**问题，而不是**有**问题（即不是心理问题的问题，而是当事人这个人的问题）；（2）保持乐观；（3）识别并处理自己的功能失调的认知；（4）专注于工作，而不是责怪当事人；（5）保持问题解决的态度。若遵循这些原则，治疗师面对棘手的当事人时，就不至于黔驴技穷。同时，治疗师还能够做当事人的榜样，让他看到挫败不会自动地导致愤怒和绝望。

## 三、支持证据

**心理学中的循证实践**（evidence-based practice in psychology，EBPP）倡导运用有实证支持的心理评估、个案架构、治疗关系和干预方法（APA Presidential Task Force on Evidence-Based Practice, 2006）。心理治疗是否有效，最根本的证据源于对其治疗效果、实用性、可推广性及可行性的评估，源于对其治疗结果因果关系的揭示，即从内部效度和外部效度两个方面进行评估。因此，最可取的研究便是与临床经验相结合，在了解当事人特征、文化及偏好的背景下，共同促进心理学与公共健康的有效实践。

循证实践的一个基本成分是有实证支持的疗法（EST），也就是有证据能证明在特定情况下，某一疗法对某一障碍或问题有效。在心理学领域，一般采用随机对照试验（RCTs）为描述因果推理划定标准，为治疗效果提供最直接及内在的证据，这与其他健康领域相一致。而元分析则是一种综合多个研究结果，定量计算治疗效果及其效应量的方法。虽然其他研究设计，如定性研究和单被试实验设计，也能描述个体经验、产生新假设及检验因果关系，但随机对照试验及元分析更适合检验某一疗法是否对许多人有效。

认知治疗（CT）与认知行为治疗（CBT）都是循证疗法。通过回顾大量有关各种心理障碍的治疗结果研究文献，可发现在涉及随机对照试验和元分析的文献中，都记录了大量采用CT和CBT治疗抑郁症与焦虑症的成功案例（Beck, 2005；Butler, Chapman, Forman, & Beck, 2006；DeRubeis & Crits-Christoph, 1998；Gloaguen, Cottraux, Cucherat, & Blackburn, 1998；Gould, Otto, & Pollack, 1995；Wampold, Minami, Baskin, & Callen Tierney, 2002）。巴特勒等（Butler et al., 2006）综述了16项方法严谨的元分析研究，结果表明CT和CBT对单相抑郁、广泛性焦虑障碍、惊恐发作（无论是不是广场恐惧症）、社交恐惧症、童年期抑郁和焦虑的治疗，均有很大的效应量；对婚姻困扰、愤怒、童年期躯体障碍、慢性疼痛的治疗，有中等效应量；在精神分裂症和神经性贪食症的辅助治疗中，其效应量相对较小。其他研究也发现，相对于抗抑郁药物，接受CT

和 CBT 的当事人复发率较低（Hollon et al.，2005）；而对于抑郁症和焦虑障碍，CT 和 CBT 也减少了治疗结束后症状复发的风险（Hollon et al.，2006）。

在心理治疗研究中，一种对倚重随机对照试验范式持批评态度的声音认为，随机对照试验研究的对象经过仔细筛选，剔除了那些具有共病症状的当事人或其他对实验控制产生威胁的因素。如此一来，这些研究对象就不能代表当事人群体的真实情况，因为许多人实际上具有多种问题。对于这一质疑，布朗等（Brown et al.，2005）的一项研究做出了回应。在该研究中，当事人的精神障碍诊断结果不止一种，并且 68% 的人有物质滥用问题。但其研究结果仍表明，对于高危自杀人群，认知治疗对自杀尝试的预防是成功的。德鲁比斯等（DeRubeis et al.，2005）对具有共病症状患者的研究，也得出了类似的结论。

除了可靠的研究支持外，循证实践的另一成分是临床经验，即能用高超的临床技术来评估、诊断和处置各项障碍。临床经验的重要性，在德鲁比斯等（DeRubeis et al.，2005）的研究中得到了证实。他们发现，在抑郁症的治疗初期，虽然认知治疗与药物治疗同样有效，但其有效性则取决于治疗师高水平的临床经验或专业知识。

CT 和 CBT 的普适性已经在一些研究中得到了检验。斯蒂尔曼及其同事（Stirman，DeRubeis，Crits-Cristoph & Rothman，2005）发现，随机对照试验中参与者的临床特征与实际临床情境中的患者相匹配。同样，珀森斯及其同事（Persons，Bostrom，& Bertagnolli，1999）发现，在对抑郁症的治疗中，认知治疗组比随机试验中的对照组（即药物治疗组）的改变更大。此外，对英国国民健康服务（National Health Service）门诊中的精神分裂症患者的研究发现，认知治疗作为药物治疗的辅助治疗手段，确实能够改善当事人的症状（Tarrier，2008）。

循证治疗的训练已经由医学研究生教育认证委员会（Accreditation Council for Graduate Medical Education）授权，CT 和 CBT 现已被纳入美国精神科住院医生计划，并进行教授。随着具有认知治疗专长的专业人员数量的增长，研究可能会进一步在两方面展开：一方面是为更多有需要的人去完善认知治疗的理论、策略和技术，另一方面则是探索如何在社区背景下让认知治疗更加实惠、有效和易得。

## ■ 四、多元文化的适用性

认知治疗首先要了解当事人的信念、价值观和态度。这些都存在于当事人的文化背景中，治疗师必须理解这些背景。认知治疗关注的是这些信念对于当事人来说是否具有适应性，是否会给当事人带来困难或导致当事人出现功能失调的行为。认知治疗并不会以武断的方式改变信念，也不会尝试把治疗师的信念强加给当事人。相反，认知治疗帮助个体检查自己的信念以及这些信念能否促进当事人的情绪健康。有时人们的个人信念与他们周围的文化价值观不一致；有时，个人信念可能会随着文化的改变而改变。例如，由于现代化速度加快或移居到一个新的国家，文化的新旧差异可能会造成心理困扰。在这些情况下，认知治疗能够帮助当事人更灵活地思考，以协调当事人的信念与环境限制之间的冲突，并激励他们寻找解决之道。

贝克的著作已经被翻译成十多种语言；在世界各地，认知治疗师也常被各类组织选为代表；许多国家都已经开始研究认知治疗，尤其是那些工业经济强国。未来有必要进一步将认知治疗研究拓展到发展中国家。

# 第六节　治疗案例

以下将以一位焦虑症患者的治疗过程为例，说明认知技术和行为技术的使用。

## 一、呈现问题

当事人是一位21岁的男大学生，他抱怨自己难以入睡和频繁醒来，口吃、颤抖、神经紧张、头晕、担忧。他的睡眠问题在考试或体育比赛之前尤其严重。他把自己的说话问题归因为想找到"完美的字眼"。

当事人成长于重视竞争的家庭。作为家中长子，他被期望赢得所有的竞争。他的父母立志要让孩子超过他们，获得更大的成就和成功。他们如此强烈地认同当事人的成就，使得当事人相信"我的成功就是他们的成功"。

当事人被教导在家庭外，也要与其他孩子竞争。他的爸爸提醒他："永远不要让任何人胜过你。"把其他人看作对手的结果是，他的朋友很少。因为孤单，他使出了浑身解数来吸引朋友，并试图通过玩笑、耍宝、撒谎等方式来提高自己和家族的形象。尽管他在大学时有熟识的人，但几乎没有朋友，因为他无法袒露自己，怕其他人发现他想表现的自己与真实的自己不同。

## 二、早期会谈

在收集了诊断、背景及相关历史等初步资料后，治疗师试图明确当事人的认知是如何导致他的困扰的（T=治疗师，P=患者/当事人）。

> T：什么样的情况让你最苦恼？
>
> P：当我在运动中表现不好时，特别是游泳时。我在游泳队。还有，如果我犯了错误，即使只是和室友打牌时出错了牌。如果女孩子拒绝了我，我也感觉到沮丧。
>
> T：当时心里是怎么想的，比方说，当你在游泳时表现得不够好的时候？
>
> P：我想大家不再把我看得很重，如果我不是第一，就不是赢家。
>
> T：如果你打错了牌呢，会怎么想？
>
> P：我怀疑我的智商。
>
> T：那如果女孩子拒绝你呢？
>
> P：这意味着我并不特殊。我失去了做人的价值。
>
> T：在这些想法里，你看到什么联系了吗？
>
> P：嗯，我猜我的心情取决于其他人怎么想我。但那很重要啊，我不想孤单一人。
>
> T：孤单，那对你意味着什么？

P: 意味着我可能有些地方不对劲, 我是一个失败者。

此刻, 治疗师开始假设当事人组织起来的信念是: 他的价值取决于其他人; 因为他天生有些不对劲的地方, 他没有吸引力; 他是一个失败者。治疗师寻求证据来支持自己的这些假设, 但并不排除其他可能性。

治疗师协助当事人列出一份治疗目标的清单, 这些目标包括: (1)降低完美主义心态; (2)减轻焦虑症状; (3)减轻睡眠困难; (4)增加与朋友的亲密度; (5)发展出有别于父母的、属于自己的价值观。第一个要处理的问题是焦虑。治疗师以一场即将到来的考试为目标情境。这名学生通常的做法是: 复习远远超过所考范围, 上床时还忧心忡忡, 好不容易睡着了, 半夜又会醒来, 想着考试的各种细节或自己可能的各种表现, 真到考试了, 早就精疲力竭。为了减少他对自己表现的反复思虑, 治疗师要求他列出一直想着考试的好处。

P: 好吧, 如果我不一直想着考试, 我可能会忘记什么。如果我一直想着考试, 我想我会考得更好。我会准备得更充分。

T: 你有没有经历过"准备"不充分的情况?

P: 考试倒没有, 但有次我参加一个大型游泳比赛, 比赛前一天晚上, 我和几个朋友出去, 没想比赛。回到家后, 就是睡觉, 起床, 游泳。

T: 比赛怎么样?

P: 很好。我感觉很棒, 游得非常好。

T: 根据这个经验, 你认为试着少担心一点自己的表现, 是不是有一定的道理?

P: 好像是。不担心也不会伤到我。事实上, 担心很容易令人分心。往往最后, 我对"我怎么做"的关注多过"我在做什么"。

当事人自己提出了减少自己反复思虑的理由。因此, 他准备考虑放弃他原有的非适应性行为, 并冒险尝试新的行为。治疗师教导当事人渐进式放松法, 当事人开始使用身体运动作为缓解焦虑的方法。

治疗师还教导当事人了解认知如何影响行为和情绪, 并就当事人所描述的"担忧会分散注意力"继续深入。

T: 你提到当你担心考试时, 你会感到焦虑。现在我要你想象: 考试前一天晚上, 你躺在床上。

P: 好, 我能够想象出这一幕。

T: 想象你在想着这次考试, 而且你觉得自己准备不够充分。

P: 是, 好的。

T: 你感觉如何?

P: 我感到紧张。我的心跳开始加速。我想我应该起来, 再多学点。

T: 很好。当你想到你没有准备好, 你感到焦虑并想起床。现在, 我要你想象, 你在考试前一晚躺在床上, 你像往常一样准备好了。你提醒自己, 想想已经做的。你认为你自己准备好了, 该知道的都知道了。

P: 好的。我现在感觉有信心。

T: 从这两个情景之中, 你注意到了什么?

P：我发现思维方式在影响焦虑。我想如果我真的完成了学习，我得让自己休息。

在接下来的几周内，治疗师教导当事人如何记录自己的自动化思维，识别其中的认知歪曲，并对之予以反应。他的家庭作业是：如果在考前难以入睡，就记录下当时的自动化思维。有一次，他躺在床上，出现了一个自动化思维——"我应该想想考试"。他的反应是："想着考试对睡眠一点帮助都没有。我确实学过了。"另一个想法是："我现在必须睡觉！我必须有八小时睡眠。"他的反应是："我留有余地，所以我还有时间。睡眠没有那么重要，我不需要担心它。"而且，他能把这种思维转为一种积极正向的意象——想象自己漂浮在清澈碧蓝的水面上。

当事人通过观察自己在不同情境下（学习、运动和社交）的自动化思维，认识到两极化思维（例如，"我不是赢家，就是失败者"）是他常有的认知歪曲，并意识到这种思维方式——自己的行为结果要么全好，要么全糟——会导致自己情绪上的大起大落。有两种方法有助于改变他的两极化思维：从新的角度重构问题和在两极化思维之间建立起一个连续体。

下面展示的是问题被重构的情形：

T：你认为别人不理你，除了因为你很失败之外，你还能想到别的原因吗？

P：没有，除非我真的让他们相信我很出色，否则他们就不会被我吸引。

T：你是怎么让他们确信你很出色的？

P：坦白说，我总是夸大我所做的。我撒谎，把我的平均成绩说得高一些，或者告诉别人我比赛得了第一。

T：结果如何？

P：事实上，不太好。我自己很不自在，他们也被我的故事搞得迷迷糊糊。有时候他们好像并不关心，有时候我过多谈论自己时，他们会走开。

T：所以有些情况下，当你的话题中总是自己时，他们就不会回应你。

P：对。

T：这和你成功或者失败有关系吗？

P：没有。事实上他们对真正的我一无所知。他们只是因为我说得太多，而不想理睬。

T：对。听起来，他们只是回应了你的这种说话方式。

治疗师从一个情境中重构了问题，将当事人所谓的天生的问题转化成他的社交技能方面的问题。此外，对当事人来说，"我很失败"这个主题似乎对其影响深远，以至于当事人认为这是他的"主要信念"。该假设可以追溯到他的早期经历，他的父母经常会因为他的犯错和他们认为的缺点而不断批评他。通过回顾他的过去，当事人发现他的谎言阻碍了人们接近他，又更加使他相信别人不愿靠近他。此外，他相信所有成功全是他的父母促成的，没有一点成就是自己取得的，这让他既愤怒又缺乏自信。

## 三、后期会谈

随着治疗的进行，当事人的家庭作业越来越以社交互动为重心。他练习主动与人谈话，问别人问题，以便更好地了解别人。他还练习"咬自己的舌头"，以防止自己撒关于自己的小谎。他检视他人对自己的反应，发现尽管反应是各种各样的，但通常是积极的。通过倾听其他人，他发现自己钦佩那些勇于公开承认自己缺点，并能拿自己的错误开玩笑的人。这些经历帮他了解到，没必要把人——包括自己——划分为成功者和失败者。

在之后的会谈中，当事人描述了他的另一个信念：他的行为映射在父母身上，反之亦然。他说："如果他们看起来很好，说明我也不错；如果我看起来好，他们也有功劳。"治疗师给当事人一项任务，要求当事人列出自己与父母不同的地方。他谈道："意识到我的父母和我是分开的个体，让我意识到我可以停止说谎了。"承认自己和父母有多么不同，让他从父母的绝对标准中解放出来，使他与人互动时，不再那么神经过敏。

后来，当事人开始追求一些成就之外的兴趣和爱好，能够为学业设定合适而现实的目标，并开始约会。

# 第七节　本章小结

认知治疗因其实证性及有效性而发展迅速。它借鉴了来自认知理论的概念体系及来自行为治疗和当事人中心治疗的某些技术。它包括了广阔的人格和心理病理学的理论构架，具有一套界定明确的治疗策略以及各种不同的治疗技术。认知治疗与理性情绪行为治疗（REBT）在许多方面都相似，尽管 REBT 创始在前，但二者平行发展，且认知治疗的理论基础已经获得了强有力的实证支持。许多结果研究证实了认知治疗的有效性，特别是对抑郁症的治疗。对于抑郁症的相关理论构架，得到了 100 多项实证研究的支持。此外，认知治疗的其他概念——如抑郁的认知三元组、特定心理障碍的特定认知画像、认知加工过程、绝望与自杀的关系等——也得到了强有力的支持。

结果研究考察了认知治疗用于抑郁障碍、广泛性焦虑障碍、心境障碍、药物滥用、酗酒、惊恐障碍、厌食症和暴食症的情形。此外，认知治疗也被成功地用于治疗强迫症、疑病症和各种人格障碍。认知治疗还可以与药物治疗相结合，用来治疗妄想症和双相情感障碍。

认知治疗之所以广受好评，是因为其理论框架获得了强有力的实证研究支持，并在大量的临床群体中证明了治疗效果。此外，不可否认的是，"认知革命"的时代思潮也使心理治疗领域更容易接受这种新的治疗方法。认知治疗另一个吸引人的地方在于其易于传授，由于它的各种治疗策略和技术被描述和界定得非常清楚，这样一来，一年的培训时间通常足以让一位心理治疗师习得并具备胜任认知治疗师所需的专业知识。

虽然认知治疗聚焦于了解当事人的问题及应用适当的技术，但它也关注治疗师的一些非特定性的治疗特征。因此，它也相当重视共情、接纳和尊重个体等基本品质。

由于治疗不是在真空环境中进行的，所以治疗师需要时刻密切关注当事人的人际关系问题，并不断将他们试图逃避的问题摆在他们面前。此外，只有当当事人真正从情感上正视自身问题时，治疗改变才可能发生。因此，治疗过程中的情绪体验是一个关键特征。当事人对治疗师的反应也很重要，反之亦然。当事人对治疗师过度和歪曲的反应，也需要在治疗中引发出来并进行评估，就像处理其他类型的思维方式一样。在治疗师面前，当事人可以学会纠正自己因早期经验而衍生出来的错误观念。

认知治疗提供了一个大好时机，让心理动力治疗和行为治疗形成了和睦共处的关系。它在许多方面为这两大学派提供了共同的立足点。目前，行为治疗学派中的认知治疗师的人数日益增加。事实上，许多行为治疗师都把自己看作认知行为治疗师。

展望未来，认知治疗将逐步扩大其理论背景的疆域，涵盖或渗透认知心理学和社会心理学领域。目前，社会心理学领域已经有颇多的兴趣点，它们刚好为认知治疗提供了理论背景。

在讲究精简成本的今天，短程治疗对第三方支付者和当事人来说势必都更具吸引力。毫无疑问，未来将有更多关于认知治疗过程和疗效的实证研究，用于确定认知治疗是否能够经得起考验，并满足时代的要求。

## ▼ 推荐阅读书目

Beck, A. T., Freeman, A., Davis, D., & Associates. (2004). *Cognitive therapy of personality disorders* (2nd edition). New York: Guilford Press.

Beck, A. T., Rush, A. J., Shaw, B. F., & Emery, G. (1979). *Cognitive therapy of depression.* New York: Guilford Press.

Beck, J. S. (1995). *Cognitive therapy: Basics and beyond.* New York: Guilford Press.

Clark, D. A., & Beck, A. T. (2010). *Cognitive therapy of anxiety disorders: Science and practice.* New York: Guilford Press.

Ellis, T. E., & Newman, C. F. (1996). *Choosing to live: How to defeat suicide through cognitive therapy.* Oakland, CA: New Harbinger Publications.

Kingdon, D. G., & Turkington, D. (2005). *Cognitive therapy of schizophrenia.* New York; Guilford Press.

## ▼ 推荐阅读案例

Beck, A. T., Rush, J., Shaw, B., & Emery, G. (1979). Interview with a depressed and suicidal patient. In *Cognitive therapy of depression* (pp. 225–243). New York: Guilford Press. [Reprinted in D. Wedding & R. J. Corsini (Eds.). (2013). *Case studies in psychotherapy.* Belmont, CA: Brooks/Cole.]

Bennett-Levy, J., Butler, G., Fennell, M., Hackmann, A., Mueller, M., & Westbrook, D. (Eds.). (2004). *Oxford guide to behavioral experiments in cognitive therapy.* Oxford, UK:

Oxford University Press.

Greenberger, D., & Padesky, C. A. (1995). *Mind over mood: A cognitive therapy treatment manual for clients.* New York: Guilford Press.

Wright, J. H., Basco, M. R., & Thase, M. E. (2006). *Learning cognitive-behavior therapy: An illustrated guide.* Washington, D. C. : American Psychiatric Publishing.

## ▼ 参考文献

Adler, A. (1936). The neurotic's picture of the world. *International Journal of Individual Psychology, 2,* 3–10.

Alexander, E. (1950). *Psychosomatic medicine: Its principles and applications.* New York: Norton.

APA Presidential Task Force on Evidence-Based Practice. (2006). Evidence-based practice in psychology. *American Psychologist, 61,* 271–285.

Arnold, M. (1960). *Emotion and personality* (Vol. 1). New York: Columbia University Press.

Bandura, A. (1977). *Social learning theory.* Englewood Cliffs, NJ: Prentice-Hall.

Baucom, D., Sayers, S., & Sher, T. (1990). Supplementary behavioral marital therapy with cognitive restructuring and emotional expressiveness training: An outcome investigation. *Journal of Consulting & Clinical Psychology, 58,* 636–645.

Beck, A. T. (1963). Thinking and depression. 1. Idiosyncratic content and cognitive distortions. *Archives of General Psychiatry, 9,* 324–333.

Beck, A. T. (1964). Thinking and depression. 2. Theory and therapy. *Archives of General Psychiatry, 10,* 561–571.

Beck, A. T. (1967). *Depression: Clinical, experimental, and theoretical aspects.* New York: Hoeber. [Republished as *Depression: Causes and treatment.* Philadelphia: University of Pennsylvania Press, 1972.]

Beck, A. T. (2005). The current state of cognitive therapy. *Archives of General Psychiatry, 62,* 953–959.

Beck, A. T. (2008). The evolution of the cognitive model of depression and its neurobiological correlates. *American Journal of Psychiatry, 165*(8), 969–977.

Beck, A. T., & Beck, J. S. (1995). *The Personality Belief Questionnaire.* Bala Cynwyd, PA: Beck Institute for Cognitive Therapy and Research.

Beck, J. S., & Beck, A. T. (2002). *Beck Youth Inventories of Emotional and Social Impairment.* San Antonio, TX: The Psychological Corporation.

Beck, A. T., Brown, G., Berchick, R. J., Stewart, B. L., & Steer, R. A. (1990). Relationship between hopelessness and ultimate suicide: A replication with psychiatric outpatients. *American Journal of Psychiatry, 147*(2), 190–195.

Beck, A. T., & Emery, G. (1985). *Anxiety disorders and phobias: A cognitive perspective.* New York: Basic Books.

Beck, A. T., Epstein, N., & Harrison, R. (1983). Cognitions, attitudes and personality dimensions in depression. *British Journal of Cognitive Psychotherapy, 1*(1), 1–16.

Beck, A. T., Freeman, A., & Davis, D. D. (2003). *Cognitive therapy of personality disorders.* New York: Plenum.

Beck, A. T., Kovacs, M., & Weissman, A. (1979). Assessment of suicidal intention: The scale for suicidal ideation. *Journal of Consulting and Clinical Psychology, 47,* 343–352.

Beck, A. T., Laude, R., & Bohnert, M. (1974). Ideational components of anxiety neurosis. *Archives of General Psychiatry, 31,* 319–325.

Beck, A. T., Rush, A. J., Shaw, B. F., & Emery, G. (1979). *Cognitive therapy of depression.* New York: Guilford Press.

Beck, A. T., Schuyler, D., & Herman, I. (1974). Development of the suicidal intent scales. In A. T. Beck, H. L. P. Resnik, & D. J. Lettieri (Eds.), *The prediction of suicide* (pp. 45–56). Bowie, MD: Charles Press.

Beck, A. T., Sokol, L., Clark, D. A., Berchick, R. J., & Wright, F. D. (1992). A crossover study of focused cognitive therapy for panic disorder. *American Journal of Psychiatry, 149,* 778–783.

Beck, A. T., & Steer, R. A. (1990). *Beck Anxiety Inventory manual.* San Antonio, TX: The Psychological Corporation.

Beck, A. T., Steer, R. A., & Brown, G. K. (1996). *The Beck Depression Inventory manual* (2nd ed.). San Antonio, TX: The Psychological Corporation.

Beck, A. T., Steer, R. A., Brown, G., & Epstein, N. (1990). The Beck Self-concept Test. *Psychological Assessment: A Journal of Consulting and Clinical Psychology, 2,* 191–197.

Beck, A. T., Steer, R. A., Kovacs, M., & Garrison, B. (1985). Hopelessness and eventual suicide: A 10-year study of patients hospitalized with suicidal ideation. *American Journal of Psychiatry, 412,* 559–563.

Beck, A. T., Ward, C. H., Mendelson, M., Mock, J. E., & Erbaugh, J. K. (1961). An inventory for measuring depression. *Archives of General Psychiatry, 4,* 561–571.

Beck, A. T., Weissman, A., Lester, D., & Trexler, L. (1974). The measurement of pessimism: The hopelessness scale. *Journal of Consulting and Clinical Psychology, 42,* 861–865.

Beck, J. S. (1995). *Cognitive therapy: Basics and beyond.* New York: Guilford Press.

Bennett-Levy, J., Butler, G., Fennell, M., Hackmann, A., Mueller, M., & Westbrook, D. (Eds.). (2004). *Oxford guide to behavioral experiments in cognitive therapy.* Oxford, UK: Oxford University Press.

Bowers, W. A. (2001). Cognitive model of eating disorders. *Journal of Cognitive Psychotherapy: An International Quarterly, 15,* 331–340.

Brown, G. K., Ten Have, T., Henriques, G. R., Xie, S. X., Hollander, J. E., & Beck, A. T. (2005). Cognitive therapy for the prevention of suicide attempts: A randomized controlled trial. *Journal of the American Medical Association, 294*(5), 563–570.

Burns, D. D. (1985). *Intimate connections.* New York: Morrow.

Butler, A. C., Chapman, J. E., Forman, E. M., & Beck, A. T. (2006). The empirical status of cognitive-behavioral therapy: A review of meta-analyses. *Clinical Psychology Review, 26,* 17–31.

Butler, G., Fennell, M., Robson, D., & Gelder, M. (1991). Comparison of behavior therapy and cognitive behavior therapy in the treatment of generalized anxiety disorder. *Journal of Consulting & Clinical Psychology, 59,* 167–175.

Clark, D. A., & Beck, A. T. (2010). *Cognitive therapy of anxiety disorders: Science and practice.* New York: Guilford Press.

Clark, D. A., & Beck, A. T. (2002). *Clark-Beck Obsessive Compulsive Inventory.* San Antonio, TX: The Psychological Corporation.

Clark, D. A., Beck, A. T., & Alford, B. A. (1999). *Scientific foundations of cognitive theory and therapy of depression.* New York: John Wiley.

Clark, D. M. (1996). Panic disorder: From theory to therapy. In P. Salkovskis (Ed.), *Frontiers of cognitive therapy* (pp. 318–344). New York: Guilford Press.

Clark, D. M. (1997). Panic disorder and social phobia. In D. M. Clark & C. G. Fairburn (Eds.), *Science and practice of cognitive behavior therapy* (pp. 122–153). New York: Oxford University Press.

Clark, D. M., Salkovskis, P. M., Hackmann, A., Middleton, H., & Gelder, M. (1992). A comparison of cognitive therapy, applied relaxation, and imipramine in the treatment of panic disorder. *British Journal of Psychiatry, 164,* 759–769.

DeRubeis, R. J., and Crits-Cristoph, P. (1998). Empirically supported individual and group psychological treatments for adult mental disorders. *Journal of Consulting and Clinical Psychology, 66,* 37–52.

DeRubeis, R. J., Hollon, S. D., Amsterdam, J. D., Shelton, R. C., Young, P. R., Salomon, R. M., O'Reardon, J. P., Lovett, M. L., Gladis, M. M., Brown, L. L., & Gallup, R. (2005). Cognitive therapy vs. medication in the treatment of moderate to severe depression. *Archives of General Psychiatry, 62,* 409–416.

Ehlers, A., & Clark, D. M. (2000). A cognitive model of posttraumatic stress disorder. *Behaviour Research and Therapy, 38,* 319–345.

Ellis, A. (1962). *Reason and emotion in psychotherapy.* New York: Lyle Stuart.

Ellis, T. E., & Newman, C. F. (1996). *Choosing to live: How* to defeat suicide through cognitive therapy. Oakland, CA: New Harbinger Publications.

Eng, W., Roth, D. A., & Heimberg, R. G. (2001). Cognitive behavioral therapy for social anxiety. *Journal of Cognitive Psychotherapy: An International Quarterly, 15,* 311–319.

Fairburn, C. C., Jones, R., Peveler, R. C., Hope, R. A., Carr, S. J., Solomon, R. A., et al. (1991). Three psychological treatments for bulimia nervosa: A comparative trial. *Archives of General Psychiatry, 48,* 463–469.

Freeston, M. H., Ladoucer, R., Gagnon, F., Thibodeau, N., Rheaume, J., Letarte, H., et al. (1997). Cognitive behavioral treatment of obsessive thoughts: A controlled study. *Journal of Consulting and Clinical Psychology, 65,* 405–413.

Garner, D. M., Rockert, W., Davis, R., Garner, M. V., Olmsted, M. P., & Eagle, M. (1993). Comparison of cognitive-behavioral and supportive–expressive therapy for bulimia nervosa. *American Journal of Psychiatry, 150,* 37–46.

Gillespie, K., Duffy, M., Hackmann, A., & Clark, D. M. (2002). Community-based cognitive therapy in the treatment of posttraumatic stress disorder following the Omagh bomb. *Behaviour Research and Therapy, 40,* 345–357.

Gloaguen, V., Cottraux, J., Cucherat, M., & Blackburn, I. M. (1998). A meta-analysis of the effects of cognitive therapy in depressed patients. *Journal of Affective Disorders, 49,* 59–72.

Gould, R. A., Otto, M. W., & Pollack, M. H. (1995). A meta-analysis of treatment outcome for panic disorder. *Clinical Psychology Review, 15,* 819–844.

Gournay, K. (1986, September). *Cognitive change during the behavioral treatment of agoraphobia.* Paper presented at Congress of the 16th European Association for Behavior Therapy, Lucerne, Switzerland.

Grant, P. M., Huh, G. A., Perivoliotis, D., Stolar, N. M., & Beck, A. T. (2011). Randomized trial to evaluate the efficacy of cognitive therapy for low-functioning patients with schizophrenia. *Archives of General Psychiatry, 69,* 121–127.

Greenberger, D., & Padesky, C. A. (1995). *Mind over mood: A cognitive therapy treatment manual for clients.* New York: Guilford Press.

Haaga, D. A. E., Dyck, M. J., & Ernst, D. (1991). Empirical status of cognitive theory of depression. *Psychological Bulletin, 110*(2), 215–236.

Hollon, S. D., DeRubeis, R. J., & Evans, M. D. (1996). Cognitive therapy in the treatment and prevention of depression. In P. Salkovskis (Ed.), *Frontiers of cognitive therapy* (pp. 293–317). New York: Guilford.

Hollon, S. D., DeRubeis, R. J., Shelton, R. C., Amsterdam, J. D., Salomon, R. M., O'Reardon, J. P., Lovett, M. L., Young, P. R., Haman, K. L., Freeman, B. B., & Gallop, R. (2005). Prevention of relapse following cognitive therapy vs. medication in moderate to severe depression. *Archives of General Psychiatry, 62,* 417–422.

Hollon, S. D., Kendall, P. C., & Lumry, A. (1986). Specificity of depressotypic cognitions in clinical depression. *Journal of Abnormal Psychology, 95,* 52–59.

Hollon, S. D., Stewart, M. O., & Strunk, D. (2006) Enduring effects for cognitive behavior therapy in the treatment of depression and anxiety. *Annual Review of Psychology, 57,* 285–315.

Horney, K. (1950). *Neurosis and human growth: The struggle toward self-realization.* New York: Norton.

Kant, I. (1798). *The classification of mental disorders.* Konigsberg, Germany: Nicolovius.

Kelly, G. (1955). *The psychology of personal constructs.* New York: Norton.

Kingdon, D. G., & Turkington, D. (2005). *Cognitive therapy of schizophrenia.* New York; Guilford Press.

Lazarus, R. (1984). On the primacy of cognition. *American Psychologist, 39,* 124–129.

Mahoney, M. J. (1974). *Cognition and behavior modification.* Cambridge, MA: Ballinger.

Mahoney, M. J., & Arnkoff, D. (1978). Cognitive and self-control therapies. In S. L. Garfield & A. E. Bergin (Eds.), *Handbook of psychotherapy and behavior change: An empirical analysis* (pp. 689–722). New York: Wiley.

Meichenbaum, D. (1977). *Cognitive-behavior modification: An integrative approach.* New York: Plenum.

Norcross, J., & Karpiak, C. (2012). Clinical psychologists in the 2010s: 50 years of the APA Division of Clinical Psychology. *Clinical Psychology: Science and Practice, 9,* 1–12.

Padesky, C. A. (1993). Socratic questioning: Changing minds or guiding discovery? Keynote address delivered at the European Congress of Behavioural and Cognitive Therapies, London. Retrieved from www.padesky.com.

Padesky, C. A., & Beck, A. T. (2003). Science and philosophy: Comparison of cognitive therapy and rational emotive behavior therapy. *Journal of Cognitive Psychotherapy; An International Quarterly, 17,* 211–224.

Persons, J. B., Bostrom, A., & Bertagnolli, A. (1999). Results of randomized controlled trials of cognitive therapy for depression generalize to private practice. *Cognitive Therapy and Research, 23,* 535–548.

Persons, J. B., Burns, D. D., & Perloff, J. M. (1988). Predictors of dropout and outcome in cognitive therapy for depression in a private practice setting. *Cognitive Therapy and Research, 12,* 557–575.

Pike, K. M., Walsh, B. T., Vitousek, K., Wilson, G. T., & Bauer, J. (2003). Cognitive behavior therapy in the post hospitalization treatment of anorexia nervosa. *American Journal of Psychiatry, 160,* 2046–2049.

Resick, P. A. (2001). Cognitive therapy for posttraumatic stress disorder. *Journal of Cognitive Psychotherapy: An International Quarterly, 15,* 321–329.

Rogers, C. (1951). *Client-centered therapy.* Boston: Houghton Mifflin.

Segal, Z. V., Williams, J. M. G., & Teasdale, J. D. (2002). *Mindfulness-based cognitive therapy for depression.* New York: Guilford Press.

Stirman, S. W., DeRubeis, R. J., Crits-Cristoph, P., & Rothman, A. (2005). Can the randomized controlled trial literature generalize to nonrandomized patients? *Journal of Consulting and Clinical Psychology, 73,* 127–135.

Strunk, D. R., & DeRubeis, R. J. (2001). Cognitive therapy for depression: A review of its efficacy. *Journal of Cognitive Psychotherapy: An International Quarterly, 15,* 289–297.

Sullivan, H. S. (1953). *The interpersonal theory of psychiatry.* New York: Norton.

Tarrier, N. (2008). Schizophrenia and other psychotic disorders. In D. H. Barlow (Ed.), *Clinical handbook for psychological disorders: A step-by-step treatment manual* (4th ed., pp. 463–491). New York: Guilford Press.

Turkington, D., Dudley, R., Warman, D. M., & Beck, A. T. (2004). Cognitive-behavioral therapy for schizophrenia: A review. *Journal of Psychiatric Practice, 10,* 5–16.

Vitousek, K. M. (1996). The current status of cognitive behavioral models of anorexia nervosa and bulimia nervosa. In P. Salkovskis (Ed.), *Frontiers of cognitive therapy* (pp. 383–418). New York: Guilford.

Wampold, B. E., Minami, T., Baskin, T. W., & Callen Tierney, S. (2002). A meta-(re)analysis of the effects of cognitive therapy versus other therapies for depression. *Journal of Affective Disorders, 68,* 159–165.

Weissman, A., & Beck, A. T. (1978). *Development and validation of the Dysfunctional Attitude Scale.* Paper presented at the 12th annual meeting of the Association for Advancement of Behavior Therapy, Chicago.

Wessler, R. L. (1986). Conceptualizing cognitions in the cognitive-behavioral therapies. In W. Dryden & W. Golden (Eds.), *Cognitive-behavioural approaches to psychotherapy* (pp. 1–30). London: Harper & Row.

Williams, S. L., & Rappoport, A. (1983). Cognitive treatment in the natural environment for agoraphobics. *Behavior Therapy, 14,* 299–313.

Woody, G. E., Luborsky, L., McClellan, A. T., O'Brien, C. P., Beck, A. T., Blaine, J., et al. (1983). Psychotherapy for opiate addicts: Does it help? *Archives of General Psychiatry, 40,* 639–645.

Wright, J. H., Basco, M. R., & Thase, M. E. (2006). *Learning cognitive-behavior therapy: An illustrated guide.* Washington, D. C.: American Psychiatric Publishing.

Young, J. E., Rygh, J. L., Weinberger, A. D., & Beck, A. T. (2008). Cognitive therapy for depression. In D. H. Barlow (Ed.), *Clinical handbook of psychological disorders: A step-by-step treatment manual* (4th ed., pp. 250–305). New York: Guilford Press.

Young, J. E., Klosko, J. S., & Weishaar, M. E. (2003). *Schema therapy: A practitioner's guide.* New York: Guilford Press.

Zimmerman, G., Favrod, J., Trieu, V. H., & Pomini, V. (2005). The effect of cognitive behavioural treatment on the positive symptoms of schizophrenia spectrum disorders: A meta-analysis. *Schizophrenia Research, 77,* 1–9.

# 第8章

# 存在主义心理治疗

欧文·亚隆（Irvin D. Yalom）<sup>*</sup>
朱瑟琳·乔塞尔森（Ruthellen Josselson）<sup>**</sup>

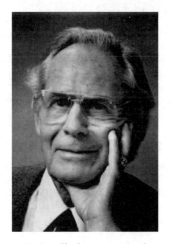
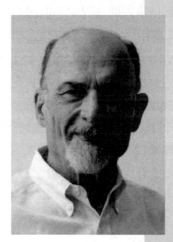

罗洛·梅（1909—1994）　　　　欧文·亚隆

---

\* 欧文·亚隆，医学博士，斯坦福大学精神病学荣休教授，并在加利福尼亚州的帕洛阿托和旧金山私人执业。其著述颇丰，涵盖心理治疗专业教材（如《团体心理治疗：理论与实践》《存在主义心理治疗》）、心理治疗故事汇编（如《爱情刽子手》《妈妈及生命的意义》）、心理治疗教学小说（如《当尼采哭泣》《诊疗椅上的谎言》《叔本华的治疗》《斯宾诺莎问题》）。

\*\* 朱瑟琳·乔塞尔森，哲学博士，菲尔丁研究生大学临床心理学教授，执业心理治疗师。她发表了许多论文、出版了多部著作，如《皮格马利翁效应》《我和你：人际关系解析》。现任亚隆心理治疗学院（Yalom Institute of Psychotherapy）联合主任，曾获得美国心理学会默里（Henry A. Murray）奖和萨宾（Theodore R. Sarbin）奖。

# 第一节　理论概要

存在主义心理治疗与认知行为治疗、精神分析治疗不同，它并非一个独立的治疗流派，而是一种治疗形式，可以与其他方法结合起来使用。它不是技术取向的，也没有为心理治疗提供一系列新的规则，而是一种对人类经验的思考方式。它可以是也理应成为所有心理治疗方法的一个组成部分。

每个人都必须面对一些永恒且棘手的**终极问题**（ultimate concerns）——死亡、自由、孤独和意义。存在主义治疗需要这样一位治疗师，即愿意与当事人一起毫无畏惧地应对他们人生中最深层、最令人烦恼的问题。存在主义心理治疗是一种对人类痛苦的态度，并没有标准的治疗手册。它会询问一些非常深刻的问题，如人的本质以及焦虑、绝望、哀伤、孤独、寂寞和混乱的本质是什么。它还会集中讨论意义、创造力和爱等命题。通过反思这些人类经验，存在主义治疗师形成了自己对于治疗的看法，即在努力帮助当事人的过程中不能扭曲他们的人性。

事实上，许多治疗师使用了存在主义疗法，只是他们并没有如此标榜自己而已。在亚隆（Yalom，1980）的经典著作《存在主义心理治疗》里，他提到自己参加的一个亚美尼亚烹饪班，里面的老师不太会说英语，主要通过亲身示范来教大家。尽管亚隆很努力，但做出来的菜还是没有老师做出的那样美味。亚隆决定更加仔细地观察老师。在一次课上，他注意到老师准备好食材后，会交给助手放进烤箱。他震惊地发现，助手把菜放进烤箱之前，会抓一把自己感兴趣的调料投到菜里，这使他很受启发。对他来说，这种"额外投入"就像是治疗师和当事人的互动一样，因为没有在理论的"配方"中进行概念化，所以很容易被忽略。然而，可能这些悄悄投入的调料才是最关键的佐料。同时，这种"额外投入"可能正是人类存在所共同面临的议题，也就是存在主义治疗关心的议题。

## 一、基本概念

存在主义者认为人是意义的建构者，既是经验的主体，也是自我反思的客体。我们终将面临死亡，因为我们具有自我意识，所以清楚地知道这一点。然而，只有在反思我们终会死亡这一事实时，我们才能学会如何生存。人们会问自己关于存在的问题：我是谁？我的生命有价值吗？它有意义吗？我如何了解自己的本性？存在主义者认为，我们每一个人最终都必须正视这些问题；同时，我们每一个人也是自己最终是谁或成为什么样的人的责任主体。

有些理论可能会把人当成物体，从而去人性化，存在主义者对此非常敏感。他们觉得，真实体验总是比人为的解释更加重要。如果把当下的体验套入先前存在的理论模型，这些体验就会失去真实性，并与真正体验它们的人相分离。存在主义治疗师更多地关注体验的主观性，而非"客观的"诊断分类。

### （一）终极问题

所有治疗师都认为选择、责任、死亡或人生目标是当事人最关心的问题。越来越多的当事人因抱怨失去了目标和意义而来寻求治疗。然而，治疗师更习惯于将这些问题解释为症状，然后和当事人谈论用药问题或是用一些固有的练习来解决问题，而不是真正地与他们探讨生命的意义。许多诊断出的"症状"可能掩盖了现存的危机。

存在主义困境来源于以下有关存在的现实：虽然我们渴望持续存在，但我们是生命有限的生物；我们独自存在，并没有注定的生命结构和命运；我们每个人都必须决定如何才能尽可能地生活得完整、快乐、符合伦理和有意义。亚隆基于这些有关人类存在的基本挑战，提出了四个不同的终极问题：自由、孤独、意义和死亡。

## （二）自由

从存在主义的视角来看，**自由**（freedom）一词并不是指政治自由，也不是指因个体心理意识水平提升而带来的生命的更多可能性。自由指的是我们所生活的世界没有任何的预设，在这个世界上我们是自己生命的主宰。生命是毫无依靠的，只有我们自己对自己的选择负责。这种存在主义的自由总是带着可怕的责任，并且经常与恐惧联系在一起。这种自由让人们无比恐惧，因此他们谋求独裁者、大师和上帝的帮助，希望能够移除这些恐惧。弗洛姆（Fromm，1941）曾经提出，"渴望诚服"伴随着对这种自由的逃避。

最终，我们要对我们所处以及体验的世界负责。责任总是和自由紧密相连，因为我们要对自己创造的世界以及所有的作为和不作为的行为负责。要求欣赏这种意义上的责任，会让人很不安。如果我们真像萨特所说的一样，是自己所有经历的"始作俑者"，那么我们最珍视的理念、最崇高的真理以及信仰的基石都会受到挑战。因为我们意识到，世间的所有事情都是偶然发生的。我们需要对自己所有的经历负责，这让我们背上了沉重的负担。

在责任以外，我们还有**意志**（will）。尽管这个概念在如今的社会科学里日渐消失，被**动机**之类的词取代，但人们始终要对自己所做的决定负责。用特定的动机解释一个人的行为，就是否认那个人要对自己的行为负责。要摆脱这种责任，其实就是虚假地活在萨特所说的**不良信念**（bad faith）里。因为对终极自由的恐惧，人们建立了大量的防御机制，其中一些机制就导致了精神疾病。存在主义治疗的大部分工作就是让当事人为自己的经历承担责任或是重新担起责任。治疗机制就在于让当事人主动地增加和拥抱自己的自由。例如，摆脱坏习惯、不再自我麻痹或者自我限制。

## （三）孤独

个体可能会与他人分离 [（**人际孤独**（interpersonal isolation）]或者是与自己的某部分分离 [**内心孤独**（intrapersonal isolation）]。但是孤独还有一种更为基本的形式，即**存在性孤独**（existential isolation），它是我们身处这宇宙中所拥有的孤独。尽管与他人之间的联结可以让我们得到稍许安慰，但是我们还是无可避免地独自来到和离开这个世界，同时必须时刻处理渴望与他人建立联结与自身对孤独认知（生也一人，死也一人）之间的紧张关系。弗洛姆认为，孤独是焦虑的主要来源。

孤独不同于寂寞（loneliness），虽然寂寞也是治疗中经常会出现的问题。寂寞是社会、地理和文化因素所导致的亲密关系破裂带来的，也可能是人们缺乏社交技巧或是有意抵触亲密关系的人格特征导致的。但是**存在性孤独**更为深层，它与存在紧密相连，指的是**自己与他人之间难以逾越的鸿沟**。对这种认识最普遍的体验就是一个人孤独地死去，很多诗人和作家都提到过这一主题。但是，当想到自己死后这个世界上可能没有人再怀念他们时，很多人会对存在性孤独感到恐惧。或者是当一个人走在异乡空旷的沙滩上时，脑海中突然出现一个可怕的想法："此时此刻，没有人知道我在哪儿。"没有人想念，人还是真实存在的吗？

亚隆曾经对丧偶的人进行过治疗，他深受触动，打动他的不仅是这些人的寂寞，还有他们在没有人关注的生活中所产生的绝望——没人知道他们什么时候回家、睡觉、醒来。许多人一直维持那些并不令人满意的关系，这是因为他们渴望有一个生活的见证者，这是一种抵抗存在性孤独的方式。

大量有关治疗师－当事人关系的专业文献讨论了会心、真诚一致、精准的共情、积极的无条件关注和"我－你"的关系等议题。深层次的联结并不能"解决"存在性孤独的问题，却能提供安慰。亚隆回忆了他的癌症小组中的一位成员的话："我们都是漂流在黑暗中的一艘船，每个人都是孤独的船只，但是能看到附近船只的点点亮光，仍能感到安慰。"然而，我们终究是孤独的。即使是治疗师也不能改变这个事实。亚隆认为，治疗中一个重要的转折，就是当事人意识到"治疗师不能再提供更多东西了。治疗就和生命历程一样，都要孤单地工作和孤单地存在"（Yalom，1980，p. 137）。

在一定程度上，当一个人可以对自己的生命全然负责时，他就能感受到存在性孤独的意义。同时，不再幻想自己是由别人创造或是受他人保护的，也就是要面对宇宙的冷漠和身处其中的孤独感。

## （四）意义

每个人都需要找到生命的意义，尽管这种意义不是绝对的，也不是别人能给予的。我们创造了自己的世界，同时必须回答我们为什么活着以及应该如何活着这两个问题。我们生命的主要任务之一，就是创造一种足以支撑我们活下去的生命目的。很多时候，我们会感觉自己发现了某种生命意义，看起来好像它一直在那里等着我们去寻找一样。我们一直在寻找有重大意义的生命结构，这经常让我们陷入危机。很多治疗师可能没有意识到，许多人寻求治疗的原因是他们对生命意义的担忧。这种担忧有很多表现形式："我对什么事情都没有兴趣。""我为什么要活着？生活肯定有更加深刻的意义。""我很空虚——一直力争上游，让我感觉既没有意义，也没有用。""即使我现在已经50岁了，我还是不知道自己今后想要做的是什么。"

惠利斯（Allen Wheelis，1999）写了一本书叫《倾听者》，是他做存在主义治疗师的回忆录，里面记录了他和自己的狗蒙蒂相处的一段时光：

> 如果我弯腰捡起一根棍子，它马上就会跑到我面前。最美妙的事情发生了。它有一个使命。……但它却从来没想过要评价自己的使命。它只是单纯地想要完成这个使命。它可以跑很久，游很久，跨越各种障碍去捡那根棍子。
>
> 拿到棍子，它就带回来：它的使命是不仅拿到棍子，而且要带回来。然而，它走向我的时候会非常缓慢。它想把棍子给我，然后完成自己的任务。但是，它不想这么快结束自己的使命，然后又一直等待新的使命。
>
> 它和我一样，除了自身之外，都需要服务于其他人。我没有准备好，它就要等着。**它很幸运，有我帮它扔棍子。**我在等上帝给我扔棍子。我已经等了很久。谁知道什么时候他才会再一次将注意力转向我，让我有使命感，就像我对蒙蒂一样？这个时刻是否能到来？
>
> **但愿有人可以帮我扔棍子。**我们谁没有这样的愿望呢？如果生命的目的是真实存在的，而非仅

仅是感觉，那该多么令人欣慰呀！如果所有的目的都是自我预设的，人们就必须面对终极的存在虚无感。我们要给自己扔棍子。

意义感来自一种更大范围的、更有成就感的、自我超越的尝试。治疗师需要做的就是找到并帮助当事人移除这个尝试过程中的阻碍。如果一个人真正地沉浸于生命之河中，对意义的追寻自然也会顺流而下。

### （五）死亡

位于这些终极问题之上的问题是，我们意识到自己终将死亡。这让我们无比痛苦和困惑。我们在存在性孤独的环境中努力地寻求着当下的意义，并对自己的自由选择负责。然而，有一天我们将终止这一切。我们就是在这样的阴影之下过着自己的生活。死亡就像是我们在野餐时的远处惊雷，我们一直否认，却仍要承受。

当然，我们不可能每时每刻都能完全意识到死亡。用亚隆的话说，这就像直视骄阳。因为我们不能一直在恐惧的禁锢下生活，我们需要找到方法来缓解死亡的恐惧。我们通过自己的孩子延续自己的未来，试着赚钱、出名，出现强迫行为，或者固执地坚信会有一个终极拯救者。如黑格尔所说，我们对死亡的恐惧是对找寻不到存在感、未来没有更多可能性的恐慌。同时，对死亡的恐惧也一直潜藏在这些症状之下。然而，面对死亡会让我们活得更加丰富、更加充实、更加有热情。

万事万物都会凋零。这就是一个令人悲伤的有关存在的事实。生命是线性的、不可逆转的。这一认识促使我们审视自己，并思考如何才能活得更加充实。存在主义心理治疗强调专注且有目的地活着，并在拥有绝对自由和选择的环境中意识到自身的可能性和局限性。从这个意义上而言，死亡使生命变得丰富。

### （六）治疗师的定位：同行者

我们认识到，这些终极问题是我们存在就必须面对的。这从根本上改变了治疗师和当事人之间的关系，他们更像是**同行者**。从这一点来看，将他们称为**患者 / 治疗师、当事人 / 咨询师、被分析者 / 分析师**都是不恰当的，因为这些称谓强调的是他们（受折磨的人和医治者）之间的区别。然而，我们彼此共存，无论是治疗师也好，还是其他人也好，都不能免于有关存在的固有悲剧。人类本质的相似性是存在主义治疗的基石。

## 二、与其他治疗体系的关系

许多其他心理治疗体系都会采用存在主义治疗的基本原则。最近，许多治疗流派越来越关注此时此地以及对当下的觉察，这体现了人本主义的真诚一致与真实会心（authentic encounter），而后者正是存在主义心理治疗师常用的方法。完形治疗、表达性治疗、心理动力取向和系统取向都认为，对治疗关系的体验非常重要，因为改变就是基于当前的体验。存在主义治疗师的定位与现象学的、整体论的、目标导向的治疗师，如阿德勒学派、罗杰斯取向、新弗洛伊德学派和关系精神分析学派的治疗师是一样的。和精神分析治疗一样，存在主义治疗鼓励对梦进行分析，分析梦与存在性主题和自传性主题之间的关系。

与认知治疗一样，存在主义治疗鼓励当事人反思信念系统，检视自己的意义构建过程，从而为自己的选择负责，并面对终极自由。认知重构技术旨在用个人有意义的价值信念替代不合理信念，这与存在主义治疗不谋而合。存在主义治疗在一定程度上与那些单纯想要减少不良行为、消除症状以及基于手册的治疗方法也有部分一致。存在主义治疗把症状看作存在性危机的信号，会促使个体探索自我经历，从而为每个人找到独特的治疗方法。存在主义治疗的技术与其他治疗流派所使用的方法大同小异，只是这一疗法更突出了存在性问题的重要性，让治疗师重视并与当事人直截了当地讨论这些问题。

不管治疗师本人的理论取向如何，存在主义治疗都鼓励治疗师把自己看作当事人探索存在性议题的坎坷之路上的同行者，而不是无所不知的专家；不过，这一定位似乎更适合个体从业者，而不是学校咨询师。

# 第二节　发展历史

## 一、先驱

当然，这些主要的存在主义问题都不是新近出现的。自从有文字可考的历史以来，哲学家、神学家和诗人就从未停止与这些问题进行抗争。历史上，这些问题是许多思想家毕生思考的议题。

古希腊哲学家伊壁鸠鲁强调，个体可能并不能意识到死亡问题，但是可以通过伪装的表现推测出来。他所指的，其实就是现代的无意识观点。他提出了许多的理论来帮助人们减轻死亡焦虑，并把这些理论教给了他的学生。伊壁鸠鲁认为，灵魂也终有一死，会与身体一起消亡。因此，对死后的生活没有什么可恐惧的。他说，既然我们感知不到，为什么还要害怕死亡呢？他提出的另一种论断是对称性假说，认为我们死后那种不存在的状态和我们出生前的状态是一样的。正如伟大的小说家纳博科夫（Nabokov, 1967, p. 17）所言："生命就像是两段永恒黑暗中的一丝光亮。"圣奥古斯丁也认为，只有在面对死亡时，一个人的自我才真正诞生。自有哲学开始，许多哲学家都提出了死亡使得生命变得更丰富这一观点。

## 二、发展

提到**存在主义**（existentialism），人们总会想到萨特和马塞尔（Gabriel Marcel）。事实上，正是他们两人在20世纪40年代发展了这一哲学流派。除此之外，海德格尔、胡塞尔、伊曼努尔·列维纳斯和马丁·布伯的作品，也对存在主义治疗产生了重要影响。

在存在主义心理治疗中，最为核心且最具奠基性意义的哲学家是19世纪的两位学术巨匠——克尔凯郭尔和尼采。这两位哲学家对科技世界中将人机械化、去人性化的倾向非常不满。克尔凯郭尔对焦虑和绝望做了最深刻的分析，尼采对愤怒、内疚和敌意以及相伴随的被压抑的情绪能量的动态变化过程有着敏锐的洞察。当人们读到他们的著作时，很难相信这是 150 年前的人写出来的，而不是当代心理学的分析。

瑞士精神科医生宾斯万格（Ludwig Binswanger）是弗洛伊德的同事和朋友，他是第一个将心理治疗与存在主义相结合的医生。他的经典案例艾伦·韦斯特（Ellen West）发表于 1944 年，案例中的当事人患有神经性厌食症并且企图自杀，这一案例曾在心理治疗圈内引发热议（参见 Binswanger，1958）。宾斯万格所做的工作是现象 – 存在主义心理治疗的一部分，是欧洲中部地区的学者对令人不满的精神医学与心理分析所做的回应。这一运动的成员还包括鲍斯（Medard Boss）、明科夫斯基（Eugene Minkowski）、斯特劳斯（Erwin Straus）和库恩（Roland Kuhn）。他们认为通过客观描述的科学理论来详述人类存在的行为，会使人们的注意力从真实的会心移开，而后者才是治疗的基础。1988 年，存在主义分析协会（Society for Existential Analysis）在英国成立，并主办了期刊《存在主义分析》（*Existential Analysis*）。

1958 年，罗洛·梅（Rollo May）、安吉尔（Ernest Angel）、艾伦伯格（Henri Ellenberger）合著了《存在：精神病学和心理学的新方向》，将存在主义心理治疗引进美国。罗洛·梅撰写了前两章，即"心理学中存在主义运动的起源"和"存在主义心理学的贡献"，对存在主义治疗进行了概括。剩余的部分主要是一些论文和个案研究，作者有欧洲存在主义者艾伦伯格、明科夫斯基、斯特劳斯、盖布萨特尔（V. E. von Gebsattel）、宾斯万格和库恩。

罗洛·梅是在威廉·阿兰森·怀特研究所（William Alanson White Institute）接受的精神分析训练，这是纽约的一个新弗洛伊德学派机构。当他 20 世纪 50 年代在欧洲研读存在主义治疗时，他已经是一位执业的精神分析师了。他的著作致力于将存在主义与精神分析相结合，成为存在主义心理治疗的重要参考书籍，尤其在美国流行甚广。他的主要著作有《人的自我寻求》（1953）、《自由与命运》（1981）和《祈望神话》（1991）。

弗洛姆是威廉·阿兰森·怀特研究所的创始人之一，他也撰写了很多探索存在性议题的著作。其中，《逃避自由》（1941）主要论述了人类倾向于服从权威，以抵抗自由选择带来的存在性恐惧；《爱的艺术》（1953）则论述了存在性孤独的两难境地。

第一本详细论述存在主义心理治疗的著作，是亚隆（Yalom，1980）撰写的《存在主义心理治疗》。在他的个案研究著作《爱情刽子手》（1989）、《妈妈及生命的意义》（1999），以及小说《当尼采哭泣》（1992）、《诊疗椅上的谎言》（1996）、《叔本华的治疗》（2005）、《斯宾诺莎问题》（2012）中，亚隆详细说明了存在主义治疗师在咨询室中究竟是如何工作的。他的《直视骄阳：克服死亡恐惧》（2008），则论述了强烈的死亡焦虑的体验和治疗。

其他一些学者也在其著作中为心理治疗的存在主义取向提供了支持，进一步推动了存在主义心理治疗在美国的发展。弗兰克尔（Viktor Frankl）的《追寻生命的意义》（1956）广为流传，影响深远。他在这本书中提出了**意义治疗**（logotherapy），主要聚焦于意志、自由、意义和责任。惠利斯是旧金山的存在主义分析师，他用生动流畅的笔触描写了直面死亡的阴霾与努力寻求意义是如何在他的治疗中发挥重要作用的。在他的 14 本书中，《人们如何改变》最为著名。他在其中写道：

> 如果我们获得认识的决定性因素就在我们的经验中或是由这些经验带来的，如果我们用获

得的这些理解去创造当下的选择，那么我们就会有更多的自由，同时也会对我们的过去、现在和将来负起更多的责任。（Allen Wheelis，1973，p. 117）

## ■ 三、现状

存在主义治疗的精髓不在于支持某一种特定的心理治疗形式，这是因为它涉及的是**所有治疗方法中最基础的前提假设**。它关注的是与人本身有关的理念，而不是具体的技术。这就导致了一种窘境，即存在主义治疗有很大的影响力，但是很少有专门的培训课程，因为这种治疗不是通过某种特定技术的训练就能掌握的。存在主义取向的心理治疗师会通过他们自身的治疗和督导，以及阅读哲学和文学著作来进一步完善自身。

不同学派的治疗师都可以声称自己是存在主义治疗师，只要他们的治疗假设与本章的内容相似。例如，亚隆接受的就是新弗洛伊德学派的训练；即使是昔日的行为治疗师拉扎勒斯（Arnold Lazarus）在他的多模式心理治疗中，也包含了存在主义的前提假设；皮尔斯（Fritz Perls）的完形治疗也是基于存在主义提出的。这一切之所以可能，是因为存在主义治疗是思考人类自身的一种方式。

存在主义治疗师主要关注如何在去人性化的现代文明中重现活生生的人。因此，他们会进行深度的心理分析。他们并不关注于症状的减轻，而是致力于促进个体对与生存相关问题的觉察以及在其中的自由。

在总结了 25 年以来存在主义心理治疗的发展和地位后，亚隆在自己的经典著作中提出心理治疗需要包容性的议题。他说道：

> 心理疾病**不仅仅是**精神药理模型所说的生物遗传问题，或者是弗洛伊德学派所说的与压抑的本能抗争的结果，也**不只是**客体关系学派所说的是内化了神经质的重要他人的结果（而且这一重要他人并未提供关怀和爱护），或认知行为理论所说的混乱的思维方式的结果，同样并**不仅仅是**遗忘的碎片化的创伤记忆的结果，或个人因目前的职业或与重要他人的关系而导致的生活危机的结果，它**也是**因直面我们的存在所产生的问题。（Yalom，2008，p. 180）

如今的心理治疗倾向于在短期内用手册化的治疗来减轻症状，虽然这是市场力量驱使的，不是人类真正的需求，但非常遗憾的是，所有以人为本的心理治疗都受到这种力量的影响（McWilliams，2005）。在目前培训最多的项目中，聚焦于人类经验的心理治疗越来越少，更多的是与医疗管理公司要求一致的技术取向的培训。眼看着心理治疗渐渐失去对生命的关注，变得越来越机械化、非人性化，亚隆为心理治疗师撰写了一本操作性非常强的指导手册——《给心理治疗师的礼物》（2002），它既适合初入行的新手研读，也可供经验丰富的治疗师借鉴。目前这本书的销量巨大，也间接说明有一大部分心理治疗师会与自己的当事人谈论存在主义问题。只有当深层次的治疗理念再一次得到广泛的认可时，存在主义治疗的原则才能服务于一代又一代的心理治疗师。

# 第三节　人格理论

## ■　一、理论概述

在托尔斯泰的《伊凡·伊里奇之死》中，主角伊凡·伊里奇是一个自私自利、傲慢的官员，他在痛苦中一天天接近死亡时，突然意识到自己死得惨是因为自己活得很惨。"也许我不应该那么活，"他突然觉得，"那么我怎么才能把每一件事都做得很得体？"（Tolstoy，1980，p. 145）伊凡·伊里奇意识到他生活的可悲，这让他在余生里更真诚地、更能共情地与自己的家庭成员相联结，因而在生命的最后获得自我救赎。存在主义人格理论关注的就是人是否尽可能真诚地、有意义地活着。

存在主义心理治疗是一种**动力性心理治疗**（dynamic psychotherapy）。它起源于弗洛伊德的人格模型，将人看作各种动力之间相互冲突的系统。个体的情绪和行为（包括病态的和适应性的）构成了人格，这些人格特征存在于意识的不同层面，有些完全在意识之外，它们之间会发生冲突。因此，当我们说一个人的"心理动力"时，是指一个人的意识层面的动机、恐惧和无意识层面的动机、恐惧之间的冲突。动力性心理治疗是一种基于人格结构的内在冲突模型的心理治疗方法。

众所周知，弗洛伊德的人格模型强调内在本能与环境要求（即超我，它是内化的环境）之间的冲突，人际关系和客体关系理论则认为冲突来源于童年时期与重要他人之间的互动。与两者不同的是，存在主义的人格模型认为基本的冲突是个体和"既定的问题"也就是有关存在的终极问题之间的矛盾。因此，存在主义心理治疗将弗洛伊德的"本能驱力→焦虑→防御机制"体系转换为"对终极问题的觉察→焦虑→防御机制"体系。如果我们把外在世界"框"起来，把日常生活中的各种问题拿出来，深刻地反省我们在世上的处境，我们就必须面对终极问题（前文已详述）的两难境地，这是人活在世上不可逃避的。人每面对一个终极问题，就构成了存在主义参考框架里的内在冲突。

作为人类，我们受到物质环境、其他人的出现或离开、遗传以及社会或文化因素的影响。换句话说，我们受命运的影响。因为我们会受到某种特定方式的刺激，并会以某种特定方式进行反应；然而作为一个主体，我们可以意识到这些事情正在我们身上发生。然后，我们可以感知和思考这些事实，并采取行动。我们决定其中的哪些经验有价值、哪些没有价值，并根据个人的设定做出反应。最关键的是，"一个人能够置身于自身之外，知道自己是经验的主体，同时也是经验的客体，从而将他自己看作一个实体，一个在世界上进行反应的客体"（May，1967，p. 75）。作为人类个体，我们不仅观察着世界，同时我们也可以对这种观察有所觉察。正是这种自我意识，让我们可以逃脱宿命论，并自主地影响我们自身的行为。

> 自我意识能够让我们有力量挣脱固定的刺激—反应链，停下来去思考其他的可能性，并考虑这些不同的反应将会怎么样。（May，1953，p. 161）

全面了解一个人，需要对他所处的环境（客体部分）有所了解，同时也要知道他在主观上如何建构和评价他所处的环境（主体部分）。

存在主义心理治疗并不提供解释个体差异的理论，但非常注重个体如何处理终极问题。因此，存在主义心理学对人格的理解是存在心理治疗的本源。

## 二、主要概念

罗洛·梅认为焦虑源自存在（being）与不存在（nonbeing）的威胁之间的基本冲突。一部分的焦虑是正常的，是人格中不可或缺的部分。焦虑对我们每个人来说都是一个重要的挑战。每当我们坚信自己的内在潜力时，这种不愉快的情绪就会加剧。强调我们的存在也会提醒我们，自己有一天终将消失。我们总是容易抑制我们对死亡的思考或是将我们对死亡的理解理性化，拒绝我们自己的存在［此在（Dasein）］，选择安全地随大流，冷漠地对待此类问题。健康的方式应该是，接纳不存在是我们存在不可分割的一部分。这会让我们全然地活出自我：

> 要抓住存在的意义，就需要意识到他可能不存在，他每时每刻都可能处在消失的边缘，永远也无法逃脱死亡终将在未知的某一刻来临的事实……［因此］面对死亡就是让我们面对生活本身最真实的现实。（May，1958，p.47）

### （一）自由

一般而言，我们不会把自由当成焦虑或冲突的来源。恰恰相反，自由一般会被看成一个积极的概念。西方文明的历史一直伴随着对自由的渴望和争取。然而，在存在主义的参考框架中，自由与恐惧联系在一起。

从存在主义的观点来看，有关自由的冲突在于人毫无预设地来到这个无结构的世界，最终还将离开这个世界。**自由**就是人要为自己的世界负责，是自己世界和生命的设计者，是选择和行为的主人。正如萨特（Sartre，1956，p.631）所言，人类受到"自由的谴责"。罗洛·梅（May，1981）认为，个体的自由，诚实地说，需要面对自己命运的限制。他认为："命运就是人生限制和天赋的组合，而天赋构成了生命的'既定事实'。……我们的命运不能被抵消。……但是我们可以选择如何回应，如何实现我们的天赋。"（p.89）

如果我们真的可以创造自我和世界，这也意味着我们的出现没有任何基础，只有深渊、空洞和虚无。这是非常可怕的。这种对自由和无根基的觉察，与我们对根基和结构的深切需求和渴望相冲突，这就带来了焦虑，唤起了一系列防御机制。

对自由的觉察意味着对自己的生命负责。每个人对自己生命的接纳和负责程度是很不一样的，拒绝负责的方式也各有不同。例如，有人将自己应负的责任推给别人，推给环境，推给老板和配偶。他们接受治疗时，会将治疗的责任推给治疗师。有的人会把自己当成外部事件的无辜受害者，没有意识到自己引发了这些事情，从而否定责任。还有人会暂时"失去控制"，进入一种不能为自身承担责任的非理性状态，以此来逃避责任。

另一种自由是**意愿**（willing）。意识到要对自己的情况负责，在治疗情境下，就是改变的开始。意愿代表从负责到行动，从愿望到决定（May，1969）。许多人在体察和表达自己的意愿方面存在巨大的困难。意愿与感受相连，情绪受阻断的人不能在这方面自主地表现，因为他们不懂得感受，也就不会有意愿。**冲动**的人因无法区分自己的各种意愿而只能逃避表达，从而对任何愿望都表现得很鲁莽和迅速。**强迫**是另一种愿望表达的障碍，这种人由于受到无意识的内在要求的驱动，总是与自己意识层面的真实愿望背道而驰。

个体一旦完全体会到自己的愿望，就会面临**抉择**的问题。许多人非常清楚他们的愿望，但是无法做出决定或是选择。他们通常有决策恐惧，试图让他人做决定，或者无意识地错过自己需要做决定的情境。

因此，可以通过了解一个人如何处理自由的两难境地而知晓他的人格。从对自己完全负责到任性地依赖其他人，每个人都有一系列的机制去否决或置换自己的自由。

### （二）孤独

学会面对存在性孤独，接受我们在这个宇宙中与生俱来的孤独（aloneness），是构成人格的第二个动力性冲突。每个人在意识初期通过承认意识本身来创造一个主要自我，同时将自我与世界的其他部分加以区分。只有在个体有了"自我意识"之后，他才能够开始构建其他自我。然而，个体不能否认自己也是他人自我构建的一部分，自己不能够将自我意识完全与他人分享。面对死亡的时候，最能够让人们意识到存在性孤独。个体在面对死亡时，无一例外都会敏锐地意识到存在性孤独。

意识到我们的存在性孤独，会让我们产生一个无法实现的愿望，即希望能够得到一个更大的整体的保护，希望能够融入这个整体，成为其中的一部分。布根塔尔（Bugental，1976）指出，所有的关系都处在成为其中的**一部分**（a part of）和**离开它**（apart from）的两极之间，即处于合并和分离的双重危险之间。对存在性孤独的恐惧是人际关系精神病理学的基础。通常，关系出现问题，是因为其中的一个人把他人当成工具，而不是因关心他人而跟他人建立联结。一个人在克服因孤独而产生的恐惧时，如果不是向他人求助，而是将他人作为抵抗孤独的盾牌，这样的话，原本一段真诚的感情就会被扭曲。

有人孤独的时候，会感到恐慌。这些人会开始质疑自己的存在，认为自己只有在他人面前时才是存在的，只有在得到别人的回应或是被别人想起时才是真正存在的。

很多人试图通过与他人**融合**（fusion）来抵抗孤独，他们软化自己的自我界限，将自己变成他人的一部分。他们逃避个人的成长，以及伴随成长而来的孤独感。融合意味着被爱。浪漫的爱情之所以美妙，是因为"我"消失了，变成了"我们"。还有人会与某个团体融合，或者是与某项事业、某个国家、某个项目融合。和其他人变得一样，穿着、言语、习俗都一样，没有不同的思想和感受，这一切都是为了避免成为孤单的自己。

强迫的性行为也是对极端恐惧的普遍反应。混乱的性关系可以让一个人有效地逃离孤独的自我，但这只能是暂时的，因为这是一段扭曲的关系。有强迫性行为的个体不会和他人有整体联结，而只是与符合自己需求的那部分联结。他们不了解自己的伴侣，他们只表现性感的部分，以求尽快与对方发生性行为。而他们在伴侣身上，也只能见到同样的部分。

### （三）无意义

对人格的第三种存在性影响就是无意义。如果每个人都必须死，每个人都构建了自己的世界，每个人都孤独地生活在一个冷漠的世界中，那生命的意义是什么呢？为什么我们要活着？我们应该怎么活着？如果人生没有预定的轨迹，那我们必须自己建构生命的意义。那么，最基本的问题在于："自我创造的意义是否足够强健，足以支持我们的一生？"第三个内在冲突来自这一两难的困境：**一个需要意义的个体，如何在一个没有意义的世界中找到意义？**

人需要意义。我们的认知神经结构会立刻对随机的刺激模式化。我们自动将这些刺激分为图形和背景，甚至为此创造一个故事。当我们遇到一个不完整的圆圈时，我们会自动将其知觉为完整的。当任何一个情境或是一系列刺激没有模式化时，我们会自动将这个情境重新组合成可识别的模式。

个体用同样的方式将随机刺激模式化，所以他们也面临存在主义的情境：在一个没有固定模式的世界中，个体会强烈地感到不安，希望为存在寻求一种模式、一个解释、一份意义。

生命一定需要意义感，还有另一个原因：在一个有意义的模式中，我们会产生不同层次的价值。价值感为我们提供生命的蓝图，不仅让我们明白**为什么**要活着，还让我们知道**应该**怎样活着。

人的成长，需要不断挑战自身的意义架构，这是人存在的本质，而这个过程必然会引发焦虑。因此，人需要扩展自己的觉察，这样做也会引发焦虑。成长通常伴随着焦虑，成长还需要个体放弃暂时的安全感，追求更广阔的目标（May，1967）。真实的人虽然意识到探索未知领域的危险，但依然会前行。朝着未知前进带来的焦虑感，是人在享受自由、探寻意义过程的不幸伴随物。

当人们讲述自己的生命故事时，他们自身建构的意义就蕴含其中。他们个人的讲述围绕着自身生命的目的和价值，讲述的方式反映了他们是如何理解自己作为独特的个体和社会性存在的。讲述本身成为人格的另一个维度或水平（McAdams & Pals，2006），揭示了自我同一性的意义以及对建构的生命意义的认同。

## （四）死亡

第四个冲突，也许是最核心的冲突，就是面对死亡。死亡是终极的存在性问题。很明显，死亡总会到来，无人能够幸免。这是一个可怕的事实，我们对此最深层次的反应就是死亡恐惧。正如斯宾诺莎（Spinoza，1954，p. 6）所说："每个事物，都希望自己能够永远存在。"从存在主义的观点来看，核心的内在冲突是意识到死亡无法逃脱与希望永恒存在之间的矛盾。

死亡对个体的内在体验起着重要作用，它对个体的困扰是其他因素无法企及的，不断地在生命的深处发出沉重的声响。儿童很早就会非常关注死亡，他们最主要的发展任务就是处理对消失的恐惧。为了应对这种恐惧，他们会启动防御机制，以抵抗对死亡的觉察。这些防御机制都是基于否认，塑造着人格结构，如果不能够很好地处理，临床心理症状就会出现。

精神病理症状在一定程度上是个体死亡超越失败的结果。也就是说，症状和适应不良的特征源于个体对死亡的恐惧。个体会采取许多防御机制来处理应对死亡觉察而出现的焦虑情绪，其中有两种非理性的信念，分别是"个人的独特性"和"最终拯救者的存在"（Yalom，1980）。

### 1. 自己是宇宙中独特的存在

每个人都有很深、很强的信念，认为自己是不可侵犯的、不会受伤的和不朽的。尽管从理性的角度来看，他们知道这些信念是愚蠢的，但是在深层次的无意识中，人们还是相信普通的生物学规律对自己不适用。人们相信，自己的独特性可以在某种程度上打破可怕的宿命，以此伪装自己的死亡恐惧。托尔斯泰的伊凡·伊里奇就是一个典型的例子：

在他的内心深处他知道自己快要死了，但他不仅不习惯于这种想法，还不能理解这种想法，也理解不了这种想法。

他从基泽维特（Kiezewetter）的三段论推理中知道："卡尤斯（Caius）是人，人会死，因此卡尤斯也会死。"但是这个定理只适合卡尤斯，肯定不适合他自己。那个卡尤斯，是个抽象的人，他会死，这绝对没错。但他不是卡尤斯，不是一个抽象的人，而是与其他人完全不同的生物。他是小凡尼亚，有一个爸爸、一个妈妈……卡尤斯怎么可能知道凡尼亚喜欢的小皮球的气味？卡尤斯有像他那样亲吻过妈妈的手吗？他恋爱过吗？他主持过会议吗？卡尤斯当然是会死，他死是应该的。但对于我来说，小凡尼亚，伊凡·伊里奇，我有自己的情绪和思想，这是完全不同的。我不应该死。这太可怕了。（Tolstoy，1981，pp. 131-132）

心理治疗师简单地标签为**自恋**或者**应得权利**的东西，极有可能是"独特性是免于死亡的良药"这一信念的托词。同样，变成工作狂、孜孜以求超越他人、总是为将来做准备、不断地累积财富、希望变得更加有权力或更加出色等，都是为了保证自己的不朽而做出的强迫行为。

独特性这一防御机制能暂时发挥作用，但当这些个体的信念系统受到挑战，那种不被保护的平凡感出现时，他们的人生危机也就此产生。当独特性这一防御机制失去作用，例如，当他们患上严重疾病时或者是一直追求的永恒、向上的精神中断时，这种防御机制不再能防止焦虑的产生，他们就会经常去寻求治疗。在创伤治疗的案例中，有时"为什么是我？"这样的问题会萦绕于幸存者的脑海中。而问"为什么不是我？"这样的问题，就会破坏独特性这一防御机制。这种独特性看起来好像最终能让他们免于死亡，但却是不合理的。

**2. 相信终极拯救者的存在**

第二种否定方式就是相信有一个终极拯救者。人们总是想象，他们的拯救者是人或者神，他们在一个不带有评判的世界里一直守护着自己。为了不让死亡的阴霾笼罩自己，人们总是无意识地创造出一个信念，相信有一个无所不在的拯救者一直守护着自己，也许会让他们走到深渊的边缘，但是最终总是会把他们拉回来。过度使用这一防御机制，会导致一种消极、依赖、讨好的人格结构。这样的人终身都在寻找和讨好所谓的终极拯救者。

亚隆的当事人伊娃是一个老妇人。她来寻求治疗，她因钱包被偷而体验到了创伤。致使她恐慌的更深层的原因是，她无法对丈夫过世这一事实释怀。因为她深信丈夫会继续保护她，而钱包被偷及由此产生的受伤感使得"丈夫是终极拯救者"的信念受到挑战。这个案例让我们看到，这样的信念是如何被看似不相关的经历所掩藏的。

# 第四节　心理治疗

## ■ 一、心理治疗理论

很多执业的心理治疗师认为自己是存在主义或人本主义取向的。然而，很少有人接受过系统的存在主义治疗的培训，其中一个原因是目前还没有系统的存在主义治疗培训项目。即使有很多很好的书体现了存在主义的参考框架（Becker，1973；Bugental，1976；Koestenbaum，1978；May，1953，1967，1969；May，Angel，& Ellenberger，1958），但亚隆在1980年出版的《存在主义心理治疗》是至今唯一一本系统阐述存在主义治疗取向的书（Yalom，1980）。

存在主义治疗并**不**是一个综合全面的心理治疗体系，它更像一个参考框架，是一种以特殊的方式来看待和理解当事人痛苦的范式。存在主义治疗师首先对**患者**痛苦的来源有自己的假设，他们将**患者**看作是人，而不是行为体或机器。他们会采用很多其他治疗流派的治疗技术，只要这种技术符合存在主义的基本前提假设——关注人本身，强调治疗师和当事人之间是真实的会心。

很多有经验的治疗师，不管是否属于特定的治疗流派，总是会采用很多存在主义的真知灼见和思考方式。例如，所有资深治疗师都认识到，理解人的有限性有助于触发视角的转变，关系是治愈的关键，选择是当事人痛苦的根源，治疗师必须促使当事人产生改变的意愿，大部分当事人因为缺乏生命的意义而感到困扰。

我们也都知道，治疗师的信念系统决定着他们在临床治疗中收集什么样的信息资料。治疗师用微妙的方式或是无意识地让当事人为他们提供某些信息。荣格的当事人会有荣格式的梦境。弗洛伊德的当事人会发现俄狄浦斯冲突的主题。认知治疗师总是会去调整不合理信念。治疗师的感知体系受到他们思想体系的影响。因此，治疗师总会听到自己希望获得的信息。存在主义治疗师也是如此。如果治疗师将自己的心理装置调到合适的频道，你会发现当事人会如此多地谈论存在主义冲突导致的各种问题。另外，有当事人对存在主义问题长期保持着兴趣。这些人会与那些喜欢谈论存在主义困境，同时很重视这些问题的治疗师有很深的联结。

存在主义治疗师对存在性议题非常敏感。当然，没有治疗师会一直关注存在性议题。这些议题在某一阶段对某些当事人非常重要，但并非对治疗过程的所有阶段都很重要。

存在主义的基本方式与其他动力性治疗类似。治疗师假设，当事人的焦虑至少一部分是由无意识的存在性冲突导致的，痛苦的根源是有关存在的问题（Wheelis，1973）。当事人采取的防御机制虽然能让他们暂时免于焦虑，但也导致他们不能过上充实的、富有创造力的生活，最终会让他们产生更深的次级焦虑。因此，这种防御机制是无效的且不合适的。治疗师会帮助当事人进行自我反思，理解无意识冲突，找到无效的防御机制及其毁灭性的影响，减少次级焦虑，主要方式是修正这些处理自我和他人的限制性模式，发展其他应对初级焦虑的有效方式。

尽管存在主义治疗的基本策略和其他动力性治疗类似，但其根本内容却非常不同。另外，治疗的过程在很多方面也存在差异。存在主义治疗师对于当事人的根本困境有着不同的理解模式，因此他们的治疗策略也有很多的不同。例如，存在主义治疗师非常重视任何时刻的深度体验，因此他们不会花大量时间来修复当事人的过去经验。存在主义治疗师致力于理解当事人**目前**的生活状态，以及**目前**潜藏的无意识恐惧。和其他动力性治疗师一样，他们认为，良好治疗的根本在于治疗师和当事人之间的关系。然而，重点不在于移情，而是关系本身，特别是双方的投入和联结。存在主义治疗师就当下进行工作。他们帮助当事人在此时此地了解自己，是从"此时此地"的**横断角度**（cross section）而非历史的**纵向角度**（longitudinal section）去认识自己。

细想一下"深层"这个词在心理治疗中的使用情况。弗洛伊德认为"深层"就是"早期"，因此深层冲突意味着个体生命最早期的冲突。弗洛伊德的心理动力是基于发展的视角。"根本的"和"主要的"都是从时间的角度去理解，它们的同义词都是"最早的"。因此，焦虑的根本来源在于早期分离和阉割的创伤。

存在主义认为"深层"意味着个体在那一时刻面临的最根本性的问题。过去（个体对过去的记忆）之所以重要，只是因为它是当下存在的一部分，影响着当下个体在面临终极问题时的理解方式。存在主义认为，相比于其他时间和空间，个体当下、目前的存在最重要。因此，存在主义心理治疗重视让当事人意识到当下体验的深层含义。存在主义治疗不会去深挖和了解过去，而是将对未来的关注指向当下，且只有当过去对当下有影响时才会去探索。治疗师需要记住，我们创造了自己的过去，我们目前的存在方式决定着我们对过去记忆的选择。治疗的重点在于当事人的自我体验，帮助当事人投入生活，发展出自我实现、自我超越的能力。

## 二、心理治疗过程

在存在主义治疗的框架下，焦虑与存在之间的关系非常紧密，因此对焦虑内涵的看法也与其他治疗体系不同。存在主义治疗师希望减轻焦虑的严重水平而不是消除它。人活着，就要面对死亡，就会产生焦虑。治疗师的任务，就如罗洛·梅（May，1977，p. 374）所言，是将焦虑降低到可控的水平，同时建设性地使用这种焦虑。

要想深刻理解存在主义治疗，可以思考某些终极问题中所包含的治疗意味。每个终极的人生问题——死亡、自由、孤独和无意义，都对治疗过程有启示。

### （一）自由与存在主义治疗

自由的核心是**责任**，这一概念对存在主义治疗有深刻的影响。萨特将责任比作**作者身份**（authorship），责任意味着书写自己的人生。存在主义治疗师一直强调，每个当事人都要对自己的痛苦负责。坏的基因或者不好的运气，都不是当事人孤独或长期被他人虐待或忽视的真正原因。只有当事人意识到他们要为自己的处境负责时，他们才会有改变的动机。

治疗师必须找到当事人逃避责任的方式和事例，然后让当事人知晓。治疗师需要用很多方法让当事人将注意力集中在责任上。很多治疗师一听到当事人想要逃避责任时，就会打断他。当当事人说他们"不能"做一些事情时，治疗师立刻就会说："你是说你'不愿'做这些事情。"只要个体认为自己"不能"，他就不能意识到是自己造成了目前的处境。治疗师鼓励当事人去**拥抱**自己的感受、陈述和行动。如果当事人说他"无意识地"做了某件事情，治疗师就会问："这个'无意识'是谁的？"一般性的原则非常明显，那就是：只要当事人哀叹自己的人生，治疗师就会问他是怎么让自己陷入目前困境的。

首先，治疗师要记住当事人一开始时的抱怨，然后在合适的时机，将这些抱怨与当事人治疗中的行为进行对比。例如，一个当事人因为感到孤单和寂寞来寻求治疗。在治疗过程中，当事人表达了自己长期以来的优越感以及对他人的轻蔑和鄙视。他的观念和态度根深蒂固，自己很难意识到，也很难改变。每当当事人说起对他人的蔑视时，治疗师就会提醒他："所以你很孤独。"这样他就能理解他对自己的困境是有责任的。

责任是自由的一部分。我们之前说过，**意愿**（willing）是自由的另一个部分。它又可以被细分为**希冀**（wishing）和**决定**（deciding）。想想希冀的作用，治疗师（T）经常与当事人（C）有如下的对话：

C：我应该怎么办？我应该怎么办？

T：是什么在阻碍你做自己想做的？

C：但是我不**知道**我想做什么！如果我知道，我就不用来见你了！

这些当事人知道他们应该做什么或者必须做什么，但是他们不能体验到自己**想做**的到底是什么。许多治疗师和那些不能表达希望的当事人进行工作时，都想发出罗洛·梅一样的呐喊："难道你从来都没有**想要**过任何东西？"（May，1969，p. 165）。这些当事人也会有很多社交问题，因为他们没有自己的想法、意愿和追求。

无法表达希望经常嵌套在一个更为普遍的问题中，即不会感受。很多时候，心理治疗都要去帮助当事人去融化他那紧闭的情感，对自己敞开心门。这样的治疗，一般非常缓慢和磨人。治疗师需要持之以恒，时不时地去问当事人："你有什么感受？你想要什么？"不断地重复之后，治疗师需要找到情感封锁的源头和本质，以及在这背后压抑的感情。不能感受、不能表达希望是一种普遍的性格特质，需要很多时间和耐心才能让当事人开始有改变。

除了情感封锁之外，回避希望的表达还有其他表现形式。有些人不会对自己的愿望加以区分，冲动而为，试图实现所有的愿望。对待这样的当事人，治疗师需要帮助他做一些内在的区分，同时排出优先次序。当事人必须要学会，如果有两个互斥的愿望，就要排除其中一个。例如，当事人希望拥有一段充满意义和爱的关系，那么就必须拒绝其他与之相违的人际方面的愿望，如渴望征服、权力和诱惑等。

**决定**是连接希冀和行动的桥梁。有些当事人，尽管内心有所期待，但是仍然不能行动，因为他们不能**做决定**。其中难以做决定的一个主要原因是，每一个选择都意味着要排除其他的选择。**选择**伴随着**放弃**，做出一个决定就意味着放弃其他的选择，而且不能回头。当事人必须要接受这个既定的事实，也就是**选择的排他性**（alternatives exclude）。

治疗师必须帮助当事人做出选择。当事人要认清是他们自己必须在众多选择中做出决定，而不是治疗师。为了帮助当事人更有效地沟通，治疗师要让当事人了解，一个人必须要**有**自身的感受。同样重要的是，一个人也要有自己的决定。"如果－怎样"这种表述让他们非常难受。**如果我放弃工作，找不到其他工作怎么办？如果我让孩子一个人待着，出了事怎么办？**让当事人去思考每一种可能性，想象每一个"如果"发生后带来的后果，然后去体验和分析自己出现的感受，这通常是很有用的。

因无法忍受不确定性，当事人经常会感到麻木。一个年轻的女科学家来寻找帮助，她不知道是要回到家乡，离家人更近一些（这是她很想做的），还是留在目前的城市，做现在的工作，对此她无法做出决定。最重要的是，她希望找到一个人生伴侣，她在之前工作和生活的地方都没能找到。她用科学的方法探索了所有的可能性，很努力地寻找，例如去约会网站查找是否有她家乡的人在寻找伴侣，然而她**还是**没有找到合适的人。如果她放弃目前的高薪工作，去她的家乡做一份不是那么好的工作，还是找不到伴侣，怎么办？她还是会很孤独，并且充满遗憾和悔恨。她想要别人告诉自己该怎么做。治疗师的任务就是帮她面对人生不可避免的不确定性。不管一个人做决定的方式有多科学，没有人可以保证结果一定会出现。

对于做决定，治疗师的任务不是**创造**意愿，而是**摆脱**困扰。治疗师不会代替当事人去按做决定的按钮，或者鼓励当事人做决定。治疗师的作用是帮助当事人扫除做决定的障碍。一旦障碍被扫除，当事人就会很自然地进入主动决策的状态。用霍尼（Karen Horney，1950）的话来说就是，一个橡子生长成一棵橡树。

治疗师必须要让当事人了解，我们不能避免做决定。每个人无时无刻不在做决定，只是有时我们自己并没有察觉到这一点。所以，治疗师需要帮当事人了解自己不能回避需要做决定的事实，同时让他们了解自己是如何做决定的，这两点都很重要。许多当事人都是**被动地**做决定，比如让别人帮他们来做决定。他们想结束一段不满意的关系时，会做出一些无意识的行为，让对方做出离开的决定，这样就达到了他们最终的目的。但是，这会给当事人带来很多的后患。他们的无力感会增强，接着会认为是事情发生在自己身上，而不是自己造成了目前的状况。一个人做决定的**方式**和决定的内容同样重要。积极的决定会让个体认同自己是有力量、有资源的。

## （二）孤独与存在主义治疗

任何关系都不能消除存在性孤独，然而寂寞可以彼此分享，从爱中得到补偿。存在性孤独的体验让人非常痛苦，从而防御机制会很快启动并坚定地进行抵御。深刻地意识到存在性孤独，能够让我们与其他孤独的个体建立更为真诚的关系。这样，当事人在治疗中不仅能获得亲密感，也能学到亲密的界限，他们知道从别人那里**不能**得到什么。

治疗最重要的一步就是帮当事人直接处理存在性孤独。那些生命里缺乏充分的亲密体验和真实联结的个体很难忍受孤独。在充满爱和支持的家庭中成长的青少年离开家庭的时候，相对比较自在，能够忍受青年时代的分离和孤独。而在饱受折磨、充满激烈冲突的家庭中成长的人，很难离开家庭。家庭本身越混乱，儿童越难离开。他们没有分离的能力，只能依附于家庭来抵抗孤独和焦虑。

许多当事人不知道如何独处。很多人觉得自己只存在于他人的眼中。因此，他们构建自己的人生时，排除了独处的时间。由此就造成了两个严重的问题：（1）不顾一切地寻找特定的关系；（2）利用他人来减轻与孤独相伴的痛苦。治疗师必须找到方法帮他们面对适当的孤独，同时提供适合他们的支持系统。有些治疗师在治疗的后期，会建议当事人独处一段时间，同时观测和记录自己的思想和感受。

通过与他人建立有意义和互惠的关系，存在性孤独带来的焦虑能够得到很好的缓解。许多当事人觉得没有人爱自己，其实是因为他们不能去爱。过于希望从他人那里得到自己想要的，却没有任何付出，这就不能体验到关系的互惠性。爱，就是要主动地关心他人的福祉和成长。在《爱的艺术》里，弗洛姆（Erich Fromm，1956，p. 94）曾写道："独处的能力是拥有爱的能力的前提。"对方也许基于无法独处的原因，为彼此提供了一个相互依存的空间，但这并不是良好婚姻的基础。

治疗师必须向当事人示范真正的相遇是什么样的，让当事人看到他们在"我"和"你"的空间内相遇。良好的治疗关系本身就有治愈意义。治疗师的在场、真诚和接纳形成了一个良好的氛围，让当事人在真实的关系中与治疗师真诚地**相遇**。治疗师的目的是给当事人的生活带来一些东西，而不是强加任何东西。治疗师无私地完成这个任务，试着进入当事人的世界，像当事人一样去体验。存在主义治疗师以一种同行者的视角去做这样的事，而不是把它作为一种治疗技术。

## （三）无意义与存在主义治疗

为了有效应对无意义，治疗师首先必须增强对这个话题的敏感度，用不同的方式去倾听，真正理解意义对于个体生活的重要性。对于一些当事人来说，无意义的问题普遍而深刻。荣格（Carl Jung，1966，p.83）曾经说过，前来找他寻求治疗的当事人中，超过30%的人是因为个体的无意义感。

治疗师必须了解当事人生活的关注点和方向。他是超越了自己，还是完全沉浸在日常的生活中？亚隆（Yalom，1980）曾说过，除非治疗师能帮助当事人关注那些自己追求之外的事情，否则治疗很难成功。简单地增强当事人对这些问题的敏感度，治疗师就能够帮他们关注自身以外的价值。治疗师可以探寻当事人的信念系统，探究他们的爱好、长久的希望和目标，探索他们有创造性的兴趣和追求。

弗兰克尔非常重视无意义在当代精神病理学中的作用。他曾说，"幸福不是追寻到的，而是自然发生的"（Viktor Frankl，1963，p.165），也就是"可遇不可求"。我们越刻意地追求自我满足，越是得不到满足。我们如果能更多地追寻自我超越的意义，就会获得更多的幸福。

治疗师必须找到能帮助以自我为中心的当事人对他人产生好奇与关心他人的方式。治疗小组很适合这类人。自恋的当事人如果只是获得而不给予，他们在治疗小组中会特别扎眼。这样的话，治疗师就可以定期要求当事人猜测其他人在不同小组阶段中的感受，从而增强个体与他人共情的能力。

但是无意义的根本解决之道是投入。全身心地投入生命的各项活动中去，有助于人们用清楚统一的方式对自己生命中的各种事件进行归类。装饰房子、关心他人及其想法和计划、去找寻、去创造、去建设——对各类事情的投入都能获得双倍的收获，因为这些事件本身就有丰富的内涵，同时也可以减轻各种烦琐、无序的存在性问题带来的烦恼。

治疗师对待投入的处理态度要和对希望的处理态度一样。当事人总是希望投入生活，因此治疗师的任务在于扫除其中的障碍。治疗师要探索：是什么阻挡了当事人去爱另一个人？为什么他在与他人的关系中会感到不满？为什么工作给他带来的满足感这么少？是什么阻碍他找到与自己天赋和兴趣相投的工作？是什么让他找不到目前工作中的乐趣？为什么他会忽视创新、灵性和自我超越的需求？

## （四）死亡与存在主义治疗

在面对死亡时，个体会逐渐意识到人生命的有限性，这可能会使自己的生命观发生转变，并促进个人的成长。一个叫卡洛斯的当事人，身患癌症即将死亡，他不断强化自己要与尽可能多的女人发生性关系这一观念。但是，他的治疗师亚隆却坚持让他反思自己生活的状态，最终他在生命的最后几个月里发生了惊人的变化。他临死前躺在床上，感谢治疗师拯救了他。

### 1. 死亡是觉醒的体验

**觉醒体验**（awakening experience）是一种仿佛很突然的体验，它促使个体面对存在性议题的情境。最有力的觉醒体验就是面对自己的死亡。与死亡面对面，有让人的生活方式发生巨大变化的力量。有些当事人说，他们学到了一个最简单的道理："活着就是现在。"他们不再把活着放在未来，而是意识到一个人只能活在当下。患有神经症的个体很少活在当下，他们不是一直被过去的事情困扰，就是恐惧未来将要发生的事情。

拥有觉醒体验能让人们感恩，更加了解他们所处的自然环境——生命的基本事实，变换的四季，有人在看着、听着、触摸着、爱着。通常来说，我们总是被琐事困扰，总是想着自己不能做什么事，自己缺少什么，自己的地位受到威胁，这让我们不能很好地体验当下的生活。

很多临终的当事人在面对死亡时，会如此报告个人的成长："直到如今，我的躯体被癌症一点点吞噬时，我才懂得这些，这多么悲哀。"这对治疗师来说也是非常重要的信息。治疗师有很多机会帮助"平常人"（没有生病的人），让他们在生命的早期就增强对死亡的了解。有了这种想法，一些治疗师会采用结构化的练习，让个体学习如何面对死亡。一些小组领导者会让小组成员做一个简短的练习，让他们写下自己的墓志铭或讣告，或是引导他们去想象自己的死亡和葬礼。

当然，也有很多存在主义治疗师觉得人为地促使个体面对死亡是没有必要的，也不提倡这样做。取而代之的是，他们试图让当事人了解死亡其实是日常生活的一部分。如果治疗师和当事人相互合作，他们会发现每种心理治疗体系中都有很多支持死亡焦虑的证据。因为父母、朋友和同事的死亡，每个当事人都会遭受丧失。死亡焦虑也会体现在梦境中。每个噩梦都是最原始的死亡焦虑。我们周围的所有事物都在提醒自己老去——我们的骨头疏松了；皮肤上出现了老年斑；我们去参加聚会时，悲伤地发现其他人也在老去；我们的小孩长大了；我们包裹在生命的漩涡里。

当事人经历至亲的死亡，其实是他面对死亡的一次重要机会。从过去有关哀伤的文献中，我们可以发现哀伤处理主要聚焦于两方面，即丧失以及如何解决加剧哀伤反应的矛盾情绪。但是，还需要考虑第三个方面，那就是至亲的死亡也让我们面对自己的死亡。

与逝者的关系不同，哀伤的意义也各不相同。失去父母让我们感受到自己的脆弱——如果我们的父母不能拯救自己，谁来拯救我们？父母去世后，我们和坟墓之间再无其他。父母去世的那一刻，我们自己就成了我们的孩子与自己死亡之间的障碍物。

配偶的去世会唤起人们对存在性孤独的恐惧。失去重要他人让我们更加意识到，虽然我们费劲心力地一起走过人生，但我们还是必须面对最基本的孤独。亚隆报告了一个当事人在得知自己妻子患有不能治愈的癌症那晚所做的梦：

> 我生活在自己的老房子里。这个房子已经传了三代人。弗兰肯斯坦①在房子里一直追我。我很害怕。房子在倒塌，腐烂。房子摇摇欲坠，屋顶在漏水。渗出的水都滴在我妈妈身上。[他的妈妈六个月之前去世了。]我和弗兰肯斯坦打架。我有武器，是带手柄的弯刀，像镰刀。我砍了他几刀，把他赶下了屋顶。他躺在大门口，突然又起身开始在房子里面追我。（Yalom，1980，p. 168）

当事人首先联想到的是："我也时日无多了。"显然，他妻子即将去世让他想起自己的生命和身体（在梦中倒塌的房子象征他的身体）也终将消失。小时候，他也经常被这个噩梦中的怪物追逐。

儿童会用很多方法处理死亡焦虑。其中一个最普遍的方法就是将死亡拟人化，把死亡想象成也会死去的生物，如一个怪物、一个精灵或是幽灵等。这个怪物很吓人，但是比事实好很多——他们在怪物身上种上了自己死亡的种子。如果死亡有固定的形态，那么也许就可以躲避、移除和消灭它。

治疗师也可以通过一些重要的时间节点去提醒当事人关注生命存在的事实。即使是像生日、周年纪念日等简单的时间节点，也可以是契机。这些时光流逝的象征，很可能引发伤痛（但我们总是在开心的庆祝中度过）。

很多重要的生活事件，例如事业上的威胁、严重的疾病、从职场退休、承诺一段关系、结束一段关系等，都可以是觉醒的体验，让人们更加意识到死亡焦虑。这些经历通常都很痛苦，治疗师也不得不全力以赴地减少他们的伤痛。然而，治疗师如果只是聚焦于减轻痛苦的话，当事人可能就无法将痛苦的自我暴露出来，没有机会在更深层次获得治疗。

① 弗兰肯斯坦（Frankenstein）原义是"毁灭创造者自己之物"，是玛莉·雪莱于1818年初出版的经典科幻小说《科学怪人》中的主人公。他是一个疯狂的科学家，将许多碎尸块拼接成一个"人"，并用闪电将其激活。后来小说被改拍为电影，命名为《弗兰肯斯坦》，使弗兰肯斯坦成为科幻电影中的经典形象。现在一般用来指代"人形怪物"或"脱离控制的创造物"。——译者注

生日、丧恸、聚会、做梦、空巢，都是让个体觉醒的契机，是人们思考如何生活的机会。尼采在《查拉图斯特拉如是说》（Nietzsche，1954）一书中提出了这样一个挑战性问题：如果你可以永远生活在这个世上，过着重复的生活，这会让你有所改变吗？永世过着同样的生活这一想法让人有所触动，属于**缩小版的**存在性休克疗法。这也是一种发人深省的思想实验，让人慎重思考自己想如何生活。

恰当地使用遗憾，也能让当事人采取行动避免将来出现更多更大的遗憾。人们可以回首过去，也可以放眼未来去检视自己的遗憾。如果遗憾的事是自己没有做什么，那么可以选择增加更多的遗憾或是采取行动以避免遗憾。治疗师的问题可以是："怎样生活才能避免新的遗憾？""怎么做才能改变自己的生活？"

### 2. 害怕死亡是初级焦虑的源头

害怕死亡是初级焦虑的主要来源。它在生命的早期就出现了，是人格结构形成的机制之一。它贯穿于整个生命历程，会产生次级焦虑并引发痛苦，引发心理防御。但是，需要记住，死亡焦虑存在于生命的最深处，它被深深地压抑着，很少能够被全然体验。通常，在临床上也不是那么显而易见。

尽管不能在治疗对话中明确地谈及死亡焦虑，但基于死亡觉醒的焦虑理论能够为治疗师提供一个参考框架，这会提高他们工作的有效性。死亡焦虑与个人生活体验的程度有关。那些自我感觉充分地体验了生活、实现了自己的潜能和命运的人，面对死亡时就没有那么恐慌。

有些当事人在治疗的开始就明显表现出死亡焦虑。有时候，当事人遇到的一些生命境遇会使他们突然面对死亡焦虑的冲击，这使得治疗师不能回避这个问题。长远来看，有深度的治疗必须找到当事人明确的死亡焦虑，并在治疗过程认真地予以考虑。

## 三、心理治疗机制

存在主义心理治疗并不局限于甚至不一定聚焦于对这些终极问题的探讨，虽然机敏的治疗师不会刻意回避它们或者改变话题。不过，存在主义心理治疗的机制确实在于通过投身于对存在性焦虑的探索，让个体最大限度地看清楚这些基本的人类经验。通过真诚地陪伴，治疗师努力应对个体的逃避与退缩反应。存在主义治疗聚焦于此时此地，将治疗师当成当事人的同行者。治疗的根本在于共情，同时也可能使用梦境。

### （一）共情

共情是与他人联结最有力的中介物，是人们关系的黏合剂，让人从深层次上感知他人的感受。虽然存在主义治疗师很努力地从当事人的角度看世界，**但当事人对治疗片段的看法却经常与治疗师很不一样**。很多时候，尽管已有充分的体验，治疗师仍惊讶于自己会反复出现这样的现象，即当当事人谈到让自己情绪激动的治疗片段时，治疗师却难以回忆起那个瞬间。想要知道他人的感受是非常困难的。很多时候，治疗师都是将自己的感受投射在他人身上。

治疗师不需要拥有当事人同样的经历，才能产生共情。他们可以试着遵守这个格言："我是人，人身上的所有事情我都不陌生。"这就要求治疗师自身对那些与当事人需求和幻想相关联的部分保持开放，不管这些部分多么危险、可怕、残暴或色情。

## （二）此时此地

治疗的本质在于高度关注此时此地。治疗师和当事人在这个人际空间的当下发生了什么？当时又发生了什么？治疗是社会的缩影，如果治疗不是高度结构化的，那么当事人的人际问题和有关存在的问题都将在此时此地的治疗关系中表现出来。如果当事人在生活中苛求、恐惧、高傲、谦逊、控制、迷人、批判或是人际关系不良，这些特点都会在治疗的此时此地鲜活地展现出来。治疗师需要高度关注与当事人之间的互动，找到当事人报告的他在现实生活中的问题，并使其与他在治疗关系中暴露的问题相对应。要想更好地体验此时此地，治疗师需要及时觉察自己的感受，以此作为与当事人互动的晴雨表。如果治疗师很烦闷，应该是当事人的行为让他有这种感觉。也许当事人害怕亲密关系，暗自生治疗师的气。只有认识自己在互动中即刻的感受，治疗师才能了解在当事人身上所发生的一切。若要很好地实现这些，治疗师需要有深刻的自我觉察，同时学习如何巧妙地、亲切地给予反馈的技巧，避免当事人的指责；同时，要随时做好准备在必要的时候承认自己对与当事人的不良互动负有责任。

关注此时此地在于关注互动当下关系中**即刻**的状态。当事人也许感觉陌生，或是抗拒这种关注此时此地所带来的亲密感。然而，只有治疗师与当事人全然在当下，同时形成真诚的联结，分享他们此时此地的体验，治疗才会最大限度地展现出活力。

治疗师需要时刻关注与当事人的关系进程。其实，简单地问些问题，就能将焦点放在彼此的关系上。例如："我们今天做得怎样？""上次治疗结束回家，你对我有什么感觉？""我注意到今天的治疗发生了真正的转变。一开始我们比较疏远，在过去 20 分钟，我感觉和你亲近很多。你也有同样的感受吗？那么是什么让我们变得更加亲近呢？"**治疗就是互动以及对互动的反思两者循环交错的过程。**

此时此地发生的事总是会对应当事人的真实生活。如果当事人在治疗时愿意冒着风险尝试自我体验，那么他们在真实生活中会更加勇敢地去做同样的尝试。如果当事人能够意识到他们不能全然活在当下的原因，了解他们的限制、他们对责任的逃避、他们与人联结的问题，那么他们就能更好地了解是什么影响了他们的生活和关系，他们对真正关系的标准也会有所变化。如果能与治疗师形成符合这种新标准的关系的话，那么他们会更加自信，更愿意在将来与他人形成类似的良好关系。

治疗师从来不会为当事人做决定。同时，会对"自己才知道什么对当事人最好"的内在信念保持警惕。治疗师的角色是"催化剂"（Wheelis，1973）。治疗的目的在于移除那些不能使当事人更有意义地生活的障碍，帮助他们对自己的行为负责，而不是提供解决办法。

## （三）梦

当事人的梦是探索他们内在生命的重要途径。治疗师会评论当事人在梦中所表现的治疗关系、存在性经验、无意识的想象，这些内容都是对人类深层内容的隐喻。亚隆（Yalom，2002）在《给心理治疗师的礼物》一书中描述了一个故事，说明了梦境对于治疗的启示和指引作用。他的一个当事人做了这样一个梦：

> 我在家门外的走廊上，透过窗户，看到父亲坐在椅子上。我走进去，让他给我些钱，为汽车加油。他伸手进口袋，拿给我很多钱，并指了指我的钱包。我把钱包打开，里面已经塞满了钱。我说汽车的油箱是空的，他走出去指了指燃油表，上面显示"已满"。（p. 232）

分析这个梦的时候，亚隆说了以下一段话：

> 梦中的主题是空和满。当事人想从她的父亲那得到一些东西（其实也想从我这儿得到一些东西，因为梦中的房间很像我办公室的格局）。但是她不知道自己想要什么。她要钱和汽油，但是她的钱包是满的，油箱也是满的。梦中描述了她无处不在的空虚感，同时充斥着"只要她问对问题，我就可以满足她"的想法。因此，她一直坚持从我这儿得到一些东西——赞扬、偏爱、特殊对待、生日礼物，她也知道这并不是问题的关键。我要做的就是调整她的关注点，不是从其他人那里得到什么，而是去探索自己内心丰富的资源。（p. 233）

## （四）同行者

在心理治疗过程中，很多时候并没有谈到存在性议题的内容，但是在每一次的治疗中，治疗师和当事人的关系都受到存在主义视角的影响。存在主义治疗师自身作为一个真实的、自我表露的**同行者**，会在治疗中体验和呈现自身。

无论作为治疗师或是当事人，还是仅仅是人本身，都需要接纳以下事实：最终我们都会死亡，我们在宇宙中是孤独的，我们寻找着生命的意义，并认识到了我们的自由，也为自己的生命负责。睿智的治疗师会意识到这些议题需要我们共同面对和不断尝试，治疗师只是更早地觉察到了这些议题，只是希望能够与当事人真诚地谈论这些议题的含义。

用存在主义治疗的方法来与当事人一起工作，不仅仅是作为一名专家，使用各种技术、手册或是临床干预模式，而是提供一个庇护所，提供一段关系，鼓励当事人去探索自己的存在状态和希望成为的人，去面对生命中"既定"的存在性议题（Craig，2012）。

直面生命的终极问题，会让人们认识到彼此联结的重要性。存在主义心理治疗的关键在于治疗师和当事人的关系，但这段关系没有定式，治疗有自发性、创造性和不确定性的特点。其实，治疗师为每个当事人都创造了一种新的疗法。治疗师运用即兴的灵感与直觉感受来探索当事人。心理治疗的核心在于两个人之间充满关怀且深层次的人性联结，只是其中一个人（一般是当事人）可能比另一个人的状况糟糕一些。两个人都同样面临意义、孤独、自由和死亡等存在性议题，没有"他们"（受折磨者）和"我们"（治疗者）的区别。

**真诚**对于有效的治疗非常关键，如果治疗师自身能够诚实地处理自己的存在性议题，真诚就有了新的意义。我们必须放弃医学模型的观点，认为当事人有奇怪的困扰就需要一位冷酷、完美的专业疗愈者。我们都面临同样的恐惧，如死亡造成的创伤、对存在的畏惧。为了和当事人一起面对死亡焦虑，治疗师必须先对自己的死亡焦虑保持开放的态度，不是浅尝辄止，而是深刻地洞察。这并不容易，也没有训练课程教他们如何做。

同行者关注此时此地，关注他们之间的关系空间，一起探索人类互动的困境，这种困境也常常是找寻生命意义和彼此联结的阻碍。而恰恰是生命意义和彼此的联结，能够缓解死亡恐惧。关注治疗关系的动态发展，能揭示和促进彼此的活力和投入程度。治疗师最具价值的工具就是他自己，因此治疗师个人的探索和自我体验是他们训练不可或缺的一部分。心理治疗要消耗心理能量，治疗师必须有足够的觉察和内在力量去处理许多治疗中的职业危险。只有通过个人体验，治疗师才能够意识到自己的盲点和黑暗面，因而才能共情理解人们的诸多希望和冲动。个人治疗的体验也能让新手以当事人的身份，体验治疗过程——理想化自己的治疗师，渴望依靠；感激关注自己和全心投入的倾听者，赋予治疗师力量。自我认知不是一蹴而就的事情，治疗师只有在不同的人生阶段不断地接受治疗，才能够从中获益。

### （五）治疗师的透明度

治疗师是和当事人一道的同行者，需要尽可能地真诚和真实。治疗师必须乐于表露自己此时此地的感受；在和当事人的互动中，全然开放地对待自己内心的感受。从存在主义治疗的角度来看，真正有疗愈作用的就是**被检视**的治疗关系。

存在主义治疗师十分看重自己的当事人，并愿意承认自己的错误。虽然治疗师的自我表露一般都有助于提升治疗的效果，然而，治疗师需要注意自我表露的界限，明白这一界限的意义。治疗师要拒绝诱惑，不要对当事人有任何形式的剥削行为。治疗师只有在对治疗有益时才自我表露，而不是因为自己的需要。这也是自我体验对从事咨询的人非常重要的原因。

治疗师表露的主要是在治疗关系中此时此地的感受。这种表露应该有所铺陈，不是随意而为。例如，当当事人分享的时候，治疗师会告诉当事人，他觉得彼此关系更近了；或者在当事人不愿意面对一些令人情绪激动的事情时，告诉他感觉彼此疏远了。"我发现自己很怕你批评，也许你生活中的其他人也有这种感觉。""我觉得你把我放在神坛上，让我觉得离你很远。""我要非常小心自己的言辞，因为你好像对我说的每句话都会小心审视，找到其中肯定或否定的信号。"也就是说，治疗师是为了当事人的福祉而自我表露，而不是为了表露本身。治疗师必须小心，不要表露可能会伤害当事人的内容。他们必须尊重治疗的节奏，尊重当事人对这些表露的准备状态。

# 第五节　应用评价

## 一、适用人群

存在主义心理治疗的使用取决于临床环境。每次治疗过程中，治疗师必须考虑治疗目标是否与临床环境相契合。例如，在急诊科，病人必须尽快入院就医，治疗的目标就是危机干预。如果治疗师希望的是减轻症状，让病人恢复到危机发生前的功能水平，那么这种情况下，更深层、更全面的目标就不太现实，也不太合适。

有时候，当事人不仅希望减轻症状，也想获得个人成长，在这种情况下，存在主义治疗一般是有用的。全面、深入的存在主义治疗，比较适合长程的治疗。当然，在短程治疗中，一些存在主义治疗的特征（比如强调责任、选择、治疗师与当事人的真实会心、哀伤辅导）也可以在实际的治疗中有所体现。

对于面临终极问题的当事人，如面临死亡、一些不可逆转的决定、突然陷入孤独或人生中的重大转折等，存在主义治疗比较适合。但是，存在主义治疗也不能局限于这些外显的存在性危机。存在主义治疗可以在不同治疗模式中使用，治疗对象也非常广泛（Schneider，2007）。每次治疗过程中，很多证据都能表明当事人的焦虑是来源于存在性的冲突。而这些证据的收集，完全取决于治疗师的态度和观察力。是否就这些深层次的问题进行工作，需要当事人和治疗师共同决定。

## 二、治疗情境

存在主义治疗主要适用于个体治疗。然而，各种与存在有关的主题和洞见可以在其他各种治疗情境中成功应用，包括团体治疗、家庭治疗和夫妻治疗。

责任这一概念尤其得到了广泛的应用。责任是团体治疗过程的关键，在团体治疗过程中，当事人要学会了解别人是如何看待他们的行为的，他们的行为会给别人带来怎样的感受，他们是怎样产生别人也有的观点的，以及别人的意见是如何影响他们对自己的看法的。团体成员会逐渐明白，自己需对别人如何对待自己以及看待自己的方式负责任（Yalom & Lecsz，2005）。确实，当事人在团体内可以看到他们如何引起别人的反应，而他人的这种反应恰好又是困扰他们自己的问题（Josselson，2007）。

在团体治疗中，所有的成员同时"出生"，每个人都处于同一起跑线上。每个人都会在团体中慢慢显现，形成各自的生活空间。因此，每个人都要为自己在团体内的人际位置和生命中的位置负责。团体治疗不仅能让个体改变与他人相处的方式，同时也能让他们清楚地看到自己是如何造成目前的人生困境的，这显然就是存在主义治疗的机制。

治疗师一般都通过自己的感受去确定当事人对自己的人生困境造成的影响。例如，一个48岁的女人患有抑郁症，她痛苦地抱怨着儿女们对待自己的方式：儿女们不听她的意见，对她没有耐心；紧要关头，他们都跑去找父亲商量。当治疗师共情这个当事人时，他意识到这个女性当事人唠唠叨叨是为了让他不要那么严肃地对待她，要把她当成小孩一样看待。他和当事人分享这个感受，结果证明非常有效。她意识到自己在很多方面都表现得像个孩子一样，而儿女们对她的态度其实一直都是她自己"要求"的。

治疗师经常会碰到一些有选择危机的当事人。亚隆（Yalom，1980）描述了他对类似案例的处理方法。治疗的基本策略包括帮助当事人发现和重视每一决定背后的存在性意涵。案例中的当事人是一位66岁的寡妇，她对于是否要卖掉度假用的房屋感到焦虑，因此前来咨询。这个房子有花园要打理，本身也要维护，对于一个身体不好、上了年纪的女性来说是一个沉重的负担；还有经济问题也影响着这次决策，她咨询了很多金融和房地产顾问帮她做决定。

治疗师和当事人探索了很多影响决定的因素，这一探索过程也越来越深入。很多令人痛苦的问题很快就浮现出来了。例如，她丈夫去年过世，她仍然处于丧偶的阴影中。房子里充满了对丈夫的回忆，抽屉、挂橱都与丈夫有关。卖掉房子就意味着要接受丈夫再也不能回来的事实。她认为房子就是自己的"底牌"，如果没有漂亮房子的吸引，她严重怀疑会不会有人来看她。因此，卖房子的决定就是测试朋友的忠诚度，可能有变得孤单、失落的风险。另一个原因就是她人生的巨大悲剧：没有孩子。她总是憧憬把房子留给自己的孩子，世代传承下去。卖房子就意味着她承认自己无法完成这一象征不朽的工程。治疗师把卖房子的决定作为这些深层次问题的跳板，最终帮助当事人哀悼自己、自己的亡夫和未出生过的孩子。

一旦决定背后的深层意义得到修通，做决定本身就变得很容易。经过几次咨询，当事人毫不费力地做出了卖掉房子的决定。

治疗师如果采用存在主义取向，最容易触碰到有关意义的问题。该取向衍生出的一些分支流派，就强调聚焦意义的重要性（Wong，2010）。有意识地评价当前的意义，并探索无意识层面的意义，能够让当事人活得更加完整、别有韵味。

存在主义取向的治疗师努力营造与当事人之间真诚一致、相互开放的关系。治疗师 – 当事人的关系能够帮助当事人澄清自己生活中的各种关系。当事人总是将自己的某些关系加以改造，呈现给治疗师，无一例外。治疗师通过自我觉察并体验他人对自己产生的看法，能够帮助当事人澄清自己对现实的歪曲。

当事人与治疗师之间真诚、亲密的关系会影响其与他人的关系。一方面，治疗师是当事人非常尊重的人。另一方面，即更重要的是，治疗师是其中一个甚至是唯一一个**真正**了解当事人的人。将自己最深处、最黑暗的秘密告诉给治疗师，还能够得到接纳，这对当事人来说，是非常难得的积极经验。

弗洛姆、马斯洛和布伯这样的存在主义思想家都强调，对他人真正的关怀意味着关注他人的成长，给他人的生命带去一些东西。布伯（Buber，1965）用"打开"（unfolding）这个词来描绘治疗师和教育者的作用：打开一直存在于那里的事实。"打开"一词有丰富的内涵，与其他治疗体系的目标形成鲜明对比。治疗师通过与当事人**相遇**，进行存在性的交流，帮助当事人"打开"。罗洛·梅提出的"在场"（presence）一词是描述当事人与治疗师之间关系时最重要的概念之一。治疗师必须全然存在，努力实现与当事人真正的相遇（May，1958，p. 80）。

## 三、支持证据

心理治疗的评价是一项非常不容易的工作。方法和目标越聚焦，越有特异性，就越容易测量其结果。症状消除或是行为改变可以合理地量化，但是更为深层次的、旨在影响个人存在方式的治疗则难以量化。亚隆（Yalom，1980）在以下案例中阐释了有关评价的问题：

> 一个 46 岁的母亲有四个孩子，她送最小的孩子去机场，坐飞机去上大学。她过去 26 年都在养育孩子，一直以来都盼着这天的到来。不再有过多的苛求，不再需要不停地为别人而活，不再煮饭、打理衣物。她终于自由了。
>
> 然而，当她说再见的时候，她突然大声哭了出来。回家路上，她身体不停地战栗。她想：这应该很正常，对自己的挚爱说再见，只不过是伤心的反应。但是事情远不止如此，这种战栗变成深深的焦虑。她的治疗师认为这是一个普遍问题：空巢综合征。（p. 336）

她当然是焦虑的。怎么可能不焦虑？一直以来她的自尊都基于做母亲这件事，突然她发现没有办法证明自己了。整个生活路线和结构都改变了。渐渐地，在安定剂以及支持性治疗、自我肯定训练小组、成人教育课程、一两位密友的陪伴、一项兼职志愿服务的帮助下，这种战栗变成发抖，最后消失了。她回到了之前的舒适和安定状态。

这个当事人恰好是一个研究项目的一部分，需要对她的治疗结果进行测量。经过症状清单、目标问题评价、自尊等各种测量，她的治疗效果非常好。她显然取得了很大的进步。然而，尽管如此，这也完全可能是一个错失良好治疗机会的案例。

想象一下，有另一个当事人有与她一样的人生境遇，而对她进行治疗的治疗师是存在主义取向的，他试着去关注这种战栗而不是去麻醉它。这个当事人体验到的是克尔凯郭尔所言的"创造性焦虑"。治疗师和当事人允许这种焦虑引领着他们去探索。当事人确实有空巢症状，还有自尊的问题，她爱孩子，也嫉妒孩子有自己不曾获得的机会，当然，她也为自己有如此"卑劣"的情感感到内疚。

治疗师不仅仅让她找到方法充实时间，同时让她探寻害怕空巢背后的**意义**。她总是希望自由，但是现在却害怕它。为什么？

一个梦境说明了战栗的意义。这个梦境很简单，她拿着一张有她儿子的 35 毫米长的照片不停地翻看。这个照片很特别，它是动态的，她看见儿子同一时间有不同的姿势。分析梦境的时候，她随着时间的主题联想。照片抓住了时间和动作，为他们设定了框架。它让一切都栩栩如生，却也让一切都静止不动。它冻结了生命。她说："时间流逝，我没有办法阻止。""我不想约翰长大……不管我喜不喜欢，时间都在流动，为约翰，也为我自己。"

这个梦境让她清楚地意识到了自己的有限性，相比用各种纷乱填补时间，她比从前更懂得感激时间。她进入了海德格尔所谓的**本真存在**（authentic being）：她不再过多思考事物存在的**方式**，而是关注于事情**本身**的存在。她意识到生命是线性的、不可逆转的。虽然每件事情都会逝去，但她仍然还有时间去有目的地、有意义地活着。尽管有人会说，治疗对第二个人的帮助大于第一个人，但是不可能用任何标准的测量去证明这个结论。实际上，第二个当事人接下来可能会一直比第一个当事人有更多的焦虑；但是焦虑是存在的一部分，没有人能够不带着焦虑去成长和创造。

事实上，治疗中的这些所得，很难用随机控制试验研究去进行客观的测量。然而所有的心理治疗研究，特别是对共同因素的研究，都是基于存在主义治疗的前提进行的：真正治愈人的是治疗关系（Frank & Frank，1991；Gelso & Hayes，1998；Norcross，2002；Safran & Muran，1996；Wampold，2001）。弗兰克尔提出的意义治疗就强调人生意义是存在性议题，也开发了几种工具去测量生命意义的体验（Schulenberg，Hutzell，Nassif，& Rogina，2008）。意义的问题也许是心理治疗研究者研究最多的终极问题。

## 四、多元文化的适用性

存在主义心理治疗关注人所处的社会和文化环境。文化、种族、国籍不是个人的外在部分，而是个体重要的组成部分，是治疗中需要关注的。存在主义治疗关注个体独特性和差异性，考察年龄、性取向、民族等变量的意义。对于来自不同文化背景和种族的个体或是游走于各种现象世界的个体来说，了解和拥抱自由是首要任务（Taylor & Nanney，2011）。

无论来自何种文化，所有人都有存在的困境，必须与自由、孤独、无意义和死亡这些终极问题达成和解。有些个体完全接受其文化、宗教体系对这些问题的处理方式，与这样的个体工作可能会出现一些问题。

亚隆曾经为一位年轻的正统犹太教士提供过咨询。这位教士说自己正接受训练成为存在主义治疗师，但是目前面临一个难题，自己的宗教背景与存在主义治疗的干预模式存在冲突。治疗一开始，教士的态度很恭敬，慢慢地，他的态度发生变化，开始满腔热情地说出自己的宗教理念，让亚隆怀疑他来的真正目的是向他传教。

亚隆承认他们之间的观点完全是对立的。教士相信有一个全能的、无所不在的上帝在看着他、保护他，为他设计好了整个人生。这与存在主义治疗背道而驰。存在主义治疗强调个体是自由的、孤独的，被随机地扔到了这个空寂的宇宙，而且终将死亡。

教士满脸关切地说道："但是你怎么可以只带着这些信念生活？而且没有任何意义感？怎么可

以不相信有比你高的神存在？如果每件事都注定毁灭，那么存在的意义在哪里？我的宗教赋予我意义、智慧、道德，给我带来神的安慰和生存的方式。"

亚隆回答道："我不觉得这是一个理性的回应，教士。意义、智慧、道德、好好活着这些有价值的东西，**不是**取决于所信仰的上帝。**当然**，宗教让你感觉良好、很舒服、有道德，但这正是宗教产生的目的。你问我是如何生存的，我相信我活得很好。人类本身的信条指引着我。我相信希波克拉底誓言，我当医生的时候发过誓，我将致力于帮助他人治愈和成长。我过着有道德的生活，我有同情心，我与家人和朋友的关系充满爱，我不需要宗教给我提供道德指南。"

亚隆并没有贬低任何人的宗教信仰，但是强大的宗教信仰可能让人失去面对和探索终极问题的机会。大部分的文化或者说所有的文化，都创造了一些信念体系去帮助人们抵御面对终极问题时的恐惧。存在主义治疗师的困境在于确定这些信念体系是如何为当事人提供意义感的，是如何让他们真诚地遵循这些信念的，然后找到方法让当事人投入更加有意义、有目的的生活。

有一位患有抑郁症的当事人生活在不能质疑孝道的文化背景下，她发现要追求自己的人生目标非常困难。当治疗师鼓励她努力为自己的人生选择负责时，她可能会说自己必须按父亲的意思来做。存在主义治疗师必须帮助这位当事人看到自己在这个问题上已经做了选择：服从父亲而不是遵从自己的想法。服从本身可以是一个存在性的选择，她也必须为此承担全部责任。

# 第六节　治疗案例

本节我们将展现一个简单的离婚个案，并对其治疗过程进行分析。

个案的基本信息如下：大卫，50 岁的科学家，结婚 27 年，最近决定与妻子离婚。他为即将告诉妻子自己的决定而感到焦虑，因此前来咨询。

这是一个典型的中年危机的个案。当事人有两个小孩，最小的孩子刚刚大学毕业。在大卫看来，他和妻子在一起主要是为了孩子。现在孩子长大成人，可以独立了，他没有理由继续自己的婚姻。他说很多年前就对自己的婚姻不满意，之前他曾三次试图和妻子分开，但是没过几天，他就很焦虑，最后不了了之。虽然这段婚姻很糟，但是大卫仍然觉得与孤独一人相比，还是更满意目前的婚姻。

他对婚姻不满意的主要原因是觉得无聊。他 17 岁的时候遇见自己的妻子，那个时候自己很没有安全感，特别是在亲密关系方面。妻子是第一个对他表示好感的女人。大卫和妻子一样，都是来自工薪阶层。他非常有天赋，是家里第一个上大学的人。他获得了上常春藤学校的奖学金，有两个研究生学位，开始了辉煌的科研生涯。他的妻子没什么天赋，没有上大学，刚结婚那段时间，她一心工作供大卫上学。

在婚姻的大部分时间里，他的妻子主要是照顾孩子，大卫醉心于自己的科研事业。他总是觉得自己与妻子的关系很空洞，有她在的时候就很无聊。在他看来，妻子很平庸，让他在朋友面前丢脸。他觉得自己一直在成长、改变，而妻子却越来越刻板，不能接受新事物。典型的中年危机发生了，他要求离婚的理由是"另一个女人出现了"，她聪明、活泼、迷人，比大卫小 15 岁。

大卫的治疗持续时间很长，也很复杂。很多存在性的议题在治疗中出现。他决定离开妻子，在这个决定中责任感就是一个重要的议题。首先，有道德层面的责任感。毕竟他妻子为他生儿育女，将他们养大，支持他完成研究生学业。而现在，他和妻子相比，更加有"市场"，他有更强的经济能力，更有可能再生养孩子。那么，他对自己的妻子有怎样的道德责任呢？

大卫的道德感很强，终生都可能受到这个问题的责问。这需要在治疗中探讨。治疗师鼓励大卫在做决定的过程中，面对这一道德层面的责任感。处理这一意料中的困扰最有效的方法是，让大卫想尽一切办法改善婚姻。

治疗师帮助大卫找到自己在婚姻失败问题上的责任。妻子和自己的相处方式，大卫需要负多大的责任？例如，治疗师发现自己总是被大卫单刀直入的思维吓到：治疗师总是担心被大卫质疑和批评。大卫有多么爱批判？他是否压制了妻子？如果他用不同的方式对待妻子，是否能帮她变得更加灵活自主、有更多的自我觉察？

治疗师引导大卫去思考，他是否有将生活中的其他不满归因到婚姻之上。一个梦境呈现出了一些重要的动力：

> 我想将水池旁边的土液化，却没有办法。约翰［一个朋友，死于癌症］陷了进去，那个地方像流沙一样。我用大功率电钻钻进土里，想找到一些空隙，却在 5 ～ 6 英尺 ① 下发现一个混凝土石板。在板子上发现一张收据，有人给了我 501 美元。我在梦里很焦虑，因为这张收据的数额比实际应得的要大。

这个梦境的主题和死亡、变老有关。首先是他死于癌症的朋友。大卫试图用大功率电钻去找朋友。在梦里用电钻的时候，大卫有很强的控制感和力量感。电钻的象征意义是生殖器，是一种性探索的体验。大卫被性唤起，梦里证明他用性（尤其是与年轻女性发生性关系）来掌控衰老和死亡。最后，他惊奇地发现一个混凝土石板，这明显和太平间、坟墓和墓碑有关。

他对梦中的数字意象很好奇。那块板子是在 5 ～ 6 英尺下，收据上的数字正好是 501 美元。很有趣的是，大卫发现做梦的那天是他 51 岁生日。他并没有注意到自己的年龄，梦在无意识层面很清晰地体现了他很在意自己已过了 50 岁这个事实。除了在 5 ～ 6 英尺下发现的混凝土石板以及刚过 500 块的收据，梦中让他很关注的还有收据上的数字太大了。在意识层面，他拒绝变老。

如果大卫的主要困扰来自意识到自己变老和将会死亡，那么鲁莽地与妻子离婚，只是让他解错了题。因此，治疗师帮助大卫更加深入地探索自己变老和将会死亡的感受。治疗师的观点是，只有全然地处理这些问题，才能让大卫明白婚姻是否真的出现了问题。治疗师和大卫用了几个月的时间来探讨这个问题。他试图更加真诚地对待自己的妻子，他和妻子很快就达成一致，与婚姻治疗师进行了为期几个月的治疗。

之后，大卫和妻子最终确定他们的婚姻已没有还未澄清的部分，并决定分开。刚分开的几个月很难熬。治疗师在这个时候给予大卫支持，但是并没有尝试帮他消除焦虑，而是帮他更好地利用自己的焦虑。大卫想很快地进入第二段婚姻，而治疗师协助他看到自己之前因为害怕孤独而在每次分开后又很快回到前妻的身边。这次他需要注意，自己不是因为恐惧才迅速进入第二段婚姻的。

大卫发现自己很难听从这个建议，因为他感觉自己很爱生命中这个新出现的女人。与人相爱是人生中很棒的体验。然而在治疗中，相爱会带来很多问题。浪漫爱情的魅力如此之大，会让最具

---

① 1 英尺约合 0.3 米。——译者注

针对性的治疗也变得毫无作用。大卫觉得自己的新伴侣是最理想的女人，没有其他人比她更适合自己。他想要与这个女人共度余生。和她在一起的时候，他体会到了持久的幸福，他说自己所有的孤独都消失了，只留下幸福的"我们"。

大卫的新伴侣被大卫的投入程度吓到，这让他再次面对治疗。这个时候，他才愿意看到自己极端地恐惧孤独，因此本能地想与另一个女人结合。慢慢地，他开始对孤独脱敏。他观察自己的感受，用日记写下来，在治疗中努力地处理这个问题。例如，他写道，周日是状态最不好的日子。平日里他有极其严格的日程表，因此在工作日不会觉得很难熬；而周日是最焦虑的时候。他意识到那部分焦虑是因为周日要自己照顾自己。如果他想做一些事情，他就要自己安排活动，他不能再依赖妻子为自己安排。他发现文化中的仪式以及将自己的生活安排得很满，可以很好地隐藏空虚，隐藏自己的结构缺失。

这些观察让他在治疗中面对自己被照顾和保护的需要。害怕孤独和自由连续打击了他几个月，但是慢慢地他学着在世上孤独地活着，学着如何为自己的存在负责。简言之，他学会了如何做自己的父母，这通常是心理治疗的主要目标。

# 第七节　本章小结

存在主义心理治疗将当事人看作完整的个体，而不是将他们看成动机、原型、条件作用或是不合理信念的构成物，抑或是一个"个案"。个体会挣扎、感受、思考、痛苦，他们拥有希望、恐惧和关系，极力地创造生命的意义。虽然存在主义心理治疗对人生的看法有些悲观，却采用积极肯定的干预方式。焦虑无时不在，但是可以将其转变成创造力，让人追求更美好的生活。意识到死亡的不可避免，可以使生命变得更加丰盛。

最初对存在主义治疗的批评是它"过于哲学化"。但后来人们逐渐意识到所有有效的心理治疗都有哲学含义，这点质疑也逐渐减少。治疗师和当事人的真诚面对让彼此的关系有了新的意义和形式，并可能达到自我实现的目的。存在主义治疗的创始人最核心的目标是希望自己重视的东西能够影响所有的治疗流派。目前这种趋势已经非常明显。存在主义治疗不是一种技术，是在全然投入的治疗师的陪伴下"用最直接和典型的方式面对自身的存在"（May，1967，p. 134）。

我们目前所处的时代，历史与文化风俗、爱情与婚姻、家庭观念、宗教信仰等都在瓦解中。因此，存在主义所强调的意义、责任和尽力地过好有限的生命，将变得日益重要。

▼ 推荐阅读书目 ————————————————————————

Becker, E. (1973). *Denial of death*. New York: Free Press.

Wheelis, A. (1973). *How people change*. New York: Harper & Row.

Yalom, I. (1980). *Existential psychotherapy*. New York: Basic Books.

Yalom, I. D. (2002). *The gift of therapy*. New York: HarperCollins.

▼ 推荐阅读案例 ────────────────────────────

Lindner, R. (1987). The jet-propelled couch. In *The Fifty-Minute Hour*. New York: Dell.

Schneider, K. J., & Krug, O. T. (2010). *Existential-humanistic therapy: Theories of psychotherapy*. Washington, DC: American Psychological Association.

Yalom, I. D. (1989). *Love's executioner and other tales of psychotherapy*. New York: Basic Books. [A case study from this book, "If Rape Were Legal . . .," is reprinted in D. Wedding & R. J. Corsini (Eds.). (2013). *Case studies in psychotherapy*. Belmont, CA: Brooks/Cole.]

Yalom, I. D. (1999). *Momma and the meaning of life*. New York: Basic Books.

Yalom, I. D., & Elkins, G. (1974). *Everyday gets a little closer.* New York: Basic Books.

▼ 参考文献 ────────────────────────────

Becker, E. (1973). *Denial of death*. New York: Free Press.

Binswanger, L. (1958). The case of Ellen West. In R. May, E. Angel, & H. Ellenberger (Eds.), *Existence: A new dimension in psychology and psychiatry* (pp. 237–364). New York: Basic Books.

Buber, M. (1965). *The knowledge of man*. New York: HarperCollins.

Bugental, J. (1976). *The search for existential identity*. San Francisco: Jossey-Bass.

Craig, E. (2012). Human existence (Cún Zài): What is it? What's in it for us as existential psychotherapists? *The Humanistic Psychologist, 40*(1), 1–22.

Frank, J. D., & Frank, J. B. (1991). *Persuasion and healing: A comparative study of psychotherapy* (3rd ed.). Baltimore: Johns Hopkins University Press.

Frankl, V. (1963). *Man's search for meaning: An introduction to logotherapy*. New York: Pocket Books.

Fromm, E. (1941). *Escape from freedom*. New York: Holt.

Fromm, E. (1956). *The art of loving*. New York: Holt.

Gelso, C. J., & Hayes, J. A. (1998). *The psychotherapy relationship: Theory, research, and practice*. New York: Wiley.

Horney, K. (1950). *Neurosis and human growth: The struggle toward self-realization*. New York: W.W. Norton.

Josselson, R. (2007). *Playing Pygmalion: How people create one another*. New York: Rowman & Littlefield.

Jung, C. G. (1966). *Collected works: The practice of psychotherapy* (Vol. 16). New York: Pantheon, Bollingen Series.

Koestenbaum, P. (1978). *The new image of man*. Westport, CT: Greenwood Press.

May, R. (1953). *Man's search for himself*. New York: Norton.

May, R. (1958). Contributions of existential psychotherapy. In R. May, E. Angel, & H. F. Ellenberger (Eds.), *Existence: A new dimension in psychiatry and psychology* (pp. 37–91). New York: Basic Books.

May, R. (1967). *Psychology and the human dilemma*. Princeton, NJ: Van Nostrand.

May, R. (1969). *Love and will*. New York: Norton.

May, R. (1977). *The meaning of anxiety* (rev. ed.). New York: Norton.

May, R. (1981). *Freedom and destiny*. New York: Norton.

May, R. (1991). *The cry for myth*. New York: Norton.

May, R., Angel, E., & Ellenberger, H. F. (Eds.). (1958). *Existence: A new dimension in psychiatry and psychology*. New York: Basic Books.

McAdams, D. P., & Pals, J. L. (2006). A new big five: Fundamental principles for an integrative science of personality. *American Psychologist, 61*, 204–217.

McWilliams, N. (2005). Preserving our humanity as therapists. *Psychotherapy: Theory, Research, Practice, Training, 42*(2), 139–151.

Nabokov, V. (1967). *Speak, memory*. New York: Penguin Books.

Nietzsche, F. (1954). *Thus spake Zarathustra*. (Trans. Thomas Common). New York: Modern Library.

Norcross, J. C. (Ed.). (2002). *Psychotherapy relationships that work: Therapist contributions and responsiveness to patients*. New York: Oxford University Press.

Safran, J. D., & Muran, J. C. (1996). The resolution of ruptures in the therapeutic relationship. *Journal of Consulting and Clinical Psychology, 64*, 447–458.

Sartre, J. P (1956). *Being and nothingness*. New York: Philosophical Library.

Schneider, K. (2007). *Existential–integrative psychotherapy: Guideposts to the core of practice*. New York: Routledge.

Schneider, K. J., & Krug, O. T. (2010). *Existential-humanistic therapy: Theories of psychotherapy*. Washington, DC: American Psychological Association.

Schulenberg, S. E., Hutzell, R. R., Nassif, C.,. Rogina, J. M. (2008). Logotherapy for clinical practice. *Psychotherapy: Theory, Research, Practice, Training,45*, 4, 447–463.

Spinoza, B. de (1954). *L'éthique* (Trans. Roger Caillois). Paris: Gallimard/Folio Essais.

Taylor, M. J., & Nanney, J. T. (2011). An existential gaze at multiracial self-concept: Implications for psychotherapy. *Journal of Humanistic Psychology, 51,* 195-215.

Tolstoy, L. (1981). *The death of Ivan Ilych*. New York: Bantam Books.

Wampold, B. E. (2001). *The great psychotherapy debate*. Mahwah, NJ: Erlbaum.

Wheelis, A. (1973). *How people change*. New York: Harper & Row.

Wheelis, A. (1999). *The listener: A psychoanalyst examines his life*. New York: W.W. Norton.

Wong, P. T. P. (2010). Meaning therapy: An integrative and positive existential psychotherapy. *Journal of Contemporary Psychotherapy, 40,* 85–93.

Yalom, I. D. (1980). *Existential psychotherapy*. New York: Basic Books.

Yalom, I. D. (1989). *Love's executioner and other tales of psychotherapy*. New York: Basic Books.

Yalom, I. D. (1992). *When Nietzsche wept*. New York: Basic Books/Harper.

Yalom, I. D. (1996). *Lying on the couch*. New York: Harper.

Yalom, I. D. (1999). *Momma and the meaning of life*. New York: Basic Books.

Yalom, I. D. (2002). *The gift of therapy*. New York: HarperCollins.

Yalom, I. D. (2005). *The Schopenhauer cure*. New York: HarperCollins.

Yalom, I. D. (2008). *Staring at the sun: Overcoming the terror of death*. San Francisco: Jossey-Bass.

Yalom, I. D. (2012). *The Spinoza problem*. New York: Basic Books.

Yalom, I. D., & Lecscz, M. (2005). *The theory and practice of group psychotherapy* (5th ed.). New York: Basic Books.

Yalom, I. D., & Elkins, G. (1974). *Everyday gets a little closer*. New York: Basic Books.

# 第9章

# 完形治疗

加里·约特夫（Gary Yontef）*
琳内·雅各布斯（Lynne Jacobs）**

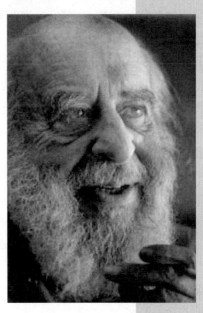

弗里茨·皮尔斯（1893—1970）

---

　　* 加里·约特夫，哲学博士，太平洋完形学院（Pacific Gestalt Institute，位于洛杉矶）联合创始人，完形治疗学院（Gestalt Therapy Institute）前院长，《完形评论》（*Gestalt Review*）副主编。他曾在加州大学洛杉矶分校（UCLA）任教，现在洛杉矶私人执业。他的著作主要涉及关系型完形治疗的理论与实践，如《觉察、对话与过程：完形治疗随笔》（*Awareness, Dialogue, and Process: Essays on Gestalt Therapy*）。

　　** 琳内·雅各布斯，哲学博士，太平洋完形学院联合创始人，当代精神分析学院（Institute of Contemporary Psychoanalysis）训练和督导分析师。她目前在洛杉矶私人执业，也在世界各地进行完形治疗的教学。

# 第一节　理论概要

完形治疗的创立者是弗里茨·皮尔斯（Fritz Perls）及其同事劳拉·皮尔斯（Larua Perls）、保罗·古德曼（Paul Goodman）。他们在整合 20 世纪四五十年代各种文化和哲学思潮的基础上，形成并提出了完形治疗这一崭新的理论，从而在那个时代的两大主流理论（行为主义和经典精神分析）之外，为心理治疗的临床实践和理论探讨提供了新选择。

完形治疗最初源于对精神分析理论的修正（Perls，1942/1992），而后迅速发展成为一个完全独立的、完整的治疗体系（Perls，Hefferline，& Goodman，1951/1994）。完形治疗属于体验式的和人本主义的取向，它工作的核心是当事人的觉察力和觉察技巧，而不是像经典精神分析那样依赖于对无意识的分析诠释。另外，在完形治疗中，治疗师主动地、全然地与当事人接洽，而不是通过维持中立的分析师角色来促进移情的实现。完形治疗以过程取向的后现代关系场论取代了牛顿式机械、简单的精神分析理论。

完形治疗师采用主动的方法，并不仅限于发展当事人的觉察，还发展当事人觉察的丰富多样性以及有效的行为工具。完形治疗所倡导的这种主动方法和主动的个人卷入，目的在于增加当事人的觉察、自由和自我指导，而不是像在行为治疗和会心团体中那样用于引导当事人趋向一个既定的目标。

完形治疗体系具有真正意义上的整合性特点，它涵盖了情感、感觉、认知、人际和行为这些成分。完形治疗鼓励治疗师和当事人创造性地进行觉察。完形治疗没有任何僵化固定的技术。

## 一、基本概念

### （一）整体论和场论

大部分人本主义的人格理论是整体论。整体论（holism）主张人类具有内在的自我调节能力，是成长导向的，在理解人及其症状时不能脱离其所处的环境。在完形理论中，整体论和场论是相关联的。场论（field theory）是一种用于解释个体所处的情境如何影响其体验的方式。它可以用爱因斯坦的相对论更贴切地表达，即场论是一种关于现实的本质以及我们与现实关系的理论。场论是第一个尝试阐释现实的情境性理论。场论诞生于自然科学领域，是当前后现代敏感性这一概念的最早贡献者，而敏感性这一概念几乎对所有的心理学理论都有重要影响。强调情境发生过程的思想流派，也是基于爱因斯坦和其他场论思想家的工作。场论、整体论和完形心理学的结合，为完形治疗的人格理论奠定了基础。

场的特性促成了情境特异性理论。在所有情境性理论中，场被认为是彼此相互依赖的成分的组合。除此之外，它还有其他特性。一方面，那些塑造个人行为和经验的变量存在于他所生活的当前的场或情境中，因此不从场或者他所生活的情境进行考虑，我们就不能真正了解这个人。当事人讲述的生命故事难以揭示过去真正发生的事件，但从这种讲述中我们可以了解当事人此时此地对他所经历的事件是怎样感受的。这种对历史的重新演绎，在某种程度上是由当前场的状态塑造的。

三年前发生的某个事件不是当前场的一部分，因此不能影响一个人的体验。个体经验的**真正**塑造者是他所保留的对该事件的记忆，以及这一事件所改变的他在场中组织知觉的方式。场的另一个特性是个体在此时此地对其经验进行组织，并根据场的条件发展和变化。没有人能够超越场的影响而独立存在，因此所有关于现实本质的归因都与主体在场中的位置有关。场论难以认同这样的信念——包括治疗师或是科学家在内的任何人能够对现实进行绝对客观的觉察。

**改变的悖论**（paradoxical theory of change）是完形治疗取向的核心（Beisser，1970）。这个悖论指的是一个人越想变成另外一个人，他就越倾向于保持不变。一个人越是强迫自己按照某种并不适合自己的模式发展，他就越是分离的而不是整体的。了解并接纳自身真实的感觉、信念、所处情境及行为表现，就能够形成整体感并促进成长。

**有机体的自我调节**（organismic self-regulation）需要领会与归属，也就是认同自己的感觉、情绪、需要、愿望和信念。真正的成长始于个体对当前所发生的一切有意识的觉察，包括他如何被影响以及他如何影响他人。一个人能够清楚地认同自身正在体验的内容、接触实际发生的事、认同和信任自己的真实感受和需要、在自己和他人面前对自己真正能做和愿意（或不愿意）做的事保持真诚态度，他就处在趋向完整的过程中。

当一个人能了解、觉察、感受到当下的自己，包括变化的可能性时，他就能更充分地活在当下，接受和改变那些令人不满的事情。如果一个人生活在过去、忧心于未来或是执迷于"应不应该""本应该"的幻觉中，个体的情绪性和有意识的觉察以及当下的体验就会减少，而这种觉察和体验是有机体生活和成长的关键。

完形治疗的目的在于通过投身于当下的存在，与当前实际发生一切接触，并进行觉察、试验，从而实现自我认识、自我接纳和自我成长。它关注当下，而不是应该、可能或者已经发生的事。通过聚焦于当下，人们能逐渐清楚自身的需要、愿望、目标和价值。

完形治疗强调接触、有意识的觉察和试验等概念。以下是对每个概念的阐述：

（1）**接触**（contact）指与此时此地、每时每刻不断呈现之物建立联结。

（2）**有意识的觉察**（conscious awareness）就是需要个体将这些注意力聚焦于与个体相接触的情境。需要密切接触的情境、复杂或冲突的情境、习惯性思维和行为不再起作用的情境、经验中没有学习过的情境等，都需要觉察或焦点注意的参与。例如，在令人麻木的情境中，个体聚焦于这种麻木的体验，然后认知就会变得明晰。

（3）**试验**（experimentation）是为了加强理解而尝试新事物的行为。试验可能会增强情绪体验或者领悟到那些被排斥在意识以外的事物。试验（尝试一些新的东西）是精神分析单纯的言语分析方法和行为治疗的行为控制技术以外的另一治疗技术。

尝试一些新的东西，并不需要保证一定保持现状或者一定要采用新的模式，这能够促进有机体的成长。例如，当事人常常重复讲述那些不幸故事丝毫无助于澄清事件和缓解痛苦。在这种情况下，一位完形治疗师可能会建议当事人尝试对故事中所涉及的人物直接表达他的情感（在一个人身上或者角色扮演）。这常常会让当事人体验到释放的感觉，其他感受也会浮现出来，例如悲伤或者感激。

接触、觉察和试验都有专门的含义，但这些词语也有通俗的表达。完形治疗师通过了解这些专门性定义，提升自己的实践能力。然而，因为篇幅有限而无法展开阐释，我们将尝试采用这些词的通俗形式。在完形治疗中，治疗师通过与自己及当事人正在体验或做的事接触，以此来与当事人建立联系，治疗也始于此。治疗师帮助当事人关注和澄清他所接触的事物，通过帮助当事人聚焦于他的觉察而深化这种探索行为。

### （二）觉察过程

完形治疗关注觉察过程（awareness process）；换言之，也就是关注个体意识流的连续体。人们所拥有的特定模式的觉察过程，是完形治疗工作的核心。这种聚焦工作能够使当事人逐渐清楚自身当前的想法、感受和决定以及自己是如何做的。这也包含关注那些没有进入意识层面的内容。用心注意当事人觉察连续体的顺序，并观察当事人的非言语行为，能够帮助当事人认清那些被阻断的联系，并觉察到那些被排斥在意识以外的想法。例如，每当吉尔看起来很悲伤的时候，她实际上并没有报告悲伤，而是马上变得很愤怒。如果愤怒一直能够阻断吉尔体验到悲伤和脆弱，这种愤怒就不会停止。在这种情况下，让吉尔觉察到她阻碍自身悲伤的倾向性，她不仅能够获得对自己悲伤情绪的觉察，而且能提升自我监控的能力。觉察的第二层含义是**对自身觉察过程的觉察**。在本例中是她如何阻断对悲伤的觉察。

通过帮助当事人对自身有更深入的觉察，并澄清那些被混淆的过程、改善知觉的准确性以及释放过去被阻碍的情绪能量，他就能实现对觉察过程的觉察（Joyce & Sills，2009）。当吉尔出现愤怒时，她的伴侣会表现出防御性的反应，而这些反应让吉尔感到窒息。后来她意识到，在自己不只是感到愤怒，还感受到伤害和悲伤时，她是可以表达她的脆弱和伤痛的。而与她的愤怒相比，这些是她的伴侣更能够接受的。在深入一步的治疗工作中，吉尔意识到这种对悲伤的阻碍模式，源于她儿童时期表达悲伤的经验，因为表达悲伤在她的家庭看来是可耻的。

完形治疗师带着尊重、共情和对当事人主观现实有效性的认同，来关注当事人的觉察和接触过程。治疗师会向当事人示范这一过程，主要方式有表露他们自身的觉察和体验，保持开放的态度，从当事人的视角进行学习。在治疗关系中，治疗师尽可能地呈现出一种双方互动的方式，并对自身的行为和感受负责。通过这种方式，治疗师不仅能够积极主动地提供建议，而且能够充分地接纳当事人，这与改变的悖论相一致。

## 二、与其他治疗体系的关系

### （一）经典的弗洛伊德精神分析、行为治疗与完形治疗

弗洛伊德精神分析的核心信念之一就是强调基本生物驱力的中心地位，以及由于这些驱力与社会要求（包括正当合理的要求以及那些源于父母和社会性神经症的要求）之间不可避免的冲突所产生的相对稳定的心理结构。所有人的发展、行为、思想和感受统统都是由这些无意识的生物和社会冲突所决定的。

当事人诉说的感受、想法、信念、愿望等都是不可靠的，因为它们掩盖了源于无意识的更深层次的动机。无意识是人们无法直接到达的心理结构，至少在完成分析之前是无法到达的。然而，这

种无意识却会在移情性神经症中表现出来，分析师通过对这种移情作用进行解释，就能发现和理解"真相"。

精神分析遵循着一个简单的范式。当事人通过自由联想（即无监察或无聚焦）为精神分析治疗提供素材。分析师根据自己所持的某种驱力理论来解释这些材料。分析师不提供任何有关他生活或个人的细节。分析师被认为是完全客观的，尽可能避免任何的情绪反应。分析师有两个基本的原则：**节制原则**（rule of abstinence，指不满足当事人的任何愿望）和**中立原则**（rule of neutrality，指在当事人的冲突中没有任何的倾向性）。分析师的任何偏差都被认为是一种反移情。当事人任何想了解分析师的企图都被认为是阻抗，任何有关分析师的想法都被看作当事人无意识的投射。

其实，对移情的解释有助于将关注点带回到此时此地。但不幸的是，这种当下关系的潜力没有被经典精神分析发掘出来，因为治疗所关注的不是当前的关系，当事人的感受被解释为无意识驱力和未解决冲突的产物。精神分析中的讨论常常聚焦于过去，而不是分析师和当事人在**当下**真实发生的事情。

以上对精神分析的简要总结可能并不完全正确，因为阿德勒、奥托·兰克、荣格、威廉·赖希、霍尼、弗洛姆、沙利文和其他分析师在许多方面都远离了经典弗洛伊德精神分析的假设，并且也为完形治疗的发展提供了土壤。和完形治疗一样，这些治疗体系中弗洛伊德式的关于当事人受到无意识动力驱动的消极观念被另一种信念所代替，即相信人类有成长发展的潜力，并积极肯定关系和意识觉察的力量。这些取向不只局限于自由联想，相反，它们重视治疗师外显的共情态度，并允许使用更广泛的干预方法。然而，这些方法由于始终滞留在精神分析的传统中而受到极大的束缚，完形治疗则选择了一种更为激进的态度。

**行为矫正**提供了另一种简单的选择：观察行为，忽视当事人的主观陈述，通过使用经典或操作性条件作用来操作刺激—反应的关系，从而控制问题行为。行为主义的方法强调可测量、可计算和能在"科学意义上"被证实的方法。

行为主义的方法与弗洛伊德精神分析这种注重内部心理过程的治疗方法相反。前者对当下的行为进行观察并将其作为重要的信息来源，而当事人主观的、有意识的经验被看作是不可信赖的。

完形治疗提供了第三种选择。在完形治疗中，当事人的觉察并不仅仅是对某些更深层动机的揭示。与精神分析不同，完形治疗会使用所有可用的内容。像行为矫正一样，完形治疗要求仔细地观察行为（包括对身体的观察），并且关注当下，使用更加积极的方法。当事人的自我报告被认为是真实可靠的。完形治疗与行为矫正和精神分析的另一个差异在于，在完形治疗中，治疗师和当事人共同引导着治疗工作的开展。

### （二）当事人中心治疗、理性情绪行为治疗与完形治疗

完形治疗和当事人中心治疗有共同的渊源和哲学基础。它们都相信人类成长的潜能，也都相信这种成长源于一种关系，在这种关系中，能够感受到治疗师的温暖和真诚一致。当事人中心治疗和完形治疗都是一种现象学的取向，它们都重视当事人的主观觉察。不过，完形治疗是一种更为积极的现象学方法，完形治疗现象学是一种试验现象学。它通过运用觉察试验，使得当事人的主观体验更加清晰。这些试验与行为技术很相似，但是在完形治疗中运用它们的目的在于澄清当事人的体

验，而不是控制当事人的行为。

　　另一个不同点是，完形治疗师更趋向于与当事人的邂逅——在这种不期而遇中，当事人和治疗师的主观能动性都得到重视。与当事人中心治疗师相比，完形治疗师更倾向于告诉当事人他自己的感受和体验。

　　完形治疗在理性情绪行为治疗（REBT）的面质技术和罗杰斯的非指导性方法之外，提供了一种新的选择。当事人中心治疗师完全信任当事人的主观陈述，而 REBT 治疗师则会反驳当事人关于自身的非理性或功能失调的思维方式。完形治疗使用聚焦性的觉察试验和个人表露，来帮助当事人增强他们的觉察。虽然在 20 世纪六七十年代皮尔斯推广过一个用以处理回避行为的对峙性模式，但这仅仅是完形治疗的一种模式，而且早已不是今天所实践的完形治疗的代表。

　　完形治疗在两个方面与当事人中心治疗的方法日益趋同。首先，完形治疗师越来越具有支持性、同情心，也更为友善，并重视当事人的个人体验；另外，治疗师所感受到的"客观"事实，并不比当事人的体验更准确。

### （三）精神分析的新模式与关系型完形治疗

　　目前，完形治疗和精神分析都有了相应的发展。完形治疗中的关系概念始于马丁·布伯的我－你关系（I-Thou relationship）。随着完形治疗日益关注关系（Hycner & Jacobs，1995；Yontef，1993），它也就日益远离了经典精神分析与驱力理论，面质也不再被看作一种必要的治疗工具，同时摒弃了治疗师是健康的而当事人是病态的这一理念（Staemmler，2011）。完形治疗倡导治疗师与当事人的主体间性（intersubjectivity）、关系的相互性及相互的情绪感染，并将对共同意义的寻求作为觉察探索的一部分（Wheeler，2000）。

　　精神分析经历了一次根本性的范式转变，完形治疗同样如此，这两个体系正逐渐汇合。部分的原因可能在于现代精神分析理论（特别是关系与主体间性理论）已经打破了经典弗洛伊德精神分析的局限。新的理论避开了简约主义和决定论思想，并排斥弱化当事人自身视角的倾向性。这种变化使精神分析和完形治疗在理论与实践上更为接近（Orange，2011）。完形治疗建立时所背离的精神分析的某些方面，正是现代精神分析所排斥的方面。

　　当前，现代精神分析与完形治疗共同遵循以下原则：（1）强调个体的整体性和自我感知；（2）强调过程性思维；（3）强调主观能动性和情绪感受；（4）认识到生命事件（例如儿童期性虐待）对人格发展的影响；（5）相信人是成长和发展的而不是退化或逆行的；（6）相信婴儿天生具有一种基本的人际互动、依恋和满足的动机与能力；（7）相信要是没有"他人"就没有"自我"；（8）相信正是与他人的互动（而非本能驱力）塑造了心灵的结构和内容。

　　对于现代精神分析师和完形治疗师来说，脱离塑造和界定个体生活的关系而孤立地谈一个个体，是毫无意义的。

### （四）认知行为治疗、理性情绪行为治疗与完形治疗

　　有人认为完形治疗并不处理当事人的思维过程，这一论断是不准确的。完形治疗总是关注当事人正在思考的内容。和认知治疗师一样，完形治疗师强调"未来化"（futurizing）在焦虑产生过程中的作用，这与 REBT 治疗师认为内疚感的产生源于道德性思考和非理性的价值信念（"应

该")有异曲同工之妙。许多在 REBT 或认知行为治疗中被视为非理性的观念,也一直是完形治疗的重要关注内容。

现代完形治疗与 REBT 和认知行为治疗之间有一个主要的不同点。在现代完形治疗中,治疗师并不宣称要去了解非理性的真相。完形治疗师对这一过程进行观察,引导当事人看到自己的想法,并探索可供选择的思考方式。而且,这么做的前提是信任和尊重当事人的体验及其最终的信念。

# 第二节 发展历史

## 一、先驱

与其说完形治疗是众多原创"发明"中的一种,倒不如说它是在理解人格和治疗方面具有突破性的综合系统,其来源是丰富多样的。在 20 世纪 40 年代至 60 年代,弗里茨·皮尔斯和劳拉·皮尔斯以及他们后来的美国合作者伊莎多拉·弗罗姆(Isadore From)、保罗·古德曼及其他人,一起写作、教学、开展实践,一起游弋于 20 世纪科学、哲学、宗教、心理学、艺术、文学和政治革命浪潮中。这个时期所有学科的学者,都体验到了极大的跨学科的滋养。

20 世纪 20 年代,弗里茨·皮尔斯和劳拉·皮尔斯在法兰克福分别获得医学博士学位和理学博士学位,这里曾是学者们酝酿心理学的中心。他们直接或间接地引导着主流的完形心理学家、存在主义和现象学哲学家、自由主义神学家以及精神分析思想者。

弗里茨·皮尔斯非常熟悉精神分析。事实上,他本人也曾是一个受过精神分析训练的分析师。但是,皮尔斯受够了传统精神分析的教条主义。对皮尔斯而言,弗洛伊德带给西方文明的革命性的基本理念——动机的存在是不能够被意识到的——必须要整合到其他的思想潮流中,特别是整体论、完形心理学、场论、现象学以及存在主义。

这些智性学科分别运用自己独特的方式,尝试着创造一种新的视野来解释作为人的意义。它们的视野被称为**人本主义**视野,完形治疗把这种视野引入心理治疗的世界。弗洛伊德派的分析师认定这样一个基本事实,即人类的生活是由生物性决定的、是冲突的、是需要克制的;存在主义学者则认定存在的首要性胜于所谓本质的东西,相信人们能够选择自己的生命方向,并认为人类的生命不是由生物性决定的。

在精神分析内部,皮尔斯受到了更加"叛逆的"分析师的影响,特别是奥托·兰克以及威廉·赖希。兰克以及赖希都强调对于意识的体验,强调身体是情绪智慧和冲突的"载体",以及治疗师和当事人之间此时此地积极投入的过程。兰克强调个体的创造性力量和独特性,并认为当事人是他自己最好的治疗师。和皮尔斯一样,兰克也强调治疗关系中此时此地体验的重要性。赖希还引进了**人格盔甲**(character armor)这一重要概念。所谓人格盔甲,说的是体验、行为和身体姿势的重复性模式把个体限定于固定的、社会所决定的角色中。赖希也认为,当事人怎么说或怎么行动比他说什么更加重要。

欧洲大陆的哲学家打破了笛卡儿的二元论，认为客体和主体、自我和世界的分离是一种幻觉，这种思想是弗里茨·皮尔斯和劳拉·皮尔斯灵感的主要来源。激励皮尔斯灵感的还有存在主义者、现象学家、哲学家，如路德维希·维特根斯坦。

完形治疗取向受到了场论、完形心理学家扬·史末资的整体论以及禅宗思想和实践的影响。皮尔斯把这些思想和完形心理学的图形－背景知觉以及对完形心理学具有极大影响力的心理学家戈德斯坦（Kurt Goldstein）和勒温（Kurt Lewin）的研究融合在了一起。

在皮尔斯的第一本书《自我、饥饿和攻击》（*Ego, Hunger and Aggression*，1942/1992）中，他指出人存在于人－环境的场中；当我们意识到那些组织知觉的需要时，场也就形成了。皮尔斯还在书中谈到"创造性中立"的概念，这种中立能够让人们在特殊情境中根据真正的需要来进行区分。随着区分能力的出现，对比的体验和两极的意识就把我们自己的体验进行了分离。皮尔斯认为这是西方对东方禅宗思想的实践。

弗里茨·皮尔斯和劳拉·皮尔斯夫妇在纳粹年代离开了德国，后又逃离了纳粹所统治的荷兰。后来，他们来到了南非，创办了一个精神分析的培训中心。就在同一时期，史末资作为20世纪40年代南非的总理，创造了**整体论**（holism）这一术语并著书立说。后来，皮尔斯夫妇因为史末资实行的种族隔离制度而离开了南非。

**整体论**认为，有机体是一个自我调节的实体。对于弗里茨·皮尔斯而言，完形心理学、机体理论、场论以及整体论构成了一个和谐愉悦的联盟。完形心理学为皮尔斯的完形治疗提供了组织原则和认知图式，可以整合生命中各种不同来源的影响。

单词"Gestalt"没有字面的英文翻译。它指一个知觉的整体或者经验的结构。人们不是通过简单地将小块或者小片相加来进行知觉的，相反，他们是通过有组织的整体进行知觉的。结构反映的是不同成分之间的交互关系，因此，不能通过研究组成部分来拼凑整体，而是要研究部分与部分之间以及部分与整体之间的关系。完形心理学发展中的领军人物是魏特海默（Max Wertheimer）、考夫卡（Kurt Koffka）和苛勒（Wolfgang Kohler）。

勒温把完形的原则应用到知觉心理学之外的其他领域，并阐述了完形心理学的理论启示。正是由于他的努力，完形心理学得到了拓展。最为大家所熟知的是，勒温对完形心理学的场论哲学的阐述，尽管这个概念并不是源于他。勒温（Lewin，1938）阐释了场论与牛顿理论以及实证论不同的基本原则。在场论中，世界是作为一个关系的系统网络而被研究的，在这里，时间是连续的，而不是分离的或者不连续的片段。这种观点认为，所有的事物都处在形成的过程中，没有什么是静止的。现实是观察者和被观察者一起按特定的形式配置的。"现实"在这个时候就成了一种知觉的功能，而不是一个真正经过实证检验的事实。而且，可能会同时存在多个具有合法性的现实。这种对现实本质的观点使完形理论为之前被剥夺权利的各种各样的群体发声，诸如女性、同性恋者以及非欧洲移民。

勒温继承和开展了完形心理学家的工作。他假设并研究了这样一种观点，即一个完形的形成是环境的可能性和机体的需要之间交互作用的结果。人们的需要将知觉和行动组织起来。知觉由关系中的人以及周围环境的状态组织而成。在完形心理学的知觉原则以及整体论的基础上，完形治疗理论提出了机体功能化（organismic functioning）概念。机体的自我调节理论，也成为完形人格理论和治疗理论的基石。

在皮尔斯夫妇生活的年代，现象学和存在主义的哲学原则在德国和美国是非常盛行的。完形治疗受到对话式存在主义思想者的深刻影响，尤其是马丁·布伯，劳拉·皮尔斯曾经直接跟随其学习。布伯的信念——自我存在于自我和他人的关系中是一个无法逃脱的存在事实——和完形的思想不谋而合，他的"我–你关系"理论经劳拉·皮尔斯的教学而成为完形治疗中当事人–治疗师关系的基础。

## 二、发展

尽管弗里茨·皮尔斯最早出版的作品是《自我、饥饿和攻击》，但是他首次全面、综合地对完形治疗体系进行阐述是在《完形治疗》（Perls et al., 1951/1994）一书中。这部著作是作者和上面所描述的时代精英碰撞后，所形成的综合的、完整的、全新的完形治疗体系。很快，纽约完形治疗学院（New York Institute of Gestalt Therapy）就成立了，早期研讨会的参与者最后都成了培训师，他们举办固定的培训工作坊，在世界各地的各大城市传播完形治疗的思想，特别是在纽约、克利夫兰、迈阿密以及洛杉矶。每个城市都成立了密集的学习小组。固定的工作坊为最初的学习小组成员提供了补充学习的机会。最后，所有这些城市都发展出了它们自己的完形治疗培训学院。克利夫兰的完形治疗学院吸引了不同背景的受训者，从而形成了高水平、多样化的队伍。

完形治疗的很多思想都对人本主义的心理治疗具有开拓性的影响。例如，进行现象学式的体验，并且注意在治疗关系中治疗师和当事人如何感受彼此，这些方法已在完形治疗中成熟运用。**现象学**假设事实是在观察者和被观察者之间的关系中形成的，简而言之，现实是我们理解的现实。

完形治疗的对话关系中有三条重要的原则，它们都源于布伯的思想（Hycner & Jacobs, 1995）。首先，在治疗性的对话关系中，治疗师会融入（inclusion），类似于共情式的卷入。在这种情况下，治疗师把自己置身于当事人的体验中，想象对方的存在，将其当作自己身体的内在感觉来感受，同时保持对自我的觉知。融入是一种接触的渐入方式，而不是和当事人的体验合二为一。通过这种方式想象当事人的体验，对话中的治疗师就能确定当事人的存在和潜能。其次，治疗师把他自己表露为一个真实、内外一致的人，努力做到透明和自我表露。再次，对话性治疗中的治疗师把自己交付于对话过程，臣服于与参与者之间所发生的事情，也因此不去控制结果。在这种关系中，治疗师和当事人同时都在改变。

隐藏在存在主义思想背后的是存在主义的现象学方法。完形治疗的现象学是胡塞尔的存在主义现象学和完形心理学的现象学的混合体。

捕获最初的知觉，并且把在此刻实际体验到的和所期待的，或者仅仅是逻辑推理所得来的进行分离，就达到了现象学式的理解。现象学的方法通过描述觉察过程来增强意识的清晰性。为了做到这一点，现象学家把假设放在一边，特别是关于"是什么构成了有效信息"的假设。所有的信息最初都会被认为是有效的，尽管随着现象学式的继续探索，这些材料可能会被重新提炼。这种观点和完形治疗的观点具有高度一致性，完形治疗也认为当事人的意识是有效的，应该进行探索，而不能用无意识的动机进行解释。

尽管其他的理论没有充分地整合我–你关系，或者系统地聚焦于现象学，但完形治疗也受到了其中一些观念的影响，包括治疗师和当事人直接接触的有效性，强调直接的体验、试验的使用，强调此时此地、情绪过程以及觉察，信任机体的自我调节能力，强调选择，关注当事人所处的情境以及他体验着的世界。

## ■ 三、现状

在过去的 60 年间，完形治疗学院、著作以及期刊在世界范围内激增。美国的每一个重要城市都至少有一个完形治疗培训中心，欧洲、北美以及南美、大洋洲和亚洲的很多国家都有大量的完形治疗培训学院。完形治疗师的实践遍布世界各地。

不同的国家和地区开始建立保护性组织，通过这些组织发起专业性会议，制定标准并且支持研究和公共教育。美国成立了完形治疗促进会（Association for the Advancement of Gestalt Therapy），这是一个国际性的组织，组织的成员也不仅限于专业人员。协会打算通过在组织水平上坚持完形治疗的原则来进行自我管理。同时，地方性的会议也得到了欧洲完形治疗协会（European Association for Gestalt Therapy）、澳大利亚和新西兰完形治疗协会（GANZ）的赞助。

完形治疗以翔实的口述传统著称，从历史上看，完形著作并没有充分地反映其理论和实践的深度。完形治疗倾向于吸引青睐体验式方法的治疗师。没有强烈的体验成分，完形的方法几乎是不可传授的。

自从波尔斯特夫妇（Polster & Polster，1973）出版了一系列著作之后，完形治疗口述和书写的传统差异才不复存在。现在有大量的完形治疗文献，也有越来越多的著作阐述完形治疗理论和实践的方方面面。目前有四种完形治疗英文期刊：《国际完形杂志》[ *International Gestalt Journal*，以前的《完形杂志》（ *The Gestalt Journal* ）]、《英国完形杂志》（ *British Gestalt Journal* ）、《完形评论》（ *Gestalt Review* ），以及《澳大利亚和新西兰完形杂志》（ *Gestalt Journal of Australian and New Zealand* ）。所有的完形期刊都会完整地列出完形著作、文章、录音和录像等参考资料。清单中的资料都可以通过网站 www. gestalt. org 来获取。另一个网站 Gestalt!（www. g-gej. org）上面有一本在线杂志——《完形治疗促进会杂志》（ *Journal of the Association for the Advancement of Gestalt Therapy* ），其中提供了相关的文章和研究资源。完形治疗著作在世界各地呈现欣欣向荣的景象。在欧洲、北美、南美以及大洋洲至少有一种多语言的期刊。除了这些在其他国家广泛阅读的英文以及翻译的著作外，还出版了很多法语、德语、意大利语、葡萄牙语、丹麦语、韩语和西班牙语的原著。

过去的几十年也见证了完形治疗在理解人格和治疗方面的重大转变。虽然有时还会存在争议，但是在理解一般性的和特殊性的治疗关系对于成长的影响方面已取得了突破的进展。另外，人们越来越肯定互相依赖的作用，更加深入地了解自我效能如何受到文化价值的贬低，同时也了解到羞愧如何在儿童时期形成以及在人际关系的影响下诱发（Fairfield & O'Shea，2008；Lee & Wheeler，1996；Yontef，1993）。因为完形治疗师更加彻底地理解羞愧及其引发过程，所以他们比早年时更少地使用面质，反而给予当事人更多的接纳和支持（Jacobs，1996）。

# 第三节　人格理论

## 一、理论概述

完形治疗的人格理论比较完善，在某种程度上也比较复杂。虽然健康的机能和神经症机能的概念非常简单和清晰，但它们是建立在范式转变的基础之上的——从线性的因果型思考转变为一种过程性的、场论的世界观——所以，并不易于把握。

完形治疗是一种激进的生态学理论，强调脱离与环境之间的互动（或者脱离有机体 – 环境场）来谈任何生物有机体都是无意义的（Perls et al., 1951/1994）。从心理学的角度来看，脱离人际关系来谈人类个体也是没有意义的，正如只有透过某个个体的视角来感知环境才有意义一样。根据完形学派的场论，完全"客观"的感知是不可能的。

一个个体所栖息的"场"中，充满了其他人类个体。在完形理论中，自我无法与它的机体和环境场相分离。更确切地说，自我无法离开他人而孤立存在（Philippson, 2001）。自我意味着关系中的自我。如果说接触（contact）是所有经验的完整面——事实上，如果不存在接触也就不可能有经验——那么正是人与人之间的接触，决定着我们人格的形成和功能。

场可以通过**界限**（boundary）来区分。接触界限有两种功能：既使人与人之间相互联系又保持相互独立。没有与他人的情感联结，个体会受不了；没有与他人的情感分离，个体无法维持一种独立的、自发的自我认同。联结能够满足生物、社会和心理的需要；分离创造和维持自主，并防止有害的入侵和超载。

在这个过程中，需要得到满足，人们在与他人的接触和分离之间获得成长和发展。通过分离和联结，一个人建立了界限和自我认同。有效的自我调节包括接触，在这种接触中，个体能够觉察到那些新出现的事物是有益的还是有害的。个体认同那些有益的事物，而排斥那些有害的事物。这种有辨别的接触可以促进成长（Polster & Polster, 1973）。调节这种辨别力的关键过程是觉察和接触。

对心理成长而言，最重要的过程是互动。在互动中，两个人彼此承认对方的存在，觉察并尊重对方的需要、感受、信念和习惯。这种对话式接触是治疗的核心。

### （一）有机体的自我调节

完形治疗理论认为人天生对情境敏感，具有内在的自我调节能力，并且有解决问题的内在动机。人们的需要和愿望得到有序组织，这样，最迫切的需要占据优势并吸引人们的注意，直到这种需要获得满足。当这种需要被满足的时候，另一种需要或兴趣就会成为注意的中心。

### （二）完形（图形 – 背景）的形成

从机体自我调节概念中必然发展而成的概念就是**完形的形成**（Gestalt formation）。完形心理学启示我们，我们以整体的方式进行知觉，同时也会通过对比现象来感知事物。有趣的图形与相对呆板的背景形成对比。例如，这页书上的文字对读者而言是一种视觉图形，而其他的空间无论在清晰度还是形象方面都稍逊一筹。这一提示使得读者开始注意到桌子、椅子、书本或饮料等图形，而使书上的文字进入背景当中。虽然图形和背景常常转化得很快，但人们在同一时间只能够觉察到一个清晰的图形。

### （三）意识和无意识

将完形心理学应用于人格功能理论的一个十分重要的成果，就是有关意识和无意识的观念，它们与弗洛伊德提出的概念大相径庭。弗洛伊德认为无意识充满了非个人的、生物性的欲望，它们长期被压抑并想要得到释放。健康的机能依赖于压抑和升华的成功使用，使得无意识的内容得到隐藏，只能以象征的形式得到体验。

完形治疗中的"无意识"有着截然不同的含义。在完形理论中，觉察和未觉察的概念代替了无意识。完形治疗师使用觉察－未觉察的概念，以此反映一种流动性的观念，即此时处于觉察之中和此时处于觉察以外事物之间的流动性。当一个生动、强大的相关事物不被允许出现在前景中时，人们就不可能觉察。这一刻作为背景没有被觉察到，但是下一刻就可能成为图形被觉察。这与完形心理学对知觉的认识是一致的，即知觉就是在一个背景中形成一个图形。

在神经症当事人中，现象场中的某些方面被有目地、经常性地归入背景中。这个概念大体上类似于弗洛伊德动力学的无意识概念。但是，完形治疗师并不认为当事人无意识的"主要过程"需要通过治疗师的解释才能被他领悟到。

完形治疗师强调那些始终被排斥和居于背景地位的内容反映了当事人当前的冲突，以及当事人对当下场域的觉察。如果当事人将治疗关系知觉为足够安全的，那么越来越多之前被隐藏的主观内容就能通过治疗性对话重新进入意识中。

### （四）健康

完形治疗对健康的理解是非常简单的。在健康的有机体自我调节中，个体能够觉察到需要的转换，也就是说，那些最重要的需要将成为个体觉察的图形。保持完整性，就是认同个体正在进行的处于不断变化中的体验，并且允许机体根据这种认同来组织行为。

健康的有机体觉察包括觉察到人类和非人类的环境，能够反映和考虑他人的需要。例如，对环境的同情、爱护、关怀都是机体机能的内容。

健康的机能要求与那些在个人－环境场中正在真实发生的内容进行联结。联结反映了个体能够与和场有关的经验建立联系的特性。通过觉察到正在浮现的内容，并借由这些正在浮现的内容来组织行动，人们能够与世界发生互动，并从经验中学习。通过尝试新的行为，人们能够了解到在各种情境下什么是有效的、什么是无效的。但当一个图形不被允许浮现时，当它成为一种阻断和误导时，就表明觉察和联结存在问题。

### （五）成长的趋向

完形治疗师相信人们是趋向于成长的，只要条件允许就会充分地发展。完形治疗是整体论的，强调人们具有与生俱来的自我调节能力和成长倾向，对个体及其行为（包括症状）的理解不能脱离环境，要了解什么样的需求导致了具体的行为。

完形治疗对有关存在的主题感兴趣—联结和分离、生命和死亡、选择和责任、真实和自由。完形治疗有关觉察的理论是一种指向经验的现象学理论。这种经验的现象学取向源于存在主义和人本主义的思潮。完形治疗想要通过对经验的学习来理解人类。人们通过体验的内容和方式来获得意义。

### （六）生命存在于关系中

完形治疗认为觉察和人类的关系是不可分割的。觉察自个体出生时就通过母体关系开始形成，并持续终生。关系也通过人们的体验得到调节。从出生到死亡，人们对自身的定义都是在与他人的关系中完成的。这源于人们如何被他人认识，以及人们如何思考和对待他人。在完形治疗理论中，并没有纯粹的"我"或者自我意识，而只有处于关系中的自我，只有在"我–你"关系或"我–它"关系中的"我"。这一观点深受布伯的影响，布伯曾言："所有真实的生命尽在相遇中。"（All real living is meeting；Buber，1923/1970，p. 11）

生命是需要不断被满足和未满足的过程。一个人达到了静态的平衡后，会继续前行，等待下一个需要的出现。对健康的个体而言，这种界限有足够的通透性，允许与有利于健康的物质进行交换（接触）；这种界限也足够坚固，从而能够保持自主性，排斥不健康的成分（分离），这就要求我们确认特定时间和特定环境中最为紧迫的需要。

## 二、主要概念

### （一）界限的失衡

在理想的情况下，接触与回避之间是持续的运动过程。如果相处的体验一再被阻断，个体就会被丢在一种**孤立**（isolation）的状态下，这就是界限的失衡（disturbances at the boundary）。之所以称之为失衡，是因为它被固着，无法回应个体全方位的需要，无法实现亲密的接触。与此相似，如果回避的需要被阻断，相应的界限失衡也会出现，称为**融合**（confluence）。融合是一种丧失了分离认同感的体验。

在理想的机能状态下，如果摄入某物（可以是观念、食物或是爱），接触和觉察就会发生。个体会分辨出所摄入的东西以及这些摄入物的意义。如果在没有觉察的情况下摄入某物（观念、认同、信念等），所发生的界限失衡就叫作**内射**（introjection）。内射之物并没有真正被有机体所整合。

要想整合为一个完整的个体，所摄入的东西需要被逐渐同化吸收。**同化**（assimilation）的过程就是要体验那些被摄入的东西是什么，分解它们，保留有益的成分，而摒弃无用的成分。例如，听报告的时候，正是同化过程使听众有选择地吸收那些有用的内容。

当某人将自己虚假地归为另一个人，从而避免觉察到自己真实的体验时，所发生的界限失衡称为**投射**（projection）。当一种冲动或愿望变成个人事件而不是互动事件时，例如，当一个人需要另一个人抚摸的时候，他会抚摸自己，这时所发生的界限失衡称为**内转**（retroflection）。在这些过程中，个体会否认自身的某些部分，不让这一部分被觉察，亦无法组织和激发行动。

### （二）创造性调节

当各个部分逐渐汇聚整合，人类机能的发挥主要依据一种具有支配性的原则，称为**创造性调节**

（creative adjustment）。"所有的接触都是有机体和环境之间的创造性调节。"（F. Perls et al.，1994，p. 6）所有的有机体都生活在一个需要不断适应和调整的环境中。当然，人们也需要塑造环境，使环境能够满足人们的价值和需要。

创造性调节这一概念源于这样的观念——人是趋向于不断成长的，并试着以最佳方式解决他们生活中的问题。这意味着他们要尽可能充分地利用自己的资源和环境中的资源来解决问题。由于觉察在同一时刻只能关注一个图形，所以那些尚未成为创造性觉察目标的过程，就会以一种习惯性的调整模式运作，直到达到全然觉察为止。

**创造性调节**反映的是改变环境和适应环境之间的创造性平衡。由于人们生活在关系之中，所以他们必须在适应情境的需要（例如社会需要和他人的需要）和根据自身兴趣创造新事物之间保持平衡。这是一个在自我与环境之间持续、双向、相互的协调过程。

在这一过程中，一种需要会变成觉察的图形，并据此采取行动，又随着新需要的产生而隐退。这一过程称为**完形形成循环**（Gestalt formation cycle）。每一个完形形成循环都需要创造性调节。两极的两端都是满足需要所不可缺少的。如果一个人感到饥饿，他就必须从环境中摄取新的食物。已经被摄取的食物是无法解决问题的，必须采取新的行动——接触和适应环境，以满足个体的需要。

与此同时，如果一个人不能从先前的学习和经验中吸取教训，建立智慧和社会伦理道德，那么他就无法在创造新经验方面保持平衡。例如，一个人必须利用过去的经验，才能识别环境中那些可充当食物的有益资源，同时创造性地为探索新的食物而做出尝试。

## （三）成熟

良好的健康状态，意味着具备一个良好的完形。一个**良好的完形**是一种组织清晰而形式完好的概念场。形式完好的图形能从一个更加广阔、模糊的背景中凸显而出。浮现而出的图形和背景之间的关系，是通过意义来联结的。一个良好的完形有清晰的意义。

健康和成熟（maturity）源于无限可能的环境中的创造性调节。健康和成熟都要求个体的完形形成过程是自由而充分发挥机能的，要求个体的接触和觉察过程不会过分焦虑、压抑，或者不会过分使用已习惯的选择性注意。

健康意味着图形能随需要而改变；当一种需要被满足或被另一种更紧急的需要所取代时，个体将转移自己的关注点。这种转变若太快，会阻止满意感的形成（例如癔症患者）；若太慢，则新的图形无法顺利占据主导（例如强迫症患者）。当图形和背景分裂时，一个人所关注的图形是脱离环境的，或者对环境的关注缺乏聚焦（例如躁狂症患者）（F. Perls et al.，1951/1994）。

健康个体处于对环境的创造性调节中。个体会根据环境的需要来调整自己，同时调整环境来满足自身的需要。如果只有调节，最终会趋于一致，会导致停滞。与此同时，毫无羁绊的创造性只会服务于分离的个体，也会导致病态的自恋。

## （四）受阻的人格机能

简单地说，心理疾病就是无法形成清晰的兴趣图形，无法对当下的体验形成认同，或者无法回应已觉察的内容。人们的接触和觉察过程之所以受到阻断，是因为他们长期生活在一个空乏或是侵入性的环境中。空乏或侵入性的环境会削弱个体进行创造性调节的能力。

然而，即使是神经症患者的自我调节也被认为是一种创造性调节。完形治疗师认为，神经症患者的创造性调节发生在过去艰难的情境中，当场发生改变时，这种调节模式没有随之调整。例如，一位当事人的父亲在她 8 岁的时候去世了。她当时有一种强烈的被抛弃感，十分害怕和孤独。作为她生命中唯一可依靠的成人，她的母亲也伤痛欲绝，无法帮助女儿处理父亲死亡带来的悲伤和恐惧。为了逃避这种难以忍受的情境，当事人通过不断地忙碌来分散自己的注意力。这是一种在资源有限的场下满足自己需要的创造性调节。然而，即使在她成人以后，场已经发生变化，她还是继续采用相同的调节模式。当事人最初的创造性调节已经固着，并成为一种反复的性格模式。事情往往是这样，因为最初的解决方式在当时的情境之下非常有效，所以一旦与最初情境类似的情况发生，就会激发当事人应激性的调节。

当事人经常无法信任自我的调节能力，因为重复使用早年的解决方式已经削弱了他对当前问题的觉察能力。有机体的自我调节被"应该"等教条所取代，换句话说，个体企图控制和管理自身的经验，而不是顺应和接纳。治疗的任务之一，就是在咨询情境中创造一种新的"紧急状态"，但这是一种"安全的紧急状态"，这种情境会让旧的事件线索浮现（比如情绪紧张度的提升），同时也包含了一些促进健康的线索（比如治疗师的认可和存在）。新的情境如果足够安全，就会促进新的、更加灵活和更具反应性的创造性调节的出现。

## （五）两极

完形的形成过程就是在背景中形成图形的过程。图形和背景是一种彼此相对的两极关系。在机能正常的情况下，图形和背景会根据需要和场的变化而发生改变。先前还是背景的部分，可能在顷刻之间就转变成了图形。

生活中充满了各种两极，比如生与死、强大与脆弱、联结与分离。如果个体对当前场的创造性调节是不断流动的、反应性的，两极的互动以及持续不断的调整会达到平衡，将构成个体丰富多彩的生命画卷。

在神经症性的调节中，一个人的某些背景信息一定是排斥在觉察之外的（例如，当事人不能忍受的孤独感），两极之间失去了原本的流动性，而成为僵化的二分状态。在神经症性的调节中，当事人可能会认同自己的力量，但却忽视或否认脆弱的体验。这种选择性觉察，会导致生活中充满无法解决的冲突，使人为应付危机而疲于奔命或者变得被动麻木。

## （六）阻抗

整体性和机体自我调节的观念对阻抗理论的转变有重要影响。阻抗（resistance），在最初的心理动力学中是指主体不愿面对有关自我的令人痛苦的事实。然而，自我调节理论认为，所有的现象，即使是阻抗也好，把它们放入特定的情境时，都会显示出对机体的作用。

在完形理论中，阻抗是有机体完整性的重要体现，虽然它是不合适的。阻抗是阻止图形（想法、感受、冲动或需要）形成的过程，或者说是屈从于治疗师的图形（或安排），这对危机环境中的图形形成构成了威胁。例如，一些当事人尽量忍住泪水，因为他们认为哭泣更多为的是治疗师，而不是自己，或者这样会使他们变得很可笑；一些当事人过去由于自己显露出脆弱而被耻笑，所以自然会认为现在的环境是严酷的和不宽容的。这种被压抑的体验会受到阻抗，通常是一种无意识的阻抗。例如，一位当事人可能已经把他所有的脆弱经验排斥在意识以外；然而这种脆弱的经验始终在背景之中，悄无声息地塑造和影响着图形的形成过程。这个当事人无法发展出力量与脆弱之间的流动关系，只能发展出一种僵化的非弱即强的二分关系。于是在他感到脆弱的时候，他会不可避免地产生焦虑。结果就是，这个男人可以冒险，表现出无畏的勇气，但在面对他深爱的女人时却畏缩不前。在治疗中探索这种冲突时，他开始意识到原来自己十分害怕那种脆弱的感受，因此可能会拒绝激活和意识到这种感受，这种阻抗使他始终保持着固有的自我调节方式。当最初的创造性调节发生的时候，承认自己的力量和贬斥自己的脆弱是一种适应性的行为。完形理论认为，他已经"忘记"了自己曾做出这样的调整，所以始终没有意识到自己其实还有软弱的一面，而正是这种软弱使他无法下决心追求自己当下感兴趣的图形——对爱的承诺。

甚至，当当事人开始隐约有所觉察的时候，他或许还不能肯定当前的不同情境已经足以使他有勇气改变自己二分式的适应方式。在相对安全的治疗关系中，反复的试验可以让他充分接触自己软弱的一面，重新唤醒力量－脆弱的两极，从而让他能够重新建立更具创造性的调节过程。

**情绪**对于机能的健康发展十分关键，因为它将个体引向与当前场的关系中，并使图形的呈现变得十分迫切。对于一个健康个体而言，情绪过程对于完形的形成过程非常重要，是健康机体的重要"信号"。例如，当突然感到很羞愧的时候，健康的人会通过这种信号明白自己不应该再继续做他正在做的事情了。不幸的是，那些自我调节过程失调的个体，则无法将这种羞愧的情绪体验看作一个信号，而容易被这种情绪体验所淹没。

### （七）接触和支持

"当有足够多的**支持**时，**接触**才有可能发生。……对一个人、一种关系、一个社会来说，**支持**就是对经验持续不断的同化和整合。"（L. Perls，1992）足够多的支持是完整场的一种机能，它需要自我和环境的双重支持。人必须借助呼吸才能维持自身的生存，但环境必须提供空气。健康的个体不会脱离当下自我和环境的需要，也不会生活在过去（未完成事件）或未来（灾难化）。只有活在当下，个体才能真正支持和保护自己。

### （八）焦虑

完形治疗关注焦虑的过程甚于焦虑的内容（例如，一个人所担心的事物）。弗里茨·皮尔斯最初将焦虑定义为兴奋减去支持（Perls，1942/1992；Perls et al.，1951/1994）。焦虑既可以在认知水平上发生，也可以是非支持性的呼吸习惯所致。

在认知水平上产生的焦虑是因为"未来化"和不能关注当下。消极的预期、错误的解释和不理智的信念，都会引发焦虑。当人们未来化的时候，他们缺少对当下的觉察。例如一个人将要进行一次演讲，他可能会没完没了地担忧观众可能的消极反应。对未来失败的恐惧，会对当前的表现和发挥产生非常负面的影响。如果人们对生理唤醒进行了错误的解释，这种错误归因也会导致惊慌失措。典型的例子就是怯场。

焦虑也可以通过非支持性的呼吸方式产生。随着生理激活，有机体会产生一种对氧气的需要。"一个健康的、自我调节的个体能够自动地深呼吸，从而满足对更多氧气的需要，这一过程往往伴随着活动和接触。"（Clarkson & Mackewn，1993，p. 81）当人们能够充分地呼吸、承受不断增加的能量流动、关注现在、更具认知灵活性、能够将能量转化为行动时，他们将体验到兴奋而不是焦虑。呼吸支持需要充分的呼气和吸气，呼吸的频率要适当，既不能太快也不能太慢。如果人们呼吸太快，而没有将废气吐尽，充满二氧化碳的旧空气没有被充分地排出，新鲜的富含氧气的血液将无法到达肺部。这时，个体就会体验到熟悉的焦虑感，例如脉搏加快、无法得到充足的空气，并换气过度（Acierno，Hersen，& Van Hasselt，1993；Perls，1942/1992；Perls et al.，1951/1994）。

完形治疗方法关注身体适应和性格问题，是一种治疗焦虑的理想方法。通过对认知和躯体水平的觉察，当事人可以学会从认知和躯体水平上控制焦虑（Yontef，1993）。

### （九）僵局

当一个人固有的支持模式不再有效，而新的支持尚未被激发时，他就会陷入一种僵局（impasse）的状态。从存在主义的角度看，这是一件可怕的事情——个体没有了退路，对未来也难以预料。处于僵局中的人是胶着的，前进和后退的能量之间发生着冲突。这种体验常常会以隐喻的形式表达出来，如无聊、空虚、黑暗、掉落悬崖、溺水、陷入漩涡。

处于僵局中的当事人会体验到一种真实的存在，也就是最少的虚幻、良好的自我支持、生命力、创造性、与人类和非人类环境能良好接触的状态。在这种状态下，完形的形成过程是清晰而生动的，个体会将主要的精力用来从事最重要的事情。这时，如果没有动员足够的支持来度过僵局的状态，那么个体将继续重复旧有的适应不良的行为。

### （十）发展

一直以来，完形治疗没有建立一套成熟的儿童发展理论，但完形治疗师在很长一段时间中都持有与精神分析研究和理论相似的观点。该理论认为，婴儿天生具有自我调节的能力。自我调节机能的形成和发展取决于照看者与婴儿之间的双向调节关系，照看者与婴儿之间的接触只有符合婴儿自我调节的情绪状态，才能让婴儿获得最好的发展；而儿童通过情绪的双向调节过程来寻找一种联结感（Stern，1985）。完形治疗师弗兰克（Frank & La Barre，2011）根据施特恩（Stern，1985）和其他人的研究，基于具身和关系的概念，形成了一个系统的完形发展理论。麦克维尔和惠勒（McConville & Wheeler，2003）运用场论和关系的概念，也阐述了他们的儿童和青少年发展理论。

# 第四节　心理治疗

## 一、心理治疗理论

人在一生中都在不断成长和改变。完形治疗师认为，只要有充分的接触，成长会自然发生。通常情况下，人的情绪、知觉、认知、动作和机体的自我调节能力会不断发展。不过有时，这种发展过程会被破坏或脱轨。人们越能从错误中学习并成长，心理治疗就越没有存在的必要。人们常常无法从体验中获得成长，心理治疗便由此而生。当人们的自我调节能力无法让他们摆脱适应不良却又反复出现的行为模式时——这些行为模式在某个特定的困难环境中作为一种创造性调节而形成，但在后来却给他们和周围的人带来了困扰——人们开始需要心理治疗。此外，当事人无法有效地解决危机，没有能力解决与他人在生活中的关系问题，或者他需要人格发展和精神提升方面的引领，这时我们也推荐他进行心理治疗。

完形治疗的目的在于帮助当事人觉察到自己是通过何种方式回避从经验中学习的，他的自我调节过程是如何封闭的，接触的阻断是如何限制经验进入意识的。当然，觉察的发展是通过与他人的互动和接触实现的。从生命初期起，个体各种机能健全和不健全的模式就会从他的各种关系网络中涌现出来。

从根本上讲，心理治疗就是当事人和治疗师之间的关系。在这种关系中，当事人再次有机会选择学习与否以及如何保持学习状态。当事人和治疗师一起工作，使观念和行为模式在治疗情境中逐渐变得清晰。完形治疗师相信，在治疗中出现的模式将取代当事人生活中的旧模式。

### （一）治疗目标

完形治疗的唯一目标就是觉察。这包括对特定领域有更多的觉察，以及提高当事人觉察自动化习惯的能力。就前者而言，觉察是内容；就后者而言，觉察是过程，这种自我反映性的觉察也就是**对觉察的觉察**。对觉察的觉察是指当事人有能力运用他的觉察来修复自己觉察过程中的失调之处。随着咨询的进行，作为内容和过程的觉察都会被不断地拓展和深化。觉察要求了解自我、了解环境、对选择负责任、接纳自我以及接触的能力。

在治疗初期，当事人主要关注如何解决问题，他们经常认为心理治疗师"解决"问题就像医生治疗疾病一样。然而，完形治疗师并不关注对疾病的治疗，也并不仅限于讨论问题。完形治疗师使用一种更为主动的关系和方法来帮助当事人获得自我支持，从而解决问题。完形治疗师借助治疗关系提供支持，并让当事人看到他们是如何阻断自身的觉察和机能的发挥的。随着治疗的进行，当事人和治疗师更加关注一般性的人格问题。成功的完形治疗在结束的时候，更多的是当事人在引导治疗工作，他能将问题解决、性格主题、与治疗师的关系以及对自身觉察的调节过程加以整合。

### （二）治疗是如何进行的？

完形治疗是一个探索的过程，而非简单地改变一个人的行为方式。治疗师和当事人一起努力，以增进更多的理解。治疗的目标是通过觉察的增加来获得成长和自主性。其方法就是直接投入，这种投入既可以是治疗师和当事人之间的接触，也可以是致力于当事人有问题的接触和觉察过程。这种投入模式直接来自完形治疗中接触这一概念。接触是生命和成长得以实现的方法，所以鲜活的体验永远都优于言语解释。完形治疗师并不刻意维持一种客观中立的姿态并给出解释，相反，他会以一种鲜活的、兴奋的、温暖的和直接的方式与当事人接触。

在这种开放、投入的关系中，当事人不仅能获得诚实的反馈，同时在真诚的接触中，能够看到、听到和了解到治疗师是如何看待他们的，也能了解自己是如何影响治疗师的。如果有兴趣的话，他们还可以了解治疗师的事情。如果有人真诚地关注和倾听他们的看法、感受和想法，他们就可以获得治愈的体验。

### （三）做什么和怎么做，此时和此地

完形治疗始终强调和关注两点：一个是当事人正在做什么（what）以及他是**如何**（how）做的；另一个是治疗师和当事人之间的互动。当事人要做些什么才能支持他在治疗室中与治疗师的关系以

及他在治疗室之外的生活呢？

直接体验是完形治疗最根本的工具，完形治疗永远关注此时此地（或者当下）。现在是过去和未来之间的转换。无法关注现在反映了一种时间的失衡，并因此无法接触自己的过去，也没有计划自己的未来。当事人经常会失去与现在的接触而活在过去。在某些时候，当事人好像生活在现在而与过去没有任何关系；但不幸的是，如此他们将难以从过去中学习。而最经常出现的时间失衡是当事人生活在对未来的预期中，仿佛现在就是未来。

"现在"始于当事人当下的觉察。在完形治疗中，首先开始的不是童年，而是**现在**的体验。觉察发生在**现在**。过去的事件可能是当下觉察的对象，但觉察过程却是**当下**的。

**现在**，我能够接触我周围的世界；**现在**，我能够接触记忆和期望。"现在"是指**此刻**。当当事人谈及治疗室以外甚至发生在治疗之前的生活时，尽管所涉及的内容不是**现在**，但谈论的动作却发生在**现在**。完形治疗比任何其他治疗形式都更具有当下的特性。这种强调"做什么与怎么做，此时与此地"的方法经常被用来解决人格和发展性问题。对过去经验的探索要以当下为立足点。例如，当下场中的哪些事情激活了旧的经验？可能的话，要想办法将旧的经验直接带入当前的经验中，而不仅仅是重述过去。

在完形治疗中，觉察会不断涌现。最好的治疗需要看到两方面：完形治疗既需要技术性地处理当事人的觉察过程，同时也需要一种个人关系，在这种关系中，需要用心去关注治疗师和当事人之间的微妙接触。

## （四）觉察

完形治疗的一个重要方面就是形成对觉察过程的觉察。觉察是在充分地发展和深化，还是遭到了阻断？对任何特定图形的某一觉察是否为其他觉察的形成留有空间，或者说，一个图形是否反复不断地占据主导地位，而使得其他觉察无法顺利发展？

在持续不断的生命流动中，理想的过程是那些需要被觉察的，会在必要的时候进入觉察的范围。当这种转换变得复杂时，就需要更有意识的自我调节。如果自我调节的能力获得发展，人们就能够更有意识地行动，并更可能从经验中学习。

觉察是一种连续的存在。例如，完形治疗能够区分仅仅知道（knowing）某些事情与完全知道怎么**做**（owning）某些事情之间的区别。仅仅知道某些事情，标志着从完全不被觉察向开始被觉察和注意之间的转换。人们认为他们意识到了一些事情，但他们仍无法做出改变，通常指的是这样的情境——他们**知道**某事，但还无法充分地感受，也不知道事情发生的细节，也不能真正地拥有某种体验。他们不知道事情是如何发生的，也不知道他们正在做选择，没有能够真正地整合这件事，因此也无法将它变成自己的一部分。另外，他们总是想不到其他的解决方法，也不相信有其他的解决办法或者不知道如何去尝试。

充分的觉察意味着注意到对个人和环境最为重要的过程。在健康的自我调节中，充分的觉察会自然发生。个体必须知道正在发生什么以及它是如何发生的。我需要的是什么？我正在做些什么？我的选择是什么？他人需要什么？谁正在做什么？谁需要什么？要实现充分的觉察，需要用这种更为细节的描述性觉察来影响当事人，同时他也需要拥有这种细致的觉察，并以恰当的方式回应。

## （五）接触

接触是指当事人和治疗师之间的关系，它是完形治疗的另一个重要的方面。关系就是持续不断的接触。关系中发生的一切都十分关键。这不仅限于治疗师对当事人说了些什么以及使用了什么技术，更重要的是那些**非言语的线索**（姿势、声调、说话的方式、感兴趣的程度），因为它们能够向当事人传递出大量信息，如治疗师是如何看待当事人的、重要的是什么、治疗是如何开展的。

在良好的治疗关系中，治疗师会仔细注意当事人持续不断的行为，以及治疗师和当事人之间发生的事情。治疗师不仅会认真注意当事人正在体验的内容，同时也深深地相信当事人的主观感受如同治疗师的"现实"一样，是真实而有效的。

治疗师在与当事人的关系中处于相对权威的位置。治疗师如果能够以一种真诚、喜爱、同情、友善和尊重的态度来对待当事人，就能为当事人提供一种安全的氛围，让当事人更加深刻地觉察到那些被排除在意识以外的内容。由此，当事人能够表达出一些在平常生活中由于缺乏安全感而被习惯性地压抑的想法和感受。治疗师的角色在于更加深入和完全地进入当事人的体验中，从而引导当事人的觉察行为。布伯所指的"融入"就是感受到他人的感受，正如能够感受到自己身体内部的感受一样，同时还要觉察到自身的存在。

如果治疗师非常迫切地希望能够减轻当事人的痛苦，而当事人也希望能够有一个人愿意去理解他主观上的痛苦，那么两者之间有时是可能存在冲突的。治疗师对当事人痛苦的共情体验能够将当事人带入人类接触的世界中。然而，缓解当事人痛苦的行为会让当事人感到只有自己感觉好些时，治疗师才愿意接纳自己。治疗师或许并没有故意去传递这种信息，但治疗师如果没有遵循有关改变的悖论，就会激发当事人的这种反应。

## （六）试验

在当事人中心治疗中，治疗师使用的现象学方法仅限于反映当事人的主观体验。在现代精神分析治疗师那里，则仅限于解释和反映。这些干预技术也都为完形治疗所用，但除此之外，完形治疗有另一种新的试验式的现象学方法。简单地说，当事人与治疗师可以尝试去试验各种不同的想法和行为以达到真正的理解，而不仅仅是行为层面的改变。和任何研究一样，试验的目的在于获得更多的数据。在完形治疗中，这些数据就是当事人的现象学经验。

试验的最大风险是，脆弱的当事人可能会认为这种改变是治疗师强制给予的。治疗师的自我觉察不清晰或者是背离了改变的悖论，则会增加这种危险发生的可能性。在完形治疗中至关重要的一点是，治疗师要清晰地认识到，改变指的是当事人对自我的认知和接纳以及他对当下体验的理解和支持。如果治疗师能够确定试验是觉察的试验，而不是批评所观察到的内容，这样就可以降低当事人自我拒绝的风险。

完形治疗中的试验来自治疗师和当事人之间的互动，同时有助于他们关系的发展（例见Swanson，2009）。

## （七）自我表露

完形治疗的一个充满力量且与众不同的内容就是允许治疗师去表露他的个人经历，无论是发生在治疗当下的还是与生活有关的。与经典精神分析不同，在完形治疗中，信息和材料由当事人和治疗师一起提供，当事人和治疗师通过一种双向的现象学的探索过程，共同引导治疗的开展。

这种治疗关系要求治疗师平和地对待他们与当事人之间的差异。此外，治疗师要真正相信当事人主观现实的感觉如同治疗师自己的感觉一样有效。当治疗师能够认可任何个体的主观体验都具有相对性时，治疗师才有可能表露自己对当事人的反应，而又不**要求**当事人做出改变。这种富有爱心而敏感的交流，通常是充满趣味、令人振奋的。它常常能提升当事人的自我效能感和价值感。

**对话**（dialogue）是完形治疗关系的基础。在对话性关系中，治疗师会使用融入、共情式卷入以及个人的呈现（如自我表露）等方法。在这一过程中，治疗师想象当事人体验的实际情况，由此认可当事人的存在和潜力。然而，这些尚不足以使互动变成一种真正的对话。

治疗师和当事人之间的真正对话，还必须包括治疗师完全沉浸于互动，信任从互动中所浮现的任何内容。治疗师需要对互动所带来的改变保持开放。有时，这需要治疗师承认自己的错误、伤痛、傲慢或误解。这种坦诚让治疗师和当事人处于平等的位置。这种开放式的表露要求治疗师通过个体治疗去减少防御，并对自己个人的形象保持信心。

## 二、心理治疗过程

人们在儿童时代就形成自我意识、觉察风格和行为方式。它们常常被习惯化，不会受新经验影响而发生改变。当一个人走出家庭、进入社会时，他会遇到新的情境，不再需要旧的思考、感受和行动方式。但旧的方式如果没有被觉察，无法被有意识地审视，便会继续发挥作用。

在完形治疗中，当事人会遇到一个认真对待他的体验的人。通过这种截然不同的、相互尊重的关系，新的自我意识会形成。通过完形治疗关系和现象学聚焦的技术，当事人开始意识到那些因先前未被觉察而无法被改变的内容。完形治疗师相信，治疗师和当事人之间的接触提供了一个舞台，在这个舞台上，当事人能够发展接触他当下不断变化的兴趣图形的能力。

与其他治疗体系相比，完形治疗有更加广泛和多样化的治疗风格和模式。有长期治疗也有短期治疗。特定的治疗模式包括个体的、夫妻的、家庭的、团体的甚至更大的系统。不同治疗风格的差异在于：治疗的程度和结构的类型，所运用技术的数量和性质，会谈频率，面质或是同情性关联，关注躯体、认知、情感还是人际的接触，所涉及的心理动力学的知识主题，对对话和在场的强调，技术的使用，等等。不过，所有风格的完形治疗都强调直接的体验、试验、直接接触和个体在当下的存在，同时关注做什么与怎么做、此时与此地。至于具体治疗过程，则依据情境以及治疗师、当事人的人格特点而不同。

完形治疗开始于治疗师和当事人最初的接触。治疗师询问当事人的期望和需要，并介绍治疗过程将如何开展。从一开始，治疗的焦点就是当下发生的事情以及当下的需要。治疗师会立刻帮助当事人澄清他对自我和环境的觉察。在这种情况下，与治疗师的关系将成为环境的一部分。

治疗师和预期接受完形治疗的当事人一同工作来明确当事人的需要，并共同决定这个特定的治疗师是否合适。如果治疗师和当事人之间比较匹配，治疗将随着治疗师和当事人的相互熟悉而逐渐展开。如果当事人和治疗师之间相互关联并相互理解，塑造觉察的过程就开始了。在治疗开始的时候，通常并不清楚治疗应该采用长程还是短程的形式。另外，随着深入的考察，也会进一步验证当事人和治疗师之间的匹配是否令人满意。

　　典型的完形心理治疗会把注意力放在当事人的直接感受以及当下的需要上，并了解当事人的生活环境和历史。尽管完形理论不会刻意避免，但是通常也不会纠结于当事人的社会历史关系。通常情况下，如果当事人的历史和目前的治疗工作相关的话，治疗师会以当事人感觉舒服的节奏在治疗的过程中搜集相关信息。

　　有一些当事人会从他们生命故事的开始讲起，而有些人会有一个暂时的焦点。治疗师帮助当事人去觉察，当他们讲这些故事的时候所浮现的内容是什么，他们的感受是什么，他们的需要是什么。治疗师的工作主要是对当事人的所说和所感做出反映式陈述，并建议他们如何更好地聚焦于觉察内容（或者是起到同样效果的问题）。

　　例如，一位当事人开始时可能会讲述一件最近发生的事，但是没有讲这些事是怎么影响她的。治疗师也许会问当事人，当她报告所发生的事情的时候，感受到的是什么或者当事人在讲故事的过程中的感受是怎样的。治疗师也可以重述这个故事，聚焦于识别和言语化当事人在故事各个阶段的感受。

　　治疗师也会对当事人的优势和劣势做一个评估，包括人格类型。治疗师会观察当事人自我支持的特定方式，确定是不稳定的还是稳定的。完形治疗适用于所有寻求心理治疗的当事人。但是，需要根据每个人的特殊需求做出调整。和其他学派的治疗师一样，称职的完形治疗师必须接受培训并且能够根据当事人的特殊情况采用不同的治疗方式。好的治疗师了解并接纳自己的界限，会在自己的能力范围内做心理治疗。

　　治疗开始时既可以是个体的也可以是夫妻的，或是二者兼而有之。治疗师有时候会将团体治疗加入治疗计划之中，团体也可能成为治疗的唯一形式。皮尔斯主张，当事人也可以仅仅通过完形团体疗法进行治疗。不过，这一点从来都不被很多完形治疗师所接受，现下也被很多治疗师拒绝接受。完形团体治疗是个体和夫妻治疗的补充，但不能替代它们。

　　完形治疗师服务于所有人群，尽管对年幼的儿童进行治疗需要经过特殊的训练。对儿童进行的完形治疗是个体形式，也可以作为完形家庭治疗的一部分，偶尔也在团体中进行（Lampert，2003；Oaklander，1969/1988）。

## 三、心理治疗机制

　　完形治疗中的所有技术都可以被看作试验，当事人通常被不断地告知"试一下这个，看你会有什么体验"。实际上，"完形治疗技术"有很多，但是技术本身是无关紧要的。任何和完形原则一致的技术，都可以而且也会得到应用。完形治疗明确鼓励治疗师在他们的干预中应更加具有创造性。

### （一）聚焦

　　完形治疗最常见的技术就是简单的聚焦（focusing）干预。聚焦的范围可以从简单的融入或共情到练习，而练习通常来源于治疗师和当事人在一起时所产生的体验。在完形治疗中，参与者真实而直接的体验是最重要的。治疗师通过帮助当事人聚焦于他的觉察而澄清什么是重要的。

　　最典型的试验会问类似于这样的问题："此时此地，你所觉察到的和你所体验到的是什么？"

觉察会从此时到彼时持续不断地发生，完形治疗师尤其关注**觉察的连续体**，这种连续体是从此时到彼时的一种意识流动或者次序。

完形治疗师也关注治疗中的关键时刻。当然，这需要治疗师在这些时刻到来的时候具备识别出它们的敏感性和经验。如果治疗师长时间沉默，当事人就会认为自己被抛弃了；如果治疗师太积极，有些人又会感到被侵犯了。因此，如果治疗师所提供的指导性观察或者建议违背了聚焦可以带来的促进性益处，那么治疗师就必须权衡自己对当事人觉察连续体可能带来的破坏。治疗师和当事人需要不断地沟通来实现平衡，而不单由治疗师主导。

一个当事人中断正在进行的觉察，可能预示着一个关键的治疗时刻出现了。此时，完形治疗师要密切地关注当事人的紧张状况、肌肉状态或者兴奋水平的转变，从而识别这种中断的信号，包括非言语的暗示。治疗师对这一时刻的观察和解释需要得到当事人的确认，否则也许是毫不相关或者毫无用途的。当事人也许会讲出他和生命中某个人之间所发生的故事，而在某一个关键时刻，他咬紧牙关，屏住呼吸不再喘气。这可能是一种觉察的中断或者是愤怒的表达。有时候，治疗师也许会注意到当事人刚开始生气立刻就转变为悲伤，但这种悲伤却没有报告出来。当事人也许会换一个主题，或者开始变得理智化。此时，这种悲伤也许会在自我觉察的水平或者在情感表达的水平上被阻断。

当当事人报告一种感觉的时候，另外一种可用的技术就是"保持这种感觉"（ stay with it )，待在这种感觉之中。这会鼓励当事人继续体验这种报告的情绪，同时增强当事人加深并克服这种感觉的能力。下面的一个小片段阐述了这种技术（ C ＝当事人，T ＝治疗师 )。

> C：［看起来很悲伤］
> T：你现在觉察到了什么？
> C：我很悲伤。
> T：保持这种情绪。
> C：［眼泪涌出，身体裹紧，把脸转过去，变得若有所思］
> T：我注意到你很紧张。你觉察到了什么？
> C：我不想保持这种悲伤的情绪。
> T：保持这种不想要的情绪，用语言描述一下这种情绪。［这种干预似乎在带领当事人觉察自己对脆弱的阻抗。当事人也许会说"我不会在这里哭——这里不安全"，或者"我很羞愧"，或者"我很生气，而且我不想承认我很悲伤"。］

这就是完形治疗中会出现的觉察，即此刻当事人主题的改变通常反映了治疗师和当事人的互动中正在发生某些事情。治疗师所说的或者是他的非言语行为，也许引发了当事人的不安全感或者羞愧感。大部分情况下，在治疗师将注意力集中到这一点并通过对话进行探索之前，当事人不会对此有所觉察（Jacobs，1996 )。

## （二）活现

治疗师要求当事人进行试验，把他的感觉或想法付诸行动。这种技术似乎是在鼓励当事人"把这些告诉那个人"（如果与之有关的人物出现），也可以运用角色扮演、心理剧或者完形治疗最著名的空椅（empty-chair）技术。

有时，活现（enactment）会和要求当事人夸张的技术融合在一起。这样做不是为了宣泄，而是一种试验，有时候能够增强当事人对感觉的觉察。

**创造性表达**（creative expression）是另外一种形式的活现。对一些当事人而言，创造性表达可以帮助他们澄清仅仅通过谈话无法澄清的感觉。表达的技术还包括日记、诗歌、艺术品和运动。在同孩子打交道时，创造性表达显得尤为重要。

## （三）心理试验、引导性幻想和意象

有时候把此时此地的体验视觉化，会比活现能更有效地提高觉察，就像下面简短的对话中所阐述的那样（C＝当事人，T＝治疗师）。

> C：昨天晚上我和我女朋友在一起。我不知道是怎么发生的，但是我没有成功。[当事人给出了更多的细节和背景。]
>
> T：闭上你的眼睛。想象昨天晚上你和你的女朋友在一起。大声地说出你在每一时刻的体验。
>
> C：我坐在椅子上，我女朋友坐在我的旁边，我很兴奋。然后我就变软了。
>
> T：让我们用更慢的节奏再体验一遍，更加详细地描述。对每一个想法和感觉印象都保持敏感。
>
> C：我坐在椅子上。她走过来，坐在我的旁边。她抚摸我的脖子，我感到如此温暖和轻柔。我变得兴奋——你知道，变硬了。她抚摸我的胳膊，我很喜欢这种感觉。[停顿，看起来很震惊]然后我就想，今天一天太紧张了，也许我不能勃起了。

如果一种情感不适宜于用简单直白的语言表述，那么可以使用意象来探索，并对其进行表达。例如，当事人可以想象自己孤零零地待在沙漠里、被昆虫生吃、被卷入漩涡中等。对梦境、白日梦以及幻想的创造性运用，会产生无限可能的意象。完形治疗师也许会建议当事人想象此刻的体验，而不是简单地进行讨论。"想象你现在真的就在那个沙漠里，你体验到了什么？"在这之后经常使用的版本就是"保持这种感觉"。

意象也许会自发地出现在当事人的意识中，成为此时此地的体验；当然，它也可能被当事人和治疗师或两者共同创造出来。当事人也许会突然报告说："现在我感觉很冷，就好像我独自一人在室外一样。"这也许意味着治疗师和当事人在那一刻发生了某些事情，例如，也许当事人体验到治疗师在情绪上抛锚了。

意象技术也可以用来促进当事人的自我支持。例如，如果当事人在羞愧方面有严重的问题，那么有时候让他想象一个隐喻性的好妈妈是有帮助的，这个妈妈一直都在并且充满慈爱，接纳和爱护他原本的样子。

冥想技术大多是从亚洲心理治疗中借鉴而来，也是很有用的试验。

## （四）躯体觉察

对躯体活动的觉察是完形治疗的一个重要方面，完形治疗中有专门的原则和方法来指导躯体觉察（Frank，2001；Kepner，1987）。完形治疗师对呼吸的方式尤其感兴趣。例如，如果一个人的呼吸方式不能用于支持自身感觉，那么他就会常常体验到焦虑。通常，焦虑的当事人会快速地吸气，但是不能充分地呼气。个体可以在一般治疗会谈的背景下进行呼吸的试验，也可以采用完全躯体导向的完形治疗（Frank，2001；Kepner，1987）。

### （五）放松与整合技术

一些当事人的思维过于刻板，以致不能考虑到其他的可能性。这种刻板有时候是文化或心理因素造成的，他们甚至想不到其他的办法。放松技术，例如幻想、想象或者从心理上试验信念的对立面，可以打破这种刻板，至少有助于考虑到其他的可能性。整合技术把当事人没有放在一起或者有意保持分离（分开）的过程整合在一起。让当事人连接正负两极就是整合，例如"我爱他，但是我憎恶他无礼的态度"。另外一种重要的整合技术是用语言描述情绪，或者是找到与语言相伴随的情绪（"看你是否可以在自己的身体里找到这种感觉"）。

# 第五节　应用评价

## 一、适用人群

完形治疗是一种过程性理论，因此在治疗师可以理解并感觉合适的任何当事人群体中，都可以得到有效使用。例如，有人曾将完形治疗运用在患有边缘型人格障碍和自恋型人格障碍的当事人身上（Yontef，1993）。如果治疗师能够和当事人建立联结，了解完形治疗的基本原则以及怎样调整这些原则以满足每个当事人的独特需要，那么他就可以有效运用完形治疗中的**觉察**（直接体验）、**接触**（关系）、**试验**（现象学意义上的聚焦以及试验）等原理。完形治疗并不是为特殊群体提供相应技术的特制理论。想要和自己文化背景不同的当事人一起工作，治疗师要留意到场中影响他们理解当事人生命和文化的因素，并从这些方面寻求支持（例见 Jacobs，2000）。完形治疗对对话的态度和现象学对有效现实的假设，为治疗师和来自其他文化背景的当事人一起工作提供了支持，能让当事人和治疗师互相理解他们在背景、假设等方面的不同。

完形治疗哲学和完形治疗方法论都指出，**一般性原则必须要根据每一种特殊的临床状况进行相应的调整**。联结的方式、技术的选择和使用需要根据每一个当事人的需求量体裁衣，而不是依照诊断学分类进行。如果当事人被迫遵循治疗体系而不是使体系适用于当事人，那么治疗将是无效或有害的。

不过应该说明的是，相对于本章中所描述的完形治疗而言，20 世纪 60 年代皮尔斯在工作坊中所运用的面质和戏剧的方式在应用方面是非常有限的。事实上，常识、专业背景、灵活性和创造性在诊断以及治疗计划中都是非常重要的。方法、重点、预防、限制、承诺以及辅助性支持（例如药物、日间治疗以及营养指导），必须根据不同当事人的人格结构（例如精神病性症状、社会病态或人格障碍）进行调整。

出色的完形治疗实践者需要有牢固而广阔的临床背景，并接受完形治疗和其他流派的专业训练。除了完形治疗的理论和实践的训练外，完形治疗师还需要具有扎实的人格理论、心理动力学知识、综合的个体治疗实践、高级临床训练、督导以及个人体验等基础。

这些背景在完形治疗中显得尤为重要，因为这一疗法鼓励治疗师和当事人具有创造性，在治疗室内外都试验新的行为。在完形治疗中，个体临床医生会有大量的判断。根据治疗的风格、治疗师和当事人的人格以及诊断的结果，个体治疗师和当事人要做出相应的调整。治疗师自发的创造性会受到实证研究、其他治疗体系以及人格组织原则的指导和限制。我们希望完形治疗师是具有创造性的，但是他不能抛弃专业辨别力、判断力和小心谨慎的态度。

完形治疗几乎被应用到了我们能想象到的所有领域。完形治疗的应用可以是一周几次的密集性个体治疗，也可以是危机干预。完形治疗师也活跃在公司、学校和社会团体中；他们把这种疗法应用到有精神疾病的当事人、遭遇心身疾病的当事人以及有创伤后应激障碍的当事人身上。有关如何调整完形治疗的技术以更有效地应对这些人群的许多细节信息都是通过口头方式传播的，例如督导、咨询和培训。同时，也可以找到很多书面材料。

## ■ 二、治疗情境

拥有同样问题的当事人可能需要不同的治疗方法，因为他们的人格结构以及治疗关系的发展情况都是不同的。在接下来的两个例子中，两位当事人都是由情绪疏离与冷漠的父母抚养长大的。

汤姆今年45岁，他为自己的聪明才智、自我满足以及独立性而感到骄傲。他没有意识到自己有未满足的归属需要和怨恨情绪。他自我满足的信念以及对归属需要的否认，既要求治疗师对他保持尊重，也要求治疗师对他保持敏感。自我满足的信念满足了他的需要，在一定程度上是具有建设性的，而且是当事人自尊的基础。治疗师能够在不威胁当事人自尊的同时，对当事人潜在的需要给予回应（C＝当事人，T＝治疗师）。

> C：［带着骄傲］当我还是一个小孩子的时候，我的妈妈太忙了，我不得不学着依靠自己。
> T：我欣赏你的力量，但是当我想到你是这么一个自我依靠的小孩时，我想要轻抚你，给你一些父母式的关怀。
> C：［小声哭泣］从来没有人为我做过这些。
> T：你看起来很伤心。
> C：我想起当我还是一个孩子的时候……

汤姆诱发了治疗师的同情反应，治疗师将自己的这种反应直接表达给了当事人。虽然他拒绝承认自己需要他人这一点并没有得到直接挑战，但探索使他能够觉察到自己对不可及的父母的羞耻感和补偿性的自我依靠行为。

鲍勃今年也45岁，他对那些不是非常积极的互动感到非常羞耻，并孤立自己。他一直不愿意给自己支持，只是服从或者完全依赖他人。先前的共情或同情反应只会强化他觉得自己无能的信念。

> C：［发牢骚］我不知道今天要做什么。
> T：［只是看着并没有说话。先前治疗师对于当事人有很多的指导，导致当事人对于治疗师的任何微小的指示都会照办，而当事人并没有意识到这一点。］
> C：我可以谈谈我这周的生活。［看起来对治疗师充满了疑问］
> T：我现在感觉你在拉我。我猜你想让我指导你。

C：是的，这有什么问题吗？

T：没有。我这会儿不想给你指导。

C：为什么？

T：你可以指导自己。我想你现在正在引导我们远离你的内在自我。我不想掺和进来。［沉默］

C：我感到很迷茫。

T：［看起来很机敏，也是可及的，但没有说话］

C：你不会指导我，是吗？

T：不会。

C：那么，让我们来谈谈我认为自己不能照顾自己这件事吧。［当事人对这件事有了真实的感觉，引发了富有成果的工作，他也能够觉察到自己对被遗弃的焦虑和对不可及父母的羞耻反应。］

## （一）团体治疗

团体治疗通常是完形治疗计划的一部分。完形团体治疗有三种模式（Frew，1988；Yontef，1990）。在第一种模式中，参与者和治疗师一对一地工作，其他的参与者则保持相对安静，只是观摩和倾听。接下来是治疗师与其他参与者之间的反馈和互动，在这一过程中重点关注当事人是如何受这一互动过程影响的。在第二种模式中，参与者之间相互交谈，强调团体成员之间直接的此时此地的交流。这种模式有点类似于亚隆的存在主义团体治疗。第三种模式是在一个团体中把这两种活动融合在一起（Yontef，1990）。团体成员以及治疗师创造性地调整团体的活动，并使团体成员间的互动过程和治疗师与当事人之间一对一的互动过程保持平衡。

应该说，这一章所讨论的所有技术方法都可以在团体中使用。除此之外，在团体中还有专门的试验性聚焦。完形团体治疗通常会用一些方法把参与者带到此时此地，让彼此之间互相接触。这通常被称为**回旋**（rounds）或者**登记**（check in）。

简单而直观的完形团体治疗的例子就是治疗师要求每个成员看着其他的成员，表达他此时此地的体验。一些完形治疗师会运用结构化的试验，例如让成员表达某种特殊情感的试验："我怨恨你是因为……""我欣赏你是因为……"另外一些完形治疗师则更有流动性和灵活性，他们会根据团体中所呈现的内容进行组织。

## （二）夫妻和家庭治疗

夫妻治疗和家庭治疗与团体治疗类似，会把治疗师和每一成员间一对一的互动与团体成员间的互动结合起来。完形治疗师会根据自己的偏好来平衡这两者之间的关系（Lee，2008；Yontef，2012）。治疗师干预风格的结构化水平以及跟随、观察、聚焦夫妻和家庭自发功能的程度，也是千差万别的。

在夫妻治疗中，伴侣通常最先开始的是互相抱怨和指责。这时工作的重点是，唤醒他们对这种互动方式的注意，并提供更多互动的模式。完形治疗师也会探索抱怨背后的东西。通常，其中一方会体验到对方在羞辱他或她，进而会指责对方，而不会觉察到指责的防御功能。

**循环因果**（circular causality）是不幸福夫妻间的常见模式。在循环因果中，A 导致 B，B 也导致 A。不管这种互动是怎么开始的，A 引发了 B 的反应，反过来也导致了 A 自身的负面反应，但

A 却没有意识到自己在引发负面反应中的作用。B 同样被 A 引发一种负面的反应，同样没有意识到自己在引发这种负面反应中的作用。循环因果可以在下面的例子中得以说明。

一位妻子表达了她对丈夫的失望，她的丈夫每晚下班回家都很晚，到家后也不给予情绪上的抚慰。丈夫也感到不被欣赏、被攻击，并在无意识层面感到被批评，也感到很羞愧。丈夫的反应是生气，指责妻子对他没有爱意。妻子也指责丈夫的防御性、攻击性、麻木和情感封闭。丈夫也以同样的方式进行反应。这个循环中的每一个反应都让事情变得更加糟糕。最严重的循环因果会导致关系的彻底崩溃，也许会引发酗酒、暴力或者身体出轨。

在妻子受挫的背后隐含的事实是她想念她的丈夫，觉得孤独，担心他工作太过劳累，她真的想要和他在一起，并且认为他不想回家和她待在一起是因为她不再有吸引力了。但是，这些害怕并没有清楚地表达出来。丈夫也许想回家和妻子在一起，也很讨厌这样高强度的工作，但是在能够给予妻子情绪抚慰之前，他也需要从压力中解脱出来。对配偶的关心和兴趣常常会在循环防御 - 进攻的战役中丧失殆尽。

通常指责式的陈述会诱发羞耻感，而羞耻感进一步会引发防御行为。在这种毒性弥漫的氛围中，没有人在真正倾听。没有真正的接触，就没有修复或者治愈。鼓励当事人在治疗的过程中表达真实的体验而不是评价，允许自己真正地倾听配偶的体验是治愈的第一步。当然，这需要每个伴侣都知道并学会怎样识别他们真实的体验。

有些时候，一些结构化的试验是很有帮助的。在一个试验中，夫妻被安排面对面地坐着，让他们将自己的椅子尽可能地靠近彼此，直到他们近到可以碰到彼此的膝盖，然后治疗师指导他们看着对方并表达各个时刻的觉察。其他的试验包括完成一些句子，例如，"我讨厌你是因为……"，或者"我欣赏你是因为……"，或者"我恨你是因为……"，或者"我感觉自己很糟糕，当你……"。

在夫妻治疗中，治疗师最关键的是要示范有助于提升夫妻双方表达能力的倾听模式，同时也要鼓励伴侣相互倾听和表达。各种试验的目的是帮助当事人了解口头表达不是一成不变的，而是持续对话的一部分。恢复对话是治疗取得进步的标志。

在本章的心理治疗部分已经介绍过，当事人在治疗中可能会选择不同的治疗形式。他们也许会进行个体治疗、团体治疗或者夫妻治疗，有时候他们也许会参加工作坊。当事人在接受个体治疗的同时，额外参加工作坊也是经常发生的。

完形治疗师通常按照每周一次的频率接待当事人。但随着治疗师与当事人的关系越来越成为治疗的核心，当事人可能会希望增加会谈次数，因此一些完形治疗师会在一周内与当事人进行多次会谈。很多完形治疗师也会开展团体治疗，也有治疗师面向公众开展工作坊。当然，也有人主要从事治疗师的教学和训练工作。可以说，完形治疗师的实践比较多元和丰富，仅仅受到他本人的兴趣和工作环境中紧急情况的限制。

## 三、支持证据

### （一）完形治疗是循证治疗吗？

谈到完形治疗时，没有直接、简单的方法去讨论有关"证据"的问题。在完形治疗中，有关研究的主题尚存争议。有人甚至怀疑是否真有如此系统、严密的研究范式能够全面地支持这种针对个人价值和意义的对话式治疗（本章作者更加认同这个观点）。当然，这并不是否认科学发现的价值。科学研究关注广泛的人类行为，如创伤、依恋、发展、认知、情绪过程和神经心理学的研究结果，都为完形治疗师提供了信息和证据，同时这些研究也以非还原主义的方式整合到完形理论和实践的整体框架中（例见 Staemmler，2011）。然而，当常规数据超越了个人的价值、能力、喜好和特殊的治疗关系时，我们才会关注。

同时，完形治疗需要进一步发展和改进研究方法，使之对个人意义更加敏感，这也正在努力之中。例如，在 2013 年的完形研究大会上，有两个重要的主题演讲：一个是关于批判现实主义的，主要内容是如何将其与完形治疗及其相关研究结合起来；另一个是针对梅洛 – 庞蒂和海德格尔的现象哲学，研究者将其与研究过程关联起来。另外，世界范围内的许多人都对完形治疗的研究感兴趣。例如，许多人参加了 2013 年的完形治疗研究大会；法国、捷克和西班牙对完形治疗的研究进行了翻译；还有韩国和葡萄牙对完形治疗的进展进行了翻译；墨西哥的 MA 项目也进行了相应的研究；智利的机构要求所有的受训者都要进行多时间段的个案研究，并将其作为考察他们能力的指标。

我们最先讨论的应该是我们关注的问题，然后再介绍相关的研究热点和研究结论。在心理治疗的世界里，研究的主要目的是寻找"最佳的实践方法"。在美国，"循证实践"的研究和"实证支持的治疗"都屈服于保险公司和健康管理提供商，因为很多治疗师希望心理治疗能与生物医学一样得到平等的待遇（Reed，Kihlstrom，& Messer，2006）。但是，寻找可测量的、有效的、手册化的治疗方法，实际上是为了应对保险公司和健康管理政策的压力（Reed et al.，2006；Wachtel，2010）。

质疑这种心理治疗研究方法的，往往就是研究者他们自己（Reed et al.，2006；Wachtel，2010；Zeldow，2009）！梅塞尔（Messer，2005）用两个个案研究证明了心理治疗研究者自己发现的事实——基于循证研究的手册化实践在处理"共病"问题时是没有任何作用的；然而，共病在临床情境中无处不在（Westen，Novotny，& Thompson-Brenner，2004）。正如梅塞尔所言：

> 诊断无助于了解当事人的独特个性和他们带到治疗室的问题，也无助于知道这些问题发生之前的特定情境和发生当下的具体情景。……实证支持的治疗，其优势在于它对一般性问题的作用。尽管临床医生需要关注这些实证研究的成果，但是也不能局限于此，而更应关注当事人的独特性、所处的环境和他们的愿望。（Messer，2005，p. 32）

有一篇特别有趣的文章探讨了实证研究与临床实践之间的关系，文章的作者沃尔夫（Wolfe，2012）进行了一场"研究思维"和"实务思维"的"双椅对话"。在该研究中，他非常清楚地将复杂的治疗艺术——依靠当下对话时刻的体验、机智和创新的艺术——转换成了科学研究的问题。具有讽刺意味的是，他注意到自己使用的双椅对话技术就是来源于完形治疗，同时也通过研究证明这种方法确实可以让当事人扩展觉察、了解自己的情绪过程、解决情绪冲突。

沃尔夫（2012）指出了实证主义认识论的局限，认为随机控制试验（研究者认为这种方法能够提供"强有力"的支持证据）将当事人从真实情境中剥离，这与实际的临床情境是很不一样的。

霍夫曼（Hoffman，2008）从后现代主义的视角也提出了相似的观点：

> 第一，后现代主义质疑实证研究的客观性。不同的研究只适用于评估不同的治疗方法。测量必须与理论一致；否则，认识论问题会威胁到研究的效度。
> 第二，所有的心理治疗体系都希望减轻症状，并在一定程度上能够提高当事人的生活质

量。但是对于后一点，不是所有的心理治疗体系都认同。换句话说，不是所有的治疗方法都追求同一个目标。这使得判断哪种治疗方法对哪种当事人最有效的工作变得困难。

第三个问题与当事人的价值观有关。如果不同的治疗体系有不同的价值观，因此有不同的治疗目标，那么哪种方法最适合当事人，部分取决于价值选择的问题。换句话说，在判断哪种心理治疗体系最好时，需要同时考虑价值观和有效性两个方面。

心理治疗领域一直在争论哪种治疗体系最优的问题，这让心理治疗看起来非常愚蠢。后现代主义觉得这根本不是一个正确的问题！我们不可能确定哪种治疗体系更好，因为这取决于太多的因素，既有当事人的，也有治疗师的。此外，如果治疗师确定了某一种方法对当事人来说是最有效的，这意味着治疗师将当事人的责任揽到了自己身上，将自己的价值观强加在当事人身上。实际上，治疗师应该和当事人一起工作，以帮助当事人决定哪种治疗体系最符合他自己的目标和价值观。（p. 2）

最有成效的研究，不是试着去确认哪种治疗方法更好，而是找到沃尔夫所言的"改变的实证支持原则"（Wolfe，2012，p. 105），找出适用于所有心理治疗的核心过程（例如，治疗师和当事人的关系）。

## （二）证据是存在的

尽管关系研究证实了完形治疗所推崇的对话式关系，认为每一段治疗关系都是独特的、不可重复的。但这显然为研究方法的标准化带来了困难。然而，有些研究者和治疗师既看重治疗的科学性，也重视治疗的艺术性，试着将存在主义价值观和研究联系起来。这些研究者希望为困难的临床决策找到科学的依据（Brownell，in press）。其中，完形治疗师用一种新的研究方法，在传统的心理治疗研究和复杂的、觉察导向的整合性对话过程之间建立了联系（Brownell，2008）。他们发展了一种称为活动促进研究（activity promoting research）的研究模型，这一模型对临床工作的复杂性比较敏感，同时能够提供研究证据，特别是为中长期的临床干预方法提供证据支持。该模型目前已引发了很多新的研究（Strümpfel，2006）。目前完形治疗的服务清单、完形治疗的书籍（例如Finlay & Evans，2009）都介绍了这一研究方法。值得特别注意的是布劳内尔（Brownell，2008）所做的工作，他帮忙筹办和准备了2013年的盛会——主题是"建立完形治疗的研究传统所面临的挑战"（The Challenge of Establishing a Research Tradition for Gestalt Therapy）。这次大会是由完形国际研究中心（Gestalt International Study Center）和完形治疗促进会共同举办的。

斯特罗姆菲尔（Strümpfel，2006）回顾了74篇公开发表的有关治疗过程和结果的研究，对10篇元分析的结果也进行了重新分析，并加入了自己的研究结果。结果发现，他所分析的许多研究都显示人本主义治疗比行为治疗和心理动力治疗能带来更多正向的结果。

尽管斯特罗姆菲尔的研究证明了完形治疗的有效性，然而认为一种疗法胜于其他疗法的研究仍是值得怀疑的。卢博尔斯基等（Lester Luborsky et al.，2003）最早提出这一质疑，之后又得到许多的支持。他们发现，首先，与治疗师特定的治疗理论取向相比，他们的治疗经验、专业能力和个人特质更为重要。其次，研究者倾向于在与自己一致的治疗体系中找到更为显著的正向影响。

## （三）共同因素

共同因素的研究超越了任何一种特定的心理治疗方法。有关治疗关系及其预测效力的研究已经比较成熟。这些研究无一例外地发现，治疗师的接纳、温暖和真诚等关系性条件是治疗成功的重要预测指标。这些条件也是完形治疗中对话性关系的核心成分（Jacobs，2009；Staemmler，2011；Yontef，2002）。

另外，诺克罗斯和万波尔德（Norcross & Wampold，2011）针对循证治疗实践所做的元分析发现：（1）无论哪种类型的治疗，治疗关系对于治疗结果都有重要而持久的影响；（2）治疗关系是当事人在特定疗法的治疗下得以改进或没有进步的原因；（3）提倡循证治疗却不将关系纳入进去，这种做法本身就是不完整的，具有误导性；（4）治疗关系与治疗方法、当事人特质、治疗师特质共同决定治疗的有效性。

最近有关婴儿与父母互动的研究为关系因素的研究提供了新的启示。利昂斯－鲁思作为一名精神分析取向的发展研究者和临床医生，研究了婴幼儿的沟通类型和依恋模式，发现"合作性沟通"最能够预测完形治疗所界定的机体自我调节能力的发展。她建议，治疗不需要过多关注反思性的理解，而应"扩展当事人和治疗师在互动中合作性沟通的范围"（Lyons-Ruth，2006，p. 612）。她的这一发现和人本主义治疗师的研究，与完形治疗极端重视对话性的态度是一致的。

施特姆勒（Staemmler，2011）深入分析和总结了神经病学和婴儿发展的研究，发现相关研究都支持完形治疗有关此时此地以及情绪与思维不可分割的重要观点（Damasio，1999；Stern，2004）。另外，完形治疗将躯体的作用纳入治疗体系中，有助于对心理治疗方法的有效性进行评估。然而，躯体的作用几乎从未在心理治疗研究中得到评估（Strümpfel，2006）。

过去 20 年，莱斯利·格林伯格（Leslie Greenberg）和他的同事进行了一系列的大型研究，他们将过程研究和结果研究相结合，同时考虑情境因素和关系因素的交互作用（例如 Greenberg，Rice，& Elliott，1993）。完形治疗主要是强调接触和关系的疗法，同时也是体验性和试验性的方法，其有效性已得到格林伯格和他的同事所做研究的支持。

综上所述，我们认为，在使用实证研究证据去理解和评估治疗方法的有效性时，需要谨慎对待。不管是比较不同心理治疗方法的效果，还是评价某一治疗方法是否有疗愈价值，都是如此。与实际测量相比，任何治疗关系和治疗过程都有更为复杂的意义。另外，每个治疗师都是独特的，只有在与自己个性相一致的工作框架中工作，才能更好地进行实践。因此，即使研究认为完形治疗能够帮助当事人改善关系，但是如果治疗师对于密切关注此时此地的情绪体验没有兴趣，那么他也需要换种框架与方法去帮助自己的当事人。选择与治疗师自己个性相符的治疗方法，比任何一种特定的治疗方法更能预测正向的干预效果。不过，我们目前的研究结果还受到我们提出的问题以及所用的研究工具的限制。

## ■ 四、多元文化的适用性

完形治疗的创立者都是文化和政治的少数派。有些是犹太人，有些是移民，如弗里茨·皮尔斯和劳拉·皮尔斯都是为了逃离迫害才来到欧洲，还有一些是同性恋者。但所有人都对过程导向的疗法感兴趣，希望为人们探索自己的生活方式提供支持和鼓励，即使这些生活方式与当时的文化价值不符。因此，他们认为成功的治疗不是其建立的内容目标（如获得正常性能力），而是其建立的过程目标——觉察。

世界各地的完形治疗师都在从事多元文化和文化互动的项目，同时写了许多著作，他们主要提供心理健康服务和社区组织的顾问咨询（Bar-Yoseph，2005）。海伯格（Heiberg，2005）对非欧洲裔的移民和挪威的居民进行了访谈，询问他们在与挪威主流文化成员互动时的体验，发现羞耻和被羞辱的过程始终存在。几乎所有的访谈对象都接受过白人治疗师所提供的治疗，接受完形治疗的当事人很有兴趣地用自己的词汇探索他们的体验，特别是他们的羞耻感，而不是被治疗师分析和解释。加夫尼（Gaffney，2008）报告了在处于分治状态的北爱尔兰社会提供督导时遭遇到的各种困难。巴－约瑟夫（Bar-Yoseph，2005）整理了一系列完形治疗师在多元文化中进行治疗的文章，美国治疗师的文章也包括在内。

大部分的文献提到一个共同点，即有效的多元文化互动需要治疗师意识到他自己的社会、文化和政治**处境**。之所以这么说，有两个原因：首先，当他与具有完全不同甚至相左世界观的人一起工作时，他可能会产生强烈的情绪反应。这种觉察可以帮助他将自己的文化标准相对化，而这种相对化又能够帮助他调整自己的情绪。知道自己的处境并将其相对化，能够让治疗师产生了解其他文化和个人处境的愿望。其次，了解主流派和少数派之间的差异对于治疗师和当事人开展有意义的对话是至关重要的。比利斯（Billies，2005）、雅各布斯（Jacobs，2005）、麦康维尔（McConville，2005）都探讨了这一点对种族分离非常严重的美国白人治疗师的意义。

所有提及场论的作者都非常支持与当事人一起进行现象学式的、体验式的探索。他们强调对接触和觉察过程的关注，以及这些过程被场的条件所影响的方式。此外，他们还帮助当事人进行创造性调节。

完形治疗另一个强调的重点就是对话性态度，这是一种谦逊的态度，愿意被当事人影响和改变。在对话中，治疗师能从当事人身上学到他的文化。这种态度能让治疗师发现自己可能有的偏见，同时促进当事人的接触，让他感到更加有力量。

# 第六节　治疗案例

米利亚姆说话的声音很低，好像和她的情绪分离了一样，甚至像是和她所表达的意思分离了一样。她从可怕而可耻的童年期虐待中撑了过来，在离家35年之后，她变得心神不宁，好像有一个人在看着她希望她再被虐待一次一样。她甚至不能自己说出她想要治疗，就像她在生活中不能说出她想要或者需要他人一样。她认为治疗会帮助她提高作为一名咨询顾问的能力。米利亚姆对于治疗非常警惕，但是她听了治疗师的一次演讲，她对这位特别的治疗师抱有一线希望，认为也许这位治疗师真的可以理解她。

米利亚姆所体验到的是极端的孤独。这令她感到羞愧，但是会让她感到安全。当她想要进入人群中时，她就感到害怕，通常会被激怒，并感到深深的羞愧。她会进行无情的自我批判。她相信自己的存在是有害的，认为自己对他人具有无法遏制的破坏性。她不能承认自己的想法或者需要，因为这种承认让她显得很脆弱，（用她的话来说）会让她成为羞辱和毁灭的"目标"。最终，她被一种不现实的感觉所折磨和困扰。她从来不知道她所想的或者感觉到的是"真实的"还是想象的。她一点也不知道自己的感觉，她相信自己是没有感觉的，甚至不知道感觉是什么。有时候这种信念是如此强烈，以至于让她困惑，觉得自己是异类。

米利亚姆的基本冲突涉及孤独和融合两个极端。虽然大部分时候她对自己的愿望感到羞愧，以至于不敢承认它们，但当她和他人联结的愿望浮出水面时，她就完全被恐惧所占据了。她认识到自己就是想要和他人"相融"，不能忍受一点的距离，因为距离就代表了拒绝，她坚信这对自己而言是无法忍受的。她刻板地守护着自己孤立的世界。这种刻板的结果就是她无法在接触和退避之间来回穿梭。她调整这种焦虑和紧张状态的唯一方式就是：当她敢于和治疗师以及他人一起前进的时候，她会突然缩回到羞愧中，变得孤独或者分离。这样的情况经常发生。然后她就会感觉被困住，感到羞愧和失败而不敢再冒险前进。她不能平衡和调整这种体验，即想要接触他人同时又害怕接触。

下面的结果发生在她接受治疗四年左右后。她在明确并表达自己的感觉方面已经有了很大的改善，但是在和他人保持接触边界方面，仍然是令人沮丧的。她在这次治疗开始时带着一种深深的愉悦感，因为她最后体验到了和治疗师之间关系的连续感，并且报告了她生平第一次与记忆的接触。当治疗师和当事人一起挣扎于她想和治疗师更加亲密但同时又感到非常恐惧时，这种庆祝的气氛最终让路给了后来的绝望和恐惧。

在不断重复的对话里，当米利亚姆想要治疗师"跳过"她的恐惧，接触那个隐藏在内部的弱小的、凌乱的、孤独的"洞穴女孩"时，米利亚姆的绝望感不断增强，她感到被治疗师的"耐心"（米利亚姆的用词）抛弃了。

> C：你真的很有耐心！
> T：……这样很糟糕？［说得很温柔］
> C：现在就是这样。
> T：因为你需要……
> C：［停顿］有一些事情暗示着另外**一些事情**。［听起来害怕而愤怒，并且充满了困惑］
> T：那么，现在我的耐心又在暗示着什么呢？
> C：暗示着我正在永远地离开混乱。
> T：听起来好像是我在很远的地方观看——而不是和你一起经历——是这样吗？
> C：对……
> T：所以你需要从我这里得到一些东西，预示我们将会一起来面对，我不会让你一个人沉没的。［温柔而严肃地说］

几分钟过后，关于她接触的需要和她恐惧的探索还在持续，米利亚姆甚至承认想要身体接触的愿望，对于她来说这是一个具有转折性的承认。米利亚姆再一次陷入了恐惧。她已经表露了她想要接触的愿望，但她非常恐惧现在会发生什么。她害怕允许接触的脆弱性，也害怕遭到拒绝或者被残忍地抛弃。治疗师已经强调米利亚姆接触的愿望是冲突的一方面，另一方面，她的恐惧同样需要得到尊重。当事人正在把治疗师的提醒看作一种抛弃。但是治疗师忧虑的是"只要到达过去"，当事人的恐惧会重新激起界限冲突，甚至引发更大的分离。

> T：……那么，我们需要**同时**尊重你的恐惧和渴望。［米利亚姆看起来很害怕，处在分离的边缘。］……现在你正在朝着恐惧前进——和我说话……
> C：［痛苦地低声说］这太多了。
> T：［温柔地说］是的，太多了……是什么呢……什么"太多了"？
> C：不知道为什么，如果你碰我，我就会消失。我不想——我想——我想用**接触**来联结，

而不是消失！

　　T：对的，好，所以你所害怕的是接触时你会有消失的危险。现在我们必须要想想这种恐惧。我有一个建议——我会挪到你身边，这样我们坐着的时候，我们指尖彼此间仅仅有一英寸①左右的距离——看看你会有什么样的感觉。你愿意试试吗？［当当事人点头赞同的时候，治疗师开始移动。米利亚姆仍然带着恐惧和绝望。］好，现在，我现在要碰你的某一个手指——保持呼吸——感觉怎样？

　　C：［哭泣］我是那么害怕接触！我在"感觉很好"和"感觉恐怖极了"之间来回转换。

　　T：这就是为什么我们要慢慢来。……你是否理解……如果我们不是慢慢来，你就会消失——这种恐惧会让你消失。［慢慢地、小心地、轻轻地说］……你是否理解……所以我们慢慢来是值得的……我能感觉到你的手指……完全的感觉？

　　C：是的……好像我的生命就在我的手指中……在这里不会消失，很温暖……

　　当事人接下来参加了为期一周的工作坊。随后，她带着一种敬畏的感觉报告说，她整个星期都待"在身体里"，即使是被碰到也是如此。这次治疗之后，当事人报告她感到了更强烈的连续感，随着我们持续不断地创造这种感觉（甚至"创造"这个想法都是崭新的、令人兴奋的），她不那么害怕了，更加开放了，更加"可以接近"了。

　　随着时间的流逝，以及我们每周的几次会谈，长期对"外星人"的担忧、对分离和成为碎片的担忧开始得到缓解。当事人越来越感觉自己是一个人，在和他人的亲密接触中能更加自由地投入了。

# 第七节　本章小结

　　完形治疗作为一种心理治疗体系，在哲学和历史上同完形心理学、场论以及存在主义和现象学都有关联。弗里茨·皮尔斯和他的妻子劳拉·皮尔斯，以及他们的合作者保罗·古德曼奠定并阐述了完形治疗的基本原则。

　　完形治疗聚焦于接触、有意识的觉察以及试验。一贯强调当下以及当事人现象学式觉察的有效性和真实性。完形治疗中所出现的大部分改变，源于治疗师和当事人之间我-你的对话。完形治疗鼓励治疗师的自我表露和率直，不管是对于他们个人的历史，还是他们在治疗中的感觉。

　　完形治疗的技术包括聚焦练习、活现、创造性表达、心理试验、引导性幻想、意象以及躯体觉察。但是，这些技术本身相对来说不是那么重要，仅仅是完形治疗师常常使用的工具而已。任何和完形治疗理论相一致的方法，都可以使用而且目前也正在使用。

　　当医疗管理浸入临床实践的时候，心理治疗的实践一度变得混乱。当人本主义在理论上成长时，临床实践的范围似乎在缩小，治疗师更关注的是特殊的症状，并且强调人就是产品，可以通过遵循手册化的指导而被修复。

　　如果仅仅是为了这个目的，完形治疗的一系列技术，同时也是完形治疗最著称的地方，就很容易被误用。本章作者提醒读者不要误认为技术的运用就是为了症状的消除，而要在完形治疗中充满想象力。完形治疗的基本概念，包括改变的悖论，彻底开启了人类的自由发展，而不是强调人类的

①　1英寸约合2.54厘米。——译者注

一致性。从这个意义上说，完形治疗反对管理式医疗所反映出来的对人的观点。完形的实践，如果和它的原则是一致的，就是避免治疗降格到仅仅是症状的消除和适应；它尊重当事人的权利，保证当事人能够充分地发展，觉察并知晓塑造他生命的各种选择。

正是因为完形治疗的灵活性、创造性和直接性，所以它非常适合于短程和长程的治疗。直接的接触、聚焦和试验有时能够引发具有意义的洞察。这种适应性在应对管理式医疗以及心理治疗的资金方面是一种明显的优势。

20 世纪 60 年代，皮尔斯曾预言完形治疗将会在接下来的 10 年里迅速发展，并在 70 年代成为心理治疗界具有重大影响的力量。事实已经超出了他的预言。

1952 年，可能只有几十人在积极地从事完形治疗。今天，有数百个培训机构以及成千上万名训练有素的完形治疗师活跃在世界各地。不幸的是，也有大量不合格的治疗师在参加了几个工作坊之后，在没有充分的学术储备的情况下，就自诩为完形治疗师。对完形治疗感兴趣的学生和当事人，应该深入探索自称为完形治疗师或声称运用完形技术的人所接受的训练和经历。

完形治疗引领了许多对心理治疗理论和实践有助益的创造性革命，这些革命成果已经融入一般的心理治疗领域。现在完形治疗正在深入阐述并完善这场革命。存在式对话的原则、当事人和治疗师之间直接的现象学式体验的使用、对机体自我调节的信任、对试验和觉察的强调、改变的悖论、对治疗师和当事人之间接触的密切关注，共同构成了一种优秀的心理治疗模式。相信这一模式会被完形治疗师及其他取向的治疗师继续使用。

## ▼ 推荐阅读书目

Jacobs, L., & Hycner, R. (Eds.) (2009). *Relational approaches in Gestalt therapy.* New York: Gestalt Press.

Mann, D. (2010). *Gestalt therapy: 100 key points and techniques.* New York: Routledge.

Polster, E., & Polster, M. (1999). *From the radical center: The heart of Gestalt therapy. Selected writings of Erving and Miriam Polster.* A. Roberts (Ed.). Cambridge, MA: GIC Press.

Staemmler, F.-M. (2011). *Empathy in psychotherapy: How therapists and clients understand each other.* New York: Springer Publishing.

Wheeler, G. (2000). *Beyond individualism: Toward a new understanding of self, relationship and experience.* Hillsdale, NJ: Gestalt Press/Analytic Press.

Yontef, G. (1993). *Awareness, dialogue and process: Essays on Gestalt therapy.* Highland, NY: Gestalt Journal Press.

## ▼ 推荐阅读案例

Feder, B., & Ronall, R. (1997). *A living legacy of Fritz and Laura Perls: Contemporary case studies.* New York: Feder Publishing.

Hycner, R., & Jacobs, L. (1995). Simone: Existential mistrust and trust. *The healing relationship in Gestalt therapy: A dialogic, self-psychology approach* (pp. 85–90). Highland, NY: Gestalt Journal Press.

Hycner, R., & Jacobs, L. (1995). Transference meets dialogue. *The healing relationship in Gestalt therapy: A dialogic, self-psychology approach* (pp. 171–195). Highland, NY: Gestalt Journal Press.

Lampert, R. (2003). *A child's eye view: Gestalt therapy with children, adolescents and their families.* Highland, NY: Gestalt Journal Press.

Perls, F. S. (1992). Jane's three dreams. In *Gestalt therapy verbatim* (pp. 284–310). Highland, NY: Gestalt Journal Press.

Perls, L. P. (1968). Two instances of Gestalt therapy. In P. D. Purlsglove (Ed.), *Recognition in Gestalt therapy* (pp. 42–68). New York: Funk & Wagnalls. (Originally published in 1956)

Staemmler, F. (Ed). (2003). The IGJ Transcript Project. *International Gestalt Journal, 26*(1), 9–58.

Swanson, C. (2009). The scarf that binds: A clinical case navigating between the individualist paradigm and the "between" of a relational Gestalt approach. In L. Jacobs & R. Hycner (Eds.) *Relational approaches in Gestalt therapy* (pp. 171–186). New York: Gestalt Press.

## ▼ 参考文献

Acierno, R., Hersen, M., & Van Hasselt, V. (1993). Interventions for panic disorder: A critical review of the literature. *Clinical Psychology Review, 13*, 561–578.

Bar-Yoseph, T. (Ed.). (2005). *Making a difference: The bridging of cultural diversity*. New Orleans: Gestalt Institute Press.

Beisser, A. (1970). The paradoxical theory of change. In J. Fagan & I. Shepherd (Eds.), *Gestalt therapy now* (pp. 77–80). Palo Alto: Science & Behavior Books.

Billies, M. (2005). Therapist confluence with social systems of oppression and privilege. *International Gestalt Journal, 28*(1), 71–92.

Brownell, P. (2008). Practice-based evidence. In P. Brownell (Ed.) *Handbook for theory, research, and practice in Gestalt therapy* (pp. 90-103). Newcastle, UK: Cambridge Scholars.

Brownell, P. (in press). Assimilating/integrative: The case of Gestalt therapy. In T. Plante (Ed.), *Abnormal psychology through the ages*. Santa Barbara, CA: Praeger/ABC-CLIO.

Buber, M. (1923/1970). *I and thou* (Trans. W. Kaufmann). New York: Scribner's.

Clarkson, P., & Mackewn, J. (1993). *Fritz Perls*. London: Sage.

Damasio, A. (1999). *The feeling of what happens: Body and emotion in the making of consciousness*. New York: Harvest Books.

Fairfield, M., & O'Shea, L. (2008). Getting beyond individualism. *British Gestalt Journal, 17*(2), 24–38.

Finlay, L., & Evans, K. (2009). *Relational-centered research for psychotherapists: Exploring meanings and experience*. New York: Wiley-Blackwell.

Frank, R. (2001). *Body of awareness: A somatic and developmental approach to psychotherapy*. Hillsdale, NJ: GIC/Analytic Press.

Frank, R., & La Barre, F. (2011). *The first year and the rest of your life: Movement, development, and psychotherapeutic change*: New York: Routledge.

Frew, J. (1988). The practice of Gestalt therapy in groups. *Gestalt Journal, 11,* 1, 77–96.

Gaffney, S. (2008). Gestalt group supervision in a divided society: Theory, practice, perspective and reflections. *British Gestalt Journal, 17*(1), 27–39.

Greenberg, L., Rice, L., & Elliott, R. (1993). *Facilitating emotional change: The moment-by-moment process*. New York: Guilford Press.

Heiberg, T. (2005). Shame and creative adjustment in a multicultural society. *British Gestalt Journal, 14*(2), 188–127.

Hycner, R., & Jacobs, L. (1995). *The healing relationship in Gestalt therapy: A dialogic, self-psychology approach*. Highland, NY: Gestalt Journal Press.

Jacobs, L. (1996). Shame in the therapeutic dialogue. In R. Lee & G. Wheeler (Eds.), *The voice of shame* (pp. 297–314). San Francisco: Jossey-Bass.

Jacobs, L. (2000). Respectful dialogues. [Interview]. *British Gestalt Journal, 9*(2), 105–116.

Jacobs, L. (2005). For whites only. In T. Bar-Yoseph (Ed.), *Making a difference: The bridging of cultural diversity* (pp. 225–244). New Orleans: Gestalt Institute Press.

Jacobs, L. (2009).Relationality: Foundational assumptions. In D. Ullman & G. Wheeler (Eds.), *Cocreating the field: Intention and practice in the age of complexity*. New York: Gestalt Press/Routledge.

Jacobs, L., & Hycner, R. (Eds.). (2009). *Relational approaches in Gestalt therapy*. New York: Gestalt Press.

Joyce, P., & Sills, C. (2009). *Skills in Gestalt counseling & psychotherapy* (2nd ed.). London: Sage.

Kepner, J. (1987). *Body process: A Gestalt approach to working with the body in psychotherapy*. New York: Gestalt Institute of Cleveland Press.

Lampert, R. (2003). *A child's eye view: Gestalt therapy with children, adolescents, and their families*. Highland, NY: Gestalt Journal Press.

Lee, R., & Wheeler, G. (Eds.). (1996). *The voice of shame: Silence and connection in psychotherapy*. San Francisco: Jossey-Bass.

Lee, R. G. (2008). *The secret language of intimacy*. New York: Routledge.

Lewin, K. (1938). The conflict between Aristotelian and Galilean modes of thought in contemporary psychology. In K. Lewin, *A dynamic theory of personality* (pp. 1–42). London: Routledge & Kegan Paul.

Luborsky, L., Rosenthal, R., Diguer, L., Andrusyna, T., Levitt, J., Seligman, D., Berman, J., & Krause, E. (2003). Are some psychotherapies much more effective than others? *Journal of Applied Psychoanalytic Studies, 5*(4), 455–460.

Lyons-Ruth, K. (2006). The interface between attachment and intersubjectivity: Perspective from the longitudinal study of disorganized attachment. *Psychoanalytic Inquiry, 26*, 595–616.

McConville, M. (2005). The gift. In T. Bar-Yoseph (Ed.), *Making a difference: The bridging of cultural diversity* (pp. 173–182). New Orleans: Gestalt Institute Press.

McConville, M., & Wheeler, G. (2003). *Heart of development* (Vols. 1 & 2). Hillsdale, NJ: Gestalt Press/Analytic Press.

Messer, S. (2005). Patient values and preferences. Evidence-based practices in mental health: Debate and dialogue on the fundamental questions. In J. Norcross, L. Beutler & R. Levant, *Evidence-based practices in mental health* (pp. 31–40). Washington, DC: American Psychological Association.

Norcross, J., & Wampold, B. (2011). Evidence-based therapy relationships: Research conclusions and clinical practices. *Psychotherapy, 48*(1), 98–102.

Oaklander, V. (1988). *Windows to our children: A Gestalt therapy approach to children and adolescents*. New York: Gestalt Journal Press. (Original work published 1969)

Orange, D. (2011). *The suffering stranger*. New York: Routledge.

Perls, F. (1992). *Ego, hunger, and aggression*. New York: Gestalt Journal Press. (Original work published 1942)

Perls, F., Hefferline, R., & Goodman, P. (1994). *Gestalt therapy: Excitement & growth in the human personality.* New York: Gestalt Journal Press. (Original work published 1951)

Perls, L. (1992). *Living at the boundary.* New York: Gestalt Therapy Press.

Philippson, P. (2001). *Self in relation.* New York: Gestalt Journal Press.

Polster, E., & Polster, M. (1973). *Gestalt therapy integrated.* New York: Brunner/Mazel.

Polster, E., & Polster, M. (1999). *From the radical center: The heart of Gestalt therapy. Selected writings of Erving and Miriam Polster.* A. Roberts (Ed.). Cambridge, MA: GIC Press.

Reed, G. M., Kihlstrom, J. F., & Messer, S. B. (2006). *What qualifies as evidence of effective practice.* Washington, DC: American Psychological Association.

Staemmler, F. (Ed). (2003). The IGJ Transcript Project. *International Gestalt Journal, 26*(1), 9–58.

Staemmler, F.-M. (2011). *Empathy in psychotherapy: How therapists and clients understand each other.* New York: Spring Publishing.

Stern, D. (1985). *The interpersonal world of the infant.* New York: Basic Books.

Stern, D. N. (2004). *The present moment in psychotherapy and everyday life.* New York: London.

Swanson, C. (2009). The scarf that binds: A clinical case navigating between the individualist paradigm and the "between" of a relational Gestalt approach. In L. Jacobs & R. Hycner (Eds.), *Relational approaches in Gestalt therapy* (pp. 171–186). Cambridge, MA: Gestalt Press.

Wachtel, P. L. (2010). Beyond "ESTs": Problematic assumptions in the pursuit of evidence-based practice. *Psychoanalytic Psychology, 27*(3), 251–272.

Westen, D., Novotny, C., & Thompson-Brenner, H. (2004). The empirical status of empirically supported psychotherapies: Assumptions, findings, and reporting in controlled clinical trials. *Psychological Bulletin, 130*(4), 631–663.

Wheeler, G. (2000). *Beyond individualism: Toward a new understanding of self, relationship and experience.* Hillsdale, NJ: GIC/Analytic Press.

Wolfe, B. E. (2012). Healing the research–practice split: Let's start with me. *Psychotherapy, 49*(2), 101–108.

Yontef, G. (1990). Gestalt therapy in groups. In I. Kutash & A. Wolf (Eds.), *Group psychotherapist's handbook* (pp. 191–210). New York: Columbia University Press.

Yontef, G. (1993). *Awareness, dialogue and process: Essays on Gestalt therapy.* Highland, NY: Gestalt Journal Press.

Yontef, G. (2002). The relational attitude in Gestalt therapy theory and practice. *International Gestalt Journal, 25*(1), 15–36.

Yontef, G. (2012). The four relationships of Gestalt therapy couples work. In T. Bar-Joseph (Ed.), *Gestalt therapy: Advances in theory & practice* (pp. 123–135). London: Routledge.

Zeldow, P. B. (2009). In defense of clinical judgment, credentialed clinicians, and reflective practice. *Psychotherapy: Theory, Research, Practice, Training, 46*(1), 1.

# 第10章

# 人际心理治疗

海伦·韦尔代利（Helen Verdeli）[*]

默娜·韦斯曼（Myrna M. Weissman）[**]

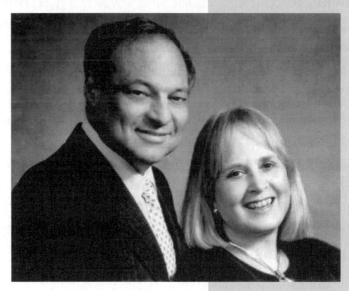

杰拉尔德·克勒曼（1929—1992）和默娜·韦斯曼

———————————

[*]　海伦·韦尔代利，哲学博士，哥伦比亚大学师范学院临床心理学副教授，主要从事心境障碍治疗与预防的教学和研究工作，尤其关注全球落后地区人群的心境障碍问题。目前是世界卫生组织、联合国非政府组织和许多其他国际组织的咨询委员。

[**]　默娜·韦斯曼，哲学博士，哥伦比亚大学公共卫生学院和内外科医师学院流行病学和精神病学教授，纽约州立精神病学院首席流行病学家。她因对抑郁症的杰出研究而获得无数奖项，并入选美国科学院医学研究院院士。

# 第一节　理论概要

## 一、基本概念

人际心理治疗（Interpersonal Psychotherapy，IPT）是一种有时限的、聚焦症状的心理治疗方法，最先由杰拉尔德·克勒曼（Gerald Klerman）与默娜·韦斯曼（Myrna Weissman）于 20 世纪 70 年代提出，当时主要用于治疗成人的单相、非精神病性抑郁症（Klerman，Weissman，Rounsaville，& Chevron，1984；Weissman，Markowitz，& Klerman，2000，2007）。人际心理治疗最基本的原则是强调抑郁是在人际背景中发作的。不管个体抑郁发作的整体**病因**是什么，其**诱因**总会涉及与重要他人的依恋关系以及社会角色的破裂等问题。抑郁发作的诱因具体包括哀伤（grief）、人际冲突（interpersonal disputes）、角色转换（role transitions）和人际缺陷（interpersonal deficits）等四类人际问题领域，这也是人际心理治疗关注的焦点。虽然遗传、人格以及童年早期经历对抑郁症都有重要的影响，但是人际心理治疗师主要通过以下两种方式来减轻当事人当下的抑郁症状：（1）将当事人当下的抑郁症状与其人际关系问题相关联；（2）提高当事人的人际交往技能，使之更有效地应对和解决这些人际关系问题。

人际心理治疗是一种可操作、手册化的心理治疗方法，并且已经与其他很多心理治疗以及药物干预方法进行过大量的疗效对比研究（Weissman et al.，2007）。在过去的 30 年中，随机控制的临床试验（RCTs）使得人际心理治疗成为主要的循证心理治疗方法之一。临床研究表明，人际心理治疗不仅适用于抑郁症、双相情感障碍、产后抑郁等多种心境障碍，也可用于贪食症、暴食障碍、创伤后应激障碍（PTSD）等其他精神障碍的治疗；它适用于青少年和成人等各种人群，可应用于医院（包括住院当事人和门诊当事人）、学校诊所、基层保健机构、监狱等各种场合；它适用于个体咨询、团体治疗、联合治疗或电话咨询等多种模式，可应用于心理障碍的预防、急救和维持期等各个治疗阶段，还可广泛应用于西方国家、撒哈拉以南的非洲地区、亚洲和拉丁美洲等不同文化背景。

不过，需要说明的是，在上述情境中应用人际心理治疗时，不仅要坚持治疗抑郁症时所形成的人际心理治疗的基本原则，也要对某些治疗技术进行强调、补充和调整，以满足服务群体的特殊需求。人际心理治疗的理论与实证基础以及治疗的基本原则，可见于最早的操作手册（Klerman et al.，1984）。近期有关该方法治疗效果的证据，可见于韦斯曼及其同事所编的综合指南（Weissman et al.，2000）。而关于简化的临床操作手册，则可阅读韦斯曼及其合作者出版的另一本著作（Weissman et al.，2007）。

### （一）抑郁症的心理病理学

在人际心理治疗中，抑郁症的概念化共包括三个成分：（1）症状表现；（2）社会功能；（3）人格因素。

　　在很长的时间里，人际心理治疗主要关注的是前两个成分。虽然人际心理治疗认为人格因素是精神障碍的致病根源，但是人格的改变需要花费较长的时间，而人际心理治疗是一种短程的心理治疗方法，因此人格一直都不是该疗法所关注的焦点。相反，人际心理治疗认为当下的症状以及人际关系问题在短期内是能够改善的。社会功能、症状表现、人格因素三者之间相互关联，当事人在人际关系方面的改善能够缓解其他方面的问题（Weissman et al., 2000）。近年来，在保留人际心理治疗主要治疗策略和技术的前提下，马科维茨及其同事采取适当延长治疗时间的方式，将该疗法应用到边缘型人格障碍当事人的慢性心境障碍治疗中，也取得了不错的治疗效果（Markowitz, Skodol, & Bleiberg, 2006）。

### （二）心理治疗阶段

　　人际心理治疗可分为三个不同的治疗阶段：治疗早期、治疗中期和结束期。治疗的每一个阶段都有其特殊的内容，具体内容在之后的"心理治疗过程"部分会进行阐述。从这个意义上来说，人际心理治疗不同于其他模块化的治疗方法，如认知行为治疗或辩证行为治疗，因为在这些方法中，在行为出现之前和之后都能使用认知或正念策略。

### （三）医学模型

　　在抑郁的医学模型指导下，当事人在治疗的早期都会被赋予"病人"的角色。治疗师向当事人教授有关抑郁的知识，强调这是一个与其他生理疾病类似的可以治疗的病症，以此增加当事人对治疗的接受度，减轻当事人的自责、内疚等情绪（Klerman et al., 1984）。对当事人的病症命名、允许当事人承担当事人的角色、逐渐灌输治愈的希望，这些特征本身就是强有力的心理治疗策略，因为它们将当事人的病症划入一种广为人知的疾病类型，在很大程度上可降低其神秘性；让他们了解自身无法控制的致病因子，能减轻当事人对于患病的自责；将当事人的心理障碍与人格因素相区分，强调这种疾病是可以治疗的；允许当事人体验、实践新的人际交往策略。

### （四）人际问题的领域

　　人际心理治疗总结了四类引起当事人抑郁发作的人际问题领域：哀伤、人际冲突、角色转换和人际缺陷。这四类人际问题领域是人际心理治疗的主轴。在治疗的开始阶段，治疗师就与当事人一起回顾可能与其抑郁症状相关联的人际问题领域。随后，他们将一起选择并聚焦于与当前症状相关联的人际问题领域。

　　人际心理治疗所指的四类人际问题领域包括：（1）**哀伤**：重要他人（包括宠物）的死亡；（2）**人际冲突**：与重要他人（父母、配偶、朋友或同事、邻居等）之间的显性或隐性冲突；（3）**角色转换**：在人生转折或生活环境变化等方面出现适应困难，如离婚、搬家、升职、孩子出生、家人患病、升学等；（4）**人际缺陷**：与社会隔离或有明显的沟通交流障碍，以至于无法开始并维持有效的人际关系。

　　虽然很多当事人会表现出各种各样的人际问题，但在治疗过程中，最初的治疗目标只关注其中一种或不超过两种人际问题即可，没有必要通过解决当事人生命过程中所有的人际问题来减轻其抑郁症状。通过培养、增强当事人在人际交往情境中的掌控感，即可自然而然地将其迁移到生活的其他领域。

　　人际心理治疗跨文化适应性的研究表明，这些人际问题领域具有跨文化的一致性，是人类社会的普遍特征。对于某一些心理障碍（如抑郁症、暴食症）来说，这些人际问题是诱发事件；对于另一些心理障碍（如PTSD）来说，这些人际问题又是心理障碍长期存在所导致的消极结果。一般而言，人际背景是一种人们普遍认同的范式，不像强调内心冲突或认知行为视角那样主要受西方文化背景和价值观的影响。对于世界上另一些以心理问题和心理治疗为耻的国家和地区而言，聚焦于解决人际或者群体冲突的人际心理治疗方法相较于其他心理治疗方法更容易被接受，也让当事人感受到更少的威胁。

### （五）限时的治疗过程

　　治疗的时长一般在治疗的早期就会确定，大约持续进行12至16周，每周一次。这种限定治疗时长的方式能让当事人明确地、积极地期待症状的迅速缓解以及社会功能的明显提升，从而能够调动当事人的积极性，使其在治疗过程中保持乐观的心态。通过增强当事人相信自己能够改变的信心，也可以促进当事人与治疗师关系的和谐一致。聚焦于当下的事件也能避免长程心理治疗的潜在危险，如当事人对治疗师的依赖、症状时好时坏的反复、强化回避行为等（Weissman et al.，2000）。

### （六）可检验性

　　人际心理治疗最初是被当作临床药物试验的一个组成部分而被提出和发展起来的，可以直接与其他心理治疗方法进行比较。这一特性以两种基本的方式影响了该疗法的特点和结构：（1）该疗法主要基于操作手册进行，从而可以保证治疗实施的一致性。从研究的视角而言，它有助于减少对内部一致性信度和效度的影响（虽然在治疗技术的使用方面也会存在较大的灵活性，特别是在治疗中期）。（2）治疗过程中对当事人抑郁症状和功能进行有规律的测评。应该说，这一元素并不仅仅是人际心理治疗过程的副产品，同时也会对治疗效果产生重要影响。比如，使用汉密尔顿抑郁评定量表（Hamilton Rating Scale for Depression，HAM-D）或其他成熟的量表，在治疗过程中追踪当事人症状的发展，可使治疗师对当事人的临床变化形成清晰、客观的认识，同时也能够营造一种治疗正在向前走的感觉。

### （七）循证

　　人际心理治疗的发展深刻地受到克勒曼及其同事的科学精神的影响，他们坚持认为所有的治疗方法都应该接受实证研究的检验，评价治疗方法有效性的最强有力的证据支持应来源于临床试验的结果（Klerman et al.，1984）。人际心理治疗的可检验性使得其在临床试验中与其他各式各样的心理疗法和精神药理学方法进行了大量的比较研究。这些研究的结果对人际心理治疗方法的演进产生了重要的影响，使其逐渐适应于不同种族的各类心理障碍，治疗的形式也呈现多样化，并在世界范围内不同文化群体中得到了广泛的应用。

## ■　二、与其他治疗体系的关系

　　克勒曼与韦斯曼提出和发展人际心理治疗的主要目的，是想在理论探索、临床观察和实证研究的基础上，建立一种清晰的、可操作的、系统治疗抑郁症的心理治疗方法。从人际心理治疗的源起可以毫无悬念地发现，这种疗法在治疗的过程和技术上与其他心理治疗的流派有众多相似之处。比如，对当事人的心境状态进行分类并将其与人际关系相关联、沟通分析与决策、人际交往技能训练、家庭作业等都不是人际心理治疗所独有的。同样，人际心理治疗与其他心理治疗流派有许多相同的目标，如帮助当事人获得对当下社会角色的控制感、防止社会隔离、重获群体归属感以及帮助当事人发现生命的新价值等（Klerman et al., 1984）。

当然，致力于降低当事人的抑郁水平并解决当下的人际关系问题，又使得人际心理治疗有别于传统的精神分析或其他各种各样的心理治疗方法。心理动力取向的心理治疗非常关注童年早期经历对其无意识心理过程和内部心理冲突的重要作用。人际心理治疗并不探索当事人行为背后的内部心理冲突，而是聚焦于当事人当下的人际关系问题。虽然童年早期的影响非常重要，但这并不是人际心理治疗关注的焦点。相反，人际心理治疗聚焦于当事人在人际交往背景下的冲突、挫折、焦虑以及愿望。心理动力取向的心理治疗强调当事人的无意识思维，然而，人际心理治疗的大部分工作是在当事人的意识和前意识层面进行的。心理动力取向的心理治疗主要是对当事人的人格结构进行干预，而人际心理治疗则致力于缓解症状并提高社会适应水平。心理动力取向的治疗师主要关注内部的客体关系，而人际心理治疗师则着眼于外部的人际关系。心理动力取向的治疗师倾听当事人内心深处的愿望，而人际心理治疗师则倾听当事人的角色期望和人际冲突（Klerman et al., 1984）。

不过，人际心理治疗与心理动力治疗之间的这些差别，并不是两者在基本理论上的差异所造成的必然结果。在探索当事人当下的人际心理问题时，人际心理治疗师也会考虑投射、否认、隔离、抵消、压抑等心理防御机制的影响，只是在治疗时不聚焦于当事人的内部心理冲突。另外，这两种不同取向的心理治疗方法所使用的治疗技术也不存在必然的差异，许多接受过心理动力治疗训练和精神分析取向的治疗师表示，在他们的治疗实践中已经习以为常地使用许多人际心理治疗的概念和技术。

聚焦于人际关系的人际心理治疗与另一种有时间限制的心理疗法——认知行为治疗（CBT）同样存在很多的不同。认知行为治疗以阿伦·贝克在认知治疗中所界定和描述的治疗过程为基础，同时也为克勒曼和韦斯曼的人际心理治疗的提出和发展提供了范例。与认知行为治疗类似，人际心理治疗同样聚焦于当事人当下的问题，也是结构化的治疗方法，都会使用分享的技术（share technique），也会帮助当事人找到其他可选的方式方法。与认知行为治疗不同的是，人际心理治疗既不通过家庭作业的方式来系统地揭露当事人的歪曲信念，也不通过指定的练习发展当事人其他的思维模式。相反，人际心理治疗师着重探索、改善那些诱发和维持当事人抑郁症状的适应不良的沟通模式。人际心理治疗对于负性认知和行为的看法也不同，人际心理治疗主要关注的是这些负性认知和行为（内疚、缺乏主张、负性偏向）对于当事人人际关系和社会角色的影响。

与理性情绪行为治疗（REBT）一样，人际心理治疗将治疗师视为积极的指导者。与 REBT 不同的是，人际心理治疗不是通过与当事人直接对质的方式来揭露其非理性的思维和信念，而是避免当事人受到其与重要他人（卷入当事人人际关系问题的重要他人）之间不一致的人际与角色期望的影响。

最后，人际心理治疗与罗杰斯取向心理治疗的众多原则相一致，比如，人际心理治疗也强调通过创设一个真诚的、接纳的、有效的、安全的治疗环境来激发当事人探索和成长的欲望。但是，人际心理治疗师认为仅为当事人创设一个安全的治疗环境还远远不够，当事人必须完全了解他们自身是如何影响其人际关系的，而又是如何受其人际关系问题所影响的；同时，学习并实践一些有效处理人际关系问题的恰当技能也很重要。

# 第二节　发展历史

## 一、先驱

克勒曼和韦斯曼及其同事对于人际心理治疗的建设性工作主要受以下三个领域的理论和实证研究的影响。

### （一）抑郁症的人际背景

人际心理治疗的提出者认为，抑郁症本质上是一种生理疾病，症状的始发和复发均受到压力的影响，特别是重要的依恋关系的丧失或挑战。这一观点的基础是迈耶（Adolph Meyer，1957）有关心理疾病的精神生物学理论和沙利文（Harry Stack Sullivan，1955）的相关研究。

迈耶是 20 世纪早期最有影响力的美国精神病学家。在进化论深刻影响的基础上，迈耶的精神生物学理论修正了达尔文的生物适应原则，并被应用到有机体对于社会环境的适应中。迈耶将心理疾病看作个体在尝试适应变化的环境时所表现出的**适应不良**。虽然他认为当事人在成年期对环境压力和环境变化的反应深受其先前在家庭或重要社会团体中的经验的影响，但是他特别重视当事人当下的经验、社会关系以及与环境的关系等因素。他注意到，大量的生活事件是影响障碍发展的重要生态因子，因此他采用"生命图"（life chart）来追踪生命史、疾病（躯体疾病和心理疾病）和压力事件之间的关系（Meyer，1957）。

虽然人际心理治疗建立在迈耶的理论之上，但沙利文明确有力地提出并发展了人际关系范式。沙利文甚至将精神病学视为人际关系学的一个领域，认为该学科主要是研究人以及人与人之间的交互过程，而不只是专注于人脑、个体与社会，由此他提出了一个用于探讨精神障碍与人际关系之间关联的综合理论，该理论可以广泛解释儿童在家庭中的发展以及成人间的生活互动。他坚持认为，我们只能通过理解人的人际关系矩阵去了解和治疗心理疾病（Sullivan，1955）。

### （二）依恋理论

如果说迈耶和沙利文的工作为人际心理治疗的实践奠定了人际关系取向的基础，那么鲍尔比（John Bowlby）的**依恋理论**（attachment theory）则为抑郁产生的人际背景及人际心理治疗的作用机制奠定了理论基础。鲍尔比认为，人类有与他人建立强烈情感联结的先天倾向，从这些情感联结中脱离或是有脱离的威胁都会造成个体的情感痛苦、悲伤，在某些情况下还有可能发展为严重的抑郁症。该理论的基础假设是，人类普遍需要与主要的照料者之间建立持续的**情感联结**（affectional bonds）。这些情感联结能够帮助个体建立和维持对自我和他人的心理表征，即组织个体的认知、情感和行为的内部工作模型（Bowlby，1980）。

这些情感联结的丧失或是中断的威胁，能够引起个体的情感痛苦、悲伤和焦虑。在著名的"陌生情境"（strange situation）研究中，安斯沃思等（Ainsworth, Blehar, Waters, & Wall, 1987）总结出了三种主要的**依恋风格**（attachment styles）：安全型依恋、矛盾 - 不安全型依恋、回避 - 不安全型依恋。随后不久，紊乱型依恋被确认为第四种依恋风格（Main & Solomon, 1986）。焦虑 - 矛盾型依恋、回避型依恋、紊乱型依恋是不安全型依恋模式，是婴儿对一个不敏感和不可接近的照料者形成的次级行为策略。虽然这一策略在一定程度上具有适应性，但是它常常被看作心理疾病的致病源，因为这一策略的使用意味着严重的自我缺陷（Peluso, Peluso, White, & Kern, 2004）。

基于上述观察研究的结果，鲍尔比提出心理治疗应该帮助当事人审视其当下的人际关系状况，并考察这些人际关系状况如何受到其与依恋对象早期相处经验的影响。此外，治疗的策略应当力图纠正因早期错误的依恋关系而形成的人际关系模式，并教会当事人如何发展适应性的、有益的人际关系，进而减少早期依恋关系对未来心理健康问题的威胁。依恋的当代理论和研究仍然对人际关系治疗有指导作用，相关研究的总结在"人格理论"部分将会进行介绍。

### （三）生活事件

人际心理治疗同样受与抑郁有关的心理社会和生活事件研究的影响。自人际心理治疗提出以来，流行病学的追踪研究就开始通过系统化的生活事件访谈对众多影响心理障碍的生活事件进行功能分类。尤金·帕克尔（Eugene Paykel）是这一研究领域的重要代表，他在 1978 年的一项有深远意义的研究中，使用**相对风险度**（relative risk，暴露于致病因子中的患病率与未暴露于致病因子中的患病率之比）这一概念来考察压力性生活事件对抑郁症的影响。他发现，暴露在压力很大的生活事件中时，抑郁症的相对风险度达到了 6∶1（Paykel, 1978）。自此之后，大规模的流行病学和遗传学研究提供了众多支持生活压力影响抑郁症的证据。

## 二、发展

人际心理治疗发展的初衷并不是为了创立一种治疗抑郁症的心理治疗体系，而是在抗抑郁药物疗效检验的临床试验中，新创一种心理治疗方法作为维持期治疗的辅助手段。虽然三环类抗抑郁药物被预期能够降低抑郁症的急性症状，但缺乏有效的数据说明该药物是否具有长期疗效。克勒曼与韦斯曼认为，临床试验应尽可能地模仿临床实践（Klerman et al., 1984），因为大多数当事人在治疗抑郁症时都同时接受药物治疗和心理治疗，所以心理治疗也应该被包含在临床试验中，以减少环境效应的影响。为此，在一项长达 8 个月的临床试验中，参与者都是在抑郁症急性期治疗时服用过抗抑郁药物并出现症状缓解的当事人，他们被随机分成三组，分别服用阿米替林、安慰剂和不服用任何药物，每组参与者再被随机分为两部分，一部分接受心理治疗，另一部分不接受心理治疗。

在研究正式开始之前，研究团队最先需要确定的是采取哪种心理治疗方法，又会使用哪些治疗技术。紧接着就是对心理治疗师进行标准化的培训，并对治疗的质量和一致性进行检测。研究中所使用的新的心理治疗方法的基础特征包括：**有时间限定**，关注当下的问题，使用操作手册保证操作的标准化。这一种疗法，最初被称为**高结构接触**（high contact），与具有开放式结构的心理动力取向的治疗方法有明显差别，主要表现在治疗的时间上。这一疗法另一新颖的特征是，通过**标准化测评**（standardized assessments）对当事人进行诊断，并在整个临床试验过程中不断追踪，这又一次反映了该疗法是精神药理学试验的一部分。

每一种心理治疗方法的发展，都应遵循以下指导性原则（Weissman，2006）：（1）非常有必要在临床试验中检验各种治疗方法（包括心理治疗）的疗效（在以前，基本上没有针对心理治疗进行的临床试验）；（2）应通过一系列标准化测量工具对治疗结果进行评价，包括对社会功能和生活质量的评价；（3）在广泛传播之前，治疗的效果应得以反复验证。

在人际心理治疗开始之前，需要首先确定当事人用药的剂量、频率以及诊断的过程。随后，逐步过渡到人际心理治疗的第一阶段，在这里涉及许多人际心理治疗重要的、独具特色的内容：完成**人际关系问卷**，以评价当事人与重要他人当下的人际关系状况；赋予当事人**病人角色**；在症状表现与**人际关系**情境建立关联；选择与当事人当下的抑郁症状相关的人际**问题领域**，四类人际问题领域涵盖一系列引起当事人混乱依恋关系和抑郁症的因素。克勒曼与帕克尔随后编制的生活事件量表可用于评价生活事件对当事人抑郁发作和复发的影响。与治疗紧密联系的操作手册也在临床实践的基础上通过复核案例和开发脚本的方式得以不断发展和修订。通过这种工作模式，人际心理治疗形成了标准的治疗序列和过程，因此治疗师在治疗方法方面的训练也是整齐一致的。

长达一年的追踪研究发现，药物能有效地预防病症的复发，而心理治疗则明显提高了当事人的社会功能（Klerman，Dimascio，Weissman，Prusoff，& Paykel，1974）。心理治疗的积极结果鼓舞了研究团队的成员详尽地总结治疗的原则，也就是在这个时候，研究中所使用的心理疗法第一次被命名为**人际心理治疗**。在仅接受人际心理治疗以及将人际心理治疗与药物治疗相结合的两组当事人中也得出了积极的治疗结果，而且人际心理治疗与药物治疗相结合的方式被证明是最有效的干预手段。美国国立精神卫生研究所的多点协作研究（National Institute of Mental Health's Multisite Collaborative Study）已将人际心理治疗、认知治疗和药物治疗相结合用于治疗抑郁症（Elkin et al.，1989）。1984年，另一个研究团队同样证明了人际心理治疗的有效性，克勒曼及其同事（Klerman et al.，1984）还出版了第一本人际心理治疗的操作手册，即《抑郁症的人际心理治疗》。自此之后，关于人际心理治疗的研究和应用在各个国家、以各种形式、针对各类人群开始了如火如荼的广泛推广。

## 三、现状

自从人际心理治疗在20世纪70年代提出以来，实践者和研究者对于它的兴趣与日俱增。人际心理治疗已被应用于治疗各类心境障碍及其他相关障碍，其有效性也得到了广泛的证明。人际心理治疗可应用于心境障碍维持期阶段的治疗，可应用于产前、流产后和产后抑郁的治疗，可应用于儿童和青少年的抑郁症治疗，可应用于老年人以及伴有躯体症状当事人的抑郁症治疗，也可应用于心境恶劣和双相情感障碍的治疗。除此之外，人际心理治疗还被应用于治疗进食障碍、物质滥用、焦虑症、边缘型人格障碍和创伤后应激障碍。临床证据表明，人际心理治疗对于心境障碍的疗效最好，对于其他障碍的疗效存在差异，对于一些新型心理障碍的疗效还有待检验。

虽然人际心理治疗在提出时被当作一种个体治疗的方法，但它目前已经发展出各种各样的治疗形式，如团体治疗、伴侣辅导和电话咨询等。这些不同形式的应用，充分考虑了实践性（解决当事人接受治疗的阻碍，如资金有限、交通不便、时间受限等）以及临床合理性（使当事人产生一种与治疗师具有建设性合作关系的感觉，消除对精神问题的偏见）等因素。各种形式的应用都能获得积极的治疗效果，团体治疗形式的疗效尤其得到了众多临床试验的支持，这些临床试验包括各类心理障碍、不同文化和种族的当事人（Bolton et al.，2003；Wilfley et al.，1993）。人际心理治疗的简化形式——人际心理咨询（interpersonal counseling，IPC）同样得到了发展（Weissman & Klerman，1986），主要应用于当事人的治疗受到限制的某些特定情形（如在综合医院中，当事人的抑郁症只是其躯体疾病的继发性诊断结果，治疗的核心还是躯体症状）。包括评估（evaluation）、支持（support）和分类（triage）在内的人际心理治疗（简称 IPT-EST）是由韦斯曼和韦尔代利（Weissman & Verdeli，2012）提出的对人际心理治疗的创新应用，是以人际心理治疗第一阶段的任务（诊断、确定人际关系问题领域、对抑郁的干预）为基础建立的。IPT-EST 主要应用于被诊断为需要继续接受治疗的当事人，目前正在美国以及全球范围内进行疗效检验。

人际心理治疗不仅通过各种形式治疗各种类型的心理障碍，而且在美国以及全世界范围内的多种文化环境中也越来越得到广泛应用。许多国家都有人际心理治疗培训项目，这些国家包括澳大利亚、奥地利、巴西、捷克、埃塞俄比亚、芬兰、法国、德国、希腊、海地、匈牙利、冰岛、印度、意大利、爱尔兰、日本、肯尼亚、荷兰、新西兰、挪威、葡萄牙、罗马尼亚、韩国、西班牙、瑞典、瑞士、泰国、土耳其、乌干达以及英国。大多数国家通过临床试验检验了人际心理治疗在当地的疗效，比如在乌干达西南部的乡村地区，检验了人际心理治疗的团体模式对于成年人抑郁症的疗效；在其北部地区的难民营中，检验了该方法对于青少年抑郁症当事人的疗效。在美国，同样对该疗法在黑人和西班牙裔美国人（主要是波多黎各人和多米尼加人）等少数族群中的疗效进行了检验。人际心理治疗的操作手册也被译成了法语、西班牙语、意大利语、德语、日语、葡萄牙语以及丹麦语等多种语言。

训练的简单性促进了人际心理治疗的发展。学习其他心理治疗方法直接要求学习者有基本的临床心理诊断知识，同时已接受基本的心理治疗技术训练，比如如何共情、如何提问、如何建立治疗联盟、如何保持专业的距离等（Weissman，2006）。正如前文中所提到的，虽然人际心理治疗具有目标导向以及三阶段的治疗结构等特征，但是它允许治疗师自主和灵活地使用其他心理治疗普遍使用的各类心理治疗技术。

虽然人际心理治疗得到广泛传播，其疗效也得到了诸多证明，但是在对心理健康工作者（包括精神科医生、心理学家、社会工作者、精神科护士）的专业培训项目中，却很少涉及人际心理治疗的内容。即使某些专业培训项目增加了人际心理治疗的内容，但对该疗法的培训往往也只是纯粹的说教，并没有进行手把手的临床指导；而实际上，手把手的临床指导是至关重要的（Weissman，2006）。

对人际心理治疗培训感兴趣的学生和专业工作者可以参加由专业组织（如美国精神病学会的年会）提供的连续的教育培训课程，但是这些短期（半天或一天）的课程主要是讲授式的。由世界各国的学术中心组织的 2～4 天的人际心理治疗工作坊则更加密集，并且还有手把手的培训，具有很强的实践性。临床医生如果要开展人际心理治疗，必须要接受经验丰富的人际心理治疗师的指导。研究表明，即使是讲授式的培训，有经验的心理治疗师在接受三个以上的人际心理治疗案例督导后，即可胜任该疗法（Weissman，2006）。如果要获取人际心理治疗师和培训师的学习指导建议，可以登录国际人际心理治疗协会（International Society for Interpersonal Psychotherapy）的网站，网址是 www. interpersonalpsychotherapy. org。每隔一年，这一组织都会召开一次国际会议，世界各国的人际心理治疗的研究者、学生和临床医生聚集一堂，参加各种研讨会并一起探究该方法的繁荣发展。如果临床医生要阅读人际心理治疗的过程脚本，可以参阅 2007 年出版的操作手册（Weissman et al.，2007）。

# 第三节　人格理论

## ■　一、理论概述

人格理论并不与人际心理治疗直接相关。在人际心理治疗的理论框架中，病理表现主要包括三方面内容：症状功能；社会与人际关系；人格与性格问题。在历史上，人际心理治疗的研究者和实践者主要关注前两个方面的内容。人际心理治疗的研究者不太关注人格特质有多方面的原因。其中一个原因是在当事人抑郁发作时，难以对其人格方面的病理症状做出可靠的诊断，比如法瓦及其同事（Fava et al.，2002）发现，虽然急性期的抑郁症当事人被诊断为 DSM 轴Ⅱ障碍（人格障碍）的情况非常普遍，但是这一类当事人在成功完成抗抑郁治疗后放弃其他方面治疗的概率非常高。因此，人际心理治疗在抑郁治疗的急性期一般不会对当事人的轴Ⅱ障碍进行确切的评估诊断。另一个原因是大多数当事人不愿或不能接受长期的心理治疗。即使当事人已经显现出了人格障碍，短期治疗关注的也是急性症状的缓解而非人格的重构，而实证研究已经表明人格的重构在短期内是难以完成的。另外，已有的研究也表明，当事人在人际心理治疗中所学的技能对其行为有影响，而行为又是人格的反映。人际心理治疗的目标是保证当事人在情感、人际关系以及沟通方面有明确的、可测量的改变。正如马科维茨及其同事所言：

> 虽然人际心理治疗没有要求改变当事人的人格，但是教授的诸如自我肯定、对质、有效地表达愤怒等人际交往技能，对于人格的改变有很好的效果。这些技能常常能够为当事人的人际功能提供新的可能性，这是当事人以前难以想象的，也能让当事人感觉自己被赋予了巨大的能量。（Markowitz et al.，2006，p. 442）

在过去的 10 年里，人格特质在人际心理治疗中的地位发生了改变，它既被视为影响人际心理治疗的决定性因素，也被看作人际心理治疗的后果变量。其中一部分证据来源于依恋的研究进展，另一部分则来源于马科维茨等将人际心理治疗用于边缘型人格障碍治疗的尝试（Markowitz et al.，2006）。

### （一）人格因素与环境：依恋的当代研究

正如前文中所讨论的那样，鲍尔比的依恋理论及其进展是人际心理治疗的重要理论基础。依恋理论提出的一系列组织原则，有助于我们理解正常与异常的人际关系及其对个体生命周期中各种心理适应结果所产生的影响。

在人类毕生发展中，依恋模式始终存在。在安斯沃思的婴儿-照料者依恋研究范式的基础上，当代的研究在成人中也发现了类似的依恋模式。根据巴塞洛缪的四分类模型（Bartholomew & Horowitz，1991），成人的依恋类型是对自我和他人的内部工作模型的整合。指向自我的内部工作模型由**焦虑维度**构成，指个体在重要的人际关系面前是否有足够多的获取安全感并进行自我安慰的内部资源；指向他人的内部工作模型由**回避维度**构成，指在亲密、自立、情感疏离等情况下个体是否能够一直维持其安全感（Bartholomew & Horowitz，1991）。这两个维度的组合，形成了**四种可能的依恋类型**：安全焦虑型（secure anxiety）、疏离型（dismissing）、痴迷型（preoccupied）和恐惧型（fearful）。

安全型依恋的个体（在**依恋焦虑**和**依恋回避**两个维度上的得分均较低）一般情况下能够保护自己免受心理困扰的影响（Hammen et al.，1995），尤其能减少抑郁情绪所带来的负面作用（Mickelson，Kessler，& Shaver，1997）。恰恰相反，不安全型依恋的个体往往具有较低的自尊水平（Collins & Read，1990），情绪调节策略较差（Brennan & Shaver，1995），在情感支持上也存在明显问题（Simpson，Rholes，& Nelligan，1992），并往往具有更多的抑郁症状（Murphy & Bates，1997）。有研究证据更进一步表明，恐惧型依恋与抑郁症密切相关。一项对抑郁症当事人进行人际心理治疗的研究指出，在 162 名女性当事人中，43% 的当事人是恐惧型依恋，仅有 22% 的当事人是安全型依恋（Cyranowski et al.，2002）。

另外，有研究发现，当事人的依恋类型与其对人际心理治疗的反应之间存在一定的关系。齐拉诺夫斯基等（Cyranowski et al.，2002）发现，依恋类型具有缓解抑郁症状的暂时效应。虽然各种依恋类型的抑郁症当事人在症状消除的比例上不存在差异，但是安全型依恋当事人的症状缓解速度明显快于恐惧-回避型依恋的当事人。研究表明，人际心理治疗的短期课程可能不能为恐惧-回避型依恋的当事人与治疗师之间建立信任关系提供充足的时间。

同时，也有证据表明，人际心理治疗能够帮助当事人改变其依恋类型，而不仅仅是解决不安全型依恋当事人更易出现的人际危机。拉维茨（Ravitz，2009）假定人际心理治疗可以改善不安全型依恋的抑郁症当事人的焦虑和回避行为。一项将人际心理治疗应用于成年抑郁症当事人的研究发现，当事人的抑郁症状完全消除了，而且其焦虑和回避行为也有明显减少（Ravitz，2009）。虽然这些结果还有待临床试验的进一步验证，但这也揭示了一种有趣的可能性，即人际心理治疗可以同时对当事人的依恋类型和当下的人际环境进行干预，从而可以降低当事人在未来对心理疾病的易感性。

## （二）人际心理治疗与边缘型人格障碍的治疗

虽然人际心理治疗旗帜鲜明地表示只能解决 DSM 轴 I 的心理障碍（临床症状和疾病），但是马科维茨及其同事（Markowitz et al.，2006）指出，有很强的理论依据支持将人际心理治疗应用到边缘型人格障碍的治疗实践中去。一方面，边缘型人格障碍经常与心境障碍共病；另一方面，边缘型人格障碍包含许多适应不良的社会互动。马科维茨的哥伦比亚大学研究团队目前正在进行的一个开放性试验就是检验人际心理治疗（持续 8 个月，共 34 次）对于边缘型人格障碍的疗效，以探讨人际心理治疗对 DSM 轴 II 障碍（人格障碍）的适用性。在他们看来，边缘型人格障碍是一种"反映心境的慢性疾病"，并穿插着爆发式的愤怒情感、绝望以及冲突行为。由于这一心理障碍的长期性，当事人很难将其情绪症状与生活事件联系起来，并且错误地将这些症状看作人格的一部分。

马科维茨列出了运用人际心理疗法治疗边缘型人格障碍的要素，即通过向当事人教授有效解决生活危机的技能使其获得**成就体验**（success experiences）。成功克服危机被体验为人际关系的胜利，能够明显提升自我形象，获得胜任感和控制感。人际心理治疗的医学模型认为，边缘型人格障碍是一种慢性的并且可以治疗的疾病。同时，人际心理治疗致力于解决当事人**治疗室之外**的人际关系问题，并可以尽可能地降低治疗脱落的可能性（在临床群体中治疗脱落会严重威胁治疗关系）。最后，虽然人际心理治疗没有直接改变当事人的人格，但是这一疗法通过直接向当事人传授技能，可以解决边缘型人格障碍的情绪调节困难（强烈的抑郁和愤怒），并能够**纠正**当事人的**人际交往障碍**。最后一点也预示着当事人在人际功能方面出现了新的可能性，深刻地改变了当事人看待世界和自身的方式（Markowitz et al.，2006）。

## 二、主要概念

人际心理治疗的发展和实践受到诸多研究领域的影响，这些研究领域虽然分别强调了生活事件、生物因素、社会互动和人格等不同因素在心理病理发展中的作用，但总体而言，这表明了精神障碍致病源的复杂性，即受到遗传、人格、环境以及两两之间交互作用的影响。

方法学在过去几年的进展，特别是系统化的生活事件访谈技术（systematic life event interviews）在流行病学追踪研究中的使用，厘清了在复杂的生活事件中对心理障碍有影响的因素。随着遗传与特定精神障碍的关系的厘清成为现实，遗传与环境的交互作用成为心理病理发展过程中的重要新进展。

在一项里程碑式的研究中，卡斯皮及其同事（Caspi et al.，2003）检验了5-HTT（5-羟色胺转运体）的基因差异在压力性生活事件与抑郁发作关系中的调节作用。结果发现，具有一个或两个短等位基因副本的个体相较于具有两个长等位基因的个体，在遇到压力性生活事件时更有可能出现抑郁反应。换句话说，这一研究表明了**基因与环境之间的交互作用**，即5-HTT基因型能调节不利的生活事件对于抑郁反应的影响。这些结果说明，从遗传学的角度来看，心理障碍是与糖尿病和高血压一样复杂的疾病，即遗传易感性和环境交互影响当事人，从而导致心理异常。作为临床现象的**表型**（phenotype）是**基因型**（genotype）与环境交互作用的结果（Weissman et al.，2007）。这些遗传学的研究成果强调了在对遗传易感个体进行治疗时，应考虑其当下生活事件的重要影响。

虽然其他研究者在对卡斯皮（Caspi et al.，2003）的研究结果进行重复时提出了质疑，但这些质疑也只是针对其研究设计而不是最初所获得的研究结论。他们这些重要的研究发现都是基于流行病学的观察结果，已经得到了大量经过严格控制的人类和动物研究的支持。这一研究是最早探讨遗传与环境压力交互影响个体抑郁发作的研究。另外一个与心理治疗最相关的，是尚帕涅及其同事（Champagne et al.，2003）所做的工作，他们的研究发现母鼠的舔舐和理毛行为能够修复子鼠的依恋压力。

有充足的证据能够说明各类生活事件与抑郁发作之间的关系。肯德勒及其同事（Kendler，Prescott，Myers，& Neale，2003）发现，相较于其他类型的生活事件，羞辱性事件（humiliating events）与抑郁发作之间的联系更为紧密。此外，人格特质也可调节生活事件对于抑郁发作的影响（Shahar，Blatt，Zuroff，& Pilkonis，2003）。

虽然遗传和人格因素的交互作用很容易将人们置于抑郁症等心理障碍的危险境地，且这一作用难以改变，但是人们对于社会环境的反应是可以改变的。人际心理治疗致力于改善当事人的人际关系，也就是通过减轻当事人的生活压力和增加社会支持等方式来降低其抑郁水平。人际心理治疗假设当事人在社会环境中的这些改变和提高，能够调节遗传、人格以及环境因子对于抑郁发作的消极作用。

# 第四节　心理治疗

## 一、心理治疗理论

人际心理治疗的目标是通过改善当事人与他人的相处方式来降低症状水平并增强人际功能。前文已经强调，聚焦于人际关系是人际心理治疗的本质特征。人际心理治疗并没有发明创造新的治疗技术。虽然人际心理治疗与其他有时间限制的心理治疗方法使用了很多相同的治疗技术，但是人际心理治疗应用这些治疗技术主要解决的是人际关系问题。当然，人际心理治疗不只是汇聚了一系列的治疗技术，它还围绕抑郁症的积极治疗**策略**和技巧，并结合四大人际问题领域，形成了一套紧密相连的治疗体系。

人际心理治疗中情绪语言的使用频率比其他短程的心理治疗方法，如认知行为治疗和理性情绪行为治疗要高得多。对当事人的情绪沟通方式（语言的和非语言的）进行评价是人际心理治疗的基础，如治疗师会说："当你说起她的时候，你的眼神看起来很悲伤。""你说你对他很恼火，但说这些话的时候你在微笑。""你如何让你的老板知道你对他的决定很生气？"

人际心理治疗与简单的人际交往技能训练存在较大的差异。虽然人际心理治疗师也经常处理当事人的自信问题，但他们会把教授的技能拓展到更大的范围，即涵盖对他人的期望，这有助于当事人"哀悼"所失去的或从未得到的东西，也能够鼓励当事人改变并调动积极性。人际心理治疗的目标是通过帮助当事人产生新的可能性、接受人际支持资源，以打破社会隔离、无助感和绝望感。

人际心理治疗认为，并不是所有的人际关系都值得不惜代价地维持。有一些关系对当事人而言是具有破坏性的，不能促进其成长并增加亲密度。而对于另一些人际关系，虽然当事人可能不愿意继续维持下去，但是必须维持。帮助当事人客观地评价一段关系的益处和坏处，协助当事人深入地理解自己和他人的需要，有助于当事人回答人际心理治疗师所提出的"你认为自己可以再试一次吗？"等问题。

人际心理治疗的一个重要挑战，特别是对于新手治疗师而言，就是难以在治疗过程中聚焦于所确定的目标人际问题领域。脱离当事人广泛的人际问题领域而解决他们的日常生活危机，将分散和破坏治疗。一般情况下，系统地学习解决某一人际问题领域的实践技能，就能习得人际关系情境中的一般性的抗抑郁治疗方法。在某一人际问题领域中习得的方法通常能够迁移到其他问题领域中去。如果当事人持续治疗了16次还不够或者当事人还没有达到理想的状态（虽然有所改善），那么治疗师需要与当事人重新接触，并与其一起确定下一步治疗需要解决的新的人际问题。

人际心理治疗师在治疗过程中，特别是第一次治疗时，通常会表现得非常主动，不断地提问并给予评价（见下一部分的"心理治疗过程"）。虽然治疗师是指导者，但绝不是说教者。换句话说，治疗师会引导当事人产生新的选择、观点和资源，而不是将这些内容直接告诉当事人。治疗师没有特定的治疗形式，他们既不会像认知行为治疗师一样去记录当事人的功能紊乱的思维和情绪调节方式，也不会像分析性治疗师一样去释梦或者解释其他表达无意识欲望的材料，更不会鼓励当事人退行。

## 二、心理治疗过程

对于患有急性抑郁症的成人，人际心理治疗的治疗周期一般是16次，而对于青少年一般是12次，并可以划分为三个治疗阶段：早期、中期和结束期。具体的临床实践可参阅韦斯曼及其同事（Weissman et al., 2007）所著的操作手册。在这里我们将通过一个案例简单地阐述三个治疗阶段的临床工作。当事人的名字叫保罗，是一名22岁的在校大学生，因为抑郁症状被送到了学校的学生健康服务中心。需要注意的是，在人际心理治疗的早期阶段之前，治疗师已经对他进行了一个完整的临床访谈，并评估了他的自杀倾向以及是否需要用药，因为如果是忧郁型抑郁症或者有严重的自主神经系统症状的话，一般在进行人际心理治疗的同时需要进行药物治疗。

### （一）早期阶段（开始的三四次会谈）

在治疗的早期阶段，治疗师安排当事人完成抑郁评价量表或症状自评量表（如汉密尔顿抑郁评定量表、贝克抑郁量表）。此外，治疗师还要评估当事人特殊的抑郁症状。比如，一些抑郁的当事人会变得非常猜疑和焦虑，有些会抽烟、酗酒或者是戒烟、戒酒，还有一些当事人会出现躯体症状，如恶心、头痛等。对当事人的症状表现和心理社会功能的深度临床访谈，通常需要三四次会谈的时间。

在这一阶段，治疗师的主要目标有：（1）为当事人讲解抑郁的相关知识，给予他们治愈疾病的希望；（2）帮助当事人应对抑郁所带来的后果，并协助其安排好治疗期间的生活；（3）帮助当事人了解抑郁是如何影响人际关系的，而社会关系和社会角色又是如何影响抑郁的；（4）促使当事人认同接下来的治疗将聚焦于与其抑郁症状紧密关联的人际问题领域。

此时，治疗师需要完成的主要任务是：（1）确认抑郁的诊断结果，并给当事人的病症命名；（2）给予当事人希望；（3）赋予当事人"病人"的角色，也就是向当事人说明他正在遭受抑郁症的折磨，并导致他的社会功能并不是处于最佳水平，让他知道依靠自己的能力在短时间内恢复最佳水平的可能性很低，必须依靠专业的治疗才能顺利摆脱现状；（4）帮助当事人合理化病症，并调控抑郁症对其生活的影响，如降低当事人的期望、在抑郁症状缓解之前不做重大决策等（Weissman et al., 2007）。

以下是保罗与治疗师在治疗早期的对话内容：

治疗师：保罗，你刚才告诉了我近两个月以来你遇到的一些困境……注意力难以集中，导致统计课的测验成绩不理想，难以按时完成社会学课的作业……你还有入睡困难，每天早上5∶30就醒来了……你告诉我你感觉自己很悲伤和空虚，你的朋友也注意到了这些……你很容易疲劳，总是需要上床休息……还有你不想吃东西，在过去的七周里，你的体重减少了11磅。这些都是抑郁症的症状，抑郁症是……

保罗：我搞砸了一切［快要哭出来了］……我应该……我每一件事情都是失败的……现在我还抑郁了［双手捂着脸］。

治疗师：得抑郁症并不是你的错，你也没有失败，保罗。抑郁症非常普遍，并且我们已经成功治愈了非常多的案例，你会变好的。现在，最重要的是关注你自身，并且确保周围的环境能够让你越变越好。

保罗：但是我没有这么多时间……我在学校是个失败者，我遇到了麻烦……［此时泪流满面并且惊慌失措］

治疗师：假设你现在得的是其他疾病，比如得了肺炎……你曾经是否得过肺炎，或者是其他严重的流感？［保罗点头表示有过。］那你当时是否希望自己在班上表现得很好，或者是一切正常？

保罗：那不一样，那是一个真正的疾病。

治疗师：抑郁症也是一种真正的疾病。它也有症状，就像你前面提到的那些：悲伤、睡眠和饮食问题、做事没有动力、注意力难以集中、决策困难等。这些都是抑郁症的典型症状。值得庆幸的一点是，我们有一些很有效的方法能够治好它。现在，你需要家人和朋友的额外帮助，才能顺利完成日常的工作。眼下，你没有必要完成所有你需要或者你想要完成的事情。随着治疗的推进，你会开始变好，但是这需要花费一些时间。

保罗：希望如此，但是没法继续下去了。一想到统计课可能不及格，我就非常难受……可能我不能再继续参加这个治疗项目了，这把我压垮了，我不得不放弃治疗了……

治疗师：保罗，此时并不是决定放弃治疗的最佳时间。抑郁症使你生活中的每一件事似乎都变了色，你此时似乎还没有看到其他新的选择。我们为什么不在你从抑郁症中康复后再来讨论是否继续或放弃治疗呢？如果经过治疗，你的感觉还是一样的，那确实需要考虑其他的办法了。

保罗：好的，我猜……［看起来有点受打击］但是我的统计课，该怎么办呢？

治疗师：好的，你现在处于抑郁状态，并且还在统计课中挣扎。那么，相较于其他课程，是需要好好地关注一下。现在你对那门课还有其他的选择吗？

保罗：现在退选已经太迟了。

治疗师：我明白。

保罗：或许我可以申请"未修毕"学分，我不知道行不行。

治疗师：你真的提出了一个很好的解决方法，你知道如何去申请"未修毕"学分吗？

接下来他们探讨了保罗向他的教授申请"未修毕"学分的方式。保罗表示在自己申请"未修毕"学分之前，想额外花一些时间把未完成的作业完成。当治疗师问他可以向谁寻求统计课程方面的帮助时，他说可以请助教帮他补习最近遇到的有困难的学习材料。在这次讨论的最后部分，保罗看起来有点解脱，更加"明亮"，也没有之前那么焦虑了。

接下来，治疗师和保罗继续探索保罗抑郁发作的人际关系背景。她主要通过以下策略进行：

（1）查明保罗抑郁发作前后发生的生活事件；（2）调查保罗的人际关系状况，详细地探究保罗当下最重要的人际关系有哪些，哪些对他的抑郁症状有影响，哪些是重要的支持资源。

> 治疗师：保罗，你说你是在春季学期开始时第一次注意到你的抑郁症状的。
> 保罗：是的，当我假期从家回到学校后出现的。
> 治疗师：那么在假期中或者假期后发生了什么事吗？

在这里，治疗师是想了解到底是什么问题领域诱发了保罗的抑郁症状。治疗师问的问题有："在那段时间里，有没有你的哪位重要他人或者是宠物死亡？你有没有跟原来关系很近的人发生争吵或者是觉得关系生疏了？你的生活中是不是发生了什么重大的变化？"

> 保罗：没有什么重大的变化，可是我重点思考了未来的发展。我不确定毕业后去做什么工作。……我现在一点想法都没有。……在假期里我告诉了父母这件事。他们问我，我就告诉了他们事实——我现在一点想法都没有。我不知道下一步该干什么，甚至不知道自己想干什么。

治疗师接下来开始收集保罗非常关心的有关即将发生的角色转换方面的信息。治疗师甚至想去探究保罗与他父母之间是否发生了争吵（显性或隐性的），因为他着重并且多次提到了与他们之间的互动。

> 治疗师：你父母是怎么反应的？
> 保罗：他们没有说太多……
> 治疗师：你认为他们是怎么看待这件事的？……
> 保罗：我不知道，我不认为他们知道后会失眠。我们还是进行正常的家庭活动，我不知道发生了什么，和以前也没有什么不同，还是一样的无趣……
> 治疗师：你是否希望这些家庭活动变得无趣呢？
> 保罗：每一次回家的时候，我都愚蠢地认为这一次会不一样，但是该死的，还是和以前一样……
> 治疗师：保罗，你很失望。你希望这一次事情会变好，但是它没有。［保罗点头。］我想知道你希望什么事情变好呢？
> 保罗：我知道他们爱我，但是……我不知道，我姐姐莎拉当时也在那里……莎拉和我非常亲密，她和比尔订婚了，当时比尔也在……我猜他们没有太多的时间给我，因为莎拉有太多的事情需要庆祝了。她收到了法学院的入学邀请，我发现当爸爸在看她的时候，流露出了一些可笑的表情，就像莎拉延续了他的事业一样……她不会，她要搬到加利福尼亚去，那里是比尔的家，他们要一起去上学。不要误会我，我和莎拉的关系非常亲密，我不知道我是不是有点扯远了……
> 治疗师：听起来，这确实有点混乱……

治疗师开始对与保罗抑郁相关的问题形成概念［一个角色转换问题，以及保罗与父亲（偏爱成功的姐姐）之间的隐性争吵］，但是似乎她还需要知道更多的信息才行。于是，治疗师继续对保罗的人际关系状况进行调查，并引用了人际互动和沟通的例子来评估保罗人际沟通模式的优缺点。

治疗师：为了对你的生活环境有一个更完整的了解，我想，谈一谈你生活中的重要他人是非常有用的。你想从谁开始呢？

你喜欢_____的什么？

你讨厌_____的什么？

你是否经常告诉_____你的感受？

什么事情妨碍了你？你认为会发生什么？

你和_____一起出去玩过吗？你们一起干什么？

在你们的关系中你想改变什么吗？是什么呢？

如果这些事情发生了变化，你会怎么看待？

在你们的关系中有没有你想维持不变的东西？是什么呢？

在完成调查之后，治疗师猜测保罗现在的状况与两个主要的问题有关，一个是保罗毕业去向方面的问题。保罗并不想在他现在主攻的社会学方向上继续深造，他说他想成为一名急诊医务人员，他也已经上过一些导论性的课程。然而，他不知道在未来如何探究这一选择。在调查中，保罗说出了他与父亲之间的紧张关系，他父亲是一名成功的律师，对保罗姐姐强势的人格特点和优秀的学习成绩感到非常骄傲，反而经常轻视和挖苦保罗。在父亲批评保罗时，他经常采取的反应方式是离开房间或者是"我假装听不见……他已经够了……我不在乎"。保罗说他与母亲和姐姐的关系非常亲密，虽然后者有时对他非常严苛（"这并不是她的错，但是她经常让事情变得正确……我并不是嫉妒或是其他的，那是幼稚的，但这种事情确实太多了，男人……"）。保罗只有少数几个朋友，处于一种"安静"的状态，但是平时会跟三两个朋友聊一聊，有一个特别好的女性朋友，叫丽莎。他说他今年的约会不是很多。

在这时，治疗师与保罗分享了她对他问题的理解，并对治疗过程进行了解释，随后建立了治疗契约，也就是进行所谓的**人际关系架构化**（interpersonal formulation）。

治疗师：从这三周我收集的信息来看，保罗，你是在圣诞假期后不久出现抑郁症状的。在我看来，那段时间你的身边发生了一些事情。首先，在今年五月份，你开始有些担心毕业后的去向，你不确定接下你想要干什么。再有，你的这种困境没有得到你父亲很好的帮助……听起来，你父亲对你有很高的期望，并且这让你感觉非常不好。我认为你对你自己毕业去向的焦虑很大程度上受你父亲态度的影响，这两件事情交叠起来诱发了你的抑郁症……在你返校后，你开始体验到这些困扰，包括在某些课程上遇到麻烦、睡眠困难、食欲不振。听起来是这样吗？

保罗：我想是的。

治疗师：我们会讨论这些诱发你抑郁症的重要事件，也会找到方式方法以帮助你增强解决这些问题的信心……完成学校任务，思考下一步的发展方向，以及与你父亲互动的方式。提醒你一下，接下来的 13 周我们每一周都要会谈。对于你来说准时参加会谈非常重要，如果错过了某一次会谈的话，就需要重新安排，这些你都了解了吗？

## （二）中期阶段

在治疗的这一阶段，主要的任务都与当事人的人际关系有关。治疗师致力于帮助当事人澄清他如何受到人际环境的影响以及自身如何影响人际环境，协助当事人掌握抵抗抑郁的人际技能以解决人际困难。在保罗的例子中，治疗师帮助他厘清他的角色转换问题，并且让他意识到他父亲贬损性的评价对他的抑郁症状的影响。虽然保罗与他父亲之间的困境已经持续了很长时间，但治疗师集中关注的是这些争吵在当下是如何显现的。

以下对话摘录于第 8 次会谈。

> 治疗师：你好，保罗。上周会谈后过得怎么样？
>
> 保罗：有点混乱。
>
> 治疗师：你的抑郁症状怎么样了？
>
> 保罗：我还是不想做事，我的睡眠好一些了，但还是难以集中注意力。
>
> 治疗师：食欲怎么样？［治疗师询问当事人没有提到的症状。］
>
> 保罗：还是一样。
>
> 治疗师：在 1～10 分之间你怎么评价你的抑郁症状？［10 分表示抑郁最严重。］
>
> 保罗：我想是 6 分。
>
> 治疗师：整个星期都是 6 分？
>
> 保罗：不是的。周三离开这里时是 4 分，有那么几天甚至是 3 分，然后就每况愈下了。
>
> 治疗师：所以，有一小段时间你感觉很好。这样太好了。在那几天发生了什么呢？
>
> 保罗：丽莎周三晚上到我这里来玩了，我们看了几部电影，当时乔什和安妮也在。当然，我想我们上一次的谈话对我非常有帮助，我不喜欢理论思考，而更热爱动手的工作，在我从事应急医疗工作的时候，我感到非常快乐……我感觉我自己是有用的，我真的做得很好，这是哈里斯先生当着所有人的面告诉我的……我从网上找到了一些信息，也预约了生涯咨询师，希望她能帮助我找到更多的信息。
>
> 治疗师：在做那些事情时，你感觉怎么样？
>
> 保罗：我感觉很好，我想是一种自豪感，也是解脱感。我想事情可能会变得更好。我又和我的统计课教授谈了一次，她认为现在休课可能比继续修完要更好，我想她是对的。
>
> 治疗师：这是非常重要的步骤，保罗。你做了许多我们曾经讨论过的事：你采取了行动，并且获得了能帮助你做生涯决策的信息；与你的教授讨论了你的统计课；和你朋友度过了美好的时光。并且在你做完这些之后，你注意到了你所感受到的美好。然后，事情又一次变得令人烦恼了，你是什么时候注意到这一点的呢？
>
> 保罗：我想是周六早上醒来的时候……好吧，我起床的时候感觉真的很不好。
>
> 治疗师：嗯，这真的是一个变化。周五发生了什么吗？
>
> 保罗：没有什么，我待在家里看电视，我父母给我打了个电话，没有什么特别的事情。
>
> 治疗师：好的，正如我们之前讨论的，微小的事件有时也会对我们的心境产生很大的影响……在电话里你们说了什么？
>
> 保罗：没有什么。我妈妈告诉了我一些有关莎拉新公寓的事情，他们计划购买的家具什么的。我父亲当时也在线，他是在另一部电话上。我一直在打哈欠，我很累，他们一直不停地说莎拉的婆家要给他们两口子买机票，让他们去摩洛哥旅行一次。一直没完没了……我的统计课不及格，我不知道我的人生该怎么办，但是我还不得不听莎拉的旅行故事……我父亲问我为什

么一直打哈欠，我告诉他我累了，想上床去睡觉。

治疗师：他是怎么说的？

保罗：他说"你一直这么累，我都不知道原因是什么"。

治疗师：他这么说的时候，你的感受是什么？

保罗：我只说"哦，够了，爸爸……我累了，要去睡觉了"。妈妈说了晚安，他只说了"好的……"或者是一些类似这样的话，我就挂机了。之后我就上床睡觉了，但是我又一次5点钟就醒了。我完全无法再入睡，所以起来看了一会儿电视。整天我都感觉很累，所以我取消了原定和乔什与安妮一起出行的计划。

治疗师：保罗，当你在谈论这件事情的时候，你是否清楚是什么影响了你的情绪吗？

保罗：我想是与我父亲之间的对话，在当时我并没有觉得有多糟，但是现在说起来的话……

治疗师：你现在的感觉是什么？

保罗：感觉很愤怒……他经常让我失望，我现在不需要这个……

治疗师：你是对的，你确实不需要。

保罗：现在我有很多糟心的事情需要处理，他至少应该做到不要打扰我，仅仅是不打扰我……［保罗看起来眼泪汪汪，但很生气。］

治疗师：你现在看起来很伤心同时又有理由愤怒，但是你并没有迷失自己，你已经处理了很多事情：你正在努力地完成学业并确定之后的专业道路，而且你现在还在努力地与抑郁症抗争。你是否尝试过让你的父亲知道他的评价对你造成的负面影响？

保罗：我觉得他知道。

治疗师：他可能知道，但是现在我关注的是你是否让他知道了他的评价对你造成了伤害。

保罗：没有，我们相处的时间不长，我尽量远离他。

治疗师：从你前面说的内容来看，这个做法仅仅在某些时候发挥了作用。以上一周为例，你做了很多事情让你自己感觉好受点儿：你见了朋友，你好受一些。然后在和你父亲讨论后，你又一次抑郁了。不过万幸的是，这一次没有以前那么厉害。正如我们刚开始时说的一样，你需要为你的抑郁治疗留够空间，并且尝试改变，这可以帮助你继续前进。记住我们曾说过的——选择的重要性，不要让你自己被困住。在与你父亲交谈方面，你现在有什么其他选择吗？

保罗：我没法只是不跟他说话，当妈妈给我打电话时，他说他想跟我聊聊，妈妈一般会让他跟我聊。我想他们对莎拉也是如此……家族传统。

治疗师：你刚刚说在和你母亲通话后你感觉很好，是否有什么方式可以让你母亲在你父亲不在的时候跟你打电话？

保罗：以我对她的了解，不可能。她会很受伤，会一直问我为什么，并且坚持……我妈妈喜欢假装一切都很美好……她不会这么做的。

治疗师：我想你是不是可以和父亲有一个直接的讨论。

保罗：我可以说什么呢？

治疗师：好问题。你想说什么？

保罗：［微笑］混蛋，你毁了我的人生。

治疗师：［笑］你可以这么说……

保罗：［大笑］好的，好的……可能可以，我不知道，我会告诉他我现在得了抑郁症，像以前一样听他说话对我没有什么帮助。

治疗师：你知道，这是一个非常明确的信息，让我们角色扮演一下……

## （三）结束期（最后两次会谈）

在人际心理治疗的最初阶段，治疗的时长就已经明确了。在治疗过程时，每两三次会谈之后，治疗师就会让当事人明确知道剩下的会谈次数还有多少。设置一个"截止日期"可以起到动员和推动的作用，能使当事人保持主动性。在结束期，治疗师主要应完成以下任务：（1）通过评估当事人的抑郁症状，以确定人际心理治疗对于他们的有效性；（2）解决当事人对于结束治疗的悲伤和焦虑情绪（与抑郁症状相区别）；（3）提高当事人持续保持治疗功效的能力，使之能独立面对生活；（4）和当事人一起复习并回顾治疗过程中所获得的有益的技能；（5）如果人际心理治疗没有成功的话，降低他们的愧疚感，让他们知道"是治疗让他们失败了，而不是他们让治疗失败了，他们还有其他的选择"。

在上述治疗结束后，一种可能的选择是继续进行人际心理治疗，也就是在急性期治疗结束后继续进行为期一年、每月一次的会谈。治疗师需要向当事人强调，他们在急性期治疗时所学的人际技能也可以应用于其他可能诱发抑郁症的压力情境。

以下内容摘录于治疗师与保罗的倒数第二次会谈。

治疗师：保罗，在最后的四个月里，你有了明显的改变。首先，你的抑郁症状得到了改善：你的睡眠变好了，食欲变好了，你感觉自己越来越有动力和能量，注意力也得到了改善。这些变化帮助你顺利通过了整个学期的所有课程。你甚至与你的统计课教授协商讨论了你的问题，让她接受了你的休课申请。最重要的是，你挤出时间思考了毕业后的职业走向。你向往应急医疗服务的工作，并且报名了新的课程来帮助你确定这一职位是否适合你，你还发现了与你父亲进行有效沟通的方式。现在，他知道你得了抑郁症，也很少打扰你。此外，你还找到了你人生中可以支持你、鼓励你继续前行的亲朋好友。我想听听你是怎么看待我刚刚说的这些的。

保罗：是的，这学期我很快乐，我都不相信我竟然可以做到。我现在感觉很好，并且我也确实做到了。我爸爸已经不再打扰我，我都不相信他能做到。

治疗师：这些在你离开这里之后仍然会起作用。但是，在最后几个月里你所做的努力已经足以改善你的情绪。在未来你需要做的是，不要让你自己再一次抑郁。今天我们差不多就要结束了。下一周是我们最后一次会谈，我想听一听你对结束治疗的感受，检查哪些情境在未来可能又一次诱发你的抑郁症，也想看看你在我们的治疗中学到了哪些技能可以用来应付这些情境。

在最后一次会谈中，治疗师完成了在前一次会谈中没有完成的任务。

## 三、心理治疗机制

　　人际心理治疗的目的是减轻抑郁症所固有的无助感和无望感。它独特的治疗功效在于：（1）揭开抑郁症的神秘面纱（这是一种疾病，并且可以被治愈；它并不是突然出现的，人际问题是其诱因）；（2）在人际沟通和交往行为方面产生新的选择；（3）增加个体对生活的掌控感；（4）意识到合理表达愤怒的抗抑郁效果；（5）厘清对他人和自身角色的期望；（6）减少社会隔离。

　　每一次会谈的开始，治疗师都会评估当事人的抑郁症状，留意上一次会谈后所发生的任何变化，将症状变化与人际互动及人际事件进行关联。在评论完当事人的症状后，治疗师与当事人一起完成人际心理治疗各个阶段的特殊任务。表 10.1 是中期治疗阶段与每一问题领域相对应的治疗策略的示例，可供大家参考。

表 10.1　治疗中期问题解决的目标和策略

| 目标 | 策略 |
|---|---|
| **哀伤——对当事人很重要的人（或动物）的死亡** | |
| ● 促进对已故亲人的哀悼<br>● 协助当事人打破社会隔离并重建人际关系和兴趣，重新融入社会 | ● 从死亡事件发生前、发生时和发生后的时间序列入手<br>● 帮助当事人重构其与已故亲人的关系，并以平衡的方式看待它<br>● 帮助当事人面对今后没有这位亲人陪伴的事实，学习新的技能，深化社会支持 |
| **人际冲突——与重要他人之间的显性的或隐性的不一致** | |
| ● 识别冲突的阶段<br>● 识别并调整双方不匹配的期望以及适应不良的沟通方式<br>● 帮助当事人积极地解决冲突 | ● 探究双方的互动方式，以确认导致冲突的不一致的期望<br>● 了解当事人对这一段关系的希望<br>● 调整适应不良的沟通方式<br>● 支持当事人探索解决冲突的新的沟通技能（目的是改善关系或是结束一段有害的关系） |
| **角色转换——正向或负向的人生转变** | |
| ● 哀悼旧角色的丧失<br>● 发展有助于掌握新角色的技能和社会支持 | ● 引出与旧角色丧失有关的情绪情感<br>● 识别旧角色的积极和消极面<br>● 识别新角色的积极和消极面<br>● 帮助当事人减少社会隔离，寻找能更好适应新角色的资源和技能 |
| **人际缺陷——在开始并维持一段关系方面存在困难** | |
| ● 通过提高社交技能减少社会隔离 | ● 通过回顾过去和现在的人际关系，识别反复发生的模式<br>● 演练新的社交技能，以建立新的人际关系并强化现存的人际关系 |
| 冲突的阶段 | |
| 重新协商 | 冲突双方继续沟通，均希望能够解决冲突，只是目前还没有成功。 |

续前表

| 冲突的阶段 | |
| --- | --- |
| 僵局 | 冲突双方没有解决冲突，也没有继续尝试。他们仍然想在一起，但是"卡在那里了"。治疗师需要做的是，将僵局转变为重新协商阶段或解体阶段。 |
| 解体 | 一方或双方都想结束这段关系。治疗师需要确认当事人是否还想再尝试一次。如果不想的话，那就帮助他从这段关系中走出来。 |

# 第五节　应用评价

## 一、适用人群

　　人际心理治疗在提出时主要是用于治疗单相的、非精神病性的抑郁症。然而，由于该方法的发展，目前也被应用于治疗其他抑郁人群，并取得了良好的治疗效果。在所有的适用情况中，人际心理治疗的基本原则一直保持不变，即治疗主要聚焦于人际背景。大量研究表明，没有一种疗法适用于同一病症的所有当事人。的确如此，近期的研究不只关注疗法的普遍适用情况是什么，也开始关注起作用的人群有哪些，在什么条件下起作用。因此，通过随机控制的临床试验，依据心理治疗的程序，研究者开始着手探讨影响临床疗效差异的因素。这些特征因素在临床和流行病学的研究中，一般被称为**调节变量**（moderators）或**效应修正因子**（effect modifiers）。

　　调节变量可以说明某一治疗方法对于哪些人或在哪些条件下起作用（Baron & Kenny，1986）。这些在当事人接受治疗前就具有的基本特征独立于所接受的治疗方法，并与治疗方法交互影响治疗效果。识别可能影响治疗效果的调节变量，是研究者和治疗师的核心任务。通过调节变量，我们可以阐明在最佳方案中排除或包含某一标准能使临床试验的效应最大化，可以帮助临床医生确定最适合当事人的治疗方法（Kraemer，Frank，& Kupfer，2006）。虽然有关人际心理治疗领域的调节变量研究刚刚起步，但是有一些调节变量的作用已经得到了确认。

　　虽然**抑郁基线水平的严重度**（baseline depressive severity）作为调节变量对于治疗效果的影响还有待深入证明，但也有研究表明（例如 Elkin et al.，1989），相较于其他心理治疗方法（如认知行为治疗），人际心理治疗（特别是与药物治疗相结合时）的疗效只有在抑郁程度非常严重的当事人身上才比较明显；对于抑郁基线水平相对较低的当事人来说，不同治疗方法之间的疗效差异不大。

　　**躯体性焦虑**（somatic anxiety，由躯体疾病引发的焦虑症状）似乎降低了当事人对人际心理治疗的反应程度。费斯克及其同事（Feske et al.，1998）的研究发现，接受人际心理治疗后，相较于抑郁症状有所减轻的当事人，抑郁症状没有明显减轻的当事人有更高水平的躯体性焦虑，他们中许多人还同时满足惊恐障碍的时间标准（lifetime criteria）。也就是说，虽然人际心理治疗对抑郁和焦虑共病的当事人有疗效，但是当焦虑症有更多的躯体性反应时，是需要同时进行药物治疗的。

**社会功能**（social functioning）在治疗条件与抑郁治疗结果的关系中具有调节作用，人际心理治疗对社会功能损伤更少的当事人的疗效更好（Sotsky et al.，1991）。由此，索托茨基及其同事假设，若要使人际心理治疗发挥效应，当事人较低水平的社会功能损伤是必要条件。

**回避型依恋**（attachment avoidance）同样对抑郁症的治疗结果有调节作用。麦克布莱德及其同事（McBride et al.，2006）的研究发现，对于高回避依恋的当事人，认知行为治疗的效果好于人际心理治疗。他们指出，回避型的当事人倾向于否认亲密关系的重要性，但是重视认知对于情绪的防护作用，这也意味着对于不安全型依恋的当事人而言，他们对聚焦于认知和行为的认知行为治疗的反应会好于聚焦于人际关系的人际心理治疗（McBride，Atkinson，Quilty，& Bagby，2006）。

## 二、治疗技术

人际心理治疗用于治疗抑郁症时，其核心要义是帮助当事人了解抑郁的症状根源于当下的环境，从而促使其改变环境；帮助当事人了解抑郁症状是无可厚非的，也是可以治愈的；帮助当事人识别人际问题领域并提供解决这些问题的方式，从而获得控制感。在前面的内容里，我们已经罗列了达成人际心理治疗目标的策略。接下来，我们将具体介绍实现这些策略的治疗技术。

### （一）将心境与人际事件相关联

这是一项非常重要的治疗技术，因为它将人际背景纳入当事人的沟通和行为中。例如："当事人：我很伤心。""治疗师：发生了什么？"或者："当事人：我和我男朋友发生了激烈的争吵。""治疗师：这让你感觉如何？"通过了解这些背景，当事人逐渐意识到是哪些人际互动引起了其抑郁发作，而又是哪些人际互动促进了其恢复。

### （二）展开沟通分析

沟通分析就是一帧一帧地分析人际情境，以了解哪一环的沟通出现了问题。例如："贾斯汀，你告诉我你和你老板的争吵对你之后几周的心情造成了很大的影响。但是，了解你们争吵过程中发生的事情是非常重要的。你们是怎么开始争吵的？你说了什么？他是怎么回应的？当他那么说的时候你的感受是怎样的？你希望你当时说什么？"

沟通分析的目的是帮助当事人了解他们希望传达的人际信息，同时明确是什么阻碍了这些信息的传递，以及这些信息是否是以他们希望的或应该的方式传达出去的。

许多时候，治疗师都会使用摄像机的比喻（"我像摄像机一样了解事件的来龙去脉"）。沟通分析能帮助当事人提高他们自身对需要传达的人际信息的认知度和责任感。

### （三）产生新的可选性（如进行决策分析）

与分析性工作不同，人际心理治疗师经常会通过问当事人"你计划对他做些什么呢？"来指导当事人产生新的选择，以应对抑郁的绝望感和无助感。治疗师帮助当事人提出解决当下问题情境的可供选择的方式方法，并促使他们思考怎样从中选取一个选项或对多个选项进行组合。

### （四）角色扮演

在选择了一个特定的选项之后，治疗师和当事人会将这种选择演练一遍（类似于彩排）。他们会轮流扮演关系中的不同角色，治疗师会对当事人的沟通模式进行反馈，同时教授当事人进行有效沟通所必需的人际技能。比如，对于一次重要的讨论需要找到双方都能接受的合适时间；讨论的焦点应该是当下的事件而不是过去类似的事件；描述行为而不是人的特征；直接回答对方的问题；等等。

### （五）布置家庭作业

家庭作业的目的是用实际行动落实在角色扮演中所做出的选择。虽然人际心理治疗的家庭作业一般没有认知行为治疗的家庭作业的操作性强，但治疗师会要求当事人在下一次会谈之前进行一次真实的人际互动，并在下一次会谈时回顾这一次互动是如何进行的。

## 三、支持证据

心理治疗研究获取支持证据的规则应该与药物研究是一致的，我们相信随机控制的临床试验是取得证据的最高层级。**效力检验**（efficacy testing）主要指在相对同质的人群中，在理想的医疗环境下，由训练有素的专家参与的对治疗方法进行检验的活动。相反，**效果研究**（effectiveness studies）则包括更大范围的参与者，一般是在真实的生活环境中由社区的临床医生具体实施，这是心理治疗方法发展的第二步（Weissman et al.，2007）。

接下来我们将回顾支持人际心理治疗各种适用情况的证据。如果你想更完整地了解有关人际心理治疗有效性的研究，请参阅韦斯曼等的著作（Weissman et al.，2007）。

### （一）人际心理治疗在心境障碍中的应用

人际心理治疗是在检验抗抑郁药物的维持能力的临床试验中提出来的，当时的研究就表明人际心理治疗能改善当事人的社会功能。自此之后，出现了一系列的研究探讨这一问题，从而使得该疗法成为成人急性抑郁症治疗领域中首屈一指的循证心理治疗方法。这些研究表明，人际心理治疗无论是作为一种单独的疗法还是和药物治疗相结合，均有良好的疗效（例如 Elkin et al.，1989）。

目前，人际心理治疗被应用于多种抑郁人群。在对**青少年抑郁症当事人**的应用（IPT-A）中，穆夫森及其同事（Mufson et al.，1999）对该疗法进行了多处调整：（1）将治疗次数从 16 次减到了 12 次，因为青少年一般不愿意接受太长时程的治疗；（2）通过电话联系，特别是在早期阶段，这样可以增加青少年参与治疗的积极性；（3）与青少年的父母和学校建立合作关系。人际心理治疗在青少年群体中的应用，得到了随机控制的临床试验的疗效验证（例如 Mufson，Dorta，& Wickramaratne，2004）。此外，杨及其同事还证明，通过团体人际心理治疗提高学生的人际交往技能，可以作为抑郁症高危青少年的预防措施（Young，Mufson，& Davies，2006）。在年龄谱的另一端，许多研究同样证明了人际心理治疗对于**老年期抑郁症**的疗效（参见 Hinrichsen & Clougherty，2006）。

人际心理治疗也被成功应用于**产前和产后抑郁症**的治疗，这主要基于以下两个原因：（1）考虑到药物对于胎儿发育可能带来的损伤，对怀孕的抑郁症当事人进行心理治疗是非常重要的；（2）人际心理治疗本身就经常讨论与怀孕、孩子出生相关的议题，主要涉及的人际问题领域是角色转换，以及人际冲突和哀伤（流产）。

人际心理治疗还经常被应用于治疗**具有躯体疾病的当事人**，这些当事人经常遭受抑郁症和躯体疾病的双重折磨。严重的躯体疾病经常导致这类当事人出现社会和人际困扰：因对躯体疾病的无力感而出现角色转换问题；与家人和医务人员发生人际冲突；有时候还要悲伤地面对即将到来的死亡。人际心理治疗对于需要初级护理的当事人的抑郁症同样有效，这些当事人的医学综合征包括艾滋病、癌症以及冠心病。

虽然普遍认为**双相情感障碍**有重要的生物学成因，对它的治疗需要用到药物治疗方法，但是一些临床场景表明，一些心理治疗方法特别是人际心理治疗能够助药物治疗一臂之力。双相障碍的抑郁性、躁狂性和精神病性症状对人际关系具有极度的破坏作用。人际心理治疗对双相障碍中抑郁表现的治疗与单相抑郁的治疗方式类似，即聚焦于人际冲突、与抑郁症状相关的角色转换问题以及哀伤问题领域的变式——对自己失去健康的哀伤。然而，因为人际心理治疗不能处理双相障碍的躁狂症状，弗兰克及其同事将一种新的行为疗法——社会节奏治疗（social rhythm therapy，SRT）融入人际心理治疗中，目的是帮助当事人避免因日常生活的损害而诱发躁狂症状。人际和社会节奏治疗（IPSRT）在提出时均不是用来治疗躁狂症状的，而是希望通过调整当事人的日常社会活动、改善人际关系以防止躁狂症状的复发。如果能与药物治疗相结合，IPSRT 能有效地拉长双相障碍当事人抑郁症状与躁狂症状之间更替的时间（参见 Frank，2005）。

如果将人际心理治疗应用于治疗**恶劣心境**（IPT-D），则必须在理论上进行一些重要的调整。人际心理治疗模型认为人际关系问题是当事人当下抑郁症状的诱因，但这并不适用于那些具有长期不良情绪和心理社会功能损伤的障碍类型。因此，人际心理治疗被应用于治疗恶劣心境时，提出了一个医源性角色转换（iatrogenic role transition）的概念，即医生通过让当事人了解其自身的不良人际模式、探索新的选择以及意识到恶劣心境可以治愈等方式，使治疗本身进行一次角色转换（Markowitz，1998）。无论是个体或团体形式的人际心理治疗，对于恶劣心境的药物治疗的助力作用均得到了证明。

### （二）人际心理治疗在非心境障碍中的应用

人际心理治疗在**神经性暴食症**（bulimia nervosa）中的应用（IPT-BN）主要聚焦于诱发当事人出现暴食症状的人际关系问题，而较少关注疾病症状本身，这是其与该方法在抑郁症当事人中应用的最大差别。在 IPT-BN 中，治疗师并不引导当事人讨论饮食的话题，而是讨论人际背景的相关议题，并探索可能诱发并维持其饮食症状的情绪和人际问题。在比较 IPT-BN 与 CBT 治疗暴食症的临床试验中，研究者（Fairburn, Jones, Peveler, Hope, & O'Connor, 1993）发现，虽然人际心理治疗需要花费更长的时间，但当事人的症状水平最终得以减轻，并在症状的改善程度和持续时间上表现得更好。这些发现支持了 IPT-BN 的中介机制：人际心理治疗并不直接解决当事人的饮食问题，而是帮助当事人改善引起他们病症的人际问题，并最终减轻其饮食症状。在临床试验中，人际心理治疗对于**贪食症**（binge eating disorder）同样具有疗效，同时研究者也检验了人际心理治疗对于**神经性厌食症**（anorexia nervosa）的疗效，但可惜没有得到证据的支持。

对于具有创伤后应激障碍（PTSD）的个案而言，由于PTSD是当事人对创伤事件的反应，将人际背景视为病症的诱因并不恰当。相反，人际心理治疗在应用于PTSD治疗时，是将人际关系问题视为当事人PTSD的结果——许多患有PTSD的当事人变得多疑，情绪表达困难，并且远离其社会环境。与其他大多数治疗方法不同，人际心理治疗在治疗PTSD时不是通过暴露的方式让当事人直接面对过去的创伤。然而，随着当事人症状的改善，当事人却经常可以将自己暴露于过去创伤事件的回忆中。一项将人际心理治疗应用于低收入女性PTSD的临床试验发现，该方法对于PTSD和抑郁症共病的当事人疗效显著（Krupnick et al.，2008）。人际心理治疗在**社交恐惧症**（social phobia）和**惊恐障碍**（panic disorder）中的应用也有望得到预期的结果。不过，对于这些疾病的治疗，认知行为治疗仍然是首选。

人际心理治疗的一些核心特征，比如治疗时程短、重视降低急性症状水平等，体现了轴Ⅰ心理障碍治疗的发展特点。马科维茨等（Markowitz et al.，2006）将人际心理治疗应用于**边缘型人格障碍**（borderline personality disorder）的尝试，代表了这一治疗方法的新发展（即对轴Ⅱ障碍的治疗），但仍需对其进行检验。人际心理治疗在边缘型人格障碍中的应用前景，请参见前文的"人格理论"部分。

人际心理治疗在**物质滥用**（substance abuse）中的应用，主要是基于以下两个理由：当事人滥用药物和酒精是对其糟糕人际关系的补偿；物质滥用会破坏其现有的人际关系，反过来又会诱发心理障碍，如此形成恶性循环。人际心理治疗对于这类人群的治疗目标是帮助他们解决当下的人际问题和人际冲突，以此对抗今后对于物质使用的需求。虽然早期的临床试验并没有证明人际心理治疗对于物质滥用的疗效，然而近年来的临床试验（Johnson & Zlotnick，2012）表明，人际心理治疗对于抑郁人群的物质滥用症状有缓解作用。

### （三）人际心理治疗的其他应用

人际心理治疗的**团体形式**（group IPT，IPT-G）有很多潜在的益处。团体人际心理治疗可以帮助当事人激活"病人"的角色，因为这种形式可以告诉当事人还有其他很多人也正在遭受相同疾病的折磨，可以打破当事人的社会隔离状态，可以让他们在治疗的同时练习人际交往技能，可以让他们获得满足感（因感觉自己帮助了他人）。在实务层面，团体形式允许治疗师一次接触更多的当事人，使其相对于个体形式具有更大的成本效益。团体人际心理治疗可能存在的一个缺点是，治疗师不能聚焦于每一个体特定的人际困难，特别是在团体里各成员有不同的人际问题领域时，这一缺点就会更为突出。威尔弗利等（Wilfley et al.，1993）成功将团体人际心理治疗用于患有非呕泻型贪食症（nonpurging bulimic）的女性身上。为了解决团体形式的一些潜在问题，他们在团体治疗进行之前先对每个当事人进行两次个体治疗（主要是完成人际调查，对个案进行概念化），整个治疗过程中每个当事人需要完成的家庭作业都是不一样的，所有团体成员指定处理的人际问题领域都是人际缺损。之后的另一些研究为团体人际心理治疗的疗效检验提供了额外的支持证据，包括对乌干达的成年抑郁症当事人的治疗，这一案例会在下一部分进行详细讨论。

**人际心理咨询**（interpersonal counseling）是人际心理治疗的另一种形式，它的治疗周期要更短。人际心理咨询主要用于治疗那些躯体疾病共病抑郁症状的当事人（Weissman & Klerman，1986），目前正在初级保健机构中进行疗效检验。

**联合/伴侣人际心理治疗**（conjoint/couples IPT）主要用于治疗患有抑郁症的夫妻一方或双方。

在对夫妻一起进行治疗之前，治疗师会先对每一对象进行个体治疗，主要是对他们的症状进行诊断、完成人际关系调查、进行个案概念化。这类人群最普遍的人际问题领域是人际冲突和角色转换。福莱等（Foley et al.，1989）进行的研究发现，虽然联合人际心理治疗和个体人际心理治疗在抑郁症状缓解上的效应量不相上下，但联合人际心理治疗对于婚姻满意度的改善作用更强。

**电话人际心理治疗**（telephone IPT）的疗效已经被一些小型的探索性研究和开放性临床试验所证明，研究针对的人群包括已出院的癌症当事人（他们同时患有抑郁症，因病得太重而无法参加面对面的会谈）、症状部分缓解的抑郁症当事人、流产后患有亚综合征性抑郁症的当事人（Weissman et al.，2007）。除了在最开始时会进行一次面对面的会谈（主要是进行症状诊断、评估自杀等级）之外，其他所有的治疗都是通过电话进行的。实际上，电话人际心理治疗与标准人际心理治疗在其他方面都是一样的。

## ■ 四、多元文化的适用性

人际心理治疗已经成功地在世界范围内的许多国家和不同文化环境中得以实践应用。在进行细微的调整后，人际心理治疗在美国的少数族群、六大洲的 30 多个国家中都得到了有效的应用。另外，即便是将人际心理治疗应用于撒哈拉以南的非洲，研究者和临床医生在应用该方法时所遇到的阻碍因素与将该方法应用于乌干达的乡村以及美国的城市时所遇到的阻碍因素也是一致的，尽管这些社会之间的文化与经济状况存在天壤之别。

特别值得一提的是，研究者和临床医生在撒哈拉以南的非洲所做的工作使得人际心理治疗在该地区得以广泛应用，证明该方法是**切实可行、易被接受、有生态效度、有治疗效果的**，也是**可持续的**（Verdeli，2008）。他们所做的主要工作包括：（1）了解心理健康问题和群体的需要；（2）验证评估量表（不只是翻译和回译），以掌握当地的心理健康综合征；（3）当社区认为当事人需要接受帮助并同意干预计划时，对他们进行干预；（4）在受训者和关键信息提供者之间持续的意见交换基础上，选取具有生态效度的治疗方法；（5）心理健康服务提供者对当地的非专业人员进行培训教育，逐步建立一个具有实践性和可行性的干预体系；（6）促进国内组织与国际学术中心、非政府组织的合作交流，当地组织负责对治疗方法的疗效进行检验，如果证明是有效的，则在国内宣传；之后，国际专家逐步退出，让国内的专家慢慢接手。

### （一）人际心理治疗的适用性：乌干达西南部的团体人际心理治疗

人际心理治疗在乌干达西南部的适用性研究，可以作为心理治疗适用过程的样板。博尔顿等（Bolton et al.，2003）在乌干达西南部的马萨卡区（Masaka）和拉卡伊区（Rakai）对人际心理治疗在成年抑郁症当事人身上的疗效进行了检验，他们的长远目标是在该项目结束后能使人际心理治疗在当地可持续进行。

#### 1. 关于适用性的定性研究

流行病学的研究表明，在过去的 25 年中，乌干达的抑郁症一直处于较高的水平，患病率高达21%（Bolton et al.，2003）。当地人认为艾滋病毒是他们罹患抑郁症的原因，确实，乌干达是世界上艾滋病毒感染率最高的国家之一。2000 年，一项民族志研究发现了两种在当地特别流行的综合征：

自我厌恶和自我怜惜。这些综合征的症状与DSM-Ⅳ中抑郁症的诊断标准（比如悲伤、睡眠障碍和食欲不振、精神不振、无价值感）有很多重叠。然而，当地的综合征也包含了一些DSM-Ⅳ中未包含的其他症状，如问候他们时没有反应，给他们提供帮助时并不感激。医生的缺乏以及药物的高成本限制了当地抗抑郁药物的使用，心理治疗被认为是一种可行的选择，因为：（1）没有经验的非专业人士也可以在经过培训后提供干预服务（因为当地缺乏心理健康方面的专业人员）；（2）可以采用团体的形式进行治疗，这样可以增加覆盖面并降低成本；（3）它的有效性得到了确定。

以下三个主要的理由可以说明人际心理治疗是与当地群众的需求相契合的：（1）人际心理治疗对于抑郁症的疗效已经得到了确认；（2）该方法与乌干达的当地文化是相容的；（3）人际心理治疗的问题领域与调查得出的当地群众遇到的问题类型是匹配的（Verdeli et al.，2003）。在当地社区中，哀伤主要是与家人和亲密朋友的死亡相关，而他们的死亡大多数是因为艾滋病或其他疾病；人际冲突的来源主要包括土地边界争端所引发的与邻居的矛盾、政治斗争、妻子抗议感染艾滋病毒的丈夫不戴避孕套的性爱要求；角色转化问题包括感染艾滋病毒或患其他疾病、结婚、搬到丈夫家里居住、应付丈夫再娶一位妻子的决定等。当地工作者认为人际缺陷与他们的文化没有什么关系，因此在治疗时放弃了这一问题领域（Verdeli et al.，2003）。

### 2. 任务转接

世界宣明会的很多工作人员普遍认可的工作原则是谁是某一项目的发起人，谁就是这一项目的领导者。尽管这些工作人员大多数没有心理健康工作的经验，但是接受人际心理治疗专家对他们进行为期两周的训练，并在随后的试验过程中通过电话跟进指导已经被证明是一种有效的培训方法。这一种方法与世界卫生组织的**任务转接模型**相一致，该模型认为将任务转接给当地的医疗工作者，可以保证将获得的资源得到有效的使用，从而提高保健覆盖率（WHO，2007）。

### 3. 适应当地情况

治疗中所使用的语言受到乌干达的文化背景的影响。如哀伤指"所爱之人的死亡"，角色冲突被称为"不一致"，角色转换指"生活改变"（Clougherty，Verdeli，& Weissman，2003）。此外，治疗时所使用的策略也根据当地的文化标准进行了调整。比如，在当地文化中，面对面的冲突被认为是不合适的、无礼的，所以需使用间接的沟通方式。对于妇女来说，一种有效的策略是在为丈夫做饭时，将饭菜做得很差，这样就可以表示自己认为丈夫在某些事情上做错了。在团体人际心理治疗中，团体成员都清楚很难从毁灭性的事件（艾滋病、专制政权、内战）中获得积极的结果。因此在解决角色转换这一问题时，治疗师会与团体成员一起识别在他们的生活中有哪些内容是可控的，并一起寻找新的选择，训练相关技能，以获得对这一问题领域的掌控感（Verdeli et al.，2003）。

### 4. 临床试验的结果

临床试验的结果表明，经过调整的团体人际心理治疗对于抑郁症当事人的疗效显著好于控制组（Bolton et al.，2003）。这一疗法已经很好地被当地的组织所接受，当事人的参与度非常高，中途放弃的比例只有7.8%。此外，在治疗结束之后团体成员还会自发地会面。

## （二）人际心理治疗在乌干达北部的应用

### 1. 应用效果

世界上最致命的人道主义危机之一，就是乌干达北部长达22年的内战。多达20 000名儿童被诱骗并强制参加了"圣灵抵抗军"的运动。2005 年，哥伦比亚大学的人际心理治疗团队开展了一项服务于青少年的团体人际心理治疗项目，这些青少年居住在乌干达北部地区专门安置流离失所人员的营地。民族志研究发现，这些人群的抑郁和焦虑程度都处于很高的水平（Bolton et al.，2007）。另外两个曾在西南部地区使用过的治疗条件也被纳入此次研究中，即创造性游戏（creative play）和等待名单（wait-list）。创造性游戏是非政府组织在这些情况下惯常的处理方法，主要目的是控制安慰剂效应，同时有助于辨别由于人际心理治疗的特殊因子而产生的效果是否超过了小组一般的水平。临床试验的结果表明，人际心理治疗组当事人的抑郁症状的改善程度显著高于另外两个试验条件组的当事人（Bolton et al.，2007）。自从这一研究成功之后，营地的官员就与世界宣明会的职员建立了合作关系，在当地推广团体人际心理治疗在青少年抑郁人群中的应用，这个团队的领导人又一次不得不非常努力地解决强大的治疗需求。

**2. 可持续性**

自从 2003 年在乌干达的第一项研究启动以来，团体人际心理治疗项目在其他地区也建立了新的团体和服务中心。到目前为止，2 500 位来自乌干达西南部以及北部难民营的当事人得到了有效的治疗。与其他许多在发展中国家和地区实施的国际项目不同，团体心理治疗项目并没有在初步研究完成之后就不复存在了（Verdeli，2008）。

**3. 可推广性**

为了更进一步促进人际心理治疗在非洲的发展，2007 年在内罗毕举行了一次人际心理治疗培训者的培训大会。12 名乌干达项目中最有经验的治疗师花了两周的时间对参会人员进行培训，主要内容包括：质量监控，介绍对培训师和监督员的培训标准，阐明理论与技术问题，教授培训技能。

自人际心理治疗完成了在乌干达的临床试验之后，这一方法就被应用到了很多其他文化环境中。比如，在印度果阿邦，研究人员将人际心理治疗作为阶梯治疗方法的一部分，应用于遭受痛苦的当事人的初级保健，其效果也得到了验证。目前已经有足够的证据证明人际心理治疗是一种适用于普通大众的干预方法，而不只是适用于某一小部分人群（Patel et al.，2010）。在美国，人际心理治疗还被应用于西班牙裔美国人的抑郁症的治疗。在将该方法应用于西班牙裔美国人时，马科维茨等（Markowitz et al.，2009）找出了许多与治疗相关的文化因子：（1）家庭的中心地位（家族主义）；（2）冲突主要是源于移民和文化适应，同时移民也是角色转换问题的主要来源；（3）性别议题（男子气概），目的在于建构一种更令人满意的、更被文化所接受的基于性别的自我意识；（4）必须使用文化上可接受的面质方式。

# 第六节　治疗案例

在"心理治疗过程"部分，我们已经通过保罗的例子阐述了人际心理治疗的一些内容，现在我们来总结一下这个案例。如前所述，保罗是一名 22 岁的在校大学生，他被送到了学校的健康服务中心，在这里他抱怨过去几个月中所体验到的一些症状：感觉悲伤和空虚、难以集中注意力、睡眠问题、食欲不振以及容易疲劳等。

对保罗的临床访谈可以确定他得了抑郁症，他在汉密尔顿抑郁评定量表（HAM-D）上的得分是18分，说明他目前正在遭受严重抑郁发作的折磨。鉴于他在自杀意向和自主神经系统症状上的得分较低，治疗师决定不对其进行药物治疗。

通过调查他的精神病史，人际心理治疗师得知他是家里的第二个孩子。他的父亲是一家大型律师事务所的合伙人，他的母亲待在家里照顾他和他的姐姐莎拉。保罗是一个焦虑型的孩子，他一直都只有两三个好友，而且他害怕见陌生人。他和姐姐莎拉的关系非常亲密，莎拉一直很爱护这个小弟弟。他和姐姐的亲密关系一方面给了他安全感；但另一方面，偶尔也会让他感觉自己有缺陷。保罗有点害羞，在学校里是一个中等生且缺乏自信；而莎拉很优秀，在学校里的成绩也很好。保罗感觉自己和母亲的关系很亲密，但是和父亲相处起来比较困难。他父亲对莎拉的认可程度更高，会经常表扬和庆祝莎拉在学业上的成就，但是他却经常轻视和挖苦保罗，保罗的漫无目的、毫无方向让他困惑，也让他灰心失望。

虽然保罗疑似患有注意缺陷多动障碍，但正式的评估排除了这种可能性。保罗在大学的成绩一直是中等水平，他对所有的课程都没有多少激情，他之所以选择社会学专业，仅仅是因为"这很容易学，也很普通"。现在他处在第四学年的春季学期，然而他所选择的专业让他不知道自己在夏天毕业后能干什么。他感觉自己更适合的职业是有形的、行动取向的，也就是"不要那么学术、偏实践的"职业。

保罗的抑郁症状是在圣诞假期之后出现的。他发现自己很难集中注意力，无力应对课程；他特别担心自己的统计课成绩会不及格，这让他想到自己可能应该退学。在治疗的时候赋予保罗"病人"的角色，似乎在一定程度上降低了保罗的焦虑程度，同时劝说他不要在这个时候在他的学业和未来发展上做出重大决定。此外，治疗师也指导他开始思考哪些具体措施能帮助他解决当下的紧迫问题，特别是如何避免他在统计考试中不及格的问题。

在完成人际关系调查后，治疗师认为保罗的抑郁症状受到其不确定的毕业去向（角色转换）的影响，与他关系紧张的父亲给他的压力和高期望（人际冲突）也加剧了他的症状水平。近期他的姐姐莎拉订婚以及被法学院录取的事实，更是让他感觉自己无用和失落。这些人际关系特征对保罗造成了影响，他与他的治疗师最终达成一致，在后续的治疗中主要关注其毕业后的角色转换问题以及与他父亲之间的人际冲突。

在治疗中期，治疗师与保罗一起通过分离自身与他人的感受、观点，发现生涯发展的新的可选性，识别在转换期可以帮助他获取信息和提供支持的个体，从而解决角色转换的问题。同时，治疗师还帮助保罗意识到他父亲挖苦性的评价对其抑郁症的负面影响，同时帮助他与父亲保持距离。

接下来的几周，保罗的抑郁症状开始改善，并且在治疗中也越来越主动。保罗向他的统计课教授解释了他现在的状况，基于她的建议，决定在这一门课上申请"未修毕"学分。他尽量挤出时间和他的朋友丽莎接触，也和她的舍友成为朋友。这些成就使保罗获得了一种对人际关系的控制感，同时也获得了自信心。保罗还积极地计划毕业后去干什么。因为修读了应急医疗服务导论课程，他体验到了久违的快乐，于是他在网上做了一些调查，并与生涯咨询师就应急医疗服务这一职业进行了讨论，打算将其作为一种可能的职业选择。保罗还努力与父亲保持距离。虽然他认为与父亲之间没有亲密过，但是这种保持距离的行为让他感觉很好，通过这一治疗过程，保罗与父亲之间的电话交谈对他情绪的影响越来越小。

保罗的抑郁症状一直在稳定改善中，在治疗结束期之前的四次会谈中，保罗在汉密尔顿抑郁评定量表上的抑郁分数有些微的增长。这对于一个即将结束治疗的当事人而言是很常见的，治疗师缓和了保罗对于治疗结束的焦虑情绪，提醒他关注过去几个月中他所取得的重大进步。在治疗的最后阶段，保罗与治疗师盘点了他所取得的进步——抑郁症状得到了改善，获得了人际控制感，在毕业角色转换问题以及与父亲的人际冲突问题上取得了进步。这些讨论是下一步讨论的基础，接下来的讨论内容主要是关于保罗在治疗结束后如何继续前进的问题。他们一起讨论了未来可能再一次诱发保罗抑郁症的问题有哪些，以及哪些资源可以帮助他很好地解决这些问题。保罗表示他为在治疗中获得的成长感到自豪，并为自己在毕业后将会再上一次应急医疗课程的决定而兴奋。他看清了自己与父亲之间的关系，并且意识到，虽然父亲现在给了他自由的空间，但是在他的职业规划方面，他父亲还是难以做到真的不干涉。他对与母亲之间的关系感觉良好，他母亲非常支持他的治疗，也支持他的职业生涯规划。现在，保罗感觉自己以及未来都很安全，还能发自内心地为他姐姐的成功感到高兴。在最后一次会谈中，治疗师和保罗讨论了治疗结束的问题。保罗表示，虽然事情还没有达到理想的状态，但是他感觉自己能够掌控。

在终止治疗之前，治疗师向保罗承诺治疗室的门一直是向他敞开的，让他知道当需要更多帮助时，可以再次联系她。18 个月后，保罗给治疗师打了一个电话，总的来说就是事情越变越好了。他再也没有出现抑郁症状，他现在是一名全职的应急医护人员，并很享受现在的工作。他交了一些新朋友，虽然大多数时间是在工作，偶尔也会有一些约会。虽然与母亲和姐姐相处得都很好，但是和父亲之间的关系还是很疏远。保罗还是能从他父亲的眼中看到"你仅仅是一名应急医护人员而已"，父亲像是在怨恨地说"我对你感到失望"。近期，保罗父亲的心脏病发作了，这让保罗非常焦虑，他觉得似乎应该尝试修补一下他们之间的关系。治疗师祝贺了保罗所取得的成绩，同时提醒他应该将自己的感受和他人的观点进行分离。治疗师帮助保罗接受了现实，即他与他父亲之间现存的关系状态就是他所能获得的最好的关系状态了，也让他有机会"哀悼"一下他与父亲再也不可能更亲密的事实。这些领悟使保罗感觉"不那么差了，也让我感觉父亲和我之间发生的事情并不都是我的责任了"，从而降低了他对这段关系的焦虑。

# 第七节　本章小结

人际心理治疗最先被提出时，主要是作为精神药理学试验中的替代性心理治疗方法。克勒曼、韦斯曼及其同事致力于创立一种将各种优秀心理治疗技术和策略紧密结合在一起的、有系统结构的心理治疗方法。他们所建构的实际上是一种逻辑框架，在这个框架下，不同理论取向和背景的治疗师都可以使用他们之前所具有的各种专业知识，这一特征被证明是这一疗法最大的优势。人际心理治疗既不是教条主义，也不是"照方抓药"，而是在保证短程治疗的前提下，允许治疗师灵活地吸收各种治疗技术，以推动当事人的进步并降低症状水平。

人际心理治疗的这种独特结构，使其不仅能够被各种不同专业背景和文化背景的临床医生所接受，也能被应用于治疗各种各样的心理疾病。在人际心理治疗这种统一的、包罗万象的结构下，它的灵活性和易用性使得它能够一直得到使用和验证。

人际心理治疗提出的精神病理学原理（聚焦于心理障碍的人际关系背景）以及诱发心理障碍的问题领域（哀伤、人际冲突、角色转换、人际缺陷）具有文化普适性。研究已经证明人际心理治疗在各种政治、经济和文化环境下，对于许多心理障碍的治疗都是可行并有效的。现在，它已被广泛应用于各类当事人群体的治疗，既包括美国本土的抑郁症青少年，也包括撒哈拉以南的非洲地区的创伤幸存者。

韦斯曼指出，心理治疗在西方正在被挑战。被保险公司过分渲染的昂贵的治疗价格以及健康管理的压力，使得心理治疗正在被药物治疗所取代，即使是在有充足的证据保证其疗效的领域也依然如此。相反，心理治疗在资源相对匮乏的地区正在茁壮成长，在这些地区，心理治疗往往比药物治疗更划算，作为第一个在非洲等地区被证明有效的心理治疗方法，人际心理治疗正走在这一运动的最前线。

## ▼ 推荐阅读书目

Klerman, G. L., Weissman, M. M., Rounsaville, B. J., & Chevron, E. S. (1984). *Interpersonal psychotherapy of depression.* New York: Basic Books.

Weissman, M. M., Markowitz, J. C., & Klerman, G. L. (2000). *Comprehensive guide to interpersonal psychotherapy.* New York: Basic Books.

Weissman, M. M., Markowitz, J. C., & Klerman, G. L. (2007). *Clinician's quick guide to interpersonal psychotherapy.* New York: Oxford University Press.

Mufson, L., Pollack Dorta, K. P., Moreau, D., & Weissman, M. M. (2004). *Interpersonal psychotherapy for depressed adolescents* (2nd ed.). New York: Guildford Press.

Frank, E. (2005). *Treating bipolar disorder: A clinician's guide to interpersonal and social rhythm therapy.* New York: Guildford Press.

Hinrichsen, G. A., & Clougherty, K. F. (2006). *Interpersonal psychotherapy for depressed older adults.* Washington: American Psychological Association.

## ▼ 推荐阅读案例

Crowe, M., & Luty, S. (2005). The process of change in interpersonal psychotherapy (IPT) for depression: A case study for the new IPT therapist. *Psychiatry, 68* (1), 43–54. [Reprinted in D. Wedding & R. J. Corsini (2013). *Case studies in psychotherapy.* Belmont, CA: Brooks/Cole.]

Markowitz, J. C., & Weissman, M. M. (Eds.). (2012). *Casebook of interpersonal psychotherapy.* New York: Oxford University Press.

Mufson, L., Verdeli, H., Clougherty, K. F., & Shoum, K. (2009). How to use interpersonal psychotherapy for adolescents (IPT-A). In J. M. Rey & B. Birmaher (Eds.), *Treating child and adolescent depression.* Baltimore: Lippincott Williams & Wilkins.

Weissman, M. M., Markowitz, J. C., & Klerman, G. L. (2000). *Comprehensive guide to interpersonal psychotherapy.* New York: Basic Books.

Weissman, M. M., Markowitz, J. C., & Klerman, G. L. (2007). *Clinician's quick guide to interpersonal psychotherapy.* Oxford: Oxford University Press.

## ▼ 参考文献

Ainsworth, M., Blehar, M., Waters, E., & Wall, S. (1978). *Patterns of attachment.* Hillsdale, NJ: Erlbaum.

Baron, R. M., & Kenny, D. A. (1986). The moderator–mediator variable distinction in social psychological research: conceptual, strategic, and statistical considerations. *Journal of Personality and Social Psychology, 51,* 1173–1182.

Bartholomew, K., & Horowitz, L. M. (1991). Attachment styles among young adults: A test of a four-category model. *Journal of Personality and Social Psychology, 61*(2), 226–244.

Bolton, P., Bass, J., Betancourt, T., Speelman, L., Onyango, G., Clougherty, K. F., et al. (2007). Interventions for depression symptoms among adolescent survivors of war and displacement in northern Uganda: A randomized controlled trial. *Journal of the American Medical Association, 298,* 519–527.

Bolton, P., Bass, J., Neugebauer, R., Clougherty, K., Verdeli, H., Ndogoni, L., et al. (2003). Results of a clinical trial of a group intervention for depression in rural Uganda. *Journal of the American Medical Association, 289,* 3117–3124.

Bowlby, J. (1980). *Loss: Sadness and depression.* New York: Basic Books.

Brennan, K. A., & Shaver, P. R. (1995). Dimensions of adult attachment, affect regulation, and romantic relationship functioning. *Personality and Social Psychology Bulletin*, 21, 267–283.

Caspi, A., Sugden, K., Moffitt, T. E., Taylor, A., Craig, I. W., Harrington, H., et al. (2003). Influence of life stress on depression: Moderation by a polymorphism in the 5-HTT gene. *Science, 301*, 386–389.

Champagne, F. A., Francis, D. D., Mar, A., & Meaney, M. (2003). Variations in maternal care in the rat as a mediating influence for the effects of environment on development. *Physiology and Behavior, 79*, 359–371.

Clougherty, K. F., Verdeli, H., & Weissman, M. M. (2003). *Interpersonal psychotherapy adapted for a group in Uganda (IPT-G-U)*. Unpublished manual available through M. M. Weissman, PhD, 1051 Riverside Drive, Unit 24, New York 10032 (mmw3@columbia. edu).

Collins, N. L., & Read, S. J. (1990). Adult attachment, working models, and relationship quality in dating couples. *Journal of Personality and Social Psychology, 58*, 644–663.

Cyranowski, J. M., Shear, M. K., Rucci, P., Fagiolini, A., Frank, E., Grochocinski, V. J., et al. (2002). Adult separation anxiety: Psychometric properties of a new structured clinical interview. *Journal of Psychiatric Research, 36*, 77–86.

Elkin, I., Shea, T. M., Watkins, J. T., Imber, S., Sotsky, S. M., Collins, J. F., et al. (1989). National Institute of Mental Health Treatment of Depression Collaborative Research Program: General effectiveness of treatments. *Archives of General Psychiatry, 46*, 971–982.

Fairburn, C. G., Jones, R., Peveler, R. C., Hope, R. A., & O'Connor, M. (1993). Psychotherapy and bulimia nervosa. Longer-term effects of interpersonal psychotherapy, behavioral therapy, and cognitive behavior therapy. *Archives of General Psychiatry, 50*(6), 419–428.

Fava, M., Farabaugh, A. H., Sickinger, A. H., Wright, E., Alpert, J. E., Sonawalla, S., et al. (2002). Personality disorders and depression. *Psychological Medicine, 32*(6):1049–1057.

Feske, U., Frank, E., Kupfer, D. J., Shear, M. K., & Weaver, E. (1998). Anxiety as a predictor of response to interpersonal psychotherapy for recurrent major depression: An exploratory analysis. *Depression and Anxiety, 8*, 135–141.

Foley, S. H., Rounsaville, B. J., Weissman, M. M., Sholomskas, D., & Chevron, E. (1989). Individual versus conjoint interpersonal psychotherapy for depressed patients with marital disputes. *International Journal of Family Psychiatry, 10*, 29–42.

Frank, E. (2005). *Treating bipolar disorder: A clinician's guide to interpersonal and social rhythm therapy*. New York: Guildford Press.

Frank, E., Kupfer, D. J., & Thase, M. E. (2005). Two-year outcomes for interpersonal and social rhythm therapy in individuals with bipolar I disorder. *Archives of General Psychiatry, 62*, 996–1004.

Hammen, C., Burge, D., Daley, S., Davila, J., Paley, B., & Rudolph, K. D. (1995). Interpersonal attachment cognitions and prediction of symptomatic responses to interpersonal stress. *Journal of Abnormal Psychology, 104*, 436–443.

Hinrichsen, G. A., & Clougherty, K. F. (2006). *Interpersonal psychotherapy for depressed older adults*. Washington, DC: American Psychological Association.

Johnson, J. E., & Zlotnick, C. (2012). Pilot study of treatment for major depression among women prisoners with substance use disorder. *Journal of Psychiatric Research*. E-publication ahead of print.

Kendler, K. S., Prescott, C. A., Myers, J., & Neale, M. C. (2003). The structure of genetic and environmental risk factors for common psychiatric and substance use disorders in men and women. *Archives of General Psychiatry, 60*, 929–937.

Klerman, G. L., Dimascio, A., Weissman, M. M., Prusoff, B., & Paykel, E. S. (1974). Treatment of depression by drugs and psychotherapy. *American Journal of Psychiatry, 131* (2): 186–191.

Klerman, G. L., Weissman, M. M., Rounsaville, B. J., & Chevron, E. (1984). *Interpersonal psychotherapy for depression*. New York: Basic Books.

Kraemer, H. C., Frank, E., & Kupfer, D. J. (2006). Moderators of treatment outcomes: Clinical, research, and policy importance. *JAMA, 296*(10), 1286–1289.

Krupnick, J. L., Green, B. L., Stockton, P., Miranda, J., Krause, E., & Mete, M. (2008). Group interpersonal psychotherapy for low-income women with posttraumatic stress disorder. *Psychotherapy Research: Journal of the Society for Psychotherapy Research, 18*(5), 497–507.

Main, M., & Solomon, J. (1986). Discovery of an insecure–disorganized/disoriented attachment pattern: Procedures, findings, and implications for the classification of behavior. In T. B. Brazelton & M. Yogman (Eds.), *Affective development in infancy* (pp. 95–124). Norwood, NJ: Ablex.

Markowitz, J. C. (1998). *Interpersonal psychotherapy for dysthymic disorder*. Washington, DC: American Psychiatric Press.

Markowitz, J. C., Patel, S. R., Balan, I. C., Bell, M. A., Blanco, C., Brave Heart, M. Y. H., Buttacavoli Sosa, S., & Lewis-Fernandez, R. (2009). Toward an adaptation of Interpersonal Psychotherapy for Hispanic patients with DSM-IV Major Depressive Disorder. *Journal of Clinical Psychiatry, 70*(2), 214–222.

Markowitz, J. C., Skodol, A. E., & Bleiberg, K. (2006). Interpersonal psychotherapy for borderline personality disorder: Possible mechanisms of change. *Journal of Clinical Psychology, 62*(4), 431–444.

Markowitz, J. C., & Weissman, M. M. (Eds.). (2012). *Casebook of interpersonal psychotherapy*. New York: Oxford University Press.

McBride, C., Atkinson, L., Quilty, L. C., & Bagby, R. M. (2006). Attachment as a moderator of treatment outcome to major depression: A randomized control trial of interpersonal psychotherapy vs. cognitive behavior therapy. *Journal of Consulting and Clinical Psychology, 74*, 1041–1054.

Meyer, A. (1957). *Psychobiology: A science of man*. Springfield, IL: Charles C. Thomas.

Mickelson, K. D., Kessler, R. C., & Shaver, P. R. (1997). Adult attachment in a nationally representative sample. *Journal of Personality and Social Psychology, 73*, 1092–1106.

Mufson, L., Dorta, K. P., & Wickramaratne, P. (2004). A randomized effectiveness trial of interpersonal psychotherapy for depressed adolescents. *Archives of General Psychiatry, 61*, 577–584.

Mufson, L., Pollack Dorta, K., Moreau, D., & Weissman, M. M. (2004). *Interpersonal psychotherapy for depressed adolescents* (2nd ed.). New York: Guilford Publications.

Mufson, L., Verdeli, H., Clougherty, K. F., & Shoum, K. (2009). How to use interpersonal psychotherapy for adolescents (IPT-A). In J. M. Rey & B. Birmaher (Eds.), *Treating child and adolescent depression.* Baltimore: Lippincott Williams & Wilkins.

Mufson, L., Weissman, M. M., Moreau, D., & Garfinkel, R. (1999). Efficacy of interpersonal psychotherapy for depressed adolescents. *Archives of General Psychiatry, 56,* 573–579.

Murphy, B., & Bates, G. W. (1997). Adult attachment style and vulnerability to depression. *Personality & Individual Differences, 22,* 835–844.

Patel, V., Weiss, H. A., Chowdhary, N., Naik, S., Pednekar, S., Chatterjee, S., et al. (2010). Effectiveness of an intervention led by lay health counsellors for depressive and anxiety disorders in primary care in Goa, India (MANAS): A cluster randomised controlled trial. *Lancet, 376*(9758), 2086–2095.

Paykel, E. S. (1978). Contributions of life-events to causation of psychiatric illness. *Psychological Medicine, 8*(2), 245–253.

Peluso, P. R., Peluso, J. P., White, J. F., & Kern, R. M. (2004). A comparison of attachment theory and individual psychology: A review of the literature. *Journal of Counseling and Development, 82,* 139–145.

Ravitz, P. (2009). *Changes in self-reported attachment and interpersonal problems in depressed patients treated with IPT.* Paper presented at the Third International Conference on Interpersonal Psychotherapy: Global Update, New York.

Shahar, G., Blatt, S. J., Zuroff, D. C., & Pilkonis, P. A. (2003). Role of perfectionism and personality disorder features in response to brief treatment for depression. *Journal of Consulting and Clinical Psychology, 71*(3), 629–633.

Simpson, J. A., Rholes, W. S., & Nelligan, J. S. (1992). Support seeking and support giving within couples in an anxiety-provoking situation: The role of attachment styles. *Journal of Personality and Social Psychology, 62,* 434–446.

Sotsky, S. M., Glass, D. R., Shea, M. T., Pilkonis, P. A., Collins, J. F., Elkin, I., et al. (1991). Patient predictors of response to psychotherapy and pharmacotherapy: Findings in the NIMH Treatment of Depression Collaborative Research Program. *American Journal of Psychiatry, 148,* 997–1008.

Sullivan, H. S. (1955). *The interpersonal theory of psychiatry.* London: Tavistock Publications.

Verdeli, H. (2008). Toward building feasible, efficacious and sustainable treatments for depression. *Depression and Anxiety, 25*(11), 899–902.

Verdeli, H., Clougherty, K., Bolton, P., Speelman, L., Ndogoni, L., Bass, J., et al. (2003). Adapting group interpersonal psychotherapy for a developing country: Experience in rural Uganda. *World Psychiatry, 2,* 114–120.

Weissman, M. M. (2006). A brief history of interpersonal psychotherapy. *Psychiatric Annals, 36*(8), 553–557.

Weissman, M. M., & Klerman, G. L. (1986). Interpersonal Counseling (IPC) for stress and distress in primary care settings. Unpublished manual available through M. M. Weissman, PhD, 1051 Riverside Drive, Unit 24, New York 10032 (mmw3@columbia. edu).

Weissman, M. M., Markowitz, J. C., & Klerman, G. L. (2000). *Comprehensive guide to interpersonal psychotherapy.* New York: Basic Books.

Weissman, M. M., Markowitz, J. C., & Klerman, G. L. (2007). *Clinician's quick guide to interpersonal psychotherapy.* New York: Oxford University Press.

Weissman, M. M., Verdeli, H., Gameroff, M. J., Bledsoe, S. E., Betts, K., Mufson, L., et al. (2006). National Survey of Psychotherapy Training in Psychiatry, Psychology, and Social Work. *Archives of General Psychiatry, 63,* 925–934.

Weissman, M., & Verdeli, H. (2012). Interpersonal psychotherapy: evaluation, support, triage. *Clinical Psychology & Psychotherapy, 19*(2). E-publication ahead of print.

Wilfley, D. E., Agras, W. S., Telch, C. F., Rossiter, E. M., Schneider, J. A., Cole, A. G., et al. (1993). Group cognitive-behavioral therapy and group interpersonal psychotherapy for the nonpurging bulimic individual: A controlled comparison. *Journal of Consulting and Clinical Psychology, 61*(2), 296–305.

World Health Organization (WHO). (2007). Treat train retain. Task shifting: Global recommendations and guidelines. Retrieved 20 June, 2009, from www.who.int/healthsystems/task_shifting/en/

Young, J. F., Mufson, L., & Davies, M. (2006). Efficacy of interpersonal psychotherapy-adolescent skills training: An indicated preventive intervention for depression. *Journal of Child Psychology and Psychiatry, 47*(12), 1254–1262.

# 第11章

# 家庭治疗

艾琳·戈登伯格（Irene Goldenberg）[*]

赫伯特·戈登伯格（Herbert Goldenberg）[**]

埃丽卡·戈登伯格·佩拉文（Erica Goldenberg Pelavin）[***]

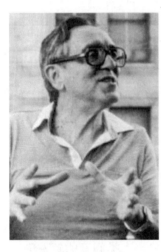 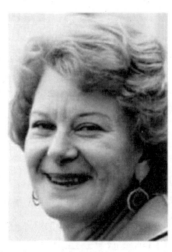 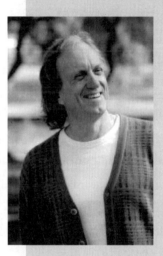

萨尔瓦多·米纽钦　　维吉尼亚·萨提亚（1916—1988）　　迈克尔·怀特（1948—2008）

[*]　艾琳·戈登伯格，教育博士，加州大学洛杉矶分校荣休教授。她为家庭治疗训练了好几代的精神病学家和心理学家，她与他人合著的《家庭治疗概论》已出版到第18版。她目前在洛杉矶独立执业。

[**]　赫伯特·戈登伯格（1927—2009），哲学博士，生前是加州大学洛杉矶分校教授，他曾在这里任教40年。他出版的有关临床心理学、变态心理学和家庭治疗的图书都广受好评。2007年他和妻子艾琳·戈登伯格一起被美国家庭治疗学院（American Family Therapy Academy）授予终生成就奖。

[***]　埃丽卡·戈登伯格·佩拉文，哲学博士，执业临床社工，家庭心理学家，专注于欺凌预防、关系攻击、数字戏剧、网络安全和冲突解决等领域的研究与实践。除面向青少年的咨询工作外，她也开设有关媒介素养和21世纪学习能力方面的研讨班。

家庭治疗既是一种治疗理论也是一种治疗方法，它在家庭互动模式的背景下审视各种临床问题。家庭治疗也是一种干预形式，协助家庭成员识别并改变有问题的、适应不良的、重复的关系模式，以及自我挫败和自我设限的信念系统。

与聚焦于个体的治疗不同，在家庭治疗中，通常把那个**被认定的病人**（identified patient，家庭中认定的有问题的成员）所表现出的问题或麻烦行为，看作是家庭内部成员之间或者家庭与外部团体之间不良的互动模式所导致的。帮助家庭改变，会促进个体及家庭功能的改善。近年来，为了更好地理解家庭功能，心理治疗倾向于采取一种生态学的视角，努力将个体、家庭和周围的文化社区等情境因素都考虑进来（Robbins，Mayorga，& Szapocznik，2003）。

# 第一节　理论概要

## 一、基本概念

当我们的科学思维受到单一的态度、哲学观、立场、过程或方法论支配时（因此称之为**范式特征**），我们就会从那个学派的思想观点出发去寻找问题解决的方案。如果一般的范式无法解释出现的严重问题，我们就会努力地扩展或取代现有的理论系统。一旦旧的信念系统改变，观念就会转变，过去的事件可能就会呈现出全新的意义。库恩（Kuhn，1970）认为，从旧的范式过渡到一个新的范式是一场科学革命。

20世纪中期，心理治疗领域的观点发生了巨大的变化，某些临床工作者与单个当事人工作时对缓慢的进程感到不满，对当事人的改变经常被其他家庭成员所破坏这一现象感到困惑不已，他们开始把家庭看作病症的发源地。他们打破了过去仅关注和体察个体的人格特质和行为模式的传统，采取了一种全新的视角——以家庭结构为参照系——提供了一种界定人类问题的新方法，尤其是症状的发展与缓和。与所有的范式转换的情况一样，这种新视角对心理病理状态的本质提出了一系列新的假设，并且发展出一系列以家庭为中心的方法来收集数据并理解个体的功能。

如果分析的单元是个体，临床理论不可避免地会通过看内在事件、心理结构以及当事人的内在精神问题来解释一个人的问题。这种传统可以追溯到弗洛伊德，即努力地通过再现过去来寻找造成当前困难的根本原因，从而对事情**为什么**发生在这个人身上提出各种假设或解释。当观念转向家庭结构时，注意力会直接指向个体行为发生的家庭背景、个体间的行为次序、当下发生了**什么**、每个参与者**如何**影响其他家庭成员以及**如何**被其他家庭成员所影响。

这种**互为因果关系**（reciprocal causality）的观点，使我们有机会去观察家庭成员间互动的模式，并以此为参考去启动治疗性干预措施。因此，当家庭治疗师将注意力指向功能不良或功能受损的家庭单元而不是某一有症状的个体时，这一有症状的个体就只是家庭系统的一部分，他的行为会被看作家庭功能不良的一种表达。

### （一）家庭作为一个系统

采用关系参照系，家庭治疗师同时关注家庭的**结构**（在一个特定的时间截面它是如何安排、组织和维持的）和**过程**（随时间演变、适应或改变的方式）。这些治疗师把家庭看作一个持续的生命系统，各个相关部分共同组合在一起，构成一个比个别成员简单相加更大的复杂、持久、互为因果的网络。而这个系统又是一个更大的社会背景——外部社区（outside community）的一部分。

要想理解系统是如何运作的，首先必须理解几个关键概念。其中，**组织性**（organization）与**整体性**（wholeness）的概念尤为重要。系统是由那些彼此密切相关的单元构成的，由此我们可以推断它们围绕那些关系组成一个系统。类似地，单元或要素一旦被整合成一个实体——一个整体——就会大于各个部分之和。一个部分的改变会导致另一个部分的变化，从而整个系统都会发生改变。系统理论家认为，如果"整体大于部分之和"成立，那么想要充分了解一个系统就要研究整体，而不是单独考察每个部分。在系统内，不能孤立地考察单一元素，因为元素不可能单独发挥功能。因此，了解家庭功能的意义是显而易见的，因为家庭是一个系统，在这个系统中，家庭成员组织在一起，形成一个超越部分之和的整体。

将家庭视为一个系统，最早起源于贝特森（Gregory Bateson）的工作。贝特森是一位人类学家，在他负责主持的一项早期研究中，他和同事们假设精神分裂症可能是由病态的家庭互动造成的（Bateson, Jackson, Haley, & Weakland, 1956）。尽管贝特森本人并不是一位家庭治疗师，但是他（Bateson, 1972）率先把一个家庭如何运转看作一个**控制论系统**（cybernetic system），其贡献是值得肯定的。对于精神分裂症的起源，目前的观点强调的是由于环境压力而加剧的遗传易感性，但是贝特森的团队认为，首先应把关注的焦点集中在家庭内部现存的信息流动和循环往复的沟通模式上。家庭治疗师把家庭功能视为全部家庭成员间的互动模式，所研究的不是沟通的内容，而是家庭互动的过程。

### （二）控制论的认识论

随着控制论的认识论（cybernetic epistemology）的出现，临床研究与实践出现了几个明显的转变。例如，病理学的定位从被认定的"病人"转向社会情境和个体间的互动，而不是分析陷入困境的人。家庭治疗师认为，不是一个人引起另一个人的行为（"你开始做了某事，我只是对你所做的做出反应而已"），而是双方的行为形成了一个循环互动，一系列连锁反应都是对循环互动本身的反馈。因为每个家庭成员对情境的认定不同，其反应也就互有差异。每个人都说另一个人是问题的原因所在，虽然双方都没有错，但在任何一种人际冲突中试图去寻找一个起点是毫无意义的，因为正在发生的是一个复杂的、反复的相互作用过程，而不是一个简单的、线性的、有着明显开始和结束的因果情境。

在刺激—反应模式中，一个事件导致另一个事件，这种简单、单向的观点代表**线性因果论**（linear causality）。家庭治疗师倾向于按照**循环因果论**（circular causality）的方式进行思考，他们认为个体之间的交互行为会在一个关系网络中以互动循环的方式发生。从这个观点出发，任何原因都被看作前一个原因所产生的结果，反过来又会成为下一个事件的原因。因而，在一个家庭系统内部，成员间的态度和行为以一种强有力的、双向交互的方式彼此紧密联系在一起，形成一个永无休止的循环。

**控制论**（cybernetics）这个术语来源于希腊语，意为"舵手"，由数学家维纳（Norbert Wiener, 1948）提出，用来描述那些以**反馈回路**的方式运转的监控体系。反映这种机制的、大家最熟知的例子就是家庭供暖系统中的温控器——设定一个所需的温度，当热度降到设定的温度之下时，电炉开始运转加热；当达到所设定温度时，电炉停止运转。在该系统中，围绕一个设定点来实现平衡，而其平衡的实现依赖于反馈给该系统的有关房间温度的信息。正是通过这种反馈回路的方式，系统维持着动态平衡；当平衡被破坏或受到威胁时，进行以上操作就可恢复平衡。

对一个家庭来讲，也是如此。当一个危机或其他破坏发生后，家庭成员会试图维持或恢复稳定的环境——**家庭平衡**（family homeostasis）——从而激活家庭学习机制，以减少压力，恢复内部平衡。

家庭成员依靠信息交换——一句话、一个眼神、一个手势、一个扫视——作为一种反馈机制，发出系统出现了不平衡的信号，认为需要采取一些纠正措施，以帮助关系恢复到以前的平衡状态。实际上，系统的输出信息反馈到系统的输入信息可以起到警示、纠正、管理该系统功能的作用。**负反馈**（negative feedback）会产生衰减效应，以恢复平静；而**正反馈**（positive feedback）则通过加大偏差来促进改变的发生。在负反馈中，一对夫妻可能会在这样的争吵中交换信息，例如："是时候停止争吵了，否则我们会后悔的。"在正反馈中，争吵可能逐渐升级到危险、失控的地步；吵架的夫妻可能会把一场争吵升级到不顾后果的程度。尽管正反馈的作用不太稳定，然而在某些情景下，如果场面没有失控，假如它有助于夫妻重新评估不良的交互模式、参与的方式或改变系统的规则，那么正反馈还是有益的。换句话说，一个系统不需要还原到以前的水平，正反馈的结果可以促进系统发生改变，使其在一个更高的稳态水平运转得更顺利（Goldenberg & Goldenberg，2013）。

### （三）子系统、边界以及更大的系统

继米纽钦、尼克尔斯和李（Minuchin，Nichols，& Lee，2006）的工作之后，家庭治疗师把家庭看作是由几个并存的子系统构成的，家庭成员身处这些子系统之中，共同实现某些家庭的功能或过程。整体系统由几个子系统组成，这些子系统可根据代际、性别或家庭功能进行划分。某个家庭成员可能同时属于几个子系统。例如，一位妻子可能同时是母亲、女儿、妹妹等，由此在不同的时间与其他成员形成不同的互补关系，并在每个子系统中扮演不同的角色。在某些功能不良的情况下，家庭成员可能分裂成各种单独的长期联盟，如男性与女性对立、父母与孩子对立、父女与母子冲突等。

尽管家庭成员有可能组成临时联盟，但有三个关键的子系统会一直存在——夫妻子系统、父母子系统和兄弟姐妹子系统（Minuchin，Rosman，& Baker，1978）。第一个子系统对家庭尤为重要，夫妻子系统中的任何功能失调一定会影响到整个家庭，导致儿童成为替罪羊或者与父母中的一方结盟而反对另一方。有效的夫妻子系统不仅能为儿童提供安全感，而且会通过呈现积极的夫妻互动模式教会孩子承担责任。当父母子系统有效时，就会为儿童提供保育、教育、指导、规则设定和纪律。如果出现问题，通常会以父母与青少年代际冲突的形式出现，反映潜在的家庭不和谐和不稳定。兄弟姐妹子系统则有助于成员学会谈判、合作、竞争，并最终与他人形成亲密关系。

将系统、子系统或个体与外在环境分隔开来的，是**边界**（boundary）。边界虽然看不见、摸不着，但却实实在在地保护着系统的完整性，分辨哪些是局外人，哪些是局内人。家庭中的边界会在刚性（限制过多，几乎不允许和不同群体中的成员交往）和弥漫性（过于模糊，以至于成员间角色可以互换，每个成员过多卷入彼此的生活）之间游离。因此，子系统之间边界的明晰及其渗透性，比子系统的成员要重要得多。过于僵硬的边界具有**疏离的家庭**（disengaged families）特征，在这样的家庭里，成员彼此之间感到孤独；而模糊的边界造就**缠结的家庭**（enmeshed families），成员的生

活彼此交织在一起。

家庭与外部世界的边界需要足够清晰，以便于信息的流进流出。就系统而言，边界越柔韧，信息的流动就越好。家庭要对新经验持开放态度，能够意识并摒弃那些不切实际的或过时的互动模式，像一个**开放的**系统那样运转。当边界难以跨越时，家庭会与世隔绝，不关心周围发生的事情，对外界持怀疑的态度，像一个**封闭的**系统那样运转。事实上，没有哪个家庭系统是完全开放或完全封闭的；相反，所有家庭都存在于一个连续体中。

### （四）对控制论的重新审视和后现代的挑战

早期，由系统理论提出的各种激进假设（循环因果、反馈回路、边界、子系统）主要聚焦在各种关系和整体特征上，但这些假设其实是有局限的，因为它们仅限于局外人描述系统内部所发生的事（Becvar，2003）。经过改进后，其假设有时被称为**次级控制论**（second-order cybernetics），该理论承认在观察中存在观察者（家庭治疗师）效应，观察者会通过帮助家庭界定问题来影响目标和结果。每个家庭成员对于所呈现问题的感知开始受到重视，因为每个家庭成员如何建构事实会影响更大的社会情境，同时也会受到该社会情境的影响。当今非常流行的后现代观点尤其反对把系统比喻成一个机械模型。后现代主义认为，我们关于现实的概念不可避免地带有主观性，外部世界没有普遍真理等着所谓的"客观观察者"去描述（Gergen，1999）。

因此，所有的家庭都被一个或多个更大的社会系统所影响，包括法律、医疗保健、学校教育、社会福利、用工试用以及目前大多数网络系统中固有的心理挑战。这些新情况对家庭治疗师提出了新的挑战，他们必须意识到并试图去理解虚拟关系和边界的复杂性。处理关系网，无论是感知到的还是真实的，对于实践者而言都是比较困难的，而且还会涉及法律和道德的议题（Pelavin & Moskowitz-Sweet，2009）。

尽管这种与较大系统的接触是有时间限制的，并且通常不会产生长时间的冲突，但无数的家庭与这样的系统交织在一起，这种纠缠有时会阻碍家庭成员的发展。当今的家庭治疗师对这类互动的关注甚至跨越了正常家庭本身，他们会整合各机构的建议以提供更开阔、更协调的干预模式，从而实现效益的最大化。

### （五）性别意识和文化敏感性

后现代要求人们看待生活的视角要多样化，在这一现象及女性主义运动的挑战下，家庭治疗师已经开始超越家庭内部可观察的互动模式。他们更多地开始考察性别、文化和族群是如何塑造家庭成员的观念和行为模式的。男人和女人早期在家庭中被灌输了性别角色行为，形成了不同的社会化经历，而这些作为结果又产生了独特的行为期望、不同的机会和不同的生活经历。工作和家庭的角色与责任在过去的 30 年里发生了翻天覆地的变化，对男女互动模式和家庭适应提出了新的挑战（Barnett & Hyde，2001）。

事实上，性别、文化背景、族群身份、性别取向和社会阶层之间是相互作用的，不可能抛开其他因素而单独考虑某一方面。正如克利曼（Kliman，1999）所说，作为男性或女性的经历既塑造了穷人、中产阶层或富人，也受到这些不同身份的塑造。当代家庭治疗师指出，与家庭工作时宜采取**性别敏感观**（gender-sensitive outlook），不要去强化（过去的家庭治疗师有时会这么做）刻板的性别歧视、重男轻女的观念和阶层差别。现在，家庭治疗师更关注家庭内部以及社会普遍存在的权利、身份、地位的差异。

同样，如今的家庭治疗师相信，要了解家庭功能的全貌，至少需要理解文化背景（族群身份、社会阶层、宗教背景、性取向）和寻求帮助的家庭的结构（再婚家庭、单亲家庭、同性恋伴侣家庭等）。采取一种更广泛的、多元文化的框架有助于形成一种多元视角，这一视角承认个体的态度和行为模式通常深深地植根于家庭文化背景中。这种多元视角也有助于治疗师更好地理解当今各种形态的家庭中出现的独特问题，这是过去的封闭家庭模型所不能解决的（Sue & Sue，2007）。

要发展**文化敏感性治疗**（culturally sensitive therapy），就必须超越白人、中产阶层的视界（Prochaska & Norcross，1999）。许多治疗师从这种视角（重视自给自足、独立和个人发展）出发开展治疗工作时，经常会发现这些价值观并不一定为所有的族群所接受。例如，许多来自传统的亚洲背景的当事人，其社会价值观普遍是将个人需要从属于社会或者家庭。在发展多元文化框架时，家庭治疗师必须认识到文化适应是一个持续不断的过程，发生在一代又一代人身上，并且族群价值观会持续影响当事人养育子女的方式、代际关系、家庭边界等。

一个家庭治疗师如何进入家庭或给家庭做咨询，不仅受他所掌握的专业知识的影响，而且受他自己的"文化过滤器"——价值观、态度、习惯、宗教信仰与行为，尤其是有关什么是正常行为的信念的影响，而一个具有文化胜任力的家庭治疗师会始终对这一事实保持清醒的头脑（Madsen，2007）。忽视这种个体内在建构的文化标准会有误诊的风险，可能给一个不熟悉的家庭模式错误地贴上异常的标签，但事实上，这个模式可能是完全适合于这个家庭的文化传统的（McGoldrick & Hardy，2008）。同样，具有文化敏感性的治疗师会小心翼翼，不会通过简单地归因为文化差异而忽略或最小化婚姻中的越轨行为。根据法利科夫（Falicov，2000）的观点，家庭治疗是治疗师与家庭的文化背景以及对家庭生活的个人建构之间交流互动的过程，其中就包括了灵性的作用。无论是针对临床工作者还是当事人，都可利用灵性资源来进行应对、治疗和复原（Walsh，2009）。如果宗教或先前建立的家庭礼仪不能满足系统的需要，那么发展一些合作仪式也可能有利于家庭的治疗（Imber-Black，Roberts，& Alva Whiting，2003）。

各种治疗性干预措施都会要求治疗师帮助家庭成员达成这样的理解——任何强加在他们身上的限制条件，都是诸如性别、种族、宗教、社会阶层或性取向等因素影响的结果。那些详细说明社会约定俗成或偏好方式的文化叙事（White，2007）有时是有害的（种族歧视、性别歧视、年龄歧视、阶层偏见），由此也会限制个体、家庭和群体的发展。就这一点而言，如果家庭想要克服社会的限制，治疗师就必须澄清主流文化强加的各种限制条件，以便能够真正帮助到家庭。

## 二、与其他治疗体系的关系

当系统的观点渗透到其他心理治疗体系后，家庭治疗与其他治疗体系的差异并不像过去想象的那样明显。尽管其他取向的治疗师们可能会把焦点放在单个当事人身上，但也有很多治疗师已经开始把个人的问题与更大的背景相联系，其中就包括必不可少的家庭背景。也就是说，其他取向的治疗师也会将家庭系统方法应用于个体心理治疗（Wachtel & Wachtel，1986）。例如，**客体关系理论**（object relations theory）强调，我们在婴儿时期就开始寻找生活中满意的"客体"（人）。基于客体关系进行家庭治疗的精神分析师们，例如沙夫夫妇（Scharff & Scharff，2006）就致力于帮助家庭成员了解每个人是如何从过去的经历中内化其他成员的——这种内化通常是一个人与其父母有未解决的关系导致的——并让他们发现这些过去的痕迹——也称为**内射物**（introjects）——还在持续影响当前的关系，尤其是与配偶和孩子的关系。客体关系取向的家庭治疗师倾向于从对过去的探索中寻找无意识关系，并把这种无意识关系看作成人人格形成的主要决定因素。然而，大多数家庭治疗师通过处理当事人当前的人际问题来改善家庭的整体功能。

从概念上来看，阿德勒心理治疗与家庭治疗的架构是兼容的。相较于精神分析，阿德勒理论更少地依赖生物或本能理论，它强调个体的行为发生于社会情境之中、个人嵌套于其人际关系之中，更看重的是目前的状况及未来的目标，而不是童年未解决的问题。阿德勒心理治疗师和家庭治疗师对人都持一种整体观，强调意图和有意识的选择。阿德勒致力于推动儿童辅导运动，而且他着眼于改善育儿方式，这反映了他的兴趣从个体层面上升到了家庭功能。然而，在他的治疗工作中，个体仍然是其治疗的焦点，他并没有去改变那些造成个体问题的功能不良的家庭关系。

由卡尔·罗杰斯提出的当事人中心治疗关注当事人当下的问题，是成长导向的，也可以用于帮助家庭朝着自我实现的方向前进。其人本主义的视角尤其受到诸如萨提亚（Virginia Satir）、惠特克（Carl Whitaker）等体验性家庭治疗师的青睐，他们相信家庭阻碍了个体的发展，如果能提供促进成长的治疗体验，那么将会有助于问题的解决（Satir，1972；Whitaker & Bumberry，1988）。不过，体验性家庭治疗师通常比罗杰斯学派更具指引性，在某些个案中，就像老师一样帮助家庭开启沟通的过程（例如，用一些萨提亚开发的方法）。

存在主义心理治疗在本质上是现象学的，强调意识和当事人存在的当下情境。大多数家庭治疗师认为这种治疗方法过于关注单一个体的有组织的整体性，然而有些家庭治疗师是拥护这一观点的，比如肯普勒（Walter Kempler，1991）。他认为，人们是通过当前的取舍和决定以及选择将来成为什么样的人来界定自己及彼此之间的关系，而不是通过他们对过去的反应来定义的。

关于家庭互动，传统的行为治疗师比大多数系统理论更偏好线性的因果关系论。就儿童发脾气这一现象来说，行为主义者会认为这种方式是被父母的反应所维持和强化的。系统理论则把发脾气看作发生在家庭系统内部的、交换反馈信息的一种互动。

现在，大多数行为治疗师承认，认知因素（态度、想法、信念、期望）也会影响行为，认知行为治疗已经成为主流心理治疗的一部分（Dattilio & Epstein，2005）。理性情绪行为治疗认为，问题来源于适应不良的思维过程，而家庭治疗师认为这种观点似乎过于关注个体（Ellis & Dryden，2007）。

循证治疗重视对于特定群体和文化适应性的确认，并认为这对于有效的心理治疗是非常必要的（Cardona et al.，2012），而家庭就是其中需要考虑的当事人的文化因素之一。

# 第二节　发展历史

## 一、先驱

### （一）弗洛伊德、阿德勒和沙利文

家庭治疗最早可以追溯到 20 世纪早期，主要是弗洛伊德发展的用于发现和缓解神经症患者症状的干预程序。尽管弗洛伊德在理论上承认，个人的幻想、家庭冲突和联盟（例如恋母情结）对于这些症状的发展有极大的影响，但是他在治疗中却极力避免涉及家庭方面的内容，只帮助有症状的患者解决个人的或内心的冲突。

阿德勒比弗洛伊德更强调神经症行为的家庭背景，强调"家庭星座"（例如出生顺序、同胞相争）对个体人格形成的重要影响。他认为家庭在个体的成长期具有核心作用，认为家庭互动模式对于理解个体当前与家庭内部及外部的关系至关重要。

哈里·斯塔克·沙利文在20世纪20年代对住院精神分裂症患者进行治疗时采取了人际关系视角。沙利文（Sullivan，1953）认为，人类是"相对持久的重复的人际交往模式"的产物。尽管沙利文没有直接与家庭工作，但是他推断家庭在青少年过渡时期发挥着作用，这一阶段被认为是精神分裂症患者发病的典型时期。沙利文对他的两个学生唐·杰克逊（Don Jackson）、默里·鲍恩（Murray Bowen）以及他的同事弗瑞达·弗洛姆-赖希曼（Frieda Fromm-Reichmann）都产生了很大影响。其中，杰克逊和鲍恩作为家庭治疗的先驱，都接受过沙利文的培训，他们都采纳了沙利文早期有关冗余的家庭互动模式以及对家庭进行主动的治疗性干预的观点。

### （二）一般系统论

20世纪40年代，拜尔陶隆（Ludwig Bertalanffy，1968）等人开始着手发展能够包含所有生物系统的综合理论模型，这就是著名的一般系统论（general systems theory）。它挑战了科学领域传统的还原论，还原论认为复杂的现象可以通过谨慎地分解而成为一系列不那么复杂的因果反应，然后按照"A影响B，B影响C"的线性模式来分析。然而，一般系统论提出了系统这一概念，认为在循环因果中关注系统中各部分之间的关系更有意义，如A可能引起B，但B也会影响A，进而又影响B等。家庭系统观是一种循环因果论，认为一个家庭成员的症状传递出来的信号是家庭功能失调而不是个体有精神疾病，我们可以从这些观念中看到一般系统论的影子。

### （三）团体治疗

约翰·贝尔（John Bell，1961）开创了名为**家庭团体治疗**（family group therapy）的方法，将小团体行为的某些社会心理学理论运用到像家庭这样的自然团体中。家庭治疗师采纳了团体治疗的整体观，将整个家庭纳入治疗的过程，他们相信亲属团体可以提供更真实的情境，家庭层面的干预更有可能带来牢固而持久的系统改变。

## ■ 二、发展

### （一）对精神分裂症的研究

从20世纪50年代开始，多位学者各自独立地将精神分裂症作为一个领域加以研究，他们认为家庭的影响可能与精神病性症状的发展有关。研究者们最初以线性的观点从家庭早期养育子女的实践中寻找精神分裂症的成因，最终他们另辟蹊径走进了更广泛的系统观。以下几位早期探索者的工作尤其值得一提，即格雷戈星·贝特森在帕洛阿托的小组、西奥多·利兹（Theodore Lidz）在耶鲁大学的项目、默里·鲍恩和莱曼·韦恩（Lyman Wynne）在美国国立精神卫生研究所（NIMH）所做的努力。他们将所有的家庭成员都视为治疗的对象这一观点，在后续的实证研究和相关理论中都有所体现。

在家庭治疗领域，第一篇具有里程碑意义的论文是贝特森及其同事（Bateson et al.，1956）发表的。在该论文中，他们推断家庭内部**双重束缚**（double-bind）的沟通模式可能是其中一名家庭成员精神分裂症发病的原因。当个体，通常是儿童，总是从相同的重要他人尤其是父母那里同时接收到矛盾的信息，但又被禁止对这一矛盾进行评论时，双重束缚的情境就会出现。整体的信息可能是"我对你所说的感兴趣"，但是非言语信息传递的可能是"走开，你在打扰我，我不关心你"。

对于这一情境，如果儿童被迫做出回应，但无论做出何种反应都是错的，反复接触这些不一致的信息但又无法理解其中的真正含义，儿童就会为此困惑不已，并最终出现回避行为。因此，精神分裂症是人际关系现象的另一种表现形式，也是家庭沟通系统失败的原型。

利兹及其同事（Lidz, Cornelison, Fleck, & Terry，1957）假设，精神分裂症患者没有获得作为儿童应有的教养，因此也没能获得作为成人应有的独立。根据这一假设，父母一方或双方发展受阻是孩子精神分裂症发病的主要原因，父母的发展受阻尤其可能导致充满冲突的婚姻，这就为孩子提供了一个坏的榜样。这些研究区分了精神分裂症患者家庭中常见的两种长期婚姻不合的模式：一种称为**婚姻失衡**（marital skew），即情绪受困的一方过度控制自己的情绪，而另一方接受对方的这种控制，并且暗示孩子这种情况是正常的；另一种称为**婚姻分裂**（marital schism），指父母互相攻击，随时面临离婚的危险，父母双方都在争夺孩子的忠诚和情感。

鲍恩长期在 NIMH 工作，他尤其关注相互依赖的母子情感联结，他假设这种关系可能会导致精神分裂症。在其中一项研究中，鲍恩（Bowen，1960）让整个家庭在研究病房中住一段时间，以此来观察他们当下的家庭互动，他同时也扩展了研究的视角，将观察的重点聚焦于整个家庭的情感强度。最终，他从先前的精神分析观点转向他称之为**家庭情感系统**（family emotional system）的相互作用模式。

莱曼·韦恩后来接替了鲍恩在 NIMH 的工作，专门研究其在有精神分裂症患者的家庭中所发现的那些含混不清的、有歧义的、令人困惑的沟通模式（Wynne, Ryckoff, Day, & Hirsch，1958）。韦恩创造了**假性互惠**（pseudomutuality）一词来描述一种虚假的家庭亲密感，即表面上看起来这个家庭呈现的是成熟、开放、理解的关系，然而实际上并非如此。这些家庭成员的自我认同发展得不好，高度怀疑自己从家庭以外的个人经验中获得意义的能力，倾向于停留在安全而熟悉的、带有封闭边界的家庭系统中。

## （二）家庭生活的心理动力学

纳森·阿克曼（Nathan Ackerman）原来是以儿童精神分析师的身份接受训练的，但后来他在对儿童进行训练时却发现，把整个家庭当作一个单元，对于评估和治疗有功能障碍的家庭成员很有意义。阿克曼（Ackerman，1958）的代表作《家庭生活的心理动力学》，被认为是最先定义家庭治疗这一新领域的著作。在该书中，阿克曼主张召开家庭会议来解开环环相扣的病症，因此他赞同系统观，认为抛开其他家庭成员的问题，我们不可能真正理解任何一个家庭成员的问题。后来，针对非精神分裂症患者家庭开展治疗工作时，阿克曼证明家庭治疗对于困扰较少的患者也具有适用性。

1962 年，在纽约的阿克曼和在美国西海岸的唐·杰克逊创建了家庭治疗领域的第一本专业杂志——《家庭过程》（*Family Process*），并聘请杰伊·哈利（Jay Haley）担任主编。这一期刊使得学术研究者和临床实践者能够相互交换观点，从而推动了家庭治疗领域的发展。

### （三）不良的家庭

萨尔多瓦·米纽钦（Salvador Minuchin）带领的团队（Minuchin, Montalvo, Guerney, Rosman, & Schumer, 1967）在纽约州北部的威尔特维克男子学校（Wiltwyck School for Boys）开展了一个理论与实践相结合的项目，该校专门收留来自城市贫民窟的不良青少年。这些男孩一般来自贫穷的、待安置的、没有父亲的家庭，米纽钦认识到传统的方法对他们不太管用，他开发了几个短程的、行为导向的治疗程序，以帮助他们改组不稳定的家庭结构。这些程序目前已成为家庭治疗的重要方法。

## 三、现状

家庭治疗当前的发展趋势是各种治疗取向的折中与整合（Lebow, 1997），因为没有哪一种单一的技术适合所有的当事人或所有的情境。家庭治疗师在针对当前的治疗问题（青少年和整个家庭的行为和情绪问题）选择和借鉴某种理论时，往往采用的是以研究为基础的多系统循证治疗方法。

研究表明，功能性家庭治疗（Sexton & Alexander, 2002）与多元系统治疗（Henggeler, Schoenwald, Borduin, Rowland, & Cunningham, 2009）这两种家庭治疗取向，在矫正青少年违法犯罪和其他行为问题以及减少重复犯罪方面都非常有效。两者都获得了相当多的实证研究的支持，并能提供系统的成本效益方案。社区工作者可以用这些方法来帮助那些处于危险中的青少年及其家庭。

根据戈登伯格夫妇（Goldenberg & Goldenberg, 2013）的概括和整理，目前家庭治疗领域主要存在以下八种理论观点和相应的治疗方法。

### （一）客体关系家庭治疗

当前，对心理动力学理论表达得最充分的当数客体关系家庭治疗师（Hughes, 2007；Scharff & Scharff, 2006），他们认为，与某些"客体"（即另一个人）建立满意关系的需要是生存的基本动机。从客体关系理论的观点来看，我们把**内射物**——童年期失败或不满足的记忆——带进当前与他人的相处中以寻求满意感，但在这个过程中有时会"污染"家庭关系。由此他们认为，人们现在无意识地彼此相互联系很大程度上是基于童年时期形成的期望。在治疗中，治疗师会调查个体内心的问题和家庭人际问题。治疗的关键是帮助家庭成员领悟到他们在过去是如何内化对象的，以及这些对象又是如何继续干扰当前的关系的，并在理解的同时促进家庭成员的改变。治疗的目的是帮助家庭成员更好地意识到那些来自原生家庭的未解决的客体，也更能理解那些阻碍个体发展、实现家庭关系功能的环环相扣的病症。

### （二）体验性家庭治疗

在弗吉尼亚·萨提亚的治疗方法中，她预见到了当今身心合一的治疗取向。萨提亚和惠特克等体验性家庭治疗师认为，陷入困扰的家庭需要一种**成长体验**（growth experience），这种体验源自与治疗师建立的亲密的人际关系。体验性治疗师主张，表现他们自身真实的或真正的一面，通常是自我表露，可以帮助家庭成员学会更加真诚、更加充分地表达自己的情感和需要，也能更好地发挥自我觉察的优势，从而获得个人和人际关系的成长。

对萨提亚来说，获得自尊并学会充分地、开放地沟通是重要的治疗目标。惠特克把他自己发展的方法称为**象征性体验式家庭治疗**（symbolic-experiential family therapy），当他帮助家庭成员探索对他们自身而言具有象征意义的秘密世界时，他会表达和分享自己个人的冲动、幻想和非病态的人类经验，由此可以协助家庭成员摆脱束缚，从而激活其与生俱来的成长进程。目前，最能代表体验性家庭治疗的是**情绪聚焦夫妻治疗**（emotion-focused couple therapy; Furrow, Johnson, & Bradley, 2011），这是一种建立在依恋理论和人本主义系统观基础上的体验性治疗方法，它试图通过增加彼此的情感联结来改善夫妻之间消极的互动模式。

### （三）代际家庭治疗

默里·鲍恩认为，家庭成员在思想、情感和行为上相互联系形成一个家庭系统，因此个人的问题是由成员间的关系联结所引发并维持的。与家庭的情感联结（或**融合**）最强的人，最容易对家庭压力产生情绪反应。独立于家庭之外的个体化、分离的自我意识（或称**自我分化**）的发展程度，与抵抗家庭中的情绪反应以免受其害的能力有关。分化的程度越高，个体功能失调行为出现的可能性就越小。

鲍恩（Bowen, 1978）认为，对功能失调最敏感和脆弱的儿童，也是最容易卷入家庭冲突的人。他认为，依恋程度最高的孩子与家庭的分化程度最低，也最不成熟，因此与家庭的分离也最困难，并且有可能会选择一个同样与原生家庭分化不好的伴侣结婚。而这一对没有与原生家庭进行很好分化的夫妻所生养的子女，也很容易与同样没有自我分化的个体结婚，如此代代相传。这一理论认为，通过代际传递的过程，上一代的问题会传递给下一代。鲍恩坚持认为，精神分裂症就是在一代又一代不断增强的融合和脆弱性的作用下的产物。

另一位代际家庭治疗师博斯佐尔莫伊–纳吉（Ivan Boszormenyi-Nagy, 1987）将家庭关系的伦理维度（信任、忠诚、权利、恩惠）扩展到隔代家庭。他集中研究了家庭内部的关系伦理，并认为关系伦理的目的是保护公平并确保实现每个成员主观上的要求、权利和义务。对于博斯佐尔莫伊–纳吉这样的**情境治疗师**（contextual therapist）而言，他们相信家庭内部的关系模式代代相传，是理解个体和家庭功能的关键。

### （四）结构式家庭治疗

米纽钦（Minuchin, 1974）的结构式家庭治疗特别关注家庭是如何组织的以及成员的互动是建立在什么样的规则之上的。他尤为关注家庭规则、角色、联盟、排列、结盟、边界以及组成整个家庭系统的子系统。症状被看作化解冲突、从更多基本的家庭冲突中转移注意力的表现。在治疗上，结构取向的家庭治疗师会挑战家庭内部僵化的、重复的互动模式，帮助他们的家庭"解冻"，以实现家庭的重组（Minuchin et al., 2006）。

### （五）策略式家庭治疗

策略式家庭治疗师会设计一些新的策略，以消除功能不良的行为。像杰伊·海利（Jay Haley, 1996）这样的策略式家庭治疗师不太会去深入了解家庭成员，他们更有可能设计一些任务以促使家庭改变那些维持问题行为的系统特征。有时，一些以**自相矛盾的干预方法**（paradoxical interventions）来呈现的间接任务能够迫使当事人终止症状表现。心理研究所（Mental Research Institute，位于帕洛阿托）的治疗师认为，是家庭采取的不切实际的问题解决方式使他们自己陷入问题之中。因此，治疗师们开发了很多"以子之矛攻子之盾"的短程治疗程序，以改变不良的家庭互动模式（Watzlawick, Weakland, & Fisch, 1974）。

在意大利米兰，舍尔维尼-帕拉佐利（Mara Selvini-Palazzoli）及其同事（Selvini-Palazzoli, Boscolo, Cecchin, & Prata, 1978）提出了**系统式家庭治疗**（systemic family therapy），这种疗法是策略式家庭治疗的变式，已经在治疗精神病和厌食症患者方面取得了显著疗效。舍尔维尼-帕拉佐利认为，家庭中的行为症状代表父母与有症状的儿童陷入了权力斗争的"恶劣游戏"之中，儿童为了其中一位家长的利益而利用其症状来打败另一位家长。博斯科洛和塞钦等（Boscolo, Cecchin, Hoffman, & Penn, 1987）专门改进了许多干预技术（如**循环提问技术**），以帮助家庭成员检视其家庭信念系统。他们还基于二阶控制论（second-order cybernetics）提出了系统认识论。该理论认为，治疗师不应将家庭系统描述为局外者，而应将其视作被观察和被治疗的一部分。像其他参与者一样，治疗师被看作有着独特视角的某个人，其对家庭的看法并不是真正客观的。他们的这些见解促进了受后现代思潮影响的社会建构治疗的发展。

### （六）认知行为家庭治疗

行为主义的观点——如果对适应不良行为或问题行为的减少进行强化，可最终消除该问题行为——近年来已经扩展到包含认知的观点（Beck & Weishaar, 2007; Berg, Dolan, & Trepper, 2008; Ellis & Dryden, 2007）。在对夫妻进行治疗或者提供教养技能方面的训练时，治疗师会采取认知重构的技术以帮助当事人克服功能失调的信念、态度或期望，并以更加积极的自我陈述（对自身和未来）替代他们的自我挫败思维和知觉。除了改变当前扭曲的信念之外，当事人还会被教授如何更好地评估各种信念。认知取向夫妻治疗的目标是，调整当事人在生命早期从原生家庭、大众传媒、家庭的族群和社会经济亚文化中所学到的各种扭曲的认知和信念（称为**图式**）。这些消极的图式影响了自动化思维及对他人的情绪反应，需要通过认知重建进行修正甚至直接改变错误的观点（Wills, 2009）。

### （七）社会建构主义家庭治疗

受后现代思潮的影响，社会建构主义者最先举起了挑战系统思维的大旗，他们尤其反对的是早期家庭治疗师所持的简单控制论模型。他们认为，我们的知觉并不是对世界本身的精确复制，而是透过人类假设的有限镜头所看到的某一种观点。我们每个人所建构的现实受到语言的中介作用的影响，也受到我们与他人的关系以及我们与文化共享假设的关系等社会因素的影响。社会建构主义家庭治疗师高度重视多样性，认为诸如族群划分、文化思考、性别问题、性取向等议题，在决定一个家庭的功能水平方面有重要的影响。

社会建构主义视角下的家庭治疗要求治疗师与家庭成员一起合作，而在这一合作过程中，治疗师不能带有关于功能良好的家庭应由哪些元素构成或者一个家庭应该如何改变的预设观点。相反，治疗师和家庭成员应一起检视那些对事件做出解释的信念系统，然后一起建构新的选择以改变对过去生活的解释，也允许他们采用那些带有更多希望的新的可选方案。持这一观点的主要有德·沙泽尔（Steve de Shazer, 1991）和伯格（Berg et al., 2008）的焦点解决治疗（solution-focused therapy）

以及贺琳·安德森（Harlene Anderson，1997）的合作语言系统治疗（collaborative language systems approach）。

### （八）叙事治疗

迈克尔·怀特（Michael White，1995）等叙事治疗师认为，我们对于现实的感觉是通过故事来组织和维持的，通过故事我们会传播关于自身和外部世界的知识。那些呈现消极否定、没有出路的故事的家庭，给人的感觉是不堪重负的、不适合的、挫败的、未来没有选择的。他们的自我叙事认可挫败感，也没有可供改变的选择；起主导作用的文化故事也会让他们感到自己无法做到像自己所期望的那样。治疗的帮助作用在于通过学习来降低问题故事对自身的影响，并经由过往的成功故事重新激活自己的生活。治疗师的角色不是帮助当事人用一个故事取代另一个故事，而是帮助他们把生活看作是多层次的、有着许多的选择和可能性的。

叙事治疗师关心的不是家庭模式如何产生问题，而是问题如何影响家庭。根据叙事治疗师的观点，治疗师的任务是要与他们一起探索支线故事，提出关于他们自身的新假设，重新创作他们的故事以创造新的可能性等，这样就可以帮助家庭从那些无望的感觉中解放出来。其中，**外化技术**（externalization）可帮助当事人注意到其他的选择，为支线故事铺平道路。所谓外化，就是把问题看作是自身以外的问题而不是其自身特质的一部分。

怀特热衷于帮助当事人重新检视那些沉重的故事，因为这些故事构成了他们生活方式的基础，同时怀特会和他们一起建构新的替代选择。相反，德·沙泽尔的焦点解决治疗则是通过帮助当事人从不同角度看问题，并参与他们的对话，以找到新的强有力的解决方案。

# 第三节　人格理论

虽然家庭治疗师都认为个体的发展嵌套于家庭生活的情境中，但他们并不赞同单一的、统一的人格理论。沙利文（Sullivan，1953）强调人际关系在人格发展中的作用，家庭治疗师们在此基础上加以扩展，他们相信行为是一个人与他人关系的产物。任何个体家庭成员的症状行为都是其对当前情境的反应，尽管过往家庭经历对其行为也有影响。

### 一、理论概述

采信家庭系统观的临床工作者可能具有非常不同的理论基础。个体的人格不但不会被忽视，反而被看作家庭这个更大系统的一个组成单元，家庭又被看作更大的社会系统的一部分。然而，家庭治疗师一直清醒地意识到，无论个体的行为与家庭系统内的其他成员的行为多么相关，或其行为多么依赖于其他成员的行为，家庭成员个人都仍然是有着特殊的经历、愿望、理想、观点、期望和潜能的。大多数家庭治疗师试图在关注家庭互动模式的同时兼顾个体的特异性，其最终的目标是让家庭的所有成员都能从中获益。

治疗师如何看待人格发展，在很大程度上依赖于他最初的理论框架。植根于精神分析的客体关系理论（Hughes，2007）认为，人的基本需要是依恋，他们会基于自己的需要去寻求与他人建立亲密感和情感联结；而他们成年后的需要或不安全感的来源也往往是其婴儿早期的经历。这些治疗师会观察个体"客体丧失"的发展过程，相信一个人的关系需要如果没有被父母或其他养育者满足，那么这个孩子就会内化这个丧失的客体的特征，并伴有对于丧失的愤怒和憎恨。由此产生的未解决的无意识冲突，将逐渐演变为成人期的挫折和自我挫败的习惯，这个成人会通过继续无意识地但不能成功地选择亲密伴侣来修复早期的剥夺。

行为取向的家庭治疗师认为，所有的行为，无论是正常的还是不正常的，都是知识、信息、经验和习惯习得过程的结果。经典条件作用原理、操作性条件作用原理和榜样示范作用都可用来解释人格的习得过程。继斯金纳之后，一些绝对的行为主义者质疑是否存在一个内在的人格，他们认为我们所说的"人格"无非就是一个人生活中环境经验的总和而已。他们不接受那些暗含内在特质发展的解释，反而在个体环境中寻求可观察的行为与可观察的变量之间的关系。用他们的观点来说，环境决定行为。

那些采取较多认知取向的行为主义治疗师认为，人们的确会发展人格特质，并且他们的行为至少有一部分是建立在人格特质的基础之上的，不仅仅是对环境的反应。这些家庭治疗师认为，某些认知类型习得后变成了根深蒂固的特质，调节着个体的行为。对事件的看法、态度、信念，对结果的预期、归因等，都属于这类认知。当这些认知是消极的或僵化的时候，家庭内部消极的行为互动就会出现，而干预就是努力改变这些适应不良的认知。

许多家庭治疗师从**家庭生命周期**（family life cycle）的视角看待人格（Carter & McGoldrick，2005）。这种发展观认为，无论家庭结构、组成元素或文化背景多么千差万别，某些可预见的标志性事件或阶段（如结婚、第一个小孩出生、孩子离开家庭等）在所有的家庭都会发生，每个家庭都被迫以某种方式来应对这些事件。因为个体成员在一个不断变化的家庭情境中长大，所以很多时候会出现适应不良的反应。童年期父亲或母亲的离世、残障儿童的出生等情境性家庭危机（situational family crises）和某些关键的转折点，都是特别脆弱的时期。

家庭系统具有连续性和变化性的特征，会随着生命周期不断发展。一般来说，这些变化是渐进的，家庭能够重组为一个系统并成功地适应。然而，某些不连续的变化，可能具有破坏性，会改变家庭系统，以至于再也无法回到过去的运行模式。离婚、成为再婚家庭的一部分、严重的财务危机、一名家庭成员染上慢性病等，都是突发的或破坏性的改变，会导致家庭系统的巨变和失调。家庭成员的症状尤其可能会在这些关键的变化阶段出现，因为家庭在转折期正在挣扎着重构。不过，家庭治疗师会把这个危机阶段看作成长和发展的机会，通过激发他们内在固有的复原力以更好地应对巨变或丧失，从而帮助家庭发展出更高水平的功能（Walsh，2003）。

## 二、主要概念

### （一）家庭规则

家庭是一个由规则支配的系统，家庭成员在系统中按照有组织的、既定的模式互动。在家庭中成长起来的成员，都知晓家庭互动中哪些行为是被期待或被允许的。父母、儿童、亲戚、男性、女性、老人和兄弟姐妹都对许可行为的边界制定了规则。这些规则可能并没有用语言来描述，但是大家都心知肚明，这些规则对家庭系统的稳定起到控制和调节的作用。

　　家庭治疗师尤其感兴趣的是那些反映大部分日常家庭生活特征的持续的、反复出现的行为事件，因为这些事件反映了家庭典型的互动模式。家庭治疗师提出**冗余原则**（redundancy principle），用来描述家庭成员彼此之间相处的限定与规则的可选择、可变通的范围。关注家庭规则代表的是一种理解行为的交互方式，而不是把个体的行为归因于某些推测的内在动机。家庭行为模式的早期观察者唐·杰克逊（Don Jackson，1965）认为，家庭功能失调源于家庭缺少适应环境变化的规则，即规则缺乏冗余度。

### （二）家庭叙事和假设

　　所有的家庭都会发展出有关世界的范式，即所有家庭成员共享的持久的假设。有的家庭把世界看作是友好的、值得信任的、有序的、可预测的和可控的，因而其成员有可能把自己看作是有能力的。这种家庭会鼓励成员之间分享自己的观点，即使随之而来的可能是不同的观点。另一些家庭则把世界看作是充满威胁的、不稳定的，因而是不可预测的和有潜在危险的。这类家庭可能会坚持让家庭成员在大多数议题上达成一致，试图组成一个统一战线对抗外敌的入侵和威胁。这一主要通过代代相传的方式发展出的家庭叙事，对家庭的日常运作有着重要的影响。

　　家庭不可避免地会创造一些故事，这些叙事以特定的次序将特定的家庭经验串联在一起，以此来证明家庭现今的运作方式是合理的，并用来解释家庭为什么会这么运转。某些占主导地位的故事（早年间他们如何成为孤儿，如何与酗酒的父母生活，他们父母的离婚如何使他们对关系的承诺感到恐惧，他们祖母的爱和奉献如何使他们感到被爱和被照顾，等等）可以用来解释他们当前的行为和态度。怀特（White，2007）的叙事治疗认为，我们对现实的感觉通过故事得以组织和保持，我们自身和所生活的世界的知识又通过故事得以传播。家庭对所遭遇的事件和情境的归因与解释，也是嵌套在其社会、文化和历史经验中的（Anderson & Gehart，2006）。

### （三）假性互惠和假性敌对

　　韦恩在美国国立精神卫生研究所所做的有关精神分裂症患者的家庭研究（Wynne et al.，1958）中观察到，这些患者经常采用重复性的、缺乏条理的和非理性的沟通方式。他发现，他们互相之间在表达积极和消极情感时存在不真实的特征，他将这个过程称为**假性互惠**（pseudomutuality）。韦恩的报告指出，这些家庭成员一心想要捆绑在一起，不惜牺牲发展个体独立性的机会。那些运转良好的家庭会在分离性（separateness）和凝聚性（togetherness）之间找到平衡。与之相反，韦恩所研究的家庭似乎只有凝聚性，明显害怕个性化的表达，把个性化看作对家庭整体的威胁。通过团结凝聚的表象，他们学会了保持稳态平衡，但付出了不能表达不同意见或个人喜好的代价。这种策略使他们不用处理任何潜在的冲突，但与此同时，表面的团结一致也妨碍了他们彼此之间更深层亲密感的表达。

　　韦恩的研究也鉴别出了**假性敌对**（pseudohostility）的情况。假性敌对类似于官商勾结，在这个过程中，家庭成员之间表面上的争吵或争论实际上只是避免表达更深层、更真实情感的一种策略而已。成员之间可能彼此疏远，他们的对立甚至可能看起来很紧张，但这种混乱只是保持联系的一种方式，彼此之间既不会更深情，也不会更敌对。就像假性互惠一样，它也代表着一种扭曲的沟通方式，也会造成对于关系的非理性认知。

### （四）骗人把戏

另一种试图极力掩盖家庭冲突的真实面目以维持家庭现状的遮掩行为，是**骗人把戏**（mystifi-cation）。莱因（R. D. Laing, 1965）在分析家庭对儿童心理病理发展的作用时首次描述了这种行为，这一概念指的是父母通过否认儿童所相信的正在发生的事情来扭曲儿童的经验。这些父母不是告诉孩子"你睡觉的时间到了"或者告诉孩子他们累了想单独待会儿，而是对孩子说："你一定累了，上床睡觉。"实际上，他们扭曲了孩子正在经历的体验（"我不累"），尤其是当他们还补充说他们比孩子自己更了解孩子的感受时。

当家庭试图通过迷惑或掩蔽的方式来解决冲突时，骗人把戏就出现了。这种策略不会防止冲突，反而会使冲突的含义模糊不清。当一个家庭成员威胁到家庭的现状时（可能只是表达情感），这种策略就会起作用。例如，当妻子询问丈夫为什么看起来生气时，丈夫回应妻子说："我没有生气，你想到哪儿去了？"如果他当时真的是在生气，那么他这么说就是在试图蒙蔽她。他这种表面上想要避免冲突并回到过去平衡状态的行为，只会让他与妻子产生更大的冲突。如果她相信他，那么她会感觉自己一定是"疯了"；如果她相信自己的感觉，那么她就必须处理一段恶化的婚姻关系。蒙蔽否认了一个人的知觉，在极端的或不断重复的情况下，会导致那个人质疑自己对现实的理解。

### （五）替罪羊

在某些家庭中，总是要有一个特定的人对家庭发生的任何不好的事承担责任。迁怒于某个特定的孩子经常能反映父母之间的冲突，但把孩子当作**替罪羊**（scapegoating）经常让家庭无法审视受损的父母关系，这实际上对家庭的威胁极大。因为随便找一个替罪羊，让他变成被界定的那个当事人，其他的家庭成员就能避免处理彼此的关系，或者免于更深入地探索真正发生的事情。

充当替罪羊的家庭成员，通常是家庭寻找替罪羊过程的积极参与者。他们不仅承担了分配给他们的角色，而且深陷其中以至于没办法做其他任何事情。尤其是在功能失调的家庭中，个体可能会一再被贴上"坏孩子"的标签——不可救药、破坏分子、难以管教、麻烦——然后，他们会继续表现出相应的行为。替罪羊儿童被赋予特殊的家庭角色，这个角色随着时间的推移慢慢固定下来，是慢性行为失调的主要原因。因为家庭在维持替罪羊这一角色上是一个既得利益者，他们会把所有的问题都怪罪在一个人身上；除非家庭互动模式发生改变，寻找替罪羔羊的过程才会停止。否则，充当替罪羊的人通常是带有症状的，并会持续给家庭带来各种异常行为。

# 第四节　心理治疗

## 一、心理治疗理论

尽管家庭治疗领域没有形成一个单独的心理治疗理论，但是所有的家庭治疗师都可能会同意以下的基本假设：

（1）人类是社会联结的产物，若要帮助他们则必须考虑家庭关系。

（2）个体身上的症状行为或问题行为是由关系情境引起的。只有当那些错误的互动模式发生改变时，对个体的干预才最有效。

（3）个人症状是维持当前家庭系统互动模式的外在表现形式。

（4）在联合会谈中，家庭被看作一个整体，治疗的焦点是家庭互动。家庭治疗比通过个人会谈揭示个体内心的问题更有助于改变。

（5）评估家庭系统内部的各个子系统以及家庭与外部世界之间的边界渗透性，有助于了解家庭组织及其对变化的敏感性。

（6）以个体心理病理学为基础的传统精神病学的诊断无法有效解释家庭功能障碍，它们倾向于将之解释为个体的病态。

（7）家庭治疗的目标是改变适应不良的或运转不良的家庭互动模式，或帮助当事人建构对于自身的多种看法，从而能为未来提供新的观点和可能性。

系统思维很多时候为家庭治疗和干预提供了思想基础。家庭治疗的核心思想是，把因果看作是循环的而不是线性的，始终把焦点放在家庭互动模式尤其是那些维持症状行为的多余的、适应不良的模式上。当对家庭相互关系的重视高于个体的需要和动机时，解释就从**一元模型**（基于单独一个人的特征）转向**二元模型**（基于两个人的互动）或**三元模型**（基于三个人或者更多人之间的互动）了。

在一元视角中，丈夫不能注意到他的妻子，因为他是一个冷漠的、不懂得关心的人。采用二元模型，会根据两人的连锁关系和两人对彼此的影响来看待个体。在这里，家庭治疗师不再把组成夫妻的个体看成单独的个体，而是关注这两个个体是如何把他们的生活组织在一起的，也就是说，关注的是每个人是如何定义对方的。以二元观点来看，丈夫的漠不关心唤起了妻子的情感需求，她需要关注；她的坚持唤起了丈夫对亲密关系的担忧，这种担忧导致他开始退缩，以至退得更远。但丈夫的行为可能会使她变得更加坚持（需要关注），当他们的冲突升级时，丈夫所给予的甚至会更少。对这样的夫妻，家庭治疗师会直接关注他们的互动效应，使二元关系（不是每一个参与者）成为一个治疗整体。之所以把夫妻联合起来看而不是单独地看，是因为治疗师认为问题是由双方引起的，双方都有责任去寻求解决方案。

在三元模型中，家庭治疗师假设当前的问题是夫妻双方没有能力解决冲突，从而使得其他家庭成员卷入其中造成的。例如，不满 10 岁的男孩可能通过不做家庭作业的方式让他的父亲感到挫败，并通过在学校表现不好的方式与母亲联合起来反对父亲，从而间接表达母亲（妻子）对父亲（丈夫）专制行为的怨恨。在这里，夫妻最初的二元冲突演变成了三元冲突，由此多元互动就发生了。仅仅为孩子制订一个行为计划或承诺孩子"只要完成家庭作业就可以获得金钱、看特定的电视节目或玩视频游戏"，这些手段只会让家庭错过相互沟通的机会。在这种情况下，家庭治疗师会透过情境探寻症状行为的整体影响，孩子可能会也可能不会参与全程治疗，整个治疗当然会处理没有明说也没有解决的夫妻之间的冲突，也会处理他们的孩子所表达或表现出来的夫妻间的紧张关系。

在刚才提到的例子中，孩子的症状（学业问题）可能维持着家庭固有的平衡，但是掩盖了潜在的、未表达的家庭冲突。治疗师发现，症状通常会在维持家庭内部平衡上发挥作用。在这个案例中，把注意力放在孩子的学业问题上，可以避免争吵以及对家庭平衡的担心。如果学业问题不能在某种程度上支撑这个家庭组织，那么它可能就会难以持续下去。因此，系统取向的治疗师可能会问：（1）是否这个家庭成员通过症状所表达的感情，就是其他成员在否认或不允许自己体验的感情？（2）如果这个被认定为"病人"的人的症状消失了，其他家庭成员会发生什么情况？

（Wachtel，2007）在功能失调的家庭中，症状通常在家庭平衡中起到保护的作用或者被当作稳定装置来使用。因此，即使不是有意识地，家庭也可能为了平衡的目的而维持症状的存在。

症状可能有利于维持家庭稳定，虽然这个观点已经成为家庭治疗理论的重要支柱，但批评者认为，这个观点暗指家庭需要一个"病人"，并且为了家庭的幸福愿意牺牲这个人。家庭治疗师往往声称孩子的问题一定反映了更多严重的潜在家庭冲突，但像怀特（White，2007）这样的**叙事治疗师**就反对这一观点。在怀特看来，家庭只会被症状行为折磨而不会去保护它，因此，他致力于让所有的家庭成员联合起来，从一系列症状的折磨中夺回生活的控制权。

家庭治疗师通常会主动参与家庭互动，聚焦于当前的家庭功能。他们试图帮助家庭成员在家庭系统的功能上做持续的改变，而不只是做表面上的改变，也不只是让系统回到以前脆弱的平衡中。对此，瓦茨拉维克、威克兰德和菲什（Watzlawick, Weakland, & Fisch，1974）区分了**初级改变**（first-order changes）和**次级改变**（second-order changes）。前者指的是发生在系统内的细节的变化，但系统组织本身不会改变；后者涉及的是系统内规则的改变，即系统的组织和功能发生了根本改变——实际上，也就是系统本身改变了。

例如，赖安夫妇关心他们的儿子比利反复旷课的问题。为了纠正他的行为，他们告诉他说，任何时候只要发现他逃学，星期六就要被禁足。这属于初级改变。相对应地，同样是赖安夫妇担心儿子比利反复旷课的问题，但在与一位家庭治疗师做过几次会谈咨询后，他们意识到与比利抗争只会增强他的叛逆性，结果反而使得逃学行为持续存在。他们也开始认识到比利与学校的关系真的是他自己的事，他们应该放手。他们尝试着改变规则，把自己从抗争中拉出来，他们告诉比利，从现在开始，他是否去学校是他和学校之间的事，从今以后他要对自己的教育负责任。这就属于次级改变。

如上例所示，如果一个问题家庭靠自己解决问题，可能只会采取那些看起来符合逻辑的办法做初级改变。假设这个问题是一元的——比利反叛的结果——他们使用消极反馈，试着做一些与正在发生的事情相反的事。这样做，这个家庭确实可能在短期内改变某些行为（比利的旷课行为暂时减少了），但是他们仍然被同样的规则所束缚，"停火"不太可能，比利迟早会重新开始旷课。

次级改变基于积极的反馈，要求家庭组织自身发生改变。在这里，游戏规则必须改变，观念必须转变，以焕然一新的眼光看待老生常谈的问题。只有环境改变了，新的行为模式才有可能出现。很多人试图通过初级改变来解决日常问题，但在自我恶性循环中日复一日地重复同样的解决办法，最终只会使事情变得更糟。尤其是对于那些有着严重困扰的家庭而言，在系统上做根本性的次级改变是非常有必要的。只有这样，家庭成员才能对原有的情感和经历赋予新的意义。

## 二、心理治疗过程

### （一）初次接触

家庭治疗始于当事人寻求帮助之时。一个家庭成员或者一个家庭联盟通过寻求家庭以外的帮助来开启治疗过程，从而承认了问题的存在，也承认了家庭已经无力通过自身来成功地解决这个问题。当访客（caller）在评估是否找对人时，治疗师也正在形成关于这个家庭的暂定的假设。这个访客的自我意识如何？他或她试图给人留下哪种印象？涉及哪些其他成员？他们是否都愿意参加初始会谈？

初次接触，无论是亲自来访还是电话沟通，都提供了一个简易评估的机会，也标志着治疗师第一次有机会进入这个家庭系统。如果家庭治疗师在访客报告的基础上，小心谨慎地不去偏袒任何一方，不卷入家庭焦虑，也不过分同情某人或对某人表示愤怒，那么他（治疗师）就能建立游戏规则，并开展进一步的家庭会谈。

### （二）初始会谈

家庭治疗师通常会鼓励尽可能多的家庭成员参加初始会谈。进入咨询室，治疗师会鼓励家庭成员坐到他们希望坐的地方。他们选择的座位安排（例如母亲和孩子靠得近，而父亲坐在一边），实际上给治疗师提供了有关家庭联盟的初步线索。在家庭成员落座后，治疗师应单独欢迎每一位成员，以表示每个参与的成员都同等重要。此时，家庭治疗师可能会意识到某些成员的参与，可能需要更多的支持和鼓励。

首先，家庭治疗师必须听到每个人对问题的看法以及家庭为解决该问题所做的初级改变。此时，治疗师需认真观察家庭的互动模式，尤其是围绕一个问题反复出现的行为次序，并开始尝试将被认定为"病人"的人身上的症状重新定义为家庭问题，每个家庭成员都对这个问题有责任。然后，治疗师和家庭要共同探索他们是否希望继续一起工作，如果是，则要确定哪些人会出席。如果他们选择中止，可按流程推荐其他的治疗师。如果他们同意继续，则还需要制定治疗目标。

### （三）卷入家庭

从初始会谈开始，治疗师就要努力和家庭建立工作联盟，适应他们的交往风格、语言模式和情感表达的习惯。治疗师要努力创造一种氛围，使得每个家庭成员都感到被支持，并能够说出以前没有表达的心声或没有探索的问题。通过"加入"他们，治疗师让他们感到被理解、被关心，从而可能使他们在安全的氛围中面对各种家庭问题。

### （四）评估家庭功能

与所有的心理治疗形式一样，家庭治疗包括正式和非正式的评估，就像临床医生一样。在治疗早期，尤其要对家庭有更多的了解，以便做出明智的处置。（1）整个家庭都需要治疗吗？（2）谁是合适的工作对象，要与哪些家庭成员工作？（3）引起家庭混乱、导致一个或多个家庭成员行为症状的潜在互动模式是什么？（4）能有效地帮助家庭的干预模式有哪些？在后面的会谈中，治疗师要首先评估之前用于改变不良的、重复的家庭互动模式的方法是否有效，在此基础上再制定后续的干预方案。

认知行为家庭治疗会对家庭适应不良的行为模式做详细、系统的行为分析。治疗师经常会使用问卷调查，以精确定位哪些行为需要改变以及在这些行为发生前后有哪些典型的事件发生。例如，孩子的"坏脾气"对家庭到底意味着什么？这些事件发生的频率、情境、持续时间、引起的具体反应、与突发事件有关的前期和后续事件有哪些？治疗师要评估问题的程度、引发行为的环境线索，以及各个家庭成员使这一问题得以持续下去的行为表现。持续不断的评估，可以帮助治疗师制定干预方案，以减少问题行为。

体验性家庭治疗师花在正式的家庭史评估上的时间很少，因为他们更多地关注当下，重在帮助家庭审视当前的互动模式，很少考虑先前发生的事情。评估也往往是非正式的，评估的过程与治疗过程本身难以区分。这些治疗师常以他们自己为榜样，试图给家庭提供一种探索他们自身的感情、表达内心世界的冲动的范本。前文已经介绍到，惠特克是一位体验性治疗师，他坚持要求一开始就要控制治疗的结构，不能让家庭自己去定义即将到来的治疗关系及治疗方式。当然，他也认为，一定要鼓励家庭成员承担起改变家庭关系的性质的责任。

许多家庭治疗师都赞同米纽钦（Minuchin，1974）的观点，他认为要想更好地了解家庭的运转情况，与他们交流一段时间比正式的评估更有效。家庭治疗师要观察各子系统是如何完成家庭任务的，不同联盟和各种结盟是如何在家庭内部起作用的，灵活的家庭规则如何面对不断变化的环境，边界如何在家庭内部以及家庭与外部世界之间渗透。这些观察有助于治疗师修改或放弃某些假设，并在精确的家庭功能评估的基础上改变干预策略。

### （五）家庭史调查

与理论倾向相吻合，像沙夫夫妇（Scharff & Scharff，2006）这样的客体关系家庭治疗师认为，有必要通过调查家庭史来了解当前的家庭功能，因为他们认为人们会把之前对于父母的依恋（源于童年记忆）带进当前的人际关系中。这些治疗师尤其感兴趣的是婚姻伴侣是如何选择的以及为什么会选择彼此等议题，他们把个体的这种选择看作是通过另一个人来重新寻找和发现在生命早期分离中失去的对重要客体的依恋。类似地，情境家庭治疗师（Boszormenyi-Nagy，1987）则会与当事人一起从过去的经历中检视那些将家庭成员联结在一起的原因，目的是帮助他们找到新的方法，为停滞不前的关系注入新的活力。

鲍恩（Bowen，1978）会从一系列评估性访谈开始，旨在明确当前问题的发展历程，尤其是了解这些症状如何影响家庭功能。他会试图评估家庭的情感运作模式以及带有症状的个体的情感过程的强度。这种家庭的关系系统是怎样的？如何更好地区分不同的家庭成员？当前的压力源是什么，家庭是如何适应的？

因为鲍恩认为功能失调可能是由几代人的家庭融合引起的，所以他重点探究的是那些从原生家庭中分化较差的迹象。为了促进这个过程，鲍恩构建了**家庭谱系图**（genogram），这是以家族树的形式勾画的原理图，通常至少包含三代，用来追踪循环的家庭行为模式。其治疗假设由家庭谱系图发展而来，例如融合-分化问题或者家庭的情感边界等，有助于更好地理解潜在的代际情感过程。鲍恩常常提醒家庭成员不要陷入家庭的情绪系统中，并用这一信息来指导家庭成员修正他们的关系，尤其是指导他们如何从原生家庭中分化出来。

萨提亚（Satir，1972）会通过为每个家庭成员编写生活年表的方式，尝试让家庭思考一些相关的概念，而这些概念是关系发展的基础。与简单地收集过去发生的历史事件不同，这种方法更多的是帮助人们理解家庭观念、价值观和承诺是如何在家庭中出现的，又是怎样影响当前的家庭功能的。后来，她用家庭重构的治疗技术，引导家庭成员回到过去的生活状态，以便发现并揭露功能失调的模式。

结构与策略取向的家庭治疗师极少关注家庭或个人的历史，而是把焦点放在当前的家庭组织联盟、层级等方面。他们关心的是如何发展各种策略以改变长期以来的功能不良的家庭互动模式，而较少关心这些模式是如何产生的。

社会建构主义学派更加关注家庭成员看待世界的不同方式，而不是作为局外观察者评估当事人的反应。从他们的角度来看，治疗师任何先入为主的、有关功能正常的家庭构成的假设，都不能反映当今多元社会固有的多样性。他们认为，每个家庭成员都享有表达个人观点的权利，而且所有这些观点都同样有价值。

## （六）促进改变

家庭治疗师经常会采用下列治疗技术以促进家庭功能的改善。

### 1. 重构

**重构**（reframing）是以一种全新的、更积极的眼光（强调行为的良好意图）重新看待问题行为。一位少年很生气，因为他认为他的母亲正在侵犯他的隐私。经过治疗师重构之后，可能是"你的母亲是在关心你的幸福，但是她还没有找到帮助你的最佳方法"，给这位母亲贴上愿意为了儿子做得更好的标签，而不是认同他儿子所认为的母亲不信任他的想法，通过这种方式转变情境，他可能会更理解母亲的行为，从而会采用新的反应方式对待她的行为。重构实际上是在没有改变"事实"的基础上改变了归因的方式。策略式家庭治疗师最有可能运用这种技术，因为它可以帮助当事人改变对事件的理解或解释的基础。从新的视角来看待问题行为能够使问题行为变得可以理解，从而带来家庭系统的改变。重构同时也是一种对家庭系统进行次级改变的方法。

### 2. 治疗性双重束缚

策略式家庭治疗和系统式家庭治疗推崇的另一种技术是**治疗性双重束缚**（therapeutic double-binds）。该技术让家庭成员继续展现他们当前的症状，如要求有强迫症的人每天在一个具体的时间段内思考他们的问题；命令争吵的丈夫和妻子沉浸在吵架中，甚至夸大战争。通过命令家庭成员表演其症状行为，治疗师让症状的呈现从他们所说的无意识、不受控制的方式变为有意识的行为。这种矛盾的干预方式可用来唤起两种反应中的一种，实际上任何一种都是治疗师想要的。如果当事人遵从这种命令，持续表现出症状，那就是承认是在有意识控制症状，而不是他们先前所说的不受意识控制，因而症状消除也就成为可能。反之，如果治疗师要求他们继续表现症状的指令被拒绝，那么症状也将会消失。

### 3. 行动化

结构式家庭治疗师最喜欢使用**行动化**（enactment）或称活现的技术。所谓行动化或活现，是指通过角色扮演的方式把外部的家庭冲突带到会谈中。这样一来，家庭成员就可以演示他们是如何处理冲突的，而治疗师可以设计干预程序来修正他们的互动模式，以改变家庭结构。在治疗师的鼓励下，家庭成员用行动表演出而不是用语言描述出他们功能失调的互动模式。这使得治疗师可以直接观察家庭成员之间的互动过程，而不是依赖于他们用言语所报告的家里发生的事情。同时，这种方法的即时性，也让家庭治疗师可以当场干预，并可以立刻看到干预的结果。

在帮助家庭成员走出重复的家庭互动模式从而结束冲突的过程中，治疗师有机会引导他们修正互动的方式。通过引进各种改变家庭结构的解决方案，治疗师可以帮助家庭创造一连串可供选择的新行为。为了治疗有厌食症少年的家庭，米纽钦（Minuchin et al., 1978）可能会在第一次会谈时安排一起吃午餐，这样就引发了有关饮食的行动化。通过观察他们父母在女儿不吃饭这件事上的争斗，米纽钦可以发现父母子系统并没有有效地运转。如果父母开始彼此合作鼓励孩子吃饭，他们就会建立一种更强的联盟；与此同时，女儿一直处于的过于强大和破坏性的地位就会削弱。这种行动化使家庭看到了他们过去共同创造的系统是如何起作用的，也促使他们去改变在会谈中呈现出来的功能失调的行为。

### 4. 家庭雕塑

**家庭雕塑**（family sculpting）是指让每个家庭成员轮流当"导演"，即让其他成员每人摆出一个身体的姿势而不是用语言（这种做法比较困难或具有威胁性）来表达对彼此的感情或态度。这个结果通常会表明，导演是如何看待他在家庭中的位置的，以及他对于谁正在以什么方式对谁做什么是如何知觉的。即使导演不能或不想用语言表达他的观点，个人对于家庭边界、联盟、角色、子系统的知觉也都可以从家庭雕塑中体现出来，由此产生的个人对于家庭生活的知觉以图形图像的方式被生动、无声地描绘出来，能够被其他家庭成员所领会。由于家庭雕塑以一种非理性的方式将感情用行动表达出来，它尤其适合那些萨提亚体验取向的治疗师使用。

### 5. 循环提问

系统家庭治疗师通常喜欢使用**循环提问**（circular questioning）技术（Boscolo et al.，1987），他们关注的焦点是家庭关系而不是个体的症状。家庭治疗师针对家庭提出的每个问题，可以用来揭示家庭成员对于同一事件或关系的知觉差异。通过用同样的问题问几名家庭成员对于这些情境的态度，治疗师可以在不对抗或不质问参与者的情况下了解到更深层的信息。在这种非对抗性的治疗关系中，家庭能够反省潜在冲突的起源。这项技术的倡导者认为提问本身就是一个治疗过程，可以让家庭通过改变看待问题的方式来解决家庭问题。

### 6. 认知重构

**认知重构**（cognitive restructuring）是认知行为治疗师的常用技术。该技术建立在行为问题植根于非适应性思维过程这一观念的基础之上，它试图通过修正当事人对于事件的看法来改变行为。因此，配偶可能会对关系有不合理的期待，或者把一次小小的分歧放大成灾难（"我毫无价值"）。正如艾利斯和德莱顿（Ellis & Dryden，2007）所言，正是对争吵的解释导致了灾难，而不是争吵本身。认知重构可以明显地修正认知，上例中的配偶可能会将认知修正为："我们的争吵会令人不安，但这并不意味着我是失败的或者我们的婚姻在劫难逃。"

### 7. 奇迹问句

**奇迹问句**（miracle question）是焦点解决治疗（de Shazer，1991）的常用技术。在治疗过程中，治疗师要求当事人想象：如果早上一觉醒来奇迹发生了，他们来咨询的问题得到了解决，会发生什么事情？治疗师鼓励每个家庭成员推测事情将会有怎样的不同，每个人的行为会有何变化，每个人会注意到其他人的哪些方面。用这种方式，可以比较快速地确定治疗的目标和潜在的解决方案。

### 8. 外化

叙事治疗师会采用**外化**（externalization）技术，努力把家庭从主要的、饱含问题的故事中解放出来，以帮助家庭将症状成员的身份认同与他们寻求帮助的问题相互分离。问题被改写为是存在于家庭之外的（而不是意味着一个家庭内部缺陷或个体病态的条件），并且是对每个家庭成员的生活只有有限影响的。治疗师关注的焦点不是家庭或某个成员出了什么问题，而是号召所有人团结起来，坚定自己可以主宰生活的信念，共同对付这个外部的不受欢迎的故事。因此，不是因为家里"抑郁的母亲"给家庭带来了问题，相反，"抑郁"这种症状被当作是孤立的、外部的、烦人的独立存在物（"抑郁试图控制母亲的生活"）。通过把问题看作外在事物，家庭就能够更好地合作，以改变思维方式、发展处理问题的新方法，而不是深陷其中不能自拔。这种技术常常被用在迈克尔·怀特的叙事治疗中（Epston & White，1990）。

## 三、心理治疗机制

家庭治疗师通常对家庭采取主动的、问题解决取向的治疗方法。通常情况下，他们更感兴趣的是处理当前家庭内部功能失调的互动问题，而不是发现或解决个人过去的心理问题。过去的家庭互动模式可能会被探索，但这么做是为了探索持续不断的系列行为及其后果或需要改变的功能不良的信念系统，而不是要重建过去。

根据不同的侧重点，家庭治疗师可能会帮助当事人获得以下一个或多个改变。

### （一）结构改变

评估家庭组织结构的有效性和持续不断的交往模式后，家庭治疗师会主动挑战那些妨碍家庭成员发挥积极功能的僵化的、重复的模式。例如，米纽钦假设：家庭正在经受的压力过大，会导致系统的适应机制负担过重。而出现这种情况可能的原因是：家庭规则没有根据环境变化做出相应的调整，呈现出暂时的适应不良。因此要帮助家庭修改功能不良的模式，使得家庭有机会采取新的规则，实现新的组合，产生更清晰的边界，拥有更灵活的家庭互动。通过改组，帮助家庭回到正轨，从而使家庭功能运转更和谐，使每位成员的成长潜能最大化。

### （二）行为改变

所有的家庭治疗师都试图帮助当事人实现预期的行为改变，尽管他们采用的方法可能有所不同。策略式治疗师把治疗的重点放在家庭现存的问题上：他们有什么可以改变？为了不让家庭操纵或征服治疗师从而控制治疗过程，策略式治疗师会高度主导治疗过程，治疗师不会探究问题的根源或隐含的意义，而是制定缓解当前问题的策略。通过采用像悖论干预这样的措施，治疗师迫使那些有症状的人抛弃旧有的功能失调行为。同样，**系统式治疗师**（舍尔维尼－帕拉佐利及其同事采用的米兰取向）可能会在两次会谈之间，给家庭布置一些任务或固定的程序。这些任务都是以悖论的形式提出的，任务的要求是挑战一个过时的或僵化的家庭规则。通过实施这个指令性任务，从家庭获得的情感体验往往会推动行为的改变。

### （三）体验改变

像萨提亚、肯普勒和惠特克一类的治疗师认为，家庭需要感受和体验过去被封存起来的情感。他们努力地发展促进成长的互动模式，在这种模式中，治疗师会对当事人示范开放的沟通方式，也乐于探究并透露自己的情感。萨提亚重点帮助家庭学习彼此沟通的更有效的方法，教他们表达内心正在经历的情感。肯普勒也帮助家庭成员学习如何向对方表达自己的需要，从而促进自我探索、冒险和自发行为。惠特克鼓励家庭成员表达个体潜在的冲动和行为，因为他认为所有的行为都是人类的经验而不是病态行为。当事人面临的挑战是建立新型的、更真诚的关系，同时保持健康的分离和个人自主权。情绪聚焦夫妻治疗师也会帮助当事人认识到他们如何隐藏个人的基本情绪或真实情感

（比如说，害怕被拒绝），进而表现出防御性或威胁性的次级情绪（当害怕的时候愤怒或指责）。治疗师的努力是为了进入并重新处理那些潜藏在当事人消极互动行为中的情绪。

### （四）认知改变

心理动力取向的家庭治疗师着眼于增强来访家庭的领悟力和理解力。博斯佐尔莫伊－纳吉强调代际问题，尤其关注关系模式如何在代际传递及其对当前个体和家庭功能的影响。通过意识到一个人的"家庭账"（这是一个多代账户系统），即从心理上来讲，谁欠了谁什么，当事人可以检查和纠正过去没有解决或没有调整的账目。弗拉莫（Framo，1992）也帮助当事人领悟内向投射会再次投射到当前的家庭成员身上，以补偿没有得到满足的早期客体关系。他让当事人与其原生家庭成员进行几次会谈，从而发现有些议题实际上来自过去，又被投射到当前家庭成员身上，并让当事人对父母和兄弟姐妹有一种矫正的体验。像怀特这样的叙事治疗师会与当事人开展有关价值观、信念、目标的对话，以便他们有机会考虑更广泛的选择，并对已有的经验赋予新的意义。

# 第五节 应用评价

## 一、适用人群

### （一）个体问题

那些采取家庭参考结构的治疗师主要关注当事人的关系。即使他们工作的对象是个体，他们在计划和实施临床干预时也会寻求问题行为的**背景**。例如，他们可能为一个远离家庭的大学生做个体咨询，但是会在一个更大的背景中去看待他的问题，这个背景可能会导致并维持其当前的困扰行为及与他人的不良关系。治疗师可能会要求父母参与会谈，他们可能与孩子一起进行一两次会谈，以便提供有关家庭系统内关系困难的线索及改善建议。

### （二）代际问题

家庭治疗师通常处理的是与亲子有关的议题，例如青少年与父母的冲突或与社会的冲突。米纽钦的结构取向可能会用来帮助家庭适应变化并修正过时的规则，尤其是处在家庭生命周期的转折点的家庭。当家庭有青春期孩子出现时，治疗师可能会尝试增强父母子系统，更清晰地界定代际边界，帮助家庭制定更新、更灵活的规则，以适应环境的改变。举一个越来越常见的移民家庭的例子，这些孩子在美国长大，但其父母却在美国以外的国家出生，这种家庭通常会出现代际冲突，这种冲突反映的是价值观和态度的差异。如果要实现家庭系统的改变，通常需要在家庭层面进行干预。

### （三）婚姻问题

婚姻问题在如今非常普遍，某个家庭成员的许多症状行为都可能追溯到家庭里父母的冲突。除了配偶一方或双方的人际问题会导致他们的不幸福，通常还存在某些关键的人际困难，如无效的沟通模式，不和谐的性生活，对建立或维持长期关系的焦虑，在金钱、姻亲或儿童方面的冲突，身体虐待，与权力与控制相关的冲突，等等。这些议题，在一段时间内反复得不到解决，会增加夫妻一方或双方的不满，使得婚姻关系岌岌可危。在夫妻一方或双方断定两人在一起得不偿失之前，夫妻一起参与治疗比某一方或双方都寻求个体心理治疗更有助于挽回他们的关系。

## 二、治疗情境

### （一）家庭治疗的视角

对于症状或问题行为的起源及维持的原因，家庭治疗提供了一个独特的视角，也代表了一种旨在改变家庭运转不良的系统的干预形式。采用这种视角，治疗师可能会把整个家庭放在一起来审视，或者探索不同的二元关系、三元关系或子系统，这取决于治疗师要面对的是整个问题的哪些方面。至于具体选择什么治疗方法，在很大程度上依赖于当前问题的性质、治疗师的理论视角及其个人风格。

然而，家庭治疗不仅仅是把痛苦的家庭看作一个整体或群体，也不只是把家庭成员召集在一起并在团体的环境下分别进行个体治疗，而是强调通过改变思维模式来处理关系问题。在认识到家庭背景对于精神病理症状的发展有重要影响的情况下，把个体的精神病理症状看作治疗关注的焦点显然是不够的。相反，家庭治疗要求把个体内心冲突的解决放在整个家庭功能得以改善之后再进行。

在家庭系统理论指导下进行工作，治疗师必须放弃传统的个体心理治疗所提倡的被动、中立、非主观的立场。要实现家庭功能的改变，治疗师必须卷入来访家庭的人际互动过程（但不要失去平衡或独立性），必须在某些情况下给予支持和照顾，并对他人提出挑战和要求，必须照顾到（但不要过于融入）不同年龄的家庭成员，必须快速地在情感卷入中进出，同时还要跟上家庭的互动和交往模式（Goldenberg & Goldenberg，2008）。

**社会建构主义家庭治疗**近来越来越受欢迎，这种治疗特别关注治疗师－家庭关系的平等性和合作性，家庭成员被鼓励去审视他们的生活故事；与此同时，治疗师与家庭系统也寻找新的更有效的方法以应对和解决当事人的问题。

### （二）适应症和禁忌症

家庭治疗是治疗师干预方案中一项有价值的选择，但也不是解决所有心理困扰的灵丹妙药。当然，这种方法可以用来处理家庭内的某些问题。韦恩（Wynne，1965）建议在解决关系困境（比如亲子、夫妻）时采用家庭治疗，尤其是那些涉及所有家庭成员共谋的或公开的、有意识或无意识所造成的关系困难。目前的许多家庭治疗师超越了韦恩的立场，认为个体和群体（如家庭）所有的心理问题，最终都与系统问题有关，因而都适合在家庭层面干预。

什么情况下家庭治疗是禁忌？在某些案例中，扭转家庭破裂的局面可能为时已晚、关键成员无法接触到或拒绝出席、与家庭建立治疗关系非常困难，此时家庭治疗就无法有效开展。有时候，一个有着严重情绪困扰的家庭成员在家庭中具有支配地位，同时怀有恶意的和毁灭性的动机、暴力或虐待行为、偏执想法，这时就几乎不可能针对整个家庭工作，尽管某些家庭成员可能会从接受家庭治疗中受益。

## （三）治疗时长

家庭治疗的时间可长可短，取决于问题的性质和复杂性、家庭对改善的抗拒程度和治疗的目标。虽然家庭治疗最有利于整个家庭的改变，但并不见得每个治疗案例都符合每个家庭成员的最大利益，有些成员可能会抓住原有的、熟悉的对待彼此的方式而不愿改变。然而，总体而言，家庭治疗较之大多数个体治疗时间更短。在某些案例中，10次就可以消除问题行为；有些案例可能需要20次或更多次，才能减轻症状。策略取向的治疗师会迅速确定需要关注的行为，然后制订一个改变家庭功能失调模式的行动计划，以便解决当前的问题。结构取向的治疗师倾向于短期卷入来访家庭，了解其互动模式，启动结构的改变，引导被指认为"病人"的成员改变行为并减轻症状。另外，由于客体关系取向以精神分析为基础，治疗师倾向于花更长时间处理当事人早期生活中的信息。

## （四）设置与从业者

门诊办公室、学校辅导室、住院病房都可以开展家庭治疗。家庭治疗在发展的早期阶段曾经被排斥在主流心理治疗的大门之外，如今几乎所有的心理治疗师都接受了这种方法。婚姻或夫妻治疗，现在被看作家庭治疗运动的一部分，自20世纪70年代以来正以惊人的速度向前发展，最近美国职业心理学委员会（American Board of Professional Psychology）更名为美国夫妻与家庭心理学委员会（American Board of Couples and Family Psychology）就是一个很好的证明。

精神科医生、心理学家、社会工作者、婚姻与家庭顾问以及牧师都在使用家庭治疗，尽管他们培训的重点可能有所不同。三种基本的培训设置仍然保留至今：家庭治疗学位授予项目、独立家庭治疗学院中的培训项目、大学里包含家庭治疗的项目。

## （五）治疗阶段

大多数家庭治疗师希望在第一次会谈时与整个家庭见面，因为当所有成员都在一起时，家庭互动模式是最直观的。尽管许多治疗师会鼓励非常小的孩子参加第一次会谈，但并不要求他们参加后续的系列会谈，除非他被认为是问题不可分割的一部分。当与出席的每个家庭成员建立联系并评估家庭会谈对他们是适合的以后，那些对家庭历史感兴趣的治疗师，比如鲍恩，可能会开始构建家庭谱系图。其他治疗师，比如海利，可能会继续与家庭协商，以便准确定位需要解决的问题。米纽钦的开放式运动旨在"参与到家庭中"，在家庭内扮演平等主义者的角色，提供建议而不是发号施令。他会适应家庭的沟通风格，分析问题，准备治疗方案。焦点解决治疗师，比如德·沙泽尔，不会鼓励当事人推测特定问题产生的原因，而是与当事人开展合作式的"寻找解决之道的谈话"，即讨论他们希望共同建构的应对策略。

家庭治疗的中间阶段，通常是帮助家庭成员把所谓的"病人"身上呈现的问题或症状行为重新定义为家庭背景下的关系问题。在这里，家庭变成了"病人"，应让每个家庭成员都认识到所有人都要对这个问题负责，所有人都必须参与到改变根深蒂固的家庭模式中去。如果治疗是成功的，那么家庭就会在治疗师的引导下开始关系的改变。

家庭治疗的最后阶段，家庭会学习更多有效的应对技能以及向对方提出要求的更好的方法。尽管他们不可能完全摆脱问题，但是他们学会了一起解决关系问题的各种技巧。结束家庭治疗要比结束个体治疗更容易，因为家庭已经培养出内在的支持系统，不再过度依赖外人的支持。当抱怨或症状消失的时候，通常就是解除治疗关系的时候。

## 三、支持证据

早期的家庭治疗先锋，急于创造新的令人振奋的技术来帮助家庭，做了很多实务工作却缺乏实证研究的支持。在随后的几年里，研究者与实践者展开了一场文化大战。前者认为临床工作者没有评估其有效性，就随意使用时髦的技术；后者认为那些发表的研究看起来很琐碎，与日常咨询工作中接触的当事人的问题毫无关系。目前发表的一系列研究较好地整合了家庭治疗师所提供的临床服务，这些研究的发表使得这种分歧正在消除（Sprenkle & Piercy，2012）。

一方面，医疗管理公司要求提供有效的治疗；另一方面，类似美国国立精神卫生研究所这样的政府部门增加了研究经费，研究人员目前正在进行一些有意义的研究，目的是了解哪些家庭治疗程序是可以经受实践检验、用于解决各种家庭相关问题的循证技术。那些习惯于依赖个人的经验而不是研究数据的从业者，逐渐发现他们不得不向健康管理组织（HOMs）这样的第三方支付者提供实证数据，以证明其干预的有效性。因为只有提供了支持性的数据，他们才能够领取服务的报销费用。

**循证实践**（evidence-based practice）是指研究者运用目前的研究数据以评估、指导心理治疗实践的优势和局限性。结果已表明，治疗技术、治疗师、治疗关系是决定治疗成败的主要因素，但从目前的研究中还不能清楚地看到治疗的理论取向对治疗过程的贡献到底是什么，而且至今障碍、问题、家庭星座、家庭功能失调等很多概念仍缺乏数据的支持（Levant，2005）。治疗研究工作尤其关注**过程研究**（在治疗期间实际发生了什么事引起了理想的结果）和**结果研究**（哪些具体的治疗方法对具体的问题最有效）。前者——更难以捉摸——试图从操作上描述在成功的会谈过程中实际发生了什么。是一个有爱心且有胜任力的治疗师与一个信任治疗师的家庭所建立的治疗联盟，提供了信心和希望吗？是洞察或更好的理解，还是与治疗师和其他家庭成员共同分享治疗经验才引起了改变？是家庭治疗师所鼓励的建设性对话，还是消极情绪的阻断使治疗起作用的？是否某些干预技术在家庭治疗的早期阶段更有效，而另一些技术在后期阶段更有效？（Christensen，Russell，Miller，& Peterson，1998；Heatherington，Friedlander，& Greenberg，2005）

从理论的角度而言，将某些会谈过程与结果链接起来可获得一张经检验有效的"地图"。但不幸的是，除了少数模型以外，大多数模型还没能实现这一目标。**情绪聚焦夫妻治疗**把研究与依恋理论相结合，并以手册的形式详细说明了治疗的程序。**功能性家庭治疗**则成功地将系统和行为理论与精心设计的研究支持结合在一起。总的来说，迄今为止有实证支持的研究主要集中在行为及认知行为治疗。这些短程疗法，因有具体的目标，虽不一定是最有效的，但是与其他治疗方法相比，更容易用传统的研究方法论进行验证。

家庭治疗的结果研究除了要面对与个体治疗相同的问题外，还要测量在更大、更复杂又持续变化的背景中（家庭）所发生的各种互动。有些家庭成员的改变可能要比其他成员更大，不同成员改变的方式也有所不同。研究者在测量治疗效果时，必须要考虑到个体的内心变化、人际关系、家庭沟通、一般性的群体变量等多个层面。除此之外，还要注意家庭类型、族群和家庭背景、家庭功能水平等类似的变量。近年来，质性研究方法，发现型、开放式的多元视角已经变得越来越流行。与众多传统的量化研究方法不同，质性分析越来越依靠叙事报告，研究者在报告中对数据结果做主观的解释。质性研究（基于案例研究、深度访谈和文本分析）对于以探索为目的的研究而言特别有用，而定量研究则更多用于评估或验证一组实验假设。

目前发表的结果研究很可能采取两种形式（Pinsof & Wynne，1995）：**效力研究**（efficacy study）和**效果研究**（effectiveness study）。前者更普遍，这种研究试图证明一种特定的治疗方法在类似大学或医疗中心这样理想的条件下是否有效。会谈方法是标准化的，遵循治疗手册执行，当事人被随机分配到治疗组或非治疗组，由独立的评估者评估结果，等等。效果研究旨在了解这种疗法在类似诊所、社会机构或私人诊所这样正常的、真实的生活条件下是否有效。非常遗憾的是，迄今为止的大多数研究属于效力研究，并且还在受到鼓励，但是这类研究很难转化为具体的治疗建议，也难以应用到更真实的咨询室之类的环境中。不过，基于调查的总体结果（Shadash，Ragsdale，Glaser，& Montgomery，1995）表明，接受家庭治疗的当事人明显比没有接受家庭治疗的控制组表现要好（主要基于效力研究）。

当前的结果研究致力于继续探索各种可选的、用于解决当事人不同的心理或行为困扰的干预方案的相对优势（根据成本、治疗长度、改变程度）。短程策略式家庭治疗、多元系统治疗、功能性家庭治疗都可用于处理功能失调的问题且已被证明是有效的，尤其是在高风险青春期问题、外化行为问题和父母管理培训方面得到了强有力的支持。所有这些治疗方法都是基于社会学习原理的。此外，针对婚姻失调的心理教育项目、降低精神病患者复发率和再住院率的项目也被证明是有效的。

最近开展的循证家庭治疗运动，体现了社会对医疗、教育及其他领域的专家问责制的需求越来越多。在心理治疗中，越来越多的流派承诺要建立实证基础，用以证明所提供的咨询服务是有效的（Goodheart，Kazdin，& Sternberg，2006；Nathan & Gorman，2007）。有研究支持的临床干预，其目的是使临床工作更有效，从而提升治疗效果，降低医疗保健的成本（Reed & Eisman，2006）。在这一点上，实务工作者和研究者的目标是一致的。不过，致力于这种研究耗费的成本高、时间长，要求同质的样本，把当事人随机分配到治疗组或控制组，需要认真培训参与研究的治疗师，并监督治疗师按照手册的指示进行操作；同时需要测量多种结果指标，并进行一段时间的追踪研究，以考察治疗效果是否能够保持，等等。应该说，实施这样的研究非常不容易，因此过往的努力是非常值得赞赏的！

但是，韦斯滕、诺沃特尼和汤普森－布伦纳（Westen，Novotny & Thompson-Brenner，2004）认为，研究者应把重点放在探索实务工作中哪些治疗方法有效，这样做会比那些努力地在实验室里设计新的治疗方法和手册更有价值和意义。尽管每个人都同意最理想的解决方案是将最可行的研究与临床知识相结合，但事实上，实务工作者和临床研究者是从不同的视角出发的。前者以当事人为中心，致力于改善服务；后者以科学为中心，致力于理解和检验临床现象。有经验的实务工作者可能是两者的结合体，在工作内容和工作对象的基础上选择最适合的方法。既然学生在学术训练时接受的是手册化的技术培训，那么他们在未来面对当事人时也很有可能遵循手册化的指导方针。最近的一些研究集中探讨了量化研究方法的优点和不足。不过，目前研究方法也在不断精进，现在的家庭治疗研究可以与其他任何干预策略的研究相提并论（Sprenkle & Piercy，2012）。

## ■ 四、多元文化的适用性

21 世纪，治疗师在处理多元文化人群产生的问题方面将面临越来越多的挑战。我们的咨询室里来了很多移民，混血家庭的数量正呈指数级增长，与他们工作时，我们必须注意一些基本原则，即这些人在某些有意义的方式上与我们不同。对治疗师来说，最关键的是要理解在一般社会和具体文化环境中所发生的行为。治疗师必须意识到他个人的优势，当然更重要的可能还是要了解他自身的不足、偏见或歧视（Axelson，1999）。

对于咨询时机和转介时机的了解也非常重要。进入当事人的内外参考框架，使得治疗师可以透过当事人的眼睛看世界。因为可以向房间里的其他家庭成员求证，家庭治疗师很容易把那些由文化决定的思想和行为与个体的某些适应不良的特殊行为区别开来。对于家庭治疗师来说，家庭治疗的一个基本逻辑步骤就是从目前的家庭到其原生家庭，再到多元文化家庭谱系图，乃至全球视角（Ng，2003）。这一视角应该包括有关族群、经济、宗教和影响家庭动态的政治因素等信息。

家庭治疗运动发展的一个重要部分，就是对 20 世纪 80 年代妇女运动（McGoldrick，Giordano，& Garcia-Preto，2005）的极端化所进行的纠偏，当时"白人男性特权"在家庭治疗圈中成为一个热门话题。性别歧视决定了在咨询室里人们被看待和对待的方式，这是一种全新的理念，为将来关注性别以外的诸如种族、社会阶层、移民身份和宗教等议题及其对治疗过程的影响打下了基础。要理解边界、沟通规则、情绪显露、性别期待、仪式、移民或难民身份以及这些变量影响治疗的方式，就必须要有多元文化的专业知识。

家庭治疗中的社会建构理论被证明是多元文化咨询的又一个哲学基础。迈克尔·怀特的叙事模型反对主流文化规则的强制性，怀特承认权力滥用是主流文化的核心建构，应该让当地的亚文化发出自己的声音（Epston & White，1990）。他认为，当事人是自己经验的专家。在与不同民族和种族的人包括澳大利亚原住民一起工作时，怀特用了一种反映团体（reflecting team）的做法，即让来自社区的传统的本土治疗师也参与其中。怀特相信治疗无法存在于真空中，出现变化的故事必须与当事人的更大的文化社区分享才有意义。怀特的这一做法，多少可以消除仅凭治疗师个人感觉所带来的问题，因为他用反映团体的做法弥补了其不足。这一过程应该可以在国际上通用，因为它能够整合当事人社区中其他成员的声音。怀特的治疗理念的关键是治疗师要与当事人合作，共同决定哪些人可以见证他们故事的改变。

# 第六节　治疗案例

## ■ 一、背景

尽管是家庭成员表现出令人困扰的症状才使得家庭寻求帮助，但是夫妻或整个家庭越来越认识到他们的关系存在问题，需要从家庭层面进行处理。有时候，家庭治疗也被当作预防措施来看待。例如，在前一段婚姻中有孩子的成年人，计划再婚时可能会很关心重新组建家庭时可能会面临的潜在问题，他们在再婚前可能会咨询一下家庭治疗师。

弗兰克，38岁，米歇尔，36岁，他们将在一周内结婚。因为他们对自己是否准备好了过再婚生活有些担心，也不能确定他们的孩子是否对重组家庭的生活有了足够的心理准备，所以才来接受咨询。治疗师与他们进行了两次会谈，在这一过程中，主要讨论了他们已经预料到的一些问题，并提供了改善的建议。无论是弗兰克的两个孩子安（13岁）和兰斯（12岁），还是米歇尔的女儿杰西卡（16岁），都没有参加这两次会谈。

米歇尔和弗兰克自童年时代就彼此了解，尽管她后来搬到了大城市，而他则在一个小村庄安顿了下来。他们两家过去就是朋友，弗兰克和米歇尔多年以来也一直互相拜访和通信联络。在他们20岁出头，弗兰克去攻读研究生之前，两人开始确立浪漫的恋爱关系，他们彼此承诺一有机会就见面。当米歇尔的父亲意外去世时，她写信给弗兰克，但是弗兰克没有回复，她很受伤、很生气。在沮丧失望之际，她嫁给了亚历克斯，结果发现这个人不仅吸毒，还经常辱骂她，而且长期失业。他们结婚两年后就离婚了，现在的米歇尔是个单亲妈妈，开始工作养活自己和女儿杰西卡。母女俩在过去的十多年里变得越来越亲密，直到米歇尔和弗兰克再次相遇。

弗兰克也结过婚，在两个孩子出生后没几年，他的妻子就患了癌症，拖了五年后去世了。尽管有邻居照顾，孩子们在多数时候是独处的，弗兰克的大孩子，即姐姐安也经常充当弟弟兰斯养育者的角色。当弗兰克与米歇尔再次相遇时，他们中断的浪漫关系死灰复燃，在情绪高涨的状态下，他们决定结婚。

## 二、问题

他们再婚大约三个月后，弗兰克和米歇尔再次来见治疗师，他们描述说孩子们之间的关系越来越紧张。因为感觉需要一个安全的环境倾诉（很显然他们彼此之间很少交谈），孩子们——安和兰斯（弗兰克的）和杰西卡（米歇尔的）——都同意参加家庭会谈。会谈中表现出的主要是一些个人的问题，当然也夹杂着"速成家庭"所固有的一些压力。

弗兰克，没有能力赚很多钱，在前妻长期生病期间背负了很多债务，因为自己不能给家庭提供充足的经济支持而感到挫败和内疚。米歇尔猜测弗兰克频繁的商务旅行，在很大程度上是因为她自己没有吸引力（这也是她十多年来没有结婚的原因）。她害怕弗兰克再认识其他女人，再次抛弃她，就像她以前遇到的那样，他在她父亲去世的时候抛弃了她。由于高度紧张，面对女儿杰西卡时，她第一次退缩了。由于失去了与母亲的亲密感，与两个弟弟妹妹的关系也很疏远，米歇尔对弗兰克的任何关注都让杰西卡反感。为了重新获得亲密感，杰西卡转向一个家庭替身——参加了一个帮派组织——在学校"恶搞"。安和兰斯既没有时间，也没有空间去哀悼母亲的离世，也发现米歇尔不愿意承担母亲的责任来照顾他们。安因此变得专横、喜欢争吵、要求苛刻，而兰斯12岁了，却开始尿床。

除了这些个人问题，他们还有一般的再婚家庭都需要面对的问题，如继兄弟姐妹之间的敌对、继父母扮演父母角色的困难以及人际边界的含混不清。

## ■ 三、治疗

从系统的观点来看，家庭治疗师可以与整个家庭工作，也可以按照需要与不同的成员组合见面，每个人不必参加每次会谈，但是保持一贯的系统的概念框架是非常必要的。

在前两次会谈中，治疗师"加入"夫妻的对话，婚后他们感到舒服，同时又深陷困境。当建构家庭谱系图时，治疗师用心地与每个孩子沟通，无论何时都把关注的焦点放在他们的关系演变上。由于意识到亲子依恋先于婚姻关系，治疗师试图把他们看作一个群体，帮助他们培养对新家的忠诚度。边界问题尤其重要，因为他们住在一个小房子里，几乎没有隐私，孩子们经常闯入父母的二元关系中。

当与夫妻一起会谈而孩子不在场时，治疗师试图通过帮助他们学习如何彼此支持，并共同分担抚养子女的任务来加强父母子系统。治疗师建议他们在刚结婚的前几个月，每个人继续对各自的子女承担主要的责任。米歇尔的猜疑问题也得到了讨论，治疗师建议他们安排一个从未有过的"蜜月期"。在治疗师的鼓励下，当父母（夫妻）单独在一起时，孩子们则待在亲戚那里。

在他们蜜月归来后的咨询中，治疗师和夫妻双方开始讨论弗兰克担心自己不是一个更好的供养者的议题。他和米歇尔考虑了各种增加收入和帮家里分担更多家务的策略。米歇尔仍然工作，感觉也不那么疲劳了，因而能更好地照顾孩子。弗兰克和兰斯同意参加旨在消除尿床问题的自助行为项目，从而增强了彼此的亲密感。当兰斯的问题消退后，整个家庭因为尿床导致的臭味和混乱也减轻了。

治疗师决定与安单独会谈一次，让她有自己被特殊对待的感觉。在治疗中允许她做一个小女孩，暂时减轻她承担兰斯母亲角色的负担，后来她变得更加愉快，并能到家庭以外结交朋友。治疗师和兰斯也有一次额外的会谈（包括他们的父亲在内），一起悼念母亲的离世。治疗师还安排了米歇尔和杰西卡一起参加的两次会谈，以处理她们面对的母女议题以及杰西卡在学校的问题。

## ■ 四、随访

会谈大约进行了 12 次。最初是每周一次，后来是两周一次，再后来是间隔三个月一次。到年底，这个家庭变得更加融洽，运转得更好。弗兰克在工作上进步很大，全家租了一套更大的房子，使得空间限制带来的问题得到缓解。兰斯已经不再尿床了，他和安都感觉与米歇尔和杰西卡更加亲密了。安也从那些与自己年龄不相符的活动负担中解放出来，开始享受作为青少年的快乐，变得更喜欢参加学校的活动了。杰西卡虽然仍有学业问题，但是已经离开那个帮派，并准备去邻市的一所大专院校读书了。

在接下来的三年里，这个家庭与治疗师一共进行了五次会谈。每一次，他们都能够识别出适应不良的行为模式是来自两元关系还是三元关系，并且每一次似乎都使他们重回了轨道。

# 第七节　本章小结

　　家庭治疗起源于20世纪50年代，它把心理病理焦点从个体内心的问题转移到家庭内部功能失调的互动模式上。从这一视角出发，家庭被视为一个系统，家庭成员在关系网络凭借反馈回路互动并维持平衡。家庭治疗最初起源于对精神分裂症患者家庭沟通模式的理解，但后来家庭治疗扩展到了对各式各样的家庭问题的治疗性干预。这些治疗措施旨在改变系统内反复出现的、功能失调的问题行为序列。早期的控制论把家庭看作一个心理社会系统，但这种观点受到后现代思潮的质疑，后者不认同世界是客观可认识的观点，而主张现实是多元的视角。

　　在家庭治疗中，家庭成员的症状或问题行为被视为家庭失衡的信号。症状是由当前持续不断的家庭互动引起和维持的。由于家庭治疗师所持的观点是循环因果论而不是线性关系论，所以他们把关注的焦点放在成员间自我保存和自我挫败的反复出现的行为序列上。同时，家庭信念系统也被当作自我设限的来源而被审视。

　　家庭治疗的干预形式多种多样，有的重视评估过去对当前家庭功能的影响（客体关系取向、情境性家庭治疗），有的主要涉及个别家庭成员的成长（体验取向），有的关注家庭结构和过程（结构取向）或代际问题，有的凸显认知行为视角（策略取向、行为取向），有的强调在对话中检视当事人带入生活经历的意义及组织（社会建构取向和叙事取向）。但是所有这些，都特别重视人们的生活情景，认为只有从情景中才能了解功能失调的起源，也只有从情景入手才能改善问题。

　　家庭系统理论及相应的干预措施，也许在未来几年会持续受到关注。由于缺少处理离婚、再婚、另类生活方式、移民家庭的文化适应等问题的有效模型或策略，由此累积的家庭压力很可能会增加对于家庭层面的专业帮助的需要。

　　可以预见的是，消费者和成本控制型管理者将来会越来越多地使用家庭治疗，因为它是一种相对短程的、问题解决导向的方法，而且解决的是当前真实的问题。此外，这种方法对于有关系问题的家庭而言更容易接受，因为他们不愿意将问题看作是病理性的。其预防的特质——帮助人们学习更有效的人际沟通和问题解决技能，以防止将来危机事件的发生——不仅对家庭有吸引力，而且对那些接受转诊当事人的家庭医生、儿科医生和其他初级护理医生也大有裨益。这个领域的研究和临床工作都处在不断发展中，如果将来能确定针对不同家庭类型在生命周期的重要节点所采用的具体技术，那么家庭治疗的未来会更美好。

## ▼ 推荐阅读书目

Goldenberg, H., & Goldenberg, I. (2008). *Family therapy: An overview* (7th ed.). Pacific Grove, CA: Brooks/Cole.

Goodheart, C. D., Kazdin, A. E., & Sternberg, R. J. (2006). *Evidence-based psychotherapy: Where practice and research meet.* Washington, DC: American Psychological Association.

Haley, J., & Richeport-Haley, M. (2007). *Directive family therapy.* New York: Haworth.

McGoldrick, M., & Hardy, K. V. (Eds.). (2008). *Re-visioning family therapy: Race, culture, and gender in clinical practice* (2nd ed.). New York: Guilford Press.

Sue, D. W., & Sue, D. (2007). *Counseling the culturally diverse: Theory and practice* (5th ed.). New York John Wiley.

Sexton, T. L., Weeks, G. R., & Robbins, M. S. (Eds.). (2003). *The science and practice of working with families and couples.* New York, Guilford Press.

## ▼ 推荐阅读案例

Grove, D. R., & Haley, J. (1993). *Conversations on therapy: Popular problems and uncommon solutions.* New York: Norton.

Napier, A. Y., & Whitaker, C. A. (1978). *The family crucible.* New York: Harper & Row.

Satir, V. M., & Baldwin, M. (1983). *Satir step by step: A guide to creative change in families.* Palo Alto, CA: Science and Behavior Books.

Dattilio, F. (Ed.). (1998). *Case studies in couple and family therapy: Systemic and cognitive perspectives.* New York: Guilford Press.

Golden, L. B. (2003). *Case studies in marriage and family therapy* (2nd ed.). Englewood Cliffs, NJ: Prentice Hall.

Oxford, L. K., & Wiener, D. J. (2003). Rescripting family dramas using psychodramatic methods. In D. J. Wiener & L. K. Oxford (Eds.), *Action therapy with families and groups: Using creative arts improvisation in clinical practice* (pp. 45–74). Washington, DC: American Psychological Association. [Reprinted in D. Wedding & R. J. Corsini (Eds.). (2008). *Case Studies in Psychotherapy* (5th ed.). Belmont, CA: Brooks/Cole.]

Papp, P. (1982). The daughter who said no. In P. Papp, *The process of change* (pp. 67–120). New York: Guilford. [Reprinted in D. Wedding & R. J. Corsini (Eds.). (2013). *Case studies in psychotherapy* (7th ed.). Belmont, CA: Brooks/Cole.]

## ▼ 参考文献

Ackerman, N. W. (1958). *The psychodynamics of family life.* New York: Basic Books.

Anderson, H. D. (1997). *Conversation, language, and possibilities: A postmodern approach to therapy.* New York: HarperCollins.

Anderson, H. D., & Gehart, D. R. (2006). *Collaborative therapy: Relationships and conversations that make a difference.* New York: Routledge.

Axelson, J. A. (1999). *Counseling and development in multicultural society* (3rd ed.). Pacific Grove, CA: Brooks/Cole.

Barnett, R. C., & Hyde, J. S. (2001). Women, men, work, family. *American Psychologist, 56,* 781–796.

Bateson, G. (1972). *Steps to an ecology of mind.* New York: Dutton.

Bateson, G., Jackson, D. D., Haley, J., & Weakland, J. (1956). Towards a theory of schizophrenia. *Behavioral Science, 1,* 251–264.

Beck, A. T., & Weishaar, M. (2007). Cognitive therapy. In R. J. Corsini & D. Wedding (Eds.), *Current psychotherapies* (8th ed., pp. 263–294). Belmont, CA: Brooks/Cole.

Becvar, D. S. (2003). Eras of epistemology: A survey of family therapy thinking and theorizing. In T. L. Sexton, G. R. Weeks, & M. S. Robbins (Eds.), *Handbook of family therapy: The science and practice of working with families and couples* (pp. 3–20). New York: Brunner-Routledge.

Bell, J. E. (1961). *Family group therapy.* Public Health Monograph No. 64. Washington, DC: U.S. Government Printing Office.

Berg, I. K., Dolan, Y., & Trepper, T. (Eds.). (2008). *More than miracles: The state of the art of solution-focused brief therapy.* New York: Haworth.

Bertalanffy, L. von. (1968). *General systems theory: Foundation, development, applications.* New York: Braziller.

Boscolo, L., Cecchin, G., Hoffman, L., & Penn, P. (1987). *Milan systemic family therapy: Conversations in theory and practice.* New York: Basic Books.

Boszormenyi-Nagy, I. (1987). *Foundations of contextual therapy: Collected papers of Ivan Boszormenyi-Nagy.* New York: Brunner/Mazel.

Bowen, M. (1960). A family concept of schizophrenia. In D. D. Jackson (Ed.), *The etiology of schizophrenia* (pp. 346–373). New York: Basic Books.

Bowen, M. (1978). *Family therapy in clinical practice.* New York: Jason Aronson.

Cardona, J. R. P., Domenech-Rodriguez, M., Forgatch, M., Sullivan, C., Bybee, D., Holtrop, K., Escobar-Chew, A. R., Tams, L., Dates, B., Bernal, G., (2012). Culturally adapting an evidence-based parenting intervention for Latino immigrants: The need to integrate fidelity and cultural relevance. *Family Process, 51,* 56–72.

Carter, B., & McGoldrick, M. (2005). *The expanded family life cycle: Individual, family, and social perspectives* (3rd ed.). Boston: Allyn & Bacon.

Christensen, L. L., Russell, C. S., Miller, R. B., & Peterson, C. M. (1998). The process of change in couple therapy: A qualitative investigation. *Journal of Marital and Family Therapy, 24,* 177–188.

Dattilio, F. M., & Epstein, N. B. (2005). Introduction to the special section: The role of cognitive-behavioral interventions in couple and family therapy. *Journal of Marital and Family Therapy, 31,* 7–13.

de Shazer, S. (1991). *Putting differences to work.* New York: Norton.

Ellis, A., & Dryden, W. (2007). *The practice of rational emotive behavior therapy* (2nd ed.). Thousand Oaks, CA: Sage.

Epston, D., & White, M. (1990). *Narrative means to therapeutic ends.* Adelaide, Australia: Dulwich Centre.

Falicov, C. J. (2000). *Latino families in therapy: A guide to multicultural practice.* New York: Guilford Press.

Framo, J. L. (1992). *Family-of-origin therapy: An intergenerational approach.* New York Brunner Mazel Inc.

Gergen, K. J. (1999). *An invitation to social construction.* Thousand Oaks, CA: Sage.

Goldenberg, H., & Goldenberg, I. (2008). *Family therapy: An overview* (7th ed.). Pacific Grove, CA: Brooks/Cole.

Goldenberg, I., & Goldenberg, H. (2013). *Family therapy: An Overview* (8th ed.). Pacific Grove, CA: Brooks/Cole.

Goodheart, C. D., Kazdin, A. E., & Sternberg, R. J. (2006). *Evidence-based psychotherapy: Where practice and research meet.* Washington, DC: American Psychological Association.

Haley, J. (1996). *Learning and teaching therapy.* New York: Guilford Press.

Heatherington, L., Friedlander, M. L., & Greenberg, L. (2005). Change process research in couple and family therapy: Methodological challenges and opportunities. *Journal of Family Psychology, 19,* 18–27.

Henggeler, S. W., Schoenwald, S. K., Borduin, C. M., Rowland, M. D., & Cunningham, P. B. (2009). *Multisystemic therapy for antisocial behavior in children and adolescents.* New York: Guilford Press.

Hughes, D. (2007). *Attachment-focused family therapy.* New York: Norton.

Imber-Black, E., Roberts, J., & Alva Whiting, R. (2003). *Rituals in families and family therapy* (Rev. ed.). New York: Norton.

Jackson, D. D. (1965). Family rules: Marital quid pro quo. *Archives of General Psychiatry, 12,* 589–594.

Furrow, J., Johnson, S., & Bradley, B. (2011). *Emotionally focused casebook: New directions in treating couples.* New York: Routledge, Taylor & Francis Group.

Kempler, W. (1991). *Experiential psychotherapy with families.* New York: Brunner/Mazel.

Kliman, J. (1999). Social class and the family life cycle. In B. Carter & M. McGoldridge, *The expanded family life cycle: Individual, family and social perspective*s (pp. 1–24). Boston: Allyn & Bacon.

Kuhn, T. (1970). *The structure of scientific revolutions.* Chicago: University of Chicago Press.

Laing, R. D. (1965). Mystification, confusion, and conflict. In I. Boszormenyi-Nagy & J. L. Framo (Eds.), *Intensive family therapy: Theoretical and practical aspects* (pp. 343–362). New York: Harper & Row.

Lebow, J. (1997). The integrative revolution in couple and family therapy. *Family Process, 36,* 1–17.

Levant, R. F. (2005, July). *Report of the 2005 Presidential Task Force on Evidence-Based Practice.* Washington, DC: American Psychological Association.

Lidz, T., Cornelison, A., Fleck, S., & Terry, D. (1957). The intrafamilial environment of schizophrenic patients: II. Marital schism and marital skew. *American Journal of Psychiatry, 114,* 241–248.

Madsen, C. W. (2007). *Collaborative therapy with multistressed families* (2nd ed.). New York: Guilford Press.

McGoldrick, M., Giordano, J., & Garcia-Preto, N. (Eds.). (2005). *Ethnicity and family therapy* (3rd ed.). New York: Guilford Press.

McGoldrick, M., & Hardy, K. V. (Eds.). (2008). *Re-visioning family therapy: Race, culture, and gender in clinical practice* (2nd ed.). New York: Guilford Press.

Minuchin, S. (1974). *Families and family therapy.* Cambridge, MA: Harvard University Press.

Minuchin, S., Montalvo, B., Guerney, B. G., Jr., Rosman, B. L., & Schumer, F. (1967). *Families of the slums: An exploration of their structure and treatment.* New York: Basic Books.

Minuchin, S., Nichols, M. P., & Lee, W. Y. (2006). *Assessing families and couples: From symptom to system.* Boston: Allyn & Bacon.

Minuchin, S., Rosman, B. L., & Baker, L. (1978). *Psychosomatic families: Anorexia nervosa in context.* Cambridge, MA: Harvard University Press.

Nathan, P. E., & Gorman, J. M. (2007). *A guide to treatment that works* ( 3rd ed.). London: Oxford University Press.

Nichols, M. P. (1987). *The self in the system: Expanding the limits of family therapy.* New York: Brunner/Mazel.

Ng, K. S. (2003). *Global perspectives in family therapy: Development, practice, trends.* New York: Brunner-Routledge.

Pelavin, E., & Moskowitz-Sweet, G. (2009). *From common sense to cybersense: A families guide to prevention and response.* Unpublished manuscript, Palo Alto.

Pinsof, W. M., & Wynne, L. C. (1995). The effectiveness and efficacy of marital and family therapy: Introduction to the special issue. *Journal of Marital and Family Therapy, 21,* 341–343.

Prochaska, J. O., & Norcross, J. C. (1999). *Systems of psychotherapy: A transtheoretical analysis* (4th ed.). Pacific Grove, CA: Brooks/Cole.

Reed, G. M., & Eisman, E. J. (2006). Uses and misuses of evidence: Managed care, treatment guidelines, and outcome measurements in professional practice. In C. D. Goodheart, A. E. Kazdin, & R. J. Sternberg (Eds.), *Evidence-based psychotherapy: Where practice and research meet* (pp. 13–36). Washington, DC: American Psychological Association.

Robbins, M. S., Mayorga, C. C., & Szapocznik, J. (2003). The ecosystemic "lens" to understanding family functioning. In T. L. Sexton, G. R. Weeks, & M. S. Robbins (Eds.), *Handbook of family therapy: The science and practice of working with families and couples* (pp. 23–40). New York: Brunner-Routledge.

Satir, V. (1972). *Peoplemaking.* Palo Alto, CA: Science and Behavior Books.

Scharff, J. S., & Scharff, D. E. (2006). *The primer of object relations* (2nd ed.). New York: Jason Aronson.

Selvini-Palazzoli, M. (1986). Towards a general model of psychotic games. *Journal of Marital and Family Therapy, 12,* 339–349.

Selvini-Palazzoli, M., Boscolo, L., Cecchin, G. F., & Prata, G. (1978). *Paradox and counterparadox: A new model in the therapy of the family schizophrenic transaction.* New York: Jason Aronson.

Sexton, T. L., & Alexander, J. F. (2002). Functional family therapy: An empirically supported, family-based intervention model for at-risk adolescents and their families. In T. Patterson (Ed). *Comprehensive handbook of psychotherapy: Vol. II. Cognitive, behavioral and functional approaches* (pp. 117–140). New York: John Wiley.

Shadash, W. R., Ragsdale, K., Glaser, R. R., & Montgomery, L. M. (1995). The efficacy and effectiveness of marital and family therapy: A perspective from meta-analysis. *Journal of Marital and Family Therapy, 21,* 345–360.

Sprenkle, D. H., & Piercy, F. P. (Eds.). (2012). *Research methods in family therapy* (2nd ed.). New York: Guilford Press.

Sue, D. W., & Sue, D. (2007). *Counseling the culturally diverse: Theory and practice* (5th ed.). New York John Wiley.

Sullivan, H. S. (1953). *The interpersonal theory of psychiatry.* New York: Norton.

Wachtel, P. L. (2007). *Relational theory and the practice of psychotherapy.* New York: Guillford Press.

Wachtel, E. E., & Wachtel, P. L. (1986). *Family dynamics in individual psychotherapy: A guide to clinical strategies.* New York: Guilford Press.

Walsh, F. (2003). Strengths forged through adversity. In F. Walsh (Ed.), *Normal family processes: Growing diversity and complexity* (3rd ed., pp. 356–377). New York: Guilford Press.

Walsh, F. (2009). *Spiritual resources in family therapy* (2nd ed.). New York: Guilford Press.

Watzlawick, P., Weakland, J. H., & Fisch, R. (1974). *Change: Principles of problem formation and problem resolution.* New York: Norton.

Westen, D., Novotny, C. M., & Thompson-Brenner, H. (2004). Empirical status of empirically supported psychotherapies: Assumptions, findings, and reporting in controlled clinical trials. *Psychological Bulletin, 130,* 631–663.

Whitaker, C. A., & Bumberry, W. M. (1988). *Dancing with a family: A symbolic–experiential approach.* New York: Brunner/Mazel.

White, M. (1995). *Re-authoring lives: Interviews and essays.* Adelaide, South Australia: Dulwich Centre Publications.

White, M. (2007). *Maps of narrative practice.* New York: Norton.

Wiener, N. (1948). Cybernetics. *Scientific American, 179*(5), 14–18.

Wills, F. (2009). *Beck's cognitive therapy: Distinctive features.* New York: Routledge.

Wynne, L. C. (1965). Some indications and contraindications for exploratory family therapy. In I. Boszormenyi-Nagy & J. L. Framo (Eds.), *Intensive family therapy: Theoretical and practical aspects* (pp. 289–322). New York: Harper & Row.

Wynne, L. C., Ryckoff, I. M., Day, J., & Hirsch, S. I. (1958). Pseudomutuality in the family relationships of schizophrenics. *Psychiatry, 21,* 205–220.

# 第12章

# 冥想治疗

罗杰·沃尔什（Roger Walsh）<sup>*</sup>

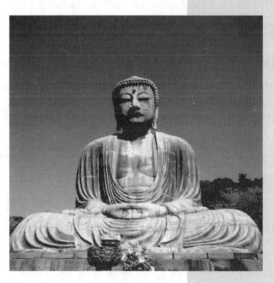

镰仓大佛

———————

\* 罗杰·沃尔什，医学博士、哲学博士和希伯来文学博士，现任加州大学尔湾分校精神病学、哲学、人类学和宗教学教授。他相当长时间以来都是冥想治疗的学习者、教育者和研究者，其相关出版物包括《超越自我之路》（*Paths Beyond Ego*）、《萨满教的世界》（*The World of Shamanism*）、《基本的灵性》（*Essential Spirituality*）和美国心理学会心理治疗录影带《心理治疗的积极与超个人取向》（*Positive and Transpersonal Approaches to Therapy*）。

# 第一节　理论概要

一些意义非凡的事正在悄然发生。在经历了几个世纪的独立发展之后，两个探索、治愈并丰富人类心灵的伟大学科终于相会。冥想治疗和传统的西方心理治疗最终相遇、融合、互相挑战、相互完善，不仅创造了一段崭新的历史，也使心理学的面貌得以改变。在短短几十年的时间里，冥想治疗已经从边缘化的实践，逐渐成长为该领域得到最广泛研究的心理治疗体系。几千年来，成千上万的人都在运用着冥想治疗。如今，西方的心理治疗师、当事人以及公众都正在从这个疗法中获益。

## 一、基本概念

### （一）练习方法

全世界有很多冥想练习法，比如沉思（contemplation）、冥想（meditation）和瑜伽（yoga）。它们出现在很多文化中，也是很多宗教的重要组成部分。具体而言，这些方法包括道教与印度教的瑜伽、佛教的禅坐、犹太教的策鲁夫（Tzeruf）、伊斯兰教的苏菲派旋转舞以及基督教的静观等。从传统意义上来说，冥想练习经常是更为宏观的世界观的一部分，同时也代表了一种生活方式。例如，这些方法常由诸如与佛教心理学或瑜伽哲学相对应的心理学或哲学进行制定和诠释。它们也和一些旨在提升幸福感的其他方法相融合，比如支持性练习（如"瑜伽式呼吸"）和健康生活方式（比如规定饮食、恪守道德、亲近自然和服务他人）。最初的练习仅仅是为了达到宗教和灵性方面的目标，但是现在这些方法得到了更广泛的应用，给人们带来了许多心理和身体的益处。术语**冥想**和**沉思**各有多种使用方法，但在本章中我们视其为同义语。

如今存在着多种冥想和沉思的方法。人们研究最多的是瑜伽超验冥想（transcendental meditation，TM）和佛教正念（Buddhist mindfulness）。佛教正念也被称为内观禅（*vipassana*）或内观禅修（insight meditation）。TM是一种祷文（默念）法，首先集中自己的注意力，反复念诵祷文，渐渐将自己的意识引入一种清净、平和的状态。通过仔细"检视"每一种想法，正念冥想能使自己的意识变得清晰、敏锐，从而能深刻地洞察自己的思想、体察自己的内心。目前的正念运动主要包括印度的瑜伽以及中国的太极和气功。当然，还有许多其他的冥想法正等待着被研究。

### （二）概念界定

尽管各种练习方法之间存在诸多差异，但它们之间又包含着显而易见的共同主题，这些共性向我们揭示了以下这些定义。

术语**冥想**指的是一系列内省的自我调节的练习方法。这些方法可以训练人的注意力和知觉，使自己的思想过程处于更强烈的自我意愿控制下，以提升思维能力、幸福感以及成熟度。

术语**瑜伽**指的是一系列多模式的练习方法，这些方法的目的和冥想的目的相似。然而，瑜伽是更具包容性的学科，除了静观冥想外，它还包括伦理道德、生活方式、身体姿势、饮食、呼吸控制、默想和智性分析。在西方，最著名的瑜伽练习法是"姿势法"，但是，这些方法只是一个更加综合的训练方法的一部分，而综合训练法是第一个整合心理疗法。

### （三）主要假设

冥想心理学的基础来源于我们对人类心灵的"好消息、坏消息"的理解。所谓**坏消息**（bad news）是指我们日常的思想状态比我们时常意识到的更缺少控制和发展、功能更少，其结果是经常遭受巨大而毫无意义的痛苦。而**好消息**（good news）是指我们可以经由训练而发展自己的思维，甚至远超出普通的水平，从而能提高心智能力、幸福感和成熟度。

好消息和坏消息可以拓展为冥想治疗的五个主要假设：

（1）我们日常的心理状态控制不够、发展不足并且功能不全。

（2）这种"正常的"功能失调范围之所以没有被人们意识到，主要有两个原因：第一，我们都有心理功能失调的时候，所以它似乎是"正常的"；第二，这种功能失调会**自我掩饰**，就像心理防御会扭曲意识并且隐藏自我一样，我们的心理功能失调（部分由心理防御构成）同样会扭曲意识并隐藏自我。

（3）心理所承受的痛苦大部分来源于这种心理功能失调的影响。

（4）冥想练习可用以训练心智，从而减少功能失调、提升幸福感，同时它还能生发出一些特殊能力，比如增强镇静力、专注力、洞察力和快乐感。

（5）这些方法自己"一个人"就能进行。

### （四）发展的视角

发展心理学有助于我们理解冥想治疗的目标，帮助我们将这些方法与其他治疗方法进行比较。现代发展心理学家认为，从广义上来说，发展有三个层次：前个人（prepersonal）发展、个人（personal）发展和超个人（transpersonal）发展，也可以称为**前习俗**（preconventional）、**习俗**（conventional）和**后习俗**（postconventional）阶段（Wilber，2000a）。我们生来即处于"前个人"和"前习俗"阶段，在此阶段中，我们对自己和社会习俗都没有连贯的认识。随着不断成长，我们渐渐地适应新的文化习俗，成熟地过渡到"个人"和"习俗"阶段。在此阶段中，我们建立了对自己更连贯的认识，也接受了对我们自己和这个世界所做出的大部分习俗和文化假定。直到最近，人们也是认为这个习俗阶段是我们人类发展潜力的顶峰。

然而，几个世纪以来，哲学家和圣人们一直在悲叹习俗化发展的局限性，并认为存在进一步发展的可能。他们所忧虑的是，在习俗阶段，我们经常无法意识到，我们平常的思想状态在很多方面是受限的、扭曲的、模糊不清的。柏拉图的著名论述曾将人类平常的心理状态比喻为居住在黑暗洞穴中人的精神状态；亚洲冥想心理学家将人类平常的精神状态描述为幻觉或似在梦中；许多西方心理学家则将人们平常的心理状态称为**共识恍惚**（consensus trance）或**共有催眠**（shared hypnosis）（Tart，1986）。

同样，存在主义者认为，习俗化的生活方式让人们过着不必要的、肤浅的、防御的、不真实的生活。他们常说，我们不加质疑地接受文化信仰和价值观，轻率地追随时尚和潮流，逃避或不正面回答对于生活和我们自己的更深层次的拷问。这样做的结果常常充满悲剧性，我们会半意识地淹没在"羊群心态"（herd mentality）即从众心理中，从而无法将生活过得圆满或真实（Yalom &

Josselson，2013）。更不幸的是，大部分当代文化——由于其商业化带来的肤浅性以及频繁地分散人们注意力的特性——强化了人们的"羊群心态"以及集体半意识化。亚伯拉罕·马斯洛是人本主义心理学和超个人主义心理学的奠基人。他认为最终的结局是"适应一般人所遵循的习俗、一般人所了解的常识，这就意味着成功地拒绝了大部分人性最深层次的东西"（Maslow，1968，p. 142）。

实际上，这并不是什么新观念。马斯洛所附和的就是几个世纪以来无数冥想者所宣称的观点，就像瑜伽哲学所阐述的那样："你之所以没有获得充盈的成长，潜力没有得到充分的开拓，是因为身心没有得到足够的观照。"（Nisargadatta，1973，p. 40）同样，犹太教沉思者们也认为：

> 一个人正常的思维方式是指"孩童心态"（*mochin de-katnuth*）；而更卓越的思维方式与意识状态是指"成人心态"（*mochin de-gadluth*）。人们可以通过冥想获得"成人思维"的方法。（Kaplan，1985，p. 8）

所有这些各不相同的视角——无论来自东方或西方、来自哲学或宗教，抑或是来自现代心理学——都得出了惊人的、意义重大的一致结论：**我们仅处于半生长、半醒的状态**。发展从前习俗阶段开始，再到习俗阶段，然而，通常慢慢停留在半意识状态。我们所称作的**正常**也许只是集体发展停滞的一种形式。就像美国著名心理学家威廉·詹姆斯所言："和我们应该拥有的那种精神状态相比，我们现在只是处于半醒状态。"（James，1911/1924，p. 237）

幸运的是，与此同时也有好消息：人类心智有得到进一步发展的可能。习俗阶段可以成为奠基石，而非发展停滞处，这是许多冥想心理学家一直以来所宣扬的。当前发展心理学相关的研究也支持了这一观点，研究者们认可后习俗阶段的动机、认知、道德思维和自我感觉（Maslow，1971；Wilber，1999，2000b）。

基于以上所述的发展的视角，现在我们可以从两个角度将心理治疗体系进行比较。第一是根据这些疗法所要达到的发展水平。例如，大多数心理治疗是为了达到健康的习俗化发展。然而，尽管冥想治疗能够促进习俗阶段的适应性，但它传统的目标是后习俗阶段的成长。

第二个角度是心理治疗体系主要关注的三个水平：病理学水平、存在主义水平和超个人水平。就像本书所阐述的，西方的专家们已经发展出成熟精进的技术以减轻病理层次的痛苦。他们已经开始专注于存在主义的相关问题——例如意义、孤独和死亡——我们所有人都不可避免需要直面的问题（Yalom，2002；Yalom & Josselson，2013）。然而，直到最近，西方心理学家才开始探寻冥想训练法所感兴趣的超个人领域。

## 二、与其他治疗体系的关系

### （一）对不同心理治疗体系进行比较的原则

每一种心理治疗理论都是一个丰富、复杂的系统，简单地进行比较对它们而言可能是不公平的，遵循以下原则进行比较则是更具智慧的：

（1）每一种理论对于病症的理解和治疗都做出了**有价值的但只是部分的**贡献。

（2）任何理论的绝对地位都应得到质疑。

（3）一些有效的治疗理论拥有许多共同的方法和机制。

（4）不同的治疗理论也许是相互补充而不一定是相互矛盾、相互冲突的。

（5）只熟悉一种理论的心理治疗师有可能会掉进"强求一致的陷阱"里。他们会用相同的理论和技术来理解、治疗所有的当事人。就像马斯洛所说的，如果你拥有的工具只是一把锤子，那么所有的事情在你看来都长得像颗钉子。如果你只知道一种理论和技术，那么所有的当事人、所有的症状看起来都适用于这种理论和技术。

（6）优秀的心理治疗师是灵活的，他们熟悉多种治疗方法。他们为每一位当事人、为每一个阶段选择可能适用的最好的方法，从而合理而恰当地治疗当事人。

这些原则在整合性的、整体性的、疗效显著的疗法中得到了有力证明（Duncan，Miller，& Sparks，2004；Norcross & Beutler，2013；Wilber，2000b）。

### （二）和其他治疗体系的比较

下面的比较突出了冥想治疗的诸多贡献，然而，这绝不意味着是对其他治疗体系宝贵价值的否认。

#### 1. 冥想治疗与精神分析

**精神分析**主要专注于心理冲突。这一学说认为，人类被困在、迷失在永无止境的内心挣扎中。它假设"人的心理生活代表的是心理的意识与无意识之间的永无休止的冲突"（Arlow，1995，p. 20）。精神分析对于我们理解无意识、防御机制、根源于童年期的病理症状以及一系列治疗进程，做出了诸多具有开创性的贡献。事实上，精神分析对于儿童发展、移情、无意识动力以及防御机制等领域的冥想训练起到了主要推动作用。

然而，从冥想治疗的角度来看，精神分析悲观地低估了我们的人性以及人类的潜力。因为专注于冲突、问题以及病理症状，精神分析很大程度上忽视了人类的力量、发展的可能性以及马斯洛（Maslow，1971）所说的"人性所能达到的更高境界"。所以，精神分析并没有认识到其他可能性，比如罕见的健康和幸福或者如何促进超个人成熟度、如何促进卓越的能力等。简而言之，"弗洛伊德主义总体上低估了人类的可能性"（Needleman，1980，p. 60）。

精神分析假设心理冲突具有普遍性，但不管是古代冥想还是现代研究都对这一说法表示怀疑。冥想心理学认为，心理冲突也许在很大程度上可以通过心理的进一步发展得以解决，从而使这些冲突不再显得那么令人畏惧，也不再是什么大的问题。一些高级正念冥想师的研究显示，"没有发现性本能或攻击本能冲突的支持性证据"（Wilber，Engler，& Brown，1986，p. 214）。

不幸的是，精神分析学界常常高估其适用范围和权威地位。例如，有两个著名的宣言："精神分析是所有心理学领域最具广泛性、最具包容性、最综合的学科"（Arlow，1995，p. 16）；"在解开人类思维秘密的所有方法里，没有哪一个知识体系所起的作用能超越精神分析理论"（Gabbard，1995，p. 431）。在与其他学派进行比较时，也很少能支持如此不切实际的宣言。而且，对自己学派地位的高估似乎直接表明了对其他学派的无知。

尽管存在很多不同，但冥想治疗和精神分析（包括其他心理动力疗法）拥有某些相同的目标和理念。它们都认可弗洛伊德的这一论断，即："即使是在自己的家里，人类都不是自己的主人；他们甚至不能控制自己的思维。"（Freud，1917/1943，p. 252）同样，这两个体系都肯定深层次内省的价值，而且弗洛伊德也承认，冥想训练"也许能抓住在自我和本我内心深处所发生的一切，这是其他方法无法做到的……我们或许得承认，精神分析的治疗努力所选择的是一条相似的路线"（Freud，1933/1965，p. 71）。

## 2. 冥想治疗与分析心理学

分析心理学（荣格心理学）和冥想心理学在几个主要问题上观点一致。这些问题包括：心理上渴望成长的内在驱力、超个人体验的益处以及无意识的多层性，包括经典精神分析更往下的层次。

冥想的传统倾向与荣格心理学派、人本主义以及"以人为中心"的罗杰斯学派意见一致，即除了性和攻击动机之外，人在心理上有一种渴望成长和发展的内在驱力。尽管这些概念不完全相同，但是，荣格的**自性化**（individuation）、马斯洛的**自我实现**（self-actualization）和**自我超越**（self-transcendence）、罗杰斯的**形成倾向**（formative tendency），与自我超越和觉醒的冥想动力概念是相互交叉的。所有人都会同意马斯洛敏锐的领悟："如果没有超越、超个人概念，我们会生病、变得暴力、变得虚无，或者因绝望而冷漠。我们需要'比我们本身更高尚'的事物，让我们去敬畏它，让我们为之奉献自己。"（Maslow，1968，p. iv）

荣格学派、冥想的视角以及当代的研究都认为，超个人体验有助于心理治疗和成长（Walsh & Vaughan，1993）。对自我和自我身份的感知扩大化，超越个人范围，形成对人类、对世界更大范围的感知，这样的体验就是超个人体验。此时，个体认为自己与他人建立了亲密联系，认为自己与他人、与世界甚至与宇宙都融为了一体。就像荣格（Jung，1973，p. 377）所说的："获得超自然体验的方法才是真正的治疗方法，因为只要你获得了超自然体验，你就逃脱了病理学的诅咒。"

在历史上，大多数西方治疗只意识到了前两个发展阶段，即前个人和个人阶段，这让它们成为各种"陷阱"的"猎物"。由于人们不能意识到超个人体验，他们经常把超个人体验与前个人体验相混淆，因此错误地将一些超个人体验诊断为退化或病理行为。由此所带来的不幸结果就是"前后谬论"（Wilber，1999）。例如，弗洛伊德将超个人体验看作幼稚无能的标志，阿尔伯特·艾利斯将超个人体验看作非理性思维的表现，甚至经典教材《精神病学史》也指出："很明显，精神病患者的退化行为与瑜伽及禅宗练习法之间有许多相似之处。"（Alexander & Selesnich，1966，p. 372）

然而，仔细对比可以发现，在前个人退化和超个人发展之间存在巨大的差异。就像肯·威尔伯（Ken Wilber）所指出的："只有那些智性发展还停留在肤浅的表面印象阶段的人，才会把前个人体验和超个人体验对等起来看待。"（Wilber，1999，p. 157）然而，这种前后谬论被广泛传播，致使冥想治疗和人类潜能被可悲地低估，直到最近才有所纠正。

## 3. 冥想治疗与认知行为治疗

认知治疗、理性情绪行为治疗（REBT）以及冥想治疗都高度认可思维和信仰所具有的重要力量。它们都认为，人们倾向于生出无数错误的想法，这些想法在无法意识到的情况下，容易变成错误的假设和信念。接纳承诺治疗（ACT）称这个过程为思维**融合**。如果这些假设被人们错误地当成了事实，人们就会产生认知偏差，从而扭曲体验，进而产生病理症状。人们将这些错误的信念描述为**基本谬误**（阿德勒心理治疗）、**认知扭曲**（认知治疗）、**非理性信念**（REBT）以及**妄念**（亚洲治疗）。鲁米是伊斯兰教苏菲派禁欲神秘主义最伟大的修行者之一。这位世界上最伟大的诗人之一写道："你的思维……牢牢地控制着身躯，向你指明每一个方向。"（Helminski，2000，p. 19）同样，犹太教的至理名言也说："一个人全部的尊严——不管是善是恶——取决于他内心的想法。"（Hoffman，1985，p. 103）因此，它推荐"改变怪异想法、提高思维水平"的练习法。伟大的印度领袖圣雄甘地也是一个忠实的瑜伽练习者，他这样总结道："你的思想塑造了你。"（Fischer，1954，p. 146）

当然，不同的派别之间也具有很大的差异。一方面，认知治疗比冥想治疗在研究方面迈出了几大步，比如，认识到每一种心理病理症状都具有特殊的认知属性。另一方面，冥想者能够确定并修正思维的诸多层次，这些层次在认知治疗与 REBT 能够达到的层次之下（更深的地方）。冥想者能够以惊人的准确度觉察到思维及其影响（下面将会进一步解释），挖掘内心深处扭曲的信念和认知模式，从而达到惊人的认知控制。高级冥想者也许会察觉到内心的每一种想法，从而减少有害的思想，培养有益的思维，或者他们干脆简单地放任有害思想，让其进行自我纠正，因为当这些有害思想在意识中明确地出现时，它们就倾向于自我纠正。

认知治疗承认短暂的**思维阻断**（thought stopping）的可能性，然而冥想治疗可以延长思维阻断的时间，使之发挥更持久的作用，让意识安息于深度平静与安宁状态，就像脑电图（EEG）研究所证明的那样。

减少经常性不间断的思想涌流，能使心境安宁和沉静，会加快愈合、促进成长。平静的心境揭示了内心深处被隐藏的部分，就像只有当湖面风平浪静时，才能看清楚湖的深度一样。正如道家伟大的哲学家庄子所言："水静犹明，而况精神？"（水面平静后尚且能够清澈明丽，更何况人的心灵；Giles，1926/1969，p. 47）

一般临床心理治疗重视治愈错误的思想和信念，而冥想治疗能做得更多。心灵中隐藏较深的想法经常让我们思想的发展水平局限在常规发展阶段，使我们无法意识到更深层次的自我认知，忽略自己可能具有的更大的发展潜力，而冥想治疗能帮助我们意识到这些隐藏的想法，并对它们进行识别与转化。佛祖就曾这样开启和教化民众：

> 所思即所在。一切因所想而起……能制则善焉，能控则能载福……其至上为静之安之，控之而至福。（Byrom，1976，pp. 3, 13）

### 4. 冥想治疗与存在主义治疗

**存在主义**和冥想治疗都将注意力集中于**终极问题**——我们所有人都必须要面对的生命中那些最大的挑战，包括一些无法逃避的挑战，比如生命的意义和人生的目标、痛苦和限制、孤独和死亡。这两个学派都认同这样的观点，即这些挑战使得我们成为更深层次的焦虑症患者；而且焦虑并不是偶然产生的，因为人类存在的天性，焦虑是会一直存在的。

这两个学派也强调，我们在许多方面活得太过肤浅，活得不真实，刻意地躲避了这些终极问题，假意地欺骗自己。传统文化元素经常会反映和强化这种不真实性，并创造出尼采所谓的**羊群心态**。羊群心态，即从众心理，具有集体防御的功能，这种心理鼓励**自动遵从**（automation conformity）那些肤浅的、没有得到自省的、常规的生活方式。正如克尔凯郭尔所说，我们"通过做琐碎的事情来获得平静"，当代媒体中无以计数的例证也都在说明这一点。

冥想心理学与存在主义心理学为此提供了许多相同而又有区别的解决方法。这两个学派都竭力主张不要去否认生命中存在的这些挑战，而要尽我们所能去面对它们，敞开怀抱，无所畏惧。只有这样，我们才能避免成为从众心理的俘虏，超越盲目从众的狭隘，生活得更加圆满充实。然而，对于大多数存在主义者而言，我们所能做到最好的就是采取一种英雄主义的态度，比如勇敢和诚实，包括毫无畏惧地对生命中那些痛苦的事实敞开怀抱（Yalom，2002）。

我们需要诚实和勇敢，这一点冥想治疗完全同意。然而，冥想实践让人们能用另外两种方法来应对生命中所存在的这些挑战。第一种是培育心灵的品质——比如勇气、镇定和领悟力——以帮助我们应对生命中的那些挑战。分离的"自我"忍受着孤独并寻找着生命的意义，在超个人阶段，这种"自我"会升华到一个更为广阔的超个人认知阶段，所以第二种方法便是加快成长，以达到超个人阶段。这种超个人的**自我**，意识到其与他人、与其他所有生命之间存在内在的互通性，在这种更高层次的自我认知中，在为一切服务的思想下，它找到了其内在的意义和目标。

整合治疗、整体治疗及冥想治疗都认为，促进心灵愈合与成长最好的方法就是将多种治疗理论和技术进行恰当的结合。**冥想治疗认识得更为深入，它认为生命中的一切——每一次经历、每一个活动以及每一种关系都是学习的机会。**"智者会从他所听到的每一句话中汲取营养，从他看到的每一件事中积累经验，从他分享的每一次经历中获得成长。"（Hoffman，1985，p. 94）冥想治疗不仅仅是为了在正式的治疗期间增强一些诸如平静与理性这样优秀的品质，而且要将这些优秀的品质应用到所有参与的活动中，从而造福社会。其目标是走近自己，从而能更有效、更有益地走进社会；走进社会，从而能更有效、更深入地走近自己。

### （三）超级治疗师和虚假治疗师

心理治疗研究中最一致的发现之一是大多数治疗效果来自非特定因素的作用，比如当事人和治疗师个人的特质或他们之间和谐的关系，而不是一个特定疗法所拥有的独特的元素。而且，在疗效方面，不同的治疗师之间存在较大差异，"超级治疗师"的表现优于"虚假治疗师"。不幸的是，尽管几十年来几乎都没取得什么研究成果，但大多数研究仍在尝试证明某一种疗法比另一种疗法更高级。很明显，人们应该做出更大的努力来确定这些超级治疗师所拥有的特质，并探索如何对其进行模仿。例如，研究发现，获得反馈是治疗成功的关键。在每次会谈中，使用评估工具从当事人处得到及时的反馈，能**显著**提高治疗的成功率（Duncan et al.，2004；Miller，Hubble，& Duncan，2007）。

那么，超级冥想治疗师有哪些特质呢？也许可以参考卡尔·罗杰斯提出的高效能心理治疗师的一些特质——比如治疗师的在场、准确的共情以及不评判的态度——冥想治疗会增强这些特质。另外，冥想治疗还有助于提升治疗师的其他品质，比如心理成熟度、领悟力以及敏锐度等（Irving，Dobkin，& Park，2009）。

任何理论取向的治疗师以及他们的当事人，都能从冥想治疗中受益。治疗师可以学习这些方法，然后使用其他治疗体系为当事人发展一些冥想特质——比如更加安宁、平和、共情——并将其应用到工作和生活中。这样，这些当事人的自我感觉会更好，也会有更好的治疗效果（Grepmair et al.，2007；Shapiro & Carlson，2009）。

# 第二节　发展历史

## 一、先驱

人们对于疗愈和自我理解的需求可以追溯到人类社会早期。最早的系统性治疗方法的探求者与治疗师，在古代被称作**萨满巫师**（shamans）。他们那令人惊叹的画像现在还存留在一些洞穴的墙壁上，已有两万年的历史。萨满巫师是最早的全科医生，他们是当时的物理学家、心理治疗师和灵性咨询者。为了扮演好这些角色，他们从一些诊断及康复技术中吸收经验。这些技术包括各种仪式、投射测验、草药治疗、个人咨询以及团体治疗（Walsh，2007）。就这一点来说，可引用精神病学家杰罗姆·弗兰克（Jerome Frank）的著名论断进行阐释。他认为，所有的心理治疗方法"都是古老的心理疗愈方法的细分和变体"（Frank，1982，p. 49）。

然而，他们这种独特的治疗实践是对可变化的意识状态的引发和使用。几千年以前，他们学习怎样通过一些诸如禁食、击鼓、跳舞和迷幻技艺以改变自己的意识状态。拥有了这些改变的状态所赋予的高度敏锐性后，他们就能凭借直觉经验来做出诊断，为当事人推荐治疗方法。如今，萨满巫师的手法在许多文明中仍然扮演着至关重要的角色，从而使其成为目前所有心理治疗体系中历史最悠久的一种治疗方法（Walsh，2007）。

## 二、发展

在当事人不需要外力帮助而是通过集中注意、提高觉察等方法就能诱导出意识的最佳状态时，冥想实践和瑜伽练习就诞生了。它们的起源并无明确的历史记载，但至少可以追溯到 3 000 年前。

大概在 2 500 年之前的**轴心时代**，人们的意识发生了巨大的变化。在许多国家，一些卓越的人物创造出新的思维训练方法，因此发展出了最早的系统化的冥想、哲学与心理学科。在古希腊，最早具有系统性思想的哲学家——特别是赫赫有名的苏格拉底、柏拉图和亚里士多德三人组——创建了理性探究的传统，从而为西方哲学和心理学奠定了基础。

东方也出现了相似的突破性进展。在印度，圣人创造了瑜伽以及以瑜伽为基础的心理学和哲学，为印度接下来几个世纪的思想发展奠定了基础。与此同时，佛教创建了新的冥想方法以及相应的哲学和心理学。在中国，名副其实的私塾教师孔子、半传奇式的圣人老子分别为儒家和道家的发展奠定了基础。结果，"所有在轴心时代形成的传统都推动了人类意识的前进，并发现了一个作为人类存在核心本质的超常维度"（Armstrong，2006，p. xvii）。由此，在对思维、人性和人类潜能的认识方面跨出了巨大的一步。

### （一）轴心时代之后的改革

每一种传统都随着时间的推移而不断发展变化。例如，孔子生活在社会极度动荡的年代，所以当时他的注意力主要集中在道德和社会改革方面。仅仅过了几个世纪，当儒家吸收了道教和佛教的元素之后，开始将主要的冥想方法和瑜伽练习包含其中。

在印度，瑜伽发展为几个侧重点不同而又相互补充的派别，它们使用不同的方法训练意识、进行自我转化。四种主要的**流派**——或者说瑜伽术应运而生，分别专注于思维、情绪、注意力和动机的转化。

佛教则建立了一个复杂的内省心理学体系，将心灵的内容和进程分解为 50 种体验元素，并用这些体验元素来描述心理健康和病理症状、指导心理训练。

事实上，早期的西方心理学也具有内省性。然而，西方的内省学者并未能创造出一个可用的能够复制的经验图谱，佛教徒却取得了成功（或许是因为他们在内省方面的训练更为严格），他们的这个图谱指导了冥想者 2 000 多年。

### （二）共同的发现和实践

不论人们是在什么时候深入探寻生命最基本的问题和奥秘，都会浮现出相似的主题。那些探寻者们会不可避免地认识到他们需要智慧导师的指引，需要安静的内省以及自我心灵的拓展。只有在心灵安静的时候，我们才能将自己从生活中那些肤浅的忙碌中抽离出来，反省什么才是真正重要的——让我们的心灵变得平静而清澈——并获得内在的智慧。

因此，冥想练习和冥想传统变成了宗教的一部分。例如，基督教冥想家认为："雄辩是银，沉默是金。"（Savin，1991，p. 127）犹太教徒说："我在圣人周围长大。我的一生都在听他们说话。但我发现，没有什么比沉默更好。"（Shapiro，1993，p. 18）同样，伊斯兰教的冥想者，人称**苏菲派**，也将其创始者穆罕默德的话尊为至理名言："沉默是一种智慧；哎，仅保持沉默是不够的……将你的心引入冥想状态吧。"（Angha，1995，pp. 68, 74）事实上，一些东方传统和现世的冥想家的生命中，也贯穿着类似的主题。

随着时间的推移，人们越来越明显地感受到心理训练对于心理健康、智慧和成熟的必要性。因此，几个世纪以来，冥想练习一直在不断地发展变化，变得越来越精练、系统和多样。每一种传统都创造了一组练习法，旨在培养特定的思维能力——例如，像集中和聚焦这样的注意能力，像领悟和智慧这样的认知能力，像爱和同情心这样的有价值的情感，等等。每一种方法都能带来足以改变人生的认知：我们的内在充满了未开发的潜能，我们是智慧的源泉，我们的内在富足比我们所感觉到的更丰盛、更深刻。

"认识你自己"（know yourself）是冥想传统的关键准则，人们用许多不同的方法来陈述它。例如，新柏拉图哲学的鼻祖、伟大的冥想家普罗提诺曾说："我们必须闭上眼睛，唤醒一种新的看世界的方法……尽管很少有人使用这种觉醒，但这是我们每一个人与生俱来的权利。"（O'Brien，1964，p. 42）被誉为"基督教沙漠教母"（Christian Desert Mothers）的早期女性基督教冥想者，也清楚地认识到"自我意识不是自私，而是自我联结，是对我们内心的深刻而富有情感的倾听，能让我们的神智更加清醒，对内在世界的声音更加敏锐"（Swan，2001，p. 36）。

总之，在不同的国家和不同的文明中所呈现的冥想练习，是西方心理学目前正在重新发掘的方法。伟大的冥想哲学家、古罗马皇帝马可·奥勒留如此说过："探寻内心深处，内在是善的源泉；如果你深挖，它一定会往上冒泡。"（Harvey，1996，p. 135）

## 三、现状

一直以来，西方心理健康领域的专业人员对于冥想练习知之甚少或存在较大的误解，但近年来，不管是普通大众还是专业工作者对冥想练习的兴趣却有了爆炸式的增长。在目前所有的心理疗法中，冥想治疗在全世界传播最为广泛。现在全世界有成千上万的治疗师以及数亿的普通大众在练习这种方法。数百项研究证明，冥想练习可以给心理、灵性以及身体带来益处。同时，综合了冥想练习和标准西方治疗的整合治疗以及整合心理学也处于快速发展中。

### （一）方法融合

西方不同的心理学取向和心理治疗方法正在尝试着进行融合，主要表现在以下三个方面：

（1）寻求基本的共同因素；（2）技术上的折中主义（结合各种技术）；（3）理论整合。同样，人们现在也在尝试着将冥想治疗与传统疗法相结合。

冥想治疗的技术折中主义运动进展迅速，大部分实践者是将正念训练与传统治疗技术相结合。最早提出并被广泛使用的是乔·卡巴-金（Jon Kabat-Zinn，2003）的正念减压训练法（mindfulness-based stress reduction，MBSR）。这种方法是一个为期八周的团体项目，为成员提供正念冥想和瑜伽姿势训练、个人和团体支持、教育及每日练习，已经有数万人参与并完成了此项目。

正念训练与其他治疗方法的结合正如雨后春笋般出现。比如，正念认知治疗（mindfulness-based cognitive therapy，MBCT）、正念艺术、正念睡眠、正念关系、正念进食治疗，以及防止药物滥用复发的治疗等。大多数这样的治疗方法已经获得了初步的研究证据，而正念减压和正念认知治疗已经达到了美国心理学会的标准，因为它们"体系健全、有充分的实证证据的支持"（Fjorback & Walach，2012）。西方以外融入冥想元素的心理治疗方法，还包括日本的内观疗法以及森田疗法。

这些联合治疗方法的成功，向我们提出了几个有趣的问题。其中一个很突出的问题是：还有其他联合治疗方法被证明是有效的吗？由于至今已有许多成功的先例，目前有一个具有挑战意味的问题是：大多数主流心理治疗方法都会从额外加上的正念治疗中受益吗？同样的问题还有：大多数主流取向的治疗师会从正念或其他冥想训练中获益吗？

## （二）理论整合

现在，冥想和西方心理学观点的创造性融合正在拉开大幕。最著名的例子就是超个人心理学和整体心理学。超个人心理学是西方心理学中第一个明确的综合学派。它名副其实地致力于尊重和综合所有学派的真知灼见，包括东方和西方、心理学和冥想练习、个人和超个人（Walsh & Vaughan，1993）。

迄今为止，在理论上最具综合性的是肯·威尔伯的**整体心理学**（integral psychology）。他主要借助西方心理学的资源，追踪从婴儿期到成人期的心理发展过程、心理病理症状以及合适的治疗方法，进而主要借助冥想的资源追踪从个人到超个人水平的心理发展过程、心理病理症状以及合适的治疗方法（Wilber，1999，2000b；Wilber et al.，1986）。

整体心理治疗是一种多模式取向的疗法，它结合了心理和躯体等多个维度，以及前个人、个人和超个人等多个水平。整体治疗推崇使用一个明智的组合方法，为个人量身定制教育的、心理治疗的、冥想的、社会的以及身体的方法。身体的方法包括锻炼以及诸如太极、瑜伽和食疗这样的正念运动。

饮食在瑜伽中一直占据核心地位，所谓"所食是什么，所思即是什么"（Feuerstein，1996，p. 63）。大量的研究证明，有助于身体和心理健康的饮食主要包括各种颜色的水果和蔬菜（彩虹饮食）、某些鱼以及适量的卡路里。

这样的食疗法在人的一生中都会不断增强其心理健康。它能提高儿童的认知能力和学习成绩，改善成人所面临的情感挫折问题，减少老年人的认知功能下降和老年痴呆状况。事实上，"饮食因素非常重要，一个国家的心理健康可能与它们有关。……因此，饮食评估和建议是恰当而重要的精神保健因素"（Walsh，2011，pp. 581，583）。伟大的印度领袖甘地——也是瑜伽的长期实践者——曾经说过："饮食是一个强有力的因素，不容忽视。"（Feuerstein，1996，p. 66）

### （三）学习冥想

对于那些想要学习冥想练习的人来说，目前已经有很多畅销书（参见章后的"推荐阅读案例"）。当然，如果能有一个治疗师加以科学指导，则是极其有益的。优秀的治疗师有广泛的个人实践，他们的生活方式和行为与他们的使命相一致，他们善待并尊重每一位当事人。当然，那些希望教授冥想技术或者为正在使用冥想技术的人提供帮助的治疗师，需要在专家的指导下进行大量的训练。理想情况下，这包括长期的每日练习以及几个阶段的静修，几天或几周的持续练习可以极大地加速学习和成长。

# 第三节　人格理论

就像有许多冥想方法一样，也有许多冥想的心理学。这些冥想心理学虽然差异非常之大，但也有一些重复出现的主题。因此，我们在记得这些系统之间的千差万别的同时，也能勾勒出一些关于心灵和人性的冥想观点。

## ■ 一、理论概述

冥想的实践来源于，并进一步通向与人性、病理状态、健康和潜力相关的种种观点。这些观点在某种程度上与传统西方的假设的差别非常显著。我们可以从意识、认同、动机、发展和超能力等几个方面来讨论这些观点。

### （一）意识

我们所有人都经历过意识状态（心理状态）受损，如疾病、压力、失眠等。这些状态与心理功能欠佳有关，包括知觉扭曲、注意力下降、认知受损和情绪消极等。在恢复之后，我们可重新回到平常的清醒意识状态。传统的西方心理学把这种清醒意识状态认定为人的最佳状态。

但是，冥想心理学不同意这一看法，并提出了一种具有挑战性的观点：我们平常的清醒状态并非最佳状态。通过冥想训练，我们可以达到更有效的、更具功能的状态。

这一观点引发了两个关键问题。第一，我们平常的清醒状态以哪种方式表现为欠佳的状态？第二，我们为何没有意识到这种状态的局限性？

冥想心理学通过引领我们转向自己的经验来回答这些问题。我们所有人都认识到我们常常做白日梦，而且会迷失在思绪和幻想中。冥想心理学简单地指出，这些迷思和幻想比我们所认为的普遍得多、扭曲得多、混乱得多。

这一观点，和其他冥想观点一样，可以由我们自己通过冥想进行验证。冥想观察能迅速揭示我们的内心充满了持续不断出现的、未被识别的想法、想象和幻想，这些想法、想象和幻想会扭曲和削弱意识，最终导致出现精神恍惚状态。像在任何催眠状态下一样，精神恍惚及其状态下受限制的、遭到曲解的意识是很难被识别的。由此造成的结果是日常经验的混乱和扭曲，并导致多种精神痛苦。只有像在冥想时一样对自己的感知 – 认知过程进行直接的、严格的详细审查，我们才能识别出这些精神痛苦。

因此，我们通常认为"正常的"人实际上是处于一种半"睡眠"和半"做梦"的状态，或者说是处于"共识恍惚"的状态。如果这样一个"梦"特别痛苦或具有破坏性，可以将其认定为病理状态。但是，因为"做梦的"人占绝大多数，这些平常的、更加微妙的形式仍然难以被识别出来。冥想治疗则可以促使人们从这种清醒的梦境中"觉醒"，而这种觉醒通常会带给人们**自由**（liberation）、**证悟**（enlightenment）、**救赎**（salvation）、**顿悟**（*statori*）、**无我**（*fana*）和**涅槃**（*nirvana*）等体验（Walsh，1999）。

在某种程度上，这些概念仅仅是对西方心理学的一种拓展。研究表明，我们远远没有像我们通常认为的那样能意识到我们自己的认知过程，而且我们常常因多种未被识别的感知 - 认知扭曲而饱受折磨。冥想心理学表明，冥想或瑜伽训练能够帮助我们识别并减少这些扭曲，而对资深冥想者的研究表明，他们感知的速度、敏锐度以及精确度都有所增强（Murphy & Donovan，1997）。

冥想心理学认为，还存在其他许多有功能的清醒状态。这一理念与威廉·詹姆斯的以下著名论断相契合：

> 我们平常的清醒意识只是一种特殊形式的意识。当关乎该意识的一切被最纤薄的屏障隔断时，完全不同的种种其他意识形式就会显露出来。我们可能在一生中都没有怀疑过这些意识的存在，但只要我们受到必要的刺激，在接触的一刹那，我们就会发现它们一直全然存在着。如果漠视这些意识形式，就无法完整地阐释宇宙万物。（James，1958，p. 298）

冥想心理学完全赞同这种观点，并阐述了范围更广的意识状态，其中许多状态至今没有被西方主流心理学所认可。不仅如此，冥想心理学家们还提供了通达这些意识状态的实践方法。许多状态能赋予我们一种更强的能力，如坚定的专注、清晰的感知、敏锐的领悟和深切的同情。我们将这种不仅拥有平常清醒状态时的能力而且具备其他能力的意识状态，称为**超脱**（Tart，1986）。冥想练习能够培育出这些更高的意识状态，从而治愈心智、培养超能力，并促使这些能力在日常生活中得以发挥。这些观念对于个人和文化都有着重要影响。

人类学家将文化分为**单相**文化（monophasic culture）和**多相**文化（polyphasic culture）。单相文化包括西方文化，几乎完全从平常的清醒意识状态中评估并获得关于现实的观点。多相文化则从诸如梦境、冥想和瑜伽等多种意识状态中评估、探索并获得关于现实的观点。由于冥想练习能够从更广阔的意义上让人们达到多种有益的意识状态，西方世界目前在历史和文化上正开始进行一场由单相文化向多相文化转变的重大运动。

### （二）认同

我是谁？我是什么？这两个问题是我们能提出的最基本、最重要的问题，而且我们对它们的回答也非常重要。事实上，我们的答案会改变我们的生活，因为我们所说的话、所做的事都能反映出我们是谁以及我们心中的自己。冥想心理学给出的答案与我们日常的设想差别非常大，因为冥想能够让我们更深入、更确切地反省和探究自己。

例如，在微观的冥想反省中，我们之前认定的相对一致的、相对永恒的自我会成为一股流动的、连续的、不断变化的想法、想象和情感。这一发现不只存在于冥想者身上，只要人们用足够的关心来自省，这种情况就会发生。例如，在西方的哲学家中，詹姆斯主张"意识流"，而休谟认为自我"只是一捆或一批不同的观念，这些观念以一种不可思议的速度快速传递，而且在不断地流动或运动"（Jones，1975，p. 305）。

类似的情形也存在于精神分析的客体关系理论中。通过将精神分析和佛教的体系相比较，心理学家和冥想导师恩格勒（Jack Engler）发现：

> 我们所认为的"自己"以及我们感受到的现在的、真实的"自己"，实际上是一种内化的意象，一种合成的表征。这是由对过去接触到的客观世界的一种选择性的、富于想象的"记忆"构建的。事实上，自我被视为每时每刻都在被重新构建。但这两个体系却进一步认为，自我通常不是以这种方式体验的。（Engler，1983，p. 33）

因此，无论是冥想心理学还是一些西方的心理学和哲学，都推断我们"自己"与我们平常的、未经审查的种种设想并不相同。通常情况下，我们认为自己就是"真实的"自己，并且认为其能随时间一直持续不断地变化，但是这种想法是一种不精确意识的虚假构建。更精密的测试表明，这种自我感觉是从种种流动的想法、意象和情感中不断地选择性地构建起来的。这与**闪光融合现象**（flicker fusion phenomenon）相类似，就是将静止的图片相继投射到电影屏幕上，从而制造出一种连续的、富有生气的、运动的错觉。

这证实了一个重要的冥想观点：**我们因错误的认同而饱受折磨**。我们其实并不是我们自己，更不是我们所认为的自己。我们平常所认为的真实的自己只是一种心理建构，即只是一种自我想象、自我概念和自我表征。

这一发现具有重大意义。我们忧虑于我们的"自我概念"，痴迷于我们的"自我想象"，但不重视所使用语言的深远意义。如果这些仅仅是我们已经建构的概念或想象，那么它们就不是我们自己或真实的自己。我们把一种概念误认为是自己，把一种想象误认为是现实。然后我们献出一生来防御、改变或努力不辜负这些想象。在做这些的同时，我们成为自己创造的牺牲品。这就好像我们为自己画了一张丑陋的肖像画，却把画中的形象当成自己，然后陷入恐惧之中，并深感不安。一篇经典的瑜伽文章告诉我们："痛苦是由错误的认同造成的。"（Prabhavananda & Isherwood，1972，p. 127）结果必然是不必要的痛苦。

我们一旦认识到这种错误的认同，就可以摆脱这种错误所带来的种种局限、冲动和苦楚。然而传统的西方治疗只是教我们如何去修饰自己的自我想象，冥想治疗则教我们做一些更深刻的、更具有变革性的事情：要认识到自我想象只是一种虚构，从而不再对其做出错误的认同，并摆脱这种自我想象。

冥想治疗通过培养敏锐的、精确的意识来做到这一点。这种意识能够穿透灵魂深处，将错误的自我想象只是看作一种想象，从而淡化这种想象。当一个人不再被认定为一种过时的自我想象并不被这种想象所束缚时，他的心智就可以自由地生长（Walsh & Shapiro，2006）。人们越来越认识到自我概念及其界限是建构的而不是赋予的，是流动的而不是僵硬的，并且具有相当大的延展性。自我意识可以扩展为超个人的意识，认同他人，进而认同全人类和全世界。这最终将在一个人与所有人的内在相互联系与相互统一的感觉中达到顶峰，从而产生一种对所有的一切充满爱和同情的自然意识。

当精练的冥想意识穿透过去任一自我边界时，它也穿透到心灵的最深处。在自我概念之下，在构建这一概念的想法和意象之下，意识揭示了我们的深层本性并发现意识本身。换句话说，我们的深层本性并不是通常所认为的想法、想象和感觉等心灵内容，而是我们所意识到的、潜藏在这些想法、想象和感觉之下的东西：本觉意识（pure awareness）。本觉意识在不同的冥想传统中可描述为**心智**（Mind）、**原始心智**（original Mind）、**灵性**（Spirit）、**自性**（Self）、**大我**（Atman）、**佛性**（Buddha Nature）和**道法**（Tao mind）。例如，有时西方心理学家将其描述为情境化自我（self-as-context，在接纳承诺治疗中）、"观察自我"（observing self）或"超个人自我"（transpersonal self）等（Walsh & Vaughan，1993）。

我们真正的本性是本觉意识。冥想传统高度认可这种本觉意识的体验让人内心狂喜，事实上，它比其他任何快乐都更令人满意。商羯罗是印度最伟大的瑜伽修行者之一，在他自己发现本觉意识能让人快乐之后，他惊叹道：

> 我所感受到的这种快乐是什么？谁可以来衡量这种快乐？
> 我所知道的只有无穷无尽、无边无际的快乐。
> 我沉浸在大我的快乐中。（Prabhavananda & Isherwood，1978，p. 113）

一项对世界范围内的瑜伽的调查发现："对所有形式的瑜伽而言，这确实是一个超乎寻常的消息：幸福是我们的本质属性。只有当我们认识到真正的自己时，我们对幸福的永恒追求才会实现。"（Feuerstein，1996，p. 2）

总而言之，冥想训练最终会使我们认识到自己的深层身份，而这个认识十分重要。这种深层的认同或真实本性（True Nature）包括三个方面。第一，认识到自己充满喜悦的本觉意识，意识到但不再认同（因此不受控制）那些在我们内心大摇大摆的思想、想象、道德和情感。第二，认识到所有人——事实上，所有有意识的生物——拥有同样的意识，我们与它们亲密地结合在一起，并自然地感觉到对它们的关心。第三，当我们的自我概念和形象被识破时，它们所构建的人造边界和分界线也被识破，我们认识到我们与所有人以及宇宙的内在联系和统一。其结果就是世界各地的冥想者们所追求的传统的、一致的体验，一种自然、健康、成熟和狂喜的心灵状态（Wilber，2000b）。

类似地，尽管短暂，但这种一致的狂喜体验也可以在其他情境下发生，比如在宗教仪式、斋戒、致幻剂体验或高阶密宗瑜伽修行者用于自我转化的"超验之性"（transcendent sex）的体验中（Feuerstein，1996）。这些体验还可能在自然中、精深的心理治疗中、剧烈的运动期间、分娩期间以及濒临死亡时自然地发生（Maslow，1971）。

从冥想的角度来看，这些体验只是心灵潜能或我们更深层本性的初步感受或**高峰体验**（peak experience），它们可以产生重要的洞见和转变。然而，这些体验几乎都是短暂的。只有心智训练能保持这种体验，从而将它们转化为更高的发展阶段以及更持久的生活方式，这才是高阶冥想练习所要达到的目标。

西方心理学家们对这种一致性体验及其益处也有阶段性的重新发现。经典的例子包括詹姆斯的**宇宙意识**（cosmic consciousness）、荣格的**超自然体验**（numinous experience）、马斯洛的**高峰体验**、弗洛姆的**赎罪**（at-onement）和**超个人体验**（transpersonal experience）。事实上，一些西方研究者已经得出和那些冥想者十分相似的结论。例如，荣格认为，我"心灵的深层……变得越来越集体化，直到它们被普遍化"（Jung，1968，p. 291）。而詹姆斯认为："我们的个性建立在连续的宇宙意识之上，但这只是偶然的力量。我们心灵的一些方面在进入这种宇宙意识时就像跳入了一个'母亲海'。"（James，1960，p. 324）荣格还表示："如果这些体验看起来很'神秘'，那么首要原因是我们对心灵的忽视。"（Jung，1955，p. 535）

然而，西方临床工作者通常认为自我界限会在精神病的自我解体中消失。因此，也就不难理解，健康的自我超越有时会被误认为病态的自我瓦解，从而将其作为退化的心理病理状态而摒弃。这个前后谬论的不幸例子是一种过时的病理解释。事实上，各种一致的体验最常发生在心理健康的个体身上，而这些体验又会进一步增强心理健康，促进心理成熟（Alexander, Rainforth, & Gelderloos，1991；Maslow，1971）。

## （三）动机

冥想心理学倾向于将动机按照从强到弱、从生存到自我超越的等级来进行划分。这种排序在印度瑜伽中体现得最为明显，与马斯洛（Maslow，1971）的需要层次相类似。瑜伽理论和马斯洛一致认为，诸如饥饿及其相关心理和生存动机最初是最有力的、最占优势的。当这些需要得到满足时，诸如性追求和权利争取这类的动机可能会作为有效的激励因素轮流出现。在其出现之后，诸如爱情和自我超越的推动力这类"更高"的动机则会出现。**自我超越**（self-transcendence）是一种超越我们通常状态下错误而受限的认同，唤醒生命的全面功能，并认识我们真实本性的渴望。自我超越甚至远远高于马斯洛所发现的最高动机，即自我实现。但是，一些冥想心理学家同样重视无私奉献。冥想练习旨在通过弱化冲动的、不成熟的动机以对动机进行转化。

按照冥想心理学的观点，正是像自我实现、自我超越和无私奉献这类更高的动机——马斯洛称之为**元动机**（metamotives）——才构成了我们的真实本性。由于人们忽视或忽略了这类动机，各类痛苦和病理症状才会产生。

首先，我们因为肤浅、扭曲以及对自我看法的曲解而饱受折磨。这会产生很多不幸的结果，因为自我形象倾向于按照自我证实的预言来发挥作用。正如戈登·奥尔波特所言："贬低设想就是贬低人类。"（Allport，1964，p. 36）

其次，如果元动机是我们本性的重要组成部分，那么忽略这类元动机会使我们失去一些对幸福而言十分重要的东西。我们可能需要真、善、美来茁壮地成长；我们可能需要表达友善、关心和同情来充实地生活（Wilber，1999）。因此，如果没有认识到并表达自己的更高动机，我们将依然不成熟、不真实和不满足。这种成就感的缺乏无疑是有问题的，因为我们将认识不到不满足的真正原因，而且可能会将自己的不适归咎于环境。这些元动机上的挫败会迅速发展成马斯洛（Maslow，1971）所称的**元病理状态**（metapathology），比如深深的无意义感、愤世嫉俗和离群索居。

马斯洛担心这些元病理状态会在西方社会猖獗，并对我们的文化构成威胁。但考虑到我们的文化过分关注物质动机，而忽视和缺乏更高的动机，所以这也正是我们所预料到的。长期以来，冥想者们一直强调，认识和培养元动机不仅对个人十分必要，而且对文化和文明意义非凡。

对元动机视而不见所引发的第三个问题就是，我们会自然地确信那些更低的动机——如对金钱、性爱、名望和权力的渴望——是获得幸福的唯一方式。我们就会错误地认为，如果这些欲望能够得到足够的满足，我们就会沉迷于这种诱人的妄想中，并得到彻底永久的幸福。

不幸的是，这些想法存在许多严重的问题。首先，如果相信这些更低层次的目标是获得幸福的唯一方式，我们就沉溺于此。然后，一旦缺少这些目标，我们就会非常痛苦。即使能够成功地达到这些目标，我们还会不可避免地习惯于此，并想要得到更多。为了达到同样的高度，吸毒者想要更大的剂量，守财奴渴望更多的财富，而消费者还会再来一次购物狂欢。心理学家将这称作**享乐跑步机**（hedonic treadmill），而佛陀则有这样的说法："即使雨水可以变成黄金，欲望也永远得不到满足。"（Byrom，1976，p. 70）最后，对财富和财产的迷恋会让我们对琐事感到平静，但也使我们背离了生命中真正重要的事物。正如道家圣人庄子所言："其嗜欲深者，其天机浅。"（如果你将全部重要精力都花费在身外之物上，你的灵性终将被耗尽；Feng & English，1974，p. 108）

最近的研究支持这些观点。例如，一旦我们的基本需求得到满足，更多的收入和财产对幸福的作用并不大，这一点令人十分惊讶。事实上，"那些赚很多钱的人只是轻微地趋向于更满足自己挣的钱"（Myers，1992，p. 39）。简言之，金钱肯定能够缓解贫穷带来的痛苦，但奇怪的是，它并不能买来更多的幸福。因此，许多冥想者已经附和穆罕默德的话："最富有的人是没有被贪婪诱骗的人。"（Angha，1995，p. 21）

不过，这一切并不表明诸如财产、性爱和名望这类东西必然是不好的，或自主地追求这类东西是病态的。但是，冥想者们确实认为，如果我们相信获得这些东西的快乐是唯一的（或者是最重要的）快乐，那么我们就会沉迷于这种快乐，穷尽自己来追求这种快乐最终必定会遭受痛苦。这种对动机的毁灭性的误解充斥在当代文化中，带来了如此多的痛苦，并让如此多的人脱离正轨。因此，冥想心理学提出了一种克服这种误解的宝贵良方。

### （四）发展

从发展的角度来理解冥想的观点十分重要。让我们来回顾一下，发展历程主要包括三个阶段：前个人、个人和超个人（或前习俗、习俗和后习俗）。西方心理学主要集中研究前两个阶段，而冥想心理学则主要针对第三个阶段，并且发现了几个后习俗的等级，这些都超越了西方心理学的研究范畴。从传统意义上而言，我们认为各种体验的最高等级是宗教意义上的、灵性的或神秘的，但我们也可以从心理学角度对其加以理解。

### （五）超能力

后习俗发展能够产生超常的心理能力。如果进行必要的冥想训练，那么所有人都应该具备这些能力。具体包括以下几点：

在情感领域，诸如愤怒和恐惧等痛苦的情感会受到极大的削弱（Goleman，2003）。同时，诸如爱和喜悦等积极的情感会趋于成熟，变得更强大、更无条件、更坚定不移并包罗万象。认知发展能够超越皮亚杰的最高等级——线性形式运算阶段——发展到**愿景逻辑**（vision logic）或**网络逻辑**（network logic），可以同时看到不同想法之间的相互联系（Wilber，1999）。动机可以引导需要层次的改变，这样诸如自我超越和无私奉献等动机就会变得更加强大，并最终占主导地位。通常，我们的心会不停地躁动，但我们可以使它平静下来，从而使坚定不移的专注和意义深远的平和占上风。通过对存在的议题，如死亡、幸福和痛苦的根源等进行持续的反思，我们的智慧就可以得到发展（Walsh，1999）。越来越多的研究支持了其中的某些观点，我们在后文中将会谈到。冥想治疗关于人格和潜能的观点，现在看起来越来越像是对传统西方心理学观点的延伸和丰富。

## ■ 二、主要概念

### （一）冥想类型

冥想有很多种，而且至今也没有一个全面系统的分类。但是，我们可以将其简单地划分为两个主要类型：**专注**练习（concentration practice）和**觉察**练习（awareness practice）。

**专注冥想**（concentration meditation）主要集中在某种单一的刺激上，如一张图片或呼吸的感觉等。这种冥想专门用来培养聚焦和集中注意的能力。

**觉察冥想**（awareness meditation）主要探索从一个时刻到另一时刻的不间断的流动体验。这种冥想的目的是培养清晰而敏锐的觉察，并用其探索心理和体验的性质。这种探索能够提升领悟力和自我了解，并且能增强心理健康，促进心理成熟。

## （二）心理病理状态

关于冥想心理学中健康和病态的观点，从发展的角度来进行理解是最合适的。让我们回想一下，冥想练习最初是用来帮助个人和超个人阶段的发展，并帮助解决存在性议题和超个人问题的。因此，冥想方法本身对前个人阶段的发展和主要的心理病理状态（如精神病）几乎没有什么帮助。相反，冥想方法更多地集中在**正常病理状态**（normal pathology）上，并认同马斯洛的观点："我们所称的正常状态，实际上是平均化的心理病理状态，这种病理状态如此平淡无奇，如此广泛分布，以至于我们通常都不会注意到它。"（Maslow，1968，p. 60）

从冥想心理学的角度来看，弗洛伊德所称的"日常生活中的心理病理状态"是一种心理不成熟的反映。从前习俗阶段进入习俗阶段后，发展就进入了成熟前的停止阶段，这离人类真正的潜力还相距甚远。我们的心灵以次佳的状态运转，不健康的品质滋生蔓延，有益的品质和能力则尚需挖掘。

每一个冥想体系都描述了一系列不健康的心理特征，其中包括诸如仇恨和嫉妒等情感因素、成瘾和自私等动力因素、自负和盲目等认知扭曲以及躁动和注意分散等注意障碍。印度冥想心理学着重强调导致心理病理状态的三种具体的心理因素的根本作用。这三种致病因素包括一种认知因素——愚痴 / 妄想（delusion）和两种动机因素——贪欲 / 渴求（craving）和憎恨 / 厌恶（aversion）。佛教形象地将这三种因素描述为"三毒"（three poisons）。

### 1. 愚痴

**愚痴**在这里指的是一种未被识别的心理迟钝、盲目或无意识，从而导致对心灵、现实以及自我本质的错误对待和错误理解。这些微妙却具有根本性的误解会产生有害的信念、行为和动机，而最具破坏性的动机是渴望和厌恶。因此，冥想心理学赞同阿尔伯特·艾利斯的观点，即："实际上，所有人都经常持有明显的非理性信念，因此远谈不上永远保持理智和自助。"（Ellis，1987，pp. 373–374）。根据禅宗的说法，其结果就是："当事物的深层意义未被理解时，心理的本质的安宁就会被扰乱而无济于事。"（Sengstan，1975）

被妄想所蒙蔽的心灵，会忘记其自身内在喜悦的真实本性，感到有缺陷和不满足。然后，它就会寻找替代的满足感，并错误地认为如果能获得足够的财产和经历，它就会获得充分而永久的满足。当然，这种错误的信念会导致贪欲——痛苦和病理状态的第二大根源。

### 2. 贪欲

**贪欲**与西方心理学中的成瘾（addiction）概念或艾利斯的**儿童化要求**（childish demandingness）概念相吻合，它被认为是心理病理状态和痛苦的最主要根源。西方心理学家强调药物和食物成瘾，但冥想心理学家认为，我们几乎可以对任何事物成瘾，包括人和财产、自我形象和想法，甚至是我们的理想。事实上，冥想心理学家将对物质快乐的沉迷——比如在金钱、性、权力和名望这**四种东西上得到的满足**——描述为**铁链**（iron chain），而将对理想的沉迷——比如永远友善和从来不生气——描述为**金链**（golden chain）（Walsh，1999）。作为人类，我们都达不到自己的理想状态。一旦沉迷于这些理想，我们就会非常痛苦。

当然，区分强迫性贪欲和简单的欲望是很重要的。欲望仅仅是一种需求，而贪欲则是一种强迫性的必需。未满足的欲望几乎没有什么影响，而未满足的瘾癖则会产生痛苦和病症。人们常常是贪欲的奴隶，难怪瑜伽学者会警告说："贪欲折磨心灵。"（Prabhavananda & Isherwood，1972，p. 41）

伴随"成瘾"而来的是痛苦的情绪，如恐惧、愤怒、嫉妒和抑郁。这些感觉与贪欲密切相关，而且能反映出它是如何运作的。我们害怕得不到渴望的东西，对阻挡我们的人产生愤怒，对得到我们渴望东西的人产生嫉妒，当失去希望时就陷入沮丧。这一理解为心理治疗师疗愈那些迷失在这些痛苦情感中的当事人提供了极具价值的视角。

贪欲也是产生多种痛苦的生活策略和生活方式的根本所在。这些生活策略包括"如果游戏"（if only game；"如果我……我就会幸福"）以及交互分析（Transactional Analysis）中的"直到游戏"（until game；"我不会幸福，直到我得到……"）。我们生活中的痛苦反映了我们所渴求的与我们所拥有的之间的差距。事实上，就亚洲的冥想传统而言，有一种近乎精确的数学方法可用来描述心理痛苦和贪欲（渴求）之间的关系。我们可以用以下公式表示：

$$心理痛苦\ \alpha = \sum \left[ 渴求的强度 \times （现实 - 渴求） \right]$$

我们生活中心理痛苦的程度，可以用每一个渴求的强度乘以现实和渴求的差来表示。换句话说，渴求的数量愈大，渴求的强度愈强，现实与渴求的差值越大，我们承受的痛苦就越多。

传统的冥想心理学得出一个重要的结论：通过减少渴求或成瘾的数值及强度，并接受现实以减少心理冲突和痛苦是可能的。事实上，这样做不仅仅是在减少痛苦，还可以让健康的动机自由、高效地运作，从而指引我们追求更健康、更充实的目标（Walsh，1999）。难怪新儒学家提出："伟人的学习要完全不受自私的欲望所蒙蔽。"（Chan，1963，p. 660）道家的创始人老子也主张："不欲以静，天下将自定。"（人们只要停止贪欲，和平自然会到来；Bynner，1944/1980，p. 48）

### 3. 憎恨

成瘾还会产生镜像作用，即**憎恨**，这是心理病理状态的三大根源中的第三个。瘾癖是一种想要体验和拥有适合刺激的强迫性需求，而憎恨是一种躲避或逃离不恰当刺激的强迫性需求。和瘾癖一样，憎恨能产生痛苦，滋长一些破坏性的反应，如愤怒、恐惧和防御。你不愿意体验的事情闯入你的生活，缩小你的生活范围。被瘾癖和憎恨所控制的心灵被奴役在无尽的痛苦中，并持续不断地追求它所渴望的东西，逃避它所恐惧的东西。

这一视角具有巨大的应用价值。它表明，心理痛苦不仅仅是被忽视、麻痹或压抑的讨厌之事。相反，它为我们提供了学习和成长的机会，因为心理痛苦是一种非常宝贵的反馈信号，是一种直指成瘾和憎恨，并警告人们需要摒弃它们的心理警报。

传统的冥想心理学认为有两种策略可用以应对成瘾。第一种很常见，但结果并不好；第二种较少使用，却很有益。

第一种策略是用尽毕生精力来满足瘾癖，从而无意识地巩固和增强这种瘾癖。结果是得到暂时的满足和长期的痛苦，正如毒品成瘾者让所有人看到的那样。

第二种策略是减少和放弃瘾癖。刚开始可能会很困难，但是这会带来长远的幸福。这是甘地所提倡的"弃绝，才有大喜乐"的基础。也就是说，只有放弃和摒弃瘾癖，才能在随之而来的自由中享受快乐。

### （三）心理健康

冥想心理学对健康的理解超越了传统的观点，包含三个转变阶段：（1）摒弃不健康的心理品质，如愚痴、贪欲和憎恨；（2）发展具体的健康心理品质和能力；（3）成熟并达到后习俗、超个人阶段。

每一种冥想心理学传统都有它自己的健康心理特质列表，但是它们都同意七种特定品质的至关重要性。它们一致认为，心理健康和心理成熟包括：培植道德、转化情绪、改变动机、发展专注、提升觉察、增进智慧、践行利他主义或服务他人（Walsh，1999）。培养这七种品质是所有冥想练习的核心。

# 第四节　心理治疗

## 一、心理治疗理论

冥想治疗的核心假设是，我们的心智可以进行培养，以减少不健康的品质，发扬健康的品质，从而促进自身发展。这一过程中可以使用多种技术，但是有效的训练包括七种核心练习，这些练习能够培养七种相应的心理和行为品质。

### （一）培植道德

除存在主义治疗这个罕见的例外，西方其他取向的心理治疗师由于担心道德说教和建议指导，通常会回避引入道德话题。然而，冥想治疗对于道德的理解非常具有心灵的敏锐性，并且不同于传统观念。孔子叹息道："知德者鲜矣。"（懂得美德的人实属少数；Lau，1979，p. 132）

冥想治疗并不是根据习俗阶段来界定道德，而是从后习俗的视角来看待道德，认为它是训练心智的基本规则。冥想式的禅定（meditative introspection）很快让人痛苦地发现，不道德的行为——意图造成伤害的行为——既源于也强化了心灵中的贪婪、愤怒和嫉妒等破坏性品质。用西方的话说，不道德的行为强化或助长了这些破坏性的品质；用亚洲人的话说，不道德的行为会加深他们心灵中的业力印记（karmic imprint），"业"（karma）是指过去行为的心理残留。

道德行为——旨在增进他人福祉的行为——却相反，它在净化破坏性心理因素的同时，培养健康的心理品质，如善良、冷静和同情心。从瑜伽的角度来看，道德并不是外界强加的东西，而是个体内在追求的东西——不是牺牲，而是为自我和他人的服务。成熟的后习俗道德阶段最大的秘密在于意识到佛陀所指出的："无论做什么，你都是在对自己而做。"（Byrom，1976，p. 118）

起初，道德行为涉及改变旧习惯的斗争。然而，借助练习，它变得越来越轻松和自然，直至最后"不管是什么……对于众生来说，必要的事情总是自动发生的"（Gampopa，1971，p. 271）。这种冥想道德的高度与哈佛大学心理学家劳伦斯·科尔伯格（Lawrence Kohlberg）和卡罗尔·吉利根（Carol Gilligan）提出的道德成熟的最高阶段不谋而合。

### （二）转化情绪

冥想治疗师和传统的西方疗法都认为，减少诸如恐惧、愤怒和嫉妒这样的情绪十分重要。然而，冥想治疗在这一基础上还重视培养积极情绪，比如爱、快乐和同情心。冥想治疗包括丰富的练习，从而将有益情绪培养至非比寻常的水平。例如，无论是佛教的慈悲，还是基督教的灵爱，它们都无条件并且坚定地包容所有生物。情绪转化能够提升"情绪智力"，相关研究显示，它与个人成长、人际和谐和事业成功密切相关（Goleman，2003）。

### （三）改变动机

伴随着冥想这样的练习方式，道德行为与情绪转化共同作用，将动机重新导向更健康的道路。当冥想练习逐渐发挥作用时，动机的强迫性就会降低，从而更专注于真正有意义的事情。如果对于物质获取的关注减少，我们就会更关注元动机，尤其是自我实现、自我超越以及无私奉献等。在传统意义上，这种动机的转变被描述为"心灵净化"（purification）；而在当代世界中，这类似于马斯洛（Maslow，1971）需要层次中对于高级需要的追求。

### （四）发展专注

冥想传统认为，注意力和专注力是心灵安宁的必备要素。相比之下，西方心理学长期以来接受的是詹姆斯更为绝望的结论，即"注意力无法持续保持"（James，1899/1962，p. 51）。然而，詹姆斯后来也曾进一步提出：

> 能够自发地将游走的注意力一次次拉回来的这种能力，是形成判断、性格以及意志的绝对基础。如果不具备这样的能力，没有人可以完全掌控自己（compos sui）。一种教育如果能够提升这种能力，将成为超群的教育方式。……不过，界定这种理想状态相对容易，而要提供实践指导以引发这种状态，则难得多。（James，1910/1950，p.424）

传统的西方心理学与冥想心理学之间存在很大的差异，前者认为注意力**不可能**长久维持，而后者则认为，如果我们足够成熟并能意识到自身潜能，专注的状态可以持续存在，且**必然能**长久维持。

提升专注力有诸多好处：首先，控制注意力的转移对于培养平静和专注至关重要。其次，心灵倾向于呈现它所关注对象的品质。瑜伽将这一重要的原则概括为："我们冥想或专注于什么，我们就会变成什么。"（Feuerstein，1996，p. 71）

我们都亲身经历过这样的过程。例如，我们想到一个愤怒的人会让我们感到愤怒，而注视一个充满爱的人则会让我们产生爱的感觉。能够控制注意力的人可以选择他们的关注点，因此能够选择并培养所期望拥有的情绪，而提升这些能力的首要工具便是冥想。

### （五）提升觉察

第五种冥想练习是通过促使外部感觉和内部感觉更加敏感和准确，从而提高觉察水平，改善意识状态。这一点十分必要，因为我们的意识通常是迟钝不清的，因不稳定的注意而支离破碎，因乌云密布的情绪而变色，因杂七杂八的欲望而扭曲。西方思想也拥有类似的观点，认为我们错误地将现实笼罩在阴影中，因为我们总是通过**狭窄的缝隙**（narrow chinks）或**不断变细的管子**（reducing valve）来看待现实。

冥想者报告称，经过冥想训练，他们的感知能力变得更为敏锐，并且可以看清内心世界。研究指出，冥想者的感知过程变得更为敏感和快速，共情他人更为准确，自我反省也得以改进（Sedlmeier et al.，2012；Walsh，2008）。冥想者认为，清晰的觉察具有治愈和改变的力量，他们都赞同完形治疗创始人皮尔斯（Fritz Perls，1969）有关"觉察本身就有疗效"的观点（p.16）。

## （六）增进智慧

智慧是指对自我以及生命中核心的存在性议题的深度理解，并能运用各种实践技能进行有效和友善的回应（Walsh，2013）。存在性议题指生而为人必须面对的关键和普遍的问题，包括在一个难以理解的浩瀚宇宙中寻找意义和目的，生活在不可避免的不确定性和神秘之中，经营人际关系和面对孤独，以及应对疾病、痛苦和死亡等（Walsh，1999）。一个人若已深度探究了这些议题，并拥有了对其进行处理的能力，那么他一定是个智者。

智慧远胜于知识。知识的增长仅仅依靠信息的获取，而智慧则要求对于信息的领悟。知识是我们所拥有的东西，而智慧则是我们必须要达成的境界。知识使我们明晓，而智慧使我们转化；知识赋予我们力量，而智慧启迪我们的思想。

冥想心理学认为，智慧的培养是生命的核心目标。冥想心理学特别建议我们，从与智者的交流中、从学习他们作品的过程中，透过冥想、通过反思生命和死亡的本质来增进智慧。犹太冥想者秉持"智慧来源于洞悉现实"的观点，并敦促我们"以成熟的心智和行动参与现实。"（Shapiro，1993，pp. 30, 84）成熟的治疗师——他们自身对存在性议题进行了深刻反思——在这方面具有巨大的帮助作用，并可以提供智者般的陪伴，激励人们自省，促进人们反思。

然而，冥想的传统认为，社会交往最好与独处和静默的时间相平衡，尤其是在本性方面。冥想实践者与研究者都认为，保持本性"可以增强生理和心理健康"，包括"增强认知、注意力、情绪、灵性和主观幸福感"（Walsh，2011，p. 584）。

## （七）服务他人

冥想心理学将服务他人或利他视为实现心理幸福感的途径，同时也是心理幸福感的表现。"主忠信，"（把为他人尽力而为作为你的指导原则）孔子敦促道，"先事后得。"（先要付出劳动，然后才有收获；Lau，1979，p.116）宽恕能转化心灵；奉献会抑制诸如贪欲、嫉妒和患得患失这样的有害品质，而强化如爱和幸福这样的积极情绪。

此外，我们想让他人经历的事情往往也会让我们自己经历。例如，如果我们计划报复他人并让其痛苦，我们往往会体验并强化愤怒和憎恨的情绪。但是，当我们渴望他人幸福时，我们自己也会感到幸福，佛教徒称这种经历为"随喜"，即**共情之乐**（empathic joy）。这也就是为什么专门用来培养仁慈感的冥想，诸如对他人的爱和怜悯，可以让我们自己产生极其喜悦的情绪。

西方心理学家也得出了类似的结论：利他主义与心理成熟度和幸福感有关。例如，阿德勒的**社**

会兴趣（social interest）和埃里克·埃里克森的**繁衍感**（generativity）被认为是成功的成年人发展的基本表现。同样，马斯洛也提出："自我实现的人无一例外都做着服务他人的工作。"（Maslow，1967，p. 280）

研究表明，慷慨的人更快乐，心理更健康，能够体验到**帮助他人所带来的快感**（Myers，1992）。与竭尽全力让自己愉悦相比，花时间让他人愉悦得到的快乐会更多，这就是所谓的愉悦悖论（Myers，1992）。马斯洛对此进行了很好的总结，他写道："成为一个更好助人者的最佳途径是成为更好的人，但是成为更好的人的一个必要方面便是帮助他人。"（Maslow，1970，p. xii）

一些治疗师在工作中使用到了这一原则。例如，阿德勒有时建议当事人每天帮助他人。对这一做法的恰当理解是：服务他人并不是自我牺牲，而是在激发社会兴趣。

## ■ 二、心理治疗过程

开始冥想练习的大部分人会发现，这一过程见效很慢，但却在逐渐的积累当中；若想要在日常生活中受益明显，可能需要几周的训练时间。冥想和瑜伽都属于技能的范畴；同其他任何技能一样，在初始阶段都会收效甚微，但是长期坚持后通常会收获越来越多的好处。由于冥想训练是冥想治疗的核心环节，已经被广泛研究，并为心理治疗师广为使用，所以我们将在这里对其进行集中讨论。

### （一）观想和呼吸冥想

经过简单说明冥想的含义与价值之后，训练通常会以一天一到两次，每次 20 分钟的短时练习开始。初学者的第一个发现就是，他们对自己的注意和认知过程几乎没有控制力，而且他们的思想和生活大多在无意识的状态下运行的。接下来的练习——一个是**观想**（visualization），一个是对呼吸的聚焦——可以让我们稍微领略一下这种自动性。请阅读以下段落并进行练习。

在观想训练中，首先请选择一个舒服的坐姿，闭上双眼。之后想象一个画面——如白色背景中有一个黑色圆圈，正中间有一个黑点。尽可能清楚地想象这一画面，并尝试维持一两分钟的清晰稳定。如果你的注意力渐渐分散，则重新构想画面，并继续尝试维持其稳定。这一阶段结束后，睁开双眼。现在请停止阅读，开始观想。

现在花一些时间回想一下刚才的体验。你能够维持画面清晰稳定的时间是多长？你注意力分散的时间间隔是多长？关于你的注意集中能力，你从这次体验中了解到了什么？你保持头脑清醒和冷静的能力怎么样？从这次练习中，关于你的心智你还了解到了其他哪些内容？

在**呼吸冥想**（breath meditation）练习中，首先设定一个约 10 分钟的计时闹钟，然后找一个舒服的坐姿，保持直立但放松的姿势，背部相对挺直，昂起头部。为了减少背部的肌肉紧张，帮助维持放松的状态，你可以在腰椎后方垫一个枕头。请花一些时间来进行放松。

现在闭上你的双眼，将注意力转向你的腹部，感受这一部位的呼吸。腹部起伏间，认真关注并精确感觉呼吸的吸进和呼出。试着不让你的注意力涣散，如果出现其他的想法或感觉，将其搁置，继续将注意力集中在感知呼吸上。

当你关注自身感觉时，开始从 1 到 10 计数呼吸。数到 10 后再从 1 开始。但是，如果中途你记不清数字或者注意力没有集中在你的呼吸上，哪怕只有一瞬间的涣散，你也要返回到1，重新开始数。如果你无法集中注意力或者迷失在一些混乱的想法和幻想中，那么请在刚刚意识到发生什么之后，轻轻地拉回你的思绪，继续集中在呼吸上，从1重新开始数。闹钟时间到后，再停止数数。现在停止阅读，开始练习。

练习结束时，估算下有多长时间你可以完全感觉到呼吸，又有多长时间在想法和幻想中迷失。然后，花一些时间回想一下，关于你自身以及你的心智，你从这次短暂的冥想中学到了什么。

经过练习之后，大多数人发现自己竟然无法稳定地维持脑海中的圆圈画面，或者持续感知呼吸的时间超不过短短几秒，他们都大为震惊。大脑也有自己的思想。未经训练的大脑，很大程度上不受控制且无法控制。不过，认识到这一要义的人，实际上已经开启了一次改变人生潜能的探索。这就是冥想练习的第一阶段。

### （二）练习阶段

冥想练习可以分为六个互有重叠的阶段。前三个阶段是识别和顿悟阶段，即识别思想的失控、习惯性的模式以及认知的领悟；高阶的三个阶段是培养超能力、超个人体验的涌现以及超个人发展的稳定化。

**第一阶段**可能会让人有点羞愧。起初的认知之一便是，我们会意识到自己对自身思想过程的控制是多么少，而我们迷失在想法和幻想中的时间又是多么长。我在第一次冥想静修后写道："除去我所有的道具和杂念，我清楚地意识到，我对自身的想法和感觉仅有极其微弱的控制力，我的大脑有自己的思想……从前那种无知无觉的状态使我惊愕不已。"（Walsh，2008，pp. 265, 266）

这种对自身缺乏觉察并且对心智缺乏控制的认知是一种非常重要的洞察。在某种程度上，我们的思想失去了控制，我们的生活也失去了控制。这种认识最初可能让人难以接受。然而，在一位优秀治疗师的引导下，它同样可以成为继续练习的强大动力，从而发展正念、驾驭心智。

一些实验证实了这些观察。我们对人们一天的体验进行取样，结果发现："人类的心智是涣散的，而涣散的心智是不会开心的。"（Killingsworth & Gilbert，2010，p. 932）换言之，人们大部分时间沉浸在无意识的想法和幻想中，在这些时候不那么快乐。冥想传统还认为，经过冥想训练的大脑很少会精神涣散，会呈现出更多的空间，而且会感到更加开心。

**第二阶段**主要是识别习惯性的模式。在这一阶段，人们需要确认自己不断重复的心理和行为模式，这与所有领悟导向的心理治疗类似。

**第三阶段**一般以精确的觉察开始，最终将达到更为深层次的认知领悟。人们在这一阶段可以细致地探索微妙的心理过程，如想法、动机和知觉。例如，一个人可以看到一个想法所引发的情绪变化、颜色知觉以及所激发的肌肉紧张。一个人也可以观察到，贪念如何引发了紧张情绪，如何想抓住欲求的对象，但又害怕它的失去，并对竞争者产生愤怒情绪。大脑如何运作、我们如何更好地与之进行关联以及如何生活得更为精致，针对这些问题会有一个接一个的领悟浮现出来。

高级阶段的练习能够让我们从短暂地意识到超能力的存在，到体验超能力的首次涌现，一直到最终超能力逐渐稳定为常态。**第四阶段**是多种超能力的涌现阶段，这一阶段将在后文的研究部分进行详细的讨论。在**第五阶段**，超个人体验开始出现，会产生与他人的认同感，并同情关心他人。

**第六阶段**是稳定期。在这个阶段，高峰体验扩展为高原体验，短暂的能力发展为永久的能力。例如，练习者在初期阶段可能只有在冥想环节中才会有短暂的平静和喜悦。然而，经过长时间的练习，这些体验可能会转化为深层次的平静和喜悦，并拓展到日常生活之中。从杰克·康菲尔德（Jack Kornfield）对一位当代佛教冥想大师的访谈中，我们可以看到这些高级能力的卓越本质：

　　无论是清醒还是睡眠的时间里，他的思想都能够完全保持稳定、宁静和不受束缚。他说："在 20 多年里，我从未体验过一刻的愤怒情绪或挫败感。"他晚上只睡一两个小时，他这样描述自己的内心生活："当我一个人时，我的思想停留在本觉意识中，安宁且平静。之后，当我遇到一些人和经历一些体验时，它会自动呈现仁慈之心或怜悯之情。这就是本觉意识的自然功能。"（Kornfield，2008，n. p.）

对多位冥想大师的研究揭示了他们独特的心理测量结果和脑电图，这与他们的主张相一致（Lutz，Dunne，& Davidson，2007）。毋庸置疑，大师们的这些高深的体验和所处的发展阶段都很罕见，通常需要长时间或高强度的静修练习才有可能达到。然而，他们认为，我们每个人都具备非凡的潜质，而冥想练习可以激发这种潜质。

### （三）主要困难

对于任何深层揭示型治疗而言，有些体验可能会产生困难。最常见的困难是情绪不稳定、身心症状、不熟悉的感知变化以及存在性挑战（Wilber et al.，1986）。

情绪不稳定的发生可能最为频繁。强烈但通常短暂的情绪可能表现为愤怒、焦虑或是悲伤，有时还伴有肌肉痉挛等身心症状。通常情况下，治疗师仅需鼓励练习者接受并探索这些体验，并因此允许他们借助自己的觉察之光的治愈力量自行解决。

随着知觉变得更为敏感，习惯性的知觉和假设可能会遭受质疑，同时不熟悉的体验也会出现。此时，练习者的自我知觉和世界都可能发生变化，出现陌生感甚至不真实感，而这可能会使个体产生困惑和恐惧的情绪。然而，持续的练习通常会带来内心更大的宁静，并且对不断拓宽的体验和内观感到舒适。

最为深刻且重要的是存在性的和灵性的挑战。心灵从纷繁的外物和琐事中解脱出来后，会自然而然地转向最为重要的事物，并且会仔细考虑具有个人和人类深刻意义的问题。这其中包括我们长久追问的主题，例如生命的意义和目标、不可避免地要经历的苦难和死亡、人们是否在诚实而真诚地生活以及人们的思想、身份以及命运的本质等。这些都是关于生命最深刻的问题，关注这些问题起初会让人感到不安。但是探寻这些问题恰恰是通往智慧的途径，对于塑造成熟、真实且高尚的一生至关重要（Walsh，1999；Yalom，2002）。

在许多情况下，冥想困难可能是因为先前的压抑或未完整处理的回忆以及冲突。起初体验到这些所带来的不舒适感，可能会成为处理和解决困难需付出的必要代价。这一过程也可描述为**业力释放**（karmic release；瑜伽）、**无应力**（unstressing；超验冥想）、**洗礼**（interior purification；基督教冥想）以及**净化和修通**（working though；心理学）。

和其他的揭示型治疗一样，冥想练习有时也会揭示潜在的病理症状。最极端的结果就是精神病性的反应，庆幸的是这种反应十分罕见。这种反应最有可能出现在早先有过精神崩溃史的人身上，他们没有服药，并且在没有指导的情况下进行高强度的练习（Wilber et al.，1986）。

对冥想训练以及传统的西方心理治疗都很熟悉的治疗师，更能够应对冥想困难。他们可以识别并处理常见的小问题，也可以应对不常见但偶尔也会出现的更为严重的潜在病理问题。由于有经验的冥想治疗师熟知常见困难，所以他们可以在当事人身上识别出这些困难，真挚地感同身受，并进行有效治疗。

在实践过程中，有很多有用的策略可以用来应对这些常见的困难。在许多情况下，这些策略可以通过进一步的训练自发地解决这些困难，特别是当治疗师能够进行安慰和正常化（告知这是正常、常见的挑战）时。**再建构**和**再归因**（将体验重新解读为学习和成长的潜在机会）尤其具有价值。这些常见问题既可以通过标准的诸如放松这样的西方心理治疗技术，也可以依据冥想训练来解决。此外，进一步探索冥想体验的心理和存在意义也具有很大的价值。

解决冥想困难时，通常不会用到药物治疗，因为这些困难一般都是短暂的，通过使用上述心理或冥想策略就可以得到很好的解决。但是，当冥想练习者患有抑郁症等严重心理障碍时，药物治疗可能是完全合适的。

## ■ 三、心理治疗机制

关于冥想治疗如何起作用的解释主要包含三种：隐喻论、过程论和机械论。这三种机制都是有价值的，因为其中都包含了诸多因素，且每一种类型都阐明了冥想催生的丰富成长过程的某一方面。

传统的解释通常为隐喻论。常常用来形容冥想或瑜伽过程的隐喻包括从集体恍惚状态中**唤醒**、**摆脱**幻觉和反射的束缚、**净化**有害的想法。其他的隐喻还包括**开发**我们的内在潜能、**发现**并**启迪**我们的真实自我。这些隐喻给我们提供了一些洞察，表明冥想练习应当在动态成长的过程中进行，这些过程是机能性的、治愈性的、自我实现的，甚至是令人开悟的。这些过程受到以下机制的指导。

### （一）冥想传统提出的机制

#### 1. 平静心灵

未经训练的大脑处于焦虑不安和心烦意乱中，思绪会持续地从过去跳到未来，从思考跳到幻想。冥想技巧能够使人们全神贯注、平心静气。正如一篇经典瑜伽文章的开篇所言："瑜伽让心灵沉静，心灵一旦安定，我们就处于我们的本质属性，即无限意识（unbounded Consciousness）之中。"（Shearer，1989，p. 49）

某种程度上，在西方学派看来，平静和安定的过程是冥想起作用的基础，因为这一过程会产生**放松反应**。然而，研究表明，冥想的功效远比单单放松所带来的功效大得多（Sedlmeier et al.，2012）。

#### 2. 提升觉察

对于提升觉察的强调贯穿于整个冥想练习中（Walsh，1999）。它是佛教正念和道教**内观**首要的关注点，也是苏菲派**警觉当下**（watchfulness of the moment）练习的核心内容，还是基督教中**守卫智性**（guarding the intellect）的冥想训练重点。

许多临床实践者也将其视为心理治疗的核心环节。事实上，"所有的疗法其实都认可意识的扩张"（提升觉察；Norcross & Beutler，2013），如尤金·简德林（Eugene Gendlin）提出的"体验过程"和荣格学派提出的"治疗进展取决于觉察"（Whitmont，1969，p. 293）。因此，对于冥想和心理治疗而言，提升觉察可能是治疗产生效果的共同核心过程。同时，它也可能成为下一个重要的冥想过程——否定认同的必要前提。

**3. 否定认同**

否定认同（disidentification）是意识精准核查的过程，因此它不会无意识地认同像想法、感觉和幻想这样的心理内容（Walsh & Shapiro，2006）。例如，如果"我害怕"这个想法出现了，但我们没有认真观察并意识到这只是一个想法，那么它就变成了一种信念，并被接受为现实。人们会认同这个想法，尽管这已经不是事实上所看到的事物；但是，我们正是以这个想法为起点，并通过这个想法来看待事物的。此时，意识的**客体**已经变为意识的**主体**，而"它"已经变成了"我"。

自我现在认同了这个想法，并被它催眠，或者像接纳承诺疗法（ACT）所说的那样，与它"融合"了。一个人的体验性现实——"我害怕"起初仅仅是一个想法，而如今似乎成为可怕的现实。正如瑜伽学者所指出的："痛苦的原因在于感知者对被感知者的认同。"（Nisargadatta，1973，p. 136）

然而，当"我害怕"这样的想法出现时，如果冥想者能够充分警觉，那么他就会意识到它的本质——仅仅是一个想法而已。他不会将其误认为是现实，其身心受到的影响也会微乎其微。意识到不要认同这种想法，就不会被其催眠，从而就不会受其控制。当然，在合适的情况下，冥想者可能依旧按照这种想法行事，但是此时的行为是有意识的选择，而不是自发的无意识行为。

一般的原则就是，当我们无意识地认同某一想法或幻想时，我们会认为它是真实的，并被它催眠；当我们能有意识地不认同时，我们就是自由的，而这种自由会产生治愈和成长。

**4. 重新平衡心理因素**

冥想心理学通常将心理内容分为健康和不健康两种类型。冥想的主要目标自然就是增加健康因素，减少不健康因素。这可被视为重新平衡心理因素的过程，也可比喻为净化。

佛教心理学提供了一张尤为复杂的心理因素图谱，并强调"开悟的七种因素"。培养这七种心智品质并平衡相互之间的关系，能够改善健康、优化成长。第一个因素是**正念**（mindfulness），即对每个刺激精确而有意识的觉察，可以被看作对精神分析中观察自我的优化。其余的六种心理因素可以分为两组：一组由三种激励因素组成，另一组则由三种镇静因素组成。三种激励因素为**努力**（effort）、**探索**（investigation，积极探索体验）和**狂喜**（rapture，来源于清晰而集中的觉察之后的喜悦）；三种镇静因素为**专注**（concentration）、**平静**（calm）和**安宁**（equanimity）。

这一心理健康模式引发了冥想治疗与传统西方治疗之间的有趣对比（Walsh & Vaughan，1993）。西方治疗师认为，努力和探索这两种激励因素必不可少。然而，他们却很少认识到同时发展镇静因素所带来的巨大作用。当我们处于专注、平静和安宁时，觉察更为清晰、内观更为深刻，成长也更快。培养和平衡这七种因素被称为成长的理想模式，而且可迈向超个人成熟的顶峰——开悟。

**（二）心理健康专家提出的机制**

西方研究者提出了一系列心理和生理的机制来解释冥想产生的影响。心理方面的可能影响包括放松、从以前压力刺激中脱敏、反向条件作用（counterconditioning）以及宣泄。自动化的习惯可能会引发**去自动化的过程**，即变得不那么自动化，并受到更强的自主控制。认知机制包括学习和洞察，以及自我接纳、自我控制和自我理解。

或许，围绕冥想最多的解读是发展层面的。冥想者和心理学家均认为通过重新启动和促进发展，冥想可能会发挥其更大的功效（Wilber，1999）。事实上，许多学派都是在发展的层面上描绘治疗取得的进步的。经典的范例包括犹太教的**升腾阶段**（stages of ascent）、苏菲派的认同水平、道家增强平静情绪的**五个阶段**以及佛教的**开悟阶段**。有关超验冥想的研究对此提供了有力的支持，并表明冥想确实可以促进自我、认知和道德的发展，并提升应对技能、达到自我实现（Alexander et al.，1991）。其中，能够促进成熟的练习显然是非常重要的。图12.1展示了心理治疗中所使用的一系列冥想练习。

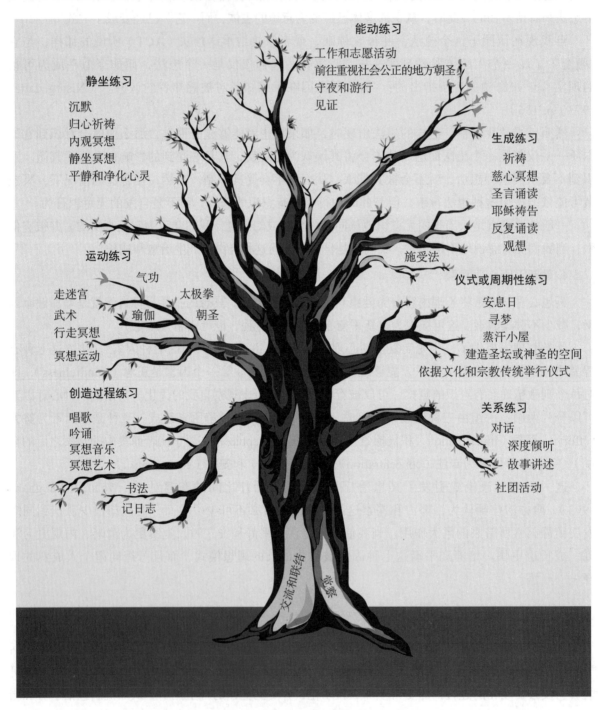

**图 12.1　冥想练习树**

资料来源：www.contemplativemind.org.

# 第五节　应用评价

**一、适用人群**

大量证据表明，冥想练习有助于解决极其广泛的心理、躯体以及精神问题。我们可以将这种益处分为三类：第一是心理障碍和身体疾病的治疗应用，第二是心理能力和心理幸福感的提升，第三涉及超个人成长和灵性的经典目标。

## （一）心理障碍的治疗

### 1. 应激障碍

冥想练习对大量的心理障碍和身心失调大有益处，而应激障碍得到的研究是最广泛的。例如，正念疗法可以改善多种焦虑障碍，如广泛性焦虑障碍、社交焦虑、惊恐障碍、恐惧症以及创伤后应激障碍。元分析表明，与认知行为治疗（CBT）相比，基于正念的多成分疗法，如正念减压疗法（MBSR）、正念认知疗法（MBCT）和接纳承诺疗法（ACT）的效应量更大，同时比单一的正念疗法也更行之有效（Vøllestad，Nielson，& Nielson，2011）。简言之，针对应激障碍，正念疗法是一种有效的治疗方法，同时若能与运动、鱼素饮食和亲近自然等治疗性生活方式（TLCs）相结合，则效果更佳（Walsh，2011）。

冥想也可以减轻特殊人群的焦虑。例如，濒死者及其照料者，以及表现出较少攻击性的惯犯和囚犯。特别是在美国，考虑到许多人在监狱中备受煎熬，以及他们悲剧性的高累犯率，这些发现是相当重要的（Alexander，Walton，Orme-Johnson，Goodman，& Pallone，2003）。

药物常被用来管理压力，而超验冥想可以减少合法以及非法药物的服用。但是，超验冥想的练习者需要在练习开始的前几天停止服用药物，因此可能只有那些对药物轻微上瘾的人，超验冥想才会奏效。一项关于正念疗法的综述发现，我们确实可以对其疗效充满希望，但它对于药物滥用者的疗效尚未得到充分证明（Zgierska et al.，2009）。

冥想所带来的与压力相关的益处，与对冥想者的生理学相关研究以及经典的论点相一致。经典的瑜伽观点认为："放松是瑜伽的全部。"（Feuerstein，1996，p. 51）然而，在减少焦虑情绪、改善抑郁症状方面，瑜伽的疗效是可期的，不过尚无完全的定论（Kirkwood，Rampes，Tuffrey，Richardson，& Pilkington，2005）。

### 2. 抑郁症

抑郁症是所有心理障碍中较为痛苦的一种，通常是慢性的和易复发的，并在全球范围内造成巨大损失。不幸的是，抗抑郁药物只能帮助三分之二的患者，而且往往是不彻底的，也不能纠正导致抑郁的心理和生活方式。幸运的是，正念认知疗法以及治疗性生活方式改变，如运动和饮食（尤其是鱼油补充剂），可能是有益的（Walsh，2011）。正念认知疗法可以有效降低抑郁症的复发率，而且副作用要小得多（Chiesa & Serreti，2011）。

### 3. 注意缺陷多动障碍

鉴于冥想在注意力方面的神奇功效，它对注意缺陷多动障碍（ADHD）的治疗有好处吗？最近为数不多的研究表明，ADHD 儿童可以从中受益，但尚无定论（Krisanaprakornkit，Ngamjarus，Witoonchart，& Piyavhatkul，2010）。

### 4. 适用于儿童的冥想

人们对向儿童提供冥想和瑜伽有着极大的热情，就像在亚洲经常做的那样。积极应用的事例比比皆是，学校的应用项目也在不断扩展。初步的研究表明，这种做法对儿童的学业、社交和行为方面均有益处（Greenberg & Harris，2012）。

### 5. 联合冥想治疗

许多将正念疗法和传统西方心理治疗相结合的联合疗法对很多障碍都有效果。最初的治疗方法是正念减压治疗，目前已被应用于压力缓解、慢性疼痛以及多种心理和身体疾病的治疗。基于正念的其他治疗取向也可以治疗特定的障碍，如基于正念的进食察觉治疗（MB-EAT）可治疗饮食障碍，正念疗法可治疗失眠，等等。

包含一种冥想成分而不是正念的联合疗法，包括针对边缘型人格障碍的辩证行为治疗（DBT）以及接纳承诺治疗（ACT）。这两种疗法都得到了强有力的研究支持（Vøllestad et al.，2011）。更多的联合疗法在未来还会继续出现，并将毫无疑问地应用于治疗越来越多的障碍。

许多治疗师观察到，如果当事人同时进行传统心理治疗和冥想练习，两者之间会产生一种互利的作用。传统疗法可以帮助当事人应对冥想过程中出现的痛苦议题，同时也可以解决抑制冥想进程的防御心理和其他障碍。同样，冥想和瑜伽可以通过培养必要的技能（如平静和内省）允许当事人在治疗时间之外继续致力于自己的议题，从而促进传统的心理治疗。

## （二）身体疾病的治疗

冥想可以帮助治疗一些身体疾病，减少伴随许多疾病而来的焦虑和痛苦。大量研究表明，许多与压力有关的身心障碍都可以从冥想中获益。

### 1. 心血管系统

冥想对于心血管有一些益处，可以降低高血压和胆固醇水平。但是，一旦冥想练习中断，效果就会消失（Anderson，Liu，& Kryscio，2008）。

冠状动脉疾病特别生动地诠释了冥想和生活方式治疗的力量。冠状动脉疾病是致死和致残的主要原因，长期以来被人们认为是不可逆转的，并被认为需要通过大型手术或降胆固醇药物进行治疗。然而，研究表明，安全和健康的生活方式改变——特别是低脂饮食、锻炼、人际开放、冥想和瑜伽——实际上可以治疗这一疾病。我76岁的母亲经过这个项目的训练之后，从一个"心脏残障者"（cardiac cripple）变成了一个慢跑运动者。这些生活方式的改变，似乎也可以减缓甚至逆转前列腺癌的病情发展（Ornish et al.，2008）。

### 2. 激素和免疫功效

冥想也会影响激素和免疫系统。目前发现，冥想治疗能够起作用的部分激素障碍包括二型糖尿病、原发性痛经和经前烦躁障碍（Murphy & Donovan，1997）。冥想也可以提升健康人群以及癌症患者的免疫功能（Kabat-Zinn，2003）。例如，冥想者拥有较强的流感免疫能力。

**3. 未来的辅助治疗**

研究已表明，冥想可以促进许多身体疾病的常规治疗，如哮喘、牛皮癣、前列腺癌以及慢性疼痛（Kabat-Zinn，2003）。冥想、瑜伽和太极可以减少癌症、纤维肌痛、风湿性关节炎以及胃肠道疾病等多种疾病的继发性痛苦，这并不令人惊讶（Lin，Hu，Chang，Lin，& Tsauo，2011；Wang et al.，2010）。因为焦虑和痛苦会使许多疾病复杂化，而冥想练习很可能被证明是对许多心理和身体疾病有用的辅助治疗。

## （三）提升幸福感和心理能力

### 1. 心理幸福感

冥想练习的初衷便是提升心理和精神幸福感。这一古老的说法已经被实验证实，结论也很明确：当事人、治疗师和普通人群在人格和行为、健康和幸福感、成熟度和人际关系等各项测量指标上都有所提升。证明这些提升最清晰和直观的方式便是用图来显示（见图 12.2），这些数据来源于一项对 163 个非临床样本研究的大规模元分析（Sedlmeier et al.，2012）。

图 12.2 的这些结果告诉了我们什么？首先，冥想在所有变量上的总体效应量是 0.28（比较而言，0.1 的效应量属于较小，0.3 属于中等，0.5 或以上属于较大）。因此，0.28 属于中等程度的效应量，它彻底解决了冥想是否有用的问题。由此，研究者得出结论："如今的元分析针对上述问题给出了明确的答案：冥想是有益的。"（Sedlmeier et al.，2012，p. 20）

与其他干预方法相比，0.28 的效应量怎么样呢？它比主动控制治疗的效应量（0.16）大，也比放松治疗的效应量（0.21）大，它甚至比数千项教育、心理和心理治疗干预研究的总体效应量还要大一点。很显然，冥想训练是行之有效的。

那么，每个人都能均等地受益吗？研究发现，并不存在年龄或性别的差异。当然，持续时间更久的练习，的确能够产生更为显著的效果。然而，其他益处最终似乎都趋于平缓，原因可能是所研究的变量并没有测查更高级的心理状况和精神状态。

### 2. 心理能力

图 12.2 生动形象地展示了冥想的一系列益处，但不同变量的效应量却各不相同。

显而易见，冥想者能够体验到明显的情绪转化。焦虑、消极情绪和神经质水平在一定程度上会有很大的下降，积极情绪和情绪调节水平会得到提升。简而言之，冥想者往往会变得更快乐，他们的压力水平会降低，而幸福感则会增强。

引人注目的是，在所有影响中，最为显著的影响是关系质量的改善。考虑到个人在情绪和共情方面所经历的剧烈变化，关系质量的改善具有重要的意义。例如，一个基于正念的关系增强项目改善了夫妻双方的个人以及关系满意度的多项指标。作为个体，他们感到更放松和乐观；作为夫妻，他们的关系变得更加亲密，同时也更自主、接纳和满意。在三个月的研究追踪期内，这些益处也一直存在（Carson，Carson，Gil，& Baucom，2004）。

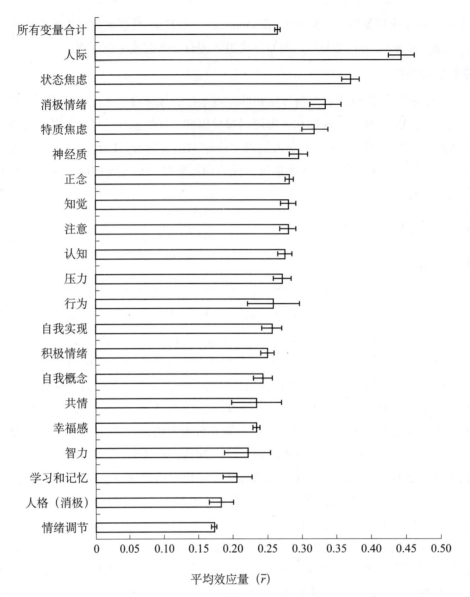

图 12.2　冥想练习在各心理变量上的效应量

资料来源：Sedlmeier et al., 2012.

　　由于冥想能训练感受力、注意力和正念，因此这些能力的提高也就不足为奇了。人际共情的敏感度、准确度和速度都得到进一步提升。例如，高级冥想者能够捕捉到一些微妙的人际关系线索，如转瞬即逝的面部表情，而这些正是我们其他人所忽视的。

　　同样，冥想能够提高专注力。对于那些报告自己大脑越来越容易走神的学生来说，冥想非常具有实用价值，能够使他们更有效地学习。正如预期的那样，他们的学习成绩也会有所提高（Shapiro，Astin，Bishop，& Cordova，2005）。

　　冥想有益于多种认知能力。正如智力和创造力有所提高一样，短时记忆和长时记忆亦有所改善。冥想对短时（工作）记忆的影响尤其令人感兴趣，因为它似乎是智力的一个关键的决定因素，而且被认为在很大程度上是比较稳定并难以改变的。

　　鉴于冥想是一种自我调节策略，我们就不难理解冥想练习者报告说他们的自我控制、自尊和自我同情都得到增强。这些变化，以及之前讨论过的其他变化的净效应量，说明的是自我概念的提升。简而言之，冥想者往往自我感觉更好，且这种自我概念的改善似乎基于多种个人和人际关系的益处。

那么，不同的冥想方法其效果相差大吗？研究表明，正念、超验冥想和其他冥想方法的总体效应量相差不大。然而，对个体变量的分析则揭示了一幅更为微妙的画面。例如，超验冥想在减少负面情绪、特质焦虑和神经症方面，以及在改善记忆力和自我实现方面似乎特别有效，而正念疗法似乎更有益于减少负性人格特质和完善自我概念。总之，特定的冥想会产生类似的整体效果，但在具体效果方面则略有差异。

正念减压是一个以正念训练为核心内容的多模式项目，同时它也提供教育、瑜伽和社会支持。由于正念减压的效应量（0.31）明显高于单独正念的效应量（0.25），这说明额外的成分产生了额外的益处。在增强幸福感和缓解焦虑、压力以及负面情绪方面，这些益处表现得尤为明显（Eberth & Sedlmeier，2012）。

### （四）促进心理成熟和延缓衰老

冥想的一个典型目标是促进心理成熟，研究也支持了这一点。在自我、道德和认知成熟以及应对技能、自我防御和自我实现等多项测量指标上，冥想者都获得了更高的分数（Alexander et al.，1991；Sedlmeier et al.，2012；Travis，Arenander，& DeBois，2004）。这表明，冥想确实能够重新启动或促进成人的心理发展。

那么，冥想练习能够延缓衰老吗？长久以来，冥想传统，尤其是瑜伽一直声称不仅能够增强身体本身的健康，而且有助于延年益寿。这仅仅是一个神话，还是说其中可能存在一定的合理性？值得注意的是，一些研究对此给予了支持。

对超验冥想者的调查表明，他们比普通人更健康，接受心理病理和医疗护理的次数约为通常水平的一半。在生物学年龄的指标上，冥想练习者的得分显著低于控制组，并且改善的程度和冥想的时间有关（Alexander，Langer，Newman，Chandler，& Davies，1989）。然而，这种整体健康的优势究竟有多少是源于冥想，又有多少是源于良好的健康状况和健康的生活方式等与健康相关联的因素呢？所有这些，目前还不得而知。

然而，针对冥想者的严格对照研究的确表明，衰老对心理和神经系统的影响有所减弱。心理系统方面，冥想者似乎并不会因为年龄增长而丧失注意力；神经系统方面，冥想者的海马体和前额皮层等区域具有更大的灰质体积和密度，大脑半球内部以及两个半球之间的连接更强，与年龄相关的灰质损失更少（Ott，Hölzel，& Vaitl，2011）。

一项精心设计的研究表明，冥想对平均年龄为 81 岁的退休老人的影响是巨大的。相比那些接受放松训练、其他心理训练或完全没有接受任何训练的人来说，学习超验冥想的人群在认知功能以及在心理健康的几项测试中都有更好的表现。然而，最惊人的发现是存活率的显著性差异（$p < 0.001$）。三年之后，所有冥想者都还健在。与之相对的是，未接受任何训练的研究对象中只有四分之三健在；而未参与此项研究的人群中，只有三分之二健在（Alexander et al.，1989）。几千年来，瑜伽练习者一直声称冥想能够延年益寿，现在这一说法已经有了初步的实证支持。

### （五）促进专业发展和超个人成长

#### 1. 对心理健康专业人士的帮助

对于健康专业人士，尤其是心理治疗师而言，冥想练习不仅能够促进他们的个人成长，也能促进他们的专业发展。例如，冥想有助于提升治疗师必备的一些专业素质，如罗杰斯提出的**准确共情**（accurate empathy）、弗洛伊德的**均匀悬浮的注意**（evenly hovering attention）和卡伦·霍尼的**全心投入**（wholehearted attention）。霍尼（Horney，1952/1998，p. 36）观察到，尽管"这种**全心投入**是一种罕见的造诣"，但它"在'禅'中却是司空见惯之物"。冥想还能增强自我实现、自我接纳、自我同情和心态平和等治疗方面的能力（Germer，Siegel，& Fulton，2005；Irving et al.，2009）。

夏皮罗和卡尔森（Shapiro & Carlson，2009）指出，学会管理压力并增强自我照顾能力应当是健康从业者临床培训和专业发展的核心内容。然而，事实却远非如此。高压力是保健领域专业人员所面临的常见挑战，他们及其当事人都为此付出了代价。幸运的是，研究表明，个人的冥想练习能够减轻压力症状（如焦虑和抑郁），并可提升医疗保健专业人员和当事人的生活满意度（Shapiro et al.，2005）。

治疗师报告称，冥想练习所赋予他们的对自己大脑运作的深刻洞察，能够加深他们对当事人的洞察与共情。许多治疗师认为，这冥想练习提升了他们的能力，并建议将其作为心理治疗培训的一部分。一项对正在接受冥想训练的心理治疗师的研究发现，他们的当事人比对照组的治疗师的治疗效果要好得多（Grepmair et al.，2007）。

个人冥想练习能够提升心理治疗师与进行冥想练习的当事人进行合作的能力，这一点不足为奇。因为个人的冥想实践加深了治疗师对冥想体验的理解，提高了他们诊断和应对冥想困境的能力，从而能够加深共情，提升治疗效果（Germer et al.，2005）。

#### 2. 超个人成长

最后，通过更高强度的练习，冥想训练还可以帮助人们迈向超个人水平。借此，他们可以探索思想的深度、探究存在性问题、发展特殊的能力、增强幸福感，并追求更高层次的心理和精神成熟。尽管深刻的领悟可能出现于任何瞬间，但这些卓越的能力和水平通常需要年复一年的长期练习才能获得，而非短短几天或几周就可以拥有。当然，掌握其他任何技能都是同样的道理。

### （六）特定的冥想技能

到目前为止，我们的讨论主要集中在大多数冥想练习所共有的一般原则上。然而，同时也存在数百种特定的冥想和瑜伽技能，旨在培养特定的能力。以下是对两种技能的简要描述——培养爱和清醒梦——西方的心理学家之前一直认为这两种技能不可能存在，直到最近他们才改变了自己的看法。这两种技能一起表明了冥想者在对我们内在宇宙长达3 000年的探索中所发现的一系列不同寻常的实践以及心灵的力量。

#### 1. 培养爱

爱的培养有许多具体的练习方法。其中一种是：首先保持心平气和，然后坚定不移地将注意力集中于你所爱之人的意象之上。在平静、专注的心态之中，爱的情感能够迅速得到升华。在这之后，你可依次把这个意象替换为一个朋友、一个陌生人和一群人，从而培养并习惯于对他们心生爱意。通过不断练习，你最终能够在意识中看到所有人的意象，并对他们抱有爱意。

其他的练习可以培养一些相关的积极情绪，如**共情的快乐**（为他人的快乐而快乐，这是嫉妒的一种极好的解毒剂）和**同情**（利他主义的情感基础）。西方心理学家最近意识到利他主义是一种独立的驱力，但只能哀叹其对如何培养这种驱力知之甚少。与此形成鲜明对比的是，冥想训练实际上包含了数十种培养利他主义的练习。

爱和同情的练习是充满力量的，它们不仅能增进积极的情感，而且能减少诸如愤怒和恐惧等消极情绪。一些经典的经文描述了其高阶的益处，如对所有人的深沉、包容、坚定和无条件的爱，以及对受难者的同情（Kornfield，1993）。

现代研究开始逐渐认同上述观点。有关慈心禅（loving-kindness）冥想的研究表明，学生、当事人和治疗师都能从中受益。这些益处包括消极情绪的减少，以及各种积极情绪，包括爱、欢乐、满足、感激、自豪、希望、兴趣、娱乐和敬畏等小幅却显著地增加（Hofmann，Grossman，& Hinton，2011，p. 1129）。毫无疑问，在这个过程中人们的人际关系也会得到改善。

**2. 清醒梦**

梦瑜伽（dream yoga）是用于探索清醒梦（lucid dreaming）的一种方式，它已有 2 000 年的历史。所谓清醒梦，是指一个人清醒地做梦的能力。也就是说，他知道自己在做梦，但仍很清醒。一些深谙此道的人能够观察和改变他们的梦境，从而能在睡梦中继续他们的探索与学习之旅。最高级别的练习者可以在整个晚上，无论其是在梦境中，还是在非梦的睡眠中，都可以保持不间断的自我觉察，因此可以将清醒意识的益处与有意识睡眠的极度平静结合起来（Walsh & Vaughan，1993）。其结果就是，无论在白天还是黑夜，练习者都可以保持持续的清醒状态，或处于冥想大师普罗提诺所称的"永久清醒"状态。长久以来，西方心理学家一直忽视清醒梦，认为它是不可能的，直到最近的睡眠脑电图证实了它的存在。

如今，清醒梦的传统指导和现代入门技术都可以免费获得（Walsh & Vaughan，1993）。因此，现在人们可以舒舒服服地躺在自己的床上练习这一古老的瑜伽术，修身养性、陶冶情操。对弗洛伊德而言，睡梦是通往无意识的捷径；而对冥想者而言，清醒梦是通往意识的坦途。

## （七）谁是真正的受益者？

对所有治疗体系而言，非常关键的一个问题是：什么类型的当事人可能从中受益？对超验冥想的研究表明，成功的练习者很可能对内在的体验感兴趣，对不寻常的体验持开放的态度，并能够意识到那些不受欢迎的个性特点；他们可能有自我控制的意识，有良好的专注力，情绪更稳定，也不太容易受到干扰（Alexander et al.，1991；Murphy & Donovan，1997）。

各种冥想练习的效果能持续多长时间呢？这一点尚不清楚。如果不持续进行练习的话，一些简单的生理变化（如血压降低）似乎就会消失不见。然而，即使停止练习，有些效果也可能会持续很长时间，其具体情况受一些因素的影响，如这一效果在多大程度上得到强化并融入生活方式中。

## 二、治疗情境

千百年来，随着冥想治疗的不断发展，冥想练习者实际上已经研究出了数千种的练习方法，其范围涵盖躯体、心理和精神领域，包括从饮食和呼吸训练到道德和生活方式的改变，再到观想和冥想等（Feuerstein，1996）。

一般而言，初学者刚刚开始时会进行一两项简单的冥想或瑜伽练习。随着时间的推移，他们会增添一些相关的练习，并开始进行难度更大的练习，因此越来越多的经验和生活被用于学习和成长。根据实践者的个性化需要对训练项目进行量体裁衣是一个技术熟练治疗师的标志。以下是一些简单的入门练习——冥想治疗中常见的七种练习——每一种都被证明对当事人和治疗师是有价值的。

### （一）道德行为：只讲真实和有益的内容

马克·吐温有句名言："真相是如此之宝贵，人们在吐露时都会自然地变得节制。"冥想训练则采用了与此不同的方法。冥想者无法长期地逃避痛苦的代价，如担忧、焦虑和内疚，诸如欺骗和侵犯等不道德的行为在他们脑海中留下了深刻的印象。因此，更真实、更合乎道德准则的生活的愿望会越来越强烈。

讲真话并不意味着将脑海中所有闪现的内容都一倾而出，也不意味着对别人的感受置之不理；相反，它意味着对每一个情境都要进行细致的觉察，从而发现我们能说的哪些内容是与我们的经验相符的，并在可能的情况下对他人有所帮助。当我们不知道什么是真实或有帮助的内容时，我们坦言自己不知道或保持沉默都是合适的举措。佛教的要义是只讲真实和有益的内容。

**练习1：寻找谎言**。个人和人际的痛苦在多大程度是源于对自己说谎或对别人撒谎呢？对该问题的调查是很有趣的。因此，在心理治疗（和生活）中，一个实用的练习是寻找那些造成痛苦并使痛苦持久的谎言，然后探索如何去结束这些谎言。

**练习2：整天只讲真实和有益的内容**。开始讲真话的一个很好的方法就是坚持这样做一天。如果你认真记录所有导致谎言的诱惑，并花时间查明潜在的动机和情绪，那么这个练习将会变得越来越有效。一听到这个练习，有些人就对什么是"真话"这一问题感到迷惑不解。然而，问题的关键不在于陷入无止境的哲学沉思之中，而在于诚实地对待我们自己的切身体验。

### （二）情绪转化：运用"明智注意"培养有益的情感

通过提高专注力，冥想练习允许我们进行"明智注意"（wise attention）练习。这是一种将注意力引导到能培养所期望的品质的人和情境之中的练习（Walsh，1999）。其根本原则是我们倾向于强化我们所关注的那些品质，我们关注什么，我们就会成为什么。例如，许多研究表明，观看电视节目中的暴力行为会助长攻击性。而冥想治疗表明，当我们关注那些善良和慷慨的人时，我们自己也能养成这些善良和慷慨的品质（Kornfield，1993）。我们放进脑海中的东西与我们放进嘴里的东西一样重要。

**练习**。首先，放松或冥想，并留意你的感受。注意你正在体验的情绪。接下来，在脑海中想象一个愤怒或具有攻击性的形象。注意任何出现的情绪和你的感受。之后花点时间放松或再次冥想。现在，脑海中想象一个友善并富有爱心的形象，并体察相应的情绪。注意当你看到这两个人的时候，你的感觉是多么不同。我们冥想什么，我们就培养什么。放下书本，现在开始做练习吧！

### （三）动机转化：探索渴望的体验

清晰地认识体验和行为是转化它们的关键所在。然而，当沉溺于某一事物无法自拔时，我们通常会把注意力集中在我们想要得到的东西上，而不是渴望的真实体验以及它对我们思想的影响。

**练习**。在这个练习中，要抓住机会认真地探索我们的渴望。你可以从以下两个方面做起：等待一个令人无法自拔的冲动自发产生，或者选择去思考你极其迷恋之物。就该练习而言，最好是选择一个比较温和的渴望，而非一个你可能无法驾驭的渴望。

当你意识到一种渴望时，停下你正在做的其他事情，然后将注意力转向你的渴望并对它进行探索。尝试找出构成渴望的体验成分：潜在的情感、身体的感觉、想法、感受和紧张度。仔细地觉察渴望的体验，而非不假思索地将它付诸行动，这样我们就可以洞察它、削弱它、消除它。事实上，冥想训练表明，程度不太严重的瘾癖"能够通过内省和冥想消除"（Nisargadatta，1973，p. 112）。

### （四）培养专注和平静：一次只做一件事

在我们过度忙碌的生活中，分心之事日益增多，电子产品也吸引着我们的注意，并且我们经常同时处理好几件事情。描述我们繁忙生活和思想的新词层出不穷，包括**多重任务处理**（multitasking）、**技术压力**（technostress）、**数字雾霾**（digital fog）、**技术脑耗竭**（Techno-brain burnout）、**狂乱**（frazzing，疯狂、低效的多重任务处理）和**注意缺陷特质**（attention-deficit trait，由信息超载引起的注意缺陷）（Walsh，2011）。

多重任务处理提供了一种诱人的高效率假象。然而，现代的研究揭示了冥想治疗中长期以来的观点——多重任务和注意力分散实际上降低了效率和创造力，同时引发了焦虑与烦乱。同样重要的是，多重任务也会减少清晰度、深思熟虑的思考和内省。支离破碎的生活创造了支离破碎的心灵。

冥想治疗通过培养专注和平静来对抗狂乱和分裂。有规律的集中冥想练习——如前所述，将注意力集中在呼吸上——是一种很不错的方法。下列的练习也是一个很实用的补充。

**练习：一次只做一件事**。首先，确定一个具体的时间——一天可能是好的开始——一次只做一件事。在这一天之内，放下所有的多重任务，全身心投入每一项活动和每一次对话之中。这个非常简单的练习能够产生显著的效果。

### （五）提升觉察：正念冥想和正念进食

爱德华·惠特蒙特（Edward Whitmont）是一位荣格取向的精神病学家，在回顾一生的治疗工作后，他总结道："治疗进程取决于觉察；事实上，治疗就是尝试变得越来越有意识。"（Whitmont，1969，p. 293）冥想传统认可并一直强调培养觉察和自省的重要价值，佛教冥想者认为要观察每一次体验，而犹太教和基督教冥想者则分别提醒我们"留心每一个时刻"和"最重要的是……保持觉察"（Palmer，Sherrard，& Ware，1993，p. 97；Shapiro，1993，p. 17）。

然而，冥想者建议，不仅要在治疗过程中，而且要在醒着的每一刻培养觉察。其目标是成为卡尔·罗杰斯所描述的"机能充分发挥作用的人，他们能够体验自己的所有感受，不惧怕任何感受，允许意识自由地流淌于他们的所有体验之中"（Raskin & Rogers，1995，p. 141）。为此，冥想训练建议正念（觉察）冥想应该与觉察练习相结合。

正念冥想是一门艺术，就像任何其他艺术一样，最好通过个人指导来学习，且掌握这门艺术需要长期的练习。然而，即使是短暂的体验有时也能提供有价值的领悟。下列练习可以让你体验一下这个过程，你最好能在一个不受打扰的安静环境中进行这一练习。

　　**练习 1：正念冥想**。设置一个 10 到 15 分钟的闹钟，找一个舒适的坐姿，花点儿时间放松一下。然后将你的注意力停留在呼吸的感受上，尽可能敏锐而细致地探究身体的感受。继续探究这些感觉，直到另一种刺激——可能是一种声音、情绪或感受——将注意力吸引到它上面。同样敏锐而细致地探究这一刺激，直到它消失不见或你对它完全不感兴趣为止。此时，将注意力再次转向呼吸，直到你被另一种新的刺激吸引为止。

　　每隔一段时间，你就会意识到自己迷失于思想和幻想之中。在那一点上，仅仅需要将注意力集中于呼吸并重新开始即可。觉察冥想是意识的轻舞，你从呼吸开始，将注意力转向有趣的刺激，对它们进行探索，然后返回到呼吸。

　　你只需要尽可能仔细地探究你的体验，使它们能够来去自由，不受干扰，亦不受评判或谴责，也不必费力去改变它们。毋庸置疑，这种挣扎的停止最终会带来深深的平静，但大多数初学者会惊讶地发现他们的思绪是多么混乱。现在花几分钟时间进行这种冥想，亲自感受一下这其中的感觉。

　　正念冥想是提升觉察、形成领悟和促进接纳的一种温和练习。它基于认知，最近因接纳承诺治疗而被人们熟知。在我们的头脑中，无论我们觉察到什么，接纳它就能带来疗愈。相反，我们拒绝或试图压制的东西会反弹，产生与我们的期望相反的**讽刺性效果**。因此，冥想传统，尤其是正念冥想所强调的这一点以诗歌形式展示出来即为：

> 请善待你的心灵，
> 因为你所抵制之物必将持久，
> 而你所善待之物或会终结。

　　**练习 2：正念进食**。2 000 多年前，孔子说道："人莫不饮食也，鲜能知味也。"（世间人人皆食，然赏其味者少也；Yu-Lan，1948，p. 175）很显然，事情至今并未发生太大的变化。我们通常会将注意力分散于多重任务之中，甚至进食时亦是如此。我们坐下来吃饭，会跟别人交谈、观看电视节目或阅读报纸；接下来我们会意识到盘子已经空了。难怪正念进食是控制体重的有效方法。

　　进行这项练习时，选择一个进餐时不会受到打扰的时间，舒舒服服地坐下来，并做几次正念呼吸放松一下。正念进食包括留意并享受每一种感觉和味道，所以要从享受食物的色和香开始。体会你伸手拿食物的感觉、充满期待的感受以及食物入口时的触感。然后，请留意这些体验：食物的温度和质地，微妙的回味和愉悦感。继续尽可能认真地、有意识地享受每一次入口的食物。每隔一段时间，你会意识到你已陷入沉思或幻想之中，对最后几次入口的食物没有丝毫印象。这也是我们通常进食或生活的方式，经常处于半意识的分心状态。此时，简单地将注意力再次集中于进食的体验当中，并尽可能地享受你的食物。

　　当然，进食很多的时候是在社交场合和欢庆活动中进行的，在这种情形下正念进食自然更为困难。但最基本的议题与其他冥想和心理治疗是一样的，都面临**泛化的挑战**，即如何将从治疗中学到的技能泛化到生活的其他领域。

## （六）增进智慧：思考我们的死亡

　　冥想治疗提供了许多发展智慧的技巧。在这些技巧中，对我们的生活和不可避免的死亡的认真思考被认为是特别有力的。若没有深刻意识到我们终将死亡的必然性，那么我们常常会将生命浪费在一些微不足道的追求上，用琐事来平静自己的内心而忘记真正有意义的是什么。而这正是冥想训练所重视的，正如穆罕默德所说的："死亡是一个优秀的顾问。"（Angha，1995，p. 82）因此，冥想治疗像道教所指出的那样，鼓励我们记起，我们的生命"只是转瞬即逝的一瞬间"，或如商羯罗所言，"青春、财富和人生岁月……像露水般从荷叶上迅速滑落"（Prabhavananda & Isherwood，1978，p. 136）。当我们铭记我们无从知晓自己和别人能活多久时，我们就会受到鼓舞，决心活得更充实、更有爱、更勇敢、更完美。

**练习：死亡和智慧反思。** 下列问题是冥想训练时常见的反思主题，可以有几种方式对其进行探究。一种方法是在治疗期间思考这些问题。不过，我们也可以独自思考，将其记录在日记中或与信任的朋友进行探讨。高阶的练习者可以运用专注觉察的力量去冥想这些问题。请考虑运用其中的某种方式来探究下列问题：

> 假定我们都将死亡，你生命中最重要的东西是什么？
> 假定你明天就会死亡，你后悔没做什么事情呢？
> 你生活中有什么关系未修复吗？你将如何着手去修复这些关系呢？

这些反思能够激励我们重新安排我们生活中的优先事项，更充实、更真实地活着，并治愈我们的人际关系（Walsh，1999）。

### （七）慷慨和服务：将痛苦转化为同情

研究表明，对抗悲伤和哀伤的一个有效策略是**向下比较**（downward comparison），即将自己与那些境况更糟糕的人进行比较（Myers，1992）。然而，冥想传统表明，它可以进一步发扬光大，并作为培养同情心的有效策略。

**同情练习。** 从传统意义上来看，这一练习与许多其他冥想练习类似，可以在一段冥想之后进行。此时，内心平静且专注。这样能够加深所选想法和意象的影响。因此，如果你已经知道如何进行冥想练习，那就从冥想开始吧。否则，就简单放松一下。

想象你曾经遭受的困难时刻，无论心理上的，还是生理上的。然后，想象那些与你遭遇类似，甚至比你情况还严重的人。如果你认识某一类和你具有类似遭遇的群体，那么就在脑海中想象他们的样子。想象你的遭遇所带给你的痛苦以及其他人正在经历的所有痛苦。要知道他们和你一样希望摆脱痛苦。敞开自己的怀抱去体验他们的不幸遭遇，并在内心油然生起对他们的关切和同情。放下书本，现在开始做练习吧！

毫无戒备地与他人的痛苦相遇能够唤起同情和奉献。冥想传统认为，富有同情心地服务他人能够"澄明心智、净化心灵"（Nisargadatta，1973，p. 72）。因此，同情既是心理成熟和心理健康的实现手段，同时也是其表现形式。

冥想治疗从介绍简单的类似入门的练习和冥想开始。随着技能的不断提升，应鼓励练习者进行更深层次的强化练习，并转向更高级别的训练。

## 三、支持证据

评估冥想治疗的经典方法是个人体验。几千年以来，"这些技术有用吗？"这一问题的传统答案一直是"你必须亲身体验"。然而，如今已有众多研究证明了这些技术对人格和行为表现所产生的心理影响、对身体和大脑所产生的生理影响、对化学物质和激素所产生的生化影响，以及对当事人和治疗师双方的身心所带来的益处。

### （一）冥想研究的特点

有关冥想练习的研究具有以下几个方面的特殊性。第一是研究数量巨大。冥想研究每天都在发生，这使得它极有可能成为所有治疗体系中得到最广泛和最深入研究的治疗体系。

第二是其疗效已得到广泛验证。除了各种心理以及心理治疗上的诸多益处，研究已经表明，冥想练习对个体的发展层次、生理机能、生化指标和神经连接等方面也具有明显的效果，而且这一效果远远超过其他心理治疗体系。

### （二）超能力研究

有关冥想治疗的研究，已经证明了多种超能力的存在。大多数应用有研究支撑，本章之前有关特定疾病的部分，已经对此进行了总结和讨论，因此接下来的内容主要集中于一般的研究原则以及其他方面的心理影响，尤其将重点介绍冥想练习对超能力发展的研究证据。由于篇幅的限制，这里不再赘述哲学和生化方面的成果。

冥想治疗的一个典型特征是能够促进人的心理幸福感、推动人的发展，并使人的能力超越正常水平（Walsh & Shapiro，2006）。这种说法现在听起来不像以前那么武断，因为有相当多的证据表明，在适当的条件下，个体的发展可以达到后习俗水平，包括后习俗道德、马斯洛的元动机和后形式运算认知（postformal operational cognition）。冥想训练声称能够促进个体达到这些阶段并有所超越。越来越多的研究为下面这些超能力的发展提供了初步支持。

#### 1. 注意力和专注力

威廉·詹姆斯曾做出如下著名的论断："注意力无法持续保持……"（James，1899/1962，p. 51）然而，冥想训练坚持认为注意力能够持久保持，而且正如高级瑜伽中的**三昧**（*samadhi*）和超验冥想中的**宇宙意识**（cosmic consciousness）一样，注意力甚至可以不间断地持续好几个小时。例如，佛教高僧认为，在**安住**（calm abiding）状态下，个体的思想可以毫不费力地集中于某一目标上，他想要维持多久就可维持多久。如今，一些研究对这一观点给予了支持，并表明冥想确实能够增强注意力，从而提升感知能力，甚至达到之前无法企及的水平（Walsh & Shapiro，2006）。

#### 2. 情感成熟

如其他西方治疗体系一样，冥想治疗旨在减少破坏性情绪。对道教徒而言，目标是"有情感而无羁绊"，对佛教徒而言，目标则是"将自己的思想从消极情绪中解放出来"（Goleman，2003，p. 26）。

冥想练习比大多数西方治疗体系的高明之处在于，不仅可以减少消极情绪，更重要的是可以培养积极情绪，如喜悦、爱和同情，还包括佛教的**慈爱**（metta）、瑜伽的**奉爱**（*bhakti*）、基督教的**灵爱**（agape）之中所蕴含的强烈的、坚定的和包容的爱，以及孔子的**仁爱**中所蕴含的同情。冥想训练后的消极情绪减少以及积极情绪增加的程度，远远超过治疗师通常认为可能的程度。

实验已经证明了这些转化。无论是在日常生活中还是在密集的静修中，冥想者往往会变得更快乐，他们报告的消极情绪更少了，而积极情绪更多了，他们的脑电图模式也随之发生了改变。高阶练习者证明，脑电图的变化与异乎寻常的高水平幸福感有关（Goleman，2003；Lutz et al.，2007）。

**3. 宁静**

宁静是一种面对刺激诱惑时保持沉着和内心平和的能力。宁静是应答、烦乱或情感负担的反义词，它在冥想传统中被高度重视。例如，它是伊斯兰教苏菲派的**知足**（contended self）、瑜伽的**均衡**（evenness）、基督教的**无情欲**（divine apatheia）和道教的**万物平等**（equality of things）等思想的基础。宁静将西方的**抗压能力**、**情绪复原力**和**情感忍耐性**等概念进行了延伸，即在面对刺激诱惑时，不仅要容忍，也要平心静气。初步的实验支持来源于情绪稳定性和惊吓反应的测量（Goleman，2003；Travis et al.，2004）。显而易见，培养宁静具有相当大的治疗潜力。

**4. 道德成熟**

我们能促进道德成熟吗？这是人类面临的一个很重要的问题，而且我们人类和地球的命运可能取决于我们如何成功地回答这一问题。不幸的是，传统的干预方法如有关道德思想的指导只能产生有限的效果。

冥想传统宣称能够用不同的方式增强道德动机和行为，包括通过情绪和动机练习减少有害的动机和情绪（如贪婪和愤怒），同时增强道德情绪（如爱和同情）。更深层次的练习包括培养利他主义、敏锐觉察不道德行为的代价（如自己的内疚以及他人的痛苦），以及通过超个人体验认同他人（Walsh，1999）。

西方的研究和理论对此提供了部分支持。劳伦斯·科尔伯格最终将最高级别的道德成熟建立在冥想所引发的超个人体验上；同样，卡罗尔·吉利根提出，女性沿着道德轨迹发展——从**自私**（selfish）到**关爱**（care）再到**博爱**（universal care）——类似于冥想所指的成熟（Wilber，2000b）。实证方面的支持则来源于超验冥想练习者，研究发现，他们的道德发展水平的增加与其冥想练习的持续时间以及脑电图模式密切相关（Travis et al.，2004）。

### （三）独特能力研究

高阶冥想者如今已经展现出多种曾被心理学家认为不可能存在的能力（Walsh & Shapiro，2006）。其中一些能力，如清醒梦，之前已经做过描述。另一些引人注目的研究发现包括独特的综合认知风格、对自主神经系统的控制、内驱力冲突的急剧减少、大脑皮质厚度的增加、对转瞬即逝的面部表情的察觉等。

对一位藏传佛教的高级修行者进行的初步研究发现了两项独特的能力。第一种能力是几乎能够完全抑制惊吓反应，第二种能力是能够怀着同情和放松的心态观看一位严重烧伤病人的视频（该视频通常会引发强烈的厌恶感）。对此，研究者惊讶地表示，这些是"在 35 年的研究中我从未见到过的发现"（Goleman，2003，p.19）。

有关后习俗发展阶段的研究表明，这些独特的能力产生了非凡的意义，意味着我们长久以来认为的"正常状态"和心理发展的上限并不是固定不变的。我们极大地低估了自己的潜力，我们有能力进一步发展。事实上，我们所称的**正常状态**正变得越来越像一种未被意识到的集体发展的停滞。冥想的和传统的研究如今都支持马斯洛的惊人言论，即："我们所称的正常状态，实际上是平均化的心理病理状态，这种病理状态如此平淡无奇，如此广泛分布，以至于我们通常都不会注意到它。"（Maslow，1968，p.60）

我们的内心仍然有很多的潜力和奥秘，比我们想象的还要多。

### （四）冥想研究的局限

显而易见，如今有大量激动人心且具有开拓性的研究。不幸的是，数量并不总能保证质量。被研究的冥想者通常只是初学者，其研究设计通常比较简单，长期的追踪效应不够充分，控制组也不够理想。

另一个更深层的问题是，大多数冥想研究是**以手段为导向**，而不是**以目标为导向**（Maslow，1971）。换言之，研究者所关注的是哪些指标比较容易测量（手段），而非冥想的经典目标。因此，我们对冥想对心率的影响了解不少，而对冥想到底对敞开心扉、爱、智慧或启迪造成了多大的影响却知之甚少。

当然，这一普遍问题并非只在冥想练习中存在。事实上，这是治疗方法寻求实证支持时所固有的主要问题之一，因为容易测量的并不总是最重要的。简单行为的变化相对来说比较容易研究；深层的转化、存在性的开放和后习俗水平的发展，则难以测量但也更重要。

## 四、多元文化的适用性

如今关于文化多样性和敏感性的讨论层出不穷。遗憾的是，有一些关键因素却总是被忽视，例如参与者的心理成熟度以及内含于多元情境中的创造性积极潜力。

当前有一种被称为**多元动力学**（diversity dynamics）的方法试图将这些因素加以整合，旨在研究和促进**多元成熟**（diversity maturity；Gregory & Raffanti，2009）。多元动力学的观点如下：

（1）多元化存在于**所有**系统中，包括所有（治疗）关系中。

（2）所有的多元化都会产生**多元张力**（diversity tension），此种张力同时具有问题性和获益性的潜力。

（3）成年人的心理发展水平各不相同，例如自我水平、认知水平以及道德成熟水平。比如，有研究已将道德发展分为三个主要阶段——前习俗阶段（以自我为中心）、习俗阶段（以族群为中心）和后习俗阶段（以世界为中心）。人们都会经历这三个阶段，并由此走向成熟。起初，他们倾向于自我认同，习惯于将所有的关心与关注集于自身（以自我为中心），之后会关注自身及其身处的社会（以族群为中心），最后是以所有人为关注点（以世界为中心）。卡罗尔·吉利根在其对女性道德发展的研究中将这种演变称作从**自私**到**关爱**再到**博爱**的成熟过程（Wilber，2000a）。

（4）人们（以及心理治疗师）所处的发展水平，会影响他们在任意一种情境下能够观察到什么、理解到什么，以及他们所能识别的可能性反应的范围，因此也会影响他们所做出反应以及所提供帮助的有效性。

（5）一个人所处的发展阶段会影响他对多元化的态度和反应。分别处于不同发展阶段的人，其反应也可能大相径庭：习俗阶段以族群为中心，后习俗阶段则具有**变通性**和**整体性**。例如，在以族群为中心的习俗阶段，人们（以及心理治疗师）简单地认为，只有他们自己的信仰和价值观才是基本正确的，而他人或其他文化都是不正确的。因此，这个阶段的文化与多元敏感性就意味着对他人信仰和价值观的容忍和接纳。

然而，在人们逐步成熟，发展到后习俗早期的**变通性**阶段（pluralistic stage）之时，他们会越来越质疑自己的看法，并会逐渐意识到一切信仰和价值观在很大程度上都是一种个人的、文化上的建构。因此，不同的信仰和文化站在它们自身的角度来看都是正确的，而文化敏感性也就意味着对这些信仰和文化的尊重。在该阶段有两个关键陷阱，即文化相对主义和否认发展性。**文化相对主义**（cultural relativism）认为，所有价值观和信仰都**同等**正确，若对它们进行评价和排序，实际上是一种带有评判性质的文化霸权主义。而**否认发展性**（developmental denial），意味着要么否认成人发展各个阶段的存在，要么认为承认这些阶段就相当于走向了潜在的精英主义。

而发展到后习俗后期的**整体性**阶段（integral stage）时，人们便愈发有能力从多个角度来对所有的信仰和价值观——他们自身的以及他人的——进行质疑和评价。这有助于他们对各种各样的信仰和价值观潜在的正确性保持一种开放的态度，同时根据诸如公平、有益和成熟等标准对其做出评估。多元成熟的人倾向于"总是处于发现模式"（Gregory & Raffanti，2009，p. 52），不断地寻求各种方法将多元化所带来的挑战转化为所有参与者的机会。

（1）对于处于特定发展阶段的人们而言，超越自身发展可能性的想法可能是具有威胁性的。但是，发展阶段的多元化仅仅是另一种多元化，它需要得到认可、尊重，并用于造福每一个人。

（2）所有多元情境都包含着创造的潜力。因此，它们为参与者，包括心理治疗师和当事人提供了学习和走向成熟的机会。

（3）这些想法和发现一旦被认可，那么对于多元化训练（和心理治疗训练）而言，一个关键的问题便是促进包括多元成熟在内的心理成熟。

这也解释了为什么所有的心理治疗师自身也应该经历个人心理治疗——理想化的心理治疗可以包括个体的、团体的以及冥想的方法。

# 第六节　治疗案例

进行冥想练习的当事人有时会在心理治疗中取得惊人的快速进步，原因在于，比如，他们很可能已经在冥想过程中完成了初步的心理治疗工作。此外，他们还可能已经发展出有益的能力，例如自省的敏感性、清晰的思路以及专注力，他们可以运用这些能力在心理治疗中敏锐而深入地探索他们的各种经历。因此，治疗中的冥想者常因更容易通达情感、识别思维和意象、探索灵魂的更深层面、与各类困难的议题和情绪工作而受益。本身就是冥想者的治疗师，尤其能够运用当事人的这些能力来深化和加速治疗进程。这些能力及其对洞察和疗愈的促进作用，在下面我与简的会谈中体现得很明显。简是一名 32 岁的女性心理健康实习生，同时也是一名长期的瑜伽练习者、教师和冥想者。

简预约了一次咨询，以处理她对另一位女性实习生的强烈反感情绪。简认为对方特别能干，好胜而且两面派。她讲述同事的卑劣行为、自己强烈的愤怒情绪、进行报复的幻想、对自己如此愤怒的失望，以及对于不知如何保护自己和他人的苦恼。在讲这些时，她因内心痛苦而在沙发上不停地扭动。

听完她的话，我问她身体的哪个部位能感受到冲突。她回答"在我的胃里"。于是，我请她仔细感知身体的感觉，并识别它的大小、形状和质地。这种方法能够很好地帮助一个人探索某种情绪或冲突的躯体表征，并能对这种表征进行持续关注。

简描述了这种感觉的一些特征，并认为这是一种愤怒、冲突和困惑的表达。我请她专注于这种感觉，并留意发生的任何变化。由于之前受过冥想训练，所以她能够把注意力集中在这种感觉上。在接下来的几分钟里，她反映这种感觉变得更小、更光滑、更模糊了。就在这时，她注意到自己的怒气和激动减少了，另一种感觉在她的胸腔里变得愈发强烈。她认为这是一种悲伤的感觉，而这种感觉来自她对此事的反应以及她无法保护其他受她同事影响的人。我请她简单地把注意力放在悲伤的感觉上，并留意与之相关的任何想法和意象。简报告了一系列她自己看起来十分无助的意象，还浮现出一些引发焦虑和内疚的想法，例如："我本应该有能力做些什么，我本应该知道怎么做，我到底是怎么了？"

我鼓励她只是简单地去观察这些想法和意象的流动，而不要试图以任何方式改变它们。当她这么做的时候，她发现自己越来越不认同这些想法和感受，对它们的反应也越来越少。她报告说自己感觉到身心都在放松，当她描述内心涌起的如释重负的感觉，以及诸如"我只是一个人，不知道怎么做没有关系，我不必对每个人负责"这样随之而来的想法时，泪水涌出了她的眼睛。当想法、意象以及情绪被有意识地观察——而不是被刻意地改变时，这种自发的自我转变和自我疗愈在冥想中就会经常出现。这也是很多冥想中心理疗法和传统心理疗法的显著差异之一。

在这个阶段，我所做的仅仅是鼓励简带着敏锐的觉察去感受内心的平静和释怀，静待接下来会发生什么。在大约两分钟的停顿之后，她开始描述关于如何更有效地处理这一状况的一些见解，与此同时，她更能接受自身的局限性，以及现实中她期望能够完成的事情，同时她也第一次对同事产生了共情和同情的感觉。在我们一起回顾整个会谈时，简总结道："我能理解她是如何被一种控制欲所驱使的，就跟我一样，我想要对她有更多的同情。"在接下来的冥想和心理治疗会谈中，她确实也是这么做的。两年后，我从一个同事那里听说简和她以前的死对头成了朋友。

# 第七节　本章小结

冥想训练包括很多方法，其中在西方最著名的是冥想、沉思、太极和瑜伽。这些方法跨越了历史与文化的鸿沟，始终都在探索人类心灵的深度和人类可能的高度，直到3000年后的今日，仍是世界上被应用最为普遍的治疗方法。

## 一、心理治疗的未来

大多数关于心理治疗未来的讨论都集中于局部的议题，如技术创新、实证检验、保险报销等。然而实际情况是，心理治疗的未来主要是由全世界正在起作用的更大的力量所决定的，这些力量不仅将塑造心理治疗的未来，还将塑造整个社会和整个地球的未来。

我们已经置身于诺贝尔奖获得者、化学家保罗·克鲁岑所说的"人类世时代"（anthropocene

epoch）。这是由人类对地球的影响所定义的地球历史中的一个新阶段，在这个新阶段，未来几十年将决定我们共同的命运。这是一个自相矛盾的时代。一方面，我们拥有史无前例的科学、心理和技术资源。另一方面，数百万人正在饥饿中挣扎，生态系统濒临崩溃，武器成倍地增加，人类生存面临着巨大挑战。

然而令人惊讶的是，现今人类所面临的每一个重大威胁都是人类自己造成的。例如，人口过剩、污染、贫穷以及冲突等问题都直接源于我们自己的行为。因此，我们的全球性的问题实际上是全球性的症状：我们人类个体及集体的心理功能失调的症状。世界的状态反映了人类思想的状态。这也就意味着，要治愈我们的社会问题和全球问题，我们还必须理解和治愈我们内部和我们之间首先产生这些问题的心理力量。

我们在心理理解与智慧上的成长是否足够充分？这是我们这个时代的重大问题之一。如何实现心理与社会的治愈和成熟不再是一个学术问题，而是大家共同面临的集体挑战。显而易见，我们正处于一场意识与灾难的竞赛之中，输赢仍不确定，心理健康专业人士应在这个过程中做出贡献。可以确定的是，如果我们不解决这些问题，那么心理治疗或心理治疗师便几乎没有未来可言。

## 二、心理治疗训练的局限性

不幸的是，大多数心理治疗师和其他心理健康专业人士所接受的训练，并不适用于处理造成心理痛苦和病理状态的很多根源性问题，更不必说更大的社会和全球性问题。许多心理痛苦都源自社会、教育和经济因素，例如贫困、无知、错误的集体信仰以及不平等。然而，正如许多批评性意见所指出的那样，大多数心理治疗训练都侧重于个人或至多是家庭。

同样，心理健康专业人士严重低估了生活方式因素对于心理健康的重要性。具体而言，这些专业人士低估了生活方式因素在多种精神疾病的病因与治疗、心理与社会幸福感的改善、认知能力的优化与保持等方面的重要性。然而，生活方式因素——例如饮食、锻炼、交际、娱乐、放松、与大自然接触的时间、宗教或灵性，以及为他人服务——有时具有与心理治疗或药物治疗同等的治疗效果，例如在对几种形式的抑郁症进行治疗时便是如此（Walsh，2011）。在21世纪，治疗性生活方式有必要成为心理学、医学以及公共卫生的主要焦点，而心理治疗师可以做出很多贡献。

我们对三级治疗（tertiary treatment）而不是一级预防（primary prevention）独一无二的重视，进一步加剧了这种对社会和生活方式因素的忽视。换句话说，大部分资源是被用于治疗疾病及其并发症，而不是被用于预防疾病。然而，一级预防远比之后的三级治疗要有效得多。当然，这种偏见不仅影响到个体心理治疗师和培训机构，而且影响到经济和保险制度的发展——强调个体治疗胜过大规模的预防，在美国尤其如此。

和其他职业一样，心理治疗师也容易受到"职业缺陷"的影响。这是职业和社会力量导致的知觉、个性以及行为的有害扭曲。之前提及的诸如此类的偏见和盲点便是职业缺陷普遍存在的例证。

## 三、关于冥想治疗的几个问题

随着冥想练习在西方日趋流行，新的问题和机会正在慢慢浮现，这些问题包括：

（1）冥想治疗在医疗和心理健康系统中应该扮演什么样的角色？

（2）冥想的方法如何与传统的心理治疗更好地结合？

（3）冥想训练应该成为心理治疗训练的一部分吗？心理治疗的有效性取决于心理治疗师的个人和人际特质。然而，冥想是为数不多的已被证明能够培养治疗师的诸如共情等各种有效的特质的方法之一，并能够明确地提升治疗的效果（Grepmair et al.，2007）。因此，冥想练习应当成为治疗师培训中一个有价值的元素。

（4）如何将冥想治疗更广泛地应用于社会之中——例如教育、职业以及司法系统？

（5）已有证据显示冥想治疗对于疾病有治疗作用，那么它是否同时也有预防作用呢？如果确实能起到预防作用，那么如何运用这种方法才能达到预防效果——比如，如何在教育系统中实施？

（6）冥想练习是否有助于培养我们的社会和时代所需的心理素质、成熟特质以及价值观？如果答案是肯定的，那么我们该如何实现？

（7）冥想治疗一直以来都坚持对于人类的本性、能力和潜能的认识要有一定的高度，如今这也得到了越来越多研究的支持，那么我们的认识是否会提升到这一高度呢？这是一个关键性的问题，正如戈登·奥尔波特所言："根据自己所提出的人性理论，心理学家有权力提升或贬低人性。贬低性的假设贬低人类，高估人性的假设则抬高人类。"（Allport，1964，p. 36）冥想练习针对人性提供了一种高估性的看法，并提供了一种方式来培养那些抬高人性的品质。

## ▼ 推荐阅读书目

Baer, R. (Ed.). (2005). *Mindfulness-based treatment approaches.* St. Louis: Academic Press.

Feuerstein, G. (1996). *The Shambhala guide to yoga.* Boston: Shambhala.

Shapiro, S., & Carlson, L. (2009). *The art and science of mindfulness.* Washington, DC: American Psychological Association.

Walsh, R. (1999). *Essential spirituality: The seven central practices.* New York: Wiley.

Walsh, R. (2011). Lifestyle and mental health. *American Psychologist, 66*(7), 579–592.

Wilber, K. (1999). *No boundary.* Boston: Shambhala.

## ▼ 推荐阅读案例

Eisenlohr-Moul, T. A., Peters, J. R., & Baer, R. A. Using mindfulness effectively in clinical practice: Two case studies. In D. Wedding & R. J. Corsini (Eds.). (2013). *Case studies in psychotherapy* (7th ed.). Belmont, CA: Cengage.

Germer, C., Siegel, R., & Fulton, P. (Eds.). (2005). *Mindfulness and psychotherapy.* New York: Guilford Press.

Shapiro, D. (1980). Meditation as a self-regulation strategy:

Case study–James Sidney. In *Meditation: Self-regulation strategy and altered states of consciousness* (pp. 55–84).

Hawthorne, NY: Aldine. [Also in D. Wedding & R. J. Corsini (Eds.). (2011). *Case studies in psychotherapy* (6th ed.). Belmont, CA: Cengage.]

Tart, C. (2001). *Mind science: Meditation training for practical people.* Novato, CA: Wisdom Press.

Adyashanti. (2011). *Falling into grace.* Boulder, CO: Sounds True.

Alexander, C., Langer, E., Newman, R., Chandler, H., & Davies, J. (1989). Transcendental meditation, mindfulness, and longevity. *Journal of Personality and Social Psychology, 57,* 950–964.

Alexander, C. N., Rainforth, M. V., & Gelderloos, P. (1991). Transcendental Meditation, self-actualization, and psychological health. *Journal of Social Behavior and Personality, 6,* 189–247.

Alexander, F., & Selesnich, S. (1966). *The history of psychiatry.* New York: New American Library.

Alexander, C., Walton, K., Orme-Johnson, D., Goodman, R., & Pallone, N. (Eds.). (2003). *Transcendental Meditation in criminal rehabilitation and crime prevention.* New York: Haworth Press.

Allport, G. (1964). The fruits of eclecticism: Bitter or sweet? *Acta Psychologica, 23,* 27–44.

Anderson, J. W., Liu, C., & Kryscio, R. J. (2008). Blood pressure response to transcendental meditation: A meta-analysis. *American Journal of Hypertension, 21*(3), 310–316.

Angha, N. (Trans.). (1995). *Deliverance: Words from the Prophet Mohammad.* San Rafael, CA: International Association of Sufism.

Arlow, J. (1995). Psychoanalysis. In R. J. Corsini & D. Wedding (Eds.), *Current psychotherapies* (5th ed., pp. 15–50). Itasca, IL: F.E. Peacock.

Armstrong, K. (2006). *The great transformation: The beginning of our religious traditions.* New York: Knopf.

Bynner, W. (Trans.). (1980). *The way of life according to Lao Tzu.* New York: Vintage. (Original work published 1944)

Byrom, T. (Trans.). (1976). *The Dhammapada: The sayings of the Buddha.* New York: Vintage.

Carson, J., Carson, K., Gil, K., & Baucom, D. (2004). Mindfulness-based relationship enhancement. *Behavior Therapy, 35,* 471–494.

Chan, W. (Ed.). (1963). *A sourcebook in Chinese philosophy.* Princeton, NJ: Princeton University Press.

Chiesa, A., & Serretti, A. (2011). Mindfulness based cognitive therapy for psychiatric disorders: A systematic review & meta-analysis. *Psychiatry Research, 187,* 441–453.

Duncan, B., Miller, S., & Sparks, J. (2004). *The heroic client: A revolutionary way to improve effectiveness through client-directed, outcome-informed therapy* (Rev. ed.). San Francisco: Jossey-Bass.

Eberth, J., & Sedlmeier, P. (2012). The effects of mindfulness meditation: a meta-analysis. *Mindfulness, 3,* 174–189, DOI 10. 1007/s12671-012-0101-x

Ellis, A. (1987). The impossibility of achieving consistently good mental health. *American Psychologist, 42,* 364–575.

Engler, J. H. (1983). Vicissitudes of the self according to psychoanalysis and Buddhism: A spectrum model of objects relations development. *Psychoanalysis and Contemporary Thought, 6,* 29–72.

Feng, G., & English, J. (Trans.). (1974). *Chuang Tsu: Inner chapters.* New York: Vintage Books.

Fjorback, L., & Walach, H. (2012). Meditation based therapies—A systematic review and some critical observations. *Religions, 3,* 1–18.

Feuerstein, G. (1996). *The Shambhala guide to yoga.* Boston: Shambhala.

Fischer, L. (1954). *Gandhi.* New York: New American Library.

Frank, J. (1982). *Sanity and survival in the nuclear age.* New York: Random House.

Freud, S. (1943). *A general introduction to psychoanalysis.* Garden City, NY: Garden City Publishers. (Original work published 1917)

Freud, S. (1965). *New introductory lectures on psychoanalysis* (J. Strachey, Trans.). New York: Norton. (Original work published 1933)

Gabbard, G. (1995). Psychoanalysis. In H. Kaplan & B. Saddock (Eds.), *Comprehensive textbook of psychiatry* (6th ed., Vol. 1, pp. 431–478). Baltimore: Williams & Wilkins.

Gampopa. (1971). *The jewel ornament of liberation* (H. Guenther, Trans.). Boston: Shambhala.

Germer, C., Siegel, R., & Fulton, P. (Eds.). (2005). *Mindfulness and psychotherapy.* New York: Guilford Press.

Giles, H. (Trans.). (1969). *Chuang-tzu: Mystic, moralist, and social reformer* (Rev. ed.). Taipei: Ch'eng Wen. (Original work published 1926)

Goleman, D. (Ed.). (2003). *Destructive emotions.* New York: Bantam Books.

Greenberg, M. T., & Harris, A. R. (2012). Nurturing mindfulness in children and youth: Current state of research. *Child Development Perspectives, 6, 2,* 161–166.

Greenland, S. (2010). *The mindful child.* New York: Free Press.

Gregory, T., & Raffanti, M. (2009). Integral diversity maturity: Toward a postconventional understanding of diversity dynamics. *Journal of Integral Theory and Practice, 4,* 41–58.

Grepmair, L., Mittelehner, F., Loew, T., Bachler, E., Rother, W., & Nickel, M. (2007). Promoting mindfulness in psychotherapists in training influences the treatment results of their patients. *Psychotherapy and Psychosomatics, 76*(6), 332–338.

Harvey, A. (1996). *The essential mystics.* San Francisco: Harper.

Helminski, K. (Ed.). (2000). *The Rumi collection.* Boston: Shambhala.

Hofmann, S., Grossman, P., & Hinton, D. (2011). Loving-kindness and compassion meditation. *Clinical Psychology Review, 31,* 1126–1132.

Hoffman, E. (1985). *The heavenly ladder: A Jewish guide to inner growth*. San Francisco: Harper & Row.

Horney, K. (1998). *Neurosis and human growth*. New York: Norton. (Original work published 1952)

Irving, J., Dobkin, P., & Park, J. (2009). Cultivating mindfulness in health care practitioners. *Complementary Therapies in Clinical Practice, 15*, 16–66.

James, W. (1924). *Memories and studies*. New York: Longmans, Green. (Original work published 1911)

James, W. (1950). *The principles of psychology*. New York: Dover. (Original work published 1910)

James, W. (1958). *The varieties of religious experience*. New York: New American Library.

James, W. (1960). *William James on psychical research* (G. Murphy & R. Ballou, Eds.). New York: Viking.

James, W. (1962). *Talks to teachers on psychology and to students on some of life's ideals*. New York: Dover. (Original work published 1899)

Jones, W. (1975). *A history of western philosophy* (Vols. 1–5, 2nd ed.). New York: Harcourt, Brace, Jovanovich.

Jung, C. (1955). *Mysterium conjunctionis: Collected works of Carl Jung* (Vol. 14). Princeton, NJ: Princeton University.

Jung, C. (1968). *The psychology of the child archetype, in collected works of C. J. Jung* (Vol. 9, Part I), Bollingen Series (2nd ed.). Princeton, NJ: Princeton University.

Jung, C. (1973). *Letters* (G. Adler, Ed.). Princeton, NJ: Princeton University Press.

Kabat-Zinn, J. (2003). Mindfulness-based interventions in context: Past, present, and future. *Clinical Psychology: Science and Practice, 10*, 144–156.

Kaplan, A. (1985). *Jewish meditation*. New York: Schocken Books.

Killingsworth, M., & Gilbert, D. (2010). A wandering mind is an unhappy mind. *Science, 330*, 932.

Kirkwood, G., Rampes, H., Tuffrey, V., Richardson, J., Pilkington, K. (2005). Yoga for anxiety: A systematic review of the research evidence. *British Journal of Sports Medicine, 39*(12), 884–891.

Kornfield, J. (1993). *A path with heart*. New York: Bantam.

Kornfield, J. (2008). Unpublished interview.

Krisanaprakornkit, T., Ngamjarus, C. Witoonchart, C., & Piyavhatkul, N. (2010, June 16). Meditation therapies for attention-deficit/hyperactivity disorder (ADHD). *Cochrane Database Systematic Reviews*, 6: CD 006507.

Laird, M. (2006). *Into the silent land*. New York: Oxford University Press.

Lau, D. (Trans.). (1979). *Confucius: The analects*. New York: Penguin.

Lin, K., Hu, Y., Chang, K., Lin, H., & Tsauo, J. (2011). Effects of yoga on psychological health, quality of life, and physical health of patients with cancer: A meta-analysis. *Evidence Based Complementary & Alternative Medicine*. New York: Hindawi Publishing Corporation.

Lutz, A., Dunne, J., & Davidson, R. (2007). Meditation and neuroscience of consciousness. In P. Zelag, M. Moscoritch, & E. Thompson (Eds.), *Cambridge handbook of consciousness*. (pp. 497–550), New York: Cambridge University Press.

Maslow, A. (1967). Self-actualization and beyond. In J. Bugental (Ed.), *Challenges of humanistic psychology* (pp. 279–286). New York: McGraw-Hill.

Maslow, A. (1968). *Toward a psychology of being* (2nd ed.). Princeton, NJ: Van Nostrand.

Maslow, A. (1970). *Religions, values and peak experiences*. New York: Viking.

Maslow, A. (1971). *The farther reaches of human nature*. New York: Viking.

Miller, S., Hubble, M., & Duncan, B. (2007, November–December). Supershrinks: What's the secret of their success? *Psychology Networker, 26*–35.

Murphy, M., & Donovan, S. (1997). *The physical and psychological effects of meditation* (2nd ed.). Petaluma, CA: Institute of Noetic Sciences.

Myers, D. (1992). *The pursuit of happiness*. New York: Avon.

Needleman, J. (1980). *Lost Christianity*. Garden City, NY: Doubleday.

Nisargadatta, S. (1973). *I am that: Conversations with Sri Nisargadatta Maharaj, Vol. II* (M. Frydman, Trans.). Bombay, India: Cheltana.

Norcross, J., & Beutler, L. (2013). Integrative psychotherapies. In R. J. Corsini & D. Wedding (Eds.), *Current psychotherapies* (10th ed., pp. 499–532). Belmont, CA: Brooks/Cole.

O'Brien, E. (Trans.). (1964). *The essential Plotinus*. Indianapolis: Hackett.

Ornish, D., Lin, J., Daubenmier, J., Weidner, G., Epel, E., Kemp, C., Magbanua, M. J. M., . . . Blackburn, E. H. (2008). Increased telomerase activity and comprehensive lifestyle changes: A pilot study. *Lancet Oncology, 9*, 11, 1048–1057.

Ott, U., Hölzel, B., & Vaitl, D. (2011). Brain structure & meditation. In H. Walach, S. Schmidt & W. Jones (Eds.). *Neuroscience consciousness and spirituality* (pp. 119–128). New York: Springer.

Palmer, G., Sherrard, P., & Ware, K. (Trans.). (1993). *Prayer of the heart: Writings from the Philokalia*. Boston: Shambhala.

Perls, F. (1969). *Gestalt therapy verbatim*. Lafayette, CA: Real People Press.

Prabhavananda, S., & Isherwood, C. (Trans.). (1972). *The song of God: Bhagavad Gita* (3rd ed.). Hollywood, CA: Vedanta Society.

Prabhavananda, S., & Isherwood, C. (Trans.). (1978). *Shankara's crest-jewel of discrimination*. Hollywood, CA: Vedanta Press.

Raskin, N., & Rogers, C. (1995). Person-centered therapy. In R. Corsini & D. Wedding (Eds.), *Current Psychotherapies* (5th ed., pp. 128–161). Itasca, IL: F.E. Peacock.

Savin, O. (Trans.). (1991). *The way of a pilgrim*. Boston: Shambhala.

Sedlmeier, P., Eberth, J., Schwarz, M., Zimmerman, D., Haarig, F., Jaeger, S., & Kunze, S. (2012). The psychological effects of meditation: A meta-analysis. *Psychological Bulletin*. Advance online publication. doi: 10. 1037/a0028168

Sengstan. (1975). *Verses on the faith mind* (R. Clarke, Trans.). Sharon Springs, NY: Zen Center.

Shapiro, R. (Trans.). (1993). *Wisdom of the Jewish sages: A modern reading of Pirke Avot*. New York: Bell Tower.

Shapiro, S., & Carlson, L. (2009). *The art and science of mindfulness*. Washington, DC: American Psychological Association.

Shapiro, S., Astin, J., Bishop, S., & Cordova, M. (2005). Mindfulness-based stress reduction and health care professionals. *International Journal of Stress Management, 12,* 164–176.

Shearer, P. (Trans.). (1989). *Effortless being: The yoga sutras of Patanjali*. London: Unwin.

Swan, L. (2001). *The forgotten Desert Mothers*. Mahaw, NJ: Paulist Press.

Tart, C. (1986). *Waking up*. Boston: New Science Library/ Shambhala.

Tolle, E. (1999). *The power of now*. Novato, CA: New World Library.

Travis, F., Arenander, A., & DuBois, D. (2004). Psychological and physiological characteristics of a proposed object-referral/self-referral continuum of self-awareness. *Consciousness and Cognition, 13,* 401–420.

Vøllestad, J., Nielsen, M., & Nielsen, G. (2011). Mindfulness- and acceptance-based interventions for anxiety disorders: A systematic review and meta-analysis. *British Journal of Clinical Psychology, 59,* 239–260.

Walsh, R. (1999). *Essential spirituality: The seven central practices*. New York: Wiley.

Walsh, R. (2007). *The world of shamanism*. Woodbury, MN: Llewellyn Press.

Walsh, R. (2008). Initial meditative experiences. In D. Shapiro and R. Walsh (Eds.). *Meditation: Classic and Contemporary Perspectives* (pp. 265–270). New York; Aldine.

Walsh, R. (2011). Lifestyle and mental health. *American Psychologist, 66*(7), 579–592.

Walsh, R. (Ed.). (2013). *The world's great wisdom*. Albany: SUNY Press.

Walsh, R., & Shapiro, S. (2006). The meeting of meditative disciplines and Western psychology: A mutually enriching dialogue. *American Psychologist, 61*(3), 227–239.

Walsh, R., & Vaughan, F. (Eds.). (1993). *Paths beyond ego*. New York: Tarcher/Putnam.

Wang, C., Bannuru, R., Ramel, J. Kupelnick, B., Scott, T., & Schmid, C. (2010). Tai chi on psychological well-being: A systematic review and meta-analysis. *BMC Complementary & Alternative Medicine. 10*(23), 1–16.

Whitmont, E. (1969). *The symbolic quest*. Princeton, NJ: Princeton University Press.

Wilber, K. (1999). *The collected works of Ken Wilber: The Atman project*. Boston: Shambhala.

Wilber, K. (2000a). *A brief theory of everything*. Boston: Shambhala.

Wilber, K. (2000b). *Integral psychology*. Boston: Shambhala.

Wilber, K., Engler, J., & Brown, D. (Eds.). (1986). *Transformations of consciousness: Conventional and contemplative perspectives on development* (2nd. ed.). Boston: Shambhala.

Yalom, I. (2002). *The gift of therapy*. New York: Harper Collins.

Yalom, I., & Josselson, R. (2013). Existential psychotherapy. In R. Corsini & D. Wedding (Eds.), *Current Psychotherapies* (10th ed., pp. 265–298). Belmont, CA: Cengage.

Yu-Lan, F. (1948). *A short history of Chinese philosophy* (D. Bodde, Trans.). New York: Free Press/Macmillan.

Zgierska, A., Rabago, D., Chalwa, N., Kushner, K., Koehler, R., & Marlatt, A. (2009). Mindfulness meditation for substance use disorders: A systematic review. *Substance Abuse, 30,* 266–294.

# 第13章

# 积极心理治疗

塔伊布·拉希德（Tayyab Rashid）*

马丁·塞利格曼（Martin Seligman）**

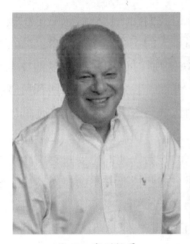 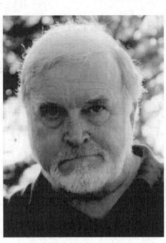 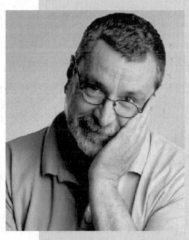

马丁·塞利格曼　　　　　米哈里·契克森米哈赖　　　克里斯托弗·彼得森（1950—2012）

* 塔伊布·拉希德，哲学博士，任职于多伦多大学斯卡伯勒分校健康与幸福感中心。他在宾夕法尼亚大学马丁·塞利格曼教授的指导下完成其博士和博士后的临床训练，与塞利格曼共同发展并用实验验证了积极心理治疗的有效性。他还是 2009 年《临床心理学杂志》（*Journal of Clinical Psychology*）积极干预特刊的特邀主编。

** 马丁·塞利格曼，哲学博士，宾夕法尼亚大学心理学教授和积极心理学中心主任。他与其他同人一起在 1998 年开创了积极心理学，并从此全身心投入对积极情绪状态、积极人格特质和积极组织机构的研究。他早期的研究集中于习得性无助和抑郁，现在是积极心理学领域的高被引专家，同时也是一名畅销书作者。

# 第一节　理论概要

## 一、基本概念

　　一个多世纪以来，人们将心理治疗看作对当事人**烦恼**（troubles）的讨论。同样，每年有成千上万的人参加激励性的演讲、工作坊和各类课程，他们也去静修和改造的营地，在这些活动中，人们关注的焦点几乎总是修补各种**消极的**方面——创伤、症状、缺陷以及障碍。这些冒险的治疗基于一个大胆但未经验证的假设，即揭露童年的创伤、纠正错误的想法、恢复功能失调的关系具有治愈的效果。

　　这种在心理治疗中关注消极因素的倾向在直觉上是有道理的，但我们相信这样做忽略了积极因素的重要性。大多数心理治疗师会听到——却并未真正留心——当事人的一个简单的诉求："医生，我只是想要快乐。"但非常遗憾的是，许多心理治疗师只会运用本书中所讨论的一种或多种技术与方法减轻当事人的痛苦，认为这样做将会自动促进当事人的健康。然而，我们认为，那些背负着沉重心理包袱的当事人所关心的远不止减轻自己的痛苦。陷入心理困扰的当事人同样渴望在他们的生命中拥有更多的快乐、满足、热情和勇气，而不仅仅是减少悲伤、恐惧、愤怒或无聊。他们想要挖掘、表达并增强自己的优势，而不只是弥补他们的缺陷、防范他们的脆弱，他们想要目标清晰、充满意义地生活。然而，如果治疗的关注点集中在症状的缓解上，那么这些情况并不会自发产生，也很难实现。

　　许多治疗师认为，只要帮助当事人摆脱他们的痛苦就能让他们快乐，但是事实并非如此。如果当痛苦的症状不再存在时，心理治疗就结束或暂停，那么它所促成的当事人往往是**空虚的当事人**（empty clients）。教导当事人如何使自己**心灵丰盛**（flourishing）——一种以积极的情绪、强烈的个人意义感、勤奋地工作以及积极的人际关系为特征的状态——需要的远远不只是减轻心理压力的症状。为了培养这些技能，系统而持续的治疗努力是必不可少的。因此，在我们看来，心理治疗是当事人与治疗师之间的一种伙伴关系。在这一关系中，积极资源的建立应该与症状的改善得到同样的关注。

　　积极心理治疗（PPT）是积极心理学这个更广阔的领域中的一种治疗取向，旨在扩展并提升传统心理治疗的范畴。积极心理治疗与积极心理学运动密切结合，科学地研究那些在临床和咨询的情境下促进个体和团体心理健康以及心灵丰盛的体验、特质和过程。积极心理治疗的基本假设是：如果被教导利用自身最擅长的以及最完整的资源——无论是个体的还是人际的——来应对生活中最艰难的挑战，受困于心理痛苦的当事人可以得到更好的理解与服务。对于遭受心理痛苦的当事人而言，了解自身的优势、学习培养积极情绪的必要技能、增强积极的人际关系并让他们的生活充满意义和目标，可以极大地激发其积极性、增强其优势并达到治疗的效果。

　　**积极心理治疗**这一术语可能暗示着现存的其他心理治疗方法是消极的。然而，积极心理治疗的初衷并不是取代传统的治疗方法——相反，它只是一种试图平衡心理治疗中对消极和积极的生活事件的关注的取向。例如，治疗师可能需要平衡在当事人身上呈现的两种现象：一种是当事人感知到的轻微的不公正行为，另一种是近来他人对当事人表现出的友善行为。同样，伴随着侮辱、傲慢和憎恨，诚恳的赞美、谦逊、和谐的体验也应一并得到细致的探讨。在不忽视或尽量减少当事人担忧的情况下，对于创伤痛苦的共情理解和认同，与挖掘当事人成长的潜力是并行不悖的，应同时得到探索。我们并不认为积极心理治疗是一种新的心理治疗类型，它只是一种治疗上的重新定位，即致力于"建立什么是有力的"（build-what's-strong）模型，以补充传统的"修复什么是错的"（fix-what's-wrong）方法（Duckworth，Steen，& Seligman，2005）。

## ■ 二、与其他治疗体系的关系

几乎所有的心理治疗体系——本书中几乎所有描述和讨论的心理治疗体系——都旨在应对人类的基本缺陷，而且所有这些体系都关注那些所谓的**消极**思想、感受和行为。心理治疗历来更多关注消极方面的倾向性是可以理解的，因为人类花费了不成比例的大量的时间去思考什么是错的，而没有给予足够的时间去思考生活中什么是对的。进化赋予我们的大脑这样一个特点，即更倾向于体验消极的情感，对消极体验的反应也比积极体验更强烈。这种内在的消极倾向是塑造人类体验的关键因素。它为人类提供了明显的进化优势，帮助人们保护自己和家人的安全（例如与火抗争并攻击入侵者），同时满足他们的关键生存需求（竞争并获得食物、住所和配偶）。的确，那些只沉浸在阳光下而忽视暴风雨的祖先灭亡了。尽管确实保证了稳定的食物供应链的安全，使我们生存的环境更安全、更宜居，但生活似乎变成了达尔文"适者生存"的试验，人类的大脑也一直以这种模式在运转着。直至今日，我们进化的禀赋引起了人们对邪恶、欺骗、冲突和阴谋的好奇，而不是对美德、正直、合作、利他主义和谦逊进行诠释。

消极的东西无处不在，且威力十足。与积极印象相比，消极印象和刻板印象形成的速度更快，也更难以改变。消极记忆会伴随我们几天、几个月甚至几年，而积极记忆往往是短暂的（Baumeister，Bratslavsky，Finkenauer，& Vohs，2001）。人们往往会数月甚至数年地陷入消极思考之中，其结果通常是抑郁、焦虑、猜疑以及愤怒。面对这种与生俱来的消极倾向，叔本华以及弗洛伊德等思想家让我们相信，人类所能做的最好的事情就是尽量减少自身的痛苦。弗洛伊德认为，消极面是我们人类存在的一种不可或缺的元素，尤其体现在与早期的性本能以及攻击本能相关的各种冲突中。由此，我们建立防御机制以压制这些冲突，并管理这些冲突引起的难以忍受的焦虑。弗洛伊德甚至认为，这种焦虑可以转变成一种补偿机制（compensatory mechanism），而这一机制对文明的发展至关重要。然而，如果压制失败了，各种心理病理症状就会出现。

弗洛伊德的这个核心观点至今仍然广为流传且随处可见，它深刻地影响了艺术、文学和学术界。当代媒体就是这种现象的生动写照。它创造性地将网络空间、数字媒体、新闻、电影、音乐、戏剧以及电视真人秀中的暴力、恐惧、贪婪、欺骗以及性背叛放在一起。这种内在的消极倾向使我们善于捕捉消极事件与经历，却不善于关注生活中的积极事件。为了克服我们大脑的这种天然的灾难性倾向，我们需要学习、发展、练习各种技能，从而使得我们可以去思考和感受生活中所发生的美好的事情。

通过剖析灾难性的想法并改变适应不良的行为，心理治疗可以帮助我们了解我们内在的消极倾向带来的不良后果。此外，心理治疗可以将多巴胺能与 5 - 羟色胺能活性以及基因交互作用所暗含的行为意义整合进来。

　　心理治疗在很大程度上胜过安慰剂，且比单独使用药物疗效更持久（Leykin & DeRubeis，2009）。经实证检验的心理治疗可用于十几种精神疾病，如抑郁症、精神分裂症、创伤后应激障碍、强迫症、恐惧症、惊恐障碍以及进食障碍（Barlow，2008；Seligman，1995）。心理治疗中更精细的方面，如治疗联盟、治疗性沟通的细微差别、非言语交流、治疗师效应、治疗过程、对于以及来源于当事人的反馈过程都得到了研究（Wampold，2001）。虽然对心理病理学的关注已经减轻了多种疾病的症状，但大部分心理治疗师并不具备帮助当事人关注发生在生活中的美好事物的必要技能和策略。除此以外，我们认为心理治疗师仅仅关注消极因素的做法已经走入了死胡同。大约 30% ~ 40% 的当事人没有看到任何疗效，而且实际上有一小部分当事人——5% ~ 10%——在治疗期间病情还会恶化（Lambert，2007）。在我们看来，心理治疗面临着一个又高又明显的瓶颈：65% 壁垒。

## 三、65% 壁垒

　　将壁垒这一概念用以描述最常见的精神疾病——抑郁症，有时被称为"精神病中的普通'感冒'"——是很有说服力的。我们知道有两种方法是有效的，即抑郁症的认知治疗和使用抗抑郁药。抗抑郁药即选择性 5 - 羟色胺再摄取抑制剂（SSRIs），主要有氟西汀、舍曲林以及艾司西酞普兰等。研究发现，认知治疗或服用药物任何一种方法，大约都会对 65% 的当事人有效，而且我们知道**这是与安慰剂效应相结合的结果，而安慰剂效应的范围为 45% ~ 55%**（Rief et al.，2009）。安慰剂越有效、越真实，其产生的反应率也就会越高。

　　这些数字一遍又一遍地出现。最近一篇文献综述，对 30 年来考察抗抑郁药的安慰剂效应的随机对照试验进行了元分析，结果表明，有很大一部分比例的变异来源于安慰剂效应（Undurraga & Baldessarini，2012；Kirsch et al.，2008）。但是为什么会存在 65% 壁垒？为什么治疗的实际效果那么小？我们认为，这是因为行为改变对一般人而言是困难的，对于寻求治疗的当事人来说尤其如此。他们可能缺乏动机，有并发症或生活在难以改变的不健康的环境中。所造成的结果就是，很多当事人继续以根深蒂固且适应不良的方式行事。而且变化这个概念可能会对当事人造成压力，让他们感受到威胁，认为改变是不明智或不可能的。确实，针对各类不同问题当事人的心理治疗试验表明，约 10% ~ 15% 的成年当事人病情恶化，另有 25% ~ 35% 的当事人的症状没有得到改善（Lambert，2007）。

　　心理治疗面临的另一个严峻的问题是，约 40% 的当事人过早地终止了治疗（Sharf，Primavera，& Diener，2010）。通常情况下，当事人只会因为治疗而做出表面的改变，部分原因是**传统的心理治疗采用的是缓解的办法**。缓解并不是坏事，但是它是——并且应该是——治愈之路上的一个驿站。在心理治疗的情境下，治愈需要在人格、性格以及行为等多个领域进行深刻的转变。如果心理治疗有效，那么即使在治疗结束之后，这些改变也会持续下去。

　　许多心理治疗师，就像大部分生物精神病学家一样，已经放弃了"治愈"这一概念。管理式护理与有限的治疗预算，使得生物精神病学家以及大多数心理健康专家将他们的时间与才能用于"灭火"而非"防火"方面。他们关注的几乎全是危机的管理以及表面的治疗。事实上，治疗往往只是表面的，这部分解释了造成 65% 壁垒的原因以及令人难以接受的早期高终止率。

在传统的"缺陷导向"的心理治疗中，许多治疗师认为减少消极情绪的有效方式就是将它们表达出来，尤其是那些压抑的愤怒。当事人被鼓励将自己的愤怒表达出来，因为这些愤怒假如没有得到表达，就会通过其他的症状表现出来。自助书籍中充满着这样的短语，例如"击打枕头""释放压力"以及"发泄出来"。这些短语都对这种"液压式思维"（hydraulic thinking）做出了解释说明。然而，在很大程度上这种方法使得目前的心理治疗与受害者心理学（victimology）类似，在这一学科中，治疗师将当事人刻画为对生活和生活环境的被动应答者。驱力、本能以及需要都造成不可避免的冲突，这些冲突最多只能通过发泄部分缓解。在我们看来，发泄情绪充其量只是一种表面上的补救措施，更糟糕的是，它可能会引发怨恨和心脏病（Chida & Steptoe，2009）。这里有另外一种可选择的方法：在面对焦躁不安或心理烦恼时，学习如何保持良好的功能。

通常，抑郁、焦虑和愤怒是由可遗传的人格特质造成的，这些特质可以得到改善却无法被消除。所有消极的情绪以及消极的人格特质都有很强的生物学边界。期望心理治疗来克服这些限制是不现实的。在产生抑郁、焦虑、愤怒情绪时，传统心理治疗的缓解办法可以在最大程度上帮助当事人将这些情绪控制在最低范围内。以亚伯拉罕·林肯和温斯顿·丘吉尔两位历史名人为例，他们患有明显的单相临床抑郁症（unipolar clinical depression）。他们都是应对"抑郁这条黑狗"（丘吉尔将抑郁比喻为黑狗）的高功能的人，即使在抑郁时，他们的功能也令人刮目相看。心理治疗需要采取的干预是训练当事人，使他们尽管存在明显的烦躁不安，也能保持良好的功能。我们确信，积极心理治疗可以帮助当事人在出现烦躁不安时仍能表现良好——并有可能打破 65% 壁垒。

挑战并改变传统的治疗方法（就像本书其他章节所描述的那些方法）还有一个很重要的原因。美好的生活是心理治疗的终极目标，而传统的"缺陷导向"的治疗框架难以对其进行充分的诠释。例如，**缺乏**正常与积极的特质比诸如抑郁史、神经质或身体疾病更能预测抑郁发作。有一项控制了这些消极特质的研究发现，积极特质很少的人发展出抑郁症的风险是普通人的两倍（Wood & Joseph，2010）。同样，各种性格优势的存在（例如希望、对美好和卓越事物的欣赏、灵性等）已被证明对抑郁症的康复有显著的增量贡献（Huta & Hawley，2010）。希望、乐观（Carver，Scheier，& Segerstrom，2010）以及感恩（Flinchbaugh，Moore，Chang，& May，2012）都能非常明显地降低压力和抑郁的水平。

研究者强调，需要将生活质量指标纳入治疗结果的评估中（Crits-Christoph et al.，2008），需要将心理幸福感整合到复原的定义中（Fava & Ruini，2003）。拉里·戴维森（Larry Davidson）及其同事（Davidson，Shahar，Lawless，Sells，& Tondora，2006）使用"复原导向的关怀"（recovery-oriented care）这一术语来描述治疗。这一术语表明，在治疗过程中激发并培养一个人生活中的积极元素——例如他的优势、渴望、希望以及兴趣——至少应与试图改善和减少症状的行为一样多。

# 第二节　发展历史

## 一、先驱

很多年来，圣贤和科学家们一直试图界定幸福、健康以及心灵丰盛的含义。孔子认为生命的意义在于通过规则、教育以及和谐的社会关系来驾驭普通人的存在。苏格拉底、柏拉图和亚里士多德都把追求一种高尚的生活视为获得幸福的必要条件。

在第二次世界大战之前，心理学曾有三个明确的使命：治疗心理病理症状；使人们的生活富有成效并充满成就感；识别和培养卓越才能（Seligman & Csikszentmihalyi，2000）。不过，非常遗憾的是，第二次世界大战结束后不久，心理病理学的评估和治疗几乎成了心理学的唯一任务，这在很大程度上是由经济与政治的突变所导致的。然而，人本主义心理学家和其他人继续倡导心理治疗的积极取向。卡尔·罗杰斯、亚伯拉罕·马斯洛、亨利·默里、戈登·奥尔波特以及罗洛·梅都曾试图描述美好的生活，并试图找出如何借助我们与生俱来的成长趋势以实现这种美好的生活。马斯洛（Maslow，1970）指出：

> 迄今为止，心理科学在消极方面的研究比积极方面的研究要成功得多。这一现实向我们揭露了人类太多的缺点、疾病、罪恶，但却很少揭示人类的潜在优势、美德、可以实现的愿望与抱负，或者在心理上所能达到的更高境界。似乎心理学自愿地把自己限制在其应有的一半范围内，即更黑暗、更卑劣的那一半。（p. 354）

## 二、发展

耶霍达（Jahoda，1958）在她的《当代积极心理健康观》一书中提出了一个有说服力的观点：幸福有被重视的权利。弗兰克尔（Frankl，1963）指出，人类最初的驱力不是享乐，而是追求意义。尽管这些观点很重要，但它们并没有改变心理治疗的面貌。从二战到最近，心理治疗不加批判地接受医学的治疗模式，并接受精神病学有关心理障碍的各种霸权式的概念、语言和生理的解释（Albee，2000）。

为了说明这一"霸权"，研究者对 Psychological Abstracts 数据库进行了电子搜索，结果发现，自1887年至今，有8 072篇关于愤怒的论文、57 800篇关于焦虑的论文、70 856篇关于抑郁的论文。只有5 701篇论文提及生活满意度、2 958篇论文提及快乐，而提到**愉悦**（joy）这个词的不足860篇。在这个样本中，消极情绪以14∶1的比例打败了积极情绪（Myers，2000）。

这一现象的另一例证，来自《伯金与加菲尔德心理治疗和行为改变手册》一书（Lambert，2013）。该书被认为是心理治疗研究成果的最重要的综述之一，也被认为是该领域的标准参考文献。

然而，在该书第 4 版的主题索引中，竟然不包括**幸福**（well-being）或**快乐**（happiness）这样的词语。

显然，心理治疗师似乎对伤害、缺陷以及功能障碍等懂得很多，但对美好的生活以及如何鼓励人们过上美好的生活几乎一无所知。自 1952 年以来，《精神障碍诊断与统计手册》先后发行了 5 个版本（DSM-5；American Psychiatric Association，2013），已分类列出了数百种与精神障碍有关的症状，但直到 2004 年都没有关于优势的单独而清晰的分类（Peterson & Seligman，2004）。

一直到 20 世纪 70 年代末，只有屈指可数的干预很明确地考虑当事人的积极资源。一个很重要的例子是福代斯（Fordyce，1983）的研究，他运用 14 种策略来增加大学生的幸福感，包括积极主动、参与社交、参与有意义的工作，以及与所爱的人建立更亲密、更深入的关系。

**幸福治疗**（well-being therapy，WBT）整合了认知行为治疗和幸福感的相关元素，已被证明在治疗情绪和焦虑障碍方面是有效的（Ruini & Fava，2009）。同样，弗里施（Michael B. Frisch）的**生活质量治疗**（quality-of-life therapy，QOLT）整合了认知治疗和积极心理学的理念，并已被证明对于抑郁的当事人有效（Grant，Salcedo，Hynan，Frisch，& Puster，1995）。然而，这些干预仅仅是大量以缺陷为导向的心理治疗背景下的些许点缀。

在过去的十多年中，积极干预已经取得了稳步的进展（Rashid，2009）。例如，2009 年 5 月出版的《临床心理学杂志》专门关注了对一系列临床障碍的积极干预。在该期论文中，就有西恩和柳博米尔斯基（Sin & Lyubomirsky，2009）对 51 个积极干预所做的元分析，它证明了积极干预在有提高幸福感和减少抑郁症状方面的有效性。

在临床背景中，许多其他的积极心理干预措施也得到了探索。例如，弗里基格和格罗斯·霍尔特福斯（Flückiger & Grosse Holtforth，2008）发现，在每一次治疗之前关注当事人的优势可以改善治疗的效果。此外，研究也证明，积极心理干预作为传统临床工作的补充也是有效的（例如 Edwards & Pedrotti，2004；Karwoski，Garratt，& Ilardi，2006；Perlman et al.，2010）。

除了整套治疗以外，聚焦于一两个积极特性的各类干预，也检验了它们与各种临床条件的相关性。例如，感恩可以降低抑郁症所带来的不良影响（Wood，Maltby，Gillett，Linley，& Joseph，2008），希望可以在创伤后应激障碍治疗中作为改变机制（Gilman，Schumm，& Chard，2012），灵性与意义在心理治疗中具有治疗性作用（Steger & Shin，2010；Worthington，Hook，Davis，& McDaniel，2011），宽恕可以作为一种缓慢释放愤怒的方式（Harris et al.，2006；Worthington，2005）。其他研究还证明了创造力与双相情感障碍之间的关系（Murray & Johnson，2010）、积极情绪与社会焦虑之间的关系（Kashdan，Julian，Merritt，& Uswatte，2006）以及社会关系与抑郁之间的关系（Oksanen，Kouvonen，Vahtera，Virtanen，& Kivimäki，2010）。菲茨帕特里克和斯塔利卡斯（Fitzpatrick & Stalikas，2008）认为，积极的情绪可以有力地预测治疗性改变。积极的情绪虽然不能直接反映成功与健康，但可以通过适当地改变态度从而创造出成功与健康（Fredrickson，2009）。在一个缓慢的开始之后，给予人类经验中消极面与积极面同等关注的积极心理学的干预正在推进心理治疗知识宝库的发展。

## 三、现状

我（塞利格曼）一生的大部分时间都致力于心理学的崇高目标：减轻痛苦，消除生活中的各种不利因素。1998 年，作为美国心理学会的主席，我敦促心理学应该用一个新的目标来补充这个历史的目标：探索是什么使生命值得活下去，为一个值得活下去的生命创造有利条件。我当时根本没有意识到这个呼吁会使心理学产生翻天覆地的变化。这次巨变的规模可以通过以下发展事实来进行评估：

（1）从 2000 年到 2010 年，1 000 多篇与积极心理学相关的文章在同行评审的期刊上发表。这些文章建立了诸如乐观、感恩、热情、勇气、宽恕、幸福、躯体健康等结构之间的因果关系以及相关关系（Azar，2011）。这些同行评审期刊包括《积极心理学杂志》（*Journal of Positive Psychology*）、《快乐研究杂志》（*Journals of Happiness Studies*），还有最近发行的两份期刊：《国际幸福感杂志》（*International Journal of Well-being*）以及《应用心理学：健康与幸福感》（*Applied Psychology: Health & Wellbeing*）。它们定期发表有关健康和幸福感的最新研究成果，这些学术研究越来越关注如何发展成熟先进的干预以促进健康。

（2）在国际范围内，我们利用各种创新的方法教授积极心理学的练习。首先，我与本·迪恩（Ben Dean）博士一起，为 800 多名专业人士教授了四门现场电话课程。每门课程每周 2 小时，为期 6 个月。我每周都会做一次现场教学，将几十种积极心理练习介绍并示范给参与课程的治疗师，由他们再介绍给当事人，并让他们的当事人在自己的生活中亲身实践。其次，宾夕法尼亚大学积极心理学中心（PPC）开发了一个培训培训师（train-the-trainer）的计划，该计划可以促使积极心理干预在学校和工作场所进行大规模的传播。最后，宾夕法尼亚大学已经建立了一个积极心理学的应用硕士项目（Master of Applied Positive Psychology，MAPP），它的使命就是结合前沿学术研究，将积极心理学的成果运用到现实世界中。此外，克莱蒙特研究生大学、东伦敦大学等多所大学也开始建立关于积极心理学的研究生水平的项目。在本科生层面，近来也开设了数百种积极心理学课程。其中，2006 年哈佛大学的一门积极心理学课程，就有 855 名在校生选修（Goldberg，2006）。附属于哈佛大学的麦克莱恩医院最近也成立了积极心理学的专门训练机构——教练研究所（Institute of Coaching）。据该机构主任、积极心理学家卡罗尔·考夫曼（Carol Kauffman）博士介绍，该研究所将推动积极心理学在医疗和公共服务领域的应用。

（3）有几个积极心理学的在线资源可供使用，它们提供有价值的积极干预相关信息。其中一部分资源的网站如下：

www.authentichappiness.com。全球有超过两百万的用户，该网站提供各种有价值的资源，包括一些免费的在线积极心理学的测量工具，有英语以及西班牙语两种语言方便用户使用。

www.ppc.com。这是宾夕法尼亚大学积极心理学中心的官网，该网站提供各种参与积极心理学的活动的有价值的信息。它还提供相关教育项目的信息，并列出了供教师和研究者使用的各类资源。它还包括已经开设了积极心理学课程的各个大学的院系名单。

www.viacharacter.org。这是行动价值研究所（Values in Action Institute）的官网。该网站为成人与青年提供免费的科学有效的性格优势测试（行动价值优势量表，VIA-IS；Peterson & Seligman，2004）。VIA-IS 中可供用户使用的语言超过 18 种。这个网站还提供了把优势应用到几种情境（如心理治疗情境）中的各种有用的资源。

www.positivepsychologynews.com。这个网站提供世界范围内学术研究的定期更新。这个网站含有交互成分，可以让注册用户彼此交换观点。网站为用户提供了西班牙语、中文以及葡萄牙语三种语言版本。

（4）在几个大型项目的资助下，宾夕法尼亚大学积极心理学中心正在大学生群体中探索积极的健康、积极的神经科学、自我调节的机制以及记忆等方面的纵向指标。研究感恩主题的罗伯特·埃蒙斯（Robert Emmons）近来从约翰·坦普尔顿基金会（John Templeton Foundation）获得 56 万美金的资助，用以继续他对感恩的研究。埃蒙斯正在运用这笔资金探索如何以循证的方式帮助人们将感恩融入日常生活。

（5）国际积极心理学会（International Positive Psychology Association，IPPA；www.ippa.org）成立于 2007 年，是该领域的旗舰组织，拥有来自 80 多个国家的 4 000 多名活跃的会员。目前，IPPA通过理事会管理，下设六个分支机构：基础研究、临床、培训、教育、健康和组织。支付费用的会员可享受的权利包括在线访问两个积极心理学期刊，获得在线会员的名录、IPPA 的时事通讯，以及与知名积极心理学家一起参加季度网络研讨会。

（6）目前已经举办了几个国际层面的积极心理学科学会议，包括两年一次的国际积极心理学大会、由盖洛普组织（Gallup Organization）举办的华盛顿年度积极心理学峰会，还有几个区域性会议，包括欧洲积极心理学大会、加拿大积极心理学大会，以及中国、亚洲和南非积极心理学大会。

（7）在作战疲劳率和自杀率达到历史新高的情况下，美国军队也对积极心理学产生了兴趣。很明显，军队有必要采取更具保护性的方法帮助士兵提高复原力，而不是继续沿用传统的模式，等到陆军士兵、海军水手和空军飞行员开始崩溃时才进行治疗。在综合性士兵健康计划（Comprehensive Soldier Fitness Program）的支持下，积极心理学的各种练习现如今已教给 3 100 多名中士，这些军官再反过来为士兵们提供这一训练（Cornum，Matthews，& Seligman，2011）。来自军队的最近的一份报告显示，与没有接受过积极心理训练的对照组相比，这个项目显著提高了士兵的心理复原力和心理健康水平（Lester，Harm，Herian，Kraiskova，& Beal，2011）。

（8）积极心理学得到了大量大众媒体的关注。例如，积极心理学登上了《时代》（*Time*）杂志的封面故事（2005 年 1 月 17 日），在《华盛顿邮报》（*Washington Post*，2002）发表了专题文章。《伦敦周日时光杂志》（*London Sunday Times Magazine*，2005）、《纽约时报杂志》（*New York Times Magazine*，2006）以及《美国新闻与世界报道》（*U.S. News & World Report*，2009）也有过相关的报道。此外，英国广播公司（BBC）还播放过一个名为《幸福方程式》（*The Happiness Formula*，2006）的六集纪录片。

# 第三节　人格理论

## ■ 一、理论概述

积极心理学强烈质疑童年期决定成人人格这一观念，也强烈质疑我们的余生都是在徒劳地努力解决性冲动或攻击冲动的观点。在认知行为治疗出现之前，精神病学家以及心理学家通常在治疗室中将治疗的大部分时间花费在对童年期记忆的细致探查上。同样，**内在儿童**（inner-child）运动告诉我们，童年的创伤而不是我们自己误入歧途的决定是我们成年后陷入困境的原因。我们只有认真对待这种早期的创伤，才能从"受害"中恢复过来。

在我们看来，儿童时期的大部分事件是相对无关紧要的。事实证明，即使是儿童时期事件对成人人格的微小影响也很难找到，而且根本没有证据表明有重大影响（Ferguson，2010；Horwitz，Widom，McLaughlin，& White，2001）。儿童时期的重大创伤（如性虐待）可能对成人的人格产生某些影响，但是这些经历并不是造成受害者一生不幸的必然的应该被谴责的因素。简而言之，童年期的不幸并不能决定成年时期的人格。在这些研究中，没有任何理由将当事人的抑郁、焦虑、糟糕的婚姻、吸毒、性问题、失业、攻击性、嗜酒或愤怒都归咎于他儿童时期的遭遇。

从方法论上来看，许多关于童年期创伤的影响的研究并不充分，这些研究通常也不能控制遗传带来的影响。然而，我们的基因对于成人的人格有着巨大的影响，相比之下，童年期负性事件所带来的影响则是非常微弱的。数以百计的研究已经探究了遗传对于人格的影响，这些研究表明，大约50%的成年人格特质可直接归因于遗传。但是，遗传可能性并不能决定某一特质有多么地难以改变。一些高遗传可能性的特质（如性取向与体重）根本不会改变太多，然而，其他高遗传可能性的特质（如悲观和恐惧）是可塑性非常强的。**我们相信幸福就是可以被改变的人格特质之一。**

越来越多的研究表明，大约有40%～50%的幸福感是由遗传决定的（Bartels & Boomsma，2009）。一项与直觉相悖的研究发现，只有10%～15%的幸福感可以用生活环境来解释——不论这个人是富裕还是贫穷、健康还是不健康、有魅力还是相貌平平、已婚还是单身。但实际上，幸福感的大部分变异是由意志控制的。这可以概括为：

$$H（幸福的持续水平）= S（个人设定的范围）+ C（环境）+ V（个人意志控制因素）$$

积极心理治疗的任务并不是要传播这样一种信念，即人们应该是乐观的或有灵性的、友善的或富有幽默感的。然而，积极心理治疗师可以描述这些特质引发的结果。例如，乐观和较少的抑郁、更好的身体健康状况以及更高的成就相关；同样，感恩与许多心理和身体上的益处相关。至于一个人如何加工这些信息，则取决于他的价值观。

## 二、主要概念

积极心理学关注性格优势（character strengths）。症状及其严重程度可以帮助我们理解当事人的压力、悲伤、愤怒和焦虑，而诸如感恩、希望、爱、善良和好奇这些性格优势则有助于我们理解当事人是如何变得友善、理智和高效的。心理学研究表明，就像那些体验愤怒、敌意、报复或自恋等消极情绪的个体更有可能产生一系列心理问题一样，那些体验感恩、宽恕、谦逊、爱和友善的人有可能感到更快乐，对生活也更满意。因此，对于一个平衡而全面的临床治疗实践而言，评估性格优势与评估各种症状一样关键；同时，我们也需要认识到**在心理治疗中培养幸福感和减轻痛苦同样重要。**

我们认为心理治疗是建立优势的最重要的方式之一，因为：（1）弥补不足可以产生修复，而培养优势则可以带来成长和幸福；（2）修补或弥补不足不是使当事人更有力量或更快乐的必要条件；（3）利用优势可以提高当事人的自我效能感与自信心，而专注于劣势则不能达到此效果；（4）优势可以使人们变得更友好、善良、幽默、勤奋、好奇、富有创意并充满感恩；（5）本质上，优势源于做得好而不是感觉好。老生常谈的有关自我感觉良好的话语，如"如果足够努力，你就可以做任何事情"和"只有天空才是限制"都是徒劳无益的。相反，优势是通过具体的、现实的行动建立起来的。

## （一）24 项性格优势与六大美德

克里斯托弗·彼得森（Christopher Peterson）和马丁·塞利格曼，以及 20 多位来自不同领域的杰出学者和科学家一起阅读了亚里士多德、柏拉图、阿奎那和奥古斯丁的著作，一起翻阅了《旧约全书》和《塔木德》，一起研读了孔子、佛陀和老子的典籍，一起品读了武士道、《古兰经》、本杰明·富兰克林和《奥义书》，并浏览了约 200 个美德目录，包括流行歌曲、贺卡、保险杠贴纸、讣告、感言、座右铭、信条、报纸上的个人广告之后，最终汇聚成一份详尽的性格优势清单（Peterson & Seligman，2004），也被称为性格优势与美德的行动价值分类体系（Values in Action Classification of Character Strengths and Virtues）。这一分类体系包含 24 项人类核心的性格优势，可归于六种主要的美德之下，这些美德在每一种文化中都受到推崇。按照彼得森和塞利格曼的观点（Peterson & Seligman，2004），性格优势是普遍存在的特质，这些特质本身就非常值得珍视，而无须与具体的结果相关。在很大程度上，一个人的性格优势不会削弱他人的光芒；相反，他会提升那些见证优势的人，令其产生钦佩而非嫉妒。

人们所拥有的优势模式有着巨大的个体差异。各种社会机构都试图通过各种途径来培养这些性格优势，因为这是人类所渴望的符合道德的特质。然而，这一行动价值（VIA）分类不是规定性的而是描述性的，这些性格优势也可以像其他行为变量一样进行研究。性格优势通常以组合的形式进行表达（而不是单一的方式），并需要在具体情境中进行考察。在 VIA 分类中，这 24 项优势可归于六个称为美德的更为宽泛的目录之下。表 13.1 列出并描述了这 24 项核心性格优势以及所属的六大美德。

**表 13.1** 　　　　　　　　　　　　　　**性格优势的行动价值分类**

美德 1：**智慧与知识**。认知方面的优势，包括获取知识与使用知识。

　优势 1：**创造力**（独创性、原创性）。想出新颖而有创造性的方式做事情。

　优势 2：**好奇心**（兴趣、追求新奇、对体验保持开放）。对所有正在发生的体验感兴趣。

　优势 3：**判断力**（批判性思维）。透彻地思考事物并从各个方面进行检验。

　优势 4：**热爱学习**。主动掌握新技能、新主题和新的知识体系。

　优势 5：**洞察力**（智慧）。能够为他人提供明智的建议；有大局观，能抓住事情的重点。

美德 2：**勇气／胆量**。情绪方面的优势，表现为在面对内外矛盾和冲突时，能通过意志努力，以完成任务并实现目标。

　优势 6：**勇敢**（英勇）。面对威胁、挑战或者痛苦时不退缩。

　优势 7：**坚毅**（坚持、勤勉、勤劳）。做事有始有终；即使遇到阻碍，也能排除困难完成行动方案。

　优势 8：**诚实**（真实可靠、正直）。讲真话，以真诚的方式展现自我。

　优势 9：**热情**（活力）。以激情四射和充满活力的心态迎接生活；做事不会半途而废或三心二意；将生活看作一场冒险；个性活泼并充满生机。

**美德 3：仁慈人道主义**。人际方面的优势，包括接近他人、与他人为友。

优势 10：**爱**（有能力给予爱并接受爱）。珍视与他人的亲密关系，尤其是那些相互分享与照顾的关系；与人亲近。

优势 11：**友善**（同情、利他主义、慷慨、关爱）。为他人提供帮助、行善事；帮助他人；照顾他人。

优势 12：**社交智力**。能意识到自身和他人的动机与感受；了解在不同的社会情境中如何行事；知道什么事情会使他人生气。

**美德 4：正义 / 公正**。建立健康社区生活方面的优势。

优势 13：**团队合作**（公民意识、社会责任、忠诚）。作为组织或团体的一员尽职尽责；对组织或团队忠诚；尽自己的一份力量。

优势 14：**公平**（平等）。依据公平与正义的原则，对所有人都一视同仁；不因个人感受而做出对他人带有偏见的决定；给每个人公平的机会。

优势 15：**领导力**。鼓励团队成员共同完成工作，同时保持团队内部的良好关系；组织团体活动并监控这些活动的开展。

**美德 5：节制**。抵抗过度行为和恶习方面的优势。

优势 16：**宽恕**（怜悯）。宽恕那些做错事的人；接受他人的短处；给予他人第二次机会；不报复他人。

优势 17：**谦逊**（谦虚）。让个人的成就为自己代言；不炫耀和抬高自己；不认为自己比他人特别或高人一等。

优势 18：**谨慎**。对自己的决定谨慎小心；不做过度的冒险行为；不说或不做以后很可能会后悔的事情。

优势 19：**自律**（自我控制）。能管理自己的思想和行为；讲规矩、守纪律；能控制自己的嗜好和情绪。

**美德 6：超然 / 自我超越**。与更广泛的宇宙建立联系并赋予其意义方面的优势。

优势 20：**欣赏美好与卓越**（敬畏、惊奇、升华）。从自然到艺术、数学和科学，留意生活中不同领域的美丽、卓越和精湛技艺，并能够欣赏。

优势 21：**感恩**。能意识到生活中的美好事物并心怀感激；愿意花时间表达谢意。

优势 22：**希望**（乐观、未来意识）。对未来的美好充满期待并努力去实现它；相信美好的未来可通过自己的努力去实现。

优势 23：**幽默**（游戏性）。喜欢大笑嬉闹；给他人带来微笑；看见事物美好和轻松的一面；爱开玩笑（但并不是必须讲笑话）。

优势 24：**灵性**（使命感、意义感、信仰、宗教）。了解自己在茫茫宇宙中的位置，知道自己为什么来到这个世上；对生活的意义和更高的目标拥有坚定一致的信念，能按照信念规范自己的行动，并为此感到欣慰。

应该说，性格优势（例如善良、团队合作、热情）与天赋和才能有所区别。运动员的超凡能力、过目不忘的记忆、完美的高音、灵巧的双手以及敏捷的身体是拥有天赋与才能的例子。优势具有道德特征，而天赋与才能没有道德的意味。

### （二）性格优势与心理障碍的关系

心理学过度强调了人的弱点和不足，这导致临床治疗师和当事人只要看到症状，首先想到的就是心理障碍。假设采取一个类似的分类办法，障碍也可以被概念化为对各种性格优势的过度使用或未充分利用。然而，维度取向的方法在试图理解性格优势和病理症状之间关系的复杂性方面更有意义（McGrath，Rashid，Park，& Peterson，2010）。这种方法以过度使用或未充分使用为依据来评价优势，并且假定它们的表达存在不同的等级。

当然，优势的使用因情境而异，所以没有完美的均值。然而，积极心理学家接受了亚里士多德提出的**黄金均值**（golden mean）的理念，即在恰当的情境中将恰当的优势结合，应用到恰当的程度。从这个角度来看，我们认为抑郁可能是性格优势中希望或乐观、幽默或游戏性以及热情的不充分使用所致，也可以被概括为在思维反刍过程中对判断力或批判性思维、对坚毅或坚持不懈等性格优势的过度使用。同样，焦虑几乎总是勇敢或英勇这一性格优势的不充分使用所致，而注意缺陷障碍反映的则是洞察力这一性格优势的不充分使用。

基于这一认识，彼得森（Peterson，2006）提出了一种可以评估心理障碍的模型。在该模型中，他对 24 种 VIA 优势中的每一种优势都提出了以下问题：（1）什么样的心理状态或者特质反映出该性格优势的缺失？（2）什么状态或者特质是这一优势的对立面？（3）什么样的状态或者特质导致过度使用了这一优势？一种障碍可能由某一特定的性格优势缺失所造成，也可能由某种性格优势以极端的形式存在而造成。

彼得森（Peterson，2006）认为，如果**心理学可以一如既往地**透过异常的视角来看待正常，"那么为什么不可以使用正常的，甚至是超正常的视角来看待异常呢"（p. 35）？换句话说，如果呈现出来的性格优势暗示着最佳的功能状态，那么为什么不用性格优势的缺失作为"真正的"心理障碍（例如抑郁症）的标志呢？当然，彼得森承认，性格优势的缺失可能并不适用于精神分裂症和双相情感障碍这样的障碍，因为这些病症有着清晰的生理诱因。然而，很多心理障碍（例如抑郁、焦虑、注意缺陷、品行问题、人格障碍）可以从症状的呈现或性格优势的缺失上得到更全面的理解。基于对彼得森观点的扩展，我们在表 13.2 中列出了在某些优势未得到充分发展的情况下，某些主要心理障碍所呈现的症状。例如，相较其他变量而言，抑郁在某种程度上是缺乏希望、乐观以及热情造成的。同样，缺乏勇气和耐心可以解释焦虑，缺乏公正、平等和正义可能会恶化行为障碍。

**表 13.2**　　　　　　　　　　主要的心理障碍与性格优势的失调

| | 呈现的症状 | 优势的缺乏和过度 |
| --- | --- | --- |
| 1. 抑郁症 | 心境抑郁，感觉悲伤、无望、无助，行动缓慢，烦躁不安，无聊 | 缺乏乐趣、娱乐、希望、乐观和游戏性<br>过度：古怪，过分乐观，滑稽 |
| | 乐趣减少 | 缺乏对积极体验的追求和欣赏、对事物的好奇心<br>过度：自我放纵，寻求刺激 |
| | 疲惫乏力，行动缓慢 | 缺乏警惕性和勤勉<br>过度：过度兴奋 |
| | 优柔寡断 | 缺乏决断、决心以及鉴别真伪的能力<br>过度：过度分析，顽固不化 |
| 2. 双相情感障碍（躁狂或轻躁狂阶段） | 过度兴奋，乱花钱，易激惹 | 缺乏平静、温和的脾气以及冷静的头脑<br>过度：压抑，狡诈 |
| | 膨胀的自尊或夸大其词 | 缺乏谦逊<br>过度：自我轻视 |
| | 比平时更健谈 | 缺乏反思<br>过度：反刍 |
| | 过度地沉迷于享乐活动，例如无节制的购物、轻率的性行为、武断的商业或职业选择 | 缺乏节制、谨慎和简约<br>过度：谴责 |

续前表

| | 呈现的症状 | 优势的缺乏和过度 |
|---|---|---|
| 3. 广泛性焦虑障碍 | 过分担忧真实的或感知到的危险 | 缺乏感恩，无法释怀，以及无法看到事情的另一面<br>过度：超然，事不关己 |
| | 感觉焦虑不安、烦躁不安、神经过敏、急躁 | 缺乏放松、正念<br>过度：过于仁慈宽厚 |
| 4. 强迫症 | 重复侵入的想法 | 缺乏正念和放松<br>过度：反思而无行动 |
| 5. 惊恐障碍 | 极度恐惧和不安 | 缺乏沉着镇静<br>过度：冷漠，感觉迟钝、不灵敏 |
| 6. 社交恐惧症 | 惧怕社会的或者表现的情境 | 缺乏勇气和准备<br>过度：毫无保留，易受骗 |
| 7. 注意缺陷多动障碍 | 难以细致地关注细节；即使直接与其讲话，似乎也没有听见 | 缺乏警惕和社交能力<br>过度：过度警觉 |
| | 难以组织任务以及活动 | 缺乏规则与管理<br>过度：严苛 |
| | 避开或者不喜欢需要持续注意或付出努力的任务 | 缺乏勇气和耐心<br>过度：坚持不懈，乏味 |
| | 过度坐立不安，机械地运动、跑步、踱步 | 缺乏冷静与镇定<br>过度：毫无热情，懒惰 |
| | 过度健谈，爱打断或者打扰他人；难以排队等候 | 缺乏社交能力和自我觉察<br>过度：沉默寡言，羞怯腼腆 |
| 8. 对立违抗障碍 | 故意惹恼他人 | 缺乏善良、共情和公正<br>过度：过于宽厚、屈服 |
| | 经常处于愤怒的、怨恨的、充满恶意的或报复的状态 | 缺乏宽恕、感恩和冷静<br>过度：过于仁慈宽厚 |
| 9. 反社会型人格障碍 | 欺凌，威胁，吓唬他人 | 缺乏友善和公民义务<br>过度：默许 |
| | 偷盗，破坏他人财产 | 缺乏诚信、公平和正义<br>过度：僵化的正义 |
| 10. 边缘型人格障碍 | 普遍的不稳定的关系；想象中的或真实的抛弃 | 在一对一关系中缺乏爱与被爱的能力；在关系中缺乏情感上的亲密与互惠<br>过度：依赖，滥交 |
| | 将事情想得过于理想化或降低事物的重要性 | 在亲密关系中缺乏真实性和信任<br>过度：富有攻击性，不礼貌 |
| | 自我伤害的冲动（例如胡乱花钱、鲁莽驾驶、暴饮暴食）以及爆发愤怒情绪 | 缺乏自律、谨慎和感恩<br>过度：谴责，压抑 |

续前表

| | 呈现的症状 | 优势的缺乏和过度 |
|---|---|---|
| 11. 自恋型人格障碍 | 狂妄自大、傲慢无礼，需要他人崇拜，自视甚高 | 缺乏谦逊和真诚<br>过度：自我贬低，自我批判 |
| | 不能共情他人 | 缺乏友善和社交能力<br>过度：自我怜悯或过分认同 |
| | 对于成功、权力、才华、美貌或理想爱情的无限幻想 | 缺乏洞察力和批判性思维<br>过度：合理化，理智化 |
| | 权利意识过强，期望得到不合理的优待 | 缺乏感恩、公民意识和公平<br>过度：自我批判，僵化，正直 |
| | 人际剥削 | 缺乏公平、公正和正义<br>过度：刻板 |
| | 妒忌他人 | 缺乏慷慨和欣赏<br>过度：自我贬低 |
| 12. 表演型人格障碍 | 过度的情绪表达和注意寻求 | 缺乏镇定和谦逊<br>过度：冷漠 |
| | 不恰当的性诱惑，过分强调外表 | 缺乏谨慎和自律<br>过度：谴责，无兴趣 |
| | 肤浅而仓促的情绪表达 | 缺乏正念和社交能力<br>过度：冷酷以及过度分析 |
| | 过度重视人际关系 | 缺乏对关系的批判性评价<br>过度：过度审查和分析 |
| 13. 强迫型人格障碍 | 过于关注秩序以及完美主义 | 缺乏对事物重点的洞察力，缺乏自发性<br>过度：混乱与困惑 |
| | 以牺牲灵活性、开放性和效率为代价控制人际关系 | 缺乏友善、共情和跟随他人的能力<br>过度：顺从或过于宽厚 |
| | 过于关注细节、规则、列表、组织和日程安排，以至于掩盖了活动的主要目标；完美主义 | 在思考以新颖和有效的方式做事上缺乏灵活性和创造性<br>过度：无秩序，不稳定 |
| | 以牺牲休闲与友情为代价，过度工作 | 缺乏平衡和享受，缺乏对关系的欣赏<br>过度：自我放纵 |
| | 刻板，固执 | 在问题解决方面缺乏适应性、灵活性和创造性<br>过度：疯狂，混乱 |
| 14. 回避型人格障碍 | 社会疏离，躲避人群 | 缺乏人际优势和人际亲密<br>过度：过度依赖，滥交 |
| | 感觉自己能力不够，认为自己在社交上无能，害怕被批评 | 缺乏自信、自我效能、希望和乐观<br>过度：自负，傲慢 |
| | 不愿冒险从事任何新活动 | 缺乏勇气和好奇心<br>过度：冒险，窥探 |

续前表

| | 呈现的症状 | 优势的缺乏和过度 |
|---|---|---|
| 15.依赖型人格障碍 | 过分需要被别人照顾，害怕独处 | 缺乏独立、主动性和领导力<br>过度：与世隔绝 |
| | 难以做出日常生活的决定，缺乏远见 | 缺乏决断和远见<br>过度：刻板与不屈 |
| | 难以表达与他人不同的意见 | 缺乏勇气，不能为正义挺身而出；缺乏判断力<br>过度：毫不妥协 |
| | 难以主动发起活动 | 缺乏自我效能、乐观和好奇心<br>过度：自鸣得意 |

# 第四节　心理治疗

## 一、心理治疗理论

大多数治疗体系都有一套关于问题行为本质、起因、过程和治疗的假设的信念系统。然而，一个因苦恼而寻找心理治疗的当事人，不太可能询问治疗师其关于人类痛苦的本质和起因的假设。缺陷导向的心理治疗模式假设，心理病理症状是由冲突的关系或错误的认知导致的，这些假设塑造了治疗计划和治疗关系。同样可以肯定的是，积极心理治疗的基本假设也会影响其治疗过程。

### （一）基本假设

积极心理治疗建立在三个基本假设的基础上。

第一，像许多其他人本主义心理治疗体系一样，**积极心理治疗认为，如果当事人的成长、满足和幸福的内在能力遭受社会文化因素的阻碍，就会产生心理病理性结果**。积极心理治疗师认为，幸福以及心理病理症状不是以某种方式存在于人的"内部"；相反，幸福以及心理病理症状是由当事人与周围环境相互作用引起的。当人们被这些相互作用"伤害"时，心理治疗都为恢复当事人的成长趋势提供了一种可行的选择。

第二，**积极的情绪和优势与心理病理症状以及混乱一样都是真实存在的**。这些积极的情绪和优势自有其存在的价值，它们并不仅仅是消极特质缺失的副产品。如果心理治疗师积极地致力于恢复并培养勇气、友善、谦逊、毅力以及情绪和社交能力，当事人的生命就会更加丰盛。相反，如果一位心理治疗师把基本的关注点放在症状的改善上，那么当事人的生活只会变得不那么痛苦而已。关注优势在积极心理治疗中尤为重要，因为一个苦恼的当事人可能会无条件地接受治疗师做的任何诊断，一些当事人甚至可能会用这些诊断标签来定义自己。将优势与症状相结合可以拓宽视野，为当事人和治疗师提供更多的治疗选择。

第三，**有效的治疗关系可以建立在对积极的个人特质与体验**（例如积极情绪、优势和美德）的

**探索和分析之上**。这一做法与传统的心理治疗师分析并解释当事人的现有问题的做法相反。大众媒体对于心理治疗的简单的描绘也会让当事人相信，心理治疗只包括讨论各种问题、纾缓压抑的情绪以及恢复失落或破碎的自尊。这些刻板印象使精神疾病的污名永久化，并强化了当事人的信念，即他们在某种程度上受到了深深的伤害、有着严重的缺陷，唯一的"出路"就是对当事人儿童时期的创伤、不满、未被满足的需要进行冗长而痛苦的讨论。当然，这并不是说这些问题不值得探讨，而是这一讨论不应是治疗关系的**必要条件**。通过努力识别并培养积极的情绪及其他积极的体验也能建立强有力的治疗纽带，而且能更有效地建立这些纽带。

研究发现，在治疗中明确地关注积极情绪能够有效地增强希望感（Cheavens，Feldman，Gum，Michael，& Snyder，2006）。除此以外，菲茨帕特里克和斯塔利卡斯（Fitzpatrick & Stalikas，2008）认为，在治疗期间尤其是治疗早期，各种积极情绪的产生有利于当事人以开放的态度进入治疗过程。如果治疗师问当事人，"你拥有什么优势可以解决你的苦恼？"，这可能会导致一个与病理学相关的问题"是什么弱点导致了你的苦恼？"截然不同的讨论。

### （二）治疗策略

积极心理治疗主要建立在塞利格曼对幸福与健康的概念化的基础上（Seligman，2002）。塞利格曼将"幸福"这个含混模糊的概念解构为三个更科学的可测量、可管理的成分：**积极的情绪**（快乐的生活）、**投入**（投入的生活）以及**意义**（有意义的生活）。在这三个方面所获得的满足感与较低的抑郁发生率以及较高的生活满意度相关（Headey，Schupp，Tucci，& Wagner，2010；Lamont，2011；Sirgy & Wu，2007）。

#### 1. 快乐的生活

快乐的生活是幸福的享乐理论（hedonic theory）所支持的人类体验的一个维度。它包括体验过去、未来和当下的各种积极情绪，并学习新技能以增强这些情绪的强度和持久性。与过去相关的积极情绪包括满意感、满足感、成就感、自豪感和平静，与未来相关的积极情绪包括希望、乐观、信仰、信任和自信，与当下相关的积极情绪包括享受和正念。与消极情绪不同，积极情绪往往是短暂的，然而它们在使思维过程更灵活、更有创造性和有效性方面发挥着关键作用。积极情绪通过"消除"消极情绪的影响而构建心理韧性，同时可以预测寿命、婚姻满意度、友谊、收入和心理复原力等（有关综述，请参见 Fredrickson，2009；Lyubomirsky，King，& Diener，2005）。

施瓦茨等（Schwartz，Reynolds，Thase，Frank，Fasiczka，& Haaga，2002）发现，寻求心理治疗的抑郁症患者所体验的积极情绪与消极情绪的比率低于 0.5∶1。然而，弗雷德里克森（Fredrickson，2009）发现，**体验与每一种消极情绪相对应的三种积极情绪可能是通向心灵丰盛的门槛**。这样看来，缺乏积极情绪和乐趣可能是心理病理**症状**的起因。让生活更愉悦理应是心理治疗的目标之一。

#### 2. 投入的生活

幸福的这个维度与对工作、亲密关系和休闲的追求、投入和关注有关。投入（engagement）这个概念引自契克森米哈赖（Csikszentmihalyi，1990）关于**沉浸**（flow）的著作。沉浸，也译作福流或心流，是由高度的专注所带来的一种心理状态。从行为表现来看，沉浸常会导致时间扭曲（temporal distortion）的出现。例如，沉浸在某项工作中的人可能完全失去了时间的感觉。如果一个人的技术水平足够满足任务带来的挑战，那么他就很可能会变得非常专注，或与体验"合而为一"。塞利格曼（Seligman，2002）指出，促进投入的方式之一就是辨别出当事人的突出特质或**显著优势**，然后帮助他们找到机会更多地使用它们。每一个当事人都能意识到自己所拥有的显著优势，并在使用时感到真实可信。在积极心理治疗中，当事人可以了解如何利用自己的显著优势特意进行一些活动，从而增强参与感。这些活动相对来说可能需要更多的时间，可能包括攀岩、国际象棋、篮球、跳舞、创作或体验艺术、音乐、文学、灵性活动、社会互动以及其他具有创造性的追求，例如烘焙、园艺、与孩子玩耍等。与那些很快就会消失的感官愉悦相比，这些活动持续的时间更长，需要更多的思考与解释，而且不容易习惯化。

投入可能是无聊、焦虑和抑郁最重要的"解药"。快感缺失、冷漠无情、无聊寂寞、头绪繁多、坐立不安——许多心理障碍的特征——很大程度上是注意力分散的表现（McCormick，Funderburk，Youngkhill，& Hale-Fought，2005）。高强度的投入能够减少无聊和反刍，因为在追求成功完成一项挑战性任务时，注意资源将会被完全激活并指向正在完成的任务。这样，其余用以处理自我相关、威胁相关信息的注意资源就很有限了，也就无暇感觉无聊和反刍了。性格优势已被证明与正念等控制注意力的练习存在显著的相关（Niemiec，Rashid，& Spinella，2012）。此外，投入活动后的成就感往往会让人幸福地追忆并深深地沉浸其中，而追忆和沉浸是积极反刍的两种形式（Feldman，Joormann，& Johnson，2008）。基于这一原则，目前已经开发出详细的治疗干预方案（Grafanaki，Brennan，Holmes，Tang，& Alvarez，2007）。

### 3. 有意义的生活

塞利格曼幸福模型的第三个维度是对意义的追求，即让个人的显著优势归属于或服务于比自身更有意义的事情。弗兰克尔（Frankl，1963）是意义研究的先驱，他强调幸福不能通过渴望幸福而获得，相反，它是在追求那些超越自我的更伟大目标的过程中的不经意的收获。那些将自己的活动与更伟大目标联系起来的人，能收获更有意义的人生。这种有意义的人生，可以通过很多方式实现，如：建立亲密的人际关系；追求艺术、思想或科学的创新；哲学或宗教的沉思；奉献社会或保护环境的行动；遵循内心呼唤的职业体验；灵性的或其他潜在的对虚静的追求，例如冥想（Stillman & Baumeister，2009）。至于一个人**如何**来建构有意义的生活并不重要，只要能创造出一种"我过得很好"的满足感和信念即可（Hicks & King，2009）。

意义和目的可以激发陷入心理困扰的当事人设定目标，然后稳步地追求目标。心理治疗是一个可以利用的冒险活动，它能帮助当事人定义并设置具体的目标，澄清与这些目标相关的重要意义，以增加实现目标的可能性（McKnight Kashdan，2009）。也有一些有说服力的研究表明，意义感和目的感可以帮助个体从困境中恢复或振作起来，从而缓冲无望感和失控感（Graham，Lobel，Glass，& Lokshina，2008）。此外，那些生命中充满意义的当事人更有可能在面临困境时坚持下去，而不是放弃。积极心理治疗认为，缺乏意义不仅是一种症状，也是抑郁和各种心理障碍的原因。

近来幸福理论又进行了修正，加入了积极关系（positive relationships）和积极成就（positive accomplishment）两个元素。积极的人际关系很重要，因为很少的积极关系会让人感到孤独。传统的缺陷导向的心理治疗大多将问题定位在当事人内部，低估了包围当事人的人际环境的巨大影响。询问每一位当事人：他放声大笑是什么时候？最后一次感到难以言表的喜悦是什么时候？最后一次感到深刻的意义和目的是什么时候？最后一次对自己的成就感到无比自豪是什么时候？证据很明显：**所有这些经历都可能涉及其他人。面对生活的挑战，其他人是沮丧最好的"解药"。**

有时候，人们是因为成就感（完成感）本身而去追求它。那些引领富有成就感生活的人们常常全神贯注于他们所做的事情、满怀热望追求快乐，并且在获得成功时感受到积极的情绪——他们是为了比自己更伟大的事业而胜利的。

**4. 充实的生活**

充实的生活意味着幸福和对生活的满足，而不仅仅是快乐、投入和意义这些成分之和。当然，这些成分既不是相互独立的，也不是互相消耗的。彼得森、帕克和塞利格曼（Peterson, Park, & Seligman, 2005）发现，快乐、投入和意义都是以体验为主，各自拥有通往幸福的路径，但三者并不是互不相容的。因此，所有的目标可以同时实现，每个目标都与生活满意度相关。不过，彼得森等（Peterson, Park, & Seligman, 2005）也发现，投入和意义与生活满意度有很高的相关，而快乐与生活满意度的相关则很低（Vella-Brodrick, Park, & Peterson, 2009）。这些发现表明，尽管与幸福相关，但快乐不是幸福和生活满意度的强有力的预测因子。

事实上，对于快乐的病理性的患得患失是抑郁症和躁狂症这些情感障碍的毁灭性特征。许多遭受心理痛苦的人试图通过体验越来越多的快乐，以消除他们的不快乐。然而，由于遗传上的限制，我们不能显著地改变我们体验快乐的能力（Kahneman, Krueger, Schkade, Schwarz, & Stone, 2006）。此外，我们很快就会适应快乐，而快乐本身，尤其是感官上的快乐，显然不会带来幸福。相反，我们适应那些可以令我们全身心投入并充满着意义的活动却是缓慢的。这是因为在投入过程中，我们整个人**完全被吸引了**，我们需要持续不断地调整自身与周围环境、与所面临的挑战或任务之间的关系。当我们能够有效应对活动中的挑战时，我们又会努力追求更高难度的目标。随着时间的推移，意义感和目的感可能在此投入的过程中不断产生。例如，通过提升艺术追求中的投入，个体可能会从短期的专注转变为富有意义的长期专注。

总之，充实的生活意味着通过独立的活动或单一的活动获得快乐、投入、意义、积极关系以及成就感。与之相比，空虚的生活缺乏这些特征，尤其缺乏投入和意义，并往往会导致心理问题。

## ■ 二、心理治疗过程

### （一）积极心理治疗的会谈模式

积极心理治疗有多种会谈模式，详见表 13.3。

表 13.3 　　　　　　　　　　　　　　积极心理治疗的 14 次会谈模式概览

| 会谈 | 主题与家庭作业 | 描述 |
|---|---|---|
| 1 | 积极心理治疗的导入<br>积极介绍 | 说明保密性及其局限；讨论规则、角色与责任；强调完成家庭作业的重要性。<br>将呈现出来的问题置于缺乏诸如积极情绪、投入、积极关系、意义、性格优势等积极资源的情境下进行讨论。<br>当事人撰写一页关于自己的（大约 300 字）"积极介绍"，讲述一个能展示自己最好一面的具体故事。 |

续前表

| 会谈 | 主题与家庭作业 | 描述 |
|---|---|---|
| 2 | 性格优势<br>动态优势评估<br>祝福日记 | 当事人确认自己的性格优势，可以通过积极介绍进行阐述；讨论有助于培养投入和沉浸的性格优势。<br>当事人完成网上的 72 项性格优势量表；让两位重要他人（家庭成员和朋友）确认当事人的首要性格优势或**显著优势**（可以二选一）。<br>讨论积极情绪的益处。<br>当事人开始写日记，每晚记录三件好事情（事情可大可小）；接下来的每一次会谈都始于每周的祝福日记，并确认其益处、模式和挑战。 |
| 3 | 显著优势<br>显著优势行动计划 | 整合各种视角和观点以确认显著优势。<br>针对特定的问题或为了促进更多的投入，当事人与治疗师讨论具体的、可测量的和可实现的目标。<br>当事人完成目标，并将其构建为具体的显著优势行动计划（SSAP）。 |
| 4 | 好记忆与坏记忆<br>书写回忆 | 讨论那些糟糕和痛苦的记忆是如何维持心理痛苦的。<br>讨论积极的认知重评策略，以改写和重新包装那些糟糕和痛苦的记忆，同时也强调好记忆的益处。<br>当事人写下糟糕的记忆、愤怒和痛苦的感受，以及它们对于维持情绪痛苦的影响。 |
| 5 | 宽恕<br>宽恕信 | 宽恕是一种潜在的选择，可以将与过错行为相关的愤怒和痛苦感受转化为中性的甚至积极的情绪。<br>当事人描述别人对自己所犯的具体过错及其相关情绪，并许诺原谅过错者；这封信不一定要寄出。 |
| 6 | 感恩<br>感恩信或感恩拜访 | 感恩被认为是一种持久的感谢。<br>再次讨论好记忆与坏记忆的作用，并在讨论中强调感恩。<br>当事人亲自撰写一封感恩信，并寄给某个他从未正式感谢过的人。 |
| 7 | 治疗中期的反馈 | 显著优势行动计划：之后是宽恕与感恩的作业。<br>讨论治疗取得的进展；讨论来自当事人的以及治疗师对当事人的反馈信息，并做出必要的调整。 |
| 8 | 满意度与满意度最大化 | 讨论满意度（足够好）及其最大化的概念。<br>当事人确认并计划其可以从满意中受益的领域。 |
| 9 | 希望、乐观和创伤后成长<br>一扇门关闭了，另一扇门开启了 | 详细讨论乐观和希望。<br>帮助当事人思考失去了某些重要东西但出现了其他机会的时刻。<br>探索来自创伤的潜在成长。<br>如果当事人写到三扇门被关闭了，那么问一问他，哪扇门是开着的。 |
| 10 | 积极沟通<br>主动建构 | 讨论主动建构，它是一种积极沟通的技巧。<br>当事人自我监控主动建构的机会。 |

续前表

| 会谈 | 主题与家庭作业 | 描述 |
|---|---|---|
| 11 | 他人的显著优势<br>家庭优势树状图 | 识别家庭成员的性格优势，并且利用性格优势相互联系彼此，讨论这样做的意义。<br>当事人要求家庭成员接受网上的显著优势评估，画出家庭优势树状图，并安排一个面对面的或虚拟的聚会，共同讨论家庭成员的显著优势。 |
| 12 | 尽情享受<br>计划尽情享受的活动 | 讨论尽情享受，以及防止其适应性的技术和策略。<br>当事人运用特定的技术来计划一次尽情享受的活动。 |
| 13 | 利他主义<br>时间的礼物（在一张纸上写出自己可以为别人提供多长时间的帮助） | 讨论帮助他人的治疗益处。<br>当事人拿出时间这份礼物，做一些能运用自己显著优势的事情。 |
| 14 | 充实的生活 | 充实的生活被认为是积极情绪、投入、积极关系、意义和成就的综合体。讨论治疗的收获及体验，并设计可以保持积极变化的方法。 |

## （二）积极心理治疗的主要策略

### 1. 挖掘和确认优势

如表 13.3 所示，在积极心理治疗的一开始，当事人就会深刻地挖掘自身的优势和积极的特质。首先，治疗师会专注于建立一种和谐的关系，用心倾听当事人的担忧，并鼓励他们通过一个展示自己最好一面的真实故事，或是面对挑战性处境时的成功经历来介绍自己。这一积极的介绍会被详细讨论，并被作为一种动态的陈述贯穿于整个治疗过程。治疗师会鼓励当事人在自己的积极介绍中描述各种优势。然后，当事人会得到一份文字资料，这份资料简洁地描述了 24 项性格优势，但不包括他们自己的显著优势。接下来，治疗师会要求当事人完成一份在线的行动价值优势量表（VIA-IS；Peterson & Seligman，2004），并确认出他们自身拥有的显著优势。在塞利格曼（Seligman，2002）看来，**显著优势**是真实可靠的优势，个人可以意识到自身拥有这些优势并为此感到庆幸，认为**这就是真正的我**；个人在展示这些显著优势时会感到兴奋，在练习时会学得很快；在使用这些优势时会感到精力充沛，而不是筋疲力尽；同时，会努力创造并积极追求各种围绕着这些优势的计划。

一般而言，行动价值优势量表中得分排在前五位的是当事人的显著优势。然后，当事人被要求寻找新的方法来运用这些显著优势。这种方法虽然在非临床情境中既好用又有效，但是可能无法满足临床的关键需求。例如，在临床实践中，只关注分数靠前的显著优势可能会不经意地向当事人传递这样的信息：弱点、缺陷和挑战——他们同样真实存在且不可避免——不值得受到临床关注。如果这样，就有可能丧失了将优势与症状相结合的独特机会。为了避免这一缺点，积极心理治疗采用了一种综合的**动态优势评估**（Rashid & Ostermann，2009）方法。使用行动价值分类模型（Peterson & Seligman，2004；见表 13.3），首先给当事人提供一张包含 24 项核心优势（对每项优势的描述有 20 ～ 25 个词），但没有标题的简单描述的表格。当事人确认其中最能体现其人格的五项优势（但**不排名**）。然后，收集来自朋友或家人的相关附属确认数据，并让当事人完成一份在线的自陈优势测试：包含 72 道题目的显著优势问卷（SSQ；Rashid & Uliaszeck，2012）或包含 240 道题目的行动价值优势量表（Peterson & Seligman，2004）。接下来，给当事人提供标包含这 24 项优势的名称的表格以计算他们的优势。通过这个表格，当事人可以总结出所有的观点并得出一个合成分数（参看表 13.4），分数位列前五的优势通常被认为是显著优势。然后，根据与所解决问题的关联程度对优势之间的关系进行相互讨论，换句话说，如果友善和热爱学习紧密关联，而友善更适用于解决当前的问题，则会优先考虑运用友善这一优势。

**表 13.4** 动态优势评估的示例

| 优势 | 自我 | 他人 | VIA | 主旋律 / 情境性 | 不足 / 过度 | 预期 | 合成分数 |
|---|---|---|---|---|---|---|---|
| 欣赏美好与卓越 | | | | | | | |
| 诚实 | | | | | | | |
| 勇敢 | | | | | | | |
| 创造力 | | | | | | | |
| 好奇心 | | | | | | | |

### 2. 将优势应用于治疗

接下来，当事人分享自己的记忆、经历、真实的生活故事、奇闻轶事、取得的成就以及所拥有的技能，这些都能说明他们是如何发展并运用这些优势的。显然，并不是所有的优势都可以被充分地运用到所有情境之中。积极心理治疗倡导在标准的基础上灵活地运用这些优势，以适应性地满足不同个体在不同情况下的动态需求（Schwartz & Sharpe，2006）。这可以引发对性格优势的多种不同角度的讨论。在优势的使用方面，它们既可以从**主旋律**的角度进行讨论（几乎在所有情境下都表现出友善），也可以从**情境性**的角度（只在工作场所而不在家表现友善，只在很少的情境下表现出公平，或只在自己喜欢的团队中表现出合作精神等）来考虑。

当事人也需要识别出使用不足或者过度使用的优势（例如，在亲密关系中较少使用友善）。在探索了各种优势的细微差别以及微妙不同之后，治疗师会要求当事人确认出五项他们自己期望的可能被适应性地展开进而有助于解决所呈现问题的优势。另外，还会讨论到显著优势的协同影响。例如，一位当事人可以运用友善和社交智力来解决令人烦恼的社会关系，也可以使用坚毅和自律相结合的方式实现个人目标，如戒烟或在个人日常安排中进行身体锻炼等。

在整个治疗过程中，性格优势可以很容易地融入其中。即使是过去一直受训于缺陷模式并长期体验这一取向的治疗师，也可以在优势和缺陷之间找到一种平衡：在治疗中探索是否能对他们的挑战和优势（情绪智力）进行反思，是否能找出令人烦恼的消极记忆（如怀有仇恨），是否能接近特定的带有积极记忆的任务或情境（尽情享受），是否能运用自己的优势（如自律、坚毅以及勇气）发展一些技能以解决问题。大部分治疗师可以在治疗中引入性格优势，而无须大幅度地改变其治疗框架。以下案例阐释了特定的优势是如何与呈现的问题相关联的：

案例 1：一位 29 岁的患有焦虑障碍的女性，报告说自己做事总是三心二意，不认真，而且没有活力，无法带着兴奋、精力充沛地面对生活。从当事人那里所引出的有趣的轶事以及经历，可以帮助她培养热情或活力。

案例 2：一位 19 岁的大二学生，尽管有良好的学习成绩，却对未来抱有最坏的期望，认为无论自己多么努力都无法实现考研的目标。在那些优势中，他缺乏希望或乐观。治疗师让他根据之前的成就，实事求是地、乐观地重新评估当前状况，以帮助他调整对未来或期望。最后，他开始安慰自己，只要他努力学习就能实现自己的目标（坚毅、乐观）。

案例 3：一位 29 岁的少数族群女性，无法欣赏发生在她生命中的美好的事情，只能关注生活中消极的一面。治疗师要求她在感恩日记中记录下三件美好的事情，并与治疗师一起讨论，帮助她注意到并深深地认识到这些本已存在于她生命中的美好的事情。

案例 4：一位 33 岁的女性，在面对有挑战性的任务时就会选择放弃，而且她做事情从来都有始无终，没有一件事是完成的。积极心理治疗帮助她慢下来（享受），并且将任务分解为具体的步骤，然后监督她的活动水平（自律和坚毅）。此外，她还得到了一位亲密朋友的支持，帮助她完成了一些由于她缺乏特定技能而未能完成的任务。

案例 5：一位 38 岁的单身母亲，心情抑郁，又重新回到学校。她说大多数积极心理治疗的练习一开始都有帮助，但干预的效果逐渐减弱。创造力是她排位靠前的优势。于是，治疗师要求她在特定的练习中对多样性进行思考（例如，选择一个领域表达感恩，可以是工作，也可以是家庭生活）。最终，她能够创造各种各样的练习方法，尽管她还不是那么适应。

这五个例子阐释了如何帮助当事人设计个性化的基于性格优势的方案来解决问题。当事人通常由于症状的困扰而无法发现这些方法。然而，治疗师通过鼓励当事人细致地分析与解决问题相关的显著优势、是否和其他优势相冲突（例如，如果一个人不能同时既诚实又友善，那么这个人应该诚实还是友善呢？）以及如何将抽象的性格优势转化为具体的行动以提升当事人的实践运用能力（Schwartz & Sharpe，2006）。在使用这些优势时，治疗师会鼓励当事人采取灵活的态度，尤其是在复杂而动态的人际关系情境下，这种弹性是必不可少的。例如，帮助当事人了解运用优势的情境，但也鼓励他们自己监控这一过程，学习如何以及何时重新调整或重新分配身心资源，以达到健康且最佳的状态。

当事人寻找心理治疗的原因通常是他们受到消极情绪和消极记忆的困扰，并感到被这些记忆所牵绊。这一基础性原因如果还伴随着社会支持的缺乏，就会进一步强化其受害者心态。这种心态反过来又会鼓励人们放弃个人责任。**积极重评**（positive reappraisal）等积极心理治疗的练习，可以帮助当事人摆脱这些痛苦的记忆。其他策略还包括：

（1）以第三方视角看问题。当事人经常在他们自己与消极记忆之间创造出**心理空间**。一种可以改变的方式是，以第三人称的视角来重新描述痛苦的记忆。显然，这样掺杂的个人因素少一些，立场会更加中立。

（2）挖掘痛苦的积极面。让当事人列出**痛苦记忆的积极面与消极面的清单**。其目的是回忆痛苦记忆的积极的或适应性的一面，而这些方面有可能因为大脑的消极倾向而被忽略。

（3）协助转移注意力。一般而言，当事人可以**识别出那些能够激起痛苦记忆的线索**。治疗师可以帮助当事人此时立即投入另一种适应性的、可替换的活动中（转移注意力），以阻止对痛苦记忆的完整重温。通常，抑郁当事人的痛苦记忆是由外部线索触发的，痛苦的记忆与线索之间紧密相连。转而投身其他的活动可以转移当事人的注意力，并最终帮助他们忘记痛苦记忆的某些方面。

（4）正念。鼓励当事人全身心投入**正念**。冥想有助于安抚那些焦虑和抑郁的当事人。此外，正念还可自然地引发积极的情绪。它既强调了情绪与行为的自我调节，也使人认识到情绪是短暂的而非永久的，因而是可改变的这一事实。

### 3. 宽恕

当事人还会被邀请考虑**宽恕**这一选择。研究表明，个人以书写的形式进行自我表露可以缓解痛苦记忆和与体验相关的认知和情绪束缚，从而促进心理健康（Bauer，McAdams，& Pals，2006）。积极心理治疗的练习会引发一些消极和不舒服的情绪是很正常的。尽管这个名称可能暗示了一些什么，但积极心理治疗的重点并不仅仅是人类体验的积极方面。如果以为生活中不存在消极的体验，那就太天真了。正因为如此，积极心理治疗并不否认消极情绪的存在，也不鼓励当事人戴着"玫瑰色的眼镜"（凡事都是美好的处世态度）看世界。相反，它旨在确认这些体验，同时温和地鼓励当事人探索他们的困境和创伤经历的价值，并从中找出潜在的积极因素。这种做法是值得鼓励的，因为研究表明，这样做有益于健康并可促进心理成长（Bonanno & Mancini，2012）。

然而，在这些探索过程中，重要的是治疗师不要把当事人的经历平淡化，例如过快地指出创伤、丧失或逆境可能为个人成长与发展带来的积极机遇。在积极心理治疗所营造的温暖、理解与善意中，一位用心倾听并鼓励当事人进行情感表达的治疗师，能够以一种能带来积极结果的方式（以一定的速度）帮助当事人探索和反思这些不愉快的经历。当事人可以从中学习到如何以一种更积极的心态面对消极经历，并以有益的方式重新定义并标记这些经历。不过，应该说明的是，虽然积极心理治疗师努力地工作并清晰地表达当事人的积极体验，然而他们会很小心谨慎，避免对幸福产生盲目乐观或过分乐观的看法。由于治疗师与当事人建立了一种温暖、真实与协作的关系，他们可以带上放大镜进入当事人的世界，专注于识别其优势以及能够构建优势的技能。他们需要知道在哪里以及如何寻找优势，并能根据当事人的人格、目标、价值观、资源、人际世界和生活环境来排列这些优势。我们相信，这一过程能创造一种比传统缺陷取向的治疗更平等的治疗关系。

### 4. 感恩和满意

积极心理治疗还特别关注如何培养感恩这样的积极情绪。在整个治疗过程中，治疗师要求当事人写下日常生活中发生在他们身上的三件好事以及它们发生的原因。逐渐地，一本持续不断的、充满大大小小祝福的日志就会形成。大部分当事人发现，这不仅有利于处理消极的体验，还能借此明显地注意到（在感恩日记中）朋友和家人的友善行为和姿态，从而使他们之间的关系更亲密，并因此对现有关系产生一种新的欣赏。治疗师还要求当事人思考那些他们很感激却从未正式感谢过的人，让他们写一封信给这些人以表达他们感激之情，并要求他们将这封感谢信通过打电话或面对面的方式读给对方。在亲自做过这些之后，当事人会产生深刻的积极情绪。

临床经验表明，大多数当事人将心理治疗作为一种有效管理超快节奏、高度复杂环境中的压力的方式。积极心理治疗的练习，如**满意及其最大化**（Schwartz，Ward，Monterosso，Lyubomirsky，White，& Lehman，2002）、尽情享受，可以让当事人学会有意识地放慢速度，并享受那些通常情况下可能会匆忙略过的经历（如吃饭、洗澡、步行上班等）。当体验结束时，当事人会反思并记录他们做过的这些事，并比较这样做与匆忙地完成有何不同感受。

### 5. 亲密关系

积极心理治疗的最后几种练习关注的是亲密关系，因为无论是在工作中或者在社区生活中，有意义的生活都需要与重要他人培育良好的关系（Stillman & Baumeister，2009）。亲密关系练习的重点是增强人际关系，包括让当事人探索他人的显著优势、学习积极而有建设性的沟通风格（Gable，Reis，Impett，& Asher，2004）、践行奉献时间关心他人的慷慨活动等。

总之，对于治疗师来说，积极心理治疗实践的一项潜在的艰巨任务，就是确保他们所声称的"积极"不会让当事人感觉是被指定的。积极心理治疗的实证研究清晰地表明了这些积极特性所能带来的益处。正如医学研究表明吃蔬菜和运动有益身体健康一样，积极心理学的研究也表明养成特定的行为习惯与幸福和心理健康有关（Gable & Haidt，2005）。可以说，积极心理治疗可以为当事人量身定制相应的练习以满足当事人的直接临床需要（如与重要他人的冲突、浪漫关系的破裂或生涯相关议题）。至于治疗的时间长短与练习的顺序，则可根据每个当事人所处的环境及其完成练习的可能性进行相应的调整。

## ■ 三、心理治疗机制

在心理治疗中有许多帮助当事人改变的机制，积极心理治疗也不例外。研究表明，积极心理治疗产生疗效的原因，主要源于以下五个方面。

### （一）建立各种治疗资源

积极心理治疗重视对各种治疗资源的**开拓和建立**，就像所有其他治疗体系一样。例如，在传统的心理动力治疗中，当事人打开她的主观世界，主要由治疗师为其进行解读。治疗师会解释一些关联性以帮助当事人获得领悟，从而产生一个更广阔的视角。认知与行为治疗也是如此，它会拓展当事人的行为与认知能力。积极心理治疗则通过让当事人参加能产生积极情绪的活动来拓宽他们的视角。

尽管积极情绪本质上转瞬即逝，但它能拓宽意义，扩展行为范围，帮助当事人产生新的想法，并有助于对陈旧和痛苦的记忆重新进行阐释。这种拓展可以发生在认知层面、情感层面和行为层面。因此，积极心理治疗中的积极情绪不仅是快乐与幸福的象征，更重要的是能够产生认知、情感和行为的改变。例如，写一篇感恩日记能使一位 23 岁的女性抑郁当事人感觉好很多，她开始感激母亲的小小善举。这让她改变了对母亲的看法，不再认为她过于强势、具有压迫性和充满焦虑，而是感受到母亲虽然有时有些傲慢，但充满关爱，这使她对母亲的看法更现实了。

### （二）灵活释放消极情绪

当事人前来寻求心理治疗，通常是因为他们受到消极情绪与消极记忆的困扰。积极心理治疗练习可以帮助当事人打开消极的记忆（如痛苦的记忆），并使用本章所描述的具体策略，对其进行细致而全面的积极再评价，从而增加行为、认知与情感复原力。这通常在当事人完成他们的积极介绍并明确他们的性格优势之后进行——这些练习通常会产生积极的情绪。

### （三）进行积极心理练习

积极心理治疗练习的体验性和技能建构性，允许当事人发展他们的显著优势。痛苦症状常常掩盖了这些资源，使寻求治疗的当事人难以察觉到自身的特定优势。

积极心理治疗的练习与那些走捷径且高度依赖现代工具的享乐活动不同，它们是密集的有目标的活动（例如，首先写一写感恩，然后完成一次感恩的拜访，制订一个运用显著优势的计划，在日记中写下三件好事，安排一个尽情享乐的时段，给予别人时间的礼物，等等）。与那些很快就会消失的感官快乐相比，这些活动所产生的快乐持续时间更长，需要大量的思考和解释，而且不容易被习惯化。在治疗初期，治疗师就会教导当事人幸福不会自然地发生，而是需要做些事情**促使**它发生。在积极心理治疗的范式中，幸福并不仅仅是感觉良好，而是做得好；当然，做得好会进一步带来感觉的良好（Steger，Kashdan，& Oishi，2008）。

积极心理治疗练习能带动当事人产生改变，因为任何运用其显著优势的活动都是引人入胜的。例如，要求一个具有创造力这一显著优势的当事人想出一些能够发挥其创造力的事情。她选择了制陶——这是她一直想做但从来没有足够动力去做的事。

### （四）运用优势解决问题

积极心理治疗倾向于直面问题。一些心理治疗的有效性可能体现在帮助当事人释放压抑的情绪、宣泄愤怒以及怨恨方面，而积极心理治疗不仅设身处地地关注当事人的忧虑，也积极地教导当事人在抑郁的情况下如何维持良好的功能。如积极评估和运用显著优势解决问题的练习，最终可以帮助当事人适应他们性格或环境中一些不可避免的不舒服的方面。此外，系统全面地确认显著优势可以使当事人更深入地思考其积极特质。如果思考弱点有可能让他们感觉更脆弱，那么以一种现实的方式思考长处可能会增强他们的自信，让他们为更有效地解决问题做好准备。

### （五）从关注消极到积极

最后一种可以帮助当事人改变的至关重要的增强机制是**注意力的再训练**（reeducation of attention）。大多数当事人在心理治疗中呈现的是一种已经被增强的自然的消极倾向，他们学会了如何利用关注与重新唤醒等方式夸大消极倾向。积极心理治疗的几种练习旨在重新训练当事人的注意力、记忆和期望，使其远离消极与灾难，走向积极与希望。例如，写**感恩日记**可以抵消反复思考生活中不满意方面的倾向（例如阻碍、失望），指导当事人关注能够丰富生活并带来活力的事情（例如关心他人的行动、目标的达成）。同样，一次感恩的拜访可能会将当事人的记忆从过去关系中不好的方面转换到享受与朋友和家人互动的好处上。这种对注意力、记忆和期望的再训练是通过写日记完成的。如果参加需要大量时间的积极的活动，当事人就不会有时间沉浸在自己的痛苦中。

有效的心理治疗需要产生可以解决问题的想法和行动，然而，除非治疗师建立一个强有力的治疗联盟，否则难以取得成功。所有主要的心理治疗方法都强调治疗师与当事人之间的互动应该是积极的，充满共情、温暖和真诚。传统的心理治疗是通过讨论弱势与不足而建立联盟的，而积极心理治疗中的当事人与治疗师所讨论的是这样一些问题：父母对于孩子需求的满足，当事人犯了错却得到了谅解，批评被真诚的赞赏所平衡，等等。在讨论这些例子时，关注个人的优势比关注个人的弱点更能激发改变。例如，情绪低落并对以前所喜欢的活动失去了兴趣是某个当事人的典型特征，她每天都花几个小时反复思考自己的问题。通过积极心理治疗，她发现欣赏美好与保持好奇心是她的显著优势，在治疗师的帮助下，她能够设计出运用这些优势的活动。在参加完这些活动后，她报告称自己无益反刍的水平下降了。

## 四、谁不能从中受益?

积极心理治疗不是处方性的，而是有实证支持的描述性方法。研究表明，当个体开始关注其经历的积极方面，某些益处就会自然产生。尽管如此，有些当事人仍然觉得在治疗中谈论性格让他们感到不安，因为他们担心讨论性格会引起治疗师对他们的评价。我们认为，**责任与自由意志是积极心理治疗必不可少的。**如果当事人因为其所面临的问题而谴责其生活环境，那么当事人的责任即使没有被完全忽视，也会被最小化。因此，一个有着根深蒂固自我受害意识的当事人，可能在积极心理治疗的初期难以受益。同样，对性格优势的认同也可能会夸大自恋者膨胀的自我看法。因此，深入讨论每项性格优势的相关特点是很重要的。

积极心理治疗不是万能的，不可能适用于所有情境中的所有当事人。例如，经历过创伤的当事人最初可能无法从积极心理治疗中获益；而针对其创伤和后果的方法可能会带来更好的效果。重要的是，治疗师不应忽视或者最小化创伤的破坏性影响，而迅速地步入**创伤后成长**（PTG）阶段。尽管了解到创伤后成长是内部构建的过程可以安抚当事人，但是我们需要临床判断与协同决策来确定所有积极心理治疗练习的适宜性、恰当的时机以及完成情况。

不管是治疗师还是当事人，期望在积极心理治疗中取得直线上升式的进步是不太现实的，其中一部分原因是改变长期占主导地位的行为和情绪模式的动机在治疗过程中是波动的。很明显，行为改变很难，需要持续不断的努力。而且，当事人从不同的积极心理治疗练习中所收获的益处也有所区别。治疗师不应该因为某个当事人所取得的进展而对另一个当事人可能的进展情况产生偏见。最后，尽管试点研究报告了一些鼓舞人心的成果，但我们应该谨慎地看待它们，在得出任何有关积极心理治疗在临床情境下的有效性、普遍性以及可能的中介效应的结论之前，都需要大样本的重复验证。

# 第五节　应用评价

## 一、适用人群

除了临床样本，积极心理治疗的核心练习（例如，对显著优势的探索和运用、记录三件美好事情的祝福日记、感恩信件或感恩拜访、主动建构性的回应）也在诸如日常生活、领导力培训、教育和组织机构活动这样的非临床情境中得到了广泛应用（有关综述，请参见 Seligman, 2011）。此外，在线运用积极心理治疗练习的随机对照干预研究也得出了鼓舞人心的结果（Mitchell, Stanimirovic, Klein, & Vella-Brodrick, 2009）。网络因其易获取性和可支付性，为积极心理学和积极心理治疗练习信息的更广泛传播提供了一种潜在的方式。积极心理治疗不仅可以减轻痛苦，也可以建构健康，它为拓展心理治疗的视野提供了巨大的潜力。

另一种扩大积极心理治疗影响力的方法就是帮助那些"正常"人，他们也许没有表现出临床的症状，但是他们确实需要获得帮助来发展相关能力，以提升自身的心理健康水平。以开发个人资源、促进心理健康为目标的积极心理干预，已被广泛应用于个人生活以及企业、医疗、教育和公共管理部门的领导培训领域。同样，在各种创造性领域工作的艺术家也从积极心理干预中获益匪浅，因为这些干预聚焦于创造性的最优体验——沉浸（Csikszentmihalyi, 1990）。

积极心理学还可以帮助很多深受心理困扰的个体。例如，对于那些将批判和挑剔视为"家常便饭"的抑郁当事人，积极心理学可以帮他们对其自身优势进行命名，并确信这些优势的真实存在。

这个看似简单的练习，如果与对弱点的现实评估相结合，就可以为当事人灌注希望。

## ■ 二、治疗情境

带有抑郁症状的当事人似乎从积极心理治疗的练习中获益最多，因为这些练习可以使当事人产生很明显的积极情绪与体验，从而抵消其抑郁情绪和悲伤、绝望和无助的感受。除了抑郁症状，伴有并发障碍的当事人（例如抑郁与焦虑、抑郁与适应问题）同样可以从积极心理治疗的练习中受益，这些练习可以教会他们探索、发展并运用他们的希望、坚毅与自律等性格优势。这一过程可以帮助任何一个遭受心理痛苦的人。例如，想象一个丧失希望的当事人，她可能同时也缺乏动机，难以清晰明确地表达自己的治疗目标。通过真实生活的叙事（如表格 13.3 所示的积极介绍），当事人可以识别、标记并认可其自我优势，从而激发自信心和自我效能感。这样，治疗师与当事人就可以协同建构出具体的治疗目标，使她朝着健康的方向发展。团体积极心理治疗同样被证明对一系列心理障碍有效，包括抑郁症（Bay，2012）、成瘾问题（Akhtar & Boniwell，2009）、边缘型人格障碍（Rashid & Uliaszek，2012）以及精神分裂症（Meyer，Johnson，Parks，Iwanski，& Penn，2012）。

表 13.3 所示的积极心理治疗的方案，似乎表明积极心理治疗是有结构、有次序的。然而，实际上积极心理治疗是一种灵活而有弹性的心理教育方法。积极心理治疗的练习可以适当进行调整，以适应个体关切的问题；也可以不按照顺序使用这些练习，以满足特定当事人的临床需要。此外，有时候一种或者两种练习已经足够产生治疗效果，其他练习也就可能不必进行了。例如，最近我（拉希德）的一位当事人，是一个有社交焦虑症状的年轻成年男性，他经常因他人的消极评价而感到恐惧。在为他治疗时，我们进行了积极心理治疗中的"积极介绍"练习，我请他描述一个真实的生活情境，在这一情境中他克服了实际的或感觉到的消极评价。结果，他写了一个非常动人的故事，在故事中他振作了起来、鼓起了所有勇气，在一场至关重要的篮球比赛的最后三分钟投中了对于赢下比赛至关重要的三分球。他说他确实做到了，"我不在乎观众锐利的双眼——我只关注比赛"。我们探讨了他完成这一壮举的内在资源，以及现在他又可以如何运用这些资源。然后，我们一起明确他的显著优势，尤其是那些其他人也认可的优势，对这些优势的确认在很大程度上帮助他重拾自信。后来的治疗过程也证明这些优势对于其进步起到了至关重要的作用。在这个过程中，只使用了积极介绍与动态优势评估两种练习，这些练习只花了六次会谈的时间。然而，它们足以产生足够的治疗效果，在第六次会谈之后，我们双方都同意停止治疗。

团体积极心理治疗比个体治疗更有结构，更有力量。因为倾听团体成员陈述他们自己基于优势的叙事以及他们创造积极情绪与投入活动的方式本身，就可以产生一种治疗性的协同作用，帮助团体成员相互联结，并促进彼此幸福感的提升。

积极心理治疗练习也可以应用到其他形态的治疗中。例如，考夫曼和西尔贝曼（Kaufman & Silberman，2009）描述了一个伴侣咨询案例研究，在此案例中，他们使用了改编后的感恩日记，请当事人回答当事情变得糟糕时，对方做了什么让你感觉特别好。过了一段时间，双方都意识到日常生活中双方每天为对方做的事情，从而逐渐改善了他们的关系质量。同样，我们将一般的家庭谱系图改为积极心理治疗的练习（家庭成员优势树；表 13.3）帮助家庭成员认识、讨论、确认并评价他们自身与他们看到的家庭成员身上的性格优势。在具体实践中，积极心理治疗可以作为独立的治疗方式单独使用，可以将它的练习分解后进行使用，也可以简单地将它融入已经拟定好的治疗计划之中，例如认知行为治疗（Karwoski et al.，2006）。

在进行治疗时，尤其是治疗那些来自不同文化背景的当事人时，治疗师必须谨记积极心理治疗既不是按部就班地"照方抓药"，也不能被限制在以欧美为中心的范围内。例如，主要通过谈话和运用形式逻辑（例如，积极心理治疗中积极认知的评估）的方式来进行治疗，这对于偏爱使用语言表达自己的推理并对情绪和体验进行分类的西方人来说可能更适合。而东方人则更乐于考虑看起来互相矛盾的命题，他们更喜欢反思，并更能清楚地看到事物之间的联系（Nisbett，2008）。一位娴熟的治疗师必须能认识到文化的不同，透过不同的文化视角来看待世界。

## 三、支持证据

有两项随机对照干预研究——都是塞利格曼团队完成的（Seligman，Steen，Park，& Peterson，2005；Seligman，Rashid，& Parks，2006）——证明了积极心理治疗的练习无论是单独使用还是整套嵌入综合治疗中，对消除抑郁症状都有效，同时也能促进心理健康。为了测量积极心理治疗的结果，学者们还编制了积极心理治疗量表（PPTI），它能有效地评估治疗中具体的积极成分，例如快乐、投入和意义等。目前已有三项研究都证明了它的信效度（Bertisch，2012；Guney，2011；Seligman et al.，2006）。此外，蒙格瑞恩和安塞尔莫－马修斯（Mongrain & Anselmo-Matthews，2012）、迈耶等（Meyer，et al.，2012）、贝（Bay，2012）和米切尔等（Mitchell.et al.，2009）分别对上述研究进行微调后，在临床样本和非临床样本中，对其可重复性进行了检验。研究结果进一步表明，积极心理治疗的练习确实有助于增强幸福感、激发希望、促进享受、提升心理康复力和自尊，并缓解心理病理症状。

拉希德和尤拉尔兹克（Rashid & Uliaszek，2012）在一个被称为"技能与优势团体"（SSG）的12次团体治疗项目中，将积极心理治疗与辩证行为治疗的练习相结合，对那些表现出边缘型人格障碍相关症状的当事人进行治疗。结果发现，与对照组相比（正常治疗），干预组（SSG）中的参与者在心理健康、情绪调节、总体症状的减轻（根据结构化访谈做出的评定）等多个测量指标上，都有明显的提高和进步。

积极心理治疗的练习还可应用于青少年与儿童。在英国，阿赫塔尔和博尼韦尔（Akhtar & Boniwell，2010）发现，积极心理治疗练习对于那些因为毒瘾和行为问题而寻求治疗的青少年是有效的。在针对六年级学生所做的一项随机对照试验中，拉希德和阿纽姆（Rashid & Anjum，2008）发现，根据老师与父母的报告，积极心理治疗的练习能有效提高这些学生的心理健康水平和社交技能。

最近，本章的第一作者就如何在学校情境中运用积极心理治疗培训了八位心理学家。其中三位心理学家利用团体干预的形式向多伦多地区教育委员会（Toronto District School Board）传扬了积极心理治疗。参与训练的老师们在一年多的时间里完成了积极心理治疗的练习。尽管存在较高的流失率（33%），但与对照组相比，干预组虽然没有发现抑郁症状方面的明显改变，但在心理健康方面仍有显著的提升。这一结果是在预料之中的，因为所有的样本都是非临床的，为期一年的干预允许参与者对每个练习的有效性进行详细的讨论。

舒勒（Schueller，2011）发现，个体对某种积极心理治疗练习的偏好能提高对这一练习的坚持程度。当事人从不同的练习中收获不同的益处，但其练习自主性的增强能提高治疗的效果。综合各类样本和各种情境的研究结果来看，对于积极心理治疗效果的发现很鼓舞人心。当然，还需要更多的研究来评估积极心理治疗对于各种心理障碍的有效性，包括将其有效性与传统针对症状的治疗进行比较。

随着相关理论的进展与传统临床实践的优势相结合（例如 Dick-Niederhauser，2009；Lent，2004；Smith，2006；Wong，2006），一系列与积极干预与临床实践相关的实用著作也相继出版（例如 Conoley & Conoley，2009；Fredrickson，2009；Joseph & Linley，2006；Lyubomirsky，2008；Magyar-Moe，2009）。总而言之，不断涌现的著作表明，积极的临床干预将会成为一种重要的心理治疗方法，并将进一步推进心理治疗的发展。

## 四、多元文化的适用性

至少在西方的文化中，幸福是感觉良好（享乐论）的同义词。然而，在很大程度上，我们认为积极心理治疗的方法是基于追求美好生活（实现论）的理念。多元文化中的当事人对积极心理治疗的接受性更强，因为它包含了更宽泛的幸福理念，人们可以通过积极情绪、性格优势、积极关系、意义等多种路径来获取幸福。因此，它比传统的缺陷取向的心理治疗框架具有更高的文化敏感性，因为传统的心理治疗框架很大程度上是以西方心理病理学概念为基础的，它倾向于夸大日常生活中的困境，并把它们变为精神障碍。这些困难放在一个具体的文化情境里，可以被简单地看作人类面临的挑战，而不是以 DSM 为基础的分类体系所认为的病态。例如，非常放松的交流风格是很多文化的特征，但这有可能被看作病理性的谈话缓慢和抑郁症的迹象；相反，快速且情绪化风格的演讲是许多文化的特征，也有可能被视为躁狂的一个症状。同样，承担家庭责任可能被缺陷取向的治疗师看作依赖性的一种象征，而父母决定与年幼孩子一起睡觉——在许多非西方国家是一种普遍的做法——可能被解释为一种纠缠。

在积极心理治疗中，不是所有怪异的行为、想法、感受或渴望都会被贴上医学的标签。将文化相关行为病态化可能会阻碍少数群体寻求心理治疗，他们可能会认为心理治疗就像大众媒体所刻画的那样，只是探讨极其细微的弱点，或指出儿童时期的怨恨，或纠正扭曲的想法。另外，积极心理治疗是以积极介绍为开端，通过故事、逸事以及对心理复原力的体验引出意义、关系、投入和成就。所有这些都可以在文化的背景下进行检验和讨论。我们相信，在积极与消极之间取得平衡，可以使心理治疗更具吸引力，并为来自不同背景的当事人赋能。

法国的梅兰妮·贝（Melanie Bay，2012）将团体积极心理治疗与认知行为治疗和药物治疗进行对比后发现，接受积极心理治疗的当事人在抑郁、乐观、生活满意度和情绪智力等指标方面获益更多。伊朗的莫尼扎迪和萨拉吉姆（Moeenizadeh & Salagame，2010）发现，幸福治疗的疗效比认知行为治疗的效果更好。也就是说，积极心理治疗师理应认识到，不同的文化对于优势的表现形式有不同的看法。例如，在北美的语境中，勇气可能蕴含着对非主流议题的积极态度或是对非主流观点的表达，然而在东南亚文化中，勇气反映的可能是一个人忍耐的能力。与当事人探讨文化价值观及他们对特定文化中特定优势的期待是非常重要的。

# 第六节　治疗案例

　　林赛是一位 43 岁的已婚妇女，她有明显的抑郁症状，而且已经严重影响了她的家庭生活和工作。她与丈夫以及 9 岁的儿子和 7 岁的女儿生活在一起。她是一名会计。在刚开始治疗时，她称自己非常悲伤、感觉空虚、反应迟钝；她的食欲下降、性欲低下、睡眠紊乱；她总是担心，长期焦虑。这些症状已经持续了 5 个月，严重到让她无法继续工作，只能请病假。她说自己的婚姻很稳定，但有些莫名的"空虚并缺乏亲密感"。她总是觉得孤独，因为她的丈夫经常出差。尽管她的儿子成绩很好，但有时候她还是会担心他的学习成绩。实际上，她已经停止了与亲密朋友之间的社交活动。她的健康状况总体良好，现在也没有服用任何药物。这是她第一次接受心理治疗。

　　从缺陷模式出发，林赛完成了明尼苏达多相人格测验（MMPI-2）和贝克抑郁量表（BDI-Ⅱ；Beck，Steer，Ball & Ranieri，1996）。她的MMPI-2的抑郁维度得分和BDI的得分都非常高，但她并没有任何自杀的想法。基于临床的访谈和测试结果，治疗师（拉希德）认为她的心境符合 DSM-Ⅳ 中的抑郁症诊断。她在积极心理治疗量表（PPTI）上的得分表明她缺乏积极的情绪、投身活动的积极性以及生活的意义感。

　　最初的两次会谈致力于建立融洽的关系、探索她的抑郁病史、理解整个家庭的动力，并评估她对自身问题的感知以及她寻求治疗的原因。第三次会谈时，治疗师从缺陷的视角与她讨论了她的临床概况，强调了抑郁症状的发展模式、自然过程及可能造成的各种结果。当事人说话语调柔和平缓，较少有目光接触，她认可治疗师的评估，并表达了她无力让自己更好的绝望感。这次会谈接近尾声时，治疗师温和地要求她介绍一个能展示她最好的一面的真实生活故事。起初她很不情愿，但是答应勉强一试。在下一次会谈中，她带来了自己的故事。治疗师鼓励她读出来。她读道：

　　　　我十年级的时候举家搬迁，横跨整个美国。我爱我之前就读的高中，在那里有很多朋友。我非常想念之前的高中，不想去新学校上学，但是我不得不去。课堂作业给我带来的痛苦还少一些，但是午餐时间是最糟糕的，因为我没有一起吃饭的伙伴，感觉自己就像一个孤独的傻子。在第二周时，我听见邻桌的一些同学歇斯底里地笑，我自己孤独地坐在那里，盯着我的沙拉，几乎认为卷曲的洋葱像是变成了"失败者"这个词。起初我认为，他们一定读出了我在沙拉上"写出来"的字。我一动不动地坐着，不敢看他们；但我很快发现他们的笑，并非针对我或我的沙拉。我转过脸看了看，发现笑声来自那一群看起来"相当酷"的孩子。很快，我意识到他们正在嘲笑邻桌的独自一个人坐在那里的男孩，他似乎什么地方不太对劲儿，我那时还不太明白是怎么回事。原来这个叫哈里斯的男孩因为患有神经障碍，所以经常不由自主地抽搐着脑袋。很明显，他不是主动抽搐脑袋的。他很尴尬，也感到困惑。我认为这些取笑他的孩子很刻薄，我很难过。有某个时刻，我甚至认为应该阻止他们；但是后来想了想，他们那么"酷"，如果我阻止他们的话，可能在这所学校再也不能交到朋友了。不过，这种自私的冲动很快就消失了，我开始感觉愤怒。没有再多想，我就站起来走到他们那里，深吸一口气，几乎喊了出来："我不认识你们——我也不认识他——但是你们嘲笑他让我感觉恶心。我认为自己在这里没有朋友是个失败者，但是我觉得你们更是失败者。"我返回到自己的桌子旁，感觉这样做很好。

林赛讲完故事后，泪湿了双眼，但她的面部表情是喜悦的。林赛确认，勇气与公正是整个故事所凸显出来的优势。然后，治疗师要求她完成在线行动价值量表（VIA），并将她的反馈在下次会谈时带过来。

在接下来的一周中，她将行动价值优势量表（VIA-IS）的反馈材料打印并带了过来。有趣的是，勇气与公正都不在她的排名靠前的优势之中。然而，从24项核心优势清单来看，爱与被爱的能力、创造力、社交智力、对美好的欣赏以及灵性是她首要的优势。勇气与公正处在中间的位置，热情与自律排在最后。在接下来的三次会谈中，她完成了一份动态优势评估表（参看表13.4），然后治疗师与她共同探讨了她的抑郁症状与她的自身优势之间的关系，还探讨了她自认为的勇气与公正这两个优势在最艰难的日子里是如何支撑她的。最后，治疗师与她一起探讨了如何使用她排名靠前的优势以及不那么擅长的优势（例如，热情和自律）来帮助她应对并克服她的抑郁。

治疗师和当事人讨论了将她的优势进行组合的想法，这一想法运用了**优势交响乐**（orchestra of strengths）这一暗喻：交响乐会根据环境的变化不断改变，并调整它的节奏与音调。优势的改变与适应的概念得到了特别的强调，因为它也有其自身的"阴暗面"。在林赛这个案例中，她排名靠前的优势（社交智力）在她工作的时候对她帮助很大，例如她敏锐的情绪感知能力与感知他人意图的能力，让与她合作的同事以及客户感到与她相处很舒服。然而与此同时，在使每个人感觉舒服时，她自身却承担了太多的责任，也难以拒绝别人。她认为她理解每个人，但是几乎没人理解她。这种想法使她感到悲伤和无助。

在全面讨论了优势的组合之后，林赛选了那些对自身可能起作用的优势，以减少她的抑郁发作。她开始欣赏美好——在日常生活的基础上，积极寻找自然与艺术之美，并将这些美记录到日记中。她还决定运用自身的创造力去体验内心的沉浸。例如，林赛喜爱烹饪。每周日，她开始享受缓慢而悠长的切、磨、煨、品尝、调味，并与家人分享她的厨房新作品。她还决定运用自律这项优势去健身房锻炼，计划每周去三次。

在这个过程中，治疗师并未忽略林赛的症状。她仍有好的时候和坏的时候，只要她表现出与抑郁的斗争，她就会体验到忧虑，但当她的注意力被轻轻地引导离开她的问题时，她就能专注于自己的优势。

## 三、结果与预后

评估与衡量林赛的优势，切实帮助她将关注点从缺陷与无助转移到那些给她带来良好感觉的方面，使她学到了如何运用她内心深处的心理资源来管理自己的抑郁情绪。通过具体的行动来调动优势，帮助她再次掌控了自身的注意与记忆，因此她能够专心注重生活中真实美好的一面。20 次会谈后，治疗师让当事人再次测量了她的心理病理症状以及性格优势。结果发现，林赛的抑郁分数明显降低了，她不再符合抑郁症的诊断标准。除了自律从底部上升到中间以外，她的优势模式并未有太大的变动。此外，她能够重返工作岗位了。

林赛的症状在很多方面代表了典型的抑郁症当事人，如果只采用缺陷取向的心理治疗的话，她的症状可能会得到缓解，但不会被消除。然而，在治疗早期，治疗师识别出了她的核心优势，从而加强了治疗师与当事人之间的关系。确认并提升林赛的优势，使她有可能将"自己是一位有价值的人"这一概念内化。她拥有必要的性格优势使她能够投入生活、享受生命，并让人生充满意义。

# 第七节　本章小结

积极心理治疗通过确认当事人的性格优势、投入活动、有意义的生活和积极的人际关系等心理资源来处理他们的负面情绪和体验。积极心理治疗需要系统和持续的治疗工作来确认和增加这些资源，使当事人拥有开放的心态，超越先天的消极倾向，最终的目标是帮助当事人创造有价值的生活。积极心理治疗最初的追求是要证明人们——包括临床和非临床意义上的当事人——不仅可以减少生活中的痛苦，而且可以享受生命、投身生活并度过有意义的人生。

## ▼ 推荐阅读书目

### 临床实践

Burns, G. W. (Ed.). (2010). *Happiness, healing and enhancement: Your casebook collection for applying Positive Psychology in therapy*. New York: John Wiley & Sons.

Magyar-Moe, J. L. (2009). *Therapist's guide to positive psychological interventions*. New York: Elsevier Academic Press.

Fluckinger, C., Wusten, G., Zinbarg, R., & Wampold, B. (2009). *Resource activation: Using client's own strengths in psychotherapy and counseling*. Boston: Hogrefe.

Stephen, J. & Linley, A. (2006). *Positive therapy: A meta-theory for positive psychological practice*. London: Routledge.

Niemiec, R., & Wedding, D. (2013). *Positive Psychology at the movies: Using films to build virtues and character strengths* (2nd ed.). Boston: Hogrefe.

O'Hanlon, B., & Bertolino, B. (2012). *The therapist's notebook on Positive Psychology activities, exercises, and handouts*. London: Routledge.

Levak, R. W., Siegel, L., & Nichols, S. N. (2011). *Therapeutic feedback with the MMPI-2: A Positive Psychology approach*. New York: Taylor & Francis.

### 非临床实践

*Flourish* by Martin Seligman (2011): Free Press.

*Authentic Happiness* by Martin Seligman (2002): Free Press.

*Happier* by Tal Ben-Shahar (2007): McGraw Hill.

*The How of Happiness* by Sonja Lyubomirsky, (2008): Penguin Press.

*A Primer in Positive Psychology* by Christopher Peterson (2007): Oxford.

*Positive Psychology: The Scientific and Practical Explorations of Human Strengths* by C. R. Snyder & Shane J. Lopez (2006): Sage.

*Happiness: Unlocking the Mysteries of Psychological Wealth* by Ed Diener & Robert Biswas-Diener (2009): Blackwell.

*Positivity: Discover the Ratio That Tips Your Life Toward Flourishing* by Barbara Fredrickson (2009): Crown.

*Flow* by Csikszentmihalyi (1991): Harper Perennial/HarperCollins.

*The Happiness Hypothesis* by Jon Haidt (2006): Basic Books.

▼ 推荐阅读案例 ————————————————————

Burns, G. W. (Ed.) (2010). *Happiness, healing, enhancement: Your casebook collection for applying Positive Psychology in therapy*. Hoboken, NJ: Wiley.

Kauffman, C., & Silberman, J. (2009). Finding and fostering the positive in relationships: Positive interventions in couples therapy. *Journal of Clinical Psychology, 65*(5), 520–531. doi:10.1002/jclp.20594

Rashid, T., & Ostermann, R. F. (2009). Strength-based assessment in clinical practice. *Journal of Clinical Psychology: In Session, 65* (5), 488–498. [Reprinted in D. Wedding & R. J. Corsini. (2013). *Case studies in psychotherapy*. Belmont, CA: Cengage.]

Ruini, C., & Fava, G. A. (2009). Well-being therapy for generalized anxiety disorder. *Journal of Clinical Psychology, 65*(5), 510–519. doi:10.1002/jclp.20592

Seligman, M. E. P. (2002). *Authentic happiness: Using the new Positive Psychology to realize your potential for lasting fulfillment*. New York: Free Press.

▼ 参考文献 ————————————————————

Akhtar, M., & Boniwell, I. (2010). Applying Positive Psychology to alcohol-misusing adolescents: A group intervention. *Groupwork, 20*(3), 6–31.

Albee, G. W. (2000). The Boulder model's fatal flaw. *American Psychologist, 55*(2), 247–248. doi:10.1037/0003-066X.55.2.247

American Psychiatric Association. (2013). *Diagnostic and statistical manual of mental disorders* (DSM-5). Retrieved from www.dsm5.org.

Azar, B. (2011). Positive Psychology advances, with growing pains. *APA Monitor, 42*(4), 32. Retrieved from www.apa.org/monitor/2011/04/positive-psychology.aspx.

Barlow, D. H. (2008). *Clinical handbook of psychological disorders: A step-by-step treatment manual* (4th ed.). New York: Guilford Press.

Bartels, M., & Boomsma, D. I. (2009). Born to be happy? The etiology of subjective well-being. *Behavior Genetics, 39*(6), 605–615. doi:10.1007/s10519-009-9294-8.

Bauer, J. J., McAdams, D. P., & Pals, J. L. (2006). Narrative identity and eudaimonic well-being. *Journal of Happiness Studies, 9*(1), 81–104. doi:10.1007/s10902-006-9021-6.

Baumeister, R. F., Bratslavsky, E., Finkenauer, C., & Vohs, K. D. (2001). Bad is stronger than good. *Review of General Psychology, 5*(4), 323–370. doi:10.1037/1089-2680.5.4.323.

Bay, M. (2012). *Comparing Positive Psychotherapy with cognitive behavioral therapy in treating depression*. Unpublished manuscript. Paris West University Nanterre La Défense (Université Paris Ouest Nanterre La Défense).

Beck, A. T., Steer, R. A., Ball, R., & Ranieri, W. (1996). Comparison of Beck Depression Inventories -IA and -II in psychiatric outpatients. *Journal of Personality Assessment, 67*(3), 588–97. doi:10.1207/s15327752jpa6703_13.

Bertisch, H. (2012). Positive Psychology and resilience in rehabilitation medicine. *Achieves of Physical Medicine and Rehabilitation, 93*(10), p. 48e.

Bonanno, G. A., & Mancini, A. D. (2012). Beyond resilience and PTSD: Mapping the heterogeneity of responses to potential trauma. *Psychological Trauma, 4*, 74–83.

Carver, C. S., Scheier, M. F., & Segerstrom, S. C. (2010). Optimism. *Clinical Psychology Review, 30*(7), 879–889. doi:10.1016/j.cpr.2010.01.006.

Cheavens, J. S., Feldman, D. B., Gum, A., Michael, S. T., & Snyder, C. R. (2006). Hope therapy in a community sample: A pilot investigation. *Social Indicators Research. Special Issue: Subjective Well-Being in Mental Health and Human Development Research Worldwide, 77*(1), 61–78. doi:10.1007/s11205-005-5553-0.

Chida, Y., & Steptoe, A. (2009). The association of anger and hostility with future coronary heart disease: A meta-analytic review of prospective evidence. *Journal of the American College of Cardiology, 53*(11), 936–946. doi:10.1016/j.jacc.2008.11.044.

Conoley, C. W., & Conoley, J. C. (2009). *Positive Psychology and family therapy*. Hoboken, NJ: Wiley.

Cornum, R., Matthews, M. D., & Seligman, M. E. P. (2011). Comprehensive soldier fitness: Building resilience in a challenging institutional context. *The American Psychologist, 66*(1), 4–9. doi:10.1037/a0021420.

Crits-Christoph, P., Connolly Gibbons, M. B., Ring-Kurtz, S., Gallop, R., Stirman, S., Present, J., Temes, C., et al. (2008). Changes in positive quality of life over the course of psychotherapy. *Psychotherapy, 45*(4), 419–430. doi:10.1037/a0014340.

Csikszentmihalyi, M. (1990). *Flow: The psychology of optimal experience*. New York: HarperCollins.

Davidson, L., Shahar, G., Lawless, M. S., Sell, D. & Tondora, J. (2006). Play, pleasure, and other positive life events: "Non-specific" factors in recovery from mental illness? *Psychiatry, 2*(69), 151–163.

Dick-Niederhauser, A. (2009). Therapeutic change and the experience of joy: Toward a theory of curative processes. *Journal of Psychotherapy Integration.19*, 187–211.

Duckworth, A. L., Steen, T. A., & Seligman, M. E. P. (2005). Positive Psychology in clinical practice. *Annual Review of Clinical Psychology, 1*(1), 629–651. doi:10.1146/annurev.clinpsy.1.102803.144154.

Edwards, L. M., & Pedrotti, J. T. (2004). Utilizing the strengths of our cultures. *Women & Therapy, 27*(1-2), 33–43. doi:10.1300/J015v27n01_03.

Fava, G. A., & Ruini, C. (2003). Development and characteristics of a well-being enhancing psychotherapeutic strategy: Well-being therapy. *Journal of Behavior Therapy and Experimental Psychiatry, 34*(1), 45–63. doi:10.1016/S0005-7916(03)00019-3.

Feldman, G. C., Joormann, J., & Johnson, S. L. (2008). Responses to positive affect: A self-report measure of rumination and dampening. *Cognitive Therapy and Research, 32*, 507–525.

Ferguson, C. J. (2010). A meta-analysis of normal and disordered personality across the life span. *Journal of personality and social psychology, 98*(4), 659–667. doi:10.1037/a0018770.

Fitzpatrick, M. R., & Stalikas, A. (2008). Integrating positive emotions into theory, research, and practice: A new challenge for psychotherapy. *Journal of Psychotherapy Integration, 18*(2), 248–258. doi:10.1037/1053-0479.18.2.248.

Flinchbaugh, C. L., Moore, E. W. G., Chang, Y. K., & May, D. R. (2012). Student well-being interventions: The effects of stress management techniques and gratitude journaling in the management education classroom. *Journal of Management Education, 36*(2), 191–219. doi:10.1177/1052562911430062.

Flückiger, C., & Grosse Holtforth, M. (2008). Focusing the therapist's attention on the patient's strengths: A preliminary study to foster a mechanism of change in outpatient psychotherapy. *Journal of Clinical Psychology, 64*(7), 876–890. doi:10.1002/jclp.20493.

Fordyce, M. W. (1983). A program to increase happiness: Further studies. *Journal of Consulting Psychology, 30*, 483–498.

Frankl, V. E. (1963). *Man's search for meaning: An introduction to logotherapy.* New York: Washington Square Press.

Fredrickson, B. L. (2009) *Positivity: Discover the ratio that tips your life toward flourishing.* New York: Crown.

Gable, S. L., & Haidt, J. (2005). What (and why) is Positive Psychology? *Review of General Psychology, 9*, 103–110.

Gable, S. L, Reis, H. T., Impett, E. A., & Asher, E. R. (2004). What do you do when things go right? The intrapersonal and interpersonal benefits of sharing positive events. *Journal of Personality and Social Psychology. 87*, 228–245.

Gilman, R., Schumm, J. A., & Chard, K. M. (2012). Hope as a change mechanism in the treatment of posttraumatic stress disorder. *Psychological Trauma: Theory, Research, Practice, and Policy, 4*(3), 270–277. doi:10.1037/a0024252.

Goldberg, C. (2006, March 10). Harvard's crowded course to happiness: "Positive Psychology" draws students in droves. *The Boston Globe.* Retrieved from www.boston.com/news/local/articles/2006/03/10/harvards_crowded_course_to_happiness/

Grafanaki, S., Brennan, M., Holmes, S., Tang, K., & Alvarez, S. (2007). "In search of flow" in counseling and psychotherapy: Identifying the necessary ingredients of peak moments of therapy interaction, person-centered, and experiential psychotherapies. *International Journal of Person-Centered and Experiential Psychotherapies, 6*, 239–255.

Graham, J. E., Lobel, M., Glass, P., & Lokshina, I. (2008). Effects of written constructive anger expression in chronic pain patients: Making meaning from pain. *Journal of Behavioral Medicine, 31*, 201–212.

Grant, G. M., Salcedo, V., Hynan, L. S., Frisch, M. B., & Puster, K. (1995). Effectiveness of quality of life therapy for depression. *Psychological Reports, 76*(3, part 2), 1203–1208. Retrieved from www.ncbi.nlm.nih.gov/pubmed/7480486.

Guney, S. (2011). The Positive Psychotherapy Inventory (PPTI): Reliability and validity study in Turkish population. *Social and Behavioral Sciences, 29*, 81–86.

Harris, A. H. S., Luskin, F., Norman, S. B., Standard, S., Bruning, J., Evans, S., &Thoresen, C. E. (2006). Effects of a group forgiveness intervention on forgiveness, perceived stress, and trait-anger. *Journal of Clinical Psychology, 62*(6), 715–733. doi:10.1002/jclp.20264.

Headey, B., Schupp, J., T., Ingrid, T. & Wagner, G. G. (2010). Authentic happiness theory supported by impact of religion on life satisfaction: A longitudinal analysis with data for Germany. *The Journal of Positive Psychology, 5*, 73–82.

Hicks, J. A., & King, L. A. (2009). Meaning in life as a subjective judgment and lived experience. *Social and Personality Psychology Compass, 3*(4), 638–658.

Horwitz, A. V., Widom, C. S., McLaughlin, J., & White, H. R. (2001). The impact of childhood abuse and neglect on adult mental health: A prospective study. *Journal of Health and Social Behavior, 42*(2), 184–201.

Huta, V., & Hawley, L. (2010). Psychological strengths and cognitive vulnerabilities: Are they two ends of the same continuum or do they have independent relationships with well-being and ill-being? *Journal of Happiness Studies, 11*(1), 71–93. doi:10.1007/s10902-008-9123-4.

Jahoda, M. (1958). *Current concepts of positive mental health.* New York: Basic Books.

Joseph, S., & Linley, A. P. (2006). *Positive Therapy: A meta-theory for positive psychological practice.* New York: Rutledge.

Kahneman, D., Krueger, A. B., Schkade, D., Schwartz, N., & Stone, A. A. (2006). Would you be happier if you were richer? A focusing illusion. *Science, 312*, 1908–1910.

Karwoski, L., Garratt, G. M., & Ilardi, S. S. (2006). On the integration of cognitive-behavioral therapy for depression and Positive Psychology. *Journal of Cognitive Psychotherapy, 20*(2), 159–170. doi:10.1891/jcop.20.2.159.

Kashdan, T. B., Julian, T., Merritt, K., & Uswatte, G. (2006). Social anxiety and posttraumatic stress in combat veterans: Relations to well-being and character strengths. *Behaviour Research and Therapy, 44*, 561–583.

Kauffman, C., & Silberman, J. (2009). Finding and fostering the positive in relationships: positive interventions in couples therapy. *Journal of Clinical Psychology, 65*(5), 520–31. doi:10.1002/jclp.20594.

Lambert, M. J. (2007). Presidential address: What we have learned from a decade of research aimed at improving psychotherapy outcome in routine care. *Psychotherapy Research, 17*(1), 1–14. doi:10.1080/10503300601032506.

Lambert, M. J. (2013). *Bergin and Garfield's handbook of psychotherapy and behavior change* (6th ed.). New York: Wiley.

Lamont, A. (2011). University students' strong experiences of music: Pleasure, engagement, and meaning. *Music and*

*Emotion, 15,* 229–249.

Lent, R. W. (2004). Towards a unifying theoretical and practical perspective on well-being and psychosocial adjustment. *Journal of Counseling Psychology, 5,* 482–509.

Lester, B. P., Harm, P. D., Herian, M. N., Kraiskova, D. V. & Beal, S. J. (2011). The Comprehensive Soldier Fitness Program Evaluation. Retrieved from http://dma.wi.gov/dma/news/2012news/csf-tech-report.pdf on October 3, 2012.

Leykin, Y., & DeRubeis, R. J. (2009). Allegiance in psychotherapy outcome research: Separating association from bias. *Clinical Psychology: Science and Practice, 16*(1), 54–65. doi:10.1111/j.1468-2850.2009.01143.x.

Lyubomirsky, S. (2008). *The how of happiness.* London: Sphere.

Lyubomirsky, S., King, L. A., & Diener, E. (2005). The benefits of frequent positive affect: Does happiness lead to success? *Psychological Bulletin, 131,* 803–855.

Kirsch, I., Deacon B. J., Huedo-Medina T.B., Scoboria A., Moore T. J., et al. (2008). Initial severity and antidepressant benefits: A meta-analysis of data submitted to the Food and Drug Administration. *PLoS Med, 5*(2): e45. doi:10.1371/journal.pmed.0050045.

Magyar-Moe, J. L. (2009). *Therapist's guide to positive psychological interventions.* New York: Elsevier Academic Press.

Maslow, A. H. (1970). *Motivation and personality* (2nd ed.). New York: Harper & Row.

McCormick, B. P., Funderburk, J. A., Lee, Y. & Hale-Fought, M. (2005). Activity characteristics and emotional experience: Predicting boredom and anxiety in the daily life of community mental health clients. *Journal of Leisure Research, 37,* 236–253.

McGrath, R. E., Rashid, T., Park, N., & Peterson, C. (2010). Is optimal functioning a distinct state? *The Humanistic Psychologist, 38*(2), 159–169. doi:10.1080/08873261003635781.

McKnight, P. E., & Kashdan, T. B. (2009). Purpose in life as a system that creates and sustains health and well-being: An integrative, testable theory. *Review of General Psychology, 13,* 242–251.

Meyer, P. S., Johnson, D. P., Parks, A. C., Iwanski, C. & Penn, D. L. (2012). Positive living: A pilot study of group Positive Psychotherapy for people with schizophrenia. *Journal of Positive Psychology, 7,* 239–248.

Mitchell, J., Stanimirovic, R., Klein, B., & Vella-Brodrick, D. (2009). A randomized controlled trial of a self-guided internet intervention promoting well-being. *Computers in Human Behavior, 25,* 749–760.

Moeenizadeh, M., & Salagame, K. K. K. (2010). Well-being therapy (WBT) for depression. *International Journal of Psychological Studies, 2*(1), 107–115.

Murray, G., & Johnson, S. L. (2010). The clinical significance of creativity in bipolar disorder. *Clinical Psychology Review, 30*(6), 721–732. doi:10.1016/j.cpr.2010.05.006.

Myers, D. G. (2000). The funds, friends, and faith of happy people. *American Psychologist 55*(1), 56–67. doi:10.1037//0003-066X.55.1.56.

Niemiec, R. M., Rashid, T., & Spinella, M. (2012). Strong mindfulness: Integrating mindfulness and character strengths. *Journal of Mental Health Counseling, 34,* 240–253.

Nisbett, R. E. (2008). Eastern and Western ways of perceiving the world. In Y. Shoda, D. Cervone, & G. Downey (Eds.), *Persons in context: Constructing a science of the individual* (pp. 62–83). New York: Guilford Press.

Oksanen, T., Kouvonen, A., Vahtera, J., Virtanen, M., & Kivimäki, M. (2010). Prospective study of workplace social capital and depression: Are vertical and horizontal components equally important? *Journal of Epidemiology and Community Health, 64*(8), 684–689. doi:10.1136/jech.2008.086074.

Perlman, L. M., Cohen, J. L., Altiere, M. J., Brennan, J. A., Brown, S. R., Mainka, J. B., & Diroff, C. R. (2010). A multidimensional wellness group therapy program for veterans with comorbid psychiatric and medical conditions. *Professional Psychology: Research and Practice, 41*(2), 120–127. doi:10.1037/a0018800.

Peterson, C. (2006). The Values in Action (VIA) classification of strengths. In M. Csikszentmihalyi & I. S. Csikszentmihalyi (Eds.), *A life worth living: Contributions to Positive Psychology* (pp. 29–48). New York: Oxford.

Peterson, C., Park, N., & Seligman, M. E. (2005). Orientations to happiness and life satisfaction: The full life versus the empty life. *Journal of Happiness Studies, 6,* 25–41.

Peterson, C., & Seligman, M. E. P. (2004). *Character strengths and virtues: A handbook and classification.* New York: Oxford University Press; Washington, DC: American Psychological Association.

Rashid, T. (2009). Positive interventions in clinical practice, *Journal of Clinical Psychology, 65,* 461–466.

Rashid, T., & Anjum. A (2008). Positive psychotherapy for children and adolescents. In J. R. Z. Abela & B. L. Hankin (Eds.), *Depression in children and adolescents: Causes, treatment and prevention.* New York: Guilford Press.

Rashid, T., & Ostermann, R. F. O. (2009). Strength-based assessment in clinical practice. *Journal of Clinical Psychology: In Session, 65,* 488–498.

Rashid, T., & Uliaszeck, A. (2012). *Skills and strengths group: Integrating skills from dialectical behavioral therapy skills with Positive Psychotherapy (PPT) skills.* Unpublished manuscript, University of Toronto, Scarborough, Canada.

Rashid, T., Anjum, A., Stevanovski, S., Chu, R., Zanjani, A. & Love, A. P. (2013). Strength-based resilience: Integrating risk and resources towards holistic well-being. In A. G. Fava & C. Ruini (Eds.), *Increasing psychological well-being across cultures.* The Netherlands: Springer.

Rief, W., Nestoriuc, Y., von Lilienfeld-Toal, A., Dogan, I., Schreiber, F., Hofmann, S. G., Barsky, A. J., et al. (2009). Differences in adverse effect reporting in placebo groups in SSRI and tricyclic antidepressant trials: A systematic review and meta-analysis. *Drug Safety: An International Journal of Medical Toxicology and Drug Experience, 32*(11), 1041–1056. doi:10.2165/11316580-000000000-00000.

Ruini, C., & Fava, G. A. (2009). Well-being therapy for generalized anxiety disorder. *Journal of clinical psychology, 65*(5), 510–519. doi:10.1002/jclp.20592.

Schwartz, B., & Sharpe, K. E. (2006). Practical wisdom: Aristotle meets Positive Psychology. *Journal of Happiness Studies, 7,* 377–395.

Schwartz, B., Ward, A., Monterosso, J., Lyubomirsky, S.,

White, K., & Lehman, D. R. (2002). Maximizing versus satisficing: happiness is a matter of choice. *Journal of Personality and Social Psychology*, 83(5), 1178–1197. doi:10.1037/0022-3514.83.5.1178.

Schwartz, R. M., Reynolds, C. F., III, Thase, M. E., Frank, E., Fasiczka, A. L., & Haaga, D. A. F. (2002). Optimal and normal affect balance in psychotherapy of major depression: Evaluation of the balanced states of mind model. *Behavioral and Cognitive Psychotherapy, 30,* 439–450.

Seligman, M. E. P. (1995). The effectiveness of psychotherapy: The Consumer Reports study. *American Psychologist,* 50(12), 965–974. doi:10.1037/0003-066X.50.12.965.

Seligman, M. E. P. (2002). *Authentic happiness: Using the new Positive Psychology to realize your potential for lasting fulfillment.* New York: Free Press.

Seligman, M. E. P., (2011). *Flourish: A visionary new understanding of happiness and well-being.* New York: Simon & Schuster.

Seligman, M. E. P. & Csikszentmihalyi, M. (2000). Positive Psychology: An introduction. *American Psychologist,* 55(1), 5–14. doi:10.1037/0003-066X.55.1.5.

Seligman, M. E. P., Rashid, T., & Parks, A. C. (2006). Positive psychotherapy. *American Psychologist, 61,* 774–788.

Seligman, M. E. P., Steen, T. A., Park, N., & Peterson, C. (2005). Positive Psychology progress: Empirical validation of interventions. *American Psychologist, 60,* 410–421.

Sharf, J., Primavera, L. H., & Diener, M. J. (2010). Dropout and therapeutic alliance: A meta-analysis of adult individual psychotherapy. *Psychotherapy: Theory, Research, Practice, Training,* 47(4), 637–645. doi:10.1037/a0021175.

Sin, N. L., & Lyubomirsky, S. (2009). Enhancing well-being and alleviating depressive symptoms with Positive Psychology interventions: A practice-friendly meta-analysis. *Journal of Clinical Psychology,* 65(5), 467–487. doi:10.1002/jclp.20593.

Sirgy, M. J., & Wu, J. (2009). The pleasant life, the engaged life, and the meaningful life: What about the balanced life? *Journal of Happiness Studies, 10,* 183–196.

Smith, E. J. (2006). The strength-based counseling model. *The Counseling Psychologist, 34,* 13–79.

Steger, M. F., Kashdan, T. B., & Oishi, S. (2008). Being good by doing good: Daily eudaimonic activity and well-being. *Journal of Research in Personality, 42,* 22–42.

Steger, M. F., & Shin, J. Y. (2010). The relevance of the meaning in life questionnaire to therapeutic practice: A look at the initial evidence. *International Forum for Logotherapy,* 33(2), 95–104.

Stillman, T. F. & Baumeister, R. F. (2009). Uncertainty, belongingness, and four needs for meaning. *Psychological Inquiry, 20,* 249–251.

Undurraga, J., & Baldessarini, R. J. (2012). Randomized, placebo-controlled trials of antidepressants for acute major depression: Thirty-year meta-analytic review. *Neuropsychopharmacology,* 37(4), 851–864. doi:10.1038/npp.2011.306.

Vella-Brodrick, D. A., Park, N. & Peterson, C. (2009). Three ways to be happy: Pleasure, engagement, and meaning: Findings from Australian and U.S. samples. *Social Indicators Research, 90,* 165–179.

Wampold, B. E. (2001). *The great psychotherapy debate: Models, methods, and findings.* Mahwah, NJ: Lawrence Erlbaum Associates.

Wong, W.J. (2006). Strength-centered therapy: A social constructionist, virtue-based psychotherapy. *Psychotherapy, 43,* 133–146.

Wood, A. M., & Joseph, S. (2010). The absence of positive psychological (eudemonic) well-being as a risk factor for depression: A ten-year cohort study. *Journal of Affective Disorders,* 122(3), 213–217. doi:10.1016/j.jad.2009.06.032.

Wood, A. M., Maltby, J., Gillett, R., Linley, P. A., & Joseph, S. (2008). The role of gratitude in the development of social support, stress, and depression: Two longitudinal studies. *Journal of Research in Personality, 42,* 854–871.

Worthington, E. L., Jr. (Ed.). (2005). *Handbook of forgiveness.* New York: Brunner-Routledge.

Worthington, E. L., Hook, J. N., Davis, D. E., & McDaniel, M. A. (2011). Religion and spirituality. *Journal of Clinical Psychology,* 67(2), 204–214. doi:10.1002/jclp.20760.

# 第14章

# 整合心理治疗

约翰·诺克罗斯（John C. Norcross）<sup>*</sup>
拉里·博伊特勒（Larry E. Beutler）<sup>**</sup>

a

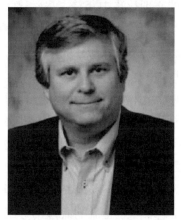
约翰·诺克罗斯

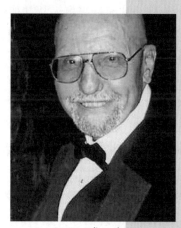
拉里·博伊特勒

＊ 约翰·诺克罗斯，哲学博士，美国斯克兰顿大学心理学教授和杰出学者，兼职从事临床心理治疗实践工作。发表了300多篇学术论文，合著或合编了20多本书，包括《管用的心理治疗关系》（*Psychotherapy Relationships That Work*）、《整合心理治疗手册》（*Handbook of Psychotherapy Integration*）、《临床与咨询心理学研究生项目指南》（*Insider's Guide to Graduate Programs in Clinical and Counseling Psychology*）、《管用的自助》（*Self-Help That Works*）。曾担任美国心理学临床心理学分会主席和心理治疗分会主席。

＊＊ 拉里·博伊特勒，哲学博士，加州大学圣塔芭芭拉分校和帕洛阿托大学荣休教授。曾是《咨询与临床心理学杂志》（*Journal of Consulting and Clinical Psychology*）和《临床心理学杂志》（*Journal of Clinical Psychology*）主编，也曾担任美国心理学临床心理学分会主席和心理治疗分会主席。独著或合著了29本书，发表有关心理治疗和心理评估的学术论文450多篇。

# 第一节　理论概要

在心理治疗领域，理论取向之间的竞争可以追溯到弗洛伊德时期，拥有冗长的历史。在心理治疗出现初期，治疗体系就像是相互争斗的手足，为了争夺更多的关注、关爱和拥趸而厮杀。临床工作者习惯在自己的理论框架内工作，以至于对新的理念以及可能更有效的干预视而不见。当临床工作者各自被划入互相竞争的心理治疗流派之时，一场意识形态的"冷战"正悄然拉开帷幕。

随着心理治疗领域逐渐成熟，各流派之间的整合成为主流。意识形态的争斗逐渐减少，各流派之间开始和解。临床工作者们开始承认每种理论体系都各有不足和潜在价值。事实上，许多学习心理治疗的年轻学生听说过去各流派之间的"意识形态冷战"时，都会感到震惊。

**心理治疗整合**（psychotherapy integration）的特征主要有：不满足于某一种流派的方法，更愿意跨越不同流派之间的界限，从而让当事人从其他流派的心理疗法中获益。尽管这场运动被贴上了各种各样的标签——整合取向、折中主义、治疗调适、响应取向、规范治疗、人–术匹配——但它们的目标是相似的。最终的目标是提高心理治疗的有效性和适用性。

人们普遍认为，对所有的当事人采用同样的心理社会治疗是不妥的，也是不太可能的。不同的人治疗的侧重点各有不同。根据当事人的独特需求量体裁衣，选择适合的心理治疗方法，可以明显提高治疗的有效性和适用性，而对不知情的当事人强行采用一致的治疗方法很难做到这一点。戈登·保罗（Gordon Paul，1967）提出的著名问题体现了整合的要义：**什么**治疗方法，在**何种**环境下，由**谁**来执行，对于具有特定问题的当事人是最有效的？

整合心理治疗的盛行有迹可循。**折中主义**，或者越来越受到青睐的一个词——**整合**（integration），是目前英语国家心理治疗界最为时兴的理论取向。主流的心理治疗书籍通常将其理论认定为是整合的，并在各种治疗方法的汇编中包含整合心理治疗的章节。虽然目前已出版了上百种整合各种治疗方法和理念的图书，但其势头有增无减。有关心理治疗整合的手册已经在十几个国家发行。显然这股整合热潮在 21 世纪也将一直持续下去——最近，一群心理治疗专家预测整合治疗将越来越受欢迎（Norcross，Pfund，& Prochaska，2013）。

## 一、基本概念

通往整合心理治疗的道路有千万条，条条大路都通向整合的"罗马"。其中最为流行的四条路分别是：**技术折中主义**（technical eclecticism）、**理论整合取向**（theoretical integration）、**共同因素取向**（common factors）和**同化整合取向**（assimilative integration）。研究显示（Norcross，Karpiak，& Lister，2005），每一条路都受到许多自认为折中主义者和整合主义者（每种 19% 到 28%）的拥护，而这四条道路都致力于提高治疗的有效性和适用性。它们超越了单一疗法的限制，但又各有不同，并侧重于当事人治疗过程的不同层面。

**技术折中主义**致力于提高我们为当事人及其问题选择最佳治疗技术和方案的能力，主要通过研究过去哪种特定的治疗方法对相似的病例最有效来实现。折中主义关注在实证数据而非理论层面上预测心理干预对何种当事人最有效。

技术折中主义者并不一定认同那些治疗体系的理论，但会采用它们的治疗方法，而理论整合主义者会从不同的治疗体系中抽取它们的理念和技术，尽管这些体系可能在本体论和认识论上互相矛盾。对于技术折中主义者来说，理论基础和技术之间不需要必然的联系。"促成理论之间的融合就像试着描绘宇宙的边际一样徒劳无功，但纵览大量的心理治疗文献，**寻找技术**（in search of techniques）却可以丰富临床经验并获得好的治疗回报。"（Lazarus，1967，p. 416）。

**理论整合取向**会采用两种或更多的心理治疗方法，希望获得比单一疗法更好的效果。正如理论整合的名称所示，它强调将心理治疗的基础理论和治疗技术加以整合。整合了精神分析和人际理论、认知和行为理论、系统和人本主义理论的各种治疗模型，都是这一路径的体现。

理论整合取向不是单纯的技术与方法的混合，而是致力于概念和理论上的创新，它的目标在于将两种或更多心理治疗中包含的最佳治疗元素加以整合，从而创造一个新的概念框架。整合所追求的不是简单的结合，而是一加一大于二的效果，形成一种新兴的理论。

**共同因素取向**希望找到不同治疗所共有的核心成分，最终在这些共有成分基础上创造更加精简有效的治疗方法。这一取向认为，决定治疗的成功与否，疗法之间的共性因素比差异性因素更为重要。最常被提到的共同因素有治疗联盟、宣泄的机会、新行为的习得和练习、当事人的积极期待（Grencavage & Norcross，1990；Tracey，Lichtenberg，Goodyear，Claiborn，& Wampold，2003）。

**同化整合取向**扎根于一种心理治疗体系，但同时也会选择性地吸纳其他治疗体系的观点和技术（Messer，2001）。这一取向既保留了单一理论体系的连贯性，又能够灵活地采纳不同治疗体系的更多技术，将两者的优点加以结合。比如，认知治疗师可能会在认知治疗过程中使用完形治疗的双椅对话技术。

对于这一理论的支持者来说，同化整合取向是通往系统整合的现实路径；但对于其反对者而言，它是人们不愿委身于完全循证的折中主义的废弃道路。不过，双方阵营都赞同，同化只是通往完全整合的暂时阶段。大多数治疗师一旦发现原有疗法的局限性，就会逐渐接纳和采用其他疗法的技术。最终，他们都不可避免将新方法整合到原有的疗法中。

当然，这四种整合的路径并不是互斥的。技术折中主义者不会轻视理论，理论整合主义者也不会忽视技术。不同心理治疗流派之间如果没有共性的话，是无法实现理论整合的。同化整合主义者和技术折中主义者都认为，应该在实践的层面而不是在理论层面将不同流派的方法加以整合。即使是对共同因素取向最热衷的支持者也不可能靠自己进行"非特定的"或"普遍的"实践，他们必须使用特定的方法。

在某些人的心目中，"整合的"和"折中的"是同义词，由于所谓的不协调或优柔寡断的特性，它们甚至带有情感矛盾的含义。然而，多数反对意见都应该是针对那些不加批判的、不成系统的**融合**（syncretism）。这种混乱随意的疗法主要是不成熟的技术和不正确的训练方式导致的。它们任意地将各种方法进行混合，缺少系统的理论或实证检验（Eysenck，1970）。

与之相反的是，整合是多年艰苦的训练、科研和经验的结果。它不是预设的，而是精心设计而成的。也就是说，精通多种治疗体系的治疗师基于实证研究的结果和当事人的需求有系统地选择治疗方法以及治疗关系。系统化整合的优点在于它易教授、复制及评估。

我们自己的心理治疗取向主要以整合为特色，以**系统化折中**、**系统化治疗**或**规范化**著称。我们有意将四种整合取向的核心部分加以结合。简而言之，我们希望针对当事人的独特性及多样的需要设计心理疗法和治疗关系，主要是依据当事人的诊断以及非诊断性的信息决定。我们基于循证的原则（治疗选择），按照一个明确有序（系统化）的模型，将不同理论流派的有效方法（折中主义）与特定当事人相匹配。

尽管有些整合治疗，尤其是那些与技术折中主义等同的治疗，提供了特定方法的清单，但我们倾向于更加宽泛的灵活变化原则，让治疗师根据自己的喜好去选择特定的治疗方法。因此，我们的整合治疗也是为了打破单一理论或是学院派心理治疗适用性的局限。它是依据以研究为本的灵活变化原则实施治疗性干预，而不是围绕一个封闭的理论或是有限的技术来进行。

换句话说，我们的整合治疗不会将自己局限于单一的心理病理学视角或改变机制，而是为当事人选择最合适的治疗方法（以及治疗关系）。我们相信没有任何一种理论是始终有效的，也没有任何一种治疗机制是对所有人适用的。因此，我们努力为每一位当事人建构一种新的治疗，我们认为，整合心理治疗的目的**不**是创造一种新的治疗体系或是单一的治疗方法，而是根据当事人及其具体情况选择不同的疗法。其结果是产生一种更高效的心理治疗——对当事人和治疗师都适用。

表面上看，几乎所有的治疗师都赞同应当根据当事人的特点选择合适的治疗，毕竟有谁会反对治疗师应该针对每个当事人的需求制定心理治疗方案，以提高成功率呢？然而，整合治疗不仅仅是简单地认同这一观点，而是有所超越，主要体现在以下五点：

（1）我们的整合治疗直接来源于结果研究而不是特定的理论。在我们看来，保健领域中，实证检验的知识和科学研究是解决理论分歧的最好评判。

（2）整合治疗包含多种心理治疗体系的贡献，而不仅仅在单一的治疗体系中工作。所有的心理治疗都有一个特定的、与众不同的地方。

（3）整合治疗的方法是基于当事人的多种诊断和非诊断性特征来选择的，而不是仅仅依据当事人的诊断结果。通常来说，去了解患病的当事人比了解疾病本身要重要得多。

（4）整合治疗的目标是提供最佳的治疗方法**和**治疗关系。虽然大多数理论家狭隘地将眼光放在治疗方法的选择上，但对于有效的心理治疗来说，治疗方法和治疗关系两者相辅相成，缺一不可。

（5）选择恰当的治疗方法使之与当事人相匹配，应当贯穿于整个治疗过程中，而不是在治疗前期作为案例表述呈现。整合治疗会追踪当事人的治疗进展并做出相应调整，直到治疗结束。

## 二、与其他治疗体系的关系

整合心理治疗非常感谢传统的、单一流派治疗体系所做的贡献，例如精神分析、行为主义、认知治疗和体验性治疗等。这些单一形式的治疗都是整合治疗必不可少的基础。整合治疗实际上离不开各种疗法的理论体系和治疗方法这些组成要素。用亚伯拉罕·林肯的话来说，整合治疗是将"来自四种取向的奇特的、不协调的甚至互有敌意的元素"加以综合了。

从狭义上讲，单一形式或单一流派的治疗对整合治疗没有贡献，因为从定义上看，它们没有整合不同干预和理念的规定。但从更广义、更重要的角度来说，它们增加了治疗的"设备资源"，丰富了我们对治疗过程的理解，并且提供了过程与结果的研究，这也是整合的基础和来源。没人会整合自己不了解的东西。

整合的目标，正如我们反复强调的那样，在于提高心理治疗的有效性和适用性。出于这个目的，我们必须承认单一形态治疗体系的宝贵贡献，它们共同发挥各自的力量。

尽管如此，我们也必须意识到大多数单一学派的治疗体系存在不少缺点。首先，大多数心理治疗体系是基于理性而非实证产生的。创始人在发展他们的治疗体系时，一般都不考虑或很少考虑有关治疗有效性的研究证据。在当今这个要求**循证实践**（evidence-based practice）的时代，心理治疗体系如果是基于缺乏控制的结果研究，一般无法持久。其次，除了病理性冲突之外，单一学派的治疗体系一般倾向于该流派创始人强有力的个人意见。西格蒙德·弗洛伊德发现他所有的当事人几乎都存在心理性欲的冲突，卡尔·罗杰斯发现他所有的当事人身上几乎都存在妥协的价值条件，约瑟夫·沃尔普发现他所有的当事人几乎都患有条件性焦虑，而阿尔伯特·艾利斯则发现他所有的当事人几乎都存在不合理信念。尽管如此，并不是所有当事人都会无一例外地出现这些著名理论家所说的典型症状。这一现象提醒我们，更有可能的情况是：当事人出现许多具体的问题，需要与之类似的多种治疗方法来解决。

再次，与此相关的是，大多数单一学派的心理治疗体系对所有的当事人和遇到的所有问题都推荐自己看重的治疗方法。当然，这么做简化了治疗的选择——对每一位当事人采取同样的心理治疗！——但这样的做法，完全没有考虑个体差异、当事人喜好以及不同文化的差异，这就像是试图从一家五金店里找到治愈所有疾病的药方，因为这是一家"好店"。但在临床上，无论这种心理治疗有多好，都没有单一的心理治疗体系对所有的当事人和所有的情况都有效。任何对关系敏感的、循证的治疗都需要一个灵活的视角。心理治疗方法的选择应该根据当事人的特定需求和情况量体裁衣，而不能"一刀切"。

也许用其他医疗领域的一个相似的情况来打比方，可以更好地阐明这个观点。打一个医学方面的比方，你会信任一个对所有当事人和病症都开一样药方（比如，抗生素或神经外科药物）的医生，将自己的健康托付给他吗？或者，用教育方面的例子来类比，你会奖励一个在所有课上都采用同样教学方法（比如讲演）的老师吗？或者你会信任一个对每个孩子和他们的问题行为都采取相同回应（比如无差别对待或是打孩子屁股）的保育员，将自己的孩子交给他吗？你的答案很有可能是"不会"。接受心理治疗的当事人也应该得到同样的关注！

最后，单一流派的治疗体系主要关注心理病理学和人格的描述，而不是介绍促进改变的机制。它们实际上是人格的理论而不是心理治疗的理论，它们提供了大量治疗内容的信息，却很少提及改变的过程。我们相信整合理论能够解释人们是如何发生改变的。对此感兴趣的读者，可以参阅了普罗查斯卡和诺克罗斯的著作，他们从整合的视角对 16 种治疗体系进行了具体的评论（Prochaska & Norcross，2013）。

我们深信多元化的或整合的心理治疗有很强的临床优势。整合心理治疗的诸多优势，都来自之前对于单一形态治疗的批判——整合治疗的创建更注重实证主义，而其发展过程更多以循证为本；个案的概念化更多是基于具体的当事人，而非深奥的理论；治疗方法更多是回应当事人的独特需求和特定情况，或是据此进行调整，而治疗更加侧重于改变的过程而不是人格的内容。换句话说，整合治疗会有更多的证据和变化、更具灵活性和敏感性。

# 第二节　发展历史

## 一、先驱

整合治疗作为一种治疗观，拥有与哲学和心理治疗同样长的历史。在哲学中，3 世纪传记作家第欧根尼·拉尔修提到了一个 2 世纪兴盛于亚历山大港的折衷中主义学派（Lunde，1974）。在心理治疗中，弗洛伊德有意识地为多种方法的选择和整合而奋斗。早在 1919 年，他就将精神分析式心理治疗（psychoanalytic psychotherapy）当作经典精神分析（classical psychoanalysis）以外的选择，他还认为，过于单一的治疗取向缺乏广泛的适用性（Liff，1992）。

更为正式的整合各种心理治疗的理论，早在 20 世纪 30 年代的文献中便已出现（Goldfried，Pachankis，& Bell，2005）。比如说，在 1932 年美国精神病学会的年会上，托马斯·弗兰奇（Thomas French，1933）将弗洛伊德和巴甫洛夫的一些观点进行了类比；1936 年，索尔·罗森茨魏希（Sol Rosenzweig）发表了一篇文章，强调各种心理治疗体系的共同之处。然而，这些做法和其他早期整合治疗的尝试，大部分是理论驱动的，缺乏实证检验。

可能是被集体忽视的缘故，早期的这些整合治疗只能作为一个潜在的主题存在于一个由零散的理论取向组成的领域。尽管心理治疗师们私下都很清楚，他们的理论取向并不能帮助他们处理在临床上遇到的所有问题，但一系列政治、社会和经济方面的因素——诸如行业组织、培训机构以及转介网络——都将他们限定在自己所属的理论学派中，并使他们尽量避免从其他理论取向中获得临床方面的帮助。

## 二、发展

当代系统化的整合治疗是由弗雷德里克·索恩（Fredrick Thorne，1957，1967）最早提出的，他在心理治疗界被誉为折中主义之父。索恩一直强调，任何有经验的心理治疗师都应该准备多种"工具"，治疗师应该从不同的理论取向中学习各种治疗方法，装满自己的"工具箱"。他把当代心理治疗比作一个只用一把螺丝刀的水管工。和这位水管工一样，固执的心理治疗师将相同的治疗方法用于所有的当事人，无视他们的个体差异，期待当事人来适应治疗师，而不是治疗师去适应当事人。

非常遗憾的是，索恩的警告被完全忽视了，十年后戈德斯坦和斯泰因（Goldstein & Stein，1976）所著的《规范的心理治疗》一书也遭受了相同的命运。这本书具有很强的超前意识，它强调治疗师应该先了解不同当事人的病情及生活习惯，在此基础上选择相应的治疗方法。

20 世纪 60 年代晚期，阿诺德·拉扎勒斯（Arnold Lazarus，1967，1989）成为折衷主义最著名的代言人。他的**多重模式治疗**（multimodal therapy）非常有影响力，激励了一代心理健康专家从更加宽广的视角去思考和实践。后来，我们俩和其他人逐渐加入了他的阵营（例如 Beutler，1983；

Frances，Clarkin，& Perry，1984；Norcross，1986，1987）。

同时，共同因素取向也在逐渐发展。在杰罗姆·弗兰克（Jerome Frank，1973）的经典著作《说服和疗愈》中，他提出所有的心理治疗方法都是老一代心理治疗的细化与调整。弗兰克声称，对于所有的心理治疗来说，治疗性的改变主要是四种因素共同作用的结果：充满感情的、相互信任的治疗关系；治愈性的环境；理性的或概念化的治疗图式；治疗性的仪式。尽管如此，多元化的、充满竞争的美国社会更加关注不同心理治疗的差异性，共同的因素很少得到过赞誉。

1980 年，索尔·加菲尔德（Sol Garfield）提出以共同因素为基础的折中主义心理治疗，马尔文·戈德弗莱德（Marvin Goldfried）在《美国心理学家》（*American Psychologist*）杂志上发表了一篇有影响力的文章，呼吁对治疗性改变的原则加以描述。加菲尔德（Garfield，1980）作为整合治疗运动的领导者，曾说："不同理论取向的治疗师在某种程度上可以获得一系列共同的治疗策略，这些治疗策略很可能都是强有力的，因为它们经受住了治疗师不同理论偏见的曲解和考验。"（p. 996）当然，在详述各种理论取向之间的共同点时，我们也同时在挑选这些理论取向中的最有效的部分。

在 20 世纪 70 年代末和 80 年代，出现了一些理论整合的尝试。保罗·瓦赫特尔（Paul Wachtel）出版了经典的《精神分析与行为治疗：整合的探索》一书，在书中他试着跨越这两种治疗体系之间的鸿沟。不过，具有讽刺意味的是，在全书的开篇一文中，他将行为治疗描绘成"愚蠢的、浅显的，甚至是不道德的"（Wachtel，1977，p. xv）。但在准备写这篇文章的时候，他被迫第一次深入了解行为治疗，并认真思考相关的问题。他观察到一个现象，当时一些顶尖的行为治疗师的治疗实践与一直吸引他的特殊版本的心理动力疗法不谋而合，他感到非常震惊。瓦赫特尔的经历提醒我们，独立割裂的理论学派可能会持续地对其他学派加以讽刺，从而妨碍治疗观念的根本改变和治疗实践的拓展。

20 世纪 70 年代末，随着第一本整合治疗的教科书《心理治疗体系：跨理论分析》的出版，詹姆斯·普罗查斯卡（James Prochaska）和卡洛·迪克莱门特（Carlo DiClemente）的跨理论治疗被心理治疗界所知晓（Prochaska，1979）。这本书从共同的改变原则，特别是变化阶段的角度，回顾了不同的理论取向。总体来说，跨理论治疗，特别是改变阶段，是整合治疗中研究最多的议题（Schottenbauer，Glass，& Arnkoff，2005）。

在过去短短 30 年里，整合心理治疗已经发展成为一个界定明晰的领域，受到广泛的关注。正如出版物的数量以及相关组织和期刊的发展所显示的那样，整合心理治疗在 20 世纪 70 年代之前展现了短暂的热潮，70 年代期间人们对整合治疗的热情逐渐上涨，从 80 年代开始到现在人们的兴趣剧增（Goldfried et al.，2005）。换句话说，整合心理治疗作为一个系统化的运动，它的过去很漫长，但其历史却很短暂。

## ■ 三、现状

大概有四分之一到一半的当代治疗师否认自己属于某一个特定的心理治疗流派，而更倾向于给自己贴上**整合**或**折中主义**的标签。反应灵敏的心理治疗师通常会把不同类型的整合治疗，当成自己的治疗模式。一项针对美国 1953 年到 1990 年的 25 个研究进行的综述（Jensen，Bergin，&

Greaves，1990）显示，整合治疗所占的比例是 19% 到 68%。而另一项对于最近十年研究的综述（Norcross，2005）则发现，整合治疗在美国仍旧是最普遍的治疗取向，但认知治疗的地位不断上升，对整合治疗发起了挑战，并有很快取而代之的趋势。这项综述还发现，在美国和西欧国家之外，整合治疗虽然得到了强有力的背书，但认可的人数不多。因此，整合治疗在美国可以算是比较典型的治疗取向，但在世界其他国家却算不上。

通过直接评估对于整合取向（正如前文提到的）的认可度；或是通过间接确定对于其他理论取向的认可度，都可以了解整合治疗的流行程度。例如，一项针对英国治疗师开展的调查发现，87%的治疗师**不会**采用某种单一的心理治疗方法（Hollanders & McLeod，1999）。又比如，针对美国临床心理学家的一项调查发现，高达 90% 的人会采用多种理论取向（Norcross & Karpiak，2012），很少有治疗师坚持采用单一的治疗方法。

几个国际性组织的建立，反映了整合心理治疗的普及程度，同时也促进了整合心理治疗的发展。两个跨学科的学会——心理治疗整合探索协会（Society for the Exploration of Psychotherapy Integration，SEPI）和心理治疗研究会（Society of Psychotherapy Research，SPR）每年都会召开会议，致力于心理治疗的多元化尝试以及心理治疗的普适性研究。同时，这两个协会也出版国际性的科学杂志：《心理治疗整合杂志》（*Journal of Psychotherapy Integration*）隶属 SEPI，SPR 则发行《心理治疗研究》（*Psychotherapy Research*）。

整合心理治疗最早发端于美国，根基最为稳固。但目前这一取向已逐渐在世界范围内传播，并成为一个国际运动。如今，SPR 和 SEPI 都拥有许多国际分支，并且定期在美国以外的国家召开年会。

相当长时间以来，心理治疗师通常接受单一理论取向的训练。虽然这种单一理论取向的训练方法并不一定能带来治疗师临床上的胜任，但它的确能减少临床治疗的复杂程度和理论上的混乱（Schultz-Ross，1995）。近年来，心理治疗师开始意识到单一的治疗方法从理论上来说是不完整的；在临床实践中，对不同当事人、不同的治疗情境和各种问题来说，单一的治疗方法也是远远不够的。于是，他们开始接受不同理论取向的训练——或者说至少开始接触本书提到的各种理论取向。

心理治疗训练开始向整合的方向迈进，但这也许是喜忧参半。一方面，整合训练解决了临床实践中的日常需要，满足了对于多元化的理性追求，也对越来越多的研究证据做出了回应，即"针对不同的当事人，需要提供不同的治疗方法和治疗关系才能够取得治疗的成功"。另一方面，整合训练增加了学生的压力，为了获得临床胜任力，学生要学习和掌握不同的治疗方法和范式。同时，教师们也面临需要构建一个配套的训练体系的挑战（Norcross & Halgin，2005）。

研究表明，培训主管致力于心理治疗整合，但在实现这一目标的途径上却莫衷一是。大约 80% 到 90% 的心理治疗项目和实习项目的培训主管都认为，只了解一种治疗体系是不够的，多元模式的训练是十分必要的。但是，他们对于什么是最佳的整合训练过程却存在很大的分歧。大约三分之一的培训主管认为学生应该先精通一种治疗体系，再学习其他治疗体系；约有一半的人认为应该让他们对多种治疗体系都有一定的掌握；剩下的人则认为他们从一开始就应该在一个特定的整合治疗体系中接受训练（Lampropoulos & Dixon，2007）。

计算机化的多媒体可能有助于提高整合心理治疗的训练效果。一项使用虚拟当事人的试点研究显示，通过一个又一个的案例能够成功训练治疗师识别哪种治疗对当事人最有效（Beutler & Harwood，2004）。最近，有研究者开发了一个免费的在线程序（www.innerlife.com），它可以指导当事人选择最佳的治疗方案，并找到能最好地实施这一整合治疗的治疗师。另一项相应的程序（在同一个网站上）可以帮助治疗师以适当的成本，设计一个以研究为本的治疗方案，这些治疗服务灵活而广泛地运用了改变的基本原则。完成整个 Innerlife 系统化治疗选择（systematic treatment selection，STS）的题目需要大约 15 分钟，用户需要回答一系列相关的问题，填完之后，Innerlife STS 会为当事人生成一份报告，内容主要是根据当事人的情况，呈现关键的治疗议题，包括：需要关注的领域、需要考虑的治疗方法、需要回避的治疗方法、适合的治疗师风格、心理治疗师的选择、自助资源等。

在这份报告中，治疗师也会获得类似的与治疗相关问题的解答，这份详细的报告还考虑到了治疗设置的问题，包括建构治疗环境和指导治疗人员关注促进有效改变所需的条件。

这个系统随后会提出一些治疗建议，这些建议都是基于 30 年的研究结果生成的，这些研究基于循证的原则，以找到当事人的特点（包括诊断）、治疗方法和治疗关系之间的最优组合。

应该说，整合训练不仅是一种产品，也是一个过程。作为一种产品，整合心理治疗越来越多通过书籍、录像、课程、研讨会、工作坊、会议、督导、博士后项目以及体制变革而得到迅速传播。希望教育工作者能发展和传播这些整合治疗的产品，因为这些产品比传统的单一理论取向视野更加宽广，更加多元、更加有效。

我们更加热切地希望整合心理治疗作为一个过程，以符合自身多元性和开放性特征的方式得以传播。整合治疗训练的目的不在于必须培养出一批正式的、狂热的"整合派"心理治疗师，这样做的结果只是简单地以强制采用整合治疗取向替代了强制采用单一治疗取向。这样可能只是在内容上变得更加自由，但过程并不自由。我们的目标应该是教治疗师们用整合的方式去思考（甚至行动），在临床实践中更加开放、灵活，更具整合性和批判性（Norcross & Halgin，2005）。

整合治疗也回应了心理健康领域里不断增加的对短程治疗和循证治疗的需求。美国大约有 90% 的当事人接受了不同形式的健康管理，在这种情况下，短程治疗势在必行。整合治疗，特别是技术折中形式的整合，回应了实用主义的箴言："对于这种问题的当事人而言，不管用什么治疗方法，只要效果更好和见效更快即可。"

目前循证实践的国际化发展，使得人们根据最佳的研究和体验结果选择最适合当事人的心理治疗这一需求变得尤为紧迫（Norcross，Beutler，& Levant，2006）。基于数据做出临床决策，将会成为常态。可以说，循证实践加速了传统治疗流派的瓦解和理性多元化的发展。虽然关于证据的判定规则一直都存在争议，但是循证实践反映了一种致力于找到"最有效方法"的实用主义，它清楚地强调了什么最有效，而不是用了什么理论。整合治疗随时准备迎接这一挑战。

# 第三节　人格理论

## 一、理论概述

自弗洛伊德起，大多数心理治疗体系主要包括人格理论和心理病理学（改变**什么**）的内容。然而，大多数整合治疗并不是这样，它们强调变化的过程（如何**改变**）。整合治疗直接聚焦治疗方法和治疗关系的选择，而不是有关人格和病症形成的理论建构。尽管任何治疗都有一个潜在的理论支撑，但整合治疗较少强调人格，更多关注即时的改变。

整合治疗理论没有对人格及心理病理症状是如何产生的做出具体的假设。因为如果人们已经知道在一个当事人身上何种治疗方法和治疗关系最有可能获得积极效果的话，这些假设也就显得不那么重要了。有效的治疗方法可以来自多种理论，也可以不需要任何理论框架。

虽然人格的整合理论非常有限，但其内容十分广泛且兼容并包，它们认可发展心理学的毕生发展观。同时，它们还认为无论是功能健全的还是有残疾的人，都是一系列遗传禀赋、学习历史、社会文化背景和物理环境相互作用的产物。

## ■ 二、主要概念

整合治疗不依赖于人格理论，但这不代表它不关注人的人格特征，实际上它非常关注。正如在下一节中会详细写到的一样，当事人的人格特征是整合治疗的决定性因素。当然，治疗师的人格特征以及双方的匹配程度也同样重要。但是，人格特征不能脱离更宽泛的人类发展和动机理论。在整合治疗中，与当事人其他的特征一样，当事人的人格特征会影响治疗的有效性，这一结论得到了研究的证实。

我们基于数据的治疗认为，人们想要解决一个问题并不一定需要知道这个问题是怎么来的。当我们遇到一个特定的行为模式或是环境特征的时候，更重要的是知道什么样的治疗可以带来改变。

在下一节中，我们会详细介绍几种人格特征，研究表明这些人格特征能帮助治疗师提高心理治疗效果。先做个铺垫，我们举一个例子来说明传统心理治疗和整合心理治疗在人格概念上的差异。

在决定采用领悟取向（insight-oriented）治疗还是症状改变（symptom-change）治疗时，当事人的应对方式是需要考虑的重要的人格特征。应对方式是个体在面对新的经验或压力时所表现出来的行为和品质。一个人可能会做出各种破坏社会关系的行为，例如冲动、指责和反抗（外化）等，也可能会做出增加个人痛苦的行为，例如自责、退缩、情绪化（内化）等。事实上，这些应对都是相对持久的、跨情境的，不同人的表现有所区别。因此，它们被称为人格特征。但是，整合治疗很少去理解它们为什么会发生，而是着重于探究它们如何影响心理治疗并提高其成功率。

我们的整合治疗旨在依据当事人的人格特征制定适合的心理治疗方案，而不是发展一种人格的理论。我们致力于改变心理病理症状，而不是专注于对它的解释。下面我们继续介绍整合心理治疗的实践。

# 第四节　心理治疗

## ■ 一、心理治疗理论

整合心理治疗没有统一的人格理论和心理病理学理论，与之形成鲜明对比的是，它非常看重临床评估，因为评估可以指导有效的治疗。在心理治疗早期进行的评估，可用来帮助选择最有效的治疗方法和治疗关系。在治疗过程中的评估，可以监控当事人的反应并根据需要调整治疗方案。在治疗即将结束时，需要评估整个项目的干预效果。因此，评估是连续的、互相合作的和有价值的。

在这一节中，我们首先会讨论临床评估，它能够推动并指导治疗方案的选择。然后讨论心理治疗的过程，正如临床实践中的治疗流程一样。

## （一）临床评估

整合治疗中对当事人的临床评估是相对传统的，只有一个地方例外。评估性访谈需要收集各种信息，包括当事人的问题、相关病史、治疗期望和目标，同时建立治疗联盟。作为心理学家，我们通常也使用正式的心理测验以得到更多数据，并识别轴Ⅰ障碍（心理病理症状）和轴Ⅱ障碍（人格障碍）。我们推荐两类量表：一类是症状评价表，如贝克抑郁量表、90项症状清单（SCL-90-R）；另一类是病理学和人格测验，如明尼苏达多相人格测验、米隆临床多轴问卷（Millon Clinical Multiaxial Inventory-Ⅲ）。

整合心理治疗的评估有一处例外，我们在一开始会收集当事人的多种特征以指导治疗的选择。事实上，前文介绍的 Innerlife STS 可以为临床治疗师和当事人提供基于网络的评估，从而在整合治疗的传统框架中制定治疗方案（Beutler & Groth-Marnat，2003；Harwood & Williams，2003）。

为了实施以治疗为中心的评估，整合治疗的难点在于找到有助于提升治疗效果的当事人的特征和相应的治疗方案。当事人、治疗师、治疗方法、治疗关系和环境设置等变量的排列组合有成千上万种，它们可以为治疗带来不同的影响。我们主要依靠现有的实证研究来识别有限的影响治疗成功率的当事人特征，我们采用有针对性的评估来找到最能预测不同治疗反应的因素（Castonguay & Beutler，2006；Beutler，Clarkin，& Bongar，2000）。

当然，这一评估策略也存在一些问题。主要问题在于，研究检验过的有价值的当事人的特征非常多。即使这些特征都能够有效预测改变，也不太可能让临床治疗师去整理和持续地利用如此多的特征。再者，不同的研究者对于哪些当事人特征和治疗方案更重要的问题，也存在分歧。必须克服这两个困难，然后才可能对什么因素对当事人最有效进行优先排序。

幸运的是，我们多年来的项目研究解决了这些问题（Beutler et al.，2000；Castonguay & Beutler，2006；Norcross，2011），找到了对改变影响最大的当事人特征，以及使治疗方式符合当事人需求的最有效方法。疗效研究回顾、交叉验证研究、复杂统计分析（结构方程模型）和一系列元分析研究将当事人的特征和治疗方式的数量控制在一定范围内，这些特征可以明显提升心理治疗的有效性。

## （二）六大当事人特征

在这一部分，我们介绍六种整合心理治疗师常常用到的当事人特征。这些当事人特征可以指导我们恰当地匹配当事人和治疗师。当然，整合心理治疗师并不受限于这六种特征，但这六大特征的确展示了整合治疗是如何匹配临床评估和治疗的。

### 1. 诊断

我们通常是围绕《精神障碍诊断与统计手册》（DSM）和《国际疾病分类》（ICD）所描述的心理障碍制订我们的治疗计划。虽然单凭诊断开展治疗是不够的，但基于现实性的原因，诊断是非常需要的。第一，保险公司要求诊断，保险的利用率需要以它为参考。第二，结果研究通常是确定什么对具有特定诊断的群体最有效，而且诊断出来的主要症状有助于评估治疗的有效性。为了从研究中受益，必须了解当事人的诊断结果。第三，目前针对很多心理障碍已经发展出专业化和程序化的治疗。

同时，出于多种原因，单凭诊断不足以确定治疗计划。诊断是病理学导向的，忽视了当事人的优势。心理障碍的标准有很多，也在不断变化，针对的人群也不同。当事人可能不仅患有轴 I 障碍，还同时伴有一项或更多轴 II 障碍。仅仅针对某一特定诊断群体的治疗非常少。因此，必须针对整个群体制订治疗计划，而非针对孤立的疾病。

在制订治疗计划时，要考虑到 DSM-IV 中轴（axes）的组合有很多可能性。下诊断的时候不能只局限于轴 I（症状）和轴 II（人格障碍），还需要包括身体状况（轴III）、环境压力源（轴IV）和整体功能（轴V）。因此，同样是患有轴 I 障碍的当事人，可能会接受不同的治疗。轴V或者说整体功能评定（Global Assessment of Functioning）作为当事人功能性损伤的简单指标，对治疗计划的制订尤为重要。

### 2. 改变阶段

改变的阶段代表个体准备改变的情况，既是一段时间，同时也包括迈向下一个阶段所需的一系列任务。这些阶段主要是涉及特定的行为和时间，而不是持久的人格特征。**无意图期**（pre-contemplation）是指在可见的未来没有意向做出行为上的改变。大多数个体在这一阶段不知道或没有充分意识到自己的问题；然而，他们的家庭、朋友、雇主通常都很清楚他们有问题。他们往往是出于压力或是应别人的要求来接受心理治疗。拒绝承认问题的存在是无意图期的标志（或者是否认问题的存在，这其实毫无帮助）。

在**意图期**（contemplation），人们意识到问题的存在，认真思考如何解决问题，但还没有下决心采取行动。有改变意图的人一直在对功能失调行为的积极评价和改变这些异常行为将要付出的努力、精力和损失之间挣扎。认真考虑问题的解决，是意图期的主要特点。

**准备期**（preparation）包括改变的意图和行为标准。在这一阶段，人们打算在不久的将来采取行动，虽然他们在过去一年都没有成功。准备采取行动的人会报告一些小的行为变化，比如酒喝得少了或者联系了医疗保健专家。虽然他们的问题有所缓和，但还没有开始采取有效的行动，比如戒酒。不过，他们正打算在近期这么做。

在**行动期**（action），人们改变自身的行为、体验或环境以解决问题。行动期会出现明显的行为改变，也需要付出大量的时间和精力。行动期的行为改变是最明显，也是最被外界认可的。对目标行为的切实修正，是行动期的标志。

在**维持期**（maintenance），人们努力防止问题行为再次出现，并巩固行动期的收获。在行动初期以后，对于成瘾行为，维持期需要至少六个月的时间，并且时间的上限还不能确定。对于一些问题行为，维持期会持续一生。六个月后，能够摆脱问题行为，并投入新的、与问题行为截然相反的行为，就算达到了维持期的标准。

根据当事人所处的改变阶段，治疗师可以推荐特定的治疗方法和治疗关系。表 14.1 说明了一些先进的治疗体系在哪个改变阶段是最有效的。在早期的无意图期和意图期，精神分析与领悟取向的治疗方法效果最好。在准备期和行动期，存在主义治疗、认知治疗和人际心理治疗等最适用。在行动期和维持期，行为治疗、暴露治疗和焦点解决治疗等最有用。在行为改变的大背景中，每种治疗体系都有自己最适用的地方。

| 表 14.1 | | 整合心理治疗与改变阶段 | | |
|---|---|---|---|---|
| | | 改变阶段 | | |
| 无意图期 | 意图期 | 准备期 | 行动期 | 维持期 |
| 动机性访谈 | | | | |
| 策略式家庭治疗 | | | | |
| 精神分析治疗 | | | | |
| | 分析性治疗 | | | |
| | 阿德勒治疗 | | | |
| | | 存在主义治疗 | | |
| | | 理性情绪行为治疗（REBT） | | |
| | | 认知治疗 | | |
| | | 人际心理治疗（IPT） | | |
| | | 完形和体验性治疗 | | |
| | | | 行为治疗 | |
| | | | 焦点解决治疗 | |
| | | | 眼动脱敏与再加工（EMDR）和暴露治疗 | |

与治疗师的关系也和当事人的改变阶段相对应（Norcross，Krebs，& Prochaska，2011）。和无意图改变者一起工作，此时的治疗师类似于养育孩子的父母，就像父母与叛逆的青少年一起工作，这些青少年在争取独立和抗拒独立的两端摇摆。和意图改变者一起工作，治疗师的角色类似于苏格拉底式的老师，鼓励当事人就自身的问题发表自己的见解和想法。和准备行动的当事人一起工作，治疗师如同一位经验丰富的教练，与当事人一起经历许多关键的比赛，为他们提供好的参赛计划，或是评判当事人行动计划的优劣。和维持期的当事人一起工作，整合心理治疗师更像是顾问，可以在进展不顺利时提供专业的建议和支持。

**3. 应对方式**

当事人的应对方式是指他在面临新情况或危机时的习惯性行为。当事人采取的应对方式相对稳定，往往介于两种极端之间。简而言之，他们或者倾向于**外化的**应对（冲动、寻求刺激、外向），或者倾向于**内化的**应对（自我批评、抑制、内向）。

当事人的应对方式是确定心理治疗目标的参照之一，即到底是关注症状的减少还是选择更广的主题。对于外化应对的当事人，关注症状和培养技能的疗法更有效。比如针对有冲动行为的孩子和成人，最好是通过发展技能减少他们的问题。然而，针对内化应对的当事人，领悟和促进觉察的治疗可能最有效。不同的治疗师可能会采取不同的治疗方法，但应该都包含对亲子关系的解释、对移情和阻抗的分析、对反复出现的主题的回顾和增强情绪觉察的练习（Beutler et al.，2000；Beutler，Harwood，Kimpara，& Blau，2011）。

**4. 阻抗程度**

当事人的**阻抗**是人们常说的抵抗行为的变式。阻抗的当事人容易被外界的要求激怒，并做出相反的回应。阻抗的程度是决定治疗师指导强度的可靠标志——高阻抗的当事人可能需要非指导性的、自我导向的或似是而非的技巧，而低阻抗的当事人需要更直接的指导。换句话说，对于高阻抗的当事人，使用间接的和当事人主导的方法能改善治疗效果。相反，对于低阻抗的当事人，直接的、结构化的方法，比如认知重构、提出建议和行为契约有利于改善治疗效果（Beutler, Harwood, Michelson, Song, & Holman, 2011）。也就是说，治疗师的指导程度取决于当事人，尤其是他的阻抗程度。

### 5. 偏好

如果伦理上和临床上允许的话，我们会在心理治疗中考虑当事人的偏好。这些偏好很大程度上受到当事人人格、价值观、依恋类型和过去心理治疗经历的影响。这些偏好与治疗师本人（年龄、性别）、治疗关系（热情或温和程度、主动或被动）、治疗方法（家庭作业、释梦、双椅对话）或治疗形式（拒绝团体治疗或药物治疗）有关。

在治疗的前期，我们会努力识别当事人的强烈偏好，然后在可行的情况下考虑这些偏好。对照试验研究和临床经验都表明，关注当事人的愿望可以减少误解，加强治疗联盟，减少中途退出，建立合作关系，这些都与治疗成功紧密相关（Norcross，2011）。假定当事人总是知道自己想要什么、什么对自己最好，未免过于轻率。但是，如果临床治疗师认可当事人知道自己最希望的服务是什么样的，他们和当事人会更匹配（Lazarus，1993）。

### 6. 文化

当事人的文化背景与其偏好息息相关，广义的文化包含了民族、种族、性别、性取向、残疾状况和年龄。多元文化胜任力不仅是一种伦理或政治理想，也是整合心理治疗的临床实践所必需的。治疗方法和治疗关系都要和当事人所处的文化相适应，正如要和当事人的改变阶段、应对方式和阻抗程度相适应一样。治疗可以通过回应性话语、治疗师特质、隐喻、方法、目标和内容来达到文化适应的目的。

与根据转诊当事人的特质来选择治疗方案一样，很重要的一点是不要假设只有单一、可见的文化影响一个人的体验。我们应以尊重的态度与当事人讨论哪种文化或文化的交集对心理治疗方案的制定至关重要。想当然地认为当事人的性别、族群或性取向就是决定治疗方法最重要的因素，可能和完全忽视它们一样有害。

总之，以上六大当事人特征是根据当事人及其具体的问题和背景系统调整心理治疗的可靠标志。尽管随着研究的进展，这一清单可能会有变化，但是这些特征都是大量的文献综述和元分析的结果。这些当事人特征，包括诊断但不限于诊断，可以单独应用于特定的理论取向之中。这意味着当前的心理治疗已经发展到这样一个阶段——对于可以评估的当事人特征，需要采用特定的治疗方法和治疗关系，这些治疗方法和关系能够明显提高临床工作的效率。

## ■ 二、心理治疗过程

根据当事人的特征匹配或定制心理治疗方案，可能（过去一直是）会被误解是权威的治疗师为被动的当事人制订特定的心理治疗计划。然而，临床现实却恰恰相反。我们的目标是，一位共情的治疗师努力与当事人建立最佳的关系，既能加强双方的合作，又能确保当事人的安全感和责任感。

这种最佳关系的性质，是由当事人的偏好、文化背景和人格决定的。举个例子，如果一个当事人经常产生阻抗，那么治疗师就会考虑，是不是自己在逼当事人做让他不舒服的事（偏好），或者是当事人还没准备好改变（改变阶段），或者是当事人对指导的方式感到不舒服（阻抗）。可以说，在整合心理治疗中，治疗师是追随当事人的（Norcross，2010）。

改变是通过相互关联的过程发生的。治疗关系、治疗方法以及当事人避免问题行为重现的方式等，都会影响到治疗性改变的发生（Beutler，Forrester，Gallagher-Thompson，Thompson，& Tomlins，2012）。一套完整的治疗方案涉及确定治疗环境、治疗形式、治疗强度、药物（医疗）的作用以及特定的治疗策略和技术等。

## （一）治疗关系

所有的心理治疗都发生在敏感和治愈性的人际关系中。从经验上讲，治疗能否成功主要取决于当事人的特征和治疗关系的性质（有关综述，请参见 Norcross，2011）；只有 10% 的治疗结果大致是由特定的治疗方法引起的。

认为治疗方法的选择只是一个缺乏主体、技术导向的过程，这是对整合治疗很大的误解。整合心理治疗不仅努力为每位当事人"量身定制"治疗技术，还为他们选择最适合的治疗关系。如果一定要把这个问题概念化的话，将**治疗方法选择**（treatments of choice）等同于技术的选择就如同治疗师将**治疗关系选择**（therapeutic relationships of choice）等同于人际关系的选择一样（Norcross & Beutler，1997）。

在建立和培养治疗关系的时候，我们非常依赖临床经验和有效性的实证研究。对数千项研究的元分析表明，治疗联盟、共情、目标一致、协作、积极的关注/支持、真诚一致、适度的自我表露、对反移情的控制等，对治疗都是有效的（Norcross，2011）。收集当事人治疗进展的实时反馈（Lambert & Shimokawa，2011）、修复治疗联盟中的裂痕（Safran，Muran，& Eubanks-Carter，2011）也有利于提高成功率。除非当事人感到安全、有联结感、感受到关心，否则即使最好的循证治疗也会毫无成效。

一开始，我们努力建立工作联盟，并对当事人的经历和担忧进行共情。接着，我们与当事人一起确定治疗目标，确保当事人的偏好得到满足，减轻一开始的不信任感和恐惧感，向当事人展现我们的关心和支持。当然，治疗关系还必须与每个当事人和他的文化背景相匹配。

## （二）治疗计划

治疗计划一般包括治疗设置、治疗形式、治疗强度、药物治疗、治疗策略和技术方面的决策。很重要的一点是，每位当事人都会对不同治疗组合做出最佳回应。我们不能也不应该以为治疗就是每周一次的个人门诊治疗。接下来，我们会仔细考虑这些选择，并集中讨论治疗策略和技术。

### 1. 治疗设置

治疗设置主要指治疗发生的地方，如心理治疗师的办公室、精神病院、为出院病人设立的过渡教习所、诊所、中学校园等。设置的选择主要考虑精神疾病的严重程度以及当事人环境中所能提供的支持：一方面可以对当事人有所约束，另一方面也能够提供支持。

每个治疗决策都与其他决策以及当事人的特征息息相关。举个例子，最佳的设置一方面是由当事人的症状所决定的，另一方面也反映了当事人的阻抗程度。那些症状最严重、阻抗最强烈的当事人，最需要约束性的设置。相比约束性的设置，一般人们更偏好门诊治疗；事实上，我们确实更倾向于选择约束最少的设置。

### 2. 治疗形式

治疗形式指的是谁直接参与了治疗，即进行治疗的人际环境。典型的治疗形式——个体、团体、夫妻和家庭——有一套治疗参数，它们主要由参与者的人数和身份决定。（更多对治疗形式的评论，请见本章的第五节的"治疗情境"。）

### 3. 治疗强度

治疗强度是指治疗的**持续时间**、每次会谈的**长度**和接触的**频率**。它也可能与多种治疗形式的使用有关，比如既有团体治疗，又有个体治疗，或者既有药物治疗，又有心理治疗。

治疗强度应该考虑问题的复杂性和严重性程度，同时还要考虑当事人的资源。比如，当事人有多个治疗目标、多种功能严重失调、社会支持很少，又有人格障碍，很可能比问题简单的当事人治疗时间更长、强度更大，接受更多样化的治疗。短程治疗显然不适合每个人；很多当事人需要长程或终身治疗。

### 4. 药物治疗

数十年的临床研究和经验证明，精神药物的使用可能意味着更为严重的疾病抑或慢性疾病。如果使用药物治疗，那么问题就是如何用药，用哪种药，多少剂量，服用多久。

与其他心理治疗体系不同，整合心理治疗非常适合将药物治疗与心理治疗相结合，这与治疗方案选择的多元化特点相一致。

同时，我们需要提出一些注意事项。由于心理健康保险的赔偿和限制愈加严格，治疗师会更多使用药物治疗，从而代替心理治疗。从临床或经验上来说我们对这种情况感到震惊，因为研究表明，药物治疗并没有比心理治疗更有效（例如 Antonuccio，1995；DeRubeis et al.，2005）。大量科学研究证明，在治疗非精神病性障碍方面，尤其是考虑到当事人的自我评估和长期随访的结果，心理治疗与药物治疗同样有效。当然，这并不是贬低药物治疗的积极作用，而是强调心理治疗的可靠效力。另外，我们认为在整合治疗中要谨慎协调不同治疗的关系，对当事人及其支持系统进行心理健康教育。单纯用药不是整合治疗。

### 5. 治疗策略和技术

当治疗师第一次见到当事人时，他们很容易被特定的治疗策略和技术所诱惑。然而，正如我们注意到的，治疗的决策常常涉及一系列相互关联的选择。真正整合的治疗会依次考虑其他的选择，然后再考虑治疗策略和技术。

在整合治疗中，策略和技术的选择是最具争议性的部分。显然，不同理论取向的支持者对看似相同的技术会有不同的看法。另外，任何治疗技术都能以不同的方式使用。因此，与其关注具体技术本身，我们更愿意制定改变的原则，这些原则可以用多种方式和技术来实施。通过合并和匹配不同治疗体系中的程序，我们为当事人量身定制治疗方案。

任何人，包括心理治疗师，只能同时处理少量的匹配信息（Halford，Baker，McCredden，& Bain，2005）。如上所述，我们主要考虑六种当事人特征（诊断、改变阶段、应对方式、阻抗程度、偏好、文化），有关这些特征的规范性指南已经得到了实证追踪研究的支持。

**6. 预防复发**

如前所述，为每一个当事人量身定制心理治疗方案，可以提高治疗的有效性。然而，即使是心理治疗有效，对许多行为障碍而言，复发的情况也经常出现。尤其是对成瘾行为、心境障碍和精神病性障碍而言更是如此。因此，强烈建议在治疗即将结束的时候，教授所有当事人预防复发的方法。

预防复发可以帮助当事人识别退行的高风险因素，制订计划避免这种情况的出现，并习得维持改变的技能（Marlatt & Donovan，2007）。当事人和治疗师可一起检查当事人居住、工作、休闲的环境，然后确定主要是哪些地点、人群和情境可能会引发功能障碍。同时，治疗师还要教当事人识别一些引发问题的信号和线索，如抑郁、焦虑甚至兴奋的体验。当这些线索出现时，最好能与一些替代性行为相关联，包括求助、自我控制练习以及避免强烈的情境压力。最后，大多数情况下，我们会努力消除一些阻碍，从而让当事人有需要时能够再次向我们或者其他心理健康专家寻求帮助。

当问题比较复杂、当事人功能严重受损、有人格障碍时，就需要开展维持期的治疗。在治疗过程不稳定、症状在六个月内没有得到持续改善时，也需要进行维持期的治疗。这些特征可能是复发的前兆，在当事人发现问题之前，维持期的治疗可以起到未雨绸缪的作用。

## 三、心理治疗机制

整合心理治疗假定不存在单一或普遍适用的改变机制。不同的人可能表现出相似的症状，但其作用机制可能很不一样。防御型的个体可能需要一位共情的治疗师表现出信任和合作，给他们做出好的榜样；一个充满信任的、自省的当事人可能需要领悟和概念重构。同样，帮助一个焦虑的当事人改变，可能需要使其暴露在害怕的事情和充满支持性的环境中。关键在于有多种改变路径。

表 14.2 展示了九种作用机制，我们更倾向于称其为**改变过程**（change processes）。这些过程目前在我们的研究中得到了最多的实证支持。心理治疗师最常使用的改变过程是意识的提升和发展助益性的关系。大部分治疗师认为，意识提升和发展助益性的关系是有效的作用机制或改变过程。他们很少采用环境控制和社会解放这类作用机制；在一些治疗师看来，前者过度强调环境的作用，后者近似于政治宣传。

整合治疗师毫不犹豫地使用这些改变过程；我们对意识形态没有任何兴趣。正如单一流派的治疗师一样，整合流派的治疗师也非常依赖意识提升和治疗关系。但和他们不同的是，整合流派治疗师可以任意选择所有的改变过程，随时根据具体情况在其中进行选择。有一些案例需要培养技能、实行环境控制；特别是对成瘾者来说，需要学会避免接触引发药物滥用的人、地点和事物。其他案例可能需要社会解放；特别是对受压迫和少数族群当事人来说，治疗师示范的政治倡导和鼓舞人心的解放策略非常有用。

另外，在不同的改变阶段，这些改变过程的效果不同。一般而言，在早期的无意图期和意图期，体验性的和精神分析式的说服最有效；而在行动期和维持期，存在主义的、认知的、行为的改变过程最有效。

**表 14.2** 九种改变过程及其代表性治疗方法

| 改变过程 | 定义和代表性方法 |
|---|---|
| 意识提升 | 增加对自我和问题的觉察：观察、反思、挑战、解释、阅读治疗 |
| 自我重评 | 评价个体对于自身问题的感受和想法：价值澄清、意象化、修正性情感体验 |
| 情绪唤起 | 体验并表达个体对问题的感受：表达练习、心理剧、丧失哀悼、角色扮演 |
| 社会解放 | 增加社会的选择性：为被压迫者争取权利、赋权、政策介入 |
| 自我解放 | 选择并承诺改变，相信自身有改变的能力：决策治疗、意义治疗、承诺增强技术 |
| 反向条件作用 | 用健康行为替代问题行为：放松、脱敏、主张、接纳、认知重构 |
| 环境控制 | 重建引发问题行为的环境刺激：加入积极的暗示、重构环境、回避高风险因素、渐隐 |
| 相倚管理 | 因为做出了改变而奖励自己，或由他人奖励：相倚契约、明显或隐蔽的强化、自我奖励、行为激励 |
| 助益性关系 | 被重要他人理解、认可和支持：同情、协作、积极的关注、反馈、自我表露 |

　　这一模式是一个重要的指引。一旦明确当事人所处的改变阶段，整合心理治疗师就知道采用哪些改变过程来帮助当事人进入下一个改变阶段。这样，治疗师就不再是盲目地或通过试误的方法来选择改变阶段，而是采用更加系统、更有效的方式来进行选择。仅仅说明心理治疗需要运用多种改变过程是不够的，我们必须知道怎样对它们进行选择和排序，从而促进心理治疗过程，改善心理治疗结果。

　　不过，非常遗憾的是，我们在这方面看到了两个经常出现的错误匹配方案。第一，当事人已经进入行动期时，一些治疗师还主要依赖意识提升和自我重评等这些意图期的改变过程。他们通过帮助当事人提升意识来矫正行为。这是对精神分析的一种普遍批评，因为领悟本身不一定能带来行为的改变。第二，在当事人还处于无意图期和意图期时，一些治疗师就采用相倚管理、环境控制和反向条件作用等这些行动期的改变过程。他们在当事人还缺乏必要的意识和承诺时，就迫使当事人采取行动矫正问题行为。这是对行为主义的常见批评，因为缺乏领悟的行动很可能只会带来暂时的改变。

# 第五节　应用评价

## 一、适用人群

　　整合心理治疗因其灵活性，几乎适用于所有人群及临床疾病，不管是儿童、青少年、成人还是其他中老年人，无论是心理障碍还是个人成长问题，无论是私人支付还是保险支付都可以。避免一刀切的治疗，并针对当事人的情况量身定制治疗方案，使整合治疗适用于多种问题。事实上，我们还没有发现整合治疗对于任何当事人或任何障碍不适用。

　　整合心理治疗特别适用于：（1）病情复杂的当事人及症状表现，诸如带有多重诊断或多种共病障碍的当事人；（2）传统的单一形式的心理疗法治疗效果不佳的心理障碍，如人格障碍、进食障碍、创伤后应激障碍以及其他慢性精神疾病等；（3）随机控制的治疗结果研究还很少检验的疾病；（4）接受单一形式治疗无效或效果不显著的当事人。

研究表明，整合心理治疗对功能受损的当事人疗效最好。特别是对于那些损伤或残疾程度越严重的当事人，由于他们的治疗次数更多、治疗期限更长，常常需要配合精神药物的治疗，需要运用多元的治疗模式（个体、夫妻、团体），并加强其社会支持网络，整合治疗的优势就越发明显（Beutler, Harwood, Alimohamed, & Malik, 2002）。精神分裂症、边缘型人格障碍、多重成瘾都是典型的例子。简而言之，复杂的问题需要复杂的处理。

所有治疗方法和治疗师都有可能失败。遇到这样的情况时，有经验的治疗师常常想知道来自其他理论取向的有效治疗方法是否包括在治疗中，另一种理论取向在处理某些问题上的优势能否弥补自己的治疗方法的劣势。整合治疗师认为每种理论取向都有它擅长的领域，将这些不同的理论和技术进行联结，可以将这些取向的疗效最大化（Pinsof, 1995）。

如果整合治疗也失败了，那么这很可能是没能遵守整合治疗的相关原则导致的，或者是因为缺乏实施某种治疗的技能，也可能是因为当事人和治疗师不匹配。如果当事人没能按照同类当事人预期的速度实现目标，那么这些可能性都应该考虑。

混合和匹配治疗的明显优势在于可以处理当事人的多重目标。大多数当事人既需要领悟又需要行动，他们希望能够对自己和自己的问题有所了解，同时也希望能减少这些痛苦的症状。整合治疗师们根据当事人的意见聚焦于一个或两个更广的目标。同样，整合治疗师可以同时帮助当事人在生活的不同领域获得提升，例如症状缓解、认知改变、情感修复、关系调整、内心冲突化解等；并且，一个领域或某一层面上的改变，总会引起其他领域的连锁反应。

## 二、治疗情境

"整合"一词通常指多个心理治疗体系的综合，但它也有许多其他含义。一种是治疗形式（个体、夫妻、家庭、团体）的组合；另一种是药物治疗和心理治疗的组合，也被称为联合治疗。除此之外，"整合"还有另一种含义，也是我们最喜欢的——实践和研究的结合（Beutler, 2009）。

在实践中，整合心理治疗致力于整合几乎所有高效的、符合伦理的改变方法，这包括整合自助和心理治疗、融合东西方的视角、将社会倡导融入心理治疗、将灵性融入心理治疗等。这些在综合性治疗中都是兼容的。不过，在这一章里我们仅限于传统意义上定义的整合治疗，即多种理论取向的融合。

我们对团体、夫妻以及家庭治疗的有效性印象十分深刻。通常来说，这些治疗和个体治疗同样有效，但大多数当事人和治疗师通常都更愿意采用个体治疗。尽管如此，在社会支持系统薄弱或者当事人的某些主要问题牵涉其他人时，多人范式还是更加适用。

整合心理治疗包括长程和短程治疗，治疗的时长不是由治疗师的喜好或是理论取向决定的，而是取决于当事人的需求。几乎每种短程治疗都在极力自我宣传，标榜其与先前的长程治疗相比，在本质上更加主动，在关系上更注重协作，在取向上更加整合（Hoyt, 1995）。不过，与这个领域更早期的理论流派相比，短程治疗和整合治疗确实具有更实用、更灵活的特点。

## 三、支持证据

近几年，关于整合治疗的实证证据不断涌现，针对特定的整合治疗也进行了一些随机控制试验研究，我们自己也做了一些相关研究。

支持整合心理治疗的结果研究以多种形式呈现。首先也是最普遍的，整个心理治疗研究为整合治疗的关键性原则奠定了基础，这也是我们将治疗选择过程进行系统化的基础。整合的真正优势在于有大量研究证实心理治疗是有效的，并对特定类型的当事人的治疗效果各有不同。整合治疗尝试将最先进的研究结果纳入其自身开放的框架中，而不是成为"另一种"心理治疗体系。

其次是针对特定的整合治疗所做的研究。对整合治疗的回顾（Schottenbauer et al.，2005）发现，有大量实证研究结果（四项甚至更多的随机控制试验）可以支持各种疗法的有效性，包括接纳承诺治疗、认知分析治疗、辩证行为治疗、情绪聚焦夫妻治疗、眼动脱敏与再加工（EMDR）、正念认知治疗、系统化治疗选择（STS）和跨理论心理治疗（改变阶段）。

整合治疗可以对特定当事人使用这些疗法，比如对边缘型人格障碍当事人使用辩证行为治疗。整合治疗师也可以对许多当事人使用某些治疗的方法，比如在适当时教授正念或使用EMDR。这些治疗和其中的某些方法能够对当事人发挥最大的功效，相关研究也证实了这一点。我们必须强调，引入这些治疗和某些方法应该是一个系统化的过程，并采用整合性的视角来开展，也就是说，要整合，而不是拼凑。

其他一些自称整合治疗的方法也获得了一些实证支持，包括行为家庭系统治疗、整合认知治疗、过程-体验性治疗以及拉扎勒斯的多重模式治疗。

最后一个支持整合心理治疗的实证证据是我们正在开展的项目研究，该项目聚焦于如何根据当事人的特征进行治疗选择（详情参见Castonguay & Beutler，2006；Norcross，2011）。接下来，我们就一起来回顾和总结整合治疗的相关研究证据。这些研究，我们都是依据当事人的特征来开展的。

### （一）改变阶段

当事人在治疗过程中取得的进展取决于他们治疗前所处的改变阶段（Norcross，Krebs，& Prochaska，2011）。治疗师们发现，对于患有多种精神疾病及身体疾病的当事人来说，不管是立即干预还是12个月后再干预，整合心理治疗的效果都非常明显。例如，一项针对570名吸烟者的研究（Prochaska & DiClemente，1983）发现，只有3%的无意图改变者在6个月后选择戒烟，有意图改变者选择戒烟的比例达到20%，而处于准备期的吸烟者中有41%在6个月后选择戒烟。这一数据表明，帮助人们迈向下一个改变阶段的治疗会使他们在将来采取行动的概率翻倍。

我们的研究中最有力的发现之一是，某些改变过程在特定改变阶段的效果尤为显著。30年的行为医学及心理治疗研究显示，不同的改变过程在不同改变阶段的有效性不同。有研究者对47项有关改变阶段和改变过程的横向研究进行了元分析（Rosen，2000），结果显示两者的效应量均很大（$d$=0.70和0.80）。换句话说，根据当事人的改变阶段来调整心理治疗方案，可以显著提高治疗效果。这一阶段匹配治疗已经在有关抑郁症、压力管理、戒烟、欺凌暴力及健康行为等的大规模控制试验研究中得以证实（有关综述，请参见Prochaska & Norcross，2013）。

总而言之，数以百计的研究表明，根据当事人的改变阶段选择相应的治疗是有效的。同时，纵向研究也证实了这一模型能够预测治疗的提前终止和治疗结果，比较结果研究也表明了阶段匹配治疗与治疗关系的价值。人口学的调查研究也认为，发展适合当事人不同改变阶段需求的干预很重要。

## （二）应对方式

相关研究主要聚焦于外化应对方式（冲动、刺激寻求、外向）和内化应对方式（自我批判、抑制、内向）。大约有 80% 的研究显示，不同的治疗方法对不同应对方式的当事人的效果不同。有研究者对 12 个相关研究及 1 000 名当事人进行了元分析，结果显示，治疗方法与当事人应对方式匹配有中等程度的效应量（$d=0.55$；Beutler，Harwood，Michelson，Song，& Holman，2011）。对于内化应对方式的当事人，人际的和领悟导向的治疗方法特别有效；而注重症状改善和技能提升的治疗，则对外化应对方式的当事人更有效。

## （三）阻抗程度

研究证实当事人的高阻抗与糟糕的治疗效果显著相关（82% 的研究证实），但是将治疗师的指导程度与当事人的阻抗程度相匹配可以改进疗效。特别是，高阻抗的当事人从自控性治疗、最少的指导以及悖论性干预中获利更多。与之相反的是，低阻抗的当事人，则更多可从治疗师的指导和清晰的指引中获得更好的疗效。这一具有信服力的发现有很大的效应量，平均为 0.76（Beutler，Harwood，Michelson，Song，& Holman，2011）。

这些当事人特征为心理治疗师提供了规范性的以及限制性的指南。在阻抗过程中，规范性指南可促使治疗师根据当事人的阻抗程度提供相应的指导；而限制性指南则让治疗师避免对高阻抗的当事人提供过多的指导。在改变的各个阶段，行动导向的治疗对处在准备期及行动期的当事人最为有效，但对处于无意图期和意图期的人来说效果不明显，甚至具有副作用。

## （四）偏好

当事人的偏好和目标通常是找到最佳治疗方法和建立良好治疗关系的明显参照。数十项实证研究证实认真考虑当事人的关系偏好和治疗目标的益处，尤其是在治疗的开始阶段更为重要。一项针对 35 个研究的元分析比较了与当事人偏好相匹配的治疗方法和未与当事人偏好相匹配的治疗方法之间的疗效差异，结果发现了中等程度的正效应（$d=0.31$），从而证明了与当事人偏好匹配的治疗方法更有效的观点。但是，更重要的是，接受与自己偏好相匹配的治疗方法的当事人比接受未与自己偏好相匹配的治疗方法的当事人中止治疗的可能性降低了三分之一。这确实是强有力的效应（Swift，Callahan，& Vollmer，2011）。

## （五）文化

一项对 65 个研究共计 8 620 名当事人进行的元分析，比较了文化适应治疗和传统的非适应性治疗的疗效差异。这些研究中最常使用的适应性方法包括结合当事人的文化背景和价值观、使用当事人偏好的语言，以及匹配族群相似的治疗师，结果发现存在正效应（$d=0.46$），支持了文化适应治疗的有效性（Smith，Rodriguez，& Bernal，2011）。文化"契合"确实有效。

### （六）诊断

在众多的当事人特征中，诊断在治疗效果的差异上影响最小。尽管我们不能十分确定，但是有些疾病与治疗方法的组合确实比其他组合的效果要好。比方说，行为治疗和父母训练似乎是儿童外化行为问题治疗的最佳选择；某种形式的暴露似乎对于强迫症和创伤后应激障碍来说不失为良策；联合治疗对于兄弟竞争和夫妻压力的治疗最为合适。不过，与此同时，我们也需要重申，仅仅依靠诊断来选择治疗方法在试验和临床上都是有待商榷的。

## 四、多元文化的适用性

整合治疗的格言——"萝卜青菜，各有所爱"与多元文化主义的理念不谋而合。这里说的**文化**不仅仅涉及种族，而是指人的多样性，如不同的年龄和代际影响、残疾程度、宗教、族群、社会地位、性取向、土著遗产、血统、性别等（Hays，1996）。

单一流派的治疗，尤其是那些由占支配地位的"父亲"所"生"、扎根于受文化限制的人格理论的治疗，更容易成为西欧白人异性恋男性主导的一种惯例。现今许多单一流派的"普适性"原则，都被视为临床短视或文化帝国主义的象征。相比之下，整合治疗既不依靠某一位创始人，也不依靠某一种人格理论。我们唯一的"普适性"原则是：人和文化是不同的，也理应被区别对待。以循证为本的多元主义主宰整合治疗，整合为心理治疗增加了多样性和灵活性。难怪几乎每一种女性主义理论、多元文化理论以及文化回应理论都标榜自己在实践中是折中主义或整合主义的。

整合心理治疗在国际范围内和跨文化领域得到广泛应用，并都取得了成功。正如呈现给当事人的那样，整合心理治疗显示出文化敏感性和文化适应性的特点，它会根据文化的不同而不断调整，以提高利用率、维持率及治疗效果。心理治疗可以通过多种方式进行调整，如将当事人的文化价值观纳入治疗、与当地治疗师合作，以及将具有相同文化背景、讲同种语言的治疗师匹配给当事人等。

正如在整合心理治疗中遇到的所有实际问题一样，文化的融合也应该建立在日积月累的研究基础之上。正如上面所总结的那样，使心理治疗与当事人的文化相适应是有效果的，特别是根据特定文化群体（而不是所有文化群体）的特点制定治疗方案，以及用当事人的母语来开展治疗最为有效（Smith et al.，2011）。此外，尽可能避免在治疗期间使用翻译人员，因为他们的存在经常会导致脆弱的同盟关系、更多的误诊（常常比一般情况更加严重）以及更高的退出率（Paniagua，2005）。

自心理治疗诞生之初，各个流派的心理治疗师开始相互探索当事人的特殊需求和独特的文化。一种有效的做法，尤其是对于历史上一直被边缘化的人群而言，是一开始就让当事人熟悉自己和治疗师各自的角色。许多当事人对于心理治疗的过程有各种各样的期待，可能对于心理治疗感到不适。在治疗之前就向他们介绍相关情况，有助于当事人澄清他们的期待，共同为当事人设定一个更为舒适的角色。

另一种有效的做法是在临床工作中既坚持个人主义立场，又考虑集体主义的文化取向，例如最佳的治疗形式和治疗师团队主要由当事人特定的文化背景决定。在一些文化中，当事人会在治疗的时候主动争取朋友、家人、邻居、牧师甚至传统巫师的支持，并将他们邀请到治疗过程中来。又比如说，对文化敏感的关系（culture-sensitive relationship）可能需要治疗师更多的共情，甚至需要治疗师的文化共情（Pederson，Crethar，& Carlson，2008）。按照西方文化的定义，共情是从个人主义的角度来理解人类的欲望和不幸，即"我很理解你的感受"。而文化共情则更加包容，它将文化响应性（cultural responsiveness）置于中心位置。准确地理解另一种文化背景下的当事人的个人经历并将这种理解传达给当事人，这种能力是需要学习的。"我不仅理解你的感受，**也**明白你的文化背景。"

我们满腔热情地拥抱心理治疗中的多元文化主义，它被称为**整合**或统一中的多样性。整合治疗认为每一位当事人——非裔、亚裔、拉美裔或者盎格鲁裔，异性恋、同性恋、双性恋或是变性人，伊斯兰教徒、基督教徒、犹太教徒或是无神论者——都是独一无二的；并且，需要根据每一位当事人的个别需求设计独特的心理治疗方案。在某些情况下，这意味着需要帮助当事人摆脱社会压迫，在另一些情况下则需要帮助当事人摆脱心理困扰，甚至有些时候需要治疗抑郁（Prochaska & Norcross，2013）。

# 第六节 治疗案例

A 女士是一位 72 岁的欧裔美国人，丧夫。她得了惊恐障碍和广场恐惧症。她儿子送她去家附近的治疗师那里接受心理治疗。

## 一、个案的历史与背景

A 女士出生在一个较为富裕的家庭，在波士顿长大。她出生时，父母已年近中年，非常古板。A 女士是家里的独生女。A 女士和她父母的关系相当紧张，尤其是和她的妈妈。A 女士形容她的妈妈"专横无理、不可理喻"。

A 女士描述道，她第一次体验到惊恐是 12 岁的时候。那一天，她妈妈外出购物了，她和她的好朋友待在一起。正当她们一起玩洋娃娃的时候，A 女士突然惊恐发作。她害怕死亡，心悸不已，呼吸急促甚至快要窒息而死。A 女士冲到大街上，大声呼救。但是她不能发出声音，没有人听到呼救或是过来帮助她。她慢慢地自我控制、调整呼吸，渐渐地恢复了平静。在接下来的两年里，她间断性地经历了程度相对温和的、自发性的惊恐发作。

大约在 16 岁时，A 女士开始频繁遭受惊恐发作的折磨，情况也越来越严重。因此，她和父母一起睡了好几个月。她更多地将自己限定在熟悉的地方和环境中走动。虽然她否认知道是什么原因加重了她的惊恐障碍，但在她和一个年轻男人交往的时候这种惊恐障碍就出现了。年轻男子追求她，可是 A 女士对他并没有什么兴趣，并且无意与他发展长期关系。男方却很执着，结果 A 女士与他有一些社交往来。然而他们的关系也很不稳定，其间分分合合。最终，A 女士被他的执着所打动，在 17 岁的时候嫁给了他。其中部分原因也是听从了母亲的建议。结婚后，夫妻俩搬到罗得岛州，住得离男方家很近。

在热恋期和新婚期，当事人经历了周期性的惊恐发作，并且有间断性的广场恐惧症。随后，A

女士的症状加重，这使得他们不得不搬回波士顿。由于离 A 女士的父母更近些，她能得到所需的照顾。A 女士打算离婚，并已经与丈夫分居，搬回家与父母生活，却发现自己怀孕了。孩子出生后不久，A 女士就和丈夫复合了，但是 A 女士的惊恐障碍变得更为严重，她打电话求母亲允许她回家，并声称这对她来说性命攸关。她随后提出离婚，但是她丈夫反对解除婚姻关系，并成功说服法官不允许离婚。

A 女士因为自己失败的婚姻而责怪父母。她没能离婚，但离家出走了，把孩子交给自己的母亲照顾，尽管她一直看不起母亲。几年来，丈夫和家人都没能找到当事人。在这几年里，她尝试了同性关系，并开始认为自己是同性恋。与此同时，她的惊恐障碍和广场恐惧症也得到缓解，她回忆说，可能有三年的时间，她都没经历过惊恐发作。可是，她的父母雇了私家侦探找到了 A 女士，通过律师和 A 女士重新取得了联系。不久后，她又惊恐发作了。她的父母年事已高，没有精力再抚养小孩，A 女士不得不与父母商谈女儿的抚养问题。

就在他们计划未来时，A 女士被迫见到已经形同陌路的丈夫。在丈夫来访前后的一段时间里，A 女士的惊恐发作尤为剧烈。A 女士同意了丈夫的要求，他们复合了，带回了孩子，离开了父母，"重新开始"。他们搬到了俄勒冈州。

A 女士为重建婚姻的努力仅仅维持了很短的一段时间。在俄勒冈州，她第一次因为她的惊恐障碍而去寻求治疗，并短暂住院。她带了很多药回家，但是吃了几个月就不吃了。她说住院并没有带来长期的疗效。出院后，A 女士又交往了几个女朋友，这惹怒了她的丈夫，最后他离开她回到了东海岸的家，留下 A 女士一人独自抚养孩子。丈夫成功提出了离婚。A 女士努力找工作抚养女儿。尽管她的惊恐障碍和广场恐惧症有所缓解，但是她还是很担心自己的同性恋关系会影响女儿。

很快，A 女士遇到了一个有钱人，这个有钱人尽管知道 A 女士是个"隐藏"的同性恋，但还是爱上了她。他向 A 女士求婚，保证照顾她和女儿，甚至容忍她的爱人，只要 A 女士愿意和他生孩子，并承诺 A 女士的女儿以及他们以后生的孩子都是他的财产继承人。思前想后了很久，A 女士答应了他的求婚。这段婚姻维持了 25 年，在此期间，他们生了两个孩子，一个男孩和一个女孩。就在他们的小女儿高中毕业后，她的丈夫就死于癌症。她丈夫死后，A 女士出柜了。在过去的 16 年间，她都没有结婚。

大概 10 年前，A 女士遇到了一个女人并且爱上了她。她们维持了一段长时间、相互支持的关系。从她结束第二段婚姻到现在为止，A 女士只是偶尔感到焦虑，没有惊恐发作。但她还是一直担心自己会惊恐发作。她还描述道，自己讨厌出门旅行，并且一到需要外出的时候，她总是想方设法拖延，就是因为害怕自己焦虑。A 女士还说她一旦离开家，就觉得浑身不自在，但她十几年来都没有惊恐障碍或是恐惧症的临床症状。甚至，折磨了她大半生的，也就是最严重的且最烦人的窒息感也消失了。但是 A 女士却一直垂头丧气，毫无生气，她总是失眠，还有心境恶劣和逃避的症状。

有一件事特别令人不安。大约在五年前，A 女士和恋人正在国外度假，在和恋人做爱后，她迷迷糊糊地醒过来，迷失了方向。她将这种状态描述为"解离"（disassociation）和"失忆"（amnesia）。她记不起来自己在哪里，自己为什么在那里，自己的恋人和父母是谁。不过，几个小时后，这些症状就消失了。但是在激烈的性爱之后这些症状又反复出现了好几次。

就是在那时，A 女士开始寻求心理治疗。她看了一个治疗师，他解释不了 A 女士这种解离的体验，并只是将之诊断为"暂时的戏剧性转变"。这名治疗师和她工作了将近一年，给她开了一些抗抑郁药，并有一定的帮助。A 女士和她的恋人因为害怕再次引发解离体验，决定不再发生性关系。

她结束了心理治疗，但是后来她还是继续从她的家庭医生那边要一些镇静剂，因为她觉得需要它们。A 女士和她的另一半继续保持着柏拉图式的爱情。

## ■ 二、临床评估和架构化

整合治疗师在第一次会谈中，了解当事人过去的历史，与 A 女士建立了良好关系，一起就她的治疗目标达成了共识。他要求当事人完成几份自陈问卷以评估她的精神状态，同时明确治疗计划中重要的特征。这些自评问卷包括改变阶段问卷（Stages of Change Questionnaire）、明尼苏达多项人格测验（MMPI-2）、Innerlife STS 自评表、90 项症状清单（SCL-90-R）和贝克抑郁量表（BDI-2）。

结果显示，A 女士处于意图改变期。她清楚地知道自己的问题，但是不确定如何解决问题，并且很纠结、焦虑。她很担心，反复琢磨是否有能力照顾自己，并且对于自己过去所犯的错误感到愧疚。A 女士尤其担心她的矛盾情绪和忽视会伤害孩子们。另外，她也很愧疚没有能够给伴侣提供想要的性满足。这些结果都显示，当事人为了解决问题，愿意去探索自身的动机和计划，试图去理解解决问题时面临的各种选择。

从诊断上来看，A 女士过去曾遭受过相对严重的惊恐发作，但当她寻求治疗时，她的惊恐障碍已经基本得到缓解。她的广场恐惧症过去也很严重，现在只是中等程度。和很多患有焦虑障碍的当事人一样，A 女士同时患有抑郁症。

Innerlife STS 和 MMPI-2 的测试结果都显示 A 女士在日常活动、认识聚焦和情绪控制上有一些问题。A 女士能够完成最基本的生活任务，维持亲密关系和社交关系，为他人提供关怀和帮助。她不存在任何自杀的念头和意图。尽管驾驶和旅行会让她感到不安，她还是能够经常做这两件事。当事人对于惊恐发作的害怕比她的实际症状要麻烦，鉴于以上种种原因，没有必要对当事人进行轴 II 的人格障碍诊断。

A 女士的问题持续存在，说明她的预后不容乐观，然而她很多智力上的优势和洞察力有助于她向好的方向发展。鉴于她现在的问题并不是特别严重，治疗师认为一个低强度的治疗方案就已经足够了。A 女士同意每周进行一次个体心理治疗，但是认为没有必要接受药物治疗或者更加频繁的咨询。

讨论了 A 女士的"解离"体验后，治疗师和当事人的家庭医生谈了谈，但是家庭医生不能解释这些症状。治疗师联系了一位神经科医生，医生也曾发现过类似的却相对模糊的情况，主要是在老年男性进行了性行为等剧烈活动之后；但这种**突发性短暂失忆**在女性身上很少发现，就算是男性，也就观察到一两次。人们认为这并不是一个持续性的症状，可能是因为劳累、过度换气和劳累之后很快进入深度睡眠或德尔塔波睡眠模式引起的。

A 女士倾向于内化的应对方式（而不是外化的应对方式）。尽管她也有一些外化的特质，但是她的测试结果和人际交往模式都显示，沉思和反刍的功能占据主导地位。这些结果和 A 女士处于意图期的测试结果相一致，对此，一般倾向于采用领悟治疗和意识提升的技术。

与此同时，在领悟治疗之前，先要减轻 A 女士的症状。鉴于当事人以前的焦虑史以及由愤怒、惊恐导致的行为，这是一个非常有价值的决定。因此，治疗师将领悟和行动相结合，给予 A 女士相应的治疗。一开始，对 A 女士采用脱敏治疗和暴露治疗，处理她对惊恐发作的害怕。接下来，采用了压力管理的方法，这种方法来自对压力的认知分析。在进行领悟治疗之前，要保证 A 女士的惊恐和害怕行为已经得到控制。

在此期间，治疗师审视了 A 女士在领悟阶段希望讨论和逃避的主题；治疗师还观察到，当她被推到异性恋的关系中时，她就会持续表现出恐惧反应。这种关系可能导致了她的内疚和害怕，也加剧和维持了她的惊恐障碍。治疗师推测，A 女士第一次惊恐发作是在 12 岁第一次与她的玩伴玩性游戏时。基于异性恋的压力和惊恐发作的相互作用，治疗师探索了 A 女士是如何在父母的压力和逼迫下，被迫进入婚姻关系的。A 女士和治疗师都相信，领悟的关键在于理解 A 女士的婚姻以及遭受性压力的感觉。

从文化的角度来看，A 女士个人的价值观和性取向都遭到控制欲很强的父母的强烈反对，她专横的第一任丈夫也使她的价值观和性取向变得毫无价值，在这个异性恋的社会氛围中，A 女士也感到很气馁。回过头来想想，要"适应"这个社会，做一个"异性恋"妻子和母亲确实让她焦虑。毫无疑问，这种对"丧失自我"的恐惧令治疗师感到震撼。事实上，A 女士的生活很压抑，非常令人窒息。基于 A 女士的人际交往史以及 MMPI-2、Innerlife STS 测试结果，治疗师对当事人的阻抗程度进行了评估。A 女士的家庭充满了纷争、猜疑和强势的控制。这与 A 女士的叛逆从温和到激烈有关。这种模式一直持续到她的第一段婚姻，但是在这以后的人际关系中有了很大的改变。与此同时，测试结果也指出，A 女士会对治疗师的指导做出合理的回应，且没有阻抗；她也愿意接受指导，服从安排，能够和治疗师一起合作。相应地，治疗师也采取中等程度的指导，协助 A 女士完成领悟和行动目标。

因此，在治疗的早期，整合治疗师指导 A 女士去她害怕的地方，并且建议 A 女士直接接触那些害怕或者逃避的活动，例如驾驶、旅行。在治疗的后期，治疗师对于 A 女士那些情感上的逃避以及与惊恐障碍和广场恐惧症有关的童年经历进行了解释，并给出建议。治疗师特别关注当事人在一个封闭环境里感到窒息的症状。另外还注意到，随着限制和监视的减少，她的症状得到了缓解。

在治疗的目标方面，A 女士提出，她既想要缓解症状，同时也想洞察自己的内心。在经受了一生的恐惧和逃避后，A 女士已经做好准备面对驾驶和旅行带来的焦虑症状，然后，慢慢面对人际关系需求带来的主要冲突。

在治疗关系上，A 女士对异性恋的男治疗师感到满意；并且，当询问 A 女士是否换一位女治疗师会让她更加舒服时，她也表示拒绝。在她的成长过程中，需要有一个积极的合作者，给她提供指导；或者是传声筒，帮她发现自己焦虑的根源；她很乐于完成家庭作业，让自己有更多的进步。尽管要求她开车时，她也很犹豫，但还是服从治疗师的安排。有一次，她在暴雨中开了 50 英里[①]去参加心理治疗，她觉得这是自己最了不起的成就。

## ■ 三、治疗的基本过程

所有心理治疗的首要目标都是在当事人和治疗师之间建立共情的、相互信任的关系。治疗师用了两次会谈来探索当事人的感受，想要发掘那些与自我表达有关的矛盾和恐惧。治疗师还探索了她对孩子的愧疚和对变老的恐惧。

接下来的四次会谈是对 A 女士的逃避模式进行身体探究。因为在最开始的评估中，A 女士的惊

———
① 1 英里约合 1.6 千米。——译者注

恐障碍和广场恐惧症不是特别明显，所以治疗师就试图通过快速呼吸、暴露练习和家庭作业来引发这些症状。当接触到这些焦虑和害怕的反应时，治疗师用呼吸控制和认知重构来帮助 A 女士克服心理障碍，提供支持。例如，治疗师在社区周围转来转去，制造一些意象来唤起她的症状，与她讨论一些令她焦虑的事情。有趣的是，A 女士仅仅表现出一些短暂而轻微的焦虑。很快地（在 8 次会谈之内），治疗师开始探索她和父母的关系以及她和孩子的关系，这些关系都与她的愧疚感和恐惧有关。

A 女士认识到，她害怕自己变成和她母亲一样专制的暴君。她责怪自己总是对她的大女儿发号施令或者是置之不理，对她造成了伤害。她表示，因为她没有做好表率，她的大儿子变成了一个同性恋，她也为此感到愧疚。在治疗师的鼓励和支持下，A 女士与孩子们沟通，她惊喜地发现，孩子们接受和理解妈妈的难处。他们还向她保证，他们并没有受到母亲的逼迫和压力。作为一个广场恐惧症患者，她讨厌隐喻性的症状。

A 女士的愧疚感引发了对上帝信仰的讨论。她在一个新犹太教的家庭中长大，但是她的第一任丈夫却是一个正统犹太人。她觉得宗教很麻烦，基本上把对于上帝的信仰抛在脑后，但是她还是觉得自己忽视了孩子，应接受惩罚。尽管她尽力了，但是每当她想到自己的孩子时，她还是会向上帝祷告，乞求宽恕。

为了解决这些问题，A 女士记录了她的宗教想法，并且通过阅读治疗的材料帮助自己评估这些想法。她还挑选了一本认知治疗自助读物来治疗自己的抑郁和焦虑症状。她记录自己的每一个想法，也尝试了一些方法来改变那些最有害的想法。她记录自己的进步，并且治疗师在每次会谈中都会和她讨论这些内容。

在治疗过程中，治疗师也会讨论 A 女士和她的另一半发生性关系时的负性感受。因为 A 女士只有和这个伴侣发生性关系时才会出现负性感受，所以治疗师邀请她的伴侣一起进行了一次会谈。A 女士和治疗师共同探讨了她们两个的关系和互相之间的性欲。在医学文献中，A 女士的急性失忆症被描述成暂时性失忆，这让 A 女士松了一口气。但是她还是不愿意再次经历这样的事情。她的另一半表现得非常宽容，无论是否能够恢复性接触，都支持她的决定。有一次，当她们开始性接触的时候，当事人出现预期的恐惧，她们被迫中断了这个过程；她们也同意不再尝试性接触。尽管这不是一个完全令人满意的结果，治疗师还是尊重当事人的决定——自己适时寻找解决方法。

## 四、治疗结果和随访

12 次会谈后，A 女士的焦虑症状明显减轻，最大限度地克服了逃避驾驶和旅行的行为，也减轻了抑郁症状。在治疗结束的时候，治疗师又对 A 女士进行了 SCL-90-R 和 BDI-2 测试，发现她的焦虑和抑郁分数显著下降（SCL-90-R 分数从 24 下降到 14，BDI-2 分数从 75 下降到 54）。从症状上来看，A 女士比以前任何时候都要好。

在人际关系方面，A 女士勇敢地走近孩子，并为自己的忽视行为向他们道歉。她也和另一半讨论一种更加让人满意的关系。她哀叹自己失去的东西，但是已经开始向前看。像大多数心理治疗的案例一样，尽管有那么多积极的结果，但并不是所有目标都实现了。她对于性关系的恐惧，使她不再尝试性行为。

在结束治疗的一年左右，A 女士打电话给治疗师，说她只是来"报个到"。她说过去一年自己去东海岸旅行了好几次，只经历过一次轻微的惊恐发作。尽管如此，她还是考虑再接受几次心理治疗，来处理她的"家庭问题"。预约好了之后，A女士又打电话来取消了预约。A女士表示如果自己不能处理好这些问题，会再打电话来。几个月后，治疗师无意中联系到了当事人的家人，她的家人表示她生活得很好，没有再遇到什么困难。

## 五、案例评论

我们特意选择了一个过去经常被忽视的群体（老人与同性恋）来展示我们的整合心理治疗。尽管我们生活在一个文化日益多元的世界，但是大多数心理治疗的发展和研究仍然是针对年轻人和异性恋。A女士的案例提醒我们，所有的临床治疗和研究都需要延伸到那些被边缘化和受压迫的人群。

A女士的案例取得了成功，整合心理治疗师功不可没，但主要还是归功于A女士自己，她故意将自己暴露在引发她焦虑的环境和话题中。她是一个充满智慧的、勇敢的、努力的当事人。她从意图期一直前进到行动期，并且最终到达维持期。

整合治疗师最成功的地方在于根据A女士的情况选择治疗关系和治疗方案。依据研究的证据、当事人的偏好以及一些非诊断性的特征，治疗一步一步地向前推进。在这一过程中，治疗师以无缝衔接和非常快速的方式整合了治疗目标（行动和领悟）、治疗方法（与传统意义上的行为、认知、心理动力、体验式、系统取向有关）、治疗资源（心理治疗、自助、灵性成长）和治疗形式（个体、夫妻、家庭）。

是否有治疗师认为某种单一的、著名的治疗体系可以在相同的治疗时长内取得如此全面的疗效？我们毫不谦虚地说，不可能。

# 第七节　本章小结

整合心理治疗的理念非常多元化，在临床上很受欢迎，并被证明很有疗效。它和循证治疗的理念一样，强调对于不同的问题需要采取不同的解决方法。而这些方法可以根据研究结果进行选择。整合心理治疗得到很多证据的支持，充满灵活性，能够满足个体当事人和他们所处的特定背景的需要。正是基于这些原因，整合心理治疗无疑会成为21世纪心理治疗的主流取向。

这种整合可以通过不同的路径——理论整合、技术折中、共同因素和同化整合——来进行。整合治疗一直在寻求新的概念化和操作化的心理治疗方法，使其超越单一流派的束缚。整合心理治疗鼓励实践者和研究者去发掘其他治疗方法可以提供的东西，尤其是面对疑难杂症和失败案例的时候。其他的治疗方法已经不是对手了，而是受人欢迎的合作伙伴（Landsman，1974）。它们不是对立的，而是互相补充的。

可以说，整合心理治疗是一种元心理治疗（meta-psychotherapy）。它既没有提供一种心理病理学的模型，也没有提供有关人格的理论，更没有限定心理治疗的作用机制。这一治疗取向包含了众多心理治疗体系的治疗价值。我们可以在任何一种心理病理学模型或治疗师喜欢的治疗体系上进行叠加。

总之，本章概述了整合心理治疗及其系统的治疗选择过程。这一过程运用了不同理论取向中有关当事人特征的实证知识，从而选择最佳的治疗技术和治疗关系。这种治疗取向假定在当代的治疗师心里，很多治疗方法和人际关系都占有很重要的位置。从结果研究和丰富的经验中，我们可以确定每种治疗方法的独特性和不同之处，并将当事人放在治疗的核心位置。未来，心理治疗将不再以流派名号来界定，取而代之的是用有效性和适用性来定义。

## ▼ 推荐阅读书目

Beutler, L. E., & Harwood, T. M. (2000). *Prescriptive psychotherapy: A practical guide to systematic treatment selection.* New York: Oxford University Press.

Harwood, T. M., Beutler, L. E., & Groth-Marnat, G. (Eds.). (2011). *Integrated assessment of adult personality* (3rd ed.). New York: Guilford Press.

Castonguay, L. G., & Beutler, L. E. (Eds.). (2006). *Principles of therapeutic change that work.* New York: Oxford University Press.

Norcross, J. C. (Ed.). (2011). *Psychotherapy relationships that work* (2nd ed.). New York: Oxford University Press.

Norcross, J. C. (2013). *Changeology: Five steps to realizing your goals and resolutions.* New York: Simon & Schuster.

Norcross, J. C., & Goldfried, M. R. (Eds.). (2005). *Handbook of psychotherapy integration* (2nd ed.). New York: Oxford University Press.

Prochaska, J. O., & Norcross, J. C. (2013). *Systems of psychotherapy: A transtheoretical analysis* (8th ed.). Pacific Grove, CA: Cengage-Brooks/Cole.

## ▼ 推荐阅读案例

Beutler, L. E. (2008). *Evidence-based treatment.* DVD. Washington, DC: American Psychological Association.

Beutler, L. E., Consoli, A. J., & Lane, G. (2005). Systematic treatment selection and prescriptive psychotherapy. In J. C. Norcross & M. R. Goldfried (Eds.), *Handbook of psychotherapy integration* (2nd ed., pp. 121–143). New York: Oxford University Press.

Beutler, L. E., Harwood, T. M., Bertoni, M., & Thomann, J. (2006). Systematic treatment selection and prescriptive therapy. In D. Wedding & R. J. Corsini (Eds.), *Case studies in psychotherapy.* Belmont, CA: Cengage.

Norcross, J. C. (Ed.). (1987). *Casebook of eclectic psychotherapy.* New York: Brunner/Mazel.

Norcross, J. C. (2011). An integrative therapist's perspective on Ruth. In G. Corey (Ed.), *Case approach to counseling and psychotherapy* (8th ed.). Belmont, CA; Brooks/Cole.

Norcross, J. C. (2013). *Integrative psychotherapy.* DVD. Washington, DC: American Psychological Association.

Norcross, J. C., Beutler, L. E., & Caldwell, R. (2002). Integrative conceptualization and treatment of depression. In M. A. Reinecke & M. R. Davison (Eds.), *Comparative treatments of depression.* New York: Springer.

Norcross, J. C., & Beutler, L. E. (2013). Evidence-based relationships and responsiveness for depression with substance abuse. In D. H. Barlow (Ed.), *Clinical handbook of psychological disorders* (5th ed.). New York: Guilford.

Stricker, G., & Gold, J. (Eds.). (2006). *Casebook of psychotherapy integration.* Washington, DC: American Psychological Association.

## ▼ 参考文献

Antonuccio, D. O. (1995). Psychotherapy for depression: No stronger medicine. *American Psychologist, 50,* 450–452.

Beutler, L. E. (1983). *Eclectic psychotherapy: A systematic approach.* New York: Pergamon.

Beutler, L. E. (2009). Making science matter in clinical practice; Redefining psychotherapy. *Clinical Psychology: Science and Practice,16,* 301–317.

Beutler, L. E., Clarkin, J., & Bongar, B. (2000). *Guidelines for the systematic treatment of the depressed patient.* New York: Oxford University Press.

Beutler, L. E., Forrester, B., Gallagher-Thompson, D., Thompson, L., & Tomlins, J. B., 2012. Common, specific and treatment fit variables in psychotherapy outcome. *Journal of Psychotherapy Integration 22,* 255–281.

Beutler, L. E., & Groth-Marnat, G. (2003). *Integrative assessment of adult personality* (2nd ed.). New York: Guilford.

Beutler, L. E., & Harwood, T. M. (2004). Virtual reality in psychotherapy training. *Journal of Clinical Psychology, 60,* 317–330.

Beutler, L. E., Harwood, T. M., Alimohamed, S., & Malik, M. (2002). Functional impairment. In J. C. Norcross (Ed.), *Psychotherapy relationships that work* (pp. 145–170). New York: Oxford University Press.

Beutler, L. E., Harwood, T. M., Kimpara, S., Verdirame, & Blau, K. (2011). Coping style. In J. C. Norcross (Ed.), *Psychotherapy relationships that work* (2nd ed., pp. 336–353). New York: Oxford University Press.

Beutler, L. E., Harwood, T. M., Michelson, A., Song, X., & Holman, J. (2011). Reactance/resistance. In J. C. Norcross (Ed.), *Psychotherapy relationships that work* (2nd ed., pp. 261–278). New York: Oxford University Press.

Castonguay, L. G., & Beutler, L. E. (Eds.). (2006). *Principles of therapeutic change that work.* New York: Oxford University Press.

DeRubeis, R. J., Hollon, S. D., Amsterdam, J. D., et al. (2005). Cognitive therapy vs. medications in the treatment of moderate to severe depression. *Archives of General Psychiatry, 62,* 409–416.

Eysenck, H. J. (1970). A mish-mash of theories. *International Journal of Psychiatry, 9,* 140–146.

Frances, A., Clarkin, J., & Perry, S. (1984). *Differential therapeutics in psychiatry.* New York: Brunner/Mazel.

Frank, J. D. (1973). *Persuasion and healing* (2nd ed.). Baltimore: Johns Hopkins University.

French, T. M. (1933). Interrelations between psychoanalysis and the experimental work of Pavlov. *American Journal of Psychiatry, 89,* 1165–1203.

Garfield, S. L. (1980). *Psychotherapy: An eclectic approach.* New York: Wiley.

Goldfried, M. R. (1980). Toward the delineation of therapeutic change principles. *American Psychologist, 35,* 991–999.

Goldfried, M. R., Pachankis, J. E., & Bell, A. C. (2005). History of psychotherapy integration. In J. C. Norcross & M. R. Goldfried (Eds.), *Handbook of psychotherapy integration* (2nd ed., pp. 24–60). New York: Oxford University Press.

Goldstein, A. P., & Stein, N. (1976). *Prescriptive psychotherapies.* New York: Pergamon.

Grencavage, L. M., & Norcross, J. C. (1990). Where are the commonalities among the therapeutic common factors? *Professional Psychology: Research and Practice, 21,* 372–378.

Halford, G. S., Baker, R., McCredden, J. E., & Bain, J. D. (2005). How many variables can humans process? *Psychological Science, 16,* 70–76.

Harwood, T. M., Beutler, L. E., & Groth-Marnat, G. (Eds.). (2011). *Integrated assessment of adult personality* (3rd ed.). New York: Guilford Press.

Harwood, T. M., & Williams, O. B. (2003). Identifying treatment relevant assessment: Systematic treatment selection. In *Integrative assessment of adult personality* (pp. 65–81). New York: Guilford.

Hays, P. A. (1996). Culturally responsive assessment with diverse older clients. *Professional Psychology: Research and Practice, 27,* 188–193.

Hollanders, H., & McLeod, J. (1999). Theoretical orientation and reported practice: A survey of eclecticism among counsellors in Britain. *British Journal of Guidance & Counselling, 27,* 405–414.

Hoyt, M. F. (1995). *Brief therapy and managed care.* San Francisco: Jossey-Bass.

Jensen, J. P., Bergin, A. E., & Greaves, D. W. (1990). The meaning of eclecticism: New survey and analysis of components. *Professional Psychology: Research and Practice, 21,* 124–130.

Lambert, M. J., & Shimokawa, K. (2011). Collecting client feedback. In J. C. Norcross (Ed.), *Psychotherapy relationships that work* (2nd ed., pp. 203–223). New York: Oxford University Press.

Lampropoulos, G. K., & Dixon, D. N. (2007). Psychotherapy integration in internships and counseling psychology doctoral programs. *Journal of Psychotherapy Integration, 17,* 185–208.

Landsman, J. T. (1974, August). *Not an adversity but a welcome diversity.* Paper presented at the meeting of the American Psychological Association, New Orleans, Louisiana.

Lazarus, A. A. (1967). In support of technical eclecticism. *Psychological Reports, 21,* 415–416.

Lazarus, A. A. (1989). *The practice of multimodal therapy.* Baltimore: Johns Hopkins University.

Lazarus, A. A. (1993). Tailoring the therapeutic relationship, or being an authentic chameleon. *Psychotherapy, 30,* 404–407.

Liff, Z. A. (1992). Psychoanalysis and dynamic techniques. In D. K. Freedheim (Ed.), *History of psychotherapy* (pp. 571–586). Washington DC: American Psychological Association.

Lunde, D. T. (1974). Eclectic and integrated theory: Gordon Allport and others. In A. Burton (Ed.), *Operational theories of personality* (pp. 381–404). New York: Brunner/Mazel.

Marlatt, G. A., & Donovan, D. M. (Eds.). (2007). *Relapse prevention: Maintenance strategies in the treatment of addictive behaviors* (2nd ed.). New York: Guilford.

Messer, S. B. (2001). Introduction to the special issue on assimilative integration. *Journal of Psychotherapy Integration, 11,* 1–4.

Norcross, J. C. (Ed.). (1986). *Handbook of eclectic psychotherapy.* New York: Brunner/Mazel.

Norcross, J. C. (Ed.). (1987). *Casebook of eclectic psychotherapy.* New York: Brunner/Mazel.

Norcross, J. C. (2005). The psychotherapist's own psychotherapy: Educating and developing psychologists. *American Psychologist, 60,* 840–850.

Norcross, J. C. (2010). The therapeutic relationship. In B. L. Duncan et al. (Eds.), *Heart and soul of change* (2nd ed.). Washington, DC: American Psychological Association.

Norcross, J. C. (Ed.). (2011). *Psychotherapy relationships that work* (2nd ed.). New York: Oxford University Press.

Norcross, J. C. (2013). *Changeology: Five steps to realizing your goals and resolutions.* New York: Simon & Schuster.

Norcross, J. C., & Beutler, L. E. (1997). Determining the therapeutic relationship of choice in brief therapy. In J. N. Butcher (Ed.), *Personality assessment in managed health care: A practitioner's guide* (pp. 42–60). New York: Oxford University Press.

Norcross, J. C., & Beutler, L. E. (2013). Evidence-based relationships and responsiveness for depression with substance abuse. In D. H. Barlow (Ed.)., *Clinical handbook of psychological disorders* (5th ed.). New York: Guilford.

Norcross, J. C., Beutler, L. E., & Caldwell, R. (2002). Integrative conceptualization and treatment of depression. In M. A. Reinecke & M. R. Davison (Eds.), *Comparative treatments of depression.* New York: Springer.

Norcross, J. C., Beutler, L. E., & Levant, R. F. (Eds.). (2006). *Evidence-based practices in mental health: Debate and dialogue on the fundamental questions.* Washington, DC: American Psychological Association.

Norcross, J. C., & Caldwell, N. A. (2000). Prescriptive eclectic approach with Ms. Katrina. *Cognitive and Behavioral Practice, 7,* 514–519.

Norcross, J. C., & Goldfried, M. R. (Eds.). (2005). *Handbook of psychotherapy integration* (2nd ed.). New York: Oxford University Press.

Norcross, J. C., & Halgin, R. P. (2005). In J. C. Norcross & M. R. Goldfried (Eds.), *Handbook of psychotherapy integration* (pp. 459–493). New York: Oxford University Press.

Norcross, J. C., Hogan, T. P., & Koocher, G. P. (2008). *Clinician's guide to evidence-based practice: Mental health and the addictions.* New York: Oxford University Press.

Norcross, J. C., & Karpiak, C. P. (2012). Clinical psychologists in the 2010s: Fifty years of the APA Division of Clinical Psychology. *Clinical Psychology: Science and Practice, 19,* 1–12.

Norcross, J. C., Karpiak, C. P., & Lister, K. M. (2005). What's an integrationist? A study of self-identified integrative and (occasionally) eclectic psychologists. *Journal of Clinical Psychology, 61,* 1587–1594.

Norcross, J. C., Krebs, P. M., & Prochaska, J. O. (2011). Stages of change. In J. C. Norcross (Ed.), *Psychotherapy relationships that work* (2nd ed., pp. 279–300). New York: Oxford University Press.

Norcross, J. C., Pfund, R. A., & Prochaska, J. O. (2013). *A Delphi poll on the future of psychotherapy.* Manuscript under review.

Paniagua, F. A. (2005). *Assessing and treating culturally diverse clients: A practical guide* (3rd ed.). Thousand Oaks, CA: Sage.

Paul, G. L. (1967). Strategy of outcome research in psychotherapy. *Journal of Consulting Psychology, 31,* 109–118.

Pederson, P. B., Crethar, H. C., & Carlson, J. (2008). *Inclusive cultural empathy.* Washington, DC: American Psychological Association.

Pinsof, W. M. (1995). *Integrative IPCT: A synthesis of biological, individual, and family therapies.* New York: Basic Books.

Prochaska, J. O. (1979). *Systems of psychotherapy: A transtheoretical analysis.* Homewood, IL: Dorsey.

Prochaska, J. O., & DiClemente, C. C. (1983). Stages and processes of self-change of smoking: Toward an integrative model of change. *Journal of Consulting and Clinical Psychology, 51,* 390–395.

Prochaska, J. O., & Norcross, J. C. (2013). *Systems of psychotherapy: A transtheoretical analysis* (8th ed.). Pacific Grove, CA: Brooks/Cole.

Prochaska, J. O., Norcross, J. C., & DiClemente, C. C. (1995). *Changing for good.* New York: Avon.

Rosen, C. S. (2000). Is the sequencing of change processes by stage consistent across health problems? A meta-analysis. *Health Psychology, 19,* 593–604.

Rosenzweig, S. (1936). Some implicit common factors in diverse methods in psychotherapy. *American Journal of Orthopsychiatry, 6,* 412–415.

Safran, J. D., Muran, J. C., & Eubanks-Carter, C. (2011). Repairing alliance ruptures. In J. C. Norcross (Ed.), *Psychotherapy relationships that work* (2nd ed., pp. 224–238). New York: Oxford University Press.

Schultz-Ross, R. A. (1995). Ideological insularity as a defense against clinical complexity. *American Journal of Psychotherapy, 49,* 540–547.

Schottenbauer, M. A., Glass, C. R., & Arnkoff, D. B. (2005). Outcome research on psychotherapy integration In J. C. Norcross & M. R. Goldfried (Eds.), *Handbook of psychotherapy integration* (2nd ed., pp. 459–493). New York: Oxford University Press.

Smith, T. B., Rodriguez, M. D., & Bernal, G. (2011). Culture. In J. C. Norcross (Ed.), *Psychotherapy relationships that work* (2nd ed., pp. 316–335). New York: Oxford University Press.

Stricker, G., & Gold, J. (Eds.). (2006). *Casebook of psychotherapy integration.* Washington, DC: American Psychological Association.

Swift, J. K., Callahan, J. L., & Vollmer, B. M. (2011). Preferences. In J. C. Norcross (Ed.), *Psychotherapy relationships that work* (2nd ed., pp. 301–315). New York: Oxford University Press.

Thorne, F. C. (1957). Critique of recent developments in personality counseling theory. *Journal of Clinical Psychology, 13,* 234–244.

Thorne, F. C. (1967). The structure of integrative psychology. *Journal of Clinical Psychology, 23,* 3–11.

Tracey, T. J. G., Lichtenberg, J. W., Goodyear, R. K., Claiborn, C. D., & Wampold, B. E. (2003). Concept mapping of therapeutic common factors. *Psychotherapy Research, 13,* 401–413.

Wachtel, P. L. (1977). *Psychoanalysis and behavior therapy: Toward an integration.* New York: Basic Books.

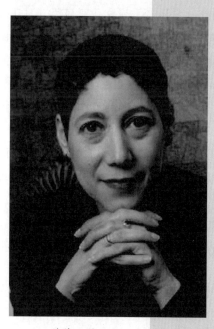

第**15**章

# 心理治疗的多元文化理论

莉莲·科马斯－迪亚兹（Lillian Comas-Díaz）\*

莉莲·科马斯－迪亚兹

　　\*　莉莲·科马斯－迪亚兹，哲学博士，私人执业临床心理学家，乔治·华盛顿大学精神病学与行为科学系临床教授。在心理学领域发表了大量论著，曾担任多家心理学期刊的编委，现任《美国心理学家》（*American Psychologist*）副主编。她最近的著作是《多元文化关怀：临床医生的文化胜任力指南》（*Muticultural Care: A Clinician's Guide to Cultural Competence*）。

# 第一节　理论概要

　　主流的心理治疗体系是否与来自不同文化的个体息息相关呢？大多数的治疗流派认识到我们必须尊重且接纳个体差异。然而，作为西方社会的产物，心理治疗的主流模式都是以单一文化视角为基础的。因此，它们支持主流文化价值，而忽视了多元文化世界观。不幸的是，基于单一文化的心理治疗常常推崇**族群中心主义**（ethnocentrism），认为自己族群的世界观天生比其他族群的世界观更加优越和可取（Leininger，1978）。当治疗师把自己的价值观和态度投射到来自不同文化的当事人身上时，这种族群中心主义就损害了心理治疗的有效性。因而，研究者和实践者都质疑主流心理治疗的多元文化适用性（Bernal，Bonilla & Bellido，1995；Sue，Bingham，Porche-Burke，& Vasquez，1999）。多元文化心理治疗应运而生。

　　多元文化心理治疗的支持者推崇文化敏感性（cultural sensitivity），即对文化多样性的觉察、尊重和欣赏。重视多样性有助于对已有的心理治疗模型和假设进行严格审查，因为健康、疾病、治愈、正常和异常等不同概念根深蒂固地存在于各种文化中。因此，采用多元文化治疗的治疗师不仅要审查当事人的世界观，也要审查自己的世界观。**世界观**（worldview）指的是人们对宇宙系统化的观念和信念。多元文化心理治疗师自省时，会探索专业的社会化问题及其潜在的偏见；他们还会审视自己的干预方法的文化适用性，同时提倡与文化相关的治疗策略。

　　基于单一文化的主流心理治疗方法往往是去情境的，与过往的历史与现实的政治无关。当不去审查历史背景和社会政治背景时，主流的心理治疗便忽略了权力在人们生活中所扮演的角色。

　　与之相反，多元文化心理治疗师基于多样化的因素考察权力的差异性，这些因素包括种族、民族、性别、社会阶层、性取向、年龄、宗教、血统、能力或障碍、语言、意识形态和其他边缘化群体的身份。他们认为族群中心主义的心理治疗范式之所以拒绝变化，是因为它们只想维持现状。为了接纳改变，多元文化心理治疗师提倡赋权以及社会正义。他们肯定优势，而非专注于缺陷。多元文化主义者强调多样性，认可并接纳跨领域的方法。**多样性中的一致性**（unity through diversity）确实是多元文化主义的格言。因此，多元文化心理治疗广泛借鉴和吸收社会学、人类学、文化与族群研究、艺术、历史、政治、法律、哲学、宗教与灵性、神经科学以及许多其他学科的精华。相应地，多元文化心理治疗师在不同的治疗流派中都有体现，其中包括心理动力、认知行为、理性-情绪、人本-存在主义、荣格学派以及其他主流心理治疗方法的结合。不论首选的理论取向是什么，多元文化心理治疗师都致力于发展**文化胜任力**（cultural competence）。这是多元文化心理治疗中的一个基本概念，指的是能够让从业者在多元文化环境中有效工作的一系列知识、行为、态度、技巧和策略（Cross，Bazron，Dennis，& Isaacs，1989）。

## 一、基本概念

　　美国人口结构的变化，标志着越来越多来自多元文化背景的个体需要心理治疗。多元文化主义认可多样化世界观的存在，认为每种文化都是独特的、动态的，需要放在各自的背景中去理解。值得注意的是，多元文化主义彰显了文化建构论（cultural constructionism），认为个体是通过包含文化象征和隐喻的社会过程而构建其世界观的（Gergen & Gergen，1997；Sue & Sue，2008）。在美国，**多元文化**指的是来自不同文化的个体（如有色人种、外国人、移民、临时工人）与处于主导地位的欧美文化之间的互动。

多元文化心理治疗尽管在社会中的存在感日益提升，但还没有成为主流的心理治疗。正是由于主流心理治疗缺少与文化密切相关的内容，多元文化心理治疗才得以产生。本章将多元文化心理治疗定义为一种以文化为中心的整体的治疗取向，为有效提高治疗效果和促进人的解放提供实用的方法。简单地说，**多元文化心理治疗将文化胜任力融入临床实践当中**。无论持有何种理论取向，心理治疗师都可以在临床实践中运用多元文化视角。的确，一份针对心理治疗师的调查报告预测，在未来，绝大多数主流心理治疗师会将多元文化的视角融入他们的治疗方法中（Norcross，Hedges，& Prochaska，2002）。心理治疗师与当事人在文化方面的误解和由此导致的沟通问题会严重影响治疗效果，因此多元文化维度对心理治疗是不可或缺的。这一现象揭示了心理治疗师的族群中心主义世界观是如何影响心理治疗效果的。

### （一）世界观

哈里·特里安迪斯（Harry Triandis，1995）根据人们对自我的定义以及与他人联结的方式，对世界观进行了分类。他认为，有些文化将个体的身份与其社会关系联系在一起，可称为**集体主义**（collectivistic）文化；与之相反，如果成员用独立的、与他人无关的观点看待自己，就是**个体主义**（individualistic）文化。西方社会倾向于将自己定位为个体主义，因为其成员大多依靠个人的内在特征对自我进行定义，比如特质、态度、个人能力以及主体性。也就是说，他们理想的个人品质包括为人直率、主张坚定、竞争心强、自给自足、自信、高效。而集体主义文化的成员认可关系价值，他们倾向于相互依靠、鼓励资源共享、推崇和谐、接受重要他人的观点、沟通的时候尽量避免冲突（Triandis，1995）。集体主义的成员重视与他人的联结，他们经常将问题置于大环境下考虑，更倾向于整体性思维。在现实中，大多数人可以在个体主义到集体主义的连续谱中找到自己世界观的位置。例如，许多非裔美国人有着个体主义与集体主义相结合的世界观。

当事人和治疗师就彼此的世界观进行协商，对心理治疗的效果至关重要。然而可惜的是，由于主流心理治疗师自身的个体主义世界观，他们倾向于将来自不同文化的当事人的常态行为解读为抗拒、自卑或越轨（Young，1990）。比如说，当集体主义成员容忍重要他人对他们的限制时，个体主义心理治疗师并没有将其视为某种在特定文化里被普遍接受的行为，相反，他们很可能将其诊断为判断力低下的表现。此外，个体主义心理治疗师甚至在某些方面会侵犯当事人的个人与家庭规范。比如，在尚未获得当事人的信任且未能与其建立良好治疗联盟之前，就要求当事人披露自己的隐私，表达自己的情感，甚至公开家庭冲突（Varma，1988）。因为在治疗过程中，理解当事人是十分重要的，所以有效的心理治疗需建立在治疗师对当事人世界观了解的基础之上。而文化胜任力，能够让治疗师更好地欣赏和应对多样化的世界观。

### （二）文化胜任力

#### 1. 文化胜任力的含义与价值

治疗师和当事人经常会因为世界观的差异而导致沟通问题、误诊或提前终止治疗。然而，具有文化胜任力的治疗师能够让当事人坚持接受治疗，直到治疗结束。**文化胜任力**包含一系列行为、态度和策略，这些内容可反映文化和社会政策影响如何塑造个体不同的世界观和相关的健康行为（Betancourt，Green，Carrillo，& Ananch-Firempong，2003）。具体地说，若想具备文化胜任力，你需要做到：（1）对自己的世界观有充分的认识；（2）审视自己对文化差异的态度；（3）了解并研究不同的世界观；（4）培养多元文化技能（Sue et al.，1995）。

类似地，若想具备文化胜任力，心理治疗师应着力培养以下几项能力：（1）尊重多样性；（2）应对文化差异的动态性；（3）习得不同的文化知识并将其运用于对当事人的干预和互动中；（4）增加多元文化技能；（5）进行自我反思和评估；（6）适应当事人的多样性及其不同文化背景。

所有的治疗都与多元文化相关，因为每个人都属于不同的文化和亚文化。文化胜任力能够让心理治疗师在大多数治疗情境中有效工作。我们甚至可以用文化胜任力替代传统的临床治疗技能，因为前者是更加上位的概念（Sue & Sue，2008）。在本章中，我们将**文化**定义为个体所处的总体环境，涵盖信念、价值观、习俗、制度以及语言、认知、感知觉等心理过程。

**2. 美国心理学会对文化胜任力的界定**

美国心理学会（APA）高度重视文化胜任力的重要性，并制定了一系列多元文化准则。第一套准则——《为不同族群、不同语言、不同文化背景的当事人提供心理服务的指南》劝诫从业者要做到以下各点：（1）认识到文化差异性的存在；（2）明确文化、种族、民族对不同文化的个体所起的重要作用；（3）重视社会经济因素与政治因素对心理健康的显著影响；（4）帮助当事人了解他们的文化身份（APA，1990）。

此后，美国心理学会于2003年又发布了第二套准则——《实施多元文化教育、培训、研究、实践和组织的指南》，并鼓励心理学家做到：（1）意识到我们自身是文化的一部分；（2）重视文化敏感性和文化觉察；（3）在教育中运用多元文化的理念；（4）对来自不同文化的个体开展以文化为本的研究和伦理心理学研究；（5）在应用心理实践中使用适应文化的技能；（6）进行组织变革，支持与文化相关的组织行为和政策（APA，2003）。

通过分析，我们可以发现上述六条多元文化准则涉及对自己和他人文化的觉察与认识（第一、二条）、教育（第三条）、研究（第四条）、实务（第五条）、组织变革与政策制定（第六条）等方面，其具体内容如下：

（1）心理学家要意识到，每个人都是文化的产物，他们的态度和信念会影响自己对不同民族和种族的当事人的观察和互动。

（2）心理学家要意识到，保持多元文化敏感性、回应不同文化的需求、了解和掌握当事人所属民族和种族的相关知识非常重要。

（3）作为教育者，心理学家应该将多元文化论和文化多样性的理念贯穿在心理学的教育过程中。

（4）具备文化敏感性的心理学研究者应该意识到，有必要对来自不同种族或民族、说不同语言的群体进行以文化为本的研究和伦理心理学研究。

（5）心理学家应该在临床治疗实践和其他应用心理学的实践中采用与文化相适应的治疗方法。

（6）鼓励心理学家通过组织变革的方式支持与文化相适应的组织（政策）发展与实践。

有兴趣了解完整文档的读者，可访问以下网站：www.apa.org/pi/oema/resources/policy/ providerguidelines.aspx。

所有的多元文化指南都为多元文化心理治疗的实施提供了好的环境。尽管如此，指南中有三个部分与多元文化心理治疗特别相关。这三个部分是：增进对自己和他人文化的觉察与认识；与心理实践有关的准则；组织变革和政策发展。无论采用何种治疗方式和设置，多元文化心理治疗师都需要对这些伦理准则（APA，2010）进行回应。

**3. 文化胜任力的发展**

文化胜任力的发展是一个终身的过程，需要持续不断的学习。克罗斯和他的同事（Cross et al.，1989）对文化胜任力的不同发展水平进行了定义。

（1）**文化破坏阶段**（cultural destructiveness）。人们的态度、政策和实践对文化及其个体都有害。

（2）**文化无能阶段**（cultural incapacity）。人们认可主流群体的种族优越性，并用专断和无知的态度对待来自不同文化的人群。

（3）**文化盲目阶段**（cultural blindness）。人们认为文化是无差别的，因此主流文化的价值观是普遍适用的、有益的。

（4）**文化胜任前期**（cultural precompetence）。人们渴望文化敏感性，能平等公正地对待不同文化，但不知道应该怎么做。

（5）**文化胜任阶段**（cultural competence）。人们重视、尊重文化差异，不断进行文化相关的自我评价，注重差异的动态变化，拓展自己的知识和资源，在信念系统、政策和实践方面进行调整。

多元文化心理治疗非常重视孕育组织机构文化胜任力准则的环境。由于许多心理治疗师在正式机构内部工作，因此美国心理学会为机构内部的心理治疗师拟定了第六条多元文化准则。为了解决这一问题，霍华德-汉密尔顿与其同事（Howard-Hamilton et al.，1998）为那些给多元文化背景当事人提供服务的治疗师也拟定了一些行为准则，他们劝诫心理治疗师做到：（1）评估所在机构的宗旨和方针，判断其中是否包含了文化多样性的问题；（2）评估有关文化多样性的政策；（3）评估有色人种如何看待具体的政策；（4）认可群体多样性；（5）意识到需要从个体和组织机构两个层面审视文化多样性；（6）认识到多元文化敏感性意味着对文化多样性的倡导和对不同文化族群的包容。

与此相似，吴和马丁内斯（Wu & Martinez，2006）要求多元文化工作者帮他们的组织机构实现文化胜任力，具体的方式包括：（1）在工作的所有阶段增加社区代表和资源投入；（2）将医疗保健机构的所有体系加以整合；（3）确保所有的改变是可掌控的、可测量的和可持续的；（4）把文化胜任力政策的实施做成商业案例；（5）让领导做出承诺；（6）持续为员工提供培训。

## （三）赋权

除了宣传文化胜任力之外，多元文化心理治疗师还在观念、方法、伦理、社会政治方面对传统的主流治疗取向提出质疑。主流心理治疗师对历史背景和社会经济背景的忽视，进一步剥夺了边缘群体的权力。而这种"剥夺"对有色人群是十分不利的。和主流人群不同，他们时刻遭受着个体和集体的压迫。主流心理治疗师漠视**种族微攻击**（racial microaggressions）现象的存在，便是边缘群体被"剥夺"的实例。种族微攻击指的是个体因其种族、肤色或者民族而频繁受到攻击（Pierce，1995）。这些攻击行为包括：在公共场合被人骚扰、被偏爱白人顾客的店员无视、被指责为"平权法案的宝宝"（种族偏袒）、因种族身份而遭受怀疑等。除了遭受种族微攻击以外，许多有色人群也深受精英主义、性别歧视、异性恋主义、年龄歧视、恐同以及其他歧视的伤害。这些不断积累的微攻击慢慢榨干了有色人群求生的欲望和力量（Essed，1991）。种族微攻击被证实与有色人群的健康问题显著相关（Comas-Díaz，2012a）。

不幸的是，心理治疗中也会出现微攻击，例如心理治疗师存在文化盲点、否认种族主义和其他形式的压迫、对精英统治的一贯坚守（即拒绝承认压迫和不平等对待的存在）、误诊、将文化多样性的行为病态化（Sue et al.，2007）。不仅如此，这些心理治疗师的行为还会给来自不同文化背景的当事人带来痛苦。与此相反的是，多元文化心理治疗师强调赋权，因为许多有色人群会将这种"无力感"内化。在治疗中赋权有助于增加当事人获取资源的渠道、培养他们的选择能力、提高他们的自尊和集体尊严、增强他们的文化自信、肯定他们的文化力量、克服内化的压迫，并促使他们参与变革行动。

多元心理治疗师将关注点放在赋权上，他们普遍认为赋权具有以下几个基本假设：（1）现实是在一定情境下构建的；（2）体验是宝贵的知识；（3）分享并探讨不同的思维方式能够帮助学习和加快心灵疗愈；（4）学习和疗愈是在有意义且相关的文化背景下发生的。

除这几条之外，一些多元文化治疗师还提倡解放模式，帮助当事人批判性地审视自我处境、肯定自身的种族-民族-文化力量、加速自我转型并促进社会政治变革。

因为重视赋权，心理治疗师致力于解决社会公正问题。回顾历史，对少数群体的人权侵犯导致了**文化创伤**（cultural trauma）的产生。文化创伤指的是众多少数群体成员所遭受的困境、痛苦和折磨等后遗症。杜兰（Duran，2006）将这一后遗症称为**灵魂上的伤口**，它是社会历史压迫、未曾被缅怀的丧失、内化的压迫和习得性无助的产物。不可否认的是，微攻击以及其他形式的迫害，进一步加剧了有色人种的文化创伤。此外，群体内部成员的动态关系似乎也强化了压迫和不平等。

比如，研究证实，人们普遍倾向于将个体分为群体内成员和群体外成员（Allport，1954）。群体成员的身份有助于塑造个体对自己所在群体和其他群体的看法。当人们被归类到一个群体时，他们倾向于偏好这个群体内的成员。的确，某些研究也证实，人们无意识中存在着负面的种族情感和信念。通过认知心理学的指标（如用于测量偏见的反应潜伏期），多维迪奥和盖特纳（Dovidio & Gaertner，1986，1998）发现，即使在自陈量表中表现出无偏见的人对黑人也普遍持有消极态度。这就是所谓的**逃避型种族主义**（aversive racism）。这一现象说明，不管是自由主义还是保守主义的白人，都会在不涉及种族偏见的情境下歧视非裔美国人（很可能对其他有色人种也是如此；Whaley，1998）。与此类似，无意的和象征性的种族歧视可能会通过比较隐晦的形式表现出来，很难被准确地识别。因此，成长在主流群体中的白人很可能都带有隐蔽或公开的种族歧视的态度（Brown，1997）。例如，内群体偏私——为同一群体的成员提供联络、支持、辅导、奖励和好处的非正式共同网络——常常将有色人种排除在以白人为主的工作环境之外（Rhode & Williams，2007）。

如果当事人感觉他们的治疗师在无意识里带有种族歧视、种族中心主义、性别歧视、精英主义、仇外心理或歧视同性恋之类的观念，那么心理治疗就不会成功。为抵消这些偏见的影响，多元文化治疗师需不断考察自己的信念、价值观以及对待群体内外成员的态度。换句话说，多元文化治疗师这么做是为了提高对自身态度的觉察和敏感度，因为人们常常意识不到自己的态度带有多大程度的文化偏见。除了熟悉不同的世界观之外，多元文化心理治疗师还试图去理解被压迫群体成员的标签化影响。具体而言，他们会去了解主流社会中的少数群体的历史如何导致文化创伤，从而影响有色人种的世界观。这些历史包括实行黑奴制、将日裔美国人关押在集中营、美国印第安人被大屠杀、拉丁美洲殖民化以及墨西哥领土被强迫吞并等。当然，要想深入地解读这些历史，你首先需了解种族歧视与其他类型的歧视（诸如性别歧视、阶层歧视、仇外歧视、年龄歧视、新殖民主义、同性恋仇视、异性恋主义）是如何相互作用的。

为了加深理解，治疗师们需努力提高与文化相关的自我意识，包括从社会权力（power）和社会特权（privilege）两个角度去分析个体的地位。了解权力动力学是理解自我与他人之间关系的重要部分。为了达到这个目标，多元文化心理治疗师会分析他们自身的生活经历和当事人的生活经历中存在的权力差异。与主流治疗师的分析不同，进行权力分析时要越过治疗师 – 当事人双方之间固有的权力不对等。多元文化心理治疗师将他们与当事人所在的文化群体的社会现状相比较，这让治疗师可以认识到内化的特权和压迫，并对此进行挑战。

因为大多数拥有权力的个体并不能意识到这些权力和压迫对他们的生活造成的普遍影响，为增强权力意识，佩吉·麦金托什（Peggy McIntosh，1998）将白人的特权定义为一个不被认可的系统赋予欧裔美国人和男性个体的权力。她劝诫人们要意识到白人特权的存在，"打开无形的背包"。所谓"无形的背包"，指欧裔美国人和男人可以享有以下特权：（1）大部分时候可以独自外出购物，肯定不会被跟踪或骚扰；（2）打开电视或翻开报纸的第一页，看见的大多数人都是欧洲人和美国人；（3）使用支票、信用卡或现金的时候，不用担心因为自己的肤色而被质疑自己的财务可靠性；（4）可以在一个负担得起并且心仪的地区租房或买房；（5）无须教育自己的孩子认识体制内的种族歧视，让他们在生活中学会保护自己不被欺负；（6）不关注占世界大部分人口的有色人种的习俗和语言，也不会因此感到自责；（7）不害怕无视其他种族人群的观点和权力可能造成的后果；（8）与负责人谈话时，一般碰到的都是同种族的人；（9）即使被警察要求将车停在路边，自己也肯定不会因为肤色问题而被特殊对待；（10）如果求职时得到雇主的高度肯定，不会被同事怀疑是因为种族和肤色而被雇用。

白人的特权反映了人们有必要意识到制度化权力不对等对生活造成的影响，这一点至关重要。正是这种权力不对等，才让主流群体受到偏爱，而少数群体的权力则被剥夺。也正是因为人们不承认这种权利不对等现象，现状才无法改变。

总之，多元文化心理治疗认可以下基本假设：（1）文化是复杂且动态变化的；（2）治疗师和当事人之间的每一次会谈，都是一次多元文化的互动；（3）现实是在文化背景的基础之上建立和体现的；（4）主流心理治疗被西方社会的世界观所主导，抹杀了非西方的治疗方法所做出的贡献；（5）多元文化心理治疗与每个人都息息相关；（6）文化胜任力是心理治疗起效的关键；（7）多元心理治疗师需要自我觉察；（8）心理治愈需要给每一个体和群体赋权；（9）心理治愈涉及多种思维方式；（10）心理治愈是整体的和自由的。

## 二、与其他治疗体系的关系

多元文化理论借鉴了许多学科的优势和观点，多元文化心理治疗师也认识到了多元取向对心理治疗发展所做出的贡献。尽管许多多元文化心理治疗师认为自己属于某一理论取向，但他们也将多元文化价值融入自己的治疗流派中。的确，由于多元文化理论的批判，主流临床治疗师们已经开始重新修订心理治疗的基本原则，使得这些原则适用于来自不同文化的当事人。例如，精神分析学家将社会、公共、灵性取向纳入他们的临床治疗中时，也会考虑多元文化个体的经历。客体关系理论关注个体是如何将重要的人际关系内化的，以及这一内化过程是如何对个体与世界的互动产生关键作用的。在这一视角下，阿尔特曼（Altman，1995，2010）运用一个修正后的精神分析客体关系框架，考察了他的当事人在治疗中取得的进步。他判断进步的标准不是当事人获得了多少领悟，而是看他们是否能在这种关系中成长。

除了主流心理治疗的文化适应性之外，多元文化主义也在不断扩大其他方面的影响。不过，对主流心理服务的文化敏感性研究至今仍没有达成统一的结论。例如，有些研究发现循证实践（EBP）对许多来自不同文化的人群都是有效的（CIEBP，2008），另一些研究则表明有色当事人中途退出认知行为治疗的概率比欧裔美国人高许多（Miranda et al.，2005）。相关研究也证实，若想提高治疗的有效性，EBP需针对当事人的文化背景做出相应的调整（Morales & Norcross，2010）。这些发现与另一项研究的结果相一致，该研究表明，即使是对寻求心理服务抱有积极期望的非裔美国当事人，在治疗结束后对治疗效果的满意度也低于欧裔美国当事人（Diala et al.，2000）。

在回顾了主流心理治疗文化适应的研究后，惠利和戴维斯（Whaley & Davis，2007）认为，文化对治疗过程的影响大于对治疗结果的影响。主流心理治疗中的族群中心主义恰好可以部分解释惠利和戴维斯的结论。有色人群最为不满的一点是，他们曾被用于医学实验和被医学虐待。这段历史被称作**医疗种族隔离**，其中包含了塔斯基吉（Tuskegee）项目。在该研究项目中，尽管在研究过程中已经发现了治愈梅毒的药物，并被用在白种男人和在例行医疗检查中查出感染病毒的波多黎各女性患者身上，但参与实验并患有梅毒的非裔美国人并未得到真正的药品（盘尼西林），而是得到安慰剂（Comas-Díaz，2008）。很多来自多元文化的个体认同集体主义，他们将自己置于情境和时间的背景下去看待。因此，个人和集体的历史都是有色人群生活中必不可少的。

# 第二节　发展历史

## 一、先驱

对**他人**（other）的关注可以追溯到远古时期。这种关注通常表现为担心、觉察甚至迷恋。各种各样的宗教和灵性传统赋予了他人重要的角色。例如，在犹太教里，**他人**就和**神圣**一词紧密联系，因为**他人**（otherness）在希伯来语中意为**圣洁**。在基督教中，**必要的他人**（the necessary other）可促使分裂的自我得以复原。在佛教徒的眼中，**他人是我们的敌人**；但是敌人也是我们最好的老师，因为我们总能从敌人的身上学到最多的东西。和灵性传统一样，多元文化心理治疗也旨在加强自我与他人的关系。

## ■　二、发展

多元文化心理治疗具有跨学科的起源。心理人类学、民族心理学、文化人类学、精神分析人类学以及民间疗法都对多元文化心理治疗的早期理论产生过影响。20 世纪 40 年代至 60 年代，心理健康领域对**他人**非常感兴趣。人类学家和精神分析学家一起合作研究文化和心理的关系，这一运动的支持者将精神分析的结果运用到社会文化现象中去。一些人研究跨文化的心理健康，一些人研究压迫对于少数族群心理健康的影响，还有一些人对于俄狄浦斯情结（恋母情结）等精神分析概念的普适性提出了质疑。

精神分析中的文化学派认为文化塑造了行为，因为每一个体都被放置在社会情境中与他人互动，并且在个体身上留下深深的烙印。这种社会情境和社会交往随着文化背景、历史阶段的不同而有所不同（Seeley，2000）。尽管这种人类学精神分析的取向丰富了文化和行为的话语体系，但是它都没有形成适用于心理治疗的文化理论（Seeley，2000）。

心理学取向和精神病学取向的人类学家都在研究文化对心理健康的作用，由此诞生了跨文化精神病学。与**文化主义**相类似，它将特定文化中的民间疗法用到心理治疗中去，这种跨文化的精神病学与心理学都提倡人们利用社区和本土的资源（教会神职人员、教师、民间治疗师和其他少数派同胞）进行心理治疗。

少数派赋权运动进一步促进了多元文化心理治疗的发展。这些运动探讨了主流群体和少数群体间权力与压迫的动态变化过程。所谓的**身份政治**，包括女性、黑人、奇卡诺人或褐色人种、同性恋或者双性恋的权利运动，这些运动都强调被边缘化的族群的需求和公民权利。这些运动的拥护者为了进一步改变社会和政治的不公，努力提高公众觉悟，为被边缘化的人群赋权。

为了更好地理解压迫对心理健康的影响，一些临床治疗师开始研究殖民心理学。弗朗茨·法农（Frantz Fanon，1967）从被殖民者对殖民者的经济和情感依赖的角度出发，阐明了殖民主义心理学的原则。他用帝国主义、统治剥削的概念研究殖民者和被殖民者的关系。正如美国心理学会第一任黑人主席肯尼思·克拉克（Kenneth B. Clark）所说，美国黑人的处境和被殖民者无异，殖民化的声音一直在美国回响（Comas-Díaz，2007）。

对多元文化心理治疗的主要影响来自**对受压迫者的教育**（education for the oppressed）模式。保罗·弗雷尔（Paulo Freire，1973）指出，教育的主导模式作为压迫的工具，维持并增强了社会不平等的现状。他使用**良知**（conscientization）或者批判意识这一术语来解释个人和社会解放的过程。对受压迫者的教育让他们开始认识到自己的处境，并且通过与所处世界的辩证谈话来改变自己的处境。因为压迫使他们失去批判性思考的能力，**良知**的发展需要提出一些批判性的质疑，例如"是什么？为什么？怎么做？为谁做？反对谁？由谁做？支持谁？支持什么？为了什么？"（Freire & Macedo，2000）。回答这些问题有助于当事人审视什么是重要的，发现个体存在的理由以及人生的目的和定位。批判性意识可以帮助受压迫者书写自己的现实。

多元文化心理治疗出现的另一个结果就是再评价咨询（reevaluation counseling）。再评价咨询是一种基于赋权的联合咨询方法。其中两个或多个人轮流发言，其他人倾听别人的话，中间不打断，目的是从种族歧视、阶层歧视、性别歧视以及其他类型的压迫中恢复过来（Roby，1998）。哈维·贾金斯（Harvey Jackins）坚信，每个人都有巨大的智慧和爱的潜能，但是有时候因为累积的痛苦，这些潜能没有被激发出来。因此，贾金斯创立了再评价咨询这个理论。这里的恢复，包含了一个自然的宣泄过程。在这个过程中，"咨询师"鼓励"当事人"将情绪宣泄出来。然后，"当事人"变成"咨询师"，去倾听其他当事人。再评价咨询的倡导者致力于从个人、集体和社会层面消除种族歧视。如果想要得到更多关于再评价咨询的信息，请访问网站 www. rc.org。

反对殖民者和压迫的斗争，也挑战了妇女的从属地位。作为赋权运动的后起之秀，女性主义治疗师认为多样性是实践的基础。这种赋权思想对多元文化心理治疗的发展产生了很大影响。女性主义的临床治疗师认为主流心理治疗师是在为当下的现状发声。与之相反，女性主义的心理治疗试图给每一个体赋权，不论男女，并且从个体、人际、制度、国家和国际层面上推动平等（Brown，2010）。女性主义治疗和多元文化治疗互相影响。例如，黑人女性对女性主义治疗师发出挑战，希望他们更具文化敏感性。这样一来，文化女性主义治疗和有色人种的女性主义治疗都应运而生。文化女性主义治疗利用共情关系来增强女性的主体性、相互依赖性、与他人的联结以及其他的女性价值观（Worell & Remer，2003），而对有色人种的女性主义治疗师而言，还需要处理种族歧视、性别歧视、阶层歧视、异性恋主义对同性恋的歧视、族群中心主义、能力歧视和其他形式的压迫之间的相互作用。

和女性主义心理治疗一样，家庭治疗也得益于与多元文化主义的互动。家庭治疗在其理论和实践中慢慢认可了少数族群及其文化（McGoldrick，Giordano，& Gracia-Preto，2005），并见证了少数族群家庭治疗的出现。少数族群家庭治疗师试图：（1）了解少数族群的文化；（2）避免族群中心主义的态度和行为；（3）获得内部地位；（4）使用中间人；（5）有选择地自我表露。博伊德 - 富兰克林（Boyd-Franklin，2003）在《对黑人家庭进行治疗》中所使用的多系统方法，就是少数族群家庭治疗的例子。正如家庭治疗使用家庭谱系图来表现家庭成员之间的关系一样（McGoldrick，Gerson，& Shellenberger，1999），少数族群家庭治疗也会运用**文化谱系图**（Hardy & Laszloffy，1995）。有关内容，将在本章第五节详细介绍。

一些专业和学术组织也支持多元文化心理治疗的发展。比如，美国心理学会有好几个分会近年来一直研究少数族群的需求。其中的代表有女性心理学分会（Society of the Psychology of Women），少数族群议题心理学研究分会（Society for the Psychological Study of Ethnic Minority Issues）、同性恋、双性恋与跨性别心理学研究分会（Society for the Psychological Study of Gay，Lesbian，Bisexual and Transgender Issues）。值得一提的是，少数族群议题心理学研究分会在心理学的各个层面，尤其是在职业心理学方面，推动了对多元文化主义的需求。分会的官方杂志《文化多样性与少数族群心理学》（*Cultural Diversity and Ethnic Minority Psychology*）是传播多元文化学术和专业的重要载体（Comas-Díaz，2009）。美国心理学会推广宣传多元文化心理学的渠道还包括《亚裔美国人心理学杂志》（*Asian American Journal of Psychology*）和《拉美裔心理学杂志》（*Journal of Latina/o Psychology*）。

咨询心理学家致力于解决多元文化问题，并且在《多元文化咨询与发展杂志》（*Journal of Multicultural Counseling and Development*）这样的出版物中公开发表论文，阐述多元文化主义的重要性。女性主义心理学家也在《女性心理学季刊》（*Psychology of Women Quarterly*）等杂志上开始发表文章，这本杂志是美国心理学会女性心理学分会的官方杂志。另外，美国女性心理学会（Association of Women in Psychology）也发行它的官方杂志——《女性与治疗》（*Women & Therapy*）。

各种少数族群心理学会，包括亚裔美国人心理学会、黑人心理学会、全美拉美裔心理学会、印第安人心理学会等，都在强有力地倡导人们关注有色人种的心理健康需求。全美心理学会少数族群议题促进委员会（Council of National Psychology Associations for the Advancement of Ethnic Minority Issues）是一个大联盟，涵盖美国心理学会少数族群议题心理学研究分会、亚裔美国人心理学会、黑人心理学会、全美拉美裔心理学会、印第安人心理学会。这个团体倡导向有色人种提供有效的心理服务。另外，文化和精神病学研究会（Society for the Study of Culture and Psychiatry）也是一个跨学科的国际性组织，致力于对心理健康和疾病的文化方面进行深入的科学研究、临床治疗和教育培训（www.psychiatryandculture.org/cms/）。

## 三、现状

在 21 世纪，集体主义中的团结概念以文化多样性的方式获得了突出的地位。多元文化主义倡导赋权、改革、围绕压迫和特权进行转化性对话。事实上，多元文化心理治疗师一直倡导社会正义（Comas-Díaz，2012b；Ratts，D'Andrea，& Arredondo，2004）。

美国心理学会少数族群事务办公室（American Psychological Association Office of Ethnic Minority Affairs）的创立，强化了多元文化主义在心理学理论和实践中的作用。少数族群事务办公室提供了一个表达的平台，让少数族群心理学家说出他们对心理学实践中缺乏文化元素的担忧。后来，又建立了美国心理学会少数族群心理学研究分会，进一步巩固了多元文化心理治疗的地位。目前，多元文化心理治疗师一般采用以下三种模式：（1）主流心理治疗的文化调适；（2）民族心理治疗；（3）全人取向的心理治疗。心理治疗师通常将这三种框架结合起来使用。

### （一）主流心理治疗的文化调适

主流心理治疗通过发展通用的跨文化技能，同时结合特定文化中的技能，从而实现文化调适（Lo & Fung，2003）。**文化胜任力**这一通用术语是指在任何跨文化的治疗中有效工作所需的知识和能力。采用某种特定文化技能的心理治疗师，需要将族群因素融入主流的心理治疗中去。作为文化特殊性的案例，贝尔纳尔、博尼拉和贝利多（Bernal，Bonilla，& Bellido，1995）认为主流心理治疗至少要考虑八个文化维度——语言、位格、隐喻、内容、概念、目标、方法和情境。在这一框架下，治疗师用符合文化背景的**语言**（language）与当事人交谈，以适应当事人的世界观和生活环境。**位格**（persons）这一维度表示治疗关系。**隐喻**（metaphors）是指同一个文化团体中的成员共享的理念。**内容**（content）代表了治疗师对文化背景的了解程度，例如，当事人是否觉得治疗师理解自己。**概念**（concepts）可以检验治疗理念是否与当事人所处的文化背景一致。**目标**（goals）可以检验治疗师的临床目标是否与当事人的文化价值观一致。**方法**（method）涉及治疗方法和工具的文化适应性和有效性。最后，贝尔纳尔和他的同事将**情境**（context）界定为当事人所处的环境，包括历史、社会和政治环境。

在另一个文化特异性的例子中，里卡多·穆诺兹等（Muñoz & Mendelson，2005）认为对认知行为治疗（CBT）进行文化调适应该包括：（1）让来自不同文化背景的人参与到 CBT 干预的过程之中；（2）纳入集体主义价值观；（3）注意宗教和灵性传统；（4）注意文化调适的相关性；（5）承认压迫对心理健康的影响。尽管认知行为治疗有循证基础，但还是缺乏对文化有效性的实证支持

（Hall，2001）。因此，多元文化心理治疗师也认识到需要根据文化特异性进行循证心理治疗，处理有色群体的日常现实问题。作为回应，美国心理学会的特别任务小组在对"循证实践"进行界定时增加了当事人的特征、文化背景、对临床专业知识和研究的偏好等元素（APA，2006）。

帕梅拉·海斯（Pamela Hays，2008）提供了一个成功地将文化元素纳入治疗中的案例，其中特别强调了身份界定中的文化复杂性。她的 ADDRESSING 框架指出了年龄（A）、发展性（D）与获得性残疾（D）、宗教（R）、族群（E）、社会经济地位（S）、性取向（S）、土著遗产（I）、血统（N）和性别（G）等不同文化因素的相互影响。另一种文化调适心理治疗——文化敏感性治疗（culturally sensitive therapy）主要针对特定的民族文化群体。这样一来，一个群体就能从有针对性的心理干预中获得更好的疗效（Hall，2001）。另外，民族文化心理治疗在干预过程中会整合多种文化因素，如世界观、文化变迁、社会关系和文化背景等（Comas-Díaz & Jacobsen，2004）。

## （二）民族心理治疗

尽管心理治疗具有文化适应性，但一些多元文化主义者为了重申他们的民族文化基础，提倡采用民族心理治疗。正因为民族心理治疗具有延续性，所以这些心理治疗可以帮助当事人修复他们割裂的身份。民族心理治疗和本土心理治疗都吸引着众多来自不同文化的个体，因为心理治疗师都深深地扎根在他们所处的文化背景中，可以对每个当事人的人生经历做出很好的回应。他们提供了一个与文化相关的框架，验证种族和民族意义。另外，民族心理治疗是建立在哲学和灵性基础之上的，可以促进治愈过程中相关的、原始的和神圣的联系。如此，他们可给当事人带来希望，尤其是在主流治疗方法失效的时候。民族心理治疗在个人和集体层面都进行了赋权。民族心理治疗包括民间治疗、人际网络治疗、叙事治疗、解放心理学和基于东方哲学传统的全人治疗。

作为多元文化心理治疗的前身，民间治疗（folk healing）也是本土心理治疗的一种形式。民间治疗重建了当事人的文化归属感和历史延续性，促进了当事人的自我疗愈，培养了当事人自身与家庭、社区和宇宙间的平衡（Comas-Díaz，2006）。民间治疗师的治疗机制与主流心理治疗师类似，主要的区别在于民间治疗师的灵性信念体系。也就是说，民间治疗师鼓励赋权、提倡自由和解放，并促进灵性的发展。美国心理学会多元文化指南第五条鼓励心理学家学习非西方治疗传统，能够将其融入自己的心理治疗。必要时，指南还鼓励心理学家承认并向那些传统的治疗师（社区领袖、变革推动者）和他们的疗愈方法寻求帮助。

根据这一理念，卡洛琳·阿特尼夫（Carolyn Attneave）创立了人际网络治疗（network therapy），作为家庭治疗和团体治疗的延伸（Speck & Attneave，1973）。在美洲原住民治疗方法的基础上，人际网络治疗重新创造了整个宗族体系的社会环境，以便在治疗过程中激发和动员家人、亲戚和其他社会关系网络。人际网络治疗是一种以社区为基础的治疗形式。

另一个共同的民族心理治疗是解放心理学。在拉美解放神学的基础上，解放心理治疗（psychotherapy of liberation）作为对社会政治压迫的回应而出现。解放神学的缔造者伊格纳西奥·马丁-巴罗（Ignacio Martin-Baro）是心理学家，也是牧师（Blanco，1998）。同样，解放心理学和美国黑人心理学有很多共鸣，都是建立在黑人解放神学和非洲独立运动的传统之上。这样的精神基础以当地传统和习俗的方式呈现，进一步肯定了民族、种族和文化的力量。这些伟大的实践者试图采用一些手段与特定的人合作，让他们意识到自己受到的压迫，以及意识形态和社会结构的不平等。同保罗·弗雷尔的批判意识相类似，解放治疗师也和受压迫者一起合作，进行批判性分析和变革行动。

　　民族心理治疗师通常将**叙事**（narratives）作为治疗的一种形式。故事讲述是一种语境丰富的交流活动，充满了文化内涵和文化差异。事实上，讲故事也是一种集体主义的联结方式。作为对拉美裔美国人遭受政治压迫的一种回应，**证言**（*testimonio*）记录了创伤的经历以及这些经历对个人、家庭和团体产生的影响（Cienfuegos & Monelli，1982）。另一种有效的疗愈性叙事是**编故事**（*cuento*），实证研究表明它对于波多黎各儿童非常有效（Costantino，Malgady，& Rogler，1997）。此外，**格言**（*dichos*）也是一种有效的心理治疗形式，它是由西班牙语的谚语和习语组成的，反映了民间的智慧（Comas-Díaz，2006）。

# 第三节　人格理论

## 一、理论概述

　　多元文化心理治疗师认识到，个体的自我认同是在多种情境下发展起来的。正如心灵栖息于我们的身体，人格也是在多种环境中得以发展的。多元文化心理治疗师承认多元视角，坚持多样化的人格理论，并采用符合自己理论取向的人格理论。不过，多元文化心理治疗对人格理论的独特贡献在于提出了文化认同发展（cultural identity development）的理念。

　　根据格里耶（Gehrie，1979）的主张，多元文化心理治疗师将自我看作文化的内在表现。比如，作为受压迫的少数族群的一员会影响到他们的身份认同。有色人种的身份构成包含了个人身份与文化－种族－民族身份。少数族群认同发展理论详细阐明了有色人种的世界观，同时也提供了一个视角，让我们理解他们感知和加工世界的方式。事实上，民族和种族认同的阶段会影响人的信仰、情绪、行为、态度、期望和人际交往风格。这样一来，这些认同阶段最终会影响个体如何接受治疗，甚至影响他们对治疗师的选择。

　　少数族群认同发展模型指出，少数族群起初重视主流群体，贬低自己的群体；后来开始重视自己的群体，贬低主流群体；在最后阶段，他们对两个群体都很欣赏（Atkinson，Morten，& Sue，1998）。更具体地说，少数族群认同发展经历了以下几个阶段：（1）遵从阶段——个体将种族主义内化，从主流群体中选择价值观、生活方式和角色榜样；（2）分歧阶段——个体开始质疑主流群体的文化价值观；（3）抵触阶段——个体开始追求少数群体的观点，并且反对主流文化价值观；（4）内省阶段——个体并不遵从所有的文化规范，而是开始建立自己的种族－民族身份，并且开始质疑特定的价值观如何与个人的身份相适应；（5）协调阶段——个体对自己的文化－种族－民族身份感到满足，但并不需要全盘接受少数群体的价值观。此外，克服内化的种族主义，进行批判性的思考，是有色人种种族认同发展的一个重要里程碑。

　　在心理治疗过程中，治疗师与当事人之间的族群身份需要进行匹配，这一过程与当事人的族群认同发展相互影响。以约瑟为例，约瑟是一个教师，会说两种语言，受到两种文化的熏陶。约瑟的种族－民族身份就让他处在两难的境地，其中一个就是对白人不信任。在被转介到心理健康中心时，他拒绝接受欧裔美国治疗师的治疗。他要求治疗师能够"讲他的母语，理解他的文化"，但中心安排德尔加多博士去给约瑟治疗，当治疗师说"抱歉，我不会说西班牙语"时，约瑟却回答说："没事，我只是不想要一个白人治疗师帮我治疗。"这个案例说明，治疗师有必要理解种族认同发展阶段的相关内容。

种族认同发展模型也适用于主流社会的成员。白人认同发展理论表明，欧裔美国白人处在主流群体中，形成了一种特定的文化身份。根据珍妮特·赫尔姆斯（Janet Helms，1990）的理论，美国白人的种族认同发展可以分为以下五个步骤：（1）接触——意识到少数群体的存在，但是并不把他们视为某个种族的人；（2）瓦解——承认偏见和歧视现象的存在；（3）再整合——开始谴责受害者，并进行反向歧视；（4）假性独立——开始对文化差异产生兴趣；（5）自主——了解文化差异，并且接受、尊重和欣赏所有群体（包括少数群体和主流群体）的文化。

同样，也有人提出双重种族个体认同发展模型（Poston，1990），包括大致相同的五个阶段，即个人认同、群体类型选择、融入或否认、欣赏和整合。

多元文化心理治疗也有助于我们了解同性恋认同发展模型。研究表明，同性恋认同发展阶段包括：（1）困惑——质疑自己的性取向；（2）比较——开始接受自己可能属于性少数群体的事实；（3）容忍——承认自己是同性恋；（4）接纳——开始增加与其他同性恋者的接触；（5）骄傲——对自己是同性恋感到满意；（6）融合——不再纠结自己的性取向，并支持异性恋（Cass，2002）。

女性主义认同发展理论也是从少数群体认同发展模型中产生的。女性主义认同发展理论清楚地表达了一个假设——女性经过长期不断的努力和奋斗，与自身遭到的歧视和偏见抗争，最终取得了积极的女性主义身份。根据唐宁和劳什（Downing & Roush，1985）的观点，女性主义认同的发展需经历以下几个阶段：（1）被动接受歧视和偏见；（2）揭露被歧视的现实；（3）忍受被歧视或是抗争；（4）整合各方的信息和观点；（5）主动投入女性主义认同的发展之中。

## ■ 二、主要概念

多元文化心理治疗师通过促进当事人的文化认同发展而对其赋权。为了达到这一目标，治疗师会强化当事人的长处而不是专注于他们的缺点。借此，多元文化心理治疗师也就提升了当事人的**文化复原力**（cultural resilience）。所谓文化复原力，是指文化所具有的一系列的优势、价值观和实践，能让有色当事人在面对创伤和压迫时有很好的应对机制，并做出适应性的反应（Elsass，1992）。

在这一框架下，多元文化心理治疗师鼓励有色当事人增强他们的**文化意识**（cultural consciousness），即帮助当事人提升他们的心理文化觉察。换句话说，治疗师帮助当事人拯救他们的民族文化遗产，重新书写他们的历史。同样，心理治疗师在治疗过程中和治疗结束后，也会培养自己的**多元文化意识**（multicultural consciousness）。多元文化意识是指治疗师将文化胜任力内化并融入他们的日常活动和行为的方方面面（Comas-Díaz，2012）。

同样重要的是，多元文化意识有助于**文化智力**（cultural intelligence）的发展。文化智力指的是理解文化对个体行为的影响。文化智力需要我们拥有归纳和类比推理的能力，从而理解和融入新的情境，不被以往经验和已有认知所局限（Early & Ang，2003）。多元文化心理治疗师希望提高当事人和他们自身的文化智力。

# 第四节　心理治疗

## 一、心理治疗理论

　　多元文化心理治疗师采纳多元的视角，而非统一的心理治疗理论。这种多元化的框架实际上是一种元理论（metatheory），治疗师可以从不同治疗取向中选取概念、策略和干预方式，对他们的多种治疗过程进行概念化、批判性审视和实证评估（Cooper & McLeod，2007）。而多元文化的元理论认为，一切助人的传统都植根于文化（Ivey，Ivey，& Simek-Morgan，1997）。这种以文化为中心的元理论解释了当事人的意义建构和现实的共同构建（Valsiner & Rosa，2007）。然而，多元文化心理治疗理论的关键在于治疗师试图回答"治疗师如何理解来自不同文化背景的当事人的生活"这一问题。多元文化主义者认为治疗联盟的形成对理解当事人非常重要，同时也是治愈他们的关键。因此，治疗联盟指导着多元文化心理治疗的过程。

　　在多元文化心理治疗中，当事人与治疗师都会有意无意地流露出对自己文化背景的感受和态度。的确，对文化差异的感知会唤起被排斥、被比较和相对无力的感觉（Pinderhughes，1989）。为了处理这些问题，多元文化心理治疗师需要进行文化自我觉察（cultural self-awareness）。他们通过识别自身沟通和行动所反映的主流文化价值观来进行自我觉察。心理治疗师会通过下面几个问题（Pinderhughes，1989）来探索这些文化议题：（1）我传承的文化传统是什么？（2）我父母和祖先的文化背景是什么？（3）我认为自己属于哪些文化群体？（4）我的名字有什么文化内涵？（5）我的世界观是什么？（6）我的世界观（价值观、信仰、观点和态度）有哪些部分和主流文化的世界观是一致的？哪些是不一致的？（7）我是如何决定成为心理治疗师的？我是如何进行职业社交的？我应该保持什么样的职业社交？我认为文化和心理治疗 / 咨询有什么关系？（8）我的哪些能力、期望和局限会影响到我与来自不同文化的个体的关系？

　　其他可能的问题还包括：（1）我的当事人如何回答上述问题？（2）我的回答和来自不同文化的当事人的答案有何差异？（3）我对这些差异有什么看法？（4）我对这些相似点的看法又是什么？

　　为了进一步提升文化自我觉察，心理治疗师可以利用贝内特（Bennett，2004）的多元文化敏感性发展模型。贝内特将多元文化敏感性的发展分为族群中心主义（ethnocentric）和族群相对主义（ethnorelative）两个大的发展阶段。其中，族群中心主义阶段又包括：（1）否认——否认文化差异的存在，回避与来自不同文化的人接触；（2）防御——承认其他文化的存在，但贬低它们；（3）最小化——认为自己的文化才是普遍存在的。虽然承认文化差异，但贬低其他文化的重要性，认为它们和自身文化没什么区别。而族群相对主义阶段又包括：（1）接纳——承认并重视文化差异，不进行价值评判；（2）适应——发展多元文化技能，即学着转换视角，在各种世界观中转换；（3）整合——自我感知进一步扩展，以包容相异的世界观。

　　总之，多元文化敏感性的发展有助于个体欣赏不同世界观，进而促进积极治疗联盟的产生。的确，成功的治疗关系依赖于对对方自我的认识和接纳。

## 二、心理治疗过程

### （一）治疗关系

大多数心理治疗师认为积极的治疗联盟能够提升心理治疗的效果。此外，研究一再表明，治疗关系是治愈当事人的重要因素。然而，发展治疗联盟要求当事人和治疗师的世界观能在文化层面达到一致。当双方共享世界观时，积极的治疗联盟就此形成。相反，世界观不同，就可能阻碍治疗联盟的形成，因此需要进一步调整。例如，卡卡尔（Kakar，1985）在与一群东印度群岛人工作时就调整了他所使用的精神分析方法，他变得更加主动、指导性更强；另外，他还强调感知和表达对当事人的同情、兴趣和温暖的重要性。

文化会影响当事人如何看待治疗师。举个例子，社会文化中对权威和治愈者形象的态度决定了当事人对治疗师的期望。东方集体主义文化背景下的当事人把治疗师看作拥有智慧的老师，而把自己当作学生。每种文化对理想治疗师的角色期待都各有不同。这就要求心理治疗师要理解不同文化的期望。例如，习惯平等和非指导风格的治疗师与偏好等级和指导关系、需要知道如何做才能改变的当事人，两方的合作可能不会那么愉快（Koss-Chioino & Vargas，1992）。

类似地，阿特金森、汤普森和格兰特（Atkinson，Thompson，& Grant，1993）根据当事人对主流社会的适应程度确定了八种相互重叠的治疗师角色。他们发现，文化适应程度较低的当事人希望治疗师是**意见提供者**、**倡导者**或**本土支持系统的促进者**。对文化适应程度低的移民当事人而言，榜样的作用、有选择的自我表露及指导性的策略与他们有更多的文化相关性。文化适应程度较高的当事人希望治疗师是顾问、改变促成者、咨询师或心理治疗师。

然而事实上，来自不同文化的当事人对治疗师的期望非常错综复杂。除了文化适应程度，当事人的期望还受到人际交往需求、发展阶段、族群身份认同、灵性传统和其他种种因素的影响。虽然当事人期望的治疗风格在平等合作和等级分明之间变动，但这些期望也不是互斥的。比如，无论当事人的文化适应程度如何，心理治疗师都会根据当事人的需求做出回应。换句话说，治疗师会切换自己的角色，或自发地身兼数种助人角色。除此之外，一项实证研究还发现，有色当事人不仅希望摆脱问题，也希望通过治疗消除自己痛苦的根源（Comas-Díaz，Geller，Melgoza，& Baker，1982）。即便他们希望治疗师能够积极主动，提供建议、教诲和引导，他们也相信心理治疗师能在情感上帮助他们成长，哪怕这一过程偶有痛苦。简言之，有色当事人具有心理上的"刚性"，希望通过心理治疗解决他们真正的问题。

### （二）文化共情

有色当事人都期望心理治疗师展示高文化可信度。**可信度**（credibility）指的是当事人在多大程度上认为心理治疗师是一个值得信赖、有效的助人者。比如，很多美国印第安人希望心理治疗师能够展示共情、真诚、可靠、尊重、温暖，并与当事人紧密联结。当然，治疗师可信度高、值得信任有助于建立积极的治疗联盟。为了达到这个目标，多元文化心理治疗师要提升自己对他人的共情能力。共情是一个人际概念，指的是治疗师能够处理当事人情感体验的能力。在主流心理治疗中，共情包括身体方面、认知方面和情感方面三部分。身体共情，涉及非言语交流和身体语言。治疗师通过成为共情见证者，对来自不同文化背景的当事人进行认知共情。心理治疗师需了解当事人的文化，肯定他们的体验和现实。共情的情感部分包括在情感上与当事人联结，这是一种接纳和包容当事人情感的能力。简单说，情感共情类似于像他人一样地主观体验。治疗师如果只能做到认知共情的话，就会使自己与当事人的身份分开，这种"泾渭分明"甚至会阻碍治疗师对来自不同文化的当事人进行情感共情。这种共情失败与人们难以"像他人一样"有关。确实，人们倾向于对那些能引起共鸣的人共情，而难以对来自不同文化的人共情，所以情感共情在多元文化心理治疗中显得尤为重要。

除了认知共情和情感共情之外，治疗师还要培养文化共情。文化共情是后天习得的能力，需要治疗师通过对文化的学习和阐释来理解来自不同文化的个体的主观体验（Ridley & Lingle，1996）。文化共情通过整合感知、认知、情感和沟通技能来提升治疗师对文化的回应能力。文化共情是以文化框架为指导，理解当事人并认可自我与他人之间文化差异的过程（Ridley & Lingle，1996）。有意思的是，有研究表明，如果治疗师能够从他人的视角出发，就可以减少他们的刻板印象和族群中心主义的态度（Galinsky & Moskowitz，2000）。因此，文化共情要求与对方协调一致——能与来自不同文化的人在文化、认知、情绪、情感和行为上建立联结。简单来说，文化共情就是把自己置身于对方文化中的能力。多元文化心理治疗师能够在来自不同文化的他人身上意识到自我的存在。多元文化心理治疗师通过自我反思、"打开无形的背包"、探索自己的世界观、挑战族群中心主义、对文化差异更加开放和尊重、理解权力的动态变化等方式来提高文化共情的能力。

### （三）民族文化移情和反移情

治疗关系是意识或无意识情感投射的沃土。每次治疗中，当事人和治疗师都会有意无意地向对方投射与他们文化相关的信息。对**移情**（当事人将之前关系中的情感投射在治疗师身上）和**反移情**（治疗师对当事人移情的回应）的审视，有助于对这一过程加以控制。虽然审视移情反应是心理治疗的重要部分，但大多数主流心理治疗师却忽略了文化方面的移情。相反，他们固守普遍主义的观点，采用文化忽视和种族中立的人际关系立场（Pinderhughes，1989）。简言之，许多治疗师忽略了移情和反移情中的民族、文化和种族因素。

通过发起文化差异性和相似性的对话，多元文化心理治疗师开始审视移情反应。除了其他治疗目的，在这一对话中他们还希望：（1）不再先入为主地看待当事人的民族和种族背景；（2）意识到当事人可能与自己民族或种族群体中的其他成员有天壤之别；（3）考虑到当事人和治疗师之间的民族或种族差异如何对心理治疗产生影响；（4）意识到权力、特权、压迫和种族歧视可能影响他们与当事人的互动；（5）意识到自己在讨论过程中可能犯错，尤其是在治疗中质疑民族和种族的影响时（Cardemil & Battle，2003）。

此外，多元文化心理治疗师会特地问当事人一些问题，比如："我的文化背景和你不同，你怎么看待这件事？""我们来自相似的文化背景，你对这件事怎么看？"这些提问能够引发对民族文化移情和反移情的讨论。

民族文化移情和反移情在治疗关系中起着非常重要的作用，因为治疗师和当事人都会将种族、文化和民族经验带到心理治疗中去。民族文化反应能够提供自我和他人之间关系的蓝图。

科马斯－迪亚兹和雅各布森（Comas-Díaz & Jacobsen，1991）曾系统阐述过族群内和族群间的民族文化移情和反移情的类型。其中，族群间的常见移情反应有：（1）依从性过高、过分友好，尤

其是在当事人 - 治疗师双方关系中存在社会权力差异时；（2）拒绝，即当事人回避谈论有关族群和文化的问题；（3）不信任、怀疑和怀有敌意，当事人会想"这个治疗师为我治疗的真正动机是什么？"；（4）矛盾，即当治疗师来自不同族群时，当事人可能在两种相互冲突的感觉中挣扎，既对治疗师有负面情绪，同时也对他产生依恋。

发生族群内移情时，当事人可能会把治疗师的形象转变为以下几个角色之一：（1）全知全能的治疗师——由于族群相似性，当事人会产生与完美父母重聚的幻觉；（2）叛徒——当事人对治疗师的成功表现出怨恨和嫉妒，这种成功被视为对他的民族文化的背叛；（3）自觉成为种族主义者——当事人不想与来自同一种族的治疗师工作，因为他会将强烈的负面情感投射到治疗师身上；（4）矛盾——当事人可能会立刻对与治疗师具有共同的民族文化背景这件事感到舒服，但同时害怕心理上的过分亲近。

在对来自不同族群的当事人进行治疗时，治疗中常见反移情反应有：（1）拒绝文化差异——天下大"同"；（2）临床人类学家综合征——过分好奇当事人的民族文化背景，而忽略当事人的心理需求；（3）内疚——对有色人群社会和政治低下的现实感到内疚；（4）遗憾——内疚感的衍生物，或是对自己在治疗中政治无力感的表达；（5）攻击；（6）矛盾——对当事人文化的矛盾情绪，可能来源于治疗师对自己民族文化的矛盾情绪。

在对同族群的当事人进行治疗时，反移情的表现包括：（1）过度的身份认同；（2）"我们和他们"心态——共同的受害感，因为种族歧视可能让治疗师将当事人的问题简化为少数群体身份的问题；（3）保持距离；（4）幸存者的内疚心理——治疗师可能已经不存在低收入少数群体的社会经济问题，而亲人朋友仍处于水深火热之中，从而产生内疚感，这会阻碍专业上的发展并可能会否认当事人的心理问题；（5）文化短视——由于民族文化因素的阻碍，无法做出准确判断；（6）矛盾——处理治疗师自身的民族文化矛盾；（7）愤怒——与当事人在民族文化上太接近，可能会暴露出治疗师自身的痛苦和未解决的心理问题。

总之，找出移情和反移情中的文化因素，对多元文化心理治疗非常关键。举个例子，不同性别和族群组合——性别和族群的交互——会激起强烈的反移情及移情。确实，多元文化心理治疗师认为，种族、文化、性别和民族因素（以及这些因素之间的交互）常常会让心理治疗中的核心问题更快地暴露出来。

## ■ 三、心理治疗机制

### （一）整体论取向的治疗

多元文化心理治疗师会采用各式各样的技术，这些技术可能是他们在学生时代学到的，也可能是其理论取向与专业组织认可的。但是，必须说明的是，多元文化心理治疗师绝不会不假思索地生搬硬套，他们会深思熟虑，使用与当事人的世界观相一致的心理治疗机制。例如，许多个人主义的小组成员更喜欢用言语进行心理治疗，通过**外化**（externalizing）或将无意识意识化来促成改变。相反，集体主义的小组成员更需要非言语沟通的全人治疗模式，并通过**内化**（internalizing）或变意识为无意识来促成改变（Tamura & Lau，1992）。因此，许多多元文化心理治疗师将整体论整合到他们的治疗实践中，而大部分整体论取向的治疗实践都是以非西方的哲学和灵性传统为基础的。除了言语治疗，许多有色当事人还会要求治疗师采取身-心-灵结合的治疗方式。例如，凯恩（Cane，2000）成功地将解放疗法纳入身-心-灵结合的自我疗愈实践中。

整体论取向的治疗也叫**冥想**治疗（见第 12 章），包括沉思内观、瑜伽练习、正念呼吸、创造性观想和本土治疗等方法，它们在主流心理治疗师中也越来越流行。因为强调整体性，许多多元文化心理治疗师也在推动灵性的发展。灵性——一种与自我、他人、集体、历史和情境的联结感——是很多有色人群生活中非常重要的部分。灵性提供了一种世界观、生活方式和意义建构的过程。在这一背景下，多元文化心理治疗师帮助个体克服逆境，找到存在的意义。许多有色人群希望通过解放的方法从历史、当代文化和种族创伤中恢复过来。

多元文化心理治疗师把创造性的培养作为整体论取向的一部分，并鼓励当事人使用艺术、民俗、民族实践和其他具有创造性的文化形式。治疗中创造性方法的运用，可提升当事人的复原力和**文化意识**（cultural consciousness）——对自身族群和文化的肯定、救赎和庆祝（Comas-Díaz，2007）。例如，许多心理治疗师在治疗过程中会利用当事人的口述传统，因为有色当事人经常用讲故事的方式回答问题。这一沟通风格与基于背景、人际和历史因素得出的推论相一致。换句话说，讲故事是构建现实的创造性方式，它既是线性的，又是非线性的。当事人的叙述结合了分析性和整体性的要素。向当事人提问"你怎么了"可以提供一个文化抱持的环境，让治疗师在其中成为共情见证者。研究发现，讲故事在跨文化心理治疗中十分有效，这一结果也符合常理（Semmler & Williams，2000）。

此外，由于分离与创伤的体验，有色当事人也会运用创造力来处理过去的创伤，为生活创造出意义和目标。这种有复原力的创造性的例子包括弗拉门戈音乐（由吉卜赛人创立）、口头言说（纽约波多黎各人和非裔美国人的都市白话诗）、有色人种的回忆录和叙事等表达方式。例如，来自印度东南部的小说家奇特拉·迪瓦卡鲁尼（Chitra Banerjee Divakaruni），在移民美国后碰上种族歧视事件，他就此开启了创造性写作之旅（2002 年 5 月 1 日的个人沟通）。

在讲故事过程中使用照片，能明显提升有色当事人的自尊（Falicov，1998），并有助于处理肤色和人种问题。许多受压迫的有色当事人把创造当作阻抗、恢复、救赎和重构的方式。

很明显，创造性的活动有助于疗愈。确实，音乐和舞蹈能引发当事人的某些情绪状态，从而增强免疫系统，更好地与疾病抗衡（Lyon，1993）。整体论取向的治疗师非常了解这一过程。他们用隐喻的方式帮助当事人控制感官、情绪和认知信息，改变他们对疾病的理解。例如，实证研究表明，与当事人私下讨论梦境相比，鼓励他们在公开场合用诗歌、歌曲和舞蹈表达他们的梦境更有效（Joralemon，1986）。

多元文化主义和创造性的关系密切。研究表明，接触各种各样的文化能够提升创造力。梁、马达克斯、加林斯基和赵（Leung，Maddux，Galinsky，& Chiu，2008）的实证研究显示，当人们更加开放地接受新体验，同时在强调灵活性的有创造力的情境下生活时，多元文化体验和创造力的关系就愈发紧密。

总之，除了运用主流治疗方法中更为传统的心理治疗机制以外，多元文化心理治疗师还会采用整体论取向的治疗方法。这种融合的取向加上对文化力量的强调，就是多元文化治疗成功的关键。

## （二）民族精神药理学

所有来治疗的当事人都希望能够缓解症状、减轻痛苦。药物（如抗抑郁药）常常是暂时消除痛苦的最快方法。因此，心理治疗师需要同时与医生、有处方权的心理学家、专科护士和其他医疗保健提供者合作，帮助当事人获得他们所需的药物。

可惜的是，族群中心主义使得来自不同文化的当事人不再信任精神药理学。少数群体与欧裔美国人对药物的反应可能不同，这使问题变得更加复杂（Rey，2006）。尽管有实证研究证明，族群因素确实与评估精神药物可能产生的药理学反应相关（Ruiz，2000），但不了解不同族群对不同药物的具体反应也容易造成误诊和精神药物的滥用。民族精神药理学专门研究族群和药物反应之间的关系。比如，患有情感障碍的非裔美国人常常会被误诊，进而滥用精神药物（Lawson，2000；Strickland，Ranganeth，& Lin，1991）。同样，由于许多医疗保健提供者不清楚或不认可族群差异会影响代谢速率，许多亚裔和拉美裔美国人没能得到恰当的精神药物治疗（Ruiz，2000）。因此，许多有色人种更加不信任精神卫生机构，特别是怀疑精神药物的处方有问题，他们担忧心理治疗师可能根本不知道不同族群的药物代谢可能存在差异。这种担忧是有道理的，心理治疗师的无知反映出的是文化上的无意识、能力不足或心态上的不在乎。

为了处理不同文化群体的独特的心理健康需求，民族精神药理学应运而生。民族精神药理学家在开处方时，会特别注意评估性别和族群的潜在交互作用。此外，他们也很清楚多元文化主义和精神病理学的交叉领域（Rey，2006）。例如，对于拉美裔美国人来说，与家庭成员和其他重要的人分享药物是很正常的。这一行为反映出家庭主义在该文化中的价值，家庭成员的互相依赖自然会引发资源的共享。他们还可能会给自己用药，或把精神药物和草药混合着服用。因此，多元文化心理治疗师需要特别告知当事人自我用药、亲人共享药物、使用本国之外的药物以及将草药和精神药物混合可能会出现的危险。除了探索影响药物反应的生物学特征之外，多元文化心理治疗师还应检视当事人的生活方式。例如，一些有色人群的食物（如墨西哥裔美国人食用的奶酪）会与特定的精神药物（单胺氧化酶抑制剂）产生排斥反应。如果治疗师对当事人的饮食习惯不了解，就根本不会想到这个问题。除此之外，多元文化心理治疗师还会与熟知族群与药物如何相互作用的精神药理学家合作。

# 第五节　应用评价

## 一、适用人群

套用默里和克拉克洪（Murray & Kluckhohn，1953）的话来说，每一位多元文化心理治疗师都是"与所有治疗师无异，与其他一些治疗师相似，但又不同于任何治疗师"。换言之，多元文化治疗师和所有心理治疗师都有相同之处（因他们都是治疗师），和某些治疗师相似（都持有特定的治疗理论取向），又和其他治疗师完全不同（他们有独特的个人经验和文化经历）。多元文化治疗师致力于多样化的治疗模式，包括个人、家庭和群体三个方面。除此之外，一些多元文化治疗师也采用人际网络疗法等社区干预方式。而本部分将主要介绍多元文化心理治疗中常见的临床干预案例。

多元文化心理治疗适用于每一个人，因为它们着重强调"人在情境中"的模式。所以，多元文化治疗师使用与文化相适应的评估和治疗形式。多元文化心理治疗特别有助于处理个体身份认同问题、关系问题、文化适应、民族和种族压力以及不同性质的冲突等。

## 二、治疗模型

多元文化评估是过程导向的工具，它有助于文化适应性的心理治疗。多元文化评估中的典型例子包括痛苦解释模型（explanatory model of distress）、文化表述（cultural formulation）、文化谱系图（cultural genogram）的应用以及民族文化评估（ethnocultural assessment）。

### （一）痛苦解释模型

当事人的世界观和生活经历在很大程度上会影响他向心理治疗师陈述问题的方式、他如何对自己的痛苦进行意义建构以及相应的求助行为、社会支持水平和治疗的持续性（Anderson，1995）。解释模型是一个以文化为中心的评估模型，它基于人类学的方法来解决其问题。换句话说，通过解释模型可以了解当事人对疾病、个人经历以及治疗过程的看法（Kleinman，1980）。多元文化心理治疗师运用这种解释模型，通过询问当事人以下问题来了解当事人对心理治疗的期望（Kleinman，1980）。这些问题包括：（1）你如何定义你的问题（疾病）？（2）你认为你的问题（疾病）是什么？（3）你认为你的问题（疾病）是如何演变的？（4）你害怕什么？（5）你认为这一问题（疾病）发生的原因是什么？（6）你认为应该如何对待这种痛苦？（7）你需要我怎样帮你？（8）你通常向谁寻求帮助？（9）谁会参与你的决策？

### （二）文化表述与分析

文化表述是临床上评估和治疗的工具，美国精神病学会（American Psychiatric Association，2000）出版的DSM-Ⅳ中涵盖了这一方法。文化表述同样是过程导向的治疗方法，它在特定的文化背景中做出诊断。尽管文化表述是一个强调病理学的医学模型，但它的使用增强了心理治疗师的文化觉察。文化表述重在检查：（1）个体的文化身份认同；（2）对个体疾病的文化解释；（3）与社会心理环境和功能水平相关的文化因素；（4）治疗师与当事人关系中的文化要素；（5）对诊断和治疗的整体文化评估（American Psychiatric Association，2000）。

文化表述有助于文化分析。同痛苦解释模型一样，文化分析可以了解人们用来组织行为和解释经历的文化知识（Spradley，1990）。罗和冯（Lo & Fung，2003）介绍了一个基于客体关系治疗模型的文化分析模式，强调自我与他人、自我与世界的关系的重要性。文化分析包含自我、关系和治疗三个领域。根据罗和冯的观点，自我领域表现了文化对个体心理（情感、认知、行为、身体、自我概念以及个人目标和动力）的影响，这些影响很可能与心理治疗有关联；关系领域则强调文化对当事人关系的影响，包括与家庭、集体、他人、社会、财产、周边环境、灵性和时间的关系；而治疗领域强调治疗元素受文化因素的影响，包括沟通方式（言语和非言语）、问题解决模式以及治疗关系等。

### （三）文化谱系图

心理治疗师常运用谱系图来提升自身的文化觉察。作为家庭治疗的工具，谱系图简明扼要地展示了一棵家谱树，其中尤其强调了从核心家庭视角到扩展家庭视角的动态过程（McGoldrick et al., 1999）。谱系图可以让心理治疗师将自身的家谱与当事人的家谱进行对比，考察两者的相似之处和不同点。许多心理治疗师通过个人体验或专业培训完成了自己的谱系图。若想了解如何完成一份谱系图，可访问以下网址：www.genopro.com/genogram_rules/ default.htm。

虽然谱系图是众所周知的治疗工具，但即使与来自不同文化的当事人打交道，也很少有治疗师真正完整地画过自己的文化谱系图。文化谱系图这一工具是哈迪和拉斯洛菲（Hardy & Laszloffy, 1995）发明的，旨在强调文化和集体背景对个体及其家庭的重要性。文化谱系图用图解的方式，直观地展示出宗谱、发展、历史、政治、经济、社会、民族、灵性、宗教以及种族相关因素对人们生活的影响。文化谱系图将个体置于他们的文化背景中去理解。

治疗师通常从三代以上的先祖辈开始画文化谱系图。如果族谱信息无法得到，治疗师会请当事人通过想象来补充家庭信息。为此，当事人会将家族照片等带到治疗中来，以帮助完成这一过程。这一方法对探讨种族差异性和其他身体特征十分有效。为了绘制文化谱系图，哈迪和拉斯洛菲建议用不同颜色区分不同的族群，用混合的颜色来标识混血群体。同样，当事人也可以发挥自己的创造力，比如通过绘图、绘画、雕刻等来完成自己的文化谱系图。文化谱系图与家庭谱系图有许多相同的符号标志，例如方块代表男性，圆圈则代表女性。除此之外，文化谱系图还有许多独特的符号标志（Comas-Díaz, 2012）。

完成文化谱系图时，需要考虑以下因素：（1）个体和家庭文化。（2）种族的意义：身份和身份认同；肤色、身型、毛发质感等其他显性特征的意义。（3）民族的意义：民族起源、集体历史、战争、与其他民族的冲突；当事人的语言、家族起源以及目前的家庭情况；民族文化遗产。（4）性取向：性别、民族、种族、阶层和性取向的相互影响。（5）家庭：完整家庭、混合家庭、单亲家庭、核心家庭、扩展家庭、多代同堂家庭等；家庭角色的文化意义。（6）领养和寄养：家族起源和多代同堂的历史；非血缘关系的扩展家庭成员的评估；家族生命周期的发展及其阶段；家庭结构（核心家庭、扩展家庭、传统家庭、完整家庭、重组家庭）；性别和家庭角色。（7）社会阶层：教育程度；经济情况（例如，经济大萧条、贫穷文化、社会经济阶层的改变）；职业和业余爱好。（8）婚姻：普通法、民法、宗教、承诺仪式、同性婚姻等；性别角色；性别特异性创伤。（9）关系（亲密关系、朋友、同志或教士、密友等）：族群内和族群间的关系。（10）移民：移民历史和移民的年代；迁移的模式和原因。（11）难民：难民经历；难民创伤。（12）文化适应：文化融合、文化分离、边缘化和文化整合。（13）压力：压力类型；文化适应压力；生活压力源；生态环境压力（例如，城市生活）；压力管理。（14）灵性和信念：灵性评估；冥想实践的运用。（15）历史和政治。（16）创伤：政治迫害、镇压；奴役、殖民、大屠杀、种族灭绝、战争的历史；人口贩卖的历史。（17）性创伤和性别创伤：强奸、乱伦、猥亵、性骚扰、性侵犯。（18）差异的意义：个体、家庭、团体、社区（Comas-Díaz & Ramos Grenier, 1998; Hardy & Lazloffy, 1995）。

通过社区谱系图（Rigazio-DiGillio, Ivey, Grady, & Kunkler- Peck, 2005）和灵性谱系图（Hodge, 2000）的使用，多元文化心理治疗师不断对文化谱系图进行补充。除此之外，他们还使用生态地图去检视当事人与多个系统之间的关系和联结，这些系统包括：重要他人、社区、服务提供者以及社会支持系统（Hartman，1995）。多元文化心理治疗师与有移民史的当事人一起工作时，常常使用文化谱系图来描绘当事人的文化迁移地图（Congress，2002）。

最终，多元文化评估可以作为**权力差异分析**（power-differential analysis）的补充。这一分析需要超越治疗师与当事人双方关系的权力差异，对当事人和治疗师在自己文化群体中的社会地位进行对比分析，其中包括对内化的特权与压迫的识别和挑战。

### （四）民族文化评估

作为多元文化的评估和治疗工具，民族文化评估致力于探索文化身份认同发展的不同领域。民族文化评估包括遗产、家族迁移史、自我调适和关系等领域（Comas-Díaz & Jacobsen，2004）。在探索遗产时，治疗师会考察当事人的民族文化祖先（包括父母的家谱）、历史、遗传学以及社会政治背景；尤其重要的是考察文化创伤。而探索家族迁移史时，治疗师会考察当事人的家庭、宗族和团体的故事。此外，他们还会探查当事人的移民历史和其他方面的重要变迁。不仅如此，治疗师还会探究变迁后的历史，并格外注意当事人对他们家族迁移史的感性和理性认识。在自我调适阶段，治疗师会考察当事人与家族分离后的自我改变；同时，也会对当事人的文化复原力等应对方式进行评估。而在关系领域，治疗师会探查当事人的重要社会关系，其中也包括治疗关系。

## 三、支持证据

多元文化心理治疗师将文化知识、临床技能以及对生态环境的理解相结合。但是，他们并不赞同文化还原论，而是支持多元文化心理治疗的效果研究。也就是说，他们拥护那些适用于不同文化个体及群体的研究结果。多元文化心理治疗的证据是基于现实的，这是一种"从沙发到板凳"和"从诊所到实验室"的视角。这一取向反映了心理治疗的研究需要与文化相关，同时适用于少数群体。

一些早期的多元文化心理治疗研究专注于心理治疗师和当事人之间的族群相似性。实证研究表明，相比之下，与治疗师有相似族群和语言背景的当事人比没有相似背景的当事人会接受更长时间的心理治疗。然而，即使两者有相似的族群或语言背景，也不一定会转变为相互的文化认同（Hall，2001）；同时，有些当事人也不一定希望文化认同。对治疗师与当事人族群匹配的研究进行回顾，并没有得出一致的结论，族群匹配的效度也不高（Karlsson，2005）。尽管如此，研究还是表明，相似族群的当事人会更加积极地参与日常治疗（Cooper-Patrick et al.，1999）。与此相反，考察族群匹配对治疗满意度的影响研究证实，这些当事人并没有将族群匹配视为治疗中不可缺少的要素，他们认为临床胜任力、同情心和共享相似的世界观才是更重要的因素（Knipscheer & Kleber，2004）。不过，总的来说，现有研究表明具有文化胜任力的治疗师能够提高当事人的满意度。

多元文化心理治疗的研究刚刚开启，这一领域还需要得到更多的探讨。以下问题尤其需要进一步探讨：（1）何种心理治疗对何种当事人是最有效的？（2）心理治疗师的文化胜任力和治疗结果之间有怎样的联系？（3）灵性如何影响心理治疗的效果？（4）文化复原力对身体和心理健康的影响是什么？语言（例如，治疗师会两种语言或通晓数种语言）如何"影响心理治疗的进程？"（5）创造

力和多元文化经历如何影响心理健康？（6）影响当事人的精神药理反应的性别、种族生物学以及
神经激素因素是什么？（7）治疗师自我表露的文化和族群背景是什么？总之，对这些问题的实证探
索，有助于揭示多元文化心理治疗的效果。

## 四、多元文化的适用性

本书的每个章节都涵盖了多元文化心理治疗的内容。更为重要的是，在最新两版中还正式增添
专门的章节（即本章）来讨论这一主题，这表明了多元文化问题对心理治疗师的重要意义。研读过
这一章的读者，可以重读所有章节中有关多元文化的部分，并评估这些内容与本章的相关性。为更
好地促进这个过程，读者可以在以下案例中看到多元文化心理治疗的应用，并了解其临床意义。

# 第六节　治疗案例

格雷丝：我不知道我为什么来这儿。

马丁博士：你在想为什么会来这里进行心理治疗。

格雷丝：请不要复述我说的话。我讨厌心理治疗师这么做。

马丁博士：这么说你之前也参加过心理治疗。

格雷丝：是的，我十分讨厌那段经历。

马丁博士：你讨厌什么呢？

格雷丝：我从没被理解过。

马丁博士：那怎么才算理解你呢？

格雷丝：这很简单，你只要听我说话，看着我。你看到了什么？

马丁博士：一个十分有吸引力的女性在寻求帮助，但不知道为什么坐在这里。

格雷丝：你说对了。你还看到什么？

马丁博士：你怎样看待自己？

格雷丝：你是指什么？

马丁博士：那就从你来自哪里说起？你的家庭、民族、种族、文化背景等。

格雷丝：你是第一个问我这种问题的心理治疗师。嗯……尽管我看起来像白人，但我其实
是个混血儿。

## 一、个案背景

格雷丝是非裔美国男性和欧裔美国女性的女儿。她成长在一个中产阶层家庭。她的父亲是一家
诊所的管理人员，母亲是高中教师。父母都信奉天主教，他们将格雷丝送去天主教学校。格雷丝的
成绩一直十分优异，直到高二那年她经历了一次创伤性的丧失。一个酒驾司机撞死了她的男友阿道

夫，阿道夫当时刚刚结束他 17 岁的生日派对，准备回家。

"我发明了死亡之舞。"格雷丝描述自己给阿道夫的生日礼物时说道。那是一个精心编排的生日舞蹈。马丁博士注意到，格雷丝谈起这段悲伤的往事时并没有哭。

经历这次意外后，格雷丝的成绩一落千丈。她看了三位不同的心理治疗师，但最后把他们都解雇了。

格雷丝的成长史很普通。她的健康史表明，在高压下她偶尔会出现睡眠障碍。通过实验室的睡眠监测，治疗师建议格雷丝服用药物（丙咪嗪）来控制这个症状。然而，正是药物的副作用导致她停止了心理治疗。"每年阿道夫生日的那天，我都会出现睡眠障碍。"格雷丝说道。在完成了痛苦解释模型后，格雷丝告诉马丁博士："这是我第一次感到有一个心理治疗师听我说话。"之后，马丁博士教会格雷丝放松的小技巧，从而进一步巩固了这段心理治疗关系。格雷丝也说她的焦虑症状有所缓解。

## 二、评估

格雷丝在完成痛苦解释模型时的反应揭示了她害怕被诅咒的心理。在格雷丝出生没多久，她的爸爸便丢了工作。这个"诅咒"并没有停止，两年后她的父母生了第二个孩子。"我的妹妹玛丽给我们家庭带来了快乐和幸运。"格雷丝说道，"我的父母中了彩票，并用获得的钱偿还了我父亲的助学贷款。""那你的父母又是怎么看待你的'诅咒'呢？"马丁博士问道。"我的母亲根本不信这个，而我的父亲一直和我有些疏远。"为了进一步证明"诅咒"的存在，格雷丝将她的"死亡之舞"与阿道夫的死联系在了一起。

当被问到她是如何看自己的问题时，格雷丝回答："我是一个 25 岁的女性，正在寻找自我。"

## 三、文化谱系图

马丁博士邀请格雷丝完成文化谱系图。格雷丝通过和亲戚交谈收集相关信息。她对母亲的上三代家庭进行追踪，一直追溯到德国。马丁博士要求格雷丝将她亲戚的照片带到治疗中。因此，格雷丝制作了一个相册，并且还用绘画的方式将相册补充得更加完整。她选择用粉色来标记她的母系祖先，而用紫色标记父系祖先。这时，格雷丝还没有为自己选择相应的颜色。

格雷丝在完成文化谱系图的过程中，梦到过德国的一个小镇。她的调查发现，她母系祖先的一部分人来自德国和丹麦交界的地区。她找到了一个德国 – 丹麦裔的叔祖母，并开始通过互联网与她交谈。幸运的是，她叔祖母的英语水平足够和格雷丝聊天。

格雷丝成了一名谱系学爱好者，并继续研究她的父系祖先。她发现父亲是新奥尔良自由的有色人种的后代。就如"自由有色人种"这个词的字面意思一样，它指的是那些在美国奴隶制时期并没有被奴役的人。大多数自由的有色人种都是混血的，并和白人有相似的权利。他们可以拥有财产，可以受到教育，并能从事各种职业。这份遗产令格雷丝深感激动和自豪。"我是一个矛盾的产物。"格雷丝说道。对这种矛盾的探索，有助于她检验自己文化身份认同的发展。在治疗的初期，格雷丝似乎处在双重身份认同的阶段。她对马丁博士说："尽管我看起来像白人，实际上我是混血儿。"这句话表明她对混血身份的尊重和认可。有趣的是，格雷丝的谱系图工作让她从双重身份认同发展为更加整合的身份认同，她的双重血统逐渐融合。最后，格雷丝在完成文化谱系图时为自己选择了金色。

## ■ 四、治疗过程

马丁博士在治疗初期曾经处理过格雷丝复杂的丧失经历。而在更深层次的治疗之前，马丁博士（一位欧美中年已婚女性）首先进行了文化的自我评估。评估结果表明，马丁博士传承了英国和意大利的民族文化遗产。她的父系和母系祖先都是移民。马丁博士将自己的民族文化传承和格雷丝的进行了更深层的对比。和她的当事人一样，马丁博士也为自己是两个民族的后代感到十分骄傲。同格雷丝一样，马丁博士也是在天主教学校接受的教育。她们两人之间的联结还体现在另一件事上：她们都在青少年期失去了一位重要他人。马丁博士最好的朋友也在高二那年死于一场意外。这些相似点似乎令马丁博士能更好地理解格雷丝的处境。尽管如此，马丁博士还是认识到自己并不能深刻体会一名混血女性的感受。

哀伤辅导让格雷丝逐渐接受了阿道夫的离去，她的焦虑症状也有所减轻。然而，在阿道夫的生日和忌日那天，格雷丝发现自己还是出现了睡眠障碍。格雷丝向马丁博士形容道："那种感觉就像是胸口上坐了一个人，我无法动弹。我的祖母说，这是女巫骑在你的身上。"

马丁博士就睡眠障碍这一疾病进行研究，发现这一现象经常在受到焦虑折磨的非裔美国人群中出现（Paradis & Freidman，2005）。在回顾相关文献后，马丁博士建议格雷丝去询问她的祖母关于"女巫骑在身上"的问题。格雷丝正是随她父系祖母的名字。她说，她的祖母相信阿道夫就是格雷丝睡眠问题的根源。当马丁博士询问格雷丝对这一解释的看法时，格雷丝回答说：与重要他人的关系不会因为死亡而停止。的确，很多有色群体都相信，即使重要他人去世，与他们的关系仍会继续。

马丁博士用哀伤辅导处理格蕾丝的复杂性哀伤。尽管格雷丝的睡眠问题有所改善，但是她仍会出现睡眠障碍。马丁博士初步将格雷丝的症状解释为幸存者的内疚感，并用认知行为疗法对她进行治疗。经过几个月的治疗，马丁博士开始有挫败感，对格雷丝感到愤怒。当她审视自己的反移情过程后，她意识到原来她一直都在将自己的哀伤同格雷丝失去阿道夫的经历进行类比。为此她征询了同事的看法，并处理了自己的哀伤。在这之后，马丁博士让格雷丝想象最后一次见到阿道夫的场景。格雷丝在这一过程中，用之前学到的放松技巧去帮助自己情景再现。

"阿道夫刚刚变成了我的父亲。"格雷丝在想象练习中说道。"阿道夫是黑人吗？"马丁博士问。"是的，他是黑人。"格雷丝说。

马丁博士马上意识到，她在民族文化反移情中出现了文化否认的现象。她一直假设阿道夫是一名白人。知道阿道夫是一名非裔美国人，马丁博士更切实地理解了格雷丝的处境。马丁博士将格雷丝对阿道夫死亡的反应解释为被重要他人抛弃的重复模式（就像她父亲对待她的"诅咒"一样）。意识到这点，马丁博士开始同格雷丝一起对这一动力进行诠释。她建议格雷丝进行另一个更加全面的情景重现。在这个练习中，马丁博士让格蕾丝进行更深层次的放松，想象自己在一个安全、平静的地方。格雷丝看到自己在编排一个全新的舞蹈。当格雷丝跳舞的时候，她目睹了自己在一点点痊愈。她将那段舞蹈命名为生命之舞。

在阿道夫下一个生日和忌日那天，格雷丝没有出现睡眠障碍。在接下来的治疗过程中，她重新审视了自己与重要他人之间的关系。格雷丝和她父亲的关系也有所改善，她也是生平第一次对她的妹妹玛丽感到亲近。在格雷丝接受最后一个阶段的心理治疗时，她的祖母去世了。格雷丝经历了悲伤，但后来也慢慢恢复了过来。再后来，格雷丝组建了一个倡议团体，唤起大家对酒驾危害的认识。格雷丝接受了两年半的心理治疗。在最后一次治疗中，她告诉马丁博士："我终于找到了自己，"她边说边从纸盒中抽出了一张纸巾，"我终于有自己的名字了。我不再是一个诅咒，我是上天给我的家庭、给我的群体以及给我自己的恩典。"

# 第七节　本章小结

美国的人口在文化、民族、种族方面变得越来越多元化。美国第一位有色人种总统奥巴马的出现就是多样性的标志。多元文化主义是社会政治运动及民权运动的产物。心理治疗中的多元文化取向正是关注到有色人种，才应运而生的。在这之后，多元文化心理治疗逐渐将性别、性取向、阶层、信仰、年龄、能力、残疾等各种多样性因素纳入治疗体系之中。

多元文化主义最初被认为是心理学中的一股变革力量，是心理治疗的先锋。多元文化理论包含了心理学范式的转变，为不同类型的临床干预提供了概念化和操作化的方法。多元文化心理治疗有助于当事人的适应和成长，因为它们能够处理环境的多样性和复杂性问题。因为对文化背景的强调，多元文化理论有助于提高治疗师应对变化的能力，可加快转化和演变的过程。

多元文化心理治疗将文化胜任力的发展视为一个终身的过程。多元文化心理治疗将多元化和整体论的取向运用于实践中，从而提高了治疗的灵活性。多元文化理论吸收了古代传统的治疗方法，将其与主流心理治疗方法相融合。

每一个人在生活中遇到的事都与多元文化相关，多元文化心理治疗与每一个体都息息相关。它们能让个体更好地处理差异性、相似性和权利不平等问题。最终，多元文化理论可以令我们更好地适应全球化，也可以为我们漫长的多元文化旅途指明方向。

## ▼ 推荐阅读书目

Bernal, G., & Domenech Rodriguez, M. (Eds.) (2012). *Cultural adaptations: Tools for evidence-based practice with diverse populations*. Washington, DC: American Psychological Association.

Comas-Díaz, L. (2012). *Multicultural care: A clinician's guide to cultural competence*. Washington, DC: American Psychological Association.

Fadiman, A. (1997). *The spirit catches you and you fall down: A Hmong child, her American doctors and the collision of two cultures*. New York: Noonday Press (Farrar, Straus & Giroux).

Gerstein, L. H., Hepper, P. P., Ægisdóttir, S., Leong, S-M. A., &

Norsworthy, K. (Eds.). (2009). *International handbook of cross-cultural counseling: Cultural assumptions and practices worldwide*. Thousand Oaks, CA: Sage.

Hoffman, E. (1989). *Lost in translation: A life in a new language*. New York: Penguin Books.

Pinderhughes, E. (1989). *Understanding race, ethnicity, and power: The key to efficacy in clinical practice*. New York: The Free Press.

Ridley, C. R. (1995). *Overcoming unintentional racism in counseling and therapy: A practitioner's guide to intentional intervention*, Thousand Oaks: Sage.

## ▼ 推荐阅读案例

Comas-Díaz, L. (2006). Latino healing: The integration of ethnic psychology into psychotherapy. *Psychotherapy: Theory,* *Research, Practice, Training, 46*(4), 463–453.

## ▼ 参考文献

Allport, G. W. (1954). *The nature of prejudice*. Cambridge, MA: Addison-Wesley.

Altman, N. (1995). *The analyst in the inner city: Race, class and culture through a psychoanalytic lens*. New York: Analytic Press.

Altman, N. (2010). *The analyst in the inner city* (2nd ed.) New York: Routledge.

American Psychiatric Association. (2000). *Diagnostic and statistical manual of mental disorders* (4th ed., Text revision). Washington, DC: Author.

American Psychological Association. (1990). *Guidelines for providers of psychological services to ethnic, linguistic, and culturally diverse populations*. Washington, DC: Office of Ethnic Minority Affairs, American Psychological Association. Retrieved from www.apa. org/pi/oema/guide.html

American Psychological Association. (2003). Guidelines on multicultural education, training, research, practice, and organizational change. *American Psychologist, 58,* 377–402.

American Psychological Association. (2010). *Ethical principles of psychologists and code of conduct with the 2010 amendments*. Retrieved from www.apa. org/ethics/code/index.aspx

American Psychological Association, Presidential Task Force on Evidence-Based Practice (2006). Evidence-based practice in psychology. *American Psychologist, 6*(4), 271–285.

Anderson, N. (1995). Behavioral and sociological perspectives on ethnicity and health: Introduction to the special issue. *Health Psychology, 14,* 589–591.

Atkinson, D. R., Morten, G., & Sue, D. W. (1998). *Counseling American minorities: A cross cultural perspective* (5th edition). New York: McGraw-Hill.

Atkinson, D. R., Thompson, C. E., & Grant, S. K. (1993). A three-dimensional model for counseling racial/ethnic minorities. *Counseling Psychologist, 21,* 257–277.

Bennett, M. J. (2004). From ethnocentrism to ethnorelativism. In J. S. Wurzel (Ed.), *Toward multiculturalism: A reader in multicultural education* (pp. 62–77). Newton, MA: Intercultural Resource Corporation.

Bernal, G. Bonilla, J., & Bellido, C. (1995). Ecological validity and cultural sensitivity for outcome research: Issues for cultural adaptation and development of psychosocial treatments with Hispanics. *Journal of Abnormal Child Psychology, 23*(1), 67–82.

Betancourt, J. R., Green, A. R., Carrillo, J. E., & Ananch-Firempong, O. (2003, July–August). Defining cultural competence: A practical framework for addressing racial/ethnic disparities in health and health care. *Public Health Reports, 118,* 293–302.

Blanco, A. (1998). *Psicología de la liberación de Ignacio Martín-Baró*. Madrid: Editorial Trotta.

Boyd-Franklin, N. (2003). *Black families in therapy: Understanding the African American experienc*e (2nd ed.). New York: Guilford.

Brown, L. S. (1997). The private practice of subversion: Psychology as Tikkun Olam. *American Psychologist, 52,* 449–462.

Brown, L. S. (2010). *Feminist therapy*. Theories of Psychotherapy Series. Washington, DC: American Psychological Association.

Cane, P. (2000). *Trauma, healing and transformation: Awakening a new heart with body mind spirit practices*. Watsonville, CA: Capacitar.

Cardemil, E. V., & Battle, C. L. (2003). Guess who's coming to therapy? Getting comfortable with conversations about race and ethnicity in psychotherapy. *Professional Psychology: Research and Practice, 34,* 278–286.

CIEBP. (2008, March 13–14). Culturally Informed Evidence Based Practice: Translating Research and Policy for the Real World. Conference sponsored by the National Institute of Mental Health (NIMH), Bethesda, MD.

Cienfuegos, A. J., & Monelli, C. (1983). The testimony of political repression as a therapeutic instrument. *American Journal of Orthopsychiatry, 53,* 43–51.

Comas-Díaz, L. (2006). Latino healing: The integration of ethnic psychology into psychotherapy. *Psychotherapy Theory, Research, Practice, & Training, 43*(4), 436–453.

Comas-Díaz, L. (2007). Ethnopolitical psychology: Healing and transformation. In E. Aldarondo (Ed.), *Promoting social justice in mental health practice*. Hillsdale, NJ: Lawrence Erlbaum Associates.

Comas-Díaz, L. (2008). Spirita: Reclaiming womanist sacredness in feminism. *Psychology of Women Quarterly, 32,* 13–21.

Comas-Díaz, L. (2009). Changing psychology: History and legacy of the Society for the Psychological Study of Ethnic Minority Issues. *Cultural Diversity and Ethnic Minority Psychology, 15*(4), 400–408.

Comas-Díaz, L. (2012a). *Multicultural care: A clinician's guide to cultural competence*. Washington, DC: American Psychological Association.

Comas-Díaz, L. (2012b). Psychotherapy as a healing practice, scientific endeavor, and social justice action. *Psychotherapy, 49*(4), 473–474.

Comas-Díaz, L., Geller, J., Melgoza, B., & Baker, R. (1982, August). *Ethnic minority patients' expectations of treatment and of their therapists.* Presentation made at the American Psychological Association Annual Meeting.

Comas-Díaz, L., & Jacobsen, F. M. (1991). Ethnocultural transference and countertransference in the therapeutic dyad. *American Journal of Orthopsychiatry, 61*(3), 392–402.

Comas-Díaz, L., & Jacobsen, F. M. (2004). Ethnocultural psychotherapy. In E. Craighead & C. Nemeroff (Eds.), *The Corsini encyclopedia of psychology and behavioral science* (pp. 338–339). New York: Wiley.

Comas-Díaz, L., & Ramos Grenier, J. (1998). Migration and acculturation. In J. Sandoval, C. L. Frisby, K. F. Geisinger, J. D. Scheuneman, & J. Ramos-Grenier (Eds.), *Test interpretations and diversity: Achieving equity in assessment* (pp. 213–239). Washington, DC: American Psychological Association.

Congress, E. (2002). Using culturagrams with culturally diverse families. In A. Roberts & G. Greene (Eds.), *Social desk reference* (pp. 57–61). New York: Oxford.

Cooper, M., & McLeod, J. (2007). A pluralistic framework for counselling and psychotherapy: Implications for research. *Counselling and Psychotherapy Research, 7*(3), 135–143.

Cooper-Patrick, L., Gallo, J., Gonzales, J. J., Vu, H. T., Powe, N. E., Nelson, C., & Ford, D. (1999). Race, gender and partnership in the patient–physician relationship. *Journal of the American Medical Association, 282*, 583–589.

Costantino, G., Malgady, R., & Rogler, L. (1986). Cuento therapy: A culturally sensitive modality for Puerto Rican children. *Journal of Consulting and Clinical Psychology, 54*, 639–645.

Cross, T. Bazron, B., Dennis, K., & Issacs, M. (1989). *Towards a culturally competent system of care: A monograph on effective services for minority children who are severely emotionally disturbed* (pp. 13–17). Washington, DC: CASPP Technical Assistance Center, Georgetown University Child Development Center.

Diala, C., Muntaner, C., Walrath, C., Nickerson, K., LaVeist, T., & Leaf, P. (2000). Racial differences in attitudes toward professional mental health care in the use of services. *American Journal of Orthopsychiatry, 70*(4), 455–456.

Dovidio, J. F., & Gaertner, S. L. (1986). *Prejudice, discrimination, and racism.* San Diego: Academic Press.

Dovidio, J. F., & Gaertner, S. L. (1998). On the nature of contemporary prejudice: The causes, consequences and challenges of aversive racism. In J. L. Eberhardt & S. T. Fiske (Eds.), *Confronting racism: The problem and the response* (pp. 3–32). Thousand Oaks, CA: Sage.

Downing, N., & Roush, K. (1985). From passive acceptance to active commitment: A model of feminist identity development for women. *The Counseling Psychologist, 13*(4), 695–709. doi: 10. 1177/0011000085134013.

Duran, E. (2006). *Healing the soul wound: Counseling with American Indians and other native people.* New York: Teachers College Press.

Early, C., & Ang, S. (2003). *Cultural intelligence: Individual interactions across cultures.* Stanford, CA: Stanford University Press.

Elsass, P. (1992). *Strategies for survival: The psychology of cultural resilience in ethnic minorities.* New York: New York University Press.

Essed, P. (1991). *Everyday racism: Reports from women in two cultures.* New York: Hunter House.

Falicov, C. J. (1998). *Latino families in therapy: A guide to multicultural practice.* New York: Guilford.

Fanon, F. (1967). *Black skin, White masks.* New York: Grove Press.

Freire, P. (1973*). Education for critical consciousness.* New York: Seabury.

Freire, P., & Macedo, D. (2000). *The Paulo Freire reader.* New York: Continuum.

Gehrie, M. J. (1979). Culture as an internal representation. *Psychiatry, 42*, 165–170.

Hall, G. C. N. (2001). Psychotherapy research with ethnic minorities: Empirical, ethical, and conceptual issues. *Journal of Consulting and Clinical Psychology, 69*, 502–510.

Hardy, K. V., & Laszloffy, T. (1995). The cultural genogram: Key to training culturally competent family therapists. *Journal of Marital and Family Therapy, 21*(3), 227–237.

Hartman, A. (1995). Diagrammatic assessment of family relations. *Families in Society, 76*(2), 111–122.

Hays, P. (2008). *Addressing cultural complexities in practice: Assessment, diagnosis and therapy.* (Second edition). Washington, DC: American Psychological Association.

Helms, J. E. (1990). *Black and white racial identity: Theory, research and practice.* Westport, CT: Greenwood.

Howard-Hamilton, M. F., Phelps, R. E., & Torres, V. (1998). *Meeting the needs of all students and staff members: The challenge of diversity. New directions for student services.* San Francisco: Jossey-Bass.

Ivey, A., Ivey, M., & Simek-Morgan, L. (1997). *Counseling and psychotherapy: A multicultural perspective.* Boston: Allyn & Bacon.

Joralemon, D. (1986). The performing patient in ritual healing. *Social Science and Medicine, 23*, 841–845.

Kakar, S. (1985). Psychoanalysis and non-Western cultures. *International Review of Psychoanalysis, 12*, 441–448.

Karlsson, R. (2005). Ethnic matching between therapist and patient in psychotherapy: An overview of findings, together with methodological and conceptual issues. *Cultural Diversity and Ethnic Minority Psychology, 11*(2), 113–129.

Kleinman, A. (1980). *Patients and healers in the context of culture: An exploration of the borderland between anthropology, medicine, and psychiatry.* Berkeley: University of California Press.

Knipscheer, J. W., & Kleber, R. J. (2004). A need for ethnic similarity in the therapist-patient interaction? Mediterranean migrants in Dutch mental health care. *Journal of Clinical Psychology, 60*(6), 543–554.

Koss-Chioino, J. D., & Vargas, L. (1992). Through the cultural looking glass: A model for understanding culturally responsive psychotherapies. In L. A. Vargas & J. D. Koss-Chioino, *Working with culture: Psychotherapeutic interventions with ethnic minority, children and adolescents* (pp. 1–22). San Francisco: Jossey Bass.

Galinsky, A. D., & Moskowitz, G. B. (2000). Perspective-taking: Decreasing stereotype expression, stereotype accessibility, and in-group favoritism. *Journal of Personality & Social Psychology, 78*, 708–724.

Gehrie, M. J. (1979). Culture as an internal representation. *Psychiatry, 42*, 165–170.

Gergen, K. J., & Gergen, M. M. (1997). Toward a cultural constructionist psychology. *Theory and Psychology, 7*, 31–36.

Lawson, W. B. (2000). Issues in pharmacotherapy for African Americans In P. Ruiz (Ed.), *Ethnicity and psychopharmacology* (pp. 37–47). Washington, DC: American Psychiatric Press.

Leininger, M. (1978). Changing foci in American nursing education: Primary and transcultural nursing care. *Journal of Advanced Nursing, 3*(2), 155–166.

Leung, A. K., Maddux, W., Galinsky, A., Chiu, C. (2008). Multicultural experience enhances creativity: The when and how. *American Psychologist, 63*(3), 169–181.

Lo, H-T., & Fung, K. P. (2003). Culturally competent psychotherapy. *Canadian Journal of Psychiatry, 48*(3), 161–170.

Lyon, M. (1993). Psychoneuroimmunology: The problem of the situatedness of illness and the conceptualization of healing. *Culture Medicine and Psychiatry, 17*, 77–97.

McIntosh, P. (1988). *White privilege and male privilege: A personal account of coming to see correspondences through work in women's studies.* Available from the Wellesley College Center for Research on Women, Wellesley, MA 02181.

McGoldrick, M., Gerson, R., & Shellenberger, S. (1999). *Genograms: Assessment and intervention.* New York: W.W. Norton.

McGoldrick, M., Giordano, J., & Garcia-Preto, N. (Eds.). (2005). *Ethnicity and family therapy* (3rd ed.). New York: Guilford.

Miranda, J., Bernal, G., Lau, A., Kohn, L., Hwang, W.-C., & La Framboise. T. (2005). State of the science on psychosocial interventions for ethnic minorities. *Annual Review of Clinical Psychology, 1*, 113–142.

Morales, E., & Norcross, J. C. (2010). Evidence based practices with ethnic minorities: Strange bedfellows no more. *Journal of Clinical Psychology, 66*(8), 1–9.

Muñoz, R. F., & Mendelson, T. (2005). Toward evidence-based interventions for diverse populations: The San Francisco General Hospital prevention and treatment manuals. *Journal of Clinical and Consulting Psychology, 73*(5), 790–799.

Murray, H. A., & Kluckhohn, C. (1953). *Personality in nature, society, and culture.* Cambridge, MA: Harvard University Press.

Norcross, J. C., Hedges, M., & Prochaska, J. O. (2002). The face of 2010: A delphi poll on the future of psychotherapy. *Professional Psychology, Research, & Practice, 33*, 316–322.

Paradis, C., & Freidman, S. (2005). Sleep paralysis in African Americans with panic disorder. *Transcultural Psychiatry, 42*(1), 123–134.

Pierce, C. M. (1995). Stress analogs of racism and sexism: Terrorism, torture, and disaster. In C. V. Willie, P. P. Reiker, & B. S. Brown (Eds.), *Mental health, racism, and sexism* (pp. 277–293). Pittsburgh: University of Pittsburgh Press.

Pinderhughes, E. (1989). *Understanding race, ethnicity, and power: The key to efficacy in clinical practice.* New York: The Free Press.

Poston, W. C. (1990, November–December). The biracial identity development model: A needed addition. *Journal of Counseling and Development, 69*(2), 152–155.

Ratts, M., D'Andrea, M., & Arredondo, P. (2004, July). Social justice counseling: "Fifth force" in field. *Counseling Today, 47*, 28–30.

Rey, J. (2006, December 1). The interface of multiculturalism and psychopharmacology. *Journal of Pharmacy Practice, 19*(6), 379–385.

Ridley, C., & Lingle, D. W. (1996). Cultural empathy in multicultural counseling: A multidimensional process model. In P. B. Pedersen, J. G. Draguns, W. J. Lonner, & J. E. Trimble (Eds.), *Counseling across cultures* (4th ed., pp. 21–46). Thousand Oaks, CA: Sage.

Rigazio-DiGilio, S. A., Ivey, A. E., Grady, L. T., & Kunkler-Peck, K. P. (2005). *Community genograms; Using individual, family, and cultural narratives with clients.* New York: Teachers College, Columbia University.

Rhode, D. L., & Williams, J. C. (2007). Legal perspectives on employment discrimination. In F. J. Crosby, M. S. Stockdale, & S. A. Ropp (Eds.), *Sex discrimination in the workplace* (pp. 235–270). Malden, MA: Blackwell.

Roby, P. (1998, January). Creating a just world: Leadership for the twenty-first century. *Social Problems, 45*(1), 1–20.

Ruiz, P. (Ed.). (2000). *Ethnicity and psychopharmacology.* Washington, DC: American Psychiatric Press.

Seeley, K. M. (2000). *Cultural psychotherapy: Working with culture in the clinical encounter.* Northvale, NJ: Jason Aronson.

Semmler, P. L., & Williams, C. B. (2000). Narrative therapy: A storied context for multicultural counseling. *Journal of Multicultural Counseling and Development, 28*, 51–62.

Speck, R. V., & Attneave, C. L. (1973). *Family networks.* New York: Parthenon Books.

Spradley, J. P. (1990). *Participant observation.* New York: Holt, Rinehart & Winston.

Strickland, T. L., Ranganeth, V., & Lin, K.-M. (1991). Psychopharmacologic considerations in the treatment of black American populations. *Psychopharmacology Bulletin, 27*, 441–448.

Sue, D. W., & Sue, D. (2008). *Counseling the culturally diverse: Theory and practice* (5th ed.). New York: Wiley.

Sue, D. W., Bingham, R. P., Porche-Burke, L., & Vasquez, M. (1999). The diversification of psychology: A multicultural revolution. *American Psychologist, 54*(12), 1061–1069.

Sue, D., Capodilupo, C. M., Torino, G. C., Bucceri, J. M., Holder, A. M., Nadal, K. L., & Esquilin, M. (2007). Racial microaggressions in everyday life: Implications for clinical practice. *American Psychologist, 62*(4), 271–286.

Tamura, T., & Lau, A. (1992). Connectedness versus separateness: Applicability of family therapy to Japanese families. *Family Process, 31*, 319–340.

Triandis, H. (1995). *Individualism and collectivism.* Boulder, CO: Westview.

Valsiner, J., & Rosa, A. (2007). Contemporary socio-cultural research: Uniting culture, society, and psychology. In J. Valsiner & A. Rosa (Eds.), *The Cambridge handbook of sociocultural psychology* (pp. 1–20), Cambridge, UK: Cambridge University Press.

Varma, V. K. (1988). Culture personality and psychotherapy. *International Journal of Social Psychiatry, 43*(2), 142–149.

Whaley, A. (1998). Racism in the provision of mental health services: A social–cognitive analysis. *American Journal of Orthopsychiatry, 68*, 47–57.

Whaley, A. L., & Davis, K. E. (2007). Cultural competence and evidence-based practice in mental health services: A complementary perspective. *American Psychologist, 62*(6), 563–574.

Worell, J., & Remer, P. (2003). *Feminist perspectives in therapy* (2nd ed.). New York: Wiley.

Wu, E., & Martinez, M. (2006, October). *Taking cultural competence from theory to action*. The Commonwealth Fund Publication No. 964. Retrieved from www.cmwf.org

Young, M. I. (1990). *Justice and the politics of difference*. Princeton, NJ: Princeton University Press.

# 第16章

# 当代心理治疗中的挑战与争议

肯尼思·波普 (Kenneth S. Pope) *

丹尼·韦丁 (Danny Wedding) **

    *   肯尼思·波普，哲学博士，执业心理学家和认证专科医生（临床心理学）。发表了 100 多篇学术论文，出版了 12 部著作，包括与他人合著的《心理治疗与咨询伦理：实践指南》（*Ethics in Psychotherapy and Counseling: A Practical Guide*）。荣膺心理科学协会（APS）会士。

    **   丹尼·韦丁，哲学博士，公共卫生硕士，阿兰特国际大学加州职业心理学院负责管理与国际事务的副院长。虽以旧金山为基地，但也常赴东京、香港和墨西哥城等地进行心理学的国际培训。他在心理学领域论著众多，相当长时间以来都是美国心理学会 PsycCRITIQUES 数据库的主编。

本书的第 2～15 章已经充分展现了心理治疗迷人的多样性。来自心理学、精神病学、社会工作、临床咨询等不同学科背景的心理治疗师，从不同的理论视角，运用不同的治疗原则，与那些前来寻求帮助的人一起工作。

然而，无论是在私人办公室、临床诊所、社区中心、综合医院或其他地方工作，心理治疗师都需要面对来自当今时代的一系列挑战与争议。这一章我就来一起探讨其中 11 个方面的挑战与争议：（1）心理健康领域的从业者；（2）药物和心理治疗；（3）《精神障碍诊断与统计手册》与《国际疾病分类》；（4）实证支持的治疗；（5）电话、电脑和网络咨询；（6）心理治疗师与当事人的性与身体接触；（7）无性意味的多重关系与界限问题；（8）心理治疗对残疾人的可及性；（9）心理治疗中法律与伦理的冲突；（10）心理学家协助拘留审讯的伦理困境；（11）心理治疗中的文化差异。上述议题，又可以归属于心理治疗所面临的行业定位困境、科学与技术挑战、关系伦理挑战、法律与个人伦理责任和文化差异五大范畴。我们下面就从五个大的方面 11 个小的议题来展开逐一讨论。

# 第一节　心理治疗的行业定位困境

## 一、心理健康领域的从业者

你和你的配偶刚搬到一个新的州生活。一个礼拜后，你的配偶告诉你说："自从我们搬来，我一直觉得有些抑郁和焦虑。我自己没办法处理，需要一些帮助。可我们人生地不熟，没什么值得信任的人可以咨询。但我查了电话簿，找到了一些可以提供帮助的人：咨询师、生活教练、婚姻和家庭治疗师、精神科医生、心理学家和社会工作者。电话簿里除了头衔之外什么都没有，你认为我该选哪个？"你会怎么回答？

众多保健领域的专业人士都能够提供心理健康服务，包括心理学家、社会工作者、精神科医生、执业专业咨询师、康复治疗师、牧师咨询师、物质滥用治疗师以及全科医护人员。无论他们的职业身份如何，他们大多数都持有**技术折中主义**（technical eclecticism）取向（在第 14 章中描述过），会使用本书中提到的各种方法。

由于服务人员的多样性，准确定义心理健康领域的从业者会带来复杂的挑战。尤其是，很多治疗师是兼职的，很多人可能不止一种专业身份（例如，一位治疗师可能既是社会工作者，**也**是婚姻与家庭治疗师）。

在美国，美国物质滥用与精神卫生服务管理局（SAMHSA）每两年出版一次题为《心理健康在美国》的专题著作最能说明这一问题。这本双年刊性质的专著（SAMHSA，2012）记录了很多问题，包括心理健康服务的需求巨大（例如，美国每年有 3.4 万人死于自杀）、用于心理健康方面的医疗支出比例逐渐减少、国家和人均精神药物方面的支出快速增长，以及各州心理健康服务提供者的缺口巨大（例如，艾奥瓦州最缺心理健康服务的提供者，缺口达到 31.6%；西弗吉尼亚州的大部分人住在县里，他们在处方药剂师方面最为缺乏，缺口达到 85%）。

表 16.1 描述了 SAMHSA 对受训的心理健康从业者按学科进行的分类。从表中可以看出，在美国，每 10 万人中仅有 31 位心理学家，这一数字远远低于其他许多国家的心理学家的占比。例如："心理学家兼研究者莫德斯托·阿隆索（Modesto Alonso）的研究数据表明，在阿根廷，执业的心理学家的人数激增，由 2008 年的每 10 万人中有 145 位增长到了目前的每 10 万人中有 196 位。"（Romero，2012）

| 表 16.1 | 美国心理健康领域从业者按学科分类的数量与比例 | |
| --- | --- | --- |
| 学科 | 数量 | 每 10 万人数量 |
| 社会工作 | 244 900 | 82 |
| 咨询辅导 | 128 886 | 54 |
| 心理学 | 92 227 | 31 |
| 婚姻与家庭治疗 | 48 666 | 16 |
| 精神病学 | 43 120 | 14 |
| 高级精神科护理 | 9 764 | 3 |

资料来源：SAMHSA，2012.

尽管美国目前从事心理健康服务的专业人员不足，但美国精神病学会（American Psychiatric Association，2012）的报告却显示，精神科医生的数量正在下降。他们注意到："在美国，选择精神病学专业的医学生的数量在过去六年里不断下降，大约一半的精神科医生已超过 55 岁，许多人很快就会退休。"

相比之下，非医疗领域的心理健康服务提供者的数量在过去十年一直保持增长。早在 2000 年，一些学者就对市场饱和的现象表达了担忧（例如 Robiner & Crew，2000）。随着心理学职业学院运动的壮大和成功、心理学博士学位（PsyD）项目的发展、提供心理健康专业学位的网络院校和营利性大学的大幅度增加、临床与咨询心理学实习危机的出现，这种担忧正日益成为现实。

心理学家、社会工作者以及其他的非医疗人员已经接近医生的地位，特别是在保险补偿、参加联邦医疗计划以及接受心理分析训练等方面。在许多州，心理学家已经获得了医院准入的特权，一些州已经颁布相关法律，要求提供心理健康服务的医院允许心理学家直接收治病人。

医疗机构认证联合委员会（Joint Commission on Accreditation of Health-care Organizations，JCAHO）的认证标准影响着医院、社区心理健康中心和其他机构的管理者在招聘和人员配置方面的相关决定。面对财政和预算限制，这些管理者意识到，尽管许多职业都可以提供心理治疗，但治疗师期待的基本工资问题可能会因为专业的不同而有明显差异。

几乎所有的州都认为心理治疗是医疗实践的合法组成部分，并不限于由精神科医生提供。然而，现在的精神科医生大部分时间在做药物管理，受过专业训练的精神科医生很少为当事人提供心理治疗（Luhrmann，2000；Moran，2009）。这种趋势的出现，部分是因为美国一半左右的新上岗精神科医生是国际医学研究生（IMGs），这些医生更有可能接受生物精神病学的训练。

2013 年，全美 50 个州都要求心理学家、社会工作者、精神科护士以及婚姻与家庭治疗师必须获得执照或认证；同样，许多州也要求专业咨询师和物质滥用治疗师必须获得执照或认证。

执照（licensing）相对于证书（certification）来说更有分量，因为执照限制了执业资格，但证书只限制了专业名称的使用。不过，在心理治疗实践领域很难分辨这种不同，因为事实上我们不可能限制专业实践以及相关的各种活动。然而，州政府还是会规范某些特定的专业活动。例如，心理测试只能由心理学家进行，处方药只能让内科医生、牙科医生和其他保健领域从业者如高级实习护士、执业护士、助理医生和验光师等开具。监管机构通常由专家和公众组成，由政府指定的州委员会来投资。通常来说，各州的委员会会使用互惠待遇，给那些在其他州持有行医执照的专家直接颁发执照。

当前，我们还没有明确和普遍接受的实践指南来界定什么是对心理和情绪障碍患者适当的专业护理，因此很难决定谁有权进行心理治疗。打个比方，一位精神分析师和一位行为治疗师可能会为焦虑障碍患者提供截然不同的治疗。然而这两个人都确信，自己的治疗方法是合适的。

## 二、药物和心理治疗

你是一位心理学家，在一个小镇工作。你和一个单独执业的精神科医生为全镇提供心理健康服务。多年来，你一直注意到，无论什么时候，当你的当事人需要接受用药评估，而你介绍他去精神科医生那儿时，这个当事人很快就不来找你看病了。这是一个没有什么秘密的小城镇，你很快发现原来是那个精神科医生让你的当事人们不要再找你看病了，因为这样可以保证当事人能从同一个人那里同时接受心理治疗和药物治疗，虽然后来他们只接受了药物治疗。例如罗莎·冈萨雷斯，她一直因为与工作相关的抑郁情绪接受你的治疗。她的上司是个剥削者、虐待狂，很无礼。她一直在努力建立自信和勇气去换一份工作。然而，她去找那个精神科医生进行用药咨询后，就不来你这儿继续治疗了。几个月后你与她在杂货店偶遇，她盯着地板说："那些药让我觉得好多了，现在工作也没那么糟糕了。"你对精神科医生的做法会有什么反应？你对以前的当事人所说的话又怎么回应呢？

没有一个治疗师是单独工作的。所有的治疗师必须经常应对临床服务分工与合作方面不断变化的规则。这种模式反映出哪些当事人可以接受或者没能接受临床服务，以何种形式接受临床服务，希望解决的问题是什么，这些模式又从谁那里演变而来。治疗师必须决定如何对这种变化模式做出反应，如果想要改变这些模式，他们应该扮演什么样的角色。

那么，主流趋势是什么？许多研究表明，单一的心理治疗模式已经很少见了。例如，王等学者（Wang et al., 2006）发现："心理健康专业方面的知识，也就是心理治疗是全国共病调查（National Comorbidity Survey，NCS）中最受欢迎的内容，然而在过去的 10 年，这一现象明显减少。这一发现与 20 世纪 90 年代心理治疗当事人数量的急剧减少相符……反映出心理治疗次数受到新的限制、当事人治疗成本增长、第三方支付者提供给心理治疗的报销费用减少……这也可能是大众对治疗方式的偏好发生了变化，尤其是现在，当事人更喜欢精神药物治疗。"（p. 1195）

在 2010 年的一篇题为《心理治疗的国家趋势》的文章中，奥尔夫森和马库斯（Olfson & Marcus，2010）介绍了心理治疗的角色是如何转变的："虽然研究者发现对于一些常见的精神障碍，一些特殊的治疗方法确实比较有效。但接受精神科治疗的门诊患者比例正在下降，即使接受治疗的人也减少了就医次数。10 年来，门诊患者的医疗费用显著增长，而门诊患者的精神保健支出变化不大，心理治疗方面的花费显著减少。同一时期，越来越多患有心理健康问题的门诊患者没有接受心理治疗，而是服用精神药物。这些变化也重新定义了美国门诊患者的心理健康照护。"（p. 1462）

这些发现与奥尔夫森等（Olfson，Marcus，Druss，Elinson，Tanielian，& Pincus，2002）的早期研究相呼应。他们的研究发现："过去十年，因为抑郁接受治疗的美国人明显增多，但同时他们接受的治疗方式也经历了深刻的转变。服用抗抑郁药成为主流的治疗方法，越来越少的人接受心理治疗，医生扮演了更重要的角色。"（pp. 206-207）

有些人质疑心理治疗的普遍价值，怀疑它能否满足社会需求。例如，美国心理学会 2008 年度的主席、耶鲁大学心理学教授阿兰·卡兹丁（Alan Kazdin）在 2011 年曾表示，70% 有心理和情绪问题的人没有接受必要的治疗，其中部分原因是目前常用的治疗方法（例如，本书中讨论的许多治疗方法）并不能满足大众迫切的健康需求。

研究数据表明，心理治疗逐渐变得不再重要，那些寻求问题（例如抑郁症患者）解决的人更多是去找医生而不是心理治疗师。奥尔夫森等（Olfson，Marcus，Druss，Elinson，Tanielian，& Pincus，2002）的报告称："当前越来越多的抑郁症患者去看医生。……到 1997 年，接受门诊治疗的患者中，超过八成（87.3%）的人选择去看医生。而 1987 年，这一比例只有 68.9%。反过来说，接受心理治疗的当事人比例下降了（从 29.8% 降到 19.1%）。社会工作者治疗抑郁症的情况没有太多改变，相对来说也不多见。"（p. 206）

有趣的是，向医生尤其是向全科医生寻求帮助的情况也开始发生改变，当事人不仅需要药物治疗，还向全科医生寻求心理治疗。王和他的同事们（Wang et al.，2006）注意到："近 10 年来，医疗手段用得越来越多，逐渐成为最为普遍的模式。没有经过专家治疗，把普通药物提供给当事人的情况大量增加，这可能是因为全科医生变成一半以上患者的'守门人'。……新型抗抑郁药的快速发展以及其他精神药物安全性的提高，使得精神障碍的治疗越来越多局限在医疗场域里。……另外，越来越多的全科医生自己也提供心理治疗服务。"（p. 1194）

尽管一些心理健康从业者可能会担心与医生的竞争，但是在全国范围内，协同实践和整合治疗的趋势越来越明显（Curtis & Christian，2012）。这一模式涉及心理健康从业者与医生和护士的重新定位、联合培训和继续教育机会的共享等。这一模式同时也促进了不同专业团队之间的互相尊重，有助于"路边咨询"（curbside consults）和"走廊交接"（hallway hand-offs）的发展，而这两种治疗形式很可能是治疗持续进行的关键。

一些研究也表明，人们应该从长程的心理治疗中解脱出来。早在 2002 年，奥尔夫森等（Olfson，Marcus，Druss，& Pincus，2002）就注意到，人们非常重视短程治疗，心理治疗的平均次数明显减少。

在一些案例中，对药物的关注可能意味着患者很少接受监控或其他任何形式的帮助。一项针对 84 514 名成人以及儿童患者的研究发现："在使用抗抑郁药的前一个月中，仅有 55.0% 的患者去见了医护人员，有 17.7% 的人去见了心理健康领域的专家。"（Stettin，Yao，Verbrugge，& Aubert，2006，p. 453）四年后，奥尔夫森和马库斯（Olfson & Marcus，2010）记录了过去十年"心理健康门诊患者，在没有接受心理治疗的情况下服用精神药物的比例不断增长。"（p. 1456）

随着人们越来越多地使用药物来治疗心理疾病，心理治疗师也开始寻求处方权。这一问题很快演化成了两方观点的冲突，而双方都有充足的理由。拥有处方权能让心理治疗师为当事人提供更全面的临床服务吗？心理治疗师是否有能力开处方，能让他们在精神科医生稀缺的地方提供服务吗？心理治疗师会背弃自己的职业身份和价值，转向医学模型，把开药当成首要治疗手段吗？如果心理治疗师并不打算增加一两年的医学训练，那么他们需要放弃哪些专业课程和训练以空出时间来学精神药理学知识呢？

　　截至我们写作本章时，只有新墨西哥州、路易斯安那州和美国的属地关岛有相关法律，让经过特殊训练的心理治疗师拥有处方权，有将近 1 700 位心理治疗师已经完成了三级临床药物治疗训练〔2012 年 6 月 10 日与麦格拉思（Robert McGrath）的私人交流〕。麦格拉思还指出："从技术上来说，自 1993 年以来，印第安纳州也拥有了自己的相关法律，让接受特殊训练的心理治疗师拥有处方权。然而，印第安纳州的法律规定心理治疗师必须参加联邦政府资助的培训或治疗项目。"（2012 年 6 月 10 日与麦格拉思的私人交流）

　　处方权运动并没有像早期支持者预料的那样进展神速，部分原因是一些心理学家对这一问题持强硬态度，他们四处游说，**反对**各州通过类似的法律，让心理治疗师拥有处方权。另外，医学组织坚决反对允许心理治疗师开具处方，并且声称有医学团体曾经成功通过法案，授权心理治疗师开具处方，但却被俄勒冈州和夏威夷州等州政府推翻。这个问题至今依然是心理学领域一个极富争议的话题。

# 第二节　心理治疗中的科学与技术挑战

## 一、《精神障碍诊断与统计手册》与《国际疾病分类》

　　你一直在治疗一对打算离婚的夫妻，他们在短短三次会谈里就取得很大的进步，你感到十分自豪。然而，他们的婚姻还是存在很大的问题，丈夫在夏威夷参加专业会议时与同事发生短暂的婚外情，妻子得知后非常气愤。在第三次会谈结束的时候，丈夫却请求单独与你会面，并说："是这样的，医生，我的保险公司将不再承担婚姻咨询的费用，但是他们会承担我治疗精神疾病的费用。我们还有很长的路要走，但是我和妻子中有一人需要确诊，可以是焦虑症、抑郁症，什么症都好——如果没有诊断，我们就不能接受治疗了；而如果没有治疗，我们的婚姻也就完蛋了。你可以帮帮我吗？"你会如何回应呢？

　　美国精神病学会已于 2013 年 5 月出版第 5 版《精神障碍诊断与统计手册》（DSM-5），然而对该书的批评和争吵却持续不断。例如，英国心理学会（British Psychological Society，2011）对于该手册的第 5 版就批评道："我们担心，不断地将当事人和公众自然、正常的反应病理化，这对当事人和公众都会产生负面影响；一些人因为痛苦而开始求助，然而这些求助的人与正常的人并没有明显的不同。……这个标准并不是价值中立的，而是反映了当前规范的社会期望。……因此，这些诊断体系无法达到合法的医学诊断标准。……我们同样担心这样的体系主要是用来识别个体的问题，而忽视了问题的相关背景以及问题背后的众多社会原因。"

经济利益冲突也成为关注焦点。"哈佛大学埃德蒙·沙弗拉伦理中心（Edmond J. Safra Center for Ethics）的丽莎·克斯格罗夫（Lisa Cosgrove）博士说道：'DSM 委员会成员与制药企业之间的联系过于紧密，公共卫生手册应承担的使命很容易受到质疑。'她在三月发表的研究中指出，这本手册三分之二的咨询特别小组成员与制药企业有联系，或是存在其他的经济利益冲突。"（Urbina，2012，p. A11）

同样，斯彭斯（Spence，2012）在《英国医学杂志》发表了题为《改变常态的精神病学寡头》的文章。文章也指出："在 DSM-5 中，75% 的作者报告说有利益冲突。……还有大批的类似工业化生产的精神治疗方法为制药企业服务，因为精神疾病是需要终身治疗的疾病，充满利润。……DSM-5 里面有很多利益冲突；它的定义都很模糊、不具体，与直觉不符。"斯彭斯也反对将我们正常的生活经历病态化。他说："令人难以置信的是，美国疾病控制与预防中心（CDC）报告说，美国 25% 的人都患有精神疾病。这个数字过于庞大，只有一种解释，那就是精神病学已经将正常的个体病理化。"

麦克休和斯拉夫尼（McHugh & Slavney，2012）在《新英格兰医学杂志》上发表了一篇见解深刻的文章，探索了 DSM 如何扭曲理解当事人及其病症。该文说："DSM 说服精神科医生放弃了基于详细的生活经验，仔细检查患者的精神状态，并得到第三方的佐证的'自下而上'的诊断方法。取而代之的是草率的'自上而下'的方法，只是依赖症状检查表。这种方法可以节省时间和金钱，却无法与综合评估的诊断相一致。……对疾病症状的识别并不代表理解这种疾病。"

越来越多的精神科医生开始反对 DSM-5，《英国医学杂志》上的一篇文章报道了东伦敦大学临床心理学家马克·拉普利（Mark Rapley）的分析。"美国精神病学会坚持认为，精神病学是一门科学，"在提出一些刁钻的问题之前，他说，"为什么呢？我在思考这个问题，难道皇家内科医师学会（Royal College of Physicians）不看看公众对乳腺癌诊断的网上评论吗？……哦，什么时候地质学（Geological Society）会就认定花岗岩是一种火成岩的适宜性征询大众意见？"他继续回应自己的问题："真正的科学，不会按照既得利益者和医药行业赞助者的意思决定现象的存在及其性质。"（Watts，2012）

大多数国际医疗保健机构使用世界卫生组织的诊断与编码系统，即《国际疾病分类》（ICD）。第 10 版的 ICD 目前正在进行实地测试，我们也希望它能在美国被广泛采用。为精神与情绪障碍建立一个单独、独特的分类体系，显然是低效而且令人困惑的。这种竞争式的分类系统使国际流行病学的研究变得异常艰难。2009 年 10 月，一篇发表在《美国心理学会监测》上的文章指出，世界卫生组织的心理学家杰弗里·里德（Geoffrey Reed）指出了这两种诊断体系之间的四个区别：（1）ICD 由全球卫生机构发布，具有宪法赋予的公共卫生使命；而 DSM 仅仅是由一个国家级的专业协会发布。（2）世界卫生组织聚焦于精神与行为障碍分类，从而帮助各国减轻精神障碍的疾病负担。ICD 的发展是全球性、多学科、多语言的；DSM 的主要制定者只是美国的精神科医生。（3）ICD 由世界卫生大会批准，而 DSM 是由美国精神病学会批准的。（4）ICD 以非常低的成本广泛发行，对低收入国家还有大幅折扣，并在互联网上免费提供；DSM 为美国精神病学会提供了非常可观的利润，不仅仅依靠手册的销量，还有相关产品和书籍、文章的版权许可。

## ■ 二、实证支持的治疗

这是你担任一家社区心理健康诊所执行董事的第一周。这家诊所不仅提供个体治疗、团体治疗和家庭治疗，还开通了自杀热线，同时它还是一家无须预约的高危当事人的救助诊所。这周末，董事会通知你去实施一项新的政策，以确保资金被合理有效地使用。政策的具体内容是：诊所提供的服务必须得到精心设计的科学研究的实证支持。某一心理干预若未经研究证实为安全有效的，则禁止使用。你同意实施这项政策吗？如果必须实施，你会怎么做呢？

将治疗建立在良好的科学基础之上，由此出现**实证支持的治疗**（empirically supported treatments，ESTs）或循证治疗（evidence-based therapy，EBT）的概念。ESTs的支持者相信，任何形式的治疗，都需要得到精心设计的实验研究的证实。研究结果表明哪些治疗能真正起作用，而哪些治疗尽管初衷很好，但实际上对当事人毫无用处甚至有害。

健康管理公司和其他第三方支付公司不希望把钱浪费在无用的心理干预上，他们很快对这一理念表示支持。ESTs能够帮助保险公司限制对治疗的拨款，精心设计的实验研究是最为有效的办法。

尽管ESTs的概念在理论上很吸引人，但很难付诸实践，同时也引发了许多争议。此外，许多从业者出于理论和实践的原因，拒绝接受实证支持治疗的培训（Stewart，Chambless，& Baron，2012）。德鲁·韦斯滕和丽贝卡·布莱德利（Drew Westen & Rebekah Bradley，2005，p. 226）也指出："循证实践只是一种构想（即一种观念、抽象概念或理论实体），因此必须操作化（即转变为某种具体的形式来定义它）。不论其效果是积极的、消极的，抑或正负兼备的，循证实践的操作化都不是那么容易实现的。"（另见 Westen，Novotny，& Thompson-Brenner，2004）

### （一）如何界定心理治疗的有效性？

其中的一个挑战在于：很难将一种疗法简单地描述为"有效"，就像很难将一个心理测验描述为"有效"或"可信"一样。心理测验的效度和信度，在理论上是不存在的。它们必须基于一个特定的目标（如识别伪装）、一个特定的环境（如法庭科学取证）和一个特定的群体（如英语读写达到七年级水平及以上的成人）。戈登·保罗（Gordon Paul）在1967年就承认循证治疗的复杂性。当时许多人都在寻找"有效的"疗法。保罗写道，治疗师和研究人员都必须面对"针对什么类型的当事人有效？对何种特定问题有效？在何种情况下有效？由谁来进行治疗有效？"等议题（Paul，1967，p. 111）

戴维·巴洛（David Barlow，2004）在回顾了许多体现以上复杂变量重要性的研究后指出，虽然研究表明"治疗师这个变量，如治疗经验对于治疗效果有影响……但是对治疗师变量的研究首先要考虑的因素应当是当事人当下的病理状态"（p. 874）。他总结道："评价心理治疗的稳定性时，有三项重要原则。……第一，心理干预要与身心障碍或问题相符。……第二，对当事人的治疗要与治疗师的特征相符。……第三，对治疗的评价必须要在真实的治疗环境下进行。"（p. 874）

### （二）影响心理治疗的因素有哪些？

另一个挑战在于：在特定情况下，很难准确定义哪些变量是重要的。举例来说，想象一下，用一系列实验评估不同疗法对某一特定心理障碍（也许这一障碍还能在 DSM 中找到）的效果和效率。正如罗伯特·斯滕伯格（Robert Sternberg，2006）所指出的："如果每个当事人的情况和教科书上的案例一模一样，许多甚至大部分的随机分配研究的实验结果就有可能……在临床中应用。但是即使在最好的情况下，保真的程度也是不稳定的。……生态效度也是程度上的问题。我们希望将结果推广到一般的诊疗环境中去，但必须谨慎地去解读实验设计的结果。该项治疗在别的文化背景下也有效吗？对有并发症的患者也有效吗？对服用特定药物的患者也有效吗？对强烈排斥心理治疗的患者，它又如何起作用呢？最后，我们必须提出疑问，即：任何一项或一组研究，其结果的适用性如何？"（p. 269）

　　研究一种特定心理治疗方法的效果，其复杂性让人生畏，这与目前心理治疗方法的数量形成了鲜明对比。例如，卡兹丁（Kazdin，2008a，2008b）指出，有超过 550 种针对儿童和青少年的心理干预方法，但只有很少一部分得到研究的证实。

　　决定一组研究结果能否被有效推广到其他个体、文化和情境中去，已经非常困难了。但卡兹丁（Kazdin，2006）将挑战升级：考虑到大部分治疗研究中有各种不同的测量方法，我们有无合理的、实证的或其他科学的证据表明我们真的帮到了参与研究的当事人？根据卡兹丁的说法，一个基本的科学和临床问题是："我们的研究发现有没有'可推广性'，能否帮助当事人提升各项功能？更具实证意味的表达是：到底什么证据能证明循证治疗可以帮助当事人？我相信，循证治疗可能没有改善任何人的生活。"（p. 46）此外，他还指出："在大多数治疗研究中，测量方法和日常生活中的特定参照物无关，只是随意的测量而已。炫目的数据转换、新指标的建立和眼花缭乱的统计似乎十分有用（对我的学位论文答辩委员会来说，这些就很有用，虽然在我像根管一样站了六个小时的口头答辩中，它只在第一个小时起到作用）。然而，这些统计学的策略并没能改变测量的随意性，就心理治疗研究来说，它们完全没提及是否让当事人发生了显著改变。"（p. 46）

　　卡罗尔·古德哈特（Carol Goodheart，2006）在另一个层面提出了挑战。她认为："心理治疗首先是人类做出的努力。它是混乱而复杂的。它不只是科学方面的努力，也不能刻意简化为技术上的努力。……心理治疗是一个流动的、协同的、交互的过程。每个参与者都在与别人的互动中塑造了对方。他们明白如何做得圆滑得体、时机恰当，懂得何时要去推对方一把，又应该在何时耐心等待。他们知道，在一个工作同盟中可能出现何种问题，并且懂得如何做出恰当反应来补救，怎样做到感同身受。他们能想到许多办法来理解对方，针对需求进行心理干预。"（p. 42）

### （三）循证实践与治疗指南靠谱吗？

　　尽管困难重重，美国心理学会 2005 年度循证实践特别小组（APA 2005 Presidential Task Force on Evidence-Based Practice）还是强调了循证实践的价值，并将其定义为"考虑到当事人的特征、文化背景和偏好后，将当前最好的研究成果和临床专业知识进行整合……可以发现许多与当事人工作的策略。然后，通过各种试误、提出临床假设和检验假设的过程，最终找到最科学的临床实践方案。然而，临床假设检验仍有其局限性，因此还需要整合可获得的最好研究成果中所蕴含的临床专业技能."（p. 282）

　　尽管许多人对循证治疗实践充满热情，但争议依旧存在。古德哈特和卡兹丁（Goodheart & Kazdin，2006）在美国心理学会出版的《循证心理治疗：实践与研究的交汇之处》的序言中写道："循证治疗运动对当事人是否有益这一点仍然不太清楚。……但是大家一致认为需要将当事人的利益放在首位，有必要改善对当事人的照顾。但对于研究结果应当在何种程度上应用于临床实践，又应在多大程度上限制其作用，仍众说纷纭。对于心理治疗从业者能在多大程度上真正辨识当事人的需求，并在此评估的基础上采用最好的或更适合的治疗方式，各方仍持有不同的意见。"（pp. 7-8）

在《制动潮流：审视实证支持的治疗中的科学与政治》这篇见解深刻的文章中，黑格莫泽（Hagemoser，2009）探讨了"政治因素促成循证治疗的发展，但却制约从业者的自主性的方式"，以及"把循证治疗的范式等同于科学家-实践者的理想模式产生的危害。"（p. 601）

事实上，对循证治疗的争论并不局限于心理健康领域。大部分医学实践都缺少一个明晰的指南。美国政府曾试图解决欠缺统一标准的问题，为此建立了美国医疗保健研究与质量局（Agency for Healthcare Research and Quality，AHRQ）。它和其他几个专业组织针对诸如抑郁和焦虑等行为问题制定了明确的治疗指南，但在心理治疗中使用这种实践指南仍饱受争议。一方面，支持者认为它们给出的标准化指导是这个领域迫切需求的，因为在这一领域的实践过程中会遇到很多不必要的变数（主要是因为心理健康行业缺少标准化的培训）。另一方面，批评者认为每一个临床案例都是独一无二的，并坚决拒绝任何标准化的治疗协议、算法或"食谱"。此外，特伦斯·沙尼菲尔特和罗伯特·琴托（Terrence Shaneyfelt & Robert Centor，2009）指出，"当下很多的指南已经变成了市场化和经验化的产物，给出的是指导性而非帮助性的意见"，而且"目前大多数被称为'指南'的文章实际上是专家的共识报告"（p. 868）。他们认为："过分依赖指南中的专家意见会导致很多问题。所有的指南编写委员会一开始都会有一些隐含的偏见和价值取向，这会影响他们给出的建议。然而，偏见可能是无意识中产生的，因而无法辨识。将数据转变为建议会有主观评判的介入；专家小组成员的价值观会影响他们的判断。"（p. 868）

同样，约翰·克雷默和劳伦斯·戈斯廷（John Kraemer & Laurence Gostin，2009）也警告人们谨慎对待"行业实践指南的政治化"。当然，如果你有兴趣进一步了解更多有关行为障碍治疗的指南，可以访问 AHRQ 行业指南信息交流平台（www.guidelines.gov）。

本书的第 2～15 章阐述了多样化的心理治疗方法。由于心理治疗和人性本身的多样性和复杂性，对于循证治疗的定义、方法和价值难以达成共识，也就不足为奇了。治疗师们对循证治疗的基本定义、方法和其他类似的东西抱有多样化的观点，难以达成共识，是有深刻历史根源的。早在卡尔·罗杰斯担任美国心理学会主席时，他就委托戴维·沙科（David Shakow）担任特殊委员会的主席，让他组织专家来共同界定心理治疗。美国心理学会在 1947 年的年会上采纳了沙科的委员会报告的意见，并为此召开了 1949 年的博尔德会议（Boulder Conference）。博尔德会议记录员在具有纪念意义的一段话中，总结了这一巨大努力的成果，即将心理治疗定义为"一项无法定义的技术，结果无法预测，问题也是非特定的。对于这项技术，我们建议进行严格的训练"（Lehner，1952，p. 547）。

## 三、电话、电脑与网络咨询

你的咨询工作很忙。你每天要做八个咨询，每次一小时。你用电脑记账并保存记录。所有当事人的资料全都存在你办公室的电脑里。你也使用电子邮件跟进、检查当事人的情况。因为大部分的工作依赖于电脑，硬盘崩溃时你感到十分沮丧，同时你意识到有好几个月没备份资料了。你疯狂地拨打当地电脑维修公司的电话，他们告知你数据也许能恢复，但是技术人员需要一整天占用你的电脑。你可以把电脑带去维修公司维修，或者让技术人员到你的诊所上门维修。你的一个同事在放假，届时你可以用她的办公室会见当事人，所以你告诉电脑维修公司让他们明天派人来。这个小故事展现了什么样的伦理困境？治疗师是否可以为了能八小时监控电脑维修工，而取消八位当事人的预约？还是在几位当事人来访的间隙，不时地去检查一下维修工就足够了呢？

## （一）远距离治疗方式及其风险

数字化时代使得治疗师和当事人可以不用面对面，甚至不用在一个国家，就能进行心理治疗。请想象一下以下情景。

**情景一**

　　有人一开始就通过网络寻求治疗。他查看了一些治疗师的网站。其中一个网站恰好提供了他想要的信息。网站给出了一些开始治疗可选择的时间段，其中一个时间段他恰好有空。他阅读了有关治疗性质和基本规则、资料保密性的例外情况、当事人和治疗师各自的责任等内容。每阅读完一段内容，他需要指出同意或不同意的地方，作为知情同意过程的一部分。

　　了解基本情况后，这位准当事人要回答一些开放性的问题，包括个人历史、人口统计学信息、健康情况和寻求治疗的原因等。治疗师一开始只收取半价，为他提供一个初期治疗会谈——治疗师和准当事人开始了解对方的一些情况，然后决定是否愿意一起工作。准当事人必须提前用信用卡付费，以预定初期治疗的时间。

　　治疗师和当事人在网上用 Skype（一款网络电话）或者类似的交流平台进行会谈，每周 45 分钟，共计 12 周。他们重点关注当事人的抑郁症，发现原因是当事人的事业发展不顺利。他们讨论了当事人无法找到新工作的内部和外部障碍。3 个月后，当事人决定停止治疗，因为他的抑郁症已经有所缓解，不再感到精神衰弱。当事人开始计划换工作。

**情景二**

　　治疗师和当事人相距 300 多英里。他们只通过电脑进行交流。治疗师和当事人说的话都呈现在电脑屏幕上。

　　在此情景中，当事人对这种治疗模式的使用万分感激。这不仅是因为治疗师的治疗技能和个人风格是她一直苦苦寻觅的——这类治疗师在她那个偏僻的小社区里是找不到的——还因为当事人患了一种神经肌肉疾病，而且已经到了晚期，出门极其困难。因为当事人也不能开口说话，她和别人需要通过电脑辅助技术进行交流，用一种"吹嘬式开关"来控制电脑。她说的话都会显示在电脑屏幕上。

技术的发展让治疗师和当事人可以不用碰面，不用在同一个州，甚至不用同处一个国家，不出门就可以进行工作，这给当事人带来了诸多便利。尤其是对于那些住在偏远或规模较小社区的当事人来说，这让他们有机会找到一个有特定的品质、价值观、方法、技能或者经验的治疗师。那些专门研究某种罕见心理障碍的治疗师可以接触到其他国家或地区的当事人。对于许多当事人来说——例如那些处于绝症末期的、身体条件限制其活动能力的、患有高度传染性疾病的当事人——出门非常费力、痛苦，危险系数很高，但是这种方式可以让他们在各种各样的治疗方法中进行选择。一些当事人由于内心恐惧、焦虑或者别的心理症状（如广场恐惧症），不敢尝试传统的治疗模式，但他们发现用电脑或电话进行初始阶段的心理干预似乎更加安全。当然，技术也给治疗师的工作提供了方便。例如某些治疗师的身体状况可能不允许他们去工作地点，或者是花大量时间坐在办公室里。电脑或电话治疗能让他们在家、医院或者救济院就地工作。

**情景三**

　　远距离的治疗同样会带来挑战和争议。比如说，想象一个情景，一名治疗师用传统的方式开始工作，即在办公室里和当事人进行交流。然而，当事人的公司要把他调到另一个州去工作。当事人和治疗师都认为相比于在新的地方重新找一个治疗师，不如继续让同一个治疗师进行治疗，这对当事人来说更有利。接下来两年，治疗师和当事人继续通过电话和电脑进行交流。然而，当事人变得极其抑郁，他告知治疗师他对邻居的小孩进行了性虐待。之后，当事人产生了强烈的自杀倾向，并最终自杀了。后来，他的家属起诉治疗师治疗不当。

在漫长的诉讼过程中，出现了下列问题：

（1）治疗师是否未取得当事人所在州的治疗执照，就对当事人进行治疗？如果治疗师和当事人在治疗期间处于不同的司法管辖范围，那么治疗师是否需要在两方司法管辖范围内都取得治疗执照？如果治疗师住在密苏里州，只获得了当地的心理治疗执照，那么对于他通过电话和网络来治疗伊利诺伊州的当事人，密苏里州的执照注册机构能够行使什么权力？伊利诺伊州的执照注册机构又可以行使何种权力对密苏里州的治疗师的工作进行管理？如果治疗师和当事人的住处相距仅几分钟路程，但却住在密西西比河两岸的话，情况是否有所不同？

（2）通过电话或网络进行治疗时，对治疗能力的要求是什么？在电话或网络治疗中，什么样的教育、培训或受督导的实际经验，能够确保治疗师在他的能力范围之内进行治疗？

（3）治疗师所在州的有关隐私、保密、特权、强制性报告（如虐待儿童或虐待老人）和保护第三方责任等方面的法律，是否能在当事人所在的州应用？或者两个州的法律都适用？如果治疗师和当事人所在州的法律相互矛盾呢？举例来说，如果一个州的法律要求对一些信息保密，但另一个州的法律要求必须上报这些信息，又会怎么样呢？

（4）哪些信息是治疗师需要确保当事人在接受电话或网络治疗之前必须理解并同意的，以作为知情同意或拒绝过程的一部分？

（5）在不同的专业责任政策下，什么情况可以通过电话或网络进行治疗，什么情况不能呢？

关于电话或网络治疗的正式指南以及本章中其他话题的讨论，都可以在"评估、治疗、咨询和法医伦理守则与实践指南"网页（http://kspope.com/ethcodes/index.php）和"远程心理学、远程医疗以及基于互联网的治疗"网页（http://kspope.com/telepsychology.php）上找到，上面还提供了100多套正式的指南和守则。

## （二）记录方式的改变及其风险

数字化技术在另一个实践领域给治疗师们带来了改变与挑战，那就是治疗记录的保存和传送。尽管大部分治疗师没有采用广受称赞的"无纸化办公"，还是有许多治疗师用电脑来处理临床数据。有些人会用电脑来做管理心理测验和其他评估工具，还有很多人会用电脑记录当事人的信息和做心理治疗的笔记。电子表格和专业软件可以用来处理账单，跟踪应收账款，并向保险公司和其他第三方支付公司提供文件材料。

治疗师们如何能确保这些机密文件仅限于有权查看资料的人看到呢？这看上去似乎是一个相当容易解决的问题，但在一些事件中，所谓的安全信息被他人违规使用，这让当事人和治疗师都感到震惊。以下情况都有可能发生，心理治疗师需要特别留意：（1）一台存有当事人机密信息的台式或手提电脑被人从办公室偷走。（2）一辆车遭到人为破坏，后备厢里存有当事人信息的手提电脑被偷走。（3）有黑客攻击一台联网的电脑，偷走了硬盘里的资料。（4）蠕虫病毒、特洛伊木马或者其他恶意软件使得电脑中毒，把机密资料传给一名黑客并上传到网站，任何一个人都可以在网上翻阅。同时，把机密资料传给电脑通信录上的每个人，包括治疗师所属的网络聊天小组和电脑硬盘中所有的联系人。（5）一名黑客对治疗师的文件做了细微的修改，很难被发现（比如随意给账单添上一些数字或者改动一下治疗时段的日期）。（6）有人坐在一台无人监管的电脑旁边，电脑没有设置密码保护，或者密码很容易找到（如密码写在抽屉里、键盘下或者写在附近的便利贴上）或很容易猜到［如一个人的名字、**密码**（password）这个词］。他翻阅、下载、传输机密数据给无权查看资料的人。（7）在机场、飞机上和别的公共场所，有人站在或者坐在使用手提电脑的人旁边，看到了电脑屏幕——知道了机密信息。（8）治疗师和当事人讨论一些极其敏感的信息，没有意识到其中有人用的是无绳电话，附近用无绳电话的人会听到他们的谈话。（9）治疗师用电子邮箱发了一些机密信息给他的同事，他的同事是有权查看这些信息的。但是他的邮件发错了地址。（10）治疗师用电子邮箱发了一些机密信息给他的同事，他的同事是有权查看这些信息的，但是这个同事和别人共用一台电脑，另一个人看到了邮件里的信息。（11）治疗师用传真机给别人传了机密信息，但他与其他人共用一个传真机。（12）治疗师用电脑保存临床记录和财务记录，不知道电脑被安装了间谍软件。（13）治疗师用传真机传递机密文件，但是不小心按错了传真号码。（14）治疗师卖旧电脑之前，把机密信息从硬盘中删除了，以为这样就安全了，却忽略了一个问题：由于没有彻底地清除硬盘数据，这些机密信息仍然可以被恢复。

电脑和其他电子设备可以用来存储信息，方便与别人交流，其中的好处有目共睹。然而，心理健康机构或组织迟迟未发现其中的潜在危险，以及在使用这些设备时需要创新意识和谨慎态度。关于如何与人工作，治疗师已经接受了大量教育、培训，拥有许多督导下的实践经验，但对这个领域的大多数人来说，利用电脑和其他数字化设备工作却并非其长项。当我们用数字化设备来处理当事人大量的敏感、私人信息时，我们必须谨记古训：首先，不伤害他人。

治疗师——和所有学习成为治疗师的学生——都应当意识到，大多数当事人在第一次会谈前后都会用谷歌搜索一下治疗师的名字。这有可能出现一些问题。因为治疗师在 Facebook 页面或类似的社交网络页面（比如约会服务网站）上有非常私人的信息，他们并不想让当事人知道。当前，职业培训项目的招生委员会正在努力解决这个问题，即从网络搜索到的高度私人化的信息（如裸照）是否应当给委员会中的其他成员看，以此来决定此人是否能参加职业培训项目。

# 第三节　心理治疗中的关系伦理挑战

## 一、心理治疗师与当事人的性与身体接触

你是心理健康中心的治疗师，在你面前的是今天最后一位当事人。她穿着短裙和 T 恤。她

在过往的几次会谈中，曾暗示她有一个羞于启齿的秘密。你觉得她很有吸引力，喜欢和她在一起。治疗开始时，她说自己做了一个梦，让她有非常强烈的感觉。这个梦让她鼓起勇气在治疗中说出她的秘密。她接着详细描述了自己的梦境。这是一个春梦，你发现自己有强烈的性唤起。她说梦里所有的性画面都与她的秘密有关，她的秘密就是自己的乳房太小，她为此感到羞耻。她接着就撩起了她的T恤，露出了她的胸部，想问你是不是也这么认为。如果你是这个治疗师，你会怎么做？如果你要和你的督导谈谈这件事，你会说些什么？如果你要在当事人的记录表中写下这件事，你会怎么写？想象一下，如果这个场景发生在一个男性当事人身上，他非常在意自己阴茎的尺寸，然后突然脱下了他的裤子，你对以上问题的回答会一样吗？

在长久以来的心理治疗中，对性问题一直都非常关注。性也给许多治疗师带来了诸多不适和困扰。在当代，性对于整个行业来说仍是一大挑战。

## （一）治疗师与当事人之间发生性关系

在任何情况下，无论出于何种理由，治疗师都不能与当事人发生性关系。这项基本规则由来已久。安妮特·布罗茨基（Annette Brodsky，1989）研究发现，该禁令比希波克拉底誓言还古老，希波克拉底誓言中也包含这项禁令。实际上，她发现这项禁令在几个世纪前的《尼日利亚疗愈艺术法典》（Nigerian Code of the Healing Arts）中就有清晰的阐述。

因为种种原因，这项禁令逐渐成为行业中的基本原则，其中的一个原因就是它会对当事人造成伤害。在1976年具有里程碑意义的罗伊诉哈托格斯案中，纽约最高法院首席法官马科维茨（Markowitz）写道："从弗洛伊德到现代的从业者，我们一致认同治疗师和当事人之间发生亲密关系绝对是有害的。"（*Roy v. Hartogs*，1976，p. 590）

学者们对治疗师与当事人发生性行为造成的影响进行了一系列研究，这些研究对事情发生之后不再接受治疗的当事人和更换治疗师继续接受治疗的当事人进行观察；将与治疗师发生性行为的当事人、与其他医生发生性行为的当事人、没有与医疗专业人员发生过性行为的当事人进行比较；采用一系列的测量方式，如标准化心理测验、由后来的治疗师和独立的临床治疗师进行访谈、行为观察和当事人自我报告来评估性行为对当事人的影响（Pope，1994）。

研究发现，治疗师-当事人的性行为对当事人造成的影响主要体现在以下10个方面：（1）矛盾；（2）内疚；（3）空虚与孤独；（4）性方面的困惑；（5）信任受损；（6）角色和界限混乱；（7）情感负担；（8）愤怒抑制；（9）自杀风险上升；（10）认知功能失调，体现在注意力和记忆力方面，并且常常出现闪回、侵入性思维、不受控的画面和噩梦（Pope，1988，1994；Pope & Vasquez，2011）。

鉴于性界限混乱造成的伤害，美国几乎一半以上的州都认为仅仅通过民事立法和判例法来禁止治疗师与当事人发生性行为是不够的，同时增加了刑事处罚的适用情况。

尽管治疗师和当事人的性行为会对当事人造成伤害，尽管职业禁令长期存在，尽管有民事甚至刑事处罚，但是仍有少数治疗师利用职业之便与当事人发生性行为。有一项研究（Pope & Vasquez，2011）回顾了同行评议期刊上来自8个国家的匿名调查数据，数据表明，5 148位受访治疗师中有4.4%的人报告说至少与一位当事人发生过性行为。统计分析发现，这些研究中三类专业人员——社工、精神科医生、心理学家报告与当事人发生性行为的比例基本相同。但是，这些研究却发现治疗师-当事人之间的性行为存在明显的性别差异，男性治疗师报告与当事人发生性行为的比例（6.8%）明显高于女性治疗师（1.6%）。最常见的组合是男治疗师与女当事人发生性行为，在大规模的同行评议的研究中发现，该组合的比例在 88% 到 95% 之间。

在各种与性相关的双重或多重关系（如督导关系、师生关系）和界限问题中，性别也是一个重要因素。就算每个角色的基本性别比被纳入考虑，或者是在其他与性无关的双重或多重关系中，该结论也适用。例如，波普和瓦斯奎兹（Pope & Vasquez，2011）回顾了一系列研究，结果表明在心理学训练和心理治疗过程中，男性比女性更容易以专业身份（如老师、督导、管理者、治疗师）与他人发生性行为，而女性比男性更容易以学生身份与老师、上级、管理者、治疗师发生性行为。

在某些情境下，治疗师更容易与当事人发生性行为。波普和布豪特索斯（Pope & Bouhoutsos，1984，p.4）对此进行了总结，发现主要有以下十大常见情景（表 16.2）。

表 16.2　治疗师-当事人发生性行为的十大常见情景

| 情景 | 描述 |
| --- | --- |
| 角色交换 | 治疗师变成"当事人"，以及治疗师自身渴望或需要成为两人中的焦点。 |
| 性疗法 | 治疗师欺骗当事人，将治疗师和当事人的性行为表述成对于性及相关问题的有效治疗手段。 |
| 好像…… | 治疗师认为正向移情不是治疗中产生的。 |
| 催眠 | 治疗师让当事人对其产生依赖，并利用这种依赖心理。 |
| 药物 | 治疗师使用可卡因、酒精或者其他药物诱惑当事人。 |
| 强奸 | 治疗师使用暴力、威胁或恐吓。 |
| 真爱 | 治疗师将性关系合理化，罔顾双方关系及其责任中的临床性与专业性。 |
| 事情发展超出控制 | 治疗师未能正确处理双方情感上的亲密关系。这种关系是在充分的关注、关心和尊重下，自然而然地发展出来的。 |
| 治疗暂停 | 治疗师没有认识或意识到，治疗关系在会谈时间以外和办公室以外依然存在。 |
| 抱住我 | 治疗师利用当事人无性意味的身体接触需求，以及当事人无法分辨性接触和无性意味的接触之间的区别。 |

## （二）治疗师对当事人无性意味的身体接触

将治疗师与当事人的性行为与另外两种不同的现象区别开来，也是非常重要的。无性意味的身体接触显然与性行为是不同的。波普、索恩和霍罗伊德（Pope，Sonne，& Holroyd，1993）记录了治疗过程中无性意味的身体接触与性接触产生"关联性内疚"的不同方式，他们对研究内容和其他专业文献进行分析后认为，虽然在实际接触当事人之前，要考虑到场合、文化背景和接触的含义，但无性意味的身体接触本身并不会带来伤害。如果身体接触符合当事人的临床需求和治疗师的治疗方法，这种无性意味的接触可以安慰、安抚、稳定、关怀当事人，成为治疗过程中非常重要的一部分。如果这种接触与临床需求和场合或者治疗师的能力不符，或者违背了当事人意愿，就算是最善意的无性意味的身体接触，也会让当事人感到受侵犯、惊吓、威胁、羞辱和被恐吓，当事人也会认为治疗师的这种行为过于傲慢、没有分寸，有威胁性、侵入性，是完全没有必要的。

### （三）当事人对治疗师的性吸引

与无性意味的身体接触一样，当事人对治疗师的性吸引也会让治疗师产生性行为方面的联想，使他们产生负罪感。全国性的研究指出，**当治疗师感受到当事人的性吸引时**，即使没有付诸行动，甚至没有想要行动的念头，大部分社工和心理学家也会感到内疚、不安和困扰（参见 Pope & Vasquez，2011）。尽管大部分治疗师报告说不止一位当事人对他们有过性吸引力，但是绝大多数人对这种性吸引力感到不适，研究还表明，治疗师在这一方面很少有充分的训练。大部分受访的治疗师说根本没有相关训练，只有10%的受访社工和心理学家表示在他们研究生和实习期间接受了充分的训练。

波普、索恩和格林（Pope，Sonne，& Greene，2006）探讨了这样一个问题，指出在现实中有一种普遍的错误认知，认为治疗师对当事人的性好感本身就是一种禁忌，会阻碍治疗师的培训和有效治疗。大家错误地认为，**好的**治疗师（不利用自己的职业地位与当事人发生性行为）从来不会对当事人产生性好感，在会谈过程中从不会产生性唤起，从不将自己代入当事人的性经历并（有时）享受这种罪恶的快感，当事人也从不会出现在治疗师的性幻想和春梦中（p. 28）。

由于业内人士对于这种性好感普遍感到不适，在这一方面也没有开展充分的训练，许多专业书籍对此不予关注，也就不令人奇怪了。

目前有很多书探讨人类性行为、性动力学、性治疗、有违职业道德的治疗师－当事人性接触、处理治疗师或当事人性行为的方法和其他相关问题，然而奇怪的是，很少有书专门关注当事人对治疗师的性吸引问题。教授、督导或者图书管理员想找探讨治疗师对当事人产生性好感的书籍，实际上是很困难的，他们不太可能找到与这一话题相关的书籍，从中挑选合适的教科书就更无从谈起。如果有人不太熟悉心理治疗专业的实际情况，想要通过找寻与这一话题有关的专业书籍的出版情况来判断治疗师对当事人产生性好感问题的普遍性和意义的话，那么这个人可能认为这种现象不常见，也不重要（Pope，Sonne，& Holroyd，1993，p. 23）。

这里可能存在一个循环的怪圈：对于性好感的不适导致这方面的书籍相对缺乏，也没有充分的训练；而缺少书籍和训练反过来又会进一步导致业界人士对于这一话题更加感到不适。

## 二、无性意味的多重关系与界限问题

你是一名社工，每周都给秦女士进行一次心理治疗，她很富有，是位成功的首席执行官。这位当事人在为如何收购一家中等规模的公司而犯愁。她对公众宣布这个收购决定的同时，还在想是应该立刻宣布新公司的裁员计划，还是慢慢来，缓冲一下。这个时候，你决定买入一些她公司的股票。你帮秦女士厘清了各种烦恼，她非常感激你的帮助，因此邀请你去她家参加庆功宴，庆祝她成为公司新的董事会主席。你接受了她的邀请，参加了一天的庆功宴，最后还和秦女士以及她的商界伙伴打起了网球，这样的社交活动给你带来了一些新的当事人，你也答应每周到秦女士家一起打网球。

你持有的股票市值上涨了，你的当事人也增加了，你开始反思之前的决定。你买进股票不会伤害任何人，你没有透露机密信息，你通过合法途径获得了相关信息。但是你仔细思考这件事后发现，在听到秦女士的投资集团要收购新公司之前，你就有所谋划，一直以来你都想以此谋利。你每周去秦女士家拜访，你看到了不同场合下的秦女士，看到她和别人互动，这为你理解和治疗这位当事人提供了宝贵信息。这一系列的拜访也使你与当事人的联结更紧密，工作关系更加稳固，为治疗打下了更坚实的基础。所有这一切都正当合理，而且大家都受益了。想象自己是这个故事中的心理治疗师，你有没有一些其他想法？

要对于这种与性无关的界限问题做出一个合理的判断，一定要结合具体的情境。"与性无关的越界可以让治疗变得更加丰富多彩，有助于治疗计划的实施，能够巩固治疗师与当事人的工作关系。但是这种越界也有可能阻碍治疗进程，破坏治疗师与当事人的同盟关系，甚至会对当事人造成短期或长期的不良影响。我们每天都要面对是否越界的抉择，这些抉择通常是微妙和复杂的，有时还会影响到治疗进程，可能是推进，可能是延缓，也可能是终止。"（Pope & Keith-Spiegel，2008，p. 638）

## （一）有关多重关系和治疗界限的研究

20 世纪 80 年代和 90 年代早中期，界限问题本身的复杂性引起了业界的广泛关注。一系列临床实验、研究和论文对当时的各种现状提出了质疑，也从多元的视角进行了相关的讨论。业内人士围绕治疗师与当事人之间无性意味的多重关系和其他界限问题进行了广泛、热烈、大范围、有益的争论。治疗师是否可以与当事人保持双重的职业关系呢？既是当事人的治疗师，也是当事人的雇员，这样可以吗？如果是多重社会角色呢？一个治疗师对密友、伴侣或者继子继女提供治疗，这样做是有益的、有害的还是完全没有关系？治疗师与当事人一起参加社交活动（一起去吃晚饭、看电影、打高尔夫或者周末一起出门旅行），是否有潜在的风险或者益处呢？是不是只要没有发生性行为或者恋爱关系就可以？金钱关系（比如，治疗师向当事人借了一大笔钱买新车或者新房，或者邀请当事人投资自己的商业计划）和治疗关系可以共存吗？如果是治疗师借钱给当事人付房租、买食物或者买药呢？抑或是在会谈后，因为当事人没有车或者付不起车钱，治疗师开车送当事人回家，又该如何呢？在什么情况下，治疗师可以接受当事人讨价还价，或者以实物支付治疗费用呢？

从 20 世纪 80 年代初到 90 年代中期的 15 年里，多重关系和界限问题常引发争论。几乎每种观点、每门学科和每个理论流派都会涉及这些问题。例如，1981 年，塞缪尔·罗尔（Samuel Roll）和拉文瑞特·米伦（Leverett Millen）发表了《违反心理治疗中的禁令：论接纳熟人作为当事人》一文。1988 年，从事伦理研究的凯伦·基奇纳（Karen Kitchener）在她的《双重角色关系》一文中针对"咨询师与当事人的哪些关系有可能造成伤害，哪些不会"给读者提供了系统性的指导（p. 217）同样，帕特里西娅·基斯－斯皮格尔（Patricia Keith-Spiegal）和杰拉德·库彻（Gerald Koocher）的《心理学中的伦理问题：专业标准与案例》是被业界广泛使用的教科书。在 1985 年的版本里，作者讨论了越界在好的临床实践中可能是无法避免的，他们也为特定的双重关系或者界限问题中隐藏的伦理问题提供了一些思路。帕特鲁斯科莎·克拉克森（Patrusksa Clarkson，1994）在《认识双重关系》一文中讨论了"虚无缥缈的单纯关系"，并说道："心理治疗师不可能完全避免各种可能出现利益冲突或者多重角色的治疗关系。"（p. 32）

文森特·利内拉和阿尔文·杰斯坦因（Vincent Rinella & Alvin Gerstein，1994）认为："禁止双重关系伦理原则……已经站不住脚了。"（p. 225）罗伯特·赖德和杰里·黑普沃思（Robert Ryder & Jeri Hepworth，1990）也提出了深思熟虑的想法，他们认为美国婚姻与家庭治疗协会（AAMFT）制定的伦理守则中不应该禁止双重关系。珍妮·阿德莱曼和苏珊·巴瑞特（Jeanne Adleman & Susan

Barret，1990）从女性主义视角提出了新颖而有创造力的观点，指出在面对双重关系和界限问题时应该如何审慎地做决定。劳拉·布朗（Laura Brown，1989，1994）在《不可超越：对女同性恋群体治疗的伦理思考》一文中，从另一个角度考察了界限抉择的含义。艾伦·巴德尔（Ellen Bader，1994）认为相比双重关系，人们更应该关注治疗师对当事人是否有剥削的情况。

### （二）研究结果要求修改美国心理学会伦理守则

美国心理学会（APA）第一版伦理守则是根据调查结果而制定的。首先对 APA 成员进行调查，询问他们在日常工作中遇到过哪些伦理困境，然后基于此制定了 APA 伦理守则。50 年之后，他们再次做了同样的调查，并基于这一调查结果修改了 APA 伦理守则中有关双重关系的规定。

在心理治疗师遇到过的伦理困境中，排名第二的是模糊、双重或者存在冲突的关系。因为报告这种情况的治疗师人数太多，调查者波普和维特尔（Pope & Vetter，1992）决定在报告中呼吁 APA 修订伦理守则中有关双重关系、多重关系和界限问题的规定，使伦理守则可以：（1）更仔细地定义双重关系，明确具体哪些情况下治疗需要或者可以接受双重关系；（2）清晰而真实地说明那些在小镇、农村、偏远地区和类似场景下执业的心理治疗师可能面对的情况（强调当时的法规和修订草案没有充分考虑或者处理这些问题）；（3）区别双重关系和意外或偶然的治疗外接触（例如，在杂货店偶然遇到一位当事人，在聚会上与当事人不期而遇）……这样做是为了说明，不论治疗师多么小心仔细，都有可能陷入类似尴尬的境况。

接下来的内容是来自《美国心理学家》（*American Psychologist*）的有关研究报告，报告中包括相关的结论、事例、修订建议及其理由。

#### 1. 模糊、双重或冲突关系的表现示例

在心理治疗师提及的所有伦理困境中，排名第二的是在与当事人的专业关系中如何维持清晰合理、有益于治疗的界限。在一些案例中，"为了取得 MFCC（婚姻、家庭与儿童咨询师）证书，需要长时间担任治疗师和督导者［当事人 / 被督导者］这两种角色"，或者"所在机构雇用了自己的一位当事人"等问题都会让受访者感到困扰。在其他一些案例中，受访者认为双重关系是有益于治疗的，"能为当事人提供榜样示范，也让当事人感到治疗师的照顾与用心"。例如，一位受访者给之前有社交往来的夫妻提供治疗，这对夫妻和他都去一个小教堂做礼拜，他认为这种做法很合理，因为"他能够看到这对夫妻如何在团体中互动"。还有一些案例中，有受访者说，有些时候难以准确判断什么是双重关系或者什么是利益冲突。有人说："我有几个雇员 / 被督导者原来曾经是我的当事人，我不确定这算不算双重关系。"另一位受访者说，他对当事人的母亲很有好感，但是他对这个儿童也要负责任，他们之间已经建立了积极的关系。他觉得这两者也存在利益冲突："当时，我正为孩子提供治疗，没过多久，我发现我和孩子的母亲互有好感。我采取的治疗策略是有效的，我和孩子之间的关系也朝着积极的方向发展。但是，为避免产生双重关系，我觉得我必须把这个孩子转介给其他治疗师（代价是先前的治疗都付诸东流）。"

#### 2. 模糊、双重或冲突关系的处理建议

总体而言，上述事件说明了以下几个问题。

其一，伦理守则需要更细致地定义双重关系，并且要澄清这些双重关系在哪些情况下是治疗本身需要的或者可以接受的。比如，像"极浅的或者疏远的关系不太可能违反本标准"

（"Draft，"1991，p. 32）这样的陈述太模棱两可，对治疗师没什么指导作用。例如，治疗师与一个一年跟他吃上几次饭的熟人、治疗师与一个每年固定帮助他填一次税单的会计（两人只通过邮件往来）、治疗师与雇主的丈夫（两人没有业务往来，治疗师也和他没什么社交往来）、治疗师与旅游代理人（可能一年为治疗师预定一两次机票）可能就构成了相对较浅或疏远的关系。但是，通过正式条文确认"极浅的或者疏远的关系多数情况下不违反本标准"，就能同时给存在以上四种关系的治疗师提供清晰、实际、有效和有益的伦理评定依据吗？关于无性意味的双重关系研究和专业文献都强调，无论是选择或避免这些关系，都有其价值和意义（例如 Borys & Pope，1989；Ethics Committee，1988；Keith-Spiegel & Koocher，1985；Pope & Vasquez，2011；Stromberg et al.，1988）。

其二，伦理守则必须要明确和现实地向那些在小镇、农村和其他偏远地区执业的心理治疗师说明如何处理他们可能面对的情况。现有的伦理守则或是正在制定的草稿修订版都没有明确承认并充分解释这样的地理环境中可能面对的情况。报告中有 41 个双重关系事件都是在这些地方发生的。众多受访者直白或者含蓄地抱怨说，伦理守则好像忽略了在小型的、自给自足的社区中进行治疗的情况。例如，有一位受访者说：

> 我住在农村，并开了一家私人诊所。我也是当地宗教团体的一员。附近很少有其他接受过合格临床训练的治疗师秉承转化性的、整体性的和女性主义的原则，从而让"传统"的居民放心接受治疗。当事人来我这里咨询，就是因为他们认识我，了解我的为人，同时对其他治疗师的服务不满意。他们需要治疗师了解宗教并能把教旨、实践融入转化、疗愈和改变的过程。严格反对双重关系的伦理规范，让我对这些情况下的伦理问题（造成虐待或困扰的情形）保持高度敏感，但是对我的实际工作没有任何帮助。我希望修订后的规范可以解决这些问题！

其三，伦理守则需要区分双重关系和偶然的治疗外接触（例如，在杂货店偶然遇到当事人，在排队时与当事人不期而遇），并对那些不论治疗师多么小心，都有可能陷入的尴尬境况进行处理。比如，因为家附近的一位租客经常吵闹，某位治疗师准备提交正式投诉。但是投诉以后，他惊讶地发现"他的当事人就是房屋的屋主，也就是房东"。

需要强调的是，治疗本身和特定的界限问题都相当复杂。但治疗师不能因此模糊、减轻或者推卸自己的责任，他们应该坚守边界，保护当事人的安全，努力达成治疗目标。正如罗伯特·西蒙（Robert Simon）和丹尼尔·舒曼（Daniel Shuman）所言："无论多么困难，无论当事人多么想测试治疗师的底线，治疗师始终有责任维持适当的治疗界限。……心理治疗是不可能完成的任务，因为没有完美的治疗师。也没有完美无缺的治疗方案。但是，知道自己的界限，能使这个不可能完成的任务变得简单一些。"（Simon & Shuman，2007，p. 212；另见 Appelbaum & Gutheil，2007；Gutheil & Brodsky，2008）

### （三）不要低估这个议题的难度

对这个议题进行总结时，必须要强调这对心理健康从业者来说是非常棘手的挑战。部分原因是心理治疗本身很难。没有所谓的"自动驾驶"，所谓的标准规范和指导意见并不能代替我们思考，一般原则也不能掩盖每一次治疗的独特性。

清楚地认识伦理守则对于治疗师处理伦理问题至关重要，这样治疗师才能够胜任工作。但是正式规范并不能替代治疗师主动、审慎、创造性地去履行道德责任。规范和守则推进、指导、告知治疗师在伦理方面需要考虑的问题，但是这些条文不能阻碍或者代替治疗师去思考，如果治疗师不假思索地去执行规范和守则，效果肯定不好。无论与之前的当事人有多么相似，每个新的当事人都是独一无二的个体。治疗时遇到的每种情况也是独特的，而且可能随着时间彻底发生改变。白纸黑字的标准规范，可能把许多可行的举措列为是有违伦理的。标准规范或多或少认为澄清那些特别重要的伦理问题非常有意义，但是它不能告诉我们，在某一特定的临床情境下，这些伦理问题是如何体现的。标准规范中可以列举我们必须完成的重要任务，但是没法告诉我们，面对独一无二的当事人和他独特的问题时，我们要如何完成任务。……没有任何合理正当的方法可以让我们不用这么纠结。（Pope & Vasquez，2011）

另一个困难就是议题本身。我们经常依靠刻板印象或者没有仔细地考虑实际发生了什么，而是光凭看起来发生了什么，就草率地得出结论。曾任美国心理学会主席的格里·库彻（Gerry Koocher）举了一个生动的例子，他说起，当他和别人聊起自己在给一位当事人治疗，没有遵守时间界限（例如，会谈时间超过预定时限）、财务界限（例如，不收费）和其他界限时，他所听到的其他人的反应。

有时我会告诉我的学生和业界的听众，我曾经在一次心理治疗中，在安静、黑暗的房间里，一直握着一位 26 岁女当事人的手。分享这个故事经常让很多人倒抽一口凉气或者做鬼脸。我接着说，50 分钟过后，我没有结束会谈，我握着年轻的女当事人的手，又待了半小时。然后我说我没有为额外的时间收费，听众们开始翻白眼。

之后，我继续解释，这个年轻的女当事人患有囊肿性纤维化，伴有严重的肺部疾病和恐慌性呼吸困难。她要通过一根氧气管，奋力呼吸三次，才能说上一个完整的句子。我走进她的房间，坐在她的床边，问她我该怎么帮她。她抓住我的手说："不要松手。"当我必须去下一个会谈时，我叫了一个护士来代替我。当我说到这里时，先前想要批评我或对"握手"这件事情不满的听众态度开始转变，他们不再认为我有不当的性接触，而是认为我对当事人是共情和包容的。然而，这个故事真正想要表达的是，在教室里我们从来不会学到这些事情。任何循证心理治疗手册、教科书也不会提到这样的治疗干预手段。（Koocher，2006，p. xxii）

客观地说，设置适当的界限和限制是所有治疗师都会遇到的难题。请考虑以下情况，并说说你会怎样应对：（1）你的几位当事人想要在推特上关注你，并希望你在 Facebook 上把他们列为朋友。（2）一位长期接受治疗的当事人去世了，她的妹妹请你在他的葬礼上简单致辞。（3）你只买了经济舱的机票，你的一位当事人是旅游代理人，他提出给你免费升到头等舱。（4）一位长期接受治疗的当事人大卫自杀了，当事人的妹妹是一位辩护律师，多年来一直承担着哥哥的治疗费用，她要求与你私下会谈，以"了解大卫的死因"。（5）一位当事人告诉你，她实际上就是"玛利亚"，过去两个月里，你一直在某在线交友网站上与她调情。（6）一位州警因为你超速把你拦了下来，结果他正巧也是你的当事人，他只给你开具了一张警告单，因为你的治疗对他帮助很大。

## 三、心理治疗对残疾人的可及性

你是大城市里的治疗师，业务非常繁忙，平时见的都是住着大套房、在视野极佳的高层办公室办公的当事人。现在有一位新当事人，当天晚上要进行第一次治疗。办公室大楼一般每天下午五点关门上锁，但是夏天的空调和冬天的暖气都会一直开到晚上十点，任何人都可以通过门前台阶上方的电话系统拨打每一间办公室的电话，然后进来。但是这位新当事人一直没有出现。直到第二天你才知道，这位当事人是位盲人。他发现前门紧闭，找不到方法进入大楼。这里没有任何由盲文撰写的说明，也没有为盲人和其他患有严重视力障碍的人提供如何进入这幢大楼的指示。当你在考虑这个情况时，电话响了，是一个初次会诊的人打来的，他五分钟后要进行第一次会谈。她用自己的手机给你打电话，说她就在大楼外面却不知道怎么进来。她坐着轮椅，没办法走上一楼的台阶。如果你是这个治疗师，碰到这样的情况，你会有什么感受？你会对这两个人说什么？你会希望做哪些不一样的事情？

上述例子说明心理治疗师和他们办公室的设置有可能把残疾人阻挡在外，导致他们无法进来接受治疗。身体上的障碍可能会将很多求助者关在门外。正如心理学家玛莎·班克斯（Martha Banks）所说："美国大约有五分之一的公民患有残疾。女性（包括女孩）的患病比例（21.3%）略高于男性（19.8%）。在女性中，美国印第安妇女和非裔妇女残疾比例最高。……由于资金有限，超过三分之一的残疾妇女因为身体障碍无法工作，而其中又有超过 40% 的人生活困难……"（2003，p. xxiii）

治疗师个人和整个行业都面临这样的挑战：如何识别将身患残疾的人排除在外的因素，并让他们成为治疗师或找到合适的治疗服务变得不那么困难。回想你见过的教室、礼堂以及治疗室，一个坐轮椅或者拄拐杖的人能去这些地方吗？一个盲人或有严重视力损伤的人在经过这些大楼时会遇到不必要的困难吗？若要了解更多信息和对策来识别和处理身体障碍带来的各方面问题，请参阅波普和瓦斯奎兹（Pope & Vasquez，2005）的著作《心理治疗师的生存和发展：信息、观念和资源》的第 4 章，以及网站 http: //kpope.com 上的文章《心理训练与实践中的可及性、残疾相关信息与资源》。

除了识别和处理身体障碍方面的挑战，还要面临提供合适训练的挑战。艾琳·利（Irene Leigh）和她的同事对美国心理学会成员发起的调查发现，有些问题是缺乏适当的培训引起的。例如："［受访者称］'一位聋人女性被一个心理机构诊断患有精神分裂症，因为她一直在乱挥舞她的胳膊，但她其实是在示意'。另一位受访者指出，一个有听力损伤的小孩被误诊为有智力缺陷。提到对测验的解释时，一位受访者称简版明尼苏达多项人格测验没有将残疾的影响考虑在内，例如'我站立或走路有困难'。其他的例子……包括量表提供者没有使用'翻译'，并且拒绝接待残疾人。"（Leigh，Powers，Vash，& Nettles，2004）

同样，在《专业训练对残疾当事人个案概念化的影响》一文中，南希·坎普和布伦特·马林科罗特（Nancy Kemp & Brent Mallinckrodt，1996）报告了他们的研究成果："根据当事人是否患有残疾以及自身是否接受过残疾相关问题方面的培训，治疗师会给各个治疗主题定下不同的优先级。面对一个身患残疾并遭受性虐待的受害人，未经训练的治疗师可能会关注一些无关痛痒的问题，而不

是聚焦适当的主题。"（p. 378）

他们在一系列结果中发现："即使只进行少量的有关残疾问题方面的训练，也可以使治疗师在个案概念化和实施治疗计划的时候减少很多的偏见。"（Kemp & Mallinckrodt，1996，p. 383）

然后不幸的是，有关治疗师受训的研究告诉我们，要想迎接这些挑战我们还有很长的路要走。在《美国残疾人法案有关残疾治疗师参加临床训练的住宿问题》一文中，亨德丽卡·坎普（Hendrika Kemp）和她的同事们注意到："尽管对残疾问题的关注非常有必要……但是它不是临床训练的标准内容。……我们发现，在心理学博士后和实习中心协会（APPIC）的网站上列出的618个实习地点中，只有81个可以让残疾治疗师轮转实习。……如果去看培训基地为残疾治疗师提供住宿的情况，问题更加严重。"（Kemp，Chen，Erickson，& Friesen，2003）

训练项目里的瑕疵最终可能会影响那些身患残疾的学生。例如，陶布和奥尔金（Taube & Olkin，2011）声称："在康复、临床和咨询心理学的训练项目中，身患残疾的受训者可能会遭到三方面的歧视。第一个方面是结构性问题，如无法为残疾受训者提供有声书或盲文书、无法为他们在网上提前提供讲义、无法提供手语翻译人员、无法提供无障碍设施。……第二个方面与完成研究生课程的政策与程序有关。例如，其中可能包括拒绝身患残疾的受训者参与兼职培训或给他们更多的时间完成作业。……第三个方面主要与以下问题有关：导师和同学如何对待受训者？受训者是否被视作临床实习的候选人？是否不让受训者讨论残疾相关问题？多元化的训练中是否包含残疾的主题？……然而，心理学家与其他人一样，对残疾有着同样的偏见。……尤其是在第三个方面，身患残疾的受训者（以及其他传统的被边缘化群体中的受训者也是如此）可能会遭受到最多的歧视，受到的法律保护也是最少的。"（p. 329）

# 第四节　心理治疗中的法律与个人伦理责任

## 一、心理治疗中伦理与法律的冲突

在与当地警察局长的合作过程中，你发起了一个极富创意的项目，为有需要的警官提供治疗。尽管所有警官加入警队时都签署了保密弃权书，但局长还是告诉你，他和整个部门都不会插手，让你和当事人的工作保密。一年多后，内务部派人去你的办公室，希望你配合一项备受瞩目的调查，公开几个警察的治疗记录。你给局长打了电话，他深表歉意，但还是告诉你，这件事他管不了，你只能遵从当初签署的保密弃权书。你上交了文件，于是一些警官提出了伦理投诉。你指出，你是被迫遵守法律，因为你没有别的法律选择，你也没有违反伦理。美国心理学会伦理委员会会接受你的辩护吗？

历史上最受关注的系列审判，都聚焦在遵守法律是否可以解除伦理责任的问题上。二战后的纽伦堡审判评估了纳粹党关于"只是遵从法律"和"只是听从命令"的辩护。裁决重申了法律规定之外的个人伦理责任，这就是著名的《纽伦堡伦理守则》（Nuremberg Ethic）。简单来说，纽伦堡审判建立了这一原则：如果个人违背了基本的伦理责任，他是无法将所有责任和问题都推给法律、命令和制度，从而逃避自身的伦理责任的。

不管背景和专业是什么，临床治疗师都能感觉到法律规范是否违背当事人的合法需求、自己的良心和助人的价值观。当遭遇这类困境时，治疗师可以做些什么呢？为了解释秉持善念的人在面临困境时可能有不同的选择，我们选取了心理学专业中备受关注的一场论战。需要记住，不管我们的专业背景、办公场所以及当事人有多么不同，这类问题在我们的工作中发生过无数次。

2001 年 "9·11" 事件发生不到一年，美国心理学会与其他主要的健康和行为科学组织决裂，站在了《纽伦堡伦理守则》的对立面。2002 年 8 月 21 日，在其漫长历史中，美国心理学会第一次接受了这样的伦理规范：当遭遇到 "伦理责任" 与国家权威之间不可调和的矛盾时，"心理学家应该服从法律、制度或其他管辖机构的法律权威"。

早前的一项草案曾命令心理学家在这些情况下做出的决定必须 "符合人类权利的基本原则"。然而，美国心理学会决定解除这一强制执行的限制，只是在守则的引言里提及了一下，让它变成一种宏远的目标，而不是一个强制的、必需的要求。

美国心理学会的漫长历史，可以追溯到一个多世纪前，它规定允许法律、制度和其他管辖机构为心理学家提供庇护，让他们不会违背伦理标准，并认为这对心理治疗师来说是有益的。"9·11" 事件之前，由于可能的风险，多种伦理规范草案反对履行《纽伦堡伦理守则》，很多期刊文章也重点关注如何处理法律与伦理之间的冲突。例如，在 20 世纪 80 年代，《美国心理学家》杂志曾就心理学家面临法律与伦理冲突时的信念和行为展开调查，其结果在《法律与价值冲突：心理学家的两难选择》一文中发表（Pope & Bajt，1988）。然而，在 "9·11" 事件之前美国心理学会从来没有批准过任何反对《纽伦堡伦理守则》的标准草案。

但在 "9·11" 事件美国被袭和美国军方针对袭击在阿富汗发动 "持久自由军事行动" 这两件事发生不到一年后，美国心理学会代表委员会投票，规定心理学家面对伦理责任与法律、制度以及其他形式的合法执政机构之间不可调和的冲突时，可以将伦理责任放在一边。这些法律命令和军事命令清晰地传达给了专业人员、政策制定者和公众。这是价值观的深刻转变。

美国军方支持这次转变，并在军方的正式文件中强调了美国心理学会新颁布的强制性伦理标准（U.S. Department of the Army，2006）。军方文件引用了美国心理学会新的伦理标准，并规定说："当伦理原则与适用的法律、制度和政策冲突时，应当坚持遵守法律。"（p. 152）这项政策指出，在咨询和尝试解决冲突后，"如果问题仍然存在，那就需要以负责任的态度遵守法律、制度和政策"（p. 154）。

尽管军方和美国心理学会的许多成员都支持学会在伦理标准方面的历史性变革，但反对的声音也不绝于耳。例如，《英国医学杂志》的主编就曾写道："《纽伦堡伦理守则》在医疗保健方面的影响非常深远。当我们发现同样的标准并没有被心理学家们遵守时——至少在美国是这样——我们感到十分惊讶，甚至是震惊。"（Godless，2009）

伯顿和卡根（Burton & Kagan，2007）在英国心理学会的杂志《心理学家》中写道："最令人担忧的是，美国心理学会允许其成员承认 '纽伦堡辩护'，即 '我只是听从命令'。……其言外之意是，只要他们声称自己一开始尝试过去解决伦理责任与法律、制度或政府法律权威之间的矛盾，他们就可以协助进行折磨和虐待他人的活动了，因为他们可以援引纽伦堡辩护。"（p. 485）

　　其他卫生组织继续对以下观点提出反驳：政府机构可以为治疗师提供坚实的后盾，让他们破坏基本的伦理责任。美国心理学会通过反对《纽伦堡伦理守则》不到一年，世界医学会的主席就发出公开提醒："在 1947 年的纽伦堡，被控告的医生们努力为自己辩护，声称他们只是遵守法律、服从上级的命令……法庭宣判一个医生不可以背离自己的伦理责任，即使法律要求他们这么做，也不行。"（World Medical Association，2003）

　　正式接受反对《纽伦堡伦理守则》的规范后，在长达八年的时间里，美国心理学会继续将其作为一个官方伦理政策，为其提供支持，并宣传、教授这一伦理规范。直到 2010 年，美国心理学会才开始改变其立场，不再反对《纽伦堡伦理守则》。

## 二、心理学家协助拘留审讯的伦理困境

　　　　场景一：你是一位独立执业的治疗师。几位政府官员来你的办公室，他们说你的一位当事人被安置在极为安全的中心接受询问。国土安全部有理由相信你的当事人掌握了一个企图制造大规模袭击的恐怖网络的相关信息。调查小组希望从你的当事人口中获取足够多的信息从而及时阻止袭击，然而到目前为止你的当事人却拒绝讨论这一话题。他们强调时间宝贵，很多生命危在旦夕，希望从你这里获得当事人的评估和治疗记录，然后马上传真给审讯组。他们让你一起去审讯中心，这样审讯组就能够征求你的意见，让他们以最快速度取得这位当事人的信任，说服他合作。由于当事人信任你，他们同样希望你能去和当事人聊聊。当你犹豫的时候，他们向你施压说可能还有几个小时袭击就会发动，显然你不希望自己本可以阻止这一场袭击，却因为犹豫不决或拒绝合作而造成大规模死亡和伤害。

　　这一个场景引发了怎样的伦理问题？你会给出什么样的理由来完全配合、以其他方式配合或者是坚决拒绝政府官员的要求？

　　　　场景二：你是军事心理学家，被安排去了拘留中心，里面关押着敌方战斗人员、非法战斗人员以及其他对国家安全构成威胁的人员等嫌疑犯。你被要求用问讯以及其他适合的方法给几位拘留人员建立心理档案，以便对他们进行有效审讯。

　　如果有的话，这一场景出现了什么伦理问题？如果你参与的话，你会对其中的任何部分感到担忧吗？

　　"9·11"事件后，美国开始在伊拉克阿布格莱布监狱、阿富汗巴格拉姆空军基地拘留中心、关塔那摩湾海军基地拘留营等地方审讯囚犯。由于审问要求心理学专业知识，美国心理学会认为，心理学家应当在审讯过程中扮演关键角色。《美国心理学会就心理与审讯问题提交美国参议院情报特别委员会的说明》中写道："审讯本质上就是一次心理较量。……心理学在这一过程中非常关键。了解个体的信念系统、欲望、动机、文化背景和宗教，有助于评估如何与嫌疑人形成最好的联结，以及如何获得准确、可靠和可操作的情报。心理学家在人类行为、动机和关系领域有专长。……心理学家有巨大贡献……可以通过审讯过程保卫国家安全。"（APA，2007）

根据美国心理学会所说，心理学家特殊的专长将他们与精神科医生和其他医生区分开来。美国心理学会伦理办公室主任说道："心理学家拥有独特的能力，与医生相比，他们在审讯中扮演不同的角色。"（Behnke，2006，p. 66）

美国心理学会一直强调自己在审讯方面的独特能力以及对审讯做出的贡献。2006 年，五角大楼由此颁布了一项有助于发展审讯技巧的新政策，这一政策仅仅强调了心理学家的作用，而没有提及精神科医生。

美国心理学会及其代表保证，"心理学家知道不能参与任何伤害被拘留者的行为"，这是学会中心议题的一部分，即心理学家需保证审讯安全，符合伦理。

例如，美国心理学会 2007 年度的主席谈道："学会的位置植根于我们的信念，即心理学家为审讯组提供帮助，可以为审讯的安全和伦理做出重大贡献。"（Brehm，2007）也就是说，他强调心理学家的参与对保证审讯的安全和伦理做出了重要贡献。由美国心理学会伦理办公室刊登在《今日心理学》（Psychology Today）上的声明也指出了心理学家是如何保证**所有**审讯成功的："心理学家知道什么情况下最可能发生虐待，他们更加能够胜任这样的任务。在审讯中增加一个受过训练的专家来确保所有审讯都在安全、合法、合乎伦理以及有效的情况下实施，可以保护个人，并找到信息，避免将来暴力事件的发生。"（Hutson，2008）

美国心理学会保证，心理学家的参与让**所有**审讯都安全、合法、合乎伦理，并富有效率。但是，这种保证实际上可能是有争议的，需要仔细思考——美国心理学会有什么证据支持如此绝对的保证？美国心理学会的公开说明有事实依据吗？

值得注意的是，一些报告指出，心理学家的参与带来的并不都是积极的影响。例如，埃班（Eban，2007；另见 Goodman，2007）这样写道："心理学家不仅是美国充满攻击性的审讯制度的同谋，秘密工作的心理学家实际上还设计了战术来训练审讯者……"根据美联社的报道，"参议院的一项调查显示，军事心理学家被征召向军方提供一系列帮助，发展更多攻击性的审讯方法，包括对恐怖分子嫌疑人放狗、强迫他们裸体以及长时间站立"。迈耶（Mayer，2008）说道："邓拉维（Michael E. Dunlavey）将军很快会选派军事心理学家去直接击垮被审讯者。心理学家一方面治疗嫌疑人，另一方面却为审讯者提供建议，教他们如何操纵嫌疑人、利用他们的恐惧……"在出版一系列调查报告后，《波士顿环球报》报道称："自美国军队和文职官员开始采用被红十字会称为酷刑的方法关押和审讯关塔那摩湾的囚犯起，他们就已经得到了心理学家的协助。"（"Psychologists and Torture，" 2008）

对于心理学家参与被拘留者审讯带来的影响这件事，存在很多强烈反对的声音。美国公民自由联盟（American Civil Liberties Union，ACLU）获得了一份政府文件，公众对该文件的反应就很能说明问题。ACLU 发布了题为《最新的真实报道确认心理学家支持在伊拉克和阿富汗的非法审讯》的文件。美国心理学会伦理办公室主任指出："然而，我们不同意 ACLU 通过信息自由法案诉讼获得的最新文件中的结论，该文件认为'美国心理学会参与审讯的政策达到了预期目标'。……基于对事实的深深关切并考虑到当时的情景，该文件反而支持了相反的结论。"（Romero，2008）不过，ACLU 也不认同这一观点。

但是，美国心理学会的做法受到了尖锐的批评。《英国医学杂志》的主编称美国心理学会的做法令人震惊（Goddlee，2009）。医学与生命伦理学教授史蒂文·迈尔斯（Steven Miles，2009）也认为："美国心理学会制定相关政策掩盖虐待性审讯，这在美国心理学会是独一无二的。"国际特赦组织等机构（Amnesty International et al.，2009）甚至向美国心理学会发送了一封公开信，要求他们承认和面对"美国心理学……的可怕污点"。想了解美国心理学会该方面的政策文件和公开声明，请阅读波普的文章（Pope，2011）。

当然，这次论战也确实给人们提供一个宝贵的机会，让人们对相关的政策、公共保证以及证据进行批判性思考。下面的问题可以帮助大家思考这一系列复杂问题：（1）心理学家个人或心理学组织需要向公众提供什么证据证明一种方法或干预是安全有效的？（2）对所有案例做出绝对保证时，有什么危险？（3）当一个单独的组织做出没有证据支持的公开保证时，要付出什么代价？

# 第五节　心理治疗中的文化差异

你是一位婚姻与家庭咨询师，在一家大型心理健康诊所工作。你的一位当事人是从其他国家移民到美国的，英语也很流利，你们可以在治疗过程中正常沟通。在第四次会谈时，当事人说道："你知道，我来自不同的文化背景，我一直在想一个问题：你觉得你的文化背景和这家诊所的文化，会不会对我和我的治疗有影响？比如，我注意到，诊所里所有的治疗师和管理人员好像都是同一族群，然而负责打扫大楼和清洁地面的人看起来又是来自另一个族群。你觉得这是什么原因？你认为这对我们之间的治疗是否有影响？"

如果是你，你会如何回答这位当事人？你觉得治疗师的文化背景和心理健康组织的文化氛围是否会影响当事人及其治疗过程？如果要你设计一项研究，探讨文化对于治疗、治疗师和当事人可能的影响，你会怎样设计？你会提出怎样的假设？在想象这样的场景时，你会假定当事人来自哪个国家？是哪个族群？治疗师呢？保洁员呢？为什么你的脑子里会浮现出这样特定的形象？

## 一、当事人之间的文化差异

美国是一个多元化的国家，拥有丰富多彩的文化背景。但是，治疗师和当事人之间存在的文化差异，有时对双方都会带来巨大的挑战。其中一个最明显的挑战就是，来自两种文化的人使用不同的语言。

就算治疗师和当事人使用同一种语言（比如，西班牙语或者汉语），每种语言也可能有许多方言，从而影响双方的顺利沟通。"移民群体经历过的各种语言障碍常常也能反映出当地移民史的差异以及这些群体的社会经济地位。"（Kretsedemas，2005，p. 109）

除了语言方面的挑战，有研究显示，我们平时可能忽略的一些很重要的文化和群体差异，也会带来其他方面的挑战。例如，贝弗利·格林（Beverly Greene，1997）调查发现："在有关同性恋的实证研究中，绝大多数受访者是白人中产阶层。……同样，针对少数族群的研究很少承认族群中个体的性取向差异。因此，很少有研究探讨性取向和族群身份认同之间存在的复杂的互动过程，也很少考虑把现实的社会要求和压力源当成同性恋的身份认同以及族群身份认同的一部分。少数族群当事人相关文献常常忽略族群歧视的变迁、异种族或同种族的同性伴侣的族群身份认同，以及这些因素对伴侣关系的影响，而只是狭隘地关注异性关系。在同性恋相关文献中，主要关注的也是白人群体"。(pp. 216-217)

考虑到文化复杂性的研究表明，文化背景有时候在心理障碍形成过程中扮演了非常重要的角色。珍妮·米兰达（Jeanne Miranda, 2006）在研究中指出："出生在墨西哥的墨西哥裔美国人抑郁症和物质滥用的比例相对较低……从墨西哥移民到美国的女性一生中得抑郁症的比例是 8%，这一比例与没有移民的墨西哥人的比例基本相同。……但是，那些移民到美国来的女性在居美 13 年以后，她们中患抑郁症的比例急剧上升。出生在美国的墨西哥后裔一生中得抑郁症的比例与美国白人相当，几乎是移民来的墨西哥裔的两倍。这样的结论同样反映在其他健康指标上。尽管贫穷的比例很高，但是从墨西哥移民到美国的女性患身体、精神疾病的比例却比较低。……从中国移民到美国的女性，一生中患抑郁症的比例大约是 7%，大概是白人女性的一半。……这些研究结果显示，文化背景中的某些方面可能有助于预防抑郁症。"（pp. 115-116）

尚卡·韦丹塔姆（Shankar Vedantam, 2005）提供了其他一些例子，说明文化和群体差异如何影响心理健康。他在研究中发现：（1）精神分裂症是一种以幻觉和紊乱思维为特征的疾病。世界卫生组织进行的两项长期研究表明，有些贫穷国家的文化强调扩展家庭的紧密联结，来自这些国家的精神分裂症患者比美国患者恢复得更快、更好。（2）出生在美国的墨西哥裔后代，与最近移民到美国的墨西哥裔相比，患抑郁症和焦虑症的风险高两倍，滥用药物的风险高四倍。越来越多的文献证明新移民在精神障碍方面的复原力更强，然而被当地同化后，精神疾病的确诊比例就会更高。（3）黑人和西班牙裔精神分裂症的确诊比例是白人的三倍，尽管各种研究表明，所有族群罹患精神分裂症的比例是相等的。（4）相比于黑人和西班牙裔女性，白人女性的自杀率是前者的三倍。一些专家认为部分原因是不同社会关系网络存在强弱的差异。（5）一些小规模的研究发现，同一种精神药物对不同族群的药效有明显差异。就算是仿制药物，效果也会有所不同。

请谨记，尽管我们可能会用各种名称和描述来识别与当事人相关的文化、群体以及类似特征，从而帮助我们理解当事人的陈述、经历和行为，但是这些用词都**不能**代替我们直接认识与了解当事人这一独立的个体。群体内的个体差异可能会远远超过群体之间的差异，而且群体中的个体也不能反映群体的特征。如果治疗师在认识、描述和理解当事人的过程中，将当事人视作一些确定的形容词的集合，这就过度简化了个体之间的差异，会产生误解。那些形容词本身可能就不如研究结果中假设的那样清晰准确。对此，科妮·陈（Connie Chan, 1997）指出："尽管在心理学和社会学的术语中，身份认同（identity）是一个不断变化的概念，但是我们常常用固定的方式来谈论它。特别是那些可直接观察到的身份特征，比如说种族、性别都是个体不可改变的特定身份。例如，把一些人认定为**华裔女性**、**韩裔女性**，还有更为宽泛的说法，比如**有色女性**——除了在美国占支配地位的白人女性，这种方式把所有其他族群的女性都囊括在内。我们把这样的身份建立在外表特征和个体身份之上。然而，即使看起来清晰无误，这些差异与区别也不是绝对的。例如，我是来自亚洲的女性，我可能说自己是有色女性，因为我认为自己属于少数族群。然而，我的（血缘上的）姐妹可以坚持说她不是有色女性，尽管她是华裔，但她不认为自己与我们的群体目标有关系。她说自己没有归属感，那她就不属于有色女性的范畴了吗？还是说，不管她声称自己是何种身份，因为她明显的外表特征，她仍然是这个群体中的一员？总的来说，身份认同建立在种族和外表特征之上，无论对错与否，他人都会继续使用这些特征来描述个体。要改变他人的第一印象，个体只能靠自己来明确陈述自己的身份或者是向他人证明自己是**不是**一开始表现的那个样子。"（pp. 240-241）

## 二、治疗师与当事人的文化差异

　　治疗师不仅仅要认识到当事人的文化背景，还需考虑到自身的文化背景，以及这一文化背景对自己的价值观、基本框架、理论取向、理解方式和决策模式的影响，这对于治疗来说也是至关重要的。《鬼怪抓住你，你就跌倒了：一个赫蒙族儿童、她的美国医生以及两种文化的碰撞》就是一本这方面的杰出著作（Fadiman，1997），书中生动细致地描述了在加利福尼亚的一所医院里，专业医护人员和来自老挝的难民一家为了救助一个赫蒙族儿童所付出的努力。这个赫蒙族儿童被医疗人员诊断为患有癫痫，病情很不乐观。尽管这个女孩的治疗师技术高超，并尽心尽力地照护她，但是由于治疗师没有考虑到她的文化背景，最终造成了灾难性的后果。书中引用了医学人类学家亚瑟·克兰曼（Arthur Kleinman）的话："在该案例中，与赫蒙族当事人的家庭和文化背景相比，治疗师自身的生物医学文化背景有着同样强大的影响力。如果治疗师没有认识到自身的文化背景包括自己的兴趣、情感和偏见，又怎能成功应对别人的文化呢？"（p. 261）

　　克兰曼（Kleinman，2004）在《新英格兰医学杂志》发表的一篇文章中进一步强调了文化的影响，并详细描述了诸如生物医学文化的影响：

　　　　生物医学文化也要对抑郁症的一些不确定性负责。对于临床咨询师来说也许是抑郁的症状（比如说，患癌症而进入生命倒计时的当事人表现出的悲伤和绝望），但是对于当事人、当事人的家庭和神职人员来说，这并不是一个医学问题，可能仅仅是痛苦的正常反应。特定的社会网络将一些情况视作普通的情绪反应，比如持续多年的哀伤反应，但是在精神科医生看来，这就是抑郁症，因为《精神障碍诊断与统计手册》……认为，正常的哀伤一般只持续两个月。在这一领域，受到医药产业的政治经济驱动，专业文化可能就代表着全球标准转变的最前沿。

　　　　但还是有许多患抑郁症的人——在美国的移民和少数群体中至少有50%的人——并没有从生物医学从业者那里得到确诊，也没有接受治疗。这个问题的主要原因是他们没有途径获得适当的服务，但文化也是误诊的原因之一。文化会通过各种方式影响对当事人的诊断和管理，不仅会影响当事人抑郁的体验，也会影响当事人的求助与否、治疗师与当事人的交流以及当事人将会得到何种专业治疗。文化也会影响风险因素与社会支持等保护性心理因素之间的相互作用，而正是这些因素导致了抑郁症的产生。文化甚至可能为基因表达和生理反应创造了独特的环境，最终导致与抑郁症相关的地方性生理因素的出现——研究已经表明，来自不同族群背景的人在抗抑郁药物的代谢方式上存在明显差异。（pp. 951-952）

梅尔芭·瓦斯奎兹（Melba Vasquez，2007）基于循证的分析结果表明，文化差异会对治疗联盟产生特殊的影响，而对治疗本身的影响则更加宽泛。莉莲·科马斯-迪亚兹（Lillian Comas-Díaz）在本书的第 15 章已经更为完整地阐释了文化和心理治疗之间的关系。

在这里也出现了同样的问题，与本章前面提出的各种挑战和争议一样——我们在训练治疗师的过程中，是否足够充分地强调或探讨了这些话题？南希·汉森（Nancy Hansen）和她的同事（2006）一起进行的研究建议，我们需要更加关注研究生课程、操作训练、实习和其他教学场景下的文化议题，从而发展这一领域的相关技能以及持续跟进的能力。汉森和她的同事们在这项题为《实践真的与教学一致吗？》的研究中报告了他们的调研结果。在多元文化胜任力方面，他们发现："总体来说，86% 的参与者没有按照他们所受的训练开展实践。"而他们认为，这是多元文化胜任力必须具备的。汉森的团队指出，心理治疗师需要认识到，他们自己也很容易不遵守有效的操作方法进行治疗，因此他们需要事先提出解决问题的创造性方案。这有助于治疗师认清自己的个人限制——面对不同民族、种族的当事人时，你是否会对某些特定的话题感到焦虑？你是否害怕自己"头脑发热"，不太理性地探讨这些问题？你要做什么来消除这些障碍，从而在心理治疗过程中对民族和种族方面的问题更加敏感？（Hansen et al.，2006，p. 72）

每个治疗师都会受到自身文化背景的影响，每个当事人也会受到自身文化背景的影响，认真看待这一事实可以让我们避免对多元文化治疗的刻板化的错误理解。原来有种说法是：只有在与外国人，或者是说不同语言、不同族群的人合作时，治疗师才需要了解多元文化治疗。我们不应该相信这样误导人的刻板印象。在《跨文化咨询》一书中，佩德森等（Pederson，Draguns，Lonner，& Trimble，1989）提醒我们："多文化咨询不是一个外来话题，只适用于来自遥远地区的当事人，对每一个当事人来说，它都是有效咨询的核心和关键。"（p. 1）

## ▼ 推荐阅读书目

Pope, K. S., & Vasquez, M. J. T. (2011). *Ethics in psychotherapy and counseling: A practical guide* (4th ed.). Hoboken, NJ: Wiley.

## ▼ 参考文献

Adleman, J., & Barrett, S. E. (1990). Overlapping relationships: Importance of the feminist ethical perspective. In H. Lermamn & N. Portman (Eds.), *Feminist ethics in psychotherapy* (pp. 87–91). New York: Springer.

American Psychiatric Association. (2012, March). Fewer medical school seniors electing psychiatry as a specialty. Retrieved from http://bit.ly/KOBNrj

American Psychological Association, Presidential Task Force on Evidence-Based Practice. (2005). Evidenced-based practice in psychology. *American Psychologist, 61,* 271–285. Retrieved from www.apa.org/practice/resources/evidence/evidence-based-report.pdf

American Psychological Association. (2007, September 21). Statement of the American Psychological Association on Psychology and Interrogations submitted to the United States Senate Select Committee on Intelligence. Retrieved from www.apa.org/ethics/statement092107.html

Amnesty International, Physicians for Human Rights, and 11 other organizations. (2009, June 29). Open letter in response to the American Psychological Association Board. Retrieved from http://bit.ly/Y2bFj

Appelbaum, P. S., & Gutheil, T. G. (2007). *Clinical handbook of psychiatry and the law* (4th ed.). New York: Lippincott Williams & Wilkins.

Bader, E. (1994). Dual relationships: Legal and ethical trends. *Transactional Analysis Journal, 24*(1), 64–66.

Banks, M. E. (2003). Preface. In M. E. Banks & E. Kaschak (Eds.), *Women with visible and invisible disabilities:*

*Multiple intersections, multiple issues, multiple therapists* (pp. xxi–xxxix). New York: Haworth Press.

Barlow, D. H. (2004). Psychological treatments. *American Psychologist, 59*(9), 869–878.

Behnke, S. (2006). Ethics and interrogations: Comparing and contrasting the American Psychological, American Medical and American Psychiatric Association positions. *Monitor on Psychology, 37*(7), 66.

Borys, D. S., & Pope, K. S. (1989). Dual relationships between therapist and client: A national study of psychologists, psychiatrists, and social workers. *Professional Psychology: Research and Practice, 20*, 283–293. Available at http://kspope.com

Brehm, S. (2007, January 9). American Psychological Association news release of letter from the APA president to the editor of *The Washington Monthly*. Retrieved from www.apa.org/releases/washingtonmonthly.pdf

British Psychological Society. (2011). *Response to the American Psychiatric Association: DSM-5 Development*. London: Author. Retrieved from http://bit.ly/KenPopeBPSDSMCritique

Brodsky, A. M. (1989). Sex between patient and therapist: Psychology's data and response. In G. O. Gabbard (Ed.), *Sexual exploitation in professional relationships* (pp. 15–25). Washington, DC: American Psychiatric Press.

Brown, L. S. (1989). Beyond thou shalt not: Thinking about ethics in the Lesbian therapy community. *Women and Therapy, 8*, 13–25.

Brown, L. S. (1994). *Subversive dialogues*. New York: Basic Books.

Burton, M., & Kagan, C. (2007). Psychologists and torture: More than a question of interrogation. *The Psychologist, 20*, 484–487.

Caplan, P. J. (2012, April 27). Psychiatry's bible, the DSM, is doing more harm than good. *Washington Post*. Retrieved from http://wapo.st/KenPopeDSMAsCausingHarm

Chan, C. S. (1997). Don't ask, don't tell, don't know: The formation of a homosexual identity and sexual expression among Asian American lesbians. In B. Greene (Ed.), *Ethnic and cultural diversity among lesbians and gay men* (pp. 240–248). Thousand Oaks, CA: Sage.

Clarkson, P. (1994). In recognition of dual relationships. *Transactional Analysis Journal, 24*(1), 32–38.

Curtis, R., & Christian, E. (2012). (Eds.). *Integrated care: Applying theory to practice*. New York: Routledge.

Eban, K. (2007, July 17). Rorschach and awe. *Vanity Fair*. Retrieved from http://tinyurl.com/2zkg9p

Fadiman, A. (1997). *The spirit catches you and you fall down: A Hmong child, her American doctors, and the collision of two cultures*. New York: Farrar, Straus and Giroux.

Flores, G. (2006). Language barriers to health care in the United States. *New England Journal of Medicine, 355*(3), 229–231.

Godlee, F. (2009, May 16). Rules of conscience. *British Medical Journal, 338*, 7704. Retrieved from www.bmj.com/content/338/bmj. b1972. short

Goodheart, C. D. (2006). Evidence, endeavor, and expertise in psychological practice. In C. D. Goodheart, A. E. Kazdin, & R. J. Sternberg (Eds.), *Evidence-based psychotherapy: Where practice and research meet* (pp. 37–61). Washington, DC: American Psychological Association.

Goodheart, C. D., & Kazdin, A. E. (2006). Introduction. In C. D. Goodheart, A. E. Kazdin, & R. J. Sternberg (Eds.), *Evidence-based psychotherapy: Where practice and research meet* (pp. 3–10). Washington, DC: American Psychological Association.

Goodman, A. (2007, June 8). Psychologists implicated in torture. *Seattle Post-Intelligencer*. Retrieved from http://seattlepi. nwsource.com/opinion/318745_amy07.html

Greene, B. G. (Ed.). (1997). *Ethnic and cultural diversity among lesbians and gay men*. Thousand Oaks, CA: Sage.

Gutheil, T. G., & Brodsky, A. (2008). *Preventing boundary violations in clinical practice*. New York: Guilford.

Hansen, N. D., Randazzo, K. V., Schwartz, A., Marshall, M., Kalis, D., Frazier, R., Burke, C., Kershner-Rice, K., & Norvig, G. (2006). Do we practice what we preach? An exploratory survey of multicultural psychotherapy competencies. *Professional Psychology: Research and Practice, 37*(1), 66–74.

Hagemoser, S. D. (2009). Braking the bandwagon: Scrutinizing the science and politics of empirically supported therapies. *Journal of Psychology: Interdisciplinary and Applied, 143*(6), 601–614.

Kazdin, A. E. (2006). Arbitrary metrics: Implications for identifying evidence-based treatments. *American Psychologist, 61*(1), 42–49.

Kazdin, A. E. (2008a). Evidence-based treatments and delivery of psychological services: Shifting our emphases to increase impact. *Psychological Services, 5*(3), 201–215.

Kazdin, A. E. (2008b). Evidence-based treatment and practice: New opportunities to bridge clinical research and practice, enhance the knowledge base, and improve patient care. *American Psychologist, 63*(3), 146–159.

Keith-Spiegel, P., & Koocher, G. P. (1985). *Ethics in psychology: Professional standards and cases*. New York: Crown/Random House.

Kemp, H. V., Chen, J. S., Erickson, G. N., & Friesen, N. L. (2003). ADA accommodation of therapists with disabilities in clinical training. *Women & Therapy, 26*(1–2), 155–168.

Kemp, N. T., & Mallinckrodt, B. (1996). Impact of professional training on case conceptualization of clients with a disability. *Professional Psychology: Research and Practice, 27*(4), 378–385.

Kitchener, K. S. (1988). Dual role relationships: What makes them so problematic? *Journal of Counseling & Development, 67*(4), 217–221.

Kleinman, A. (2004). Culture and depression. *New England Journal of Medicine, 351*(10), 951–953.

Koocher, G. P. (2006). Foreword to the second edition: Things my teachers never mentioned. In K. S. Pope, J. L. Sonne, & B. Greene, *What therapists don't talk about and why: Understanding taboos that hurt us and our clients* (2nd ed., pp. xxi–xxiv). Washington, DC: American Psychological Association.

Kraemer, J. D., & Gostin, L. O. (2009). Science, politics, and values: The politicization of professional practice guidelines. *Journal of the American Medical Association, 301*(6), 665–667.

Kretsedemas, P. (2005). Language barriers & perceptions of bias. *Journal of Sociology & Social Welfare, 32*(4), 109–123.

Lehner, G. F. J. (1952). Defining psychotherapy. *American Psychologist, 7,* 547.

Leigh, I. W., Powers, L., Vash, C., & Nettles, R. (2004). Survey of psychological services to clients with disabilities: The need for awareness. *Rehabilitation Psychology, 49*(1), 48–54.

Lewis, A. (2006, June 7). Psychologists preferred for detainees. *New York Times.* Retrieved from http://tinyurl.com/2gfjdz

Luhrmann, T. M. (2000). *Of two minds: The growing disorder in American psychiatry.* New York: Knopf.

Mayer, J. (2008). *The dark side.* New York: Doubleday.

McHugh, P. R., & Slavney, P. R. (2012). Mental illness—comprehensive evaluation or checklist? *New England Journal of Medicine, 366*(20), 1853–1855. Retrieved from www.nejm.org/doi/full/10. 1056/NEJMp1202555

Miles, S. H. (2009b, May 1). Psychologists and torture [Letter to the Editor published online]. *British Medical Journal.* Retrieved from http://bmj.com

Miranda, J. (2006). Improving services and outreach for women with depression. In C. M. Mazure & G. P. Keita (Eds.), *Understanding depression in women: Applying empirical research to practice and policy* (pp. 113–135). Washington, DC: American Psychological Association.

Moran, M. (2009). Psychiatrists lament decline of key treatment modality. *Psychiatric News, 44*(13), 8. Retrieved from http://pn. psychiatryonline.org/cgi/content/full/44/13/8

Olfson, M, & Marcus, S. C. (2010). National trends in outpatient psychotherapy. *American Journal of Psychiatry, 167*(12), 1456–1463.

Olfson, M., Marcus, S. C., Druss, B., Elinson, L., Tanielian, T., & Pincus, H. A. (2002). National trends in the outpatient treatment of depression. *Journal of the American Medical Association, 287*(2), 203–209.

Olfson, M., Marcus, S. C., Druss, B., & Pincus, H. A. (2002). National trends in the use of outpatient psychotherapy. *American Journal of Psychiatry, 159*(11), 1914–1920.

Paul, G. L. (1967). Strategy of outcome research in psychotherapy. *Journal of Consulting Psychology, 31*(2), 109–118.

Pedersen, P. D., Draguns, J. G., Lonner, W. J., & Trimble, E. J. (1989). Introduction and overview. In P. D. Pedersen, J. G. Draguns, W. J. Lonner, & E. J. Trimble (Eds.), *Counseling across cultures* (3rd ed., pp. 1–2). Honolulu: University of Hawaii Press.

Pope, K. S. (1988). How clients are harmed by sexual contact with mental health professionals. *Journal of Counseling and Development, 67,* 222–226.

Pope, K. S. (1994). *Sexual involvement with therapists: Patient assessment, subsequent therapy, forensics.* Washington, DC: American Psychological Association.

Pope, K. S. (2005). Disability and accessibility in psychology: Three major barriers. *Ethics & Behavior, 15*(2), 103–106. Available at http://kspope.com

Pope, K. S. (2011). Are the American Psychological Association's detainee interrogation policies ethical and effective? Key claims, documents, and results. *Zeitschrift für Psychologie/Journal of Psychology, 219*(3), 150–158. Available at http://kspope.com/apa/detainee.php

Pope, K. S., & Bajt, T. R. (1988). When laws and values conflict: A dilemma for psychologists. *American Psychologist, 43,* 828.

Pope, K. S., & Bouhoutsos, J. C. (1986). *Sexual intimacies between therapists and patients.* New York: Praeger/Greenwood.

Pope, K. S., & Keith-Spiegel, P. (2008). A practical approach to boundaries in psychotherapy: Making decisions, bypassing blunders, and mending fences. *Journal of Clinical Psychology: In Session, 64*(5), 638–652.

Pope, K. S., Sonne, J. L., & Greene, B. (2006). *What therapists don't talk about and why: Understanding taboos that hurt us and our clients.* Washington, DC: American Psychological Association.

Pope, K. S., Sonne, J. L., & Holroyd, J. (1993). *Sexual feelings in psychotherapy: Explorations for therapists and therapists-in-training.* Washington, DC: American Psychological Association.

Pope, K. S., & Vasquez, M. J. T. (1998). *Ethics in psychotherapy and counseling.* San Francisco: Jossey-Bass.

Pope, K. S., & Vasquez, M. J. T. (2005). *How to survive and thrive as a therapist: Information, ideas, and resources for psychologists in practice.* Washington, DC: American Psychological Association.

Pope, K. S., & Vasquez, M. J. T. (2011). *Ethics in psychotherapy and counseling: A practical guide* (4th ed.). New York: Wiley.

Pope, K. S., & Vetter, V. A. (1992). Ethical dilemmas encountered by members of the American Psychological Association: A national survey. *American Psychologist, 47,* 397–411. Available at http://kspope.com

Psychologists and torture. [Editorial]. (2008, August 30). *Boston Globe.* Retrieved from http://tinyurl.com/5qhtf2

Reed, G. (2009). What is the difference between the ICD and DSM? *Monitor on Psychology, 40*(9), 63.

Rinella, V. J., & Gerstein, A. I. (1994). The development of dual relationships: Power and professional responsibility. *International Journal of Law and Psychiatry, 17*(3), 225–237.

Robiner, W. N., & Crew, D. P. (2000). Rightsizing the workforce of psychologists in health care: Trends from licensing boards, training programs, and managed care. *Professional Psychology: Research and Practice, 31,* 245–263.

Roll, S., & Millen, L. (1981). A guide to violating an injunction in psychotherapy: On seeing acquaintances as patients. *Psychotherapy: Theory, Research & Practice, 18*(2), 179–187.

Romero, A. D. (2008, June 18). Letter from the American Civil Liberties Executive Director to Dr. Stephen Behnke, Director, Ethics Office, American Psychological Association. Retrieved from http://tinyurl.com/6o5grc

Romero, S. (2012). Do Argentines need therapy? Pull up a couch. *The New York Times.* Retrieved from http://nyti.ms/OiIpLG

*Roy v. Hartogs.* (1976). 381 N.Y. S. 2d 587; 85 Misc. 2d 891.

Ryder, R., & Hepworth, J. (1990). AAMFT ethical code: "Dual relationships." *Journal of Marital & Family Therapy, 16*(2), 127–132.

Shaneyfelt, T. M., & Centor, R. M. (2009). Reassessment of clinical practice guidelines. *Journal of the American Medical Association, 301*(8), 868–869.

Simon, R. I., & Shuman, D. W. (2007). *Clinician's manual of psychiatry and law.* Washington, DC: American Psychiatric Press.

Spence, D. (2012). The psychiatric oligarchs who medicalise normality. *British Medical Journal, 344,* e3135. Retrieved from www.bmj.com/content/344/bmj. e3135

Sternberg, R. J. (2006). Evidence-based practice: Gold standard, gold plated, or fool's gold? In C. D. Goodheart, A. E. Kazdin, & R. J. Sternberg (Eds.), *Evidence-based psychotherapy: Where practice and research meet* (pp. 261–271). Washington, DC: American Psychological Association.

Stettin, G. D., Yao, J., Verbrugge, R. R., & Aubert, R. E. (2006, August). Frequency of follow-up care for adult and pediatric patients during initiation of antidepressant therapy. *American Journal of Managed Care, 12,* 453–461.

Stewart, R. E., Chambless, D. L., & Baron, J. (2012). Theoretical and practical barriers to practitioners' willingness to seek training in empirically supported treatments. *Journal of Clinical Psychology, 68*(1), 8–23.

Stromberg, C. D., Haggarty, D. J., Leibenluft, R. F., McMillian, M. H., Mishkin, B., Rubin, B. L., & Trilling, H. R. (1988). *The psychologist's legal handbook.* Washington, DC: Council for the National Register of Health Service Providers in Psychology.

Substance Abuse and Mental Health Services Administration. (2012). *Mental health, United States, 2010.* HHS Publication No. (SMA) 12-4681. Rockville, MD: Author.

Taube, D. O., & Olkin, R. (2011). When is differential treatment discriminatory? Legal, ethical, and professional considerations for psychology trainees with disabilities. *Rehabilitation Psychology, 56*(4), 329–339.

Urbina, I. (2012, May 12). Addiction diagnoses may rise under guideline changes. *The New York Times,* p. A11.

U.S. Department of the Army. (2006). *Behavioral science consultation policy* (OTSG/MEDCOM Policy Memo 06–029, October 20). Washington, DC: Author.

Vasquez, M. J. T. (2007). Cultural difference and the therapeutic alliance: An evidence-based analysis. *American Psychologist, 62*(8), 878–885.

Vedantam, S. (2005, June 26). Patients' diversity is often discounted: Alternatives to mainstream medical treatment call for recognizing ethnic, social differences. *Washington Post,* p. A1.

Wang, P. S., Demler, O., Olfson, M., Pincus, H. A., Wells, K. B., & Kessler, R. C. (2006). Changing profiles of service sectors used for mental health care in the United States. *American Journal of Psychiatry, 163*(8), 1187–1198.

Watts, G. (2012, May 11). More psychiatrists attack plans for DSM-5. *British Medical Journal, 344,* e3357. doi:10.1136/bmj.e3357

Westen, D., & Bradley, R. (2005). Empirically supported complexity: Rethinking evidence-based practice in psychotherapy. *Current Directions in Psychological Science, 14,* 266–271.

Westen, D., Novotny, C. M., & Thompson-Brenner, H. (2004). The empirical status of empirically supported psychotherapies: Assumptions, findings, and reporting in controlled clinical trials. *Psychological Bulletin, 130,* 631–663.

World Medical Association. (2003, June 23). Physicians under threat, warns WMA president, Press release. Retrieved from http://bit.ly/bXfPFM

# 专业术语英汉对照表

AD（Adlerian Psychotherapy）：阿德勒心理治疗；BT（Behavior Therapy）：行为治疗；CC（Client-Centered Therapy）：当事人中心治疗；CN（Contemplative Psychotherapy）：冥想治疗；CT（Cognitive Therapy）：认知治疗；EX（Existential Therapy）：存在主义心理治疗；FT（Family Therapy）：家庭治疗；GT（Gestalt Therapy）：完形治疗；INT（Integrative Therapy）：整合心理治疗；IP（Interpersonal Psychotherapy）：人际心理治疗；MC（Multicultural Psychotherapy）：多元文化心理治疗；PPT（Positive Psychotherapy）：积极心理治疗；PA（Psychodynamic Psychotherapy）：心理动力治疗；REBT（Rational Emotive Behavior Therapy）：理性情绪行为治疗

Acceptance and Commitment Therapy（BT）：接纳承诺治疗

Activity Scheduling（CT，BT）：活动计划表

Actualizing Tendency（CC）：实现倾向

Agape：灵爱

Aggression（GT）：攻击

Agoraphobia：广场恐惧症

Aha!（GT）：啊哈

Albert Ellis Institute（REBT）：阿尔伯特·艾利斯学院

Albert Ellis Foundation（REBT）：阿尔伯特·艾利斯基金会

Anorectic：厌食症

Antisuggestion（AD）：反建议

Aphasia：失语症

Applied Behavior Analysis（BT）：应用行为分析

Arbitrary Inference（CT）：任意推断

Armamentarium：治疗"设备资源"

Assertiveness Training（BT，REBT）：肯定性训练

Assimilation（GT）：同化

Attachment Theory（FT，IP）：依恋理论

Authentic Mode（EX）：本真模式

Automatic Thought（CT）：自动化思维

Autonomy：自主

Auxiliary：辅助性支持

Aversive Racism（MC）：逃避型族群主义

Awfulizing（REBT）：糟糕化

Basic Encounter（CC）：基础会心

Basic Mistake（AD）：基本谬误

Behavioral Experiment（CT，REBT）：行为实验

Behavioral Medicine（BT）：行为医学

Behavioral Rehearsal（CT，BT）：行为预演

Belonging（AD，BT）：归属

Boundary（FT）：边界

Broaden- and- Build Hypothesis（PPT）：拓展建构假说

Catastrophizing（REBT，CT）：灾难化

Catharsis：宣泄

Character Strengths（PPT）：性格优势

Circular Causality（FT）：循环因果

Circular Questioning（FT）：循环提问

Classical Conditioning（BT）：经典条件作用

Classification of Strengths and Virtues（PPT）：优势与美德分类体系

Closed System（FT）：封闭系统

Cognitive Behavior Therapy（BT）：认知行为治疗

Cognitive Distortion（CT，REBT）：认知歪曲

Cognitive Restructuring（AD，BT，REBT）：认知重构

Cognitive Shift（CT，REBT）：认知偏差

Cognitive Triad（CT）：认知三角

Cognitive Vulnerability（CT）：认知脆弱性

Collaborative Empiricism（CT）：协同检验

Common Factors Approach（INT）：共同因素取向

Complex（AP）：情结

Compromise Formation（PA）：妥协作用

Conditional Assumption（CT）：条件假设

Confluence（GT）：融合

Congruence（CC）：一致 / 真诚一致

Conscientization（MC）：良知

Consensus Trance（CN）：共识恍惚

Conjoint Session（FT）：联合会谈

Constructivism（FT）：建构主义

Contact（GT）：接触

Containment（PA）：抱持

Convenient Fiction：合宜虚构

Conviction：信念/确信

Core Conditions（CC）：核心条件

Counterconditioning（BT）：反向条件作用

Countertransference（PA，AP）：反移情

Courage（AD）：勇气

Cultural Competency（MC）：文化胜任力

Cultural Genogram（MC）：文化谱系图

Cybernetic Epistemology（FT）：控制论的认识论

Cybernetic System（FT）：控制论系统

Decatastrophizing（CT，REBT）：去灾难化

Decentering（CT）：去中心化

Deconstructionism：解构主义

Defense（PA）：防御

Deflection（GT）：偏转

Dehypnosis（CN）：反催眠

Demandingness（REBT）：绝对化要求

Dementia Praecox：早发性痴呆

Dereflection（CN）：去沉思法

Determinism：决定论

Dialectical Behavior Therapy（BT）：辩证行为治疗

Dialogue（EXT，GT）：对话

Dichotomous Thinking（CT，REBT）：两极化思维/极化思维

Dichotomy：两极化/极化

Differentiation of Self（FT）：自我分化

Discriminative Stimulus（BT）：辨别性刺激

Disengaged Family（FT）：疏离的家庭

Disorientation：定向障碍

Dissociation（PA）：解离

Disturbances at the Boundary（GT）：边界紊乱/界限的失衡

Double：替身

Double Bind（FT）：双重束缚

Drama Therapy：戏剧治疗

Dramaturgical Metaphor：戏剧化隐喻

Dyadic（FT）：二元

Dynamic Strengths Assessment（PPT）：动态优势评估

Dynamics（PA）：动力

Dysarthria：构音障碍

Early Recollection（AD）：早期记忆

Eclecticism：折中主义

Effectiveness Study：有效性 / 效果研究

Efficacy Study：效力研究

Ego（PA）：自我

Eigenwelt（EX）：自我世界

Elegant Solution（REBT）：高明的解决办法

EllisRETB（REBT）：传播艾利斯理性情绪行为治疗的一个组织

Emotive Techniques（REBT）：情绪技术

Empathic Understanding（CC）：共情理解

Empathy（CC）：共情

Empirically Supported Treatments：实证支持的治疗

Empty Chair（GT）：空椅

Enactment（PA）：活现 / 行动化

Encounter（GT）：会心

Encounter Group：会心团体

Enmeshed Family（FT）：缠结的家庭

Epistemology：认识论

Ethicality（CN）：伦理性

Ethnocentrism（MC）：族群优越感 / 族群中心主义

Evenly Suspended Attention（PA）：均匀悬浮的注意

Existential Isolation（EX）：存在性孤独

Existentialism（EX）：存在主义

Existential Neurosis（EX）：存在性神经症

Experiencing（CC）：体验

Experiential Family Therapist（FT）：体验性家庭治疗师

Extinction（BT）：消退

Facilitator：促进者

Factors of Enlightenment（CN）：证悟因素

Family Constellation（AD）：家庭星座

Family Sculpting（FT，PD）：家庭雕塑

Feedback：反馈

Field Theory（GT）：场论

First-Order Change（FT）：初级改变

Flourishing（PPT）：心灵丰盛

Flow（PPT）：沉浸

Formative Tendency（CC）：形成倾向

Free Association（PA）：自由联想

Full Life（PPT）：丰盛的人生

Functionally Specific States（CN）：功能特定状态

Fundamental Negativity Bias（PPT）：基本负性偏向

Fusion（EXT，FT）：融合

Future Projection：未来投射

Gemeinschaftsgefühl（AD）：社会兴趣

Generalization（BT）：泛化

Genital Stage（PA）：性器期

Genogram（FT，MC）：谱系图

Genuineness（CC）：真诚 / 真诚一致

Gestalt（GT）：完形

Givens of Human Existence（EX）：人类存在的既定问题

Golden Mean（PPT）：黄金均值

Graded-Task Assignment（CT，BT）：任务层级化

Hedonic Treadmill（PPT）：享乐跑步机

Hidden Agenda：隐藏的目标

Higher States（CN）：更高境界

Holism（AD）：整体论

Homeostasis：动态平衡

Homework（REBT，BT）：家庭作业

Hot Cognition（CT）：热认知

Hysteria：癔症

Id（PA）：本我

Identified Patient（FT）：被认定的病人

Inauthentic Mode（EX）：非真实模式

Inclusion（GT）：融入

Individual Psychology（AD）：个体心理学

Inferiority Complex（AD）：自卑情结

Inferiority Feeling（AD）：自卑感

Insight（PA）：领悟 / 洞察

Integration：整合

Intensive Group（CC）：强化团体

Interlocking Pathologies（FT）：环环相扣的病症

Interlocking Triangles（FT）：三元连锁

Internal Frame of Reference（CC）：内在参考框架

Internal Objects（PA）：内在客体

International Positive Psychology Association（IPPA；www.ippa.org）（PPT）：国际积极心理学会

Interpersonal Problem Areas（IP）：人际问题领域

Interpretation（PA）：解释 / 解析

Intrapsychic：内在心理

Introject（FT）：内射物

Introjection（FT）：内射

Irrational Belief（REBT）：不合理信念

Isolation（GT）：孤立

Leaning Tower of Pisa Approach（FT）：比萨斜塔方法

Libido（PA）：力比多

Lifestyle（AD）：生活风格

Life Tasks（AD）：生命任务

Linear Causality（FT）：线性因果

Locus of Evaluation（CC）：评价点

Logotherapy（EX）：意义治疗

Lucid Dreaming（CN）：清醒梦

Magnification（CT）：夸大

Manual-Based Treatments（BT）：手册化治疗

Marital Schism（FT）：婚姻分裂

Marital Skew（FT）：婚姻失衡

Masters in Applied Positive Psychology（PPT）：应用积极心理学硕士

Maya（CN）：假象

Mediational Stimulus-Response Model（BT）：调节性刺激—反应模式

Medical Model（IP）：医学模型

Meditation（CN）：冥想

Microaggressions（MC）：微歧视

Mindfulness（CN）：正念

Minimization（CT）：最小化

Mirror：镜像

Mitwelt（EX）：社会场

Mode（CT）：模式

Monadic（FT）：一元

Monodrama（PD，GT）：独角戏

Morita（CN）：森田治疗

Multigenerational Transmission Process（FT）：代际传递过程

Multiple Psychotherapy（AD）：多元心理治疗

Musturbation（REBT）："必须"信念

Mystification（FT）：骗人把戏 / 蒙蔽

Naikan（CN）：内观治疗

Narrative Therapy（FT）：叙事治疗

Negative Feedback（FT）：负反馈

Negative Reinforcement（BT）：负强化

Neurosis（PA）：神经症

Neurotic Anxiety（EX）：神经性焦虑

Nondirective Attitude（CC）：非指导性态度

Normal Anxiety（EX）：常态焦虑

Object Relations Theory（PA，FT）：客体关系理论

One-Person Psychology（PA）：一人心理学

Ontological（EX）：本体论

Open System（FT）：开放系统

Operant Conditioning（BT）：操作性条件作用

Organ Inferiority（AD）：器官自卑

Organismic Valuing Process（CC）：机体评价过程

Overgeneralization（CT，REBT）：过度泛化

Panacea：灵丹妙药

Paradigm：范式

Paradigm Shift：范式转换

Paradoxical Intervention（FT）：悖论干预 / 自相矛盾的干预

Paradoxical Theory of Change（GT）：改变的悖论

Paraphilias：性错乱

PERMA（PPT）：幸福五元素

Personalization（CT）：个人化

Phenomenology（AD，EXT，GT）：现象学

Placebo：安慰剂

Pleasure Principle（PA）：快乐原则

Positive Cognitive Appraisal（PPT）：积极认知评价

Positive Feedback（FT）：正反馈

Positive Psychology Center（PPT）：积极心理学中心

Positive Psychotherapy（PPT）：积极心理治疗

Positive Psychotherapy Inventory（PPT）：积极心理治疗量表

Positive Reinforcement（BT）：正强化

Postmodern Therapies（GT）：后现代治疗

Primary Process Thinking（PA）：初级思维过程

Projection（PA，AP）：投射

Projective Identification（PA）：投射性认同

Protagonist：主角

Pseudohostility（FT）：假性敌对

Pseudomutuality（FT）：假性互惠

Psychodrama：心理剧

Psychodynamics（PA）：心理动力

Psychodynamic Psychotherapy（PA）：心理动力治疗

Psychological Masquerade：假性心理症状

Punishment（BT）：惩罚

Randomized controlled trial（IP；BT；CT）：随机控制试验 / 随机对照试验

Rapture（CN）：狂喜

Reality：现实

Reality Principle（PA）：现实原则

Reattribution（CT）：再归因

Redundancy Principle（FT）：冗余原则

Reevaluation Counseling（MC）：再评价咨询

Reframing（FT，REBT）：重构

Reinforcement（BT）：强化

Replay（PD，BT）：重演

Repression（PA）：压抑

Relational Psychoanalysis（PA）：关系精神分析

Resistance（PA，GT）：阻抗

Respondent Conditioning（BT）：应答性条件作用

Retroflection（GT）：内转

Role Playing：角色扮演

Role Reversal：角色互换

Rupture and Repair（PA）：破裂与修复

Samadhi（CN）：三昧

Scapegoating（FT）：替罪羊

Schema（CT）：图式

Secondary Process Thinking（PA）：次级思维过程

Second-Order Change（FT）：次级改变

Selection Abstraction（CT）：选择性提取

Self-Actualization：自我实现

Self-Concept：自我概念

Self-Instructional Training（BT）：自我指导训练

Self Psychology（PA）：自体心理学

Self-Regard（CC）：自我关注

Sensate Focus（BT）：感觉集中训练

Sharing：分享

Sixty-five-(65)-percent barrier（PPT）：65% 壁垒

Social Interest（AD）：社会兴趣

Social Learning Theory（BT）：社会学习理论

Sociometry：社会测量法

Sociotrophy（CT）：社会获得

Socratic Dialogue（CT，REBT）：苏格拉底式对话

Splitting（PA，GT）：分裂

Spontaneity：自发性

Stages of Change（INT）：改变的阶段

Stimulus Control（BT）：刺激控制

Strategic Intervention Therapy（FT）：策略式家庭治疗

Strength-Based Assessment（PPT）：优势评估

Structuralism（FT）：结构式家庭治疗

Structuralist（FT）：结构式家庭治疗师

Structural Theory or Hypothesis（PA）：人格结构理论 / 假说

Stuck-Togetherness（FT）：凝聚性

Subjective Reasoning（CT）：主观推断

Subsystem（FT）：子系统

Superego（PA）：超我

Support（GT）：支持

Surplus Reality：超现实

Survival：生存

Symbiosis（FT）：共生

Symbolization（CC）：符号化

Syncretism（INT）：融合

Synthesis：合成 / 综合

System：系统 / 体系

Systematic Desensitization（BT）：系统脱敏

Systematic Eclecticism（INT）：系统折中主义

Technical Eclecticism（INT）：技术折中主义

Theoretical Integration（INT）：理论整合

Therapeutic Alliance：治疗联盟

Third-Party Payer：第三方支付者

Third Wave of Behavior Therapy（BT）：行为治疗的第三思潮

Token Economy（BT）：代币制

Topographic Theory（PA）：心理地形学

Trait Theory：特质论

Transference（PA，AP）：移情

Triadic（FT）：三元

Trust（CC）：信任

Two-Chair Technique（GT）：双椅技术

Two-Person Psychology（PA）：二人心理学

Umwelt（EX）：生物场

Unconditional Acceptance（REBT）：无条件接纳

Unconditional Positive Regard（CC）：无条件积极关注

Unconscious（PA，AP）：无意识

Values in Action Institute（www.viacharacter.org）（PPT）：行动价值研究所

Vicarious Learning：替代学习

Voluntary Simplicity（CN）：自求简朴

Well-being Therapy（PPT）：幸福治疗

Warming-Up：暖身

Warmth（CC）：温暖

Will to Power（AD）：权力意志

Withdrawal（GT）：退缩

Work（GT）：工作

Worldview（MC）：世界观

Yoga（CN）：瑜伽

Zeitgeist：时代精神

# 推荐阅读书目

| ISBN | 书名 | 作者 | 单价（元） |
|------|------|------|--------|
| | **心理学译丛** | | |
| 978-7-300-26722-7 | 心理学（第 3 版） | 斯宾塞·A. 拉瑟斯 | 79.00 |
| 978-7-300-12644-9 | 行动中的心理学（第 8 版） | 卡伦·霍夫曼 | 89.00 |
| 978-7-300-09563-9 | 现代心理学史（第 2 版） | C. 詹姆斯·古德温 | 88.00 |
| 978-7-300-13001-9 | 心理学研究方法（第 9 版） | 尼尔·J. 萨尔金德 | 78.00 |
| 978-7-300-32781-5 | 行为科学统计精要（第 10 版） | 弗雷德里克·J. 格雷维特 等 | 139.00 |
| 978-7-300-28834-5 | 行为与社会科学统计（第 5 版） | 亚瑟·阿伦 等 | 98.00 |
| 978-7-300-22245-5 | 心理统计学（第 5 版） | 亚瑟·阿伦 等 | 129.00 |
| 978-7-300-33245-1 | 现代心理测量（第 4 版） | 约翰·罗斯特 等 | 58.00 |
| 978-7-300-12745-3 | 人类发展（第 8 版） | 詹姆斯·W. 范德赞登 等 | 88.00 |
| 978-7-300-13307-2 | 伯克毕生发展心理学：从 0 岁到青少年（第 4 版） | 劳拉·E. 伯克 | 118.00 |
| 978-7-300-18303-9 | 伯克毕生发展心理学：从青年到老年（第 4 版） | 劳拉·E. 伯克 | 55.00 |
| 978-7-300-29844-3 | 伯克毕生发展心理学（第 7 版） | 劳拉·E. 伯克 | 258.00 |
| 978-7-300-18422-7 | 社会性发展 | 罗斯·D. 帕克 等 | 59.90 |
| 978-7-300-21583-9 | 伍尔福克教育心理学（第 12 版） | 安妮塔·伍尔福克 | 109.00 |
| 978-7-300-29643-2 | 教育心理学：指导有效教学的主要理念（第 5 版） | 简妮·爱丽丝·奥姆罗德 等 | 109.00 |
| 978-7-300-31183-8 | 学习心理学（第 8 版） | 简妮·爱丽丝·奥姆罗德 | 118.00 |
| 978-7-300-23658-2 | 异常心理学（第 6 版） | 马克·杜兰德 等 | 139.00 |
| 978-7-300-18593-4 | 婴幼儿心理健康手册（第 3 版） | 小查尔斯·H. 泽纳 | 89.90 |
| 978-7-300-19858-3 | 心理咨询导论（第 6 版） | 塞缪尔·格莱丁 | 89.90 |
| **978-7-300-29729-3** | **当代心理治疗（第 10 版）** | **丹尼·韦丁 等** | **139.00** |
| 978-7-300-30253-9 | 团体心理治疗（第 10 版） | 玛丽安娜·施奈德·科里 等 | 89.00 |
| 978-7-300-25883-6 | 人格心理学入门（第 8 版） | 马修·H. 奥尔森 等 | 118.00 |
| 978-7-300-14062-9 | 社会与人格心理学研究方法手册 | 哈里·T. 赖斯 等 | 89.90 |
| 978-7-300-12478-0 | 女性心理学（第 6 版） | 马格丽特·W. 马特林 | 79.00 |
| 978-7-300-18010-6 | 消费心理学：无所不在的时尚（第 2 版） | 迈克尔·R. 所罗门 等 | 99.80 |
| 978-7-300-12617-3 | 社区心理学：联结个体和社区（第 2 版） | 詹姆士·H. 道尔顿 等 | 79.80 |
| 978-7-300-16328-4 | 跨文化心理学（第 4 版） | 埃里克·B. 希雷 | 55.00 |
| 978-7-300-14110-7 | 职场人际关系心理学（第 12 版） | 莎伦·伦德·奥尼尔 等 | 49.00 |
| 978-7-300-13303-4 | 生涯发展与规划：人生的问题与选择 | 理查德·S. 沙夫 | 45.00 |
| 978-7-300-18904-8 | 大学生领导力（第 3 版） | 苏珊·R. 考米维斯 等 | 39.80 |
| | **西方心理学大师经典译丛** | | |
| 978-7-300-17807-3 | 自卑与超越 | 阿尔弗雷德·阿德勒 | 48.00 |
| 978-7-300-17774-8 | 我们时代的神经症人格 | 卡伦·霍妮 | 45.00 |
| 978-7-300-17806-6 | 动机与人格（第三版） | 亚伯拉罕·马斯洛 | 58.00 |
| 978-7-300-17739-7 | 人的自我寻求 | 罗洛·梅 | 48.00 |
| 978-7-300-20299-0 | 教育心理学简编 | 爱德华·桑代克 | 45.00 |

## 西方心理学大师经典译丛

## 当代西方社会心理学名著译丛

\* \* \* \*

更多图书信息请登录中国人民大学出版社网站：www.crup.com.cn

图书在版编目（CIP）数据

当代心理治疗：第 10 版 /（　　）丹尼·韦丁
（Danny Wedding），（　　）雷蒙德·科尔西尼
（Raymond J. Corsini）主编；伍新春等译 . —北京：
中国人民大学出版社，2021.9
（心理学译丛）
书名原文：Current Psychotherapies, 10e
ISBN 978-7-300-29729-3

Ⅰ.①当… Ⅱ.①丹… ②雷… ③伍… Ⅲ.①精神疗
法 Ⅳ.①R749.055

中国版本图书馆CIP数据核字（2021）第153126号

心理学译丛

**当代心理治疗（第10版）**

丹尼·韦丁　雷蒙德·科尔西尼　主编

伍新春　臧伟伟　付　芳　刘　畅　等译

Dangdai Xinli Zhiliao

| | | | |
|---|---|---|---|
| **出版发行** | 中国人民大学出版社 | | |
| **社　　址** | 北京中关村大街31号 | **邮政编码** | 100080 |
| **电　　话** | 010-62511242（总编室） | 010-62511770（质管部） | |
| | 010-82501766（邮购部） | 010-62514148（门市部） | |
| | 010-62515195（发行公司） | 010-62515275（盗版举报） | |
| **网　　址** | http://www.crup.com.cn | | |
| **经　　销** | 新华书店 | | |
| **印　　刷** | 三河市恒彩印务有限公司 | | |
| **开　　本** | 890 mm×1240 mm　1/16 | **版　　次** | 2021年9月第1版 |
| **印　　张** | 38.25　插页2 | **印　　次** | 2024年12月第4次印刷 |
| **字　　数** | 967 000 | **定　　价** | 139.00元 |

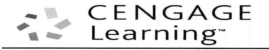

# Supplements Request Form（教辅材料申请表）

| Lecturer's Details（教师信息） | | | |
|---|---|---|---|
| Name：<br>（姓名） | | Title：<br>（职务） | |
| Department：<br>（系科） | | School/University：<br>（学院/大学） | |
| Official<br>E-mail：<br>（学校邮箱） | | Lecturer's Address /<br>Post Code：<br>（教师通讯地址/邮编） | |
| Tel：<br>（电话） | | | |
| Mobile：<br>（手机） | | | |

| Adoption Details（教材信息）　原版□　　翻译版□　　影印版 □ | | | |
|---|---|---|---|
| Title：（英文书名）<br>Edition：（版次）<br>Author：（作者） | | | |
| Local Publisher：<br>（中国出版社） | | | |
| Enrolment：<br>（学生人数） | | Semester：<br>（学期起止时间） | |

Contact Person & Phone/E-Mail/Subject：
（系科/学院教学负责人电话/邮件/研究方向）
（ 我公司要求在此处标明系科/学院教学负责人电话/传真及电话和传真号码并在此加盖公章。）



教材购买由　我□　我作为委员会的一部分□　其他人□[姓名：　　　]决定。

Please fax or post the complete form to（请将此表格传真至）：

CENGAGE LEARNING BEIJING
ATTN：Higher Education Division
TEL：(86) 10-82862096/ 95 / 97
FAX ：(86) 10 82862089
ADD：北京市海淀区科学院南路 2 号
融科资讯中心 C 座南楼 12 层 1201 室　　100080

Note：Thomson Learning has changed its name to CENGAGE Learning

VERIFICATION FORM/CENGAGE LEARNING